AF640108

F. Bahr, L. Dorfer, F. Jost, G. Litscher, O. Pojer, B. Ramme, M. Reininger, S. Suwanda, H. Zeitler (†)

# Das große Buch der klassischen Akupunktur

Dem Dekan der Nanjing Universität für TCM, Herrn Prof. Hu Gang und seinem Lehrteam, vor allem Frau Prof. Wang Lingling, bin ich zu größtem Dank verpflichtet.

Ich betrachte es als eine große Ehre, das „Große Buch der Klassischen Akupunktur“ dieser führenden TCM-Universität, dem Lehrkörper und den 20.000 TCM-Studenten zu widmen.

Prof. Prof. mult.h.c. VRC Dr. Frank R. Bahr

F. Bahr, L. Dorfer, F. Jost, G. Litscher, O. Pojer,
B. Ramme, M. Reininger, S. Suwanda, H. Zeitler (†)

# Das große Buch der klassischen Akupunktur

Mit den besten Punkt-Kombinationen für die Praxis

3. Auflage

Prof. Prof. mult. h. c. VRC Dr. med. Frank R. Bahr
Univ.-Prof. Prof. h. c. DI Dr. techn. Dr. scient. med. Gerhard Litscher

**Mit Beiträgen von:**
Dr. med. Leopold Dorfer, Graz
Dr. med. Frank Jost, Lugano-Paradiso
Dr. med. Olivia Pojer, Premstätten
Dr. med. Bernd Ramme, Waren
Dr. med. Manfred Reininger, Steegen
Prof. h. c. VRC Dr. med. Sandi Suwanda, Küsnacht
Dr. med. Hans Zeitler (†)

ELSEVIER

Elsevier GmbH, Bernhard-Wicki-Str. 5, 80636 München, Deutschland
Wir freuen uns über Ihr Feedback und Ihre Anregungen an kundendienst@elsevier.com

ISBN 978-3-437-56782-7
eISBN 978-3-437-06310-7

**Alle Rechte vorbehalten**
3. Auflage 2022
© Elsevier GmbH, Deutschland

**Wichtiger Hinweis für den Benutzer**
Die medizinischen Wissenschaften unterliegen einem sehr schnellen Wissenszuwachs. Der stetige Wandel von Methoden, Wirkstoffen und Erkenntnissen ist allen an diesem Werk Beteiligten bewusst. Sowohl der Verlag als auch die Autorinnen und Autoren und alle, die an der Entstehung dieses Werkes beteiligt waren, haben große Sorgfalt darauf verwandt, dass die Angaben zu Methoden, Anweisungen, Produkten, Anwendungen oder Konzepten dem aktuellen Wissensstand zum Zeitpunkt der Fertigstellung des Werkes entsprechen.
Der Verlag kann jedoch keine Gewähr für Angaben zu Dosierung und Applikationsformen übernehmen. Es sollte stets eine unabhängige und sorgfältige Überprüfung von Diagnosen und Arzneimitteldosierungen sowie möglicher Kontraindikationen erfolgen. Jede Dosierung oder Applikation liegt in der Verantwortung der Anwenderin oder des Anwenders. Die Elsevier GmbH, die Autorinnen und Autoren und alle, die an der Entstehung des Werkes mitgewirkt haben, können keinerlei Haftung in Bezug auf jegliche Verletzung und/oder Schäden an Personen oder Eigentum, im Rahmen von Produkthaftung, Fahrlässigkeit oder anderweitig übernehmen.

**Für die Vollständigkeit und Auswahl der aufgeführten Medikamente übernimmt der Verlag keine Gewähr.**
Geschützte Warennamen (Warenzeichen) werden in der Regel besonders kenntlich gemacht (®). Aus dem Fehlen eines solchen Hinweises kann jedoch nicht automatisch geschlossen werden, dass es sich um einen freien Warennamen handelt.

**Bibliografische Information der Deutschen Nationalbibliothek**
Die Deutsche Nationalbibliothek verzeichnet diese Publikation in der Deutschen Nationalbibliografie; detaillierte bibliografische Daten sind im Internet über https://www.dnb.de abrufbar.

22 23 24 25 26 5 4 3 2 1

Für Copyright in Bezug auf das verwendete Bildmaterial siehe Abbildungsnachweis.

Das Werk einschließlich aller seiner Teile ist urheberrechtlich geschützt. Jede Verwertung außerhalb der engen Grenzen des Urheberrechtsgesetzes ist ohne Zustimmung des Verlages unzulässig und strafbar. Das gilt insbesondere für Vervielfältigungen, Übersetzungen, Mikroverfilmungen und die Einspeicherung und Verarbeitung in elektronischen Systemen.

In ihren Veröffentlichungen verfolgt die Elsevier GmbH das Ziel, genderneutrale Formulierungen für Personengruppen zu verwenden. Um jedoch den Textfluss nicht zu stören sowie die gestalterische Freiheit nicht einzuschränken, wurden bisweilen Kompromisse eingegangen. Selbstverständlich sind **immer alle Geschlechter** gemeint.

Planung: Marko Schweizer, München
Projektmanagement: Anke Drescher, München
Redaktion: Michaela Mohr/Michael Kraft , mimo-booxx|textwerk., Augsburg
Rechteklärung: Petra Taint, München
Herstellung: Dietmar Radünz, Leipzig
Satz: abavo GmbH, Buchloe/Deutschland; TnQ, Chennai/Indien
Druck und Bindung: EGEDSA, Sabadell (Barcelona)/Spanien
Umschlaggestaltung: SpieszDesign, Neu-Ulm
Titelfotografien: Chris Zenz, Graz

Aktuelle Informationen finden Sie im Internet unter **www.elsevier.de**

# Vorwort

Je länger man die Akupunktur studiert und auch in der Praxis anwendet, desto mehr wird einem bewusst, dass es nicht ausreicht, **nur** über die traditionelle Akupunktur zu referieren oder diese an Patienten anzuwenden. Andererseits wäre es genauso falsch, **ausschließlich** einer „modernen" Akupunktur das Wort zu reden, die mit physiologischen und kybernetischen Erklärungen für ihre Reflexwirkungen aufwartet.

Das „Große Buch der klassischen Akupunktur" liegt vor Ihnen – der Titel ist Programm und Anspruch zugleich, denn dieses Werk bildet in seiner 3. Auflage noch deutlicher einen Brückenschlag im Sinne einer Vereinigung von traditioneller und moderner Akupunktur. Auch in diesem Sinne bringt Dr. B. Ramme Ihnen in seinem Beitrag über die Stellung der Akupunktur in der Schulmedizin den Wert der Akupunktur aus heutiger Sicht nahe.

Um den Anfänger beim Studieren der Texte nicht zu überfordern, sind die Hinweise aus der Tradition – sowohl zu den einzelnen Punkten wie zu den Meridianen insgesamt (einschließlich der psychischen Zusammenhänge) – in den Kapiteln klar abgesetzt und zu erkennen. Der Leser, der am Beginn seiner Ausbildung steht, sollte diese Beiträge zunächst außen vor lassen. Dagegen wird der Fortgeschrittene und langjährige Akupunkturkenner einen besonders großen Wert darin sehen, dass die Hinweise zur Tradition in diesem Werk den gebührenden Raum einnehmen, denn der Erfahrene weiß, dass die wirklich gute Akupunkturwirkung erst durch die kenntnisreiche Anwendung der Tradition in der Praxis möglich ist. An dieser Stelle darf ich mich für die traditionellen Texte ganz herzlich bei Dr. F. Jost bedanken und auch bei Prof. Dr. S. Suwanda, die in vielen Vorträgen im deutschsprachigen Raum und im internationalen Bereich immer Wert darauf gelegt hat, den Zuhörern die klassischen Grundlagen der Akupunktur zu vermitteln. Und für die praktischen Praxishinweise stehen neben den umfangreichen direkten Punktempfehlungen die Autoren Dr. O. Pojer, Dr. M. Reininger und Prof. Dr. L. Dorfer.

Herrn Prof. Dr. Dr. G. Litscher verdanken wir hervorragende Untersuchungen zu den Grundlagen von Akupunkturpunkten und Akupunkturwirkungen. Als der in Europa führende Akupunkturforscher hat er selbst bahnbrechende Arbeiten zur Verum-Akupunktur und zur Placebo-Akupunktur durchgeführt. Eine allgemeine Übersicht über wichtige Forschungsergebnisse finden Sie im vorliegenden Werk.

Jeder Praktiker weiß, dass für eine gute und anhaltende Wirkung die Akupunkturpunkte genau getroffen werden müssen. Daher waren die exakten Punktlokalisationen an unserem Akupunkturmodell von größter Wichtigkeit. Wir danken daher ganz besonders Prof. Dr. L. Dorfer und Dr. B. Ramme für die optisch ansprechenden und genauen Lokalisationen sowohl im Foto am Menschen als auch an den anatomischen Abbildungen. Und nicht zu vergessen: Auch unserem weiblichen Modell, das stundenlang ruhig für die Fotos mit aufgeklebten Punkten posieren musste, wie auch dem Fotografen, C. Zenz, möchte ich ganz herzlich danken.

Die besonders wichtigen Akupunkturpunkte sind typografisch im Text durch einen roten Punkt ● hervorgehoben. Damit unterstützt das „Große Buch der klassischen Akupunktur" die optimale Ausbildung und Vorbereitung für die Ärztekammer-Prüfung ganz erheblich. Sehr gut kann der Anfänger im Selbststudium anhand der Fotografien der Puppe und den anatomischen Abbildungen aus dem Sobotta-Atlas mit eingefügten Akupunkturpunkten sein Wissen prüfen. Verständnisfragen zur Akupunktur bereiten direkt auf die Prüfung bei der Ärztekammer zum Erreichen der Zusatzbezeichnung „Akupunktur" vor.

Es freut mich besonders, dass es gelungen ist, dieses Werk für Anfänger und Fortgeschrittene gleichermaßen geeignet zu machen. Es kann ideal als Nachschlagewerk dienen, da **alle** Meridiane und ihre Punkte – systematisch nach Funktion, Lokalisation und Punktion – genauestens dargestellt sind. Diesbezüglich basiert das vorliegende Lehrmaterial auf den Inhalten der Nanjing Universität für Traditionelle Chinesische Medizin, der führenden Akupunktur-Universität in China, sowie den wichtigen Arbeiten des beliebtesten Akupunktur-Lehrers Österreichs, Dr. Hans Zeitler, der leider viel zu früh verstorben ist.

Persönlich durfte ich in diesem Werk meine wertvollen Praxiserfahrungen der letzten 50 Jahre einbringen und eigene neue Erkenntnisse über den „Energiemeridian" im Anhang vorstellen.

Und nun viel Interesse und Freude beim Studieren der Texte und bei der späteren erfolgreichen Anwendung in der Praxis.

München, Oktober 2021
Prof. Prof. mult. h.c. China Dr. med. Frank R. Bahr

# Autorenverzeichnis

Prof. Prof. h. c. China Dr. med. Frank R. Bahr
Gründer der Deutschen Akademie für Akupunktur
1. Vorsitzender der Europäischen Akademie für Traditionelle Chinesische Medizin
Oselstr. 25 A
D-81245 München
Tel. +49-89-8145252
Fax +49-89-8911026
E-Mail: bahr@eatcm.de
www.akupunktur.eu

Prof. Dr. med. Leopold Dorfer
Facharzt für Allgemeinmedizin
Präsident der Österreichischen Gesellschaft für kontrollierte Akupunktur (ÖGKA)
Universitätslektor an der Medizinischen Universität Graz
Referent der Europäischen Akademie für Akupunktur
Kreuzgasse 21
A-8010 Graz

Dr. med. Franz Jost
Allgemeinmediziner (FMH) mit Akupunktur-Diplom und eigener Praxis
Vormaliger Präsident der Schweizerischen Gesellschaft für Akupunktur (SGA)
Vormaliges Vorstandsmitglied der Schweizerische Ärztegesellschaft für Akupunktur und Aurikulomedizin (SAEGAA) und erster Präsident der Assoziation Schweizer Ärztegesellschaften für Akupunktur und Chinesische Medizin (ASA)
Viale San Salvatore 7
CH-6902 Lugano-Paradiso/Schweiz

Univ.-Prof. Prof. h. c. DI Dr. techn. Dr. scient. med. Gerhard Litscher
Leiter der Forschungseinheit für biomedizinische Technik in Anästhesie und Intensivmedizin und des TCM Forschungszentrums Graz
Medizinische Universität Graz
Auenbruggerplatz 39
A-8036 Graz

Dr. med. univ. Olivia Pojer
Präsidentin der OGKA
Zentrum für Gynäkologie, Kinderwunsch und TCM
Hauptstr. 135a
A-8141 Premstätten

Dr. med. Bernd Ramme
Facharzt für Allgemeinmedizin
Präsident der Deutschen Akademie für Akupunktur (DAA)
Clara-Zetkin-Str. 21
D- 17192 Waren

Dr. med. univ. Manfred Reininger
Kirchenfeld 20
A-4722 Steegen

Prof. h. c. VRC Dr. med. Sandi Suwanda
Professor h. c. der Beijing-Universität für Chinesische Medizin
Dozent der DAA und EATCM
Chefarzt der TCM-Abteilung im Spital Zollikerberg
Zürichstr. 130
CH-8700 Küsnacht

Dr. med. Hans Zeitler (†)
Ehemaliger Referent am Ludwig-Boltzmann-Institut für Akupunktur in Wien und Referent der DAA und EATCM

# Abbildungsnachweis

Alle nicht besonders gekennzeichneten Grafiken und Abbildungen © Elsevier GmbH, München.

Fotos: Chris Zenz, Graz
Zeichnungen (außer Abb. 9.3–9.6, 9.16 und 9.17) und grafische Bearbeitung der Fotos: Henriette Rintelen, Velbert
Zeichnungen 9.3, 9.4, 9.5, 9.6, 9.16, 9.17: Stefan Dangl, München
Karikaturen: Engelbert Rieger, Graz
Mit freundlicher Genehmigung der Probanden entstanden die Abbildungen in ➤ Kap. 2

# Abkürzungen

## Meridane

| | |
|---|---|
| **3E** | Dreifacher Erwärmer |
| **Bl** | Blase |
| **Di** | Dickdarm |
| **Dü** | Dünndarm |
| **Gb** | Gallenblase |
| **He** | Herz |
| **KG** | Konzeptionsgefäß |
| **KS** | Kreislauf-Sexualität |
| **Le** | Leber |
| **LG** | Lenkergefäß |
| **Lu** | Lunge |
| **Ma** | Magen |
| **MP** | Milz-Pankreas |
| **Ni** | Niere |
| **EX** | Extrapunkt(e) |
| **EX-CA** | Extrapunkt(e) von Thorax/Abdomen |
| **EX-HN** | Extrapunkt(e) von Kopf und Hals |
| **EX-LE** | Extrapunkt(e) der unteren Extremität |
| **EX-UE** | Extrapunkt(e) der oberen Extremität |

## Abkürzungen

| | |
|---|---|
| **A** | Arterie |
| **ACA** | A. cerebri anterior |
| **AEP** | akustisch evozierten Potenziale |
| **BW** | Brustwirbel |
| **BWD** | Brustwirbeldornfortsatz |
| **BWK** | Brustwirbelkörper |
| **BWS** | Brustwirbelsäule |
| **CW** | Halswirbel |
| **CEP** | chemosensorisch evozierte Potenziale |
| **EA** | Elektrostimulationsakupunktur |
| **EEG** | Elektroenzephalogramm |
| **EKG** | Elektrokardiogramm |
| **EP** | evozierte Potenziale |
| **fMRI** | funktionelles Magnetresonanzimaging |
| **HCl** | Chlorwasserstoff |
| **HRV** | Herzratenvariabilität |
| **HWD** | Halswirbeldornfortsatz |
| **HWS** | Halswirbelsäule |
| **ICR** | Intercostalraum |
| **LDF** | Laser-Doppler-Flowmetrie |
| **LDI** | Laser-Doppler-Imaging |
| **LEP** | Laser evozierte Potenziale |
| **LW** | Lendenwirbel |
| **LWD** | Lendenwirbeldornfortsatz |
| **LWK** | Lendenwirbelkörper |
| **LWS** | Lendenwirbelsäule |
| **M** | Musculus |
| **MCA** | A. cerebri media |
| **Mm** | Musculi |
| **MRT** | Magnetresonanztomografie |
| **N** | Nervus |
| **NIRS** | Nahinfrarotspektroskopie |
| **OA** | A. ophthalmica |
| **PCA** | A. cerebri posterior |
| **PTBS** | Posttraumatische Belastungsstörung |
| **RAC** | Dynamische Pulstastung |
| **PET** | Positronenemissionstomografie |
| **SEP** | sensorisch evozierte Potenziale |
| **SPECT** | single-photon emission computed tomography |
| **STA** | A. supratrochlearis |
| **SWD** | Sacralwirbeldornfortsatz |
| **TCD** | transkranielle Doppler-Sonografie |
| **TCM** | Traditionelle Chinesische Medizin |
| **TMM** | tendinomuskulärer Meridian |
| **VAS** | Visuelle Analogskala |
| **VEP** | visuell evozierte Potenziale |
| **ZNS** | Zentrales Nervensystem |

# Fehler gefunden?

An unsere Inhalte haben wir sehr hohe Ansprüche. Trotz aller Sorgfalt kann es jedoch passieren, dass sich ein Fehler einschleicht oder fachlich-inhaltliche Aktualisierungen notwendig geworden sind.
Sobald ein relevanter Fehler entdeckt wird, stellen wir eine Korrektur zur Verfügung. Mit diesem QR-Code gelingt der schnelle Zugriff.

https://else4.de/978-3-437-56782-7

Wir sind dankbar für jeden Hinweis, der uns hilft, dieses Werk zu verbessern. Bitte richten Sie Ihre Anregungen, Lob und Kritik an folgende E-Mail-Adresse: kundendienst@elsevier.com

# Inhaltsverzeichnis

## 6 Außerordentliche Meridiane und Kardinalpunkte . . . 233

## Anhang

KAPITEL

# 1

Frank Bahr

# Einführung

1

## 1.1 Was ist Akupunktur?

Die Reizung von Akupunkturpunkten stellt die älteste und am weitesten verbreitete Heilmethode der Welt dar. Dabei gebührt den Chinesen das Verdienst, bereits vor einigen tausend Jahren entdeckt zu haben, dass über gewisse Punkte an der Körperoberfläche Störungen im Körperinneren beseitigt oder gelindert werden können. Es gibt verschiedene Möglichkeiten, auf diese Punkte einzuwirken. Das einfachste Verfahren ist die gerichtete Massage dieser Punkte (sogenannte Akupressur). Werden diese Punkte mit Nadeln gestochen, so spricht man von Akupunktur. Darüber hinaus kann man sie auch durch Wärme, Ultraschall, Laserstrahlen, Unterwassermassagestrahl usw. reizen.

### 1.1.1 Akupunktur als Vorsorgemaßnahme

Akupunktur eignet sich nicht nur zur Linderung von Schmerzen und Beschwerden, sondern kann auch prophylaktisch zur Krankheitsvorbeugung und Gesunderhaltung genutzt werden. Aktuell wird Akupunktur zu ca. 80 % in der kurativen Medizin eingesetzt und nur zu ca. 20 % als Vorsorgemaßnahme. Die Prognose geht aber dahin, dass sich das Verhältnis in Zukunft umkehren und der Schwerpunkt der Akupunktur auf der prophylaktischen Medizin liegen wird.

Dies wäre nicht nur vom gesundheitspolitischen, sondern auch vom volkswirtschaftlichen Standpunkt aus sinnvoller, da dadurch enorme Summen durch krankheitsbedingte Arbeitsausfälle eingespart werden könnten.

Ziel ist es dabei, Krankheiten bereits im subklinischen Zustand zu behandeln, d. h. einer Krankheit schon entgegenzutreten, bevor sie den Menschen durch deutliche Symptome beeinträchtigt oder den Organismus dauerhaft schädigt. Bei sogenannten „Subhealth“-Tagungen in China und Europa wird dieses Thema immer wieder diskutiert. So kann beispielsweise durch prophylaktische Akupunktur die allergische Reaktion des Heuschnupfens im Februar vor der eigentlichen Pollenzeit deutlich gemindert werden.

### 1.1.2 Akupunktur: Heilmethode ohne Nebenwirkungen

Akupunktur kann – zumindest in der Hand des ausgebildeten Akupunkteurs – als Heilmethode ohne Nebenwirkungen bezeichnet werden. Eine lege artis durchgeführte Akupunktur, d. h., wenn die Gesetze der Sterilität beachtet werden und der Arzt auch die Punkte kennt, an denen eine Akupunktur nur unter Vorsicht erfolgen darf, zeigt keine Nebenwirkungen. Dabei gilt es jedoch einen wichtigen Grundsatz immer zu berücksichtigen:

**Es darf nur nach einwandfreier Diagnosestellung akupunktiert werden.**

Ein wichtiges Einsatzfeld der Akupunktur ist auch die Unterstützung von kurativen Maßnahmen der Schulmedizin. Die hier eingesetzten Pharmaka haben in den allermeisten Fällen unerwünschte Nebenwirkungen. Trotzdem ist deren Einsatz nicht grundsätzlich abzulehnen; dies gilt selbst für Medikamente mit starken Nebenwirkungen, die aber unter Abwägung aller Vor- und Nachteile für die Behandlung einer Krankheit verschrieben werden.

Hier kann die Akupunktur dazu beitragen, dass weniger Medikamente eingenommen werden müssen oder deren Nebenwirkungen deutlich abgemildert werden. Jede Dosisreduzierung muss allerdings vorab mit dem behandelnden Arzt abgesprochen werden.

## 1.2 Entwicklung der Akupunktur

Die Körperakupunktur kann mehrere tausend Jahre zurückverfolgt werden (➤ Abb. 1.1 zeigt eine klassische Darstellung der Meridiane und Punkte). In jüngster Zeit haben archäologische Ausgrabungen dies mehrfach bestätigt und lieferten dazu sogar neue Erkenntnisse. So fand man beispielsweise im Sarg des Prinzen Ching von Chungsan, der im 2. Jh. v. Chr. beerdigt wurde, Gold- und Silberakupunkturnadeln; die Goldnadeln waren noch einwandfrei erhalten, die Silbernadeln dagegen waren stark korrodiert.

In der VR China ist an allen Universitäten und Ausbildungsstätten Akupunktur für alle Medizinstudenten Pflichtfach. Auch in den Schulen wird Akupunktur unterrichtet, die Schüler stechen sich gegenseitig. Auch die gerichtete Massage der Akupunkturpunkte, die sogenannte Akupressur, ist in China weitverbreitet und wird ebenfalls in den Schulen gelehrt.

Durch die zunehmende Verbreitung anderer Akupunkturverfahren wie Ohr- und Schädelakupunktur hat sich das Akupunkturrepertoire der Ärzte stark erweitert. Einige Indikationen für den Einsatz von Akupunktur sind außerdem neu hinzugekommen.

Einen weiteren Trend in der Entwicklung der klassischen Körperakupunktur kann in der VR China beobachtet werden. In der Akupunkturanalgesie wird angestrebt, die Anzahl der verwendeten Nadeln zur Erreichung der Schmerzunterdrückung immer mehr zu reduzieren. Auch sogenannte „verbotene Punkte“ wurden – meistens in Eigenversuchen – weiter erforscht und werden heute bei speziellen Indikationen angewendet.

➤ Abb. 1.1

„Bei der Verteilung der Zeichen auf dem Körper ist kein eigentliches System zu erkennen … wahllos verteilt erscheinen die Tätowierungen …“ Dieser Beschreibung aus dem Buch von Prof. Dr. Konrad Spindler „Der Mann im Eis“ (1995) widerspreche ich entschieden, denn ein erfahrener Akupunkturarzt, der in diesem Werk die Abbildung des „Ötzi“ sieht, wird erken-

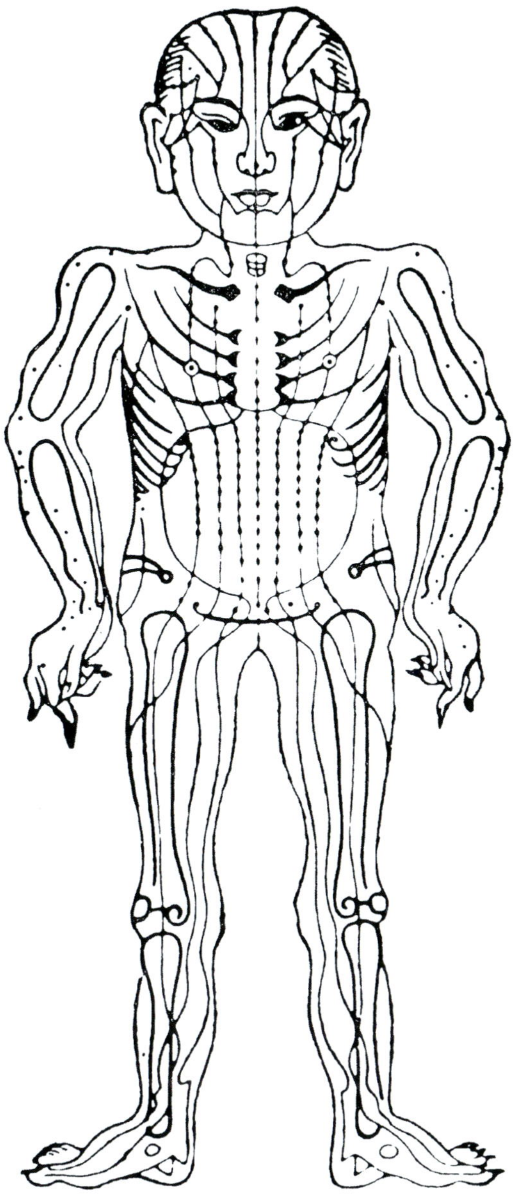

**Abb. 1.1** Klassische Darstellung der Meridiane und Punkte

nen, dass diese gefundenen Tätowierungen mit bekannten Akupunkturpunkten weitgehend übereinstimmen.

Daher bat ich Prof. Dr. Leopold Dorfer, Präsident der Österreichischen Gesellschaft für Kontrollierte Akupunktur, den „Ötzi" im Museum in Bozen genauer zu untersuchen, zu vermessen und die Punkte zu fotografieren. Andere hochrangige Forscher hatten schon vorher bei der Untersuchung der Mumie festgestelt, dass „Ötzi" Gelenks- und Wirbelsäulenprobleme hatte. Nun stellte L. Dorfer überrascht fest, dass nicht nur typische lokale Schmerzpunkte verwendet wurden, sondern auch wegen der Tätowierung an den Punkten Niere 7 und Blase 23 ein Akupunktursystem erkennbar wurde, das zur Ver- und Bewunderung Anlass gibt, denn sogar heute – also ca. 5.200 Jahre später – werden die gleichen Akupunkturpunkte bei rheumatischen Beschwerden erfolgreich genadelt.

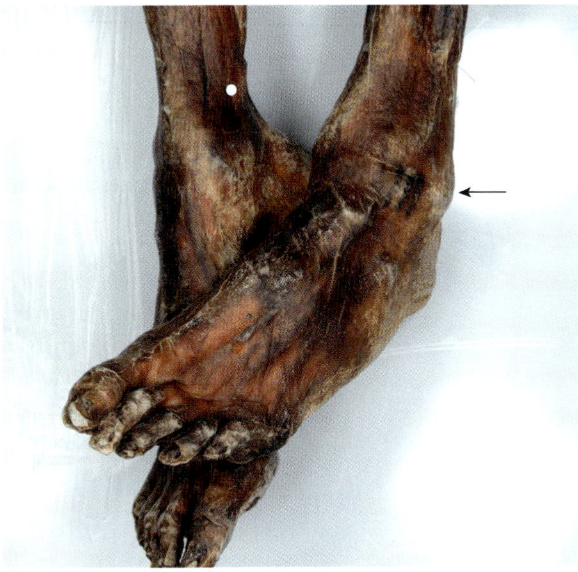

**Abb. 1.2** Der *markierte* Punkt am rechten Bein entspricht dem klassischen Akupunkturpunkt Ni 7, der andere angezeichnete Punkt am „Ötzi" war hinter dem linken Außenknöchel (Pfeil) und entspricht dem traditionellen Punkt Bl 60. Beide Punkte wirken gut gegen Schmerzen im Bereich der Wirbelsäule. (Foto L. Dorfer)

In der Literatur gehen die frühesten gesicherten Zeugnisse über die Anwendung der Akupunktur in China auf etwa 200 v. Chr. zurück (erste Han-Zeit). Im „Shiji" (Aufzeichnungen der Historiker) wurden im Jahre 97 v. Chr. Biografien verschiedener Heilkundiger aufgeführt, die Krankheiten mit „Steinnadeln" *(bianshi)*, „Stechsteinen" *(chanshi)* oder „Nadelsteinen *(zhenshi)* behandelt haben sollen. Möglicherweise haben spitze Steine, die an verschiedenen steinzeitlichen Kulturstätten in China aufgefunden wurden, einer ersten Anwendungsart der Akupressur oder Akupunktur gedient.

Mithin ist also unsicher, wann in China eine zur Akupunktur ähnliche Behandlung mit „Steinnadeln" ihren Ursprung hatte. Es ist durchaus naheliegend, aufgrund des Fundes von „Ötzi", der ca. 3.200 v. Chr. gelebt hat, auf eine Frühform der Akupunktur in Mitteleuropa gestoßen zu sein.

In diesem Sinne berichtete das hoch angesehene amerikanische Wissenschaftsmagazin Science [1], das unsere Entdeckung als Erstes veröffentlichte. Viele weitere Beiträge folgten in renommierten Journalen wie The Lancet [2]. Diese Beiträge sind auf der Internetseite der Deutschen Akademie für Akupunktur (www.akupunktur.de) nachzulesen.

➤ Abb. 1.2

LITERATUR


[1]. Dorfer L, Moser M, Spindler K, Bahr F, Egarter-Vigl E, Dohr G. 5200-year-old acupuncture in Central Europe? Science 1998; 282:242–243

[2]. Dorfer L, Moser M, Bahr F, Spindler K, Egarter-Vigl E, Giull'n S, Dohr G, Kenner T. A medical report from the stone age? The Lancet 1999; 354:1.023–1.025.

KAPITEL

# 2

Gerhard Litscher

# Wissenschaftliche Grundlagen der Akupunktur



2

## 2.1 Überblick

Das große Interesse der Menschen an komplementärmedizinischen Methoden unterstreicht die Notwendigkeit, dass sich auch die universitäre Forschung noch intensiver mit der Traditionellen Chinesischen Medizin (TCM) generell und der Akupunktur im Speziellen auseinander setzt. Beispielsweise nutzen mehr als 100 Millionen Bürger der Europäischen Union die Komplementärmedizin zusätzlich oder auch als Alternative zur Schulmedizin – Tendenz steigend. Heilmethoden wie die Akupunktur werden aber immer noch kontrovers diskutiert, besonders mit dem Argument, dass ihre Wirksamkeit nicht bewiesen sei.

Die Akupunktur befindet sich in einem Spannungsfeld zwischen Naturwissenschaft und Philosophie: auf der einen Seite die fulminant fortschreitende Technologieentwicklung in der westlichen Medizin, auf der gegenüberliegenden Seite das über mehrere Jahrtausende alte tradierte Heilverfahren der TCM. Die Akupunktur stellt neben den chinesischen Arzneipflanzen eine der beiden wesentlichen Säulen der TCM dar, für die eine intensive naturwissenschaftliche Erforschung noch aussteht.

In hochrangigen wissenschaftlichen Zeitschriften wie „Science“ [1] und „The Lancet“ [2] erschienen Kommentare, die über Theorien zum Thema „Akupunktur am Mann aus dem Eis“ („Ötzi“) berichten. Darin werden die Tätowierungsstellen am „Eismann“ ausführlich beschrieben. Die Zuordnung zu klassischen Akupunkturpunkten wird erläutert und tabellarisch festgehalten. Die Autoren berichten in den Beiträgen ferner über die Sinnhaftigkeit des „Punkteprogramms“ aus der Sicht der modernen Akupunktur und vermitteln, dass mit den gewählten Punkten offenbar damals schon zwei Indikationen behandelt wurden: Erstens die degenerativen Veränderungen der unteren Wirbelsäule und der großen Beingelenke und zweitens die durch Peitschenwürmer ausgelösten gastrointestinalen Beschwerden. Dorfer et al. (1998; 1999) folgern aus den Untersuchungen, dass die Ursprünge der Akupunktur noch viel weiter zurückreichen als ursprünglich angenommen [1, 2].

### 2.1.1 Akupunktur und Gehirnforschung

Die Lösungsansätze zur Erforschung zahlreicher Geheimnisse der Akupunktur liegen, wie Studien zeigen, im Gehirn. Das österreichische Forscherteam um Litscher et al. konnte bereits im Jahr 1997 erstmals wissenschaftlich nachweisen, dass Akupunkturnadeln das Blut im Gehirn schneller fließen lassen [3].

➤ Abb. 2.1 zeigt am Beispiel der naturwissenschaftlichen Akupunkturforschung sechs Meilensteine in der Forschungsentwicklung [4–7].

Die in einem speziellen Messhelm integrierten computer- und robotergestützten Biosensoren und Sonden, die mit Licht-, Ultraschall- und höchstsensitiven bioelektrischen Messverfahren gekoppelt wurden, zeigten an gesunden Personen und in Selbstversuchen, dass Akupunktur das Blut in der A. cerebri media reproduzierbar schneller fließen lässt und dass das Sauerstoffangebot für das Gehirn erhöht wird [3].

Im Jahre 1998 ist den Forschern der Medizinischen Universität Graz ein weiterer Schritt zur Objektivierung der alten chinesischen Heilmethode gelungen. An gesunden Probanden konnte wissenschaftlich nachgewiesen werden, dass

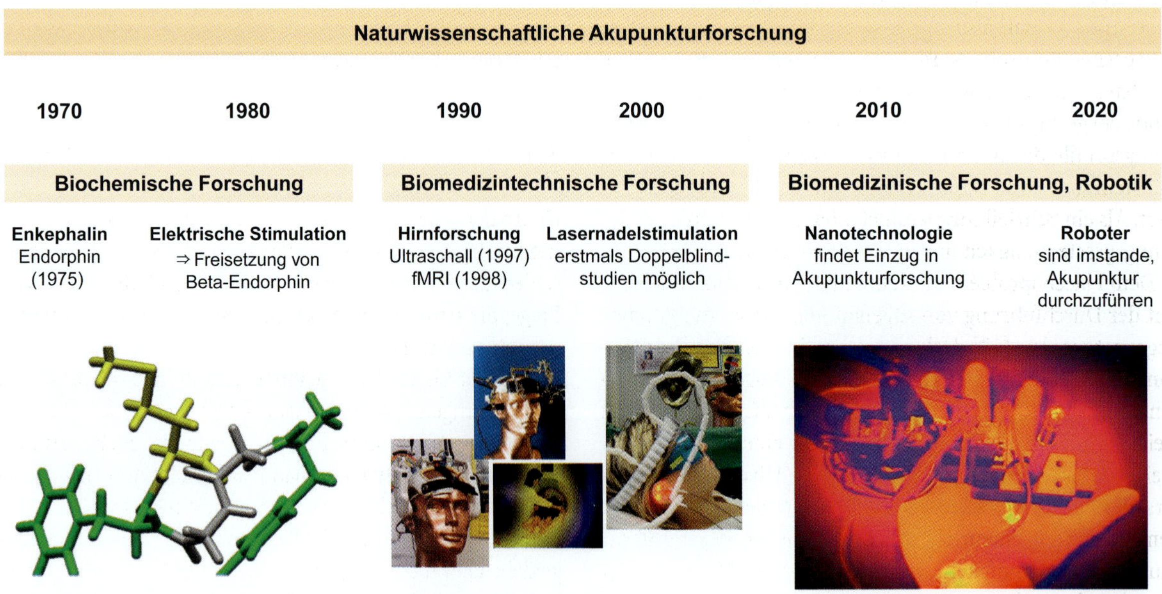


**Abb. 2.1** Meilensteine im Bereich der Akupunkturforschung (mod. aus [5, 6])

durch Akupunkturnadeln die Blutflussgeschwindigkeit im Gehirn nicht nur generell verändert wird, sondern spezifisch, das bedeutet unterschiedlich regional lokalisiert. So führt die Stimulation von Akupunkturfernpunkten an der Hand und beispielsweise am äußeren Fußrand, die oft auch seitens der TCM in Verbindung mit dem optischen System gebracht werden, zu einer Zunahme der Blutflussgeschwindigkeit in genau jener Arterie im Gehirn, die u. a. das Zentrum für die visuelle Wahrnehmung versorgt (A. cerebri posterior). Gleichzeitig bleibt in anderen Hirngefäßen (z. B. A. cerebri media) die Strömungsgeschwindigkeit des Blutes nahezu unverändert. Effekte dieser Art wurden bislang nur bei Lichtstimulation nachgewiesen. Gegenproben von Placebopunkten am inneren Fußrand zeigten keine Veränderung der Blutflussgeschwindigkeit in dieser Hirnarterie [8, 9].

Speziell diese in renommierten Fachjournalen der Schulmedizin, wie z. B. im internationalen Journal „Neuroscience" [10] oder „Neurological Research" [11, 12], von Litscher et al. (1998; 1999) veröffentlichten Ergebnisse konnten in der Zwischenzeit von anderen Forschern bestätigt werden.

Eine Grazer Konstruktion, die sehr einfach am Kopf der Probanden und Patienten zu fixieren ist und von diesen in keiner Weise als unangenehm empfunden wird, stellt die mehrdirektionale Sondenhalterungskonstruktion dar. Damit sind erstmals simultane, bilaterale und multidirektionale Blutflussströmungsprofilmessungen von intra- und extrakraniellen Hirngefäßen möglich (vgl. ➤ Abb. 2.1).

Nur mithilfe dieser neuen Konstruktionen konnten die selektiven Nachweise der spezifischen Wirksamkeit einzelner Akupunkturpunkte in Bezug auf Veränderungen der zerebralen Blutflussgeschwindigkeit erbracht werden. So sind z. B. gleichzeitige Registrierungen der Strömungsprofilmuster der A. cerebri media, der A. supratrochlearis und der A. ophthalmica möglich. Die Messungen an den Augenarterien erfolgen dabei transorbital, also im Bereich der Augenhöhle. Unter akustischer Kontrolle werden der Winkel und die Lage der Sonden so lange verändert, bis die größtmögliche Signalamplitude bei geringstem Leistungswert erreicht ist [13]. Die Strömungsprofile der A. cerebri media werden mit Sonden, die transtemporal, also schläfenseitig, appliziert werden, registriert. Als ein Beurteilungsparameter hat sich die mittlere Strömungsgeschwindigkeit in den einzelnen Gefäßen erwiesen.

Dem Placeboproblem im Rahmen der Akupunktur konnte mit der Durchführung von sogenannten Cross-over-Studien begegnet werden [12]. Dabei wurden ein und dieselben Personen z. B. einmal mit einem speziellen Augenakupunkturschema (A), das nach Vorstellungen der TCM die Sehkraft steigern soll, und ein weiteres Mal mit einem Schema zur Steigerung der Perfusion in der mittleren Hirnarterie (B) untersucht. Es zeigte sich, dass es unter Verwendung des Augenschemas zu einem signifikanten Anstieg der mittleren Blutflussgeschwindigkeit in der A. supratrochlearis und der A. ophthalmica kam, während die Strömungsgeschwindigkeit in der A. cerebri media nahezu unverändert blieb. Umgekehrt führte das Schema B bei gesunden Probanden zu einem signifikanten Anstieg der Flussgeschwindigkeit in der A. cerebri media bei gleichzeitig nahezu unverändertem Strömungsprofilmuster in den Augenarterien. Zahlreiche Cross-over-Studien, sowohl mit manueller Nadelakupunktur als auch mit Lasernadel- und Elektroakupunktur, wurden bereits durchgeführt und bestätigen die Ergebnisse selektiver Hirnperfusionsänderungen nach Akupunktur.



### 2.1.2 Akupunktur in der Anästhesie

Seit ca. 35 Jahren gibt es in der Fachliteratur sporadisch immer wieder Arbeiten, die über Akupunkturanwendungen im Operationssaal anstelle einer Narkose berichten. So gibt es Schilderungen, dass in China bei der Entfernung einer Lunge zahlreiche Nadeln von mehreren Krankenschwestern stimuliert wurden. Auch über Operationen am offenen Herzen mit nur vier Nadeln wurde in den Medien berichtet.

Erst ab dem Jahre 1970, als diplomatische Besuche in China häufiger wurden, begannen auch Wissenschaftler im Westen, sich näher mit der Akupunktur auseinanderzusetzen. So führte im März 1972 der Österreicher Professor Johannes Bischko die erste Tonsillektomie in Akupunkturanalgesie in der westlichen Welt durch [14].

Neben dem manuellen Drehen der Nadeln wurde die Stimulation in der Folge durch elektrischen Strom von unterschiedlichen Frequenzen bewirkt. Es gab jedoch nur wenige wissenschaftlich kontrollierte Experimente, um die Erfahrungen zu untermauern.

Anästhesie mit Akupunkturnadeln wird in diesem Zusammenhang heute auch in China als nicht mehr zeitgemäß erachtet, zumal es für Akupunktur wesentlich sinnvollere Indikationen gibt [15]. Ziel der Akupunktur in der Anästhesie kann daher nur die Reduktion der Nebenwirkungen etablierter Narkoseverfahren sein.

### 2.1.3 Akupunkturgrundlagenforschung

Neuroanatomen, Neurophysiologen, Neurochemiker, Kybernetiker, biomedizinische Techniker und Wissenschaftler verschiedenster anderer Fachrichtungen bemühten sich in der Folge, die Grundlagen einer „wissenschaftlichen" Akupunktur aufzuzeigen [16].

Darüber hinaus ist es gelungen, durch neueste technische Entwicklungen wertvolle neue Erkenntnisse für die Akupunkturgrundlagenforschung zu gewinnen. Elektrostimulationsgeräte, Punktualstimulationsgeräte und auch Lasernadeln sind einige solcher wichtiger Entwicklungen.

Lasernadeln werden für die Akupunktur auf die Haut aufgeklebt, aber nicht eingestochen. Die nichtinvasive, schmerzfreie Lasernadelstimulation kann, wie die Nadelakupunktur, peripher und im Gehirn spezifische, reproduzierbare Veränderungen induzieren [17,18]. Dies äußert sich in Verschiebungen von unterschiedlichen Parametern, wie z. B. der zerebralen Blutflussgeschwindigkeit. Die Effekte konnten von Grazer Forschern erstmals mit neuesten Methoden des Neuromonitorings, also Methoden, die auf der Intensivstation und während operativer Eingriffe zum Einsatz kommen, objektiviert und quantifiziert werden. Die Forschungsarbeiten zeigen, dass die durch die neue Lasernadeltechnik hervorgerufenen zerebralen Effekte in ähnlichen Dimensionen liegen wie jene, die durch manuelle Nadelakupunktur evoziert werden. Die Lasernadelakupunktur erlaubt darüber hinaus erstmals die simultane optische Stimulation individueller Punktkombinationen. Dabei sind Variationen der Akupunktur am Körper, am Ohr oder an der Hand, wie sie im Rahmen von umfangreichen Untersuchungen an der Medizinischen Universität Graz durchgeführt wurden, möglich [19]. Durch die optische Lasernadelstimulation können *erstmals* auch systematische, *tatsächliche Doppelblindstudien im Rahmen der Akupunktur* durchgeführt werden, da der Patient die Aktivierung oder Deaktivierung der Lasernadeln nicht wahrnimmt [19]. Die gewonnenen neuen Erkenntnisse haben nicht nur weitreichende Folgen für die Lasermedizin, sondern stellen einen wesentlichen Brückenschlag zwischen traditioneller östlicher und innovativer westlicher Schulmedizin dar. Dies rechtfertigt es aus der Sicht des Autors, die Lasernadelstimulation [17,18] als einen weiteren Meilenstein in die wissenschaftliche Betrachtung der Akupunktur aufzunehmen (vgl. ➤ Abb. 2.1) [19]. Meilensteine im Bereich der Akupunkturforschung waren in den letzten Jahren auch die Integration der Nanotechnologie [7] sowie der Robotik [6] in die Akupunktur.

Die Akupunktur wird seit vielen Tausenden Jahren als Heilverfahren eingesetzt. Eine große Zahl von empirisch überlieferten Daten liegt zwar vor, eine apparative Objektivierung der Effekte stand aber bislang aus. Durch Nadel-, Lasernadel- oder Elektrostimulation hervorgerufene und mit modernsten Methoden der biomedizinischen Technik objektivierbare Gehirnaktivitätsänderungen liefern jedoch nur eingeschränkte Aussagen über eine mögliche therapeutische Wirkung der Akupunktur. Dies noch intensiver zu erforschen, wird eine der wissenschaftlichen Herausforderungen der Zukunft sein.

Mit den am TCM Forschungszentrum der Medizinischen Universität Graz durchgeführten wissenschaftlichen Untersuchungen zur Akupunktur (wissenschaftliche Arbeiten dazu siehe PubMed: https://pubmed.gov/ „G. Litscher") soll die naturwissenschaftliche Entmystifizierung der Akupunktur sukzessive untermauert werden.

## LITERATUR


[1]. Dorfer L, Moser M, Spindler K, Bahr F, Egarter-Vigl E, Dohr G. 5200-year-old acupuncture in Central Europe? Science 1998; 282:242–3.

[2]. Dorfer L, Moser M, Bahr F, Spindler K, Egarter-Vigl E, Giullen S, Dohr G, Kenner T. A medical report from the stone age? The Lancet 1999; 354(9183):1023–5.

[3]. Litscher G, Schwarz G, Sandner-Kiesling A, Hadolt I. Transkranielle Doppler-Sonographie – Robotergesteuerte Sonden zur Quantifizierung des Einflusses der Akupunktur. Biomed Technik 1997; 42:116–22.

[4]. Gong C. The physiology of acupuncture: three key scientific discoveries. International Journal of Clinical Acupuncture 2005; 14(3):153–5.

[5]. Litscher G. Biomedical assessment of acupuncture, part 1. Thermography. Crit Rev Biomed Eng 2006; 34:1–22.

[6]. Lan KC, Litscher G. Robot-controlled acupuncture – an innovative step towards modernization of the ancient traditional medical treatment method. Medicines 2019; 6:87. doi:10.3390/medicines 6030087.

[7]. Zhang H, Han G, Litscher G. Traditional acupuncture meets modern nanotechnology: opportunities and perspectives. Evidence-Based Complementary and Alternative Medicine 2019; article ID 2146167. doi:10.1155/2019/2146167

[8]. Litscher G, Cho ZH (Eds.). Computer-Controlled Acupuncture®. Lengerich Berlin Düsseldorf: Pabst Science Publishers 2000.

[9]. Litscher G. High-Tech Akupunktur®. Lengerich Berlin Düsseldorf Pabst Science Publishers 2001.

[10]. Litscher G, Schwarz G, Sandner-Kiesling A, Hadolt I. Robotic transcranial Doppler sonography probes and acupuncture. Intern J Neurosci 1998; 95:1–15.

[11]. Litscher G, Schwarz G, Sandner-Kiesling A, Hadolt I, Eger E. Effects of acupuncuture on the oxygenation of cerebral tissue. Neurol Res 1998; 20:28–32.

[12]. Litscher G, Wang L, Yang NH, Schwarz G. Computer-controlled acupuncture®. Quantification and separation of specific effects. Neurol Res 1999; 21:530–4.

[13]. Litscher G, Wang L, Yang NH, Schwarz G. Ultrasound-monitored effects of acupuncture on brain and eye. Neurol Res 1999; 21:373–7.

[14]. Richart M. Prof. Dr.med. Johannes Bischko. Ein Leben für die Akupunktur. Wien München Bern: Verlag Wilhelm Maudrich 2005.

[15]. Litscher G, Simonis H, Kröll W. Anesthesia and acupuncture. World J Anesthesiol 2015; 4(1):1–4. doi: 10.5313/wja.v4.i1.1

[16]. Bahr F. Einführung in die wissenschaftliche Akupunktur. Ohr-, Schädel- und Körperakupunktur. Wiesbaden: Vieweg Verlag 1995.

[17]. Litscher G, Schikora D (Hrsg.). Lasernadel-Akupunktur. Wissenschaft und Praxis. Lengerich Berlin Bremen: Pabst Science Publishers 2004.

[18]. Litscher G, Schikora D (Eds.). Laserneedle-Acupuncture. Science and Practice. Lengerich Berlin Bremen: Pabst Science Publishers 2005.

[19]. Litscher G, Gao XY, Wang L, Zhu B (Eds.). High-tech acupuncture and integrative laser medicine. Lengerich Berlin Bremen: Pabst Science Publishers 2012.

KAPITEL

# 3

Bernd Ramme

# Der Platz der Akupunktur in der Schulmedizin

Akupunktur als Therapieverfahren zeigt seit den 1970er-Jahren einen stetigen Zuwachs in der Anwendungshäufigkeit im europäischen Medizinraum. Sie hat inzwischen entsprechend gute Evidenzen für eine Vielzahl von schulmedizinischen Erkrankungen. Sowohl quantitativ als auch qualitativ hat sich die Studienlage seit 1970 verbessert und zeigt seit den 2000er-Jahren exponentiellen Zuwachs [1, 2].

## 3.1 Arbeitsweise: Vergleich Akupunktur und westliche Medizin

Die Arbeitsweise bei der Akupunkturanwendung unterscheidet sich in ihren Grundzügen nicht von denen der Schulmedizin. So sind vor jeder Behandlung eine Anamnese und eine Untersuchung durchzuführen, die das zugrunde liegende pathogene Muster oder die Musterkombination erschließen und damit eine Diagnosestellung ermöglichen.

### 3.1.1 Anamnese und Untersuchung

Bei der Anamnese werden neben den spezifisch schulmedizinischen Fragen, die der Erkennung schwerer Krankheitsverläufe dienen, insbesondere Fragen nach den Kriterien der chinesischen Medizinlehre gestellt. So ist für eine Diagnosestellung bei tief sitzendem Rückenschmerz bedeutsam, ob der Patient unter Kälte- oder Hitzesymptomen leidet und ob begleitend Störungen z. B. der Sexualfunktion, der Emotionalität oder der Organfunktionen vorliegen.

Als Untersuchungsmethoden kennt die Traditionelle Chinesische Medizin (TCM) neben dem Wahrnehmen des Patienten in all seinen Aspekten (Geist, Körperspannung, Beweglichkeit, Körperausscheidungen, Stimme, Geruch) im Wesentlichen die Zungen- und Pulsdiagnostik.

### 3.1.2 Diagnose und Therapie

Mithilfe von Anamnese und Untersuchung lässt sich in den meisten Fällen eine sichere Diagnose stellen. Diagnosebezeichnungen in der TCM beinhalten die gestörte Leitbahn oder das gestörte Organ, die gestörte vitale Substanz (*Qi*, Blut, Körperflüssigkeiten, *Shen*, Essenz), die Art der Störung (z. B. Stagnation, Rebellion, Mangel, Fülle) und gegebenenfalls den krank machenden Faktor (z. B. Wind, Kälte, Hitze, Trockenheit, Schleim).

**Beispiele für TCM-Diagnosen (siehe auch** ➤ Kap. 9.1.2**):**

**„Kältebedingte Qi-Stagnation im Dickdarm-Meridian"** beschreibt die Erkrankung im Sinne einer Außenerkrankung über den äußeren pathogenen Faktor (Kälte), die betroffene Leitbahn (Dickdarm-Meridian) und die Art der Störung (*Qi*-Stagnation).

- Symptom: fixierter starker Schmerz im Bereich der vorderen Schulter
- Ursache: Kälteeinbruch in die Hauptleitbahn des Dickdarms
- Mögliche schulmedizinische Diagnosen: subakromiales Impingement, Tendinosis calcarea, Tendinitiden der langen Bizepssehne u. a.

**„Leber-Blut-Mangel"** beschreibt die Erkrankung im Sinne einer Innenerkrankung über das betroffene Organ (Leber), die betroffene vitale Substanz (Blut: *Xue*) und die Art der Störung (Mangel).

- Mögliche Symptome: Blässe, Müdigkeit, Muskelschwäche, Tremor, Nachtblindheit, Menstruationsstörungen, Schwindel,
- Mögliche Ursachen: Fehlernährung, Blutverlust, chronische Erkrankungen, gestörte Organfunktion der Milz
- Mögliche schulmedizinische Diagnosen: Hypo-, Dysmenorrhö, Trockenes Auge, Schwindel unklarer Genese, Abdominalbeschwerden unklarer Genese u. a.

Aufgrund der TCM-Diagnose lassen sich Therapieprinzipien formulieren, die zu einem konkreten Behandlungskonzept (Akupunkturpunkte, Sitzungszahl und Sitzungsfrequenz) führen. Dabei setzen Arzt und Patient die zu erreichenden Behandlungsziele zu Beginn der Behandlungsserie fest. Für das obige Beispiel einer *Qi*-Stagnation im Dickdarm-Meridian wäre das Therapieprinzip **„*Qi*-Stagnation in der Dickdarm-Leitbahn auflösen und Kälte vertreiben".** Dies geschieht durch entsprechende Auswahl von Akupunkturpunkten u. a. auf der Dickdarm-Leitbahn und die Anwendung von Moxa (Wärme).

In der Therapiephase wird regelmäßig eine Therapiekontrolle durchgeführt und es werden sowohl Wirkungen als auch Nebenwirkungen der Therapie dokumentiert. Diese Form der Akupunkturanwendung bezeichnen wir als „kontrollierte wissenschaftliche Akupunktur".

**Fallbeispiel: Akute Rückenschmerzen bei länger bestehender Adynamie.**

Der 45-jährige männliche Patient arbeitet in der Verwaltung und berichtet von einer seit drei Jahren laufenden Strukturreform, die ihn sehr belaste. Seit Tagen be-

[1] Organfunktion meint in diesem Artikel die Funktion nach der Traditionellen Chinesischen Medizinlehre.

[2] Auch wenn einige Autoren den in China üblichen Begriff *zhōngyī* = Chinesische Medizin (CM) verwenden, möchte ich die Bezeichnung Traditionelle Chinesische Medizin (TCM) in diesem Text nutzen, um die jahrtausendealte Empirie der CM hervorzuheben.

[3] Xue (chinesisch) wird mit Blut übersetzt, geht aber über den westlichen Begriff des Blutes hinaus.

steht nun ein fixierter Schmerz im Bereich der Lendenwirbelsäule ohne Ausstrahlung in die Beine. Als Ursache nimmt er eine Verkühlung letztes Wochenende bei der Gartenarbeit an. Die Schmerzstärke wird auf der visuellen Analogskala (VAS 0–10) mit 8 angegeben. Außerdem gibt der Patient eine schon seit längerer Zeit bestehende Kraftlosigkeit der Knie und kalte Extremitäten an. Er sei seit geraumer Zeit schon kälteempfindlich und habe das Gefühl von Leere im Kopf. Der ganze Stress habe sich auch auf seine Potenz ausgewirkt. Ein seit Wochen aufgetretener Tinnitus habe rauschenden Charakter. Bei der Untersuchung fallen der langsame Gang und das steif wirkende Hinsetzen auf. Auch sind die übrigen Bewegungen und die Sprache des Patienten relativ langsam und schwerfällig. Die neurologische Untersuchung ergibt keine Auffälligkeiten. Beim Betrachten der Zunge zeigt sich ein weißer, feuchter Zungenbelag und der Puls ist schwach und langsam. Die TCM-Diagnose lautet **„Kältebedingte *Qi*-Stagnation im unteren Blasenmeridian bei vorbestehender Nieren-*YANG-Qi*-Schwäche“.** Schulmedizinisch könnten die Diagnosen Tinnitus, Lumbago, Impotenz, Burn-out-Syndrom oder psychovegetative Erschöpfung gestellt werden. Das Therapieprinzip wäre das Beseitigen der *Qi*-Stagnation, die Ausleitung der Kälte aus dem Blasenmeridian und die Beseitigung der Nieren-*YANG-Qi*-Schwäche. In diesem Fall empfohlene Akupunkturpunkte sind neben lokalen und lokoregionalen Punkten zur Schmerzlokalisation u. a. die übergeordneten Punkte Bl 60 *Kunlun* (Meisterpunkt für alle Schmerzen im Bereich des Bl-Meridians), Bl 23 *Shenshu* (Zustimmungspunkt der „Wasser“- und der „Feuer“-Niere), Ni 7 *Fuliu* (Tonisierungspunkt der Niere), LG 4 *Mingmen* (Tor des Lebens), Gb 41 *Zulinqi* (Meisterpunkt gegen rheumatische Beschwerden, eröffnet das Gürtelgefäß).

Der Patient müsste für eine erste Besserung mit 4–6 Behandlungen und einer nachhaltigen Besserung auch der Begleitsymptome mit 10–15 Behandlungen rechnen.

## 3.2 Einsatz der Akupunktur in der westlichen Medizin

Akupunktur kann sowohl in der *Prävention* als auch in der *kurativen Medizin* eingesetzt werden. Das Ziel der Akupunktur in der Patientenbehandlung ist dabei sehr unterschiedlich.

### 3.2.1 Prävention

In der Prävention wird die Akupunktur bislang nur wenig (ca. 20 %) eingesetzt. Dabei kann sie durch ihre emotional ausgleichende Wirkung, die Verbesserung von Organfunktionen und ihren positiven Einfluss auf die Eigenregulation des Körpers einen gesunderhaltenden Effekt erzielen, bevor Entgleisungen zur dauerhaften Schädigung des Organismus führen. Dieses Potenzial lässt sich beim allgemeinen Trend zur vorbeugenden Gesundheitserhaltung in den nächsten Jahren sicherlich noch stärker nutzen.

### 3.2.2 Kurativ

In der kurativen Medizin wird die Akupunktur je nach Krankheitsbild, Vorgeschichte und Patientenwillen nach gründlicher schulmedizinischer Nutzen-Risiko-Bewertung durch den Arzt sowohl als *Monotherapie* als auch als *komplementäres Therapieverfahren* eingesetzt. Etwa 80 % aller Patientenanfragen zur Akupunktur erfolgen aus kurativem Anlass. Dabei ist das Ziel der Akupunktur durchaus von Einzelfall zu Einzelfall sehr unterschiedlich und wird vom Arzt und Patienten gemeinsam festgelegt.

Bei Beschwerden, die keine behandelbare Ursache erkennen lassen oder auf eine klassische Therapie nicht ansprechen bzw. diese vom Patienten nicht toleriert wird, kann die Akupunktur als *alternatives Therapieverfahren* Anwendung finden.

**Fallbeispiel: Morgendliches Aufstoßen bis zum Erbrechen**
Ein 21-jähriger Mann leidet seit 10 Jahren unter morgendlichem Aufstoßen bis zum Erbrechen. Stress verstärkt die Anfallsrate, die üblicherweise bei 3–4 Anfällen pro Woche liegt. Ausgedehnte Untersuchungen beim Kinderarzt und universitärer Kinderklinik haben keine Organauffälligkeit feststellen können. Die „Psyche“ wird als Ursache der geklagten Beschwerden postuliert. Der Patient findet sich über Jahre mit seinen Beschwerden ab und wagt einen erneuten Anlauf nur, weil seine Partnerin die morgendlichen Würgeattacken beim Frühstück nicht erträgt. Nach 3 Akupunktursitzungen sind die Beschwerden des Patienten vollständig abgeklungen und auch nach 6 Monaten bei einer zufälligen Wiedervorstellung wegen einer Erkältung noch nicht wieder aufgetreten.

An diesem Fall zeigt sich beispielhaft sehr schön, wie mithilfe der Akupunktur eine vegetative Fehlsteuerung behoben werden kann und der Organismus in seine „normale“ Regulationsfähigkeit zurückfindet. In diesem Fall wurde die Akupunktur als *Ultima Ratio* eingesetzt.

Aber die Akupunktur zeichnet sich auch dadurch aus, dass sie mit allen anderen Therapieformen gut zu kombinieren ist. Als sogenanntes *komplementäres* Therapieverfahren wird die Akupunktur daher gern genutzt, um den Medikamenteneinsatz zu reduzieren, Nebenwirkungen von Therapien zu minimieren und die Lebensqualität des Patienten zu verbessern und die Rekonvaleszenz zu unterstützen. Dies trifft ganz besonders auf die Behandlung von Kindern, multimorbiden Patienten, Patienten nach schweren Operationen oder konsumierenden Erkrankungen und Patienten hohen Lebensalters zu.

### 3.2.3 Hauptindikationen

Hauptindikationen der Akupunktur liegen in der Schmerztherapie, Allergiebehandlung sowie den funktionellen und den psychischen Störungen.

#### Schmerztherapie

Wenn wir hier die Indikationen der Akupunktur in der Schmerztherapie behandeln, muss selbstverständlich bei allen analgetisch wirksamen Verfahren bedacht werden, dass besonders akute Schmerzen ein Alarmsignal des Körpers sind und eine Schmerztherapie nur nach sorgfältiger ärztlicher Diagnosestellung eingeleitet werden sollte. Andererseits sind länger anhaltende Schmerzen (4–6 Wochen) geeignet, ein sogenanntes Schmerzgedächtnis auszubilden, d. h. die Schmerzempfindung existiert unabhängig von einer auslösenden Ursache. Aus diesem Grund ist eine effektive Schmerztherapie unerlässlich. Dazu leistet die Akupunktur sowohl in der Monotherapie als auch in der komplementären Anwendung einen wichtigen Beitrag, wie Studien belegen [3, 4]. Wir erwarten bei akuten Schmerzgeschehen ein rasches Ansprechen der Akupunktur innerhalb von Minuten (z. B. akuter Migräneanfall) bzw. innerhalb von 1–2 Sitzungen (z. B. akuter Rückenschmerz). Bei chronischen oder chronisch rezidivierenden Schmerzgeschehen sollten erste Besserungen innerhalb von 6–10 Sitzungen erkennbar sein. Weitere Besserung und Stabilisierung der Beschwerden sind durch weitere Sitzungen zu erreichen. Über die Behandlungsphase hinaus können sich die Beschwerden innerhalb der nächsten 6 Wochen bis 6 Monate hinaus noch bessern. Diese empirisch immer wieder zu beobachtende Verlaufsform führen wir auf eine verbesserte Regulationsfähigkeit des Organismus durch verbesserten *Qi*-Fluss zurück.

Folgende Schmerzzustände sind im Allgemeinen gute Akupunkturindikationen: Wirbelsäulenschmerz, Gelenkschmerzen allgemein (auch bei Morbus Bechterew), Migräne und Neuralgien (z. B. Ischialgie, Trigeminusneuralgie, Zoster-Neuralgie).

Bei spezifischen Belastungsstörungen im Bereich des Sports und in der Kunst (Tanz, Gesang, Instrumentenspiel) findet die Akupunktur inzwischen regelmäßig Anwendung. So sind Heiserkeit oder auch schmerzhafte Bewegungseinschränkungen der oberen und unteren Extremität oder Wirbelsäule gute Akupunkturindikationen. Durch Kombination mit modernen Laserakupunkturverfahren kann die Anwendung von Kortikoiden bei diesen Überlastungsstörungen oft vermieden werden.

Auch in der Rehabilitationsmedizin wird Akupunktur mit gutem Erfolg eingesetzt. Nach Unfällen oder Operationen kann die Akupunktur komplementär zur Standardtherapie die Rehabilitationsphase verkürzen und eine bestmögliche Wiederherstellung der Funktionalität fördern. Dies geschieht durch ihre harmonisierende Wirkung auf die Psyche, ihre analgetische Wirkung und durch Verbesserung des *Qi*-Flusses in den tendiomuskulären Meridianen (TMM) und Hauptleitbahnen sowie durch ihre positive Auswirkung auf die Wundheilung und die Muskelfunktion.

#### Funktionelle Störungen und Anregung von Funktionen

Akupunktur bei funktionellen Störungen und zur Anregung von Organfunktionen wird schon seit den Anfängen der Akupunktur vor mehreren Tausend Jahren mit gutem Erfolg eingesetzt. Im kardiovaskulären Bereich lassen sich sowohl Vorhofflimmern [5] und einfache Herzpalpitationen, die aber mit hohem Leidensdruck einhergehen können, als auch Hypertonie [6] positiv beeinflussen. Weiterhin sind im gastrointestinalen Bereich der Reizmagen und Reizdarm [7], die Funktion von Galle und Leber und für erfahrene Akupunkturärzte auch die chronisch entzündlichen Darmerkrankungen mögliche Indikationen. Im urologischen und gynäkologischen Bereich sind vor allem funktionelle Störungen der Harnwege wie Blasenentleerungsstörungen [8] (z. B. Reizblase, Harnverhalt), Regelstörungen [9] (z. B. Dysmenorrhö, Amenorrhö), aber auch Kinderwunschbehandlungen zu nennen. Positive Effekte der Akupunktur zeigen sich bei dieser Indikation in Bezug auf die Spermienqualität und -menge und bei erektiler Dysfunktion. Andererseits ist ebenfalls ein Einfluss auf die Ovulation und die Nidation der befruchteten Eizelle möglich, sodass die Akupunktur in der Kinderwunschbehandlung alternativ, aber auch komplementär zur In-vitro-Fertilisation eine wichtige Option darstellt [10]. Sie übt auch einen psychisch ausgleichenden und entspannenden Einfluss aus, was Paaren nach oft strapaziösen Vorversuchen mit herkömmlichen Methoden eine neue Gelassenheit schenkt.

#### Allergie

Ein weiteres Hauptindikationsgebiet der Akupunktur stellen Allergien dar. Bei Heuschnupfen, allergischer Rhinitis und asthmatischen Beschwerden kann der erfahrene Akupunkturarzt in der Regel gute Erfolge erzielen [11, 12]. In chinesischen Universitätskrankenhäusern zählt die Akupunkturbehandlung von Allergien zum täglichen Standard. Dabei ist die Akupunktur sowohl geeignet, die Akutsymptome Juckreiz, Fließschnupfen, tränendes Auge und Atemnot akut zu lindern, als auch einem erneuten Anfall vorzubeugen. Bezüglich der Behandlungsfrequenz gilt das Gleiche wie für die Schmerzbehandlung angegeben. Die Behandlung von asthmatischen Beschwerden mittels Akupunktur kann zu deutlicher Verbesserung der Lebensqualität [13] bei gleichzeitiger Reduktion der Inflammation [14] und damit des Medikamentenverbrauchs führen. Ein vollständiges Absetzen der Medikation ist in einigen Fällen schrittweise möglich. Hier sei jedoch eindrücklich darauf hingewiesen, dass der Patient seine ärztlichen Kontrollen trotz Beschwerdefreiheit einhält und weiterhin seine Notfallmedikation beherrscht und aktualisiert. Ein allergischer Anfall kann auch nach langem beschwerdefreiem Intervall bei erfolgreicher Akupunktur nicht ausgeschlossen werden.

#### Psychische Störungen

Das große Feld psychischer Erkrankungen ist der Akupunktur nicht nur zugänglich, sondern bietet gute Chancen auf Verbesserung der Lebensqualität betroffener Patienten. Hier sei vor allem die Anwendung in der Angst- und Depressionsbehandlung, aber auch der Suchtbehandlung zu erwähnen [15, 16, 17]. Selbst schwerwiegende Störungen wie die posttraumatische Belastungsstörung (PTBS) lassen sich teilweise erfolgreich mithilfe der Akupunktur als komplementäres Verfahren zur Standardtherapie behandeln [18], sollten aber dem in diesem Gebiet erfahrenen Therapeuten vorbehalten sein.

### 3.2.4 Kontraindikationen

#### Absolute Kontraindikationen

Absolute Kontraindikationen gibt es nur sehr wenige und sie verstehen sich schon aus normalem schulmedizinischem Sachverstand heraus. So gelten alle Schmerzen mit Operationsindikation oder mit Hinweis auf sofortige schulmedizinische Intervention (z. B. Herzinfarkt, Appendizitis, Pneumonie) als absolute Kontraindikationen. Krankheiten, die aufgrund ihrer Art keiner Akupunktur zugänglich sind, zählen ebenfalls als absolute Kontraindikationen – dazu zählen: endogene Depression, Schizophrenie, kontagiöse und venerische Erkrankungen, degenerative und heredodegenerative Leiden (z. B. amyotrophe Lateralsklerose, multiple Sklerose) sowie alle Erbkrankheiten. Das bedeutet jedoch nicht, dass eine Akupunktur bei diesen Patienten generell nicht möglich ist. Leidet ein Patient mit Schizophrenie unter rezidivierenden Rückenschmerzen, können diese natürlich einer Akupunktur zugänglich sein. Auch die verbreitete Meinung, dass Akupunktur unter Medikamenten wie Kortison oder bei Polypharmazie nicht erfolgreich sei, ist wissenschaftlich nicht haltbar [19, 20, 21].

#### Relative Kontraindikationen

Als relative Kontraindikationen gelten alle Krankheitsbilder, die primär schulmedizinischer Intervention bedürfen, aber von erfahrenen Akupunkturärzten im Sinne komplementärmedizinischer Arbeitsweise mit Akupunktur behandelt werden können. Dazu zählen Karzinome, entzündliche Darmerkrankungen und Anwendung hormonaktiver Akupunkturpunkte während der Menstruation und Schwangerschaft. Akupunkturpunkte in infizierten Hautbereichen oder an Hautstellen mit suspektem Befund (z. B. bei Basaliomverdacht) müssen gemieden werden. Dank der Vernetzung der Akupunkturpunkte untereinander kann der erfahrene Akupunkturarzt „Ersatzpunkte“ für den geplanten „best point“ verwenden, um die annähernd gleiche Wirkung zu entfalten.

Eine Akupunktur unter Blutverdünnern ist prinzipiell möglich, verlangt aber eine höhere Sorgfaltspflicht des Arztes [22]. In Bezug auf Cumarine gilt eine zur jeweiligen Akupunktursitzung zeitnahe Bestimmung der Gerinnung und entsprechende Nutzen-Risiko-Bewertung des Arztes. Es ist zu empfehlen, Akupunkturpunkte, die tief unter der Haut liegen und die einer Kompressionsbehandlung schwer zugängig sind (z. B. Gb 30 *Huantiao* im Glutealbereich), zu vermeiden. Eine Anwendung der „Antiken Punkte“, die sich sämtlich im Bereich zwischen den Fingerspitzen und dem Ellbogen bzw. zwischen den Zehenspitzen und dem Knie befinden, ist bei Patienten unter Blutverdünnern eindeutig risikoärmer und eröffnet dem Akupunkturarzt genügend Behandlungsoptionen für Standardsituationen. Bei kombinierter Blutverdünnung sollte von einer Körperakupunktur Abstand genommen und die Mikrosystemakupunktur Ohr bevorzugt werden.

#### Schwangerschaft und Stillzeit

Wie tierexperimentelle Untersuchungen aus den 1970er-Jahren gezeigt haben, kann eine Akupunktur keine falschen funktionellen Reaktionen auslösen, sondern lediglich die natürlich bestehende Funktionslage verbessern [23]. Trotzdem ist besondere Vorsicht in der Schwangerschaft geboten. Hier sollte der Akupunkturarzt genau abwägen, ob eine Akupunktur im richtigen Nutzen-Risiko-Verhältnis steht.

Es besteht allgemeiner Konsens, dass Akupunktur eine intakte Schwangerschaft nicht ungünstig beeinflussen kann [24]. Punkte als „verboten“ zu bezeichnen, resultiert im Wesentlichen daraus, dass der Punkt Wehen auslösende Eigenschaften in der Spätschwangerschaft entfalten könnte (z. B. Di 4 *Hegu*; Bl 67 *Zhiyin*) und andere durch ihre anatomische Lage beim Stechen zu einer Verletzung des Föten führen könnten (z. B. Akupunkturpunkte des unteren Anteils des Konzeptionsgefäßes *Renmai*). Andererseits kann natürlich der Wehen auslösende Effekt von Di 4 oder Bl 67 gezielt therapeutisch bei Wehenschwäche oder zur Kindsdrehung eingesetzt werden.

Bei richtiger Indikationsstellung und Durchführung der Behandlung ist die Akupunktur eine wichtige Therapieoption bei Beschwerden in der Schwangerschaft und Stillzeit, zumal die meisten Medikamente wegen unzureichender Datenlage nicht empfohlen werden.

### 3.2.5 Nebenwirkungen

Bei sachgerechter Durchführung einer Akupunktur ist mit keinen schweren Nebenwirkungen zu rechnen. Der Modellversuch der Ersatzkassen (Komponente III – Therapiesicherheit) vom 01.06.2001 bis 30.06.2003 konnte bei 503.397 Behandlungsfällen zeigen, dass schwerwiegende Ereignisse wie ausgeprägte Kreislaufreaktionen, schwere Entzündung oder Organverletzungen in lediglich 0,0034 % der Fälle eingetreten sind [25]. Damit zählen sie zu den extrem seltenen Risiken einer Akupunktur. Im Vergleich dazu gelten als typische Risiken einer Akupunktur der Nadelschmerz in 3,9 % der Behandlungsfälle, das Hämatom in 2,3 %, die Blutung in 1,6 % und noch seltener die Kreislaufprobleme in 0,4 % der Fälle und die vergessene Nadel in 0,3 % [26].

Um unerwünschte Wirkungen zu vermeiden, sollten einige Vorsichtsmaßnahmen zur Arbeitsroutine gehören.

#### Nadelschmerzen

Nadelschmerzen lassen sich durch geübte Hand, dünne Nadeln mit Applikationshilfe und gegebenenfalls Silikonisierung der Nadel auf ein Minimum reduzieren. Die moderne völlig schmerzfreie Laserakupunktur ist eine Alternative bei Kindern und Patienten mit Nadelangst [27].

#### Hämatome

Um Hämatome zu vermeiden, sollten Regionen mit Varizen und dicken Venen vermieden werden. Manchmal hilft auch eine Entstauung der Extremität oder des Kopfes durch entsprechende Lagerung. In jedem Fall sollten die Nadeln nur in einer entstauenden Position der Körperregion gezogen werden (z. B. Kopfregion im Sitzen).

#### Vergessene Nadel

Die vergessene Nadel ist peinlich, stellt aber eigentlich keine Gefahr für den Patienten dar. Es ist ratsam, den Patienten über diese Situation vor Beginn der Behandlung aufzuklären und die sachgerechte Entsorgung der Nadel im Hausmüll zu besprechen. Um diese Situation zu vermeiden, hat sich das Zählen der Nadeln nach dem Stechen und nach dem Ziehen bewährt. Auch ein leichtes Streichen über Kopf und Extremitäten kann vergessene Nadeln aufdecken.

#### Kollaps

Ein Kollaps wird durch Nadelung im Liegen effektiv vermieden. Außerdem ist es hilfreich, den Patienten vor der Akupunktur auf eine ausreichende Trinkmenge hin zu befragen und gegebenenfalls ein Glas Wasser anzubieten. Wirkt der Patient gehetzt, wenn er zur Sitzung erscheint, sollte vor der Nadelung eine kurze Ruhezeit auf der Liege von ca. 5 Minuten eingelegt werden.

#### Infektion

Infektionen sind kein typisches Risiko einer Akupunktur. Trotzdem sollten einige Regeln eingehalten werden, um ein solches Risiko so niedrig wie möglich zu halten. Inwieweit Hautdesinfektion bei Akupunkturbehandlungen eine Infektion verhindert, ist wissenschaftlich unklar. Bei sterilen Einmalnadeln von 0,2–0,25 mm Durchmesser ist davon auszugehen, dass keine kontaminierten Gewebeanteile in die Tiefe eingebracht werden können. Trotzdem sollte bei Patienten unter Immunsuppression, Chemotherapie oder bei langjährigem Diabetes mit Mikrozirkulationsstörungen die Hautdesinfektion als Sprühdesinfektion effektiv (Wartezeit!) durchgeführt werden.

#### Erstreaktion

Jedwedes regulationsmedizinische Verfahren birgt ein gewisses Risiko der Zunahme von Beschwerden in der Anfangszeit. Dieser als „Erstreaktion" oder mit schlechterem Wortgebrauch als „Erstverschlimmerung" bezeichnete Verlauf ist passager und tritt in der Regel nur nach den ersten 1–2 Behandlungssitzungen auf. Hierauf sollte der Arzt den Patienten hinweisen, um das Vertrauen in das Therapieverfahren nicht zu beschädigen.

LITERATUR

[1]. pubmed.gov. [Online] [Zitat vom: 28. Oct 2020.] Suchbegriff „acupuncture". https://pubmed.ncbi.nlm.nih.gov/?term=acupuncture.

[2]. Moser M. Neue Forschungsergebnisse in der Akupunktur: PatientInnensicherheit Wirkung und ökonomische Aspekte. Institut für Physiologie, Medizinische Universität Graz. Graz: s.n., 2012, 1, Literaturrecherche für DAA e. V.

[3]. Vickers AJ, Vertosick EA, Lewith G et al. Acupuncture for chronic pain: update of an individual patient data meta-analysis. J Pain 2018; 19(5):455–74.s

[4]. Cox J, DC, Varatharajan S, Côté P, Collaboration O. Effectiveness of Acupuncture Therapies to Manage Musculoskeletal Disorders of the Extremities: A Systematic Review. *J Orthop Sports Phys Ther* 2016; 46(6):409–29.

[5]. Fei Y, Fei R, Zhang J, Sun Y, Yu Q. Systematic Evaluation of Efficacy and Safety of Acupuncture Treatment for Patients with Atrial Fibrillation. *Open Access Maced J Med Sci* 2019; 7(3):461–6.

[6]. Chen H, Shen FE, Tan XD, Jiang WB, Gu YH. Efficacy and Safety of Acupuncture for Essential Hypertension: A Meta-Analysis. *Med Sci Monit* 2018; 24:2946–2.

[7]. Zheng H, Chen R, Zhao X, Li G, Liang Y, Zhang H, Chi Z. Comparison between the Effects of Acupuncture Relative to Other Controls on Irritable Bowel Syndrome: A Meta-Analysis. *Pain Res Manag* 2019; 2019:2871505.

[8]. Zhao Y, Zhou J, Mo Q, Wang Y, Yu J, Liu Z. Acupuncture for adults with overactive bladder: A systematic review and meta-analysis of randomized controlled trials. *Medicine* 2018; 97(8):e9838.

[9]. Woo HL, Ji HR, Pak YK, Lee H, Heo SJ, Lee JM, Park KS. The efficacy and safety of acupuncture in women with primary dysmenorrhea: A systematic review and meta-analysis. *Medicine* 2018; 97(23):e11007.

[10]. Xie ZY, Peng ZH, Yao B, Chen L, Mu YY, Cheng J, Li Q, Luo X, Yang PY, Xia YB. The effects of acupuncture on pregnancy outcomes of in vitro fertilization: a systematic review and meta-analysis. *BMC Complement Altern Med* 2019; 19(1):131.

[11]. Xue CC, Zhang AL, Zhang CS, DaCosta C, Story DF, Thien FC. Acupuncture for seasonal allergic rhinitis: a randomized controlled trial. *Ann Allergy Asthma Immunol* 2015; 115(4):317–24.

[12]. Bao H, Si D, Gao L, Sun H, Shi Q, Yan Y, Damchaaperenlei D, Li C, Yu M, Li Y. Acupuncture for the treatment of allergic rhinitis: A systematic review protocol. Medicine *(Baltimore)* 2018; 97(51):e13772.

[13]. Brinkhaus B, Roll S, Jena S, Icke K, Adam D, Binting S, Lotz F, Willich SN, Witt CM. Acupuncture in patients with allergic asthma: a randomized pragmatic trial. *Journal of alternative and complementary medicine* 2017; 23(4):268–77.

[14]. Liu YL, Zhang LD, Ma TM, Song ST, Liu HT, Wang X, Li N, Yang C, Yu S. Feishu. Acupuncture Inhibits Acetylcholine Synthesis and Restores Muscarinic Acetylcholine Receptor M2 Expression in the Lung When Treating Allergic Asthma. *Inflammation* 2018; 41(3):741–50.

[15]. Amorim D, Amado J, Brito I, Fiuza SM, Amorim N, Costeira C, Machado J. Acupuncture and electroacupuncture for anxiety disorders: A systematic review of the clinical research. *Complement Ther Clin Pract* 2018; 31:31–37.

[16]. Motlagh FE, Ibrahim F, Rashid RA, Seghatoleslam T, Habil. Acupuncture therapy for drug addiction. *Chin Med* 2016; 11:16.

[17]. Wang JH, van Haselen R, Wang M, Yang GL, Zhang Z, Friedrich ME, Wang LQ, Zhou YQ, Yin M, Xiao CY, Duan AL, Liu SC, Chen B, Liu JP. Acupuncture for smoking cessation: A systematic review and meta-analysis of 24 randomized controlled trials. *Tob Induc Dis* 2019; 17:48.

[18]. Kim YD, Heo I, Shin BC, Crawford C, Kang HW, Lim JH. Acupuncture for posttraumatic stress disorder: a systematic review of randomized controlled trials and prospective clinical trials. *Evid Based Complement Alternat Med* 2013; 2013:615857.

[19]. Hammes AE, Wahner-Roedler DL, Bauer BA. reating the root cause: acupuncture for the treatment of migraine, menopausal vasomotor symptoms, and chronic insomnia. *Explore* 2014; 10(4):256–9.

[20]. Pagones R, Lee JL, Hurst S. Long-Term Acupuncture Therapy for Low-Income Older Adults with Multimorbidity: A Qualitative Study of Patient Perceptions. *J Altern Complement Med* 2018; 24(2):161–7.

[21]. Tu B, Johnston M, Hui KK. Elderly patient refractory to multiple pain medications successfully treated with integrative East-West medicine. *Int J Gen Med* 2008; 1:3–6.

[22]. Lee M, Lee S, Kim E, Cho YE, Kang JW, Lee JD. Evaluation of bleeding-related adverse events following acupuncture treatment in patients on anticoagulant or antiplatelet drugs: A prospective observational study. *Complement Ther Med* 2018; 41:23–8.

[23]. Zerobin, Prof. Dr. med. K. Neue Ergebnisse der Akupunktur in der Veterinärmedizin. [Buchverf.] Frank R. Bahr, Prof. Prof. h.c. mult./China Dr. med. *Einführung in die wissenschaftliche Akupunktur.* München: s.n., 2010, 200–19.

[24]. Moon HY, Kim MR, Hwang DS, Jang JB, Lee J, Shin JS, Ha I, Lee YJ. Safety of acupuncture during pregnancy: a retrospective cohort study in Korea. *BJOG* 2020; 127(1):79–86.

[25]. Weidenhammer W, Streng A, Jürgens S et al. Aufbau, Realisierung und Datenübersicht einer Beobachtungsstudie im Rahmen des Programms zur Evaluation der Patientenversorgung mit Akupunktur (PEP-AK) des Modellvorhabens der Krankenkassen. *Gesundheitswesen* 2005; 67:264–73.

[26]. Melchart D, Streng A, Hoppe A et al. Akupunktur bei chronischen Schmerzen: Ergebnisse aus dem Modellvorhaben der Ersatzkassen. *Dtsch Arztebl* 2006; 103(4):A187–95.

[27]. Chon TY, Mallory MJ, Yang J, Bublitz SE, Do A, Dorsher PT. Laser Acupuncture: A Concise Review. *Med Acupunct* 2019; 31(3):164–8.


3

KAPITEL

# 4 Maßeinheiten, Lokalisation und Kategorien von Akupunkturpunkten

## 4.1 Maßeinheiten

Frank Bahr, Hans Zeitler (†)

Als Maßeinheit zur Angabe der Stichtiefe, der Entfernung der Punkte voneinander bzw. von anatomisch gegebenen Anhaltspunkten dient das *Cun* (bei verschiedenen Autoren auch Tsroun, Tsun oder Sun genannt), das in 10 gleiche Teile (= *Fen*) unterteilt wird.

Während das offizielle *Cun* eine fixe, genormte Länge von 25 mm darstellt, wird in der Medizin, um dem variablen Körperbau möglichst Rechnung zu tragen, das individuell am jeweiligen Patienten zu ermittelnde „persönliche" *Cun* als Maßeinheit verwendet. 1 „persönliches" *Cun* entspricht 10 „persönlichen" Fen.

Ein Großteil der für den Anfänger verwirrenden, bei verschiedenen Autoren nachweisbaren Differenzen bei Lokalisationsangaben ist darauf zurückzuführen, dass diese nur das sogenannte „Finger-*Cun*" als „persönliches" *Cun* verwenden.

Dieses Maß wird ermittelt, indem man den Patienten bittet, Daumen und Mittelfingerspitze zusammenzulegen, wodurch ein Ring entsteht. Der Abstand der oberen Enden der sich dadurch am Mittelglied des Mittelfingers bildenden Falten ergibt das „persönliche" Finger-*Cun* dieses Patienten. Auch die Breite des Daumens, gemessen in Nagelbetthöhe, entspricht etwa einem „persönlichen" Finger-*Cun*.

➤ Abb. 4.1

**OFFIZIELLES UND VARIABLES *CUN***

Das offizielle *Cun* ist für die Angaben der Stichtiefen verbindlich, jedoch nur approximativ richtig, wenn Meridiane und Punkte lokalisiert werden sollen! Daher sollte sich jeder, der die klassische Körperakupunktur praxisgerecht anwenden will, die nachfolgend beschriebene Ermittlung der für die verschiedenen Konstitutionstypen variablen *Cun* einprägen.
Es wird dabei zwischen „longitudinalem" und „transversalem" *Cun* unterschieden.

➤ Abb. 4.2, ➤ Abb. 4.3

### 4.1.1 Kopf- und Nackenbereich

Longitudinal

- Die Entfernung zwischen der Mitte des natürlichen Stirn-Haar-Ansatzes und der Mitte der natürlichen Haargrenze im Nacken beträgt 12 (longitudinale Schädel-)*Cun*. Ebenso die Entfernung zwischen jenem Punkt der Medianlinie, an dem die Augenbrauen tatsächlich oder gedacht zusammenlaufen *(= Yintang)* und den Protuberantia occipitalis externa *(= LG 16, Naohu)*.
- Die Entfernung zwischen dem obigen Punkt in der Augenbrauenmitte *(= Yintang)* und der Mitte des natürlichen Stirn-Haar-Ansatzes beträgt 3 (longitudinale Schädel-)*Cun*.
- Die Entfernung zwischen dem unteren Rand des Proc. spinosus des 7. Halswirbels und der Mitte des natürlichen Haaransatzes im Nacken beträgt ebenfalls 3 (longitudinale Schädel-)*Cun*.

Transversal

- Die Entfernung zwischen dem rechten und linken Proc. mastoideus beträgt 9 (transversale Schädel-)*Cun*.

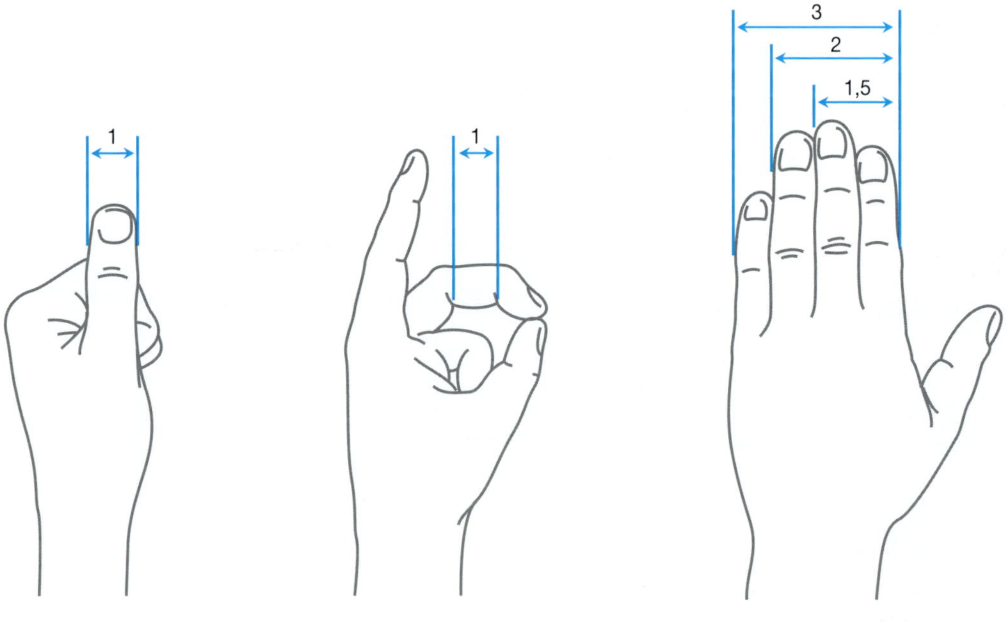


**Abb. 4.1** Die Einheit des persönlichen *Cun*

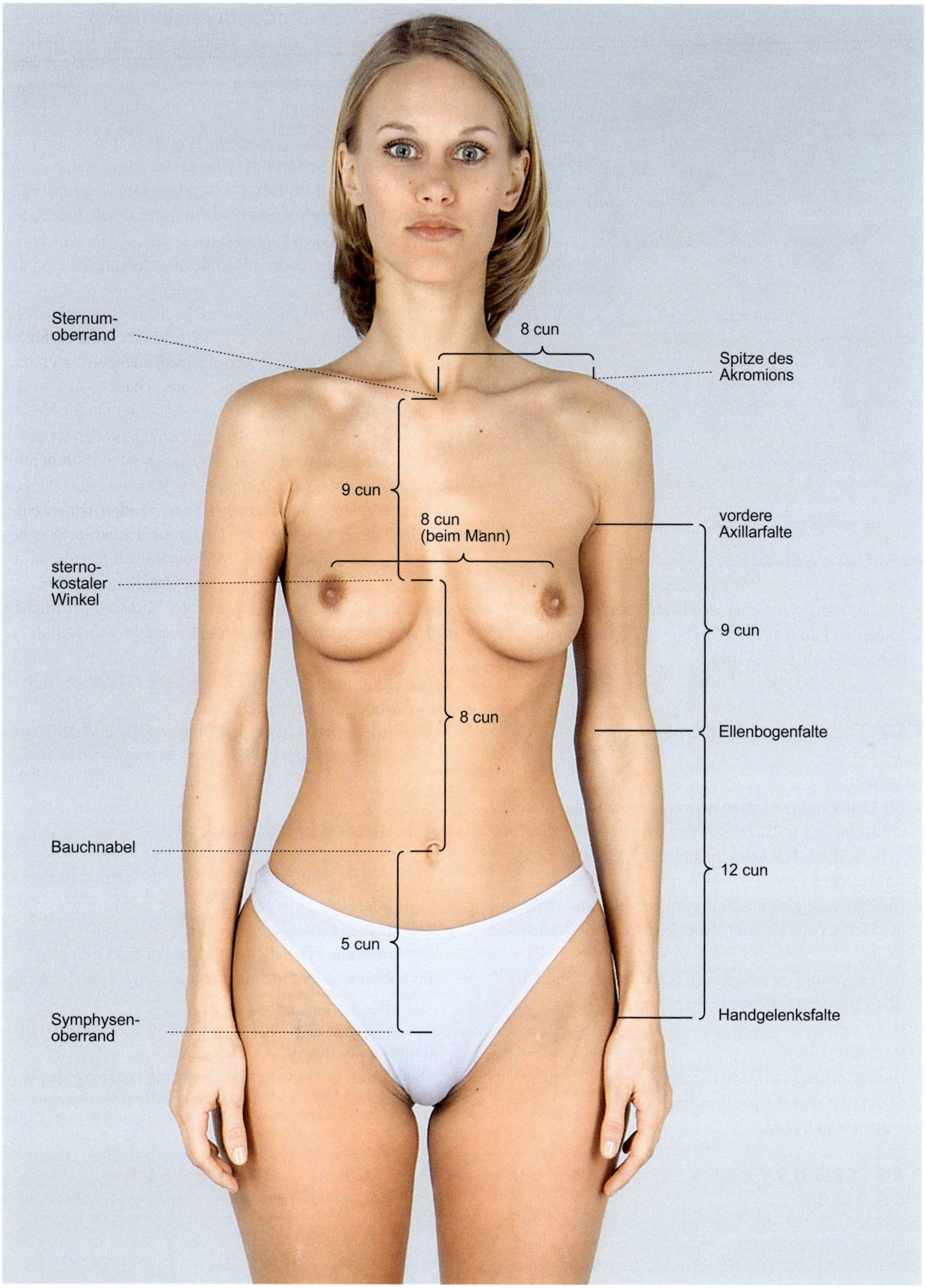


**Abb. 4.2** *Cun*-Maße an Thorax und Abdomen sowie an den oberen Extremitäten

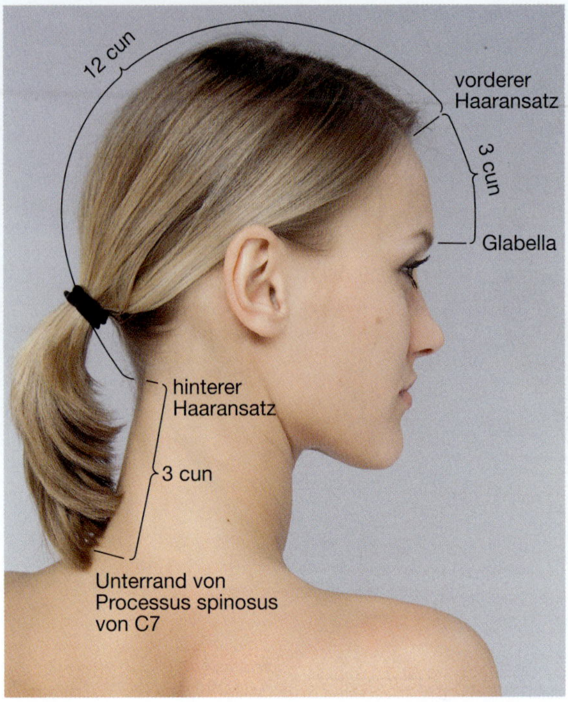


**Abb. 4.3** *Cun*-Maße im Kopf- und Nackenbereich

- Die Entfernung zwischen den beiden am Vorderschädel gelegenen Punkten Ma 8 *(= Touwei)* beträgt ebenfalls 9 (transversale Schädel-)*Cun.*

### 4.1.2 Thorax und Abdomen

Longitudinal

- Die Entfernung zwischen dem oberen Rand des Manubrium sterni (= KG 22, *Tientu*) und dem in der Medianlinie in Höhe des 5. ICR gelegenen Punktes KG 16 *(= Chungtin)* beträgt 9 *Cun.*
- Die Entfernung vom Schnittpunkt des Rippenbogens mit der Medianlinie bis zum Nabel (KG 15 bis KG 8) beträgt 8 *Cun.*
- Die Entfernung zwischen dem Nabel (= KG 8) und dem Oberrand der Symphyse (= KG 2) beträgt 5 *Cun.*

Transversal

- Die Entfernung zwischen den beiden Mamillen beim Mann bzw. den entsprechenden Mamillarlinien bei der Frau beträgt 8 *Cun.*

**DAS TRANSVERSALE *CUN* AM ABDOMEN**

Die Unkenntnis bzw. Nichtbeachtung dieser Maßeinheit ist mitschuld an den verschiedenen Verlaufsangaben der Meridiane im Bereich des Abdomens, wobei besonders der Verlauf des Nieren-Meridians in seinem Abstand von der ventralen Medianlinie bei den einzelnen Autoren unterschiedlich angegeben wird.

### 4.1.3 Rücken-Lendenbereich

➤ Abb. 4.4

Longitudinal

Als Basis der Messung dienen die Processus spinosi der Wirbelkörper einerseits und die Interkostalräume andererseits. Hierbei entspricht bei locker, mit gebeugtem Kopf und hängenden Armen stehendem Patienten die deutlichste Erhebung im Nacken dem Proc. spinosus von C 7. Der Unterrand der Skapula liegt dann in Höhe des Dornfortsatzes des 7. BWK.

Der höchste Punkt der Beckenschaufel liegt in einer Höhe mit dem Dornfortsatz des 4. LWK und die Spina posterior superior ist in Höhe des 2. Sakralwirbels gelegen.

Transversal

Die Entfernung zwischen den Innenrändern der Scapulae (Margo vertebralis) und der dorsalen Medianlinie beträgt 3 *Cun.* Bei der Messung lässt man den Patienten die Ellbogen mit den vor dem Thorax verschränkten Händen halten. Tipp: Zur leichteren Orientierung Dermografismus an den beschriebenen Rändern hervorrufen.

### 4.1.4 Obere Extremitäten

- Die Entfernung zwischen der vorderen Achselfalte und der Ellbogenfalte beträgt 9 *Cun.*
- Die Entfernung zwischen der Ellbogenfalte und der Handwurzelfalte beträgt 12 *Cun.*

### 4.1.5 Untere Extremitäten

➤ Abb. 4.5, ➤ Abb. 4.6

- Die Entfernung zwischen Glutäalfalte und Kniegelenksfalte beträgt 14 *Cun.*
- Die Entfernung zwischen der Mitte der Fossa poplitea und der höchsten Erhebung des äußeren Knöchels beträgt 16 *Cun.*
- Die Differenz der Höhen der Oberränder des äußeren und des inneren Knöchels beträgt 1 *Cun.*
- Die Entfernung zwischen der höchsten Erhebung des äußeren Knöchels und dem Unterrand der Ferse beträgt 3 *Cun.*

**GÜLTIGKEIT DER MASSE**

Diese Maße haben für gebeugte wie gestreckte Extremitäten Gültigkeit.

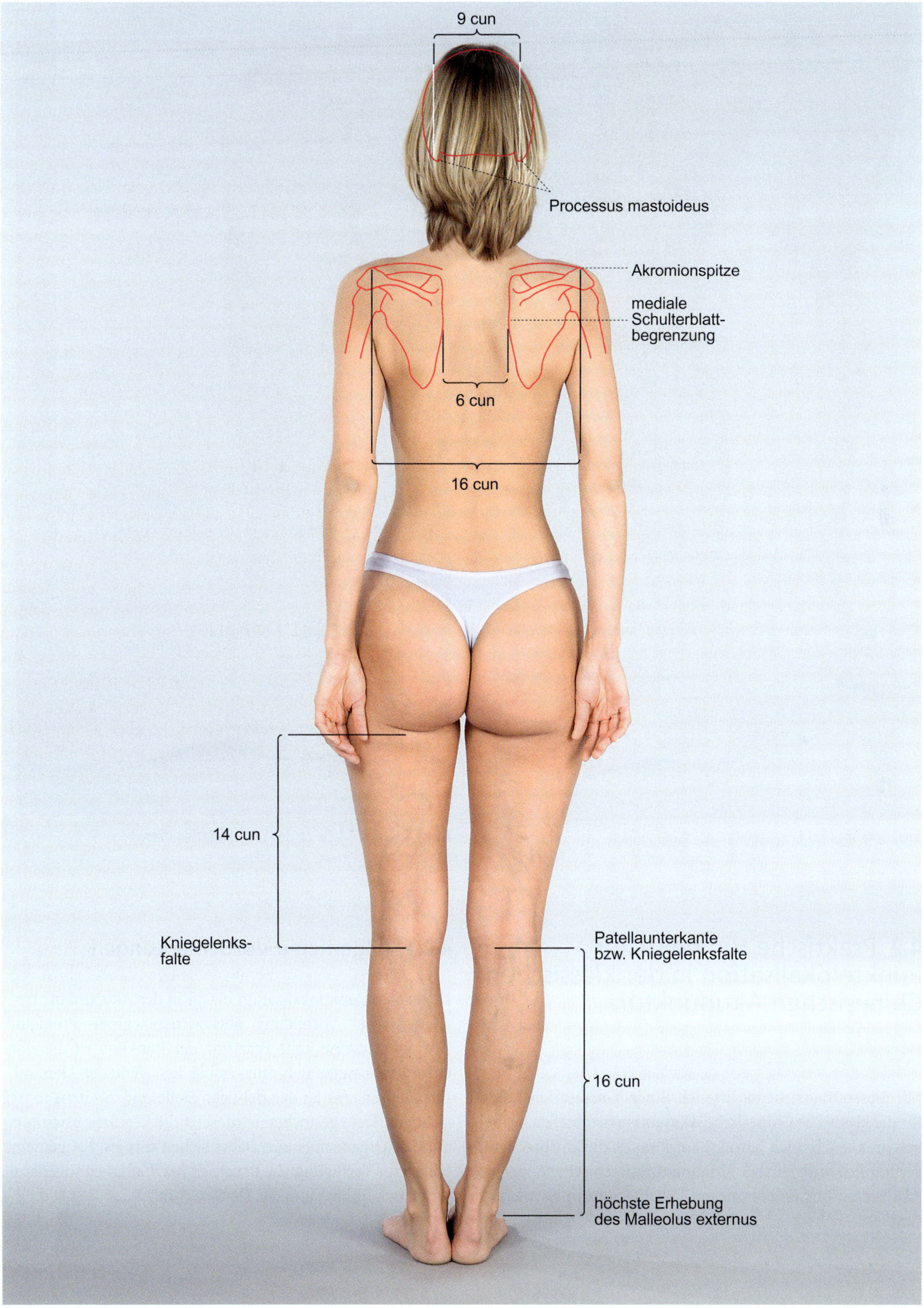


**Abb. 4.4** *Cun*-Maße im Rücken- und Lendenbereich sowie an den unteren Extremitäten

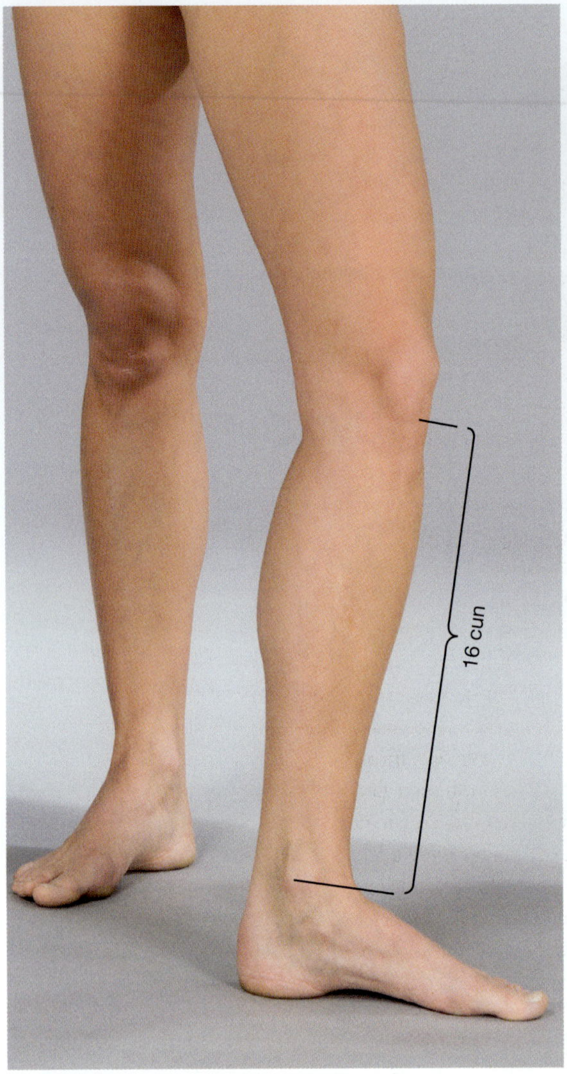


**Abb. 4.5** *Cun*-Maße an den unteren Extremitäten

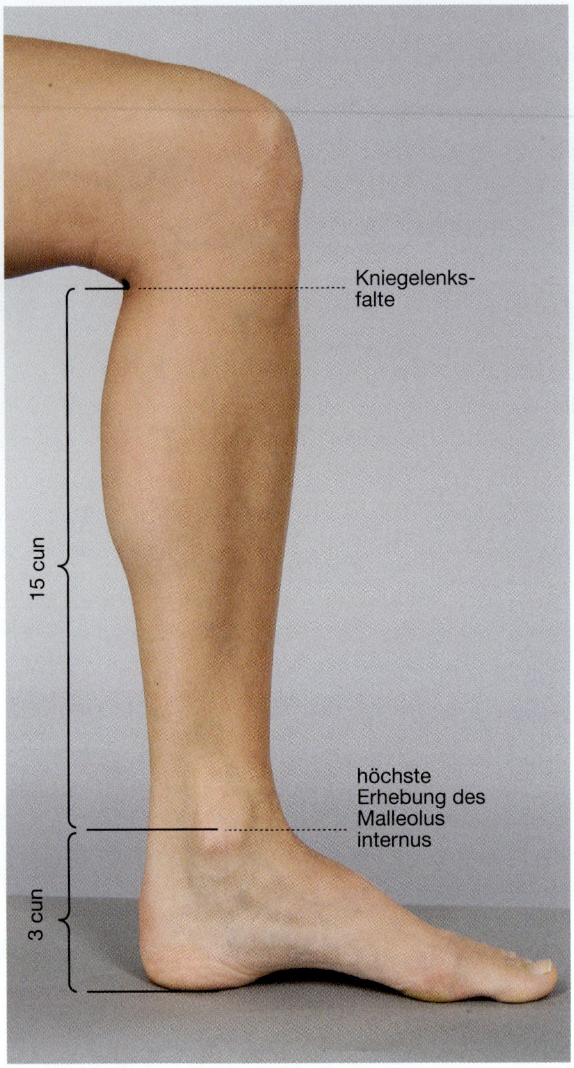


**Abb. 4.6** *Cun*-Maße an den unteren Extremitäten

## 4.2 Praktische Hinweise zur Punktelokalisation in der klassischen Chinesischen Akupunktur

Leopold Dorfer

Mit dieser Übersicht möchte ich Ihnen Lokalisationshilfen für die klassische Chinesische Akupunktur vorstellen. Dabei beschränke ich mich bewusst auf Punkte, die entsprechend meiner Erfahrungen aus Akupunkturkursen schwieriger zu lokalisieren sind und für die mir Lokalisationshilfen bekannt sind.

### 4.2.1 Allgemeine Vorbemerkungen

Die exakte Punktlokalisation macht in der Akupunktur trotz anatomischer Vorbildung überraschend große Probleme. Aber gerade eine hohe Präzision der Punktion ist die erste Grundvoraussetzung für den Erfolg. Erst wenn der Akupunkturpunkt erstens an der richtigen Stelle und zweitens in der richtigen Tiefe gestochen wird, setzt die Regulationswirkung auf den Organismus ein. Dabei stehen uns zwei allgemeine Hilfen zur Verfügung: die Druckschmerzhaftigkeit sogenannter aktiver Punkte und das *De-Qi*-Gefühl.

### 4.2.2 Die Druckschmerzhaftigkeit aktiver Punkte

Alle Punkte der Körperakupunktur zeichnen sich durch eine erhöhte Drucksensibilität aus. Darüber hinaus zeigen Punkte, auf die sich ein krankhaftes Geschehen projiziert und die somit für die Therapie von Bedeutung sind, eine deutlich verstärkte Druckschmerzhaftigkeit. Solche Punkte nennen wir „aktive Punkte". Diese Erhöhung der Druckschmerzhaftigkeit steht in einer so direkten Korrelation zur momentanen Aktivität der Erkrankung, dass sie zu Diagnosezwecken und zur Kontrolle des Heilungsverlaufs herangezogen werden kann. Diese Druckschmerzhaftigkeit führt den palpierenden Finger an die richtige Stelle!

- Ich möchte vor allem Kollegen, die gerade erst mit Akupunktur begonnen haben, anregen, so oft wie möglich Punkte in Ruhe an sich selbst zu suchen. Ertasten Sie den Unterschied zwischen „blanden" Hautstellen ohne Akupunkturpunkte und dem Areal eines Punktes. Dabei wird Ihnen auffallen, dass es in den meisten Fällen reicht, die Lokalisation eines Punktes grob zu kennen, da bei feinfühliger Palpation der sensibelste Bereich leicht entdeckt werden kann. Und dieser entspricht dem gesuchten Akupunkturpunkt.
- Nutzen Sie weiterhin die „Chance" einer – hoffentlich leichten – eigenen Erkrankung und beachten Sie, wie deutlich die Druckschmerzhaftigkeit eines Punktes (z. B. die Punkte des Dickdarm-Meridians bei jeder einfachen Rhinitis) ansteigt. Achten Sie darauf, dass auch großflächige Punkte, wie der Ma 36, immer eine klar spürbare Maximalreaktionsstelle aufweisen. Aus derartigen Eigenbeobachtungen gewinnt man ein tieferes Verständnis für Lokalisationen, Punktgrößen, Veränderung im Akupunkturpunkt und für verschiedene Möglichkeiten der Punktstimulation.

**Wichtig: die Kommunikation mit dem Patienten!**
Ich möchte Sie weiterhin anregen, sich in der Lokalisation der Punkte am Patienten von diesem leiten zu lassen. Er spürt genau, wo seine Punkte liegen, und wird Sie „hinführen". Den Druck auf nichtaktive Punkte und blande Hautareale wird er nämlich kaum registrieren. Bei entsprechendem Druck auf aktive Punkte, also auf Punkte, die tatsächlich akupunktiert werden sollten, wird der Patient durch Mimik und Worte sehr deutlich ausdrücken, dass Sie fündig geworden sind. In Zweifelsfällen frage ich: „Wo spüren Sie den Punkt am deutlichsten?" So kann die Kommunikation mit dem Patienten eine unersetzbare Hilfe in der Akupunkturarbeit sein – einerseits um Punkte noch exakter zu lokalisieren, andererseits um aus verschiedenen möglichen Punkten jene herauszufiltern, die für den spezifischen Fall am besten geeignet sind.

**Punktsuchgerät**
Abschließend sei erwähnt, dass das Punktsuchgerät für Körperpunkte leider nicht sehr zuverlässig ist und somit in der klassischen Akupunktur weniger Bedeutung hat, da die Punkte tiefer liegen als vergleichsweise bei der Ohrakupunktur. Dadurch erhält die exakte Kenntnis der genauen anatomischen Lokalisation jedes Akupunkturpunktes eine besondere Wichtigkeit. Zudem ist die Untersuchung der Druckschmerzhaftigkeit am leichtesten zu erlernen und einfach, überall und jederzeit anwendbar.

### 4.2.3 Das *De-Qi*-Gefühl

Ein großer Vorteil der Körperakupunktur besteht darin, dass bereits der Anfänger durch das *De-Qi*-Gefühl eine Kontrolle darüber hat, ob ein Punkt exakt getroffen wurde. Nach Durchstechen der Haut muss mit der Nadelspitze das Zentrum des Punktes gefunden werden, ein Zucken der Muskulatur und das Gefühl, „als ob die Nadel festgehalten würde", zeigt Ihnen, dass Sie fündig geworden sind, noch deutlicher aber die Reaktionen des Patienten, der plötzlich das Gefühl von Wärme, sanftem Druck oder von elektrischem Durchströmen wahrnimmt. Die Akupunktur besteht daher aus zwei Schritten:
**1. durch die Haut stechen,**
**2. das Punktzentrum in der Tiefe suchen.**
Interessant ist, dass der Stich durch die Haut einen gewissen Schmerz auslöst, im darunter liegenden Gewebe aber das Schmerzempfinden fast null ist, sofern man sich nicht sensiblen Strukturen wie Periost oder Nerven nähert. Ich steche daher zuerst die Nadel so rasch und schwungvoll wie möglich durch die Haut und suche „im zweiten Anlauf" in aller Ruhe mit der Nadelspitze den Punkt. Idealerweise erreiche ich diesen beim ersten Tieferführen der Nadel. Falls nicht, ziehe ich die Nadel bis auf etwa 2 mm Tiefe zurück und führe sie in verschiedenen Winkeln immer wieder in die Tiefe. Erst ein deutliches *De-Qi*-Gefühl gibt mir die Gewähr, dass der Punkt exakt getroffen wurde und die Akupunkturwirkung einsetzen wird, denn Körperakupunktur mit Auslösung des *De-Qi*-Gefühls wirkt deutlich intensiver.

## 4.3 Vorbemerkung zu den Meridianen

Frank Bahr, Leopold Dorfer und Hans Zeitler (†)

Die Akupunkturpunkte sind gegliedert nach ihrer Zugehörigkeit zu bestimmten Meridianen, die ihrerseits eine Rückwirkung auf Organe bzw. Organsysteme haben.
**Meridian:** Unter dem Meridian eines Organs oder Hohlorgans versteht man formal eine Verbindungslinie, die durch eine Reihe von empirisch als wirksam nachgewiesenen Punkten markiert ist. Diese Punkte stehen in Beziehung zu einem Organ, die sich dadurch äußert, dass bei einer Funktionsstörung oder einer Organerkrankung ein oder mehrere Meridianpunkte sensibel werden können.

### 4.3.1 Untersuchung unterschiedlicher Meridiane mit Laserfrequenzen

Bei Untersuchung der Akupunkturpunkte mit Lasern fanden Reininger und Bahr, dass alle Akupunkturpunkte *jeweils eines Meridians in eine Resonanzerregung* zu bringen sind [1,2]. Jeder Meridian hat eine eigene zugehörige Laserfrequenz als Schwingungsphänomen; damit ist bewiesen, dass die einzelnen Akupunkturpunkte eines Meridians tatsächlich miteinander in Verbindung stehen. Auch die jeweils korrespondierenden Ohrpunkte und das betroffene Organ selbst zeigen dieselben Resonanzerscheinungen.

### 4.3.2 Die verschiedenen Arten der Körperakupunkturpunkte

***Yin* und *Yang*:** Die altchinesische Philosophie und Medizin betrachtet in der Natur und am lebenden Körper alle sich abspielenden Vorgänge nach dem sich polar verhaltenden *Yin*- und *Yang*-System, daher stammt die Zuordnung jedes Meridians zu *Yin* oder *Yang*.

#### Ursprungspunkt = *Jing* (auch in der Literatur als *Ting* bzw. Brunnenpunkt bezeichnet)

Hier beginnt bzw. endet der Meridian. Besondere Bedeutung haben die *Jing*-Punkte zu Sehnen und Muskeln (Spezialpunkte für die tendinomuskulären Meridiane, siehe bei den jeweiligen Meridianen).

#### Tonisierungspunkt (+) und Sedativpunkt (–)

Keine Punktwirkung ist für uns so leicht verständlich wie die der Tonisierungs- und Sedierungspunkte. Sie liegen immer auf ihrem zugehörigen Meridian und mit ihrer Hilfe gelingt es, sowohl in einem Meridian mit dem dazugehörigen Organ als auch in einem Funktionskreis die Energielage zu modulieren. Sie sind demnach die führenden Punkte bei der Behandlung einer Schwäche bzw. Fülle.

- In all den Fällen, wo man umgangssprachlich von einem „schwachen" Organ, wie z. B. einem „schwachen Magen" mit chronisch rezidivierender Gastritis, Völlegefühl usw., spricht, werden in erster Linie die Tonisierungspunkte angewendet.
- Tonisierungspunkte haben, wie die Forschungsergebnisse aus der Aurikulomedizin gezeigt haben, einen direkten, fast reflexartigen Wirkungsmodus, entsprechen also einer Organprojektion, wie wir sie aus der Ohrakupunktur kennen.
- Die Sedierungspunkte leiten wirkungsvoll bei einer Fülle aufgestaute Energie in das Gesamtsystem des Organismus ab. Nachdem aber in etwa 80 % unserer Patienten eine chronische Schwäche die Grundlage für die beklagten Beschwerden darstellt, finden sie nur in etwa 20 % der Behandlungsfälle Anwendung.
- Klassische Beispiele sind hochakute, krampfartige, entzündliche, schmerzhafte Erkrankungen, die aus chinesischer Sicht einer Fülle zuzuordnen sind. So muss z. B. bei einer akuten Gallenkolik der Punkt Gb 38 gestochen werden. Sobald der akute Füllezustand abgeklungen ist, tritt aber wieder zutage, was eigentlich die Basis dieser Exazerbation gebildet hat, nämlich eine Schwäche der Gallenblase (mit einer schulmedizinischen Diagnose wie chronische Cholezystopathie oder chronische Cholezystitis). Sobald die akute Fülle abgeklungen und wieder zur ursprünglichen Schwäche übergegangen ist, muss wieder der Tonisierungspunkt Gb 43 gewählt werden. Da die meisten Patienten mit akuten Beschwerden schulmedizinische Einrichtungen aufsuchen und erst mit chronischen Leiden zum Akupunkturarzt kommen, finden wir in unseren Praxen die Notwendigkeit der Tonisierung so häufig.
- Der auch nicht ganz leicht verständliche Übergang von Fülle zu Leere wird besser nachvollziehbar, wenn man an ein Beispiel aus der physikalischen Medizin denkt: Bei der degenerativen, arthrotischen Veränderung von Gelenken (= Schwäche) wendet man Wärme in verschiedenen Formen wie Fango, Moor oder Tiefenwärme an (= Tonisierung). Pfropft sich aber auf einen chronischen, degenerativen Zustand eine akute Entzündung (= Fülle) auf, dann werden plötzlich sedierende Maßnahmen wie Kryotherapie, kalte Packungen usw. (= Sedierung) wichtig, eine Wärmeanwendung wäre kontraindiziert und würde die Beschwerden nur noch verstärken.
- Sobald der akute Schub aber abgeklungen ist, wird Wärme wieder sehr gut vertragen. Dieser Wechsel der Zustandsbilder, diese Dynamik einer Erkrankung ist eines der entscheidensten Verständnisgrundlagen für eine gute Behandlung, die möglichst gut an wechselnde Verhältnisse angepasst werden muss.

#### Quellpunkt = *Yuan* (übliche Abkürzung Q)

Ein Quellpunkt hat eine Verstärkerfunktion für die Wirkung sowohl eines gestochenen Tonisierungs- als auch eines Sedativpunktes. Wegen des besonderen Bezugs zur Basisenergie (Erbenergie) werden diese Punkte bei tiefer gehenden Störungen bevorzugt eingesetzt.

#### Durchgangspunkt = *Luo*

Der Durchgangspunkt wird meist eingesetzt, um zwei gekoppelte Meridiane miteinander zu verbinden (zum *Yin-Yang*-Ausgleich, vergleichbar arteriovenösen Anastomosen).

Schon die Übersetzung des Wortes *Luo* = „Netz" oder „Verknüpfung" deutet diese Wirkung an. Die *Luo*-Punkte eröffnen uns den Weg zu netzartigen Verknüpfungen, mit denen wir gleichzeitig auf zwei Meridiane (transversales *Luo*) einwirken können. Die Energie fließt dabei vom Fülle-Meridian in den gekoppelten Meridian ab, und zwar vom *Luo*-Punkt des Fülle-Meridians zum Quellpunkt des Partnermeridians. Vom *Luo*-Punkt aus kann auch das zugehörige Organ beeinflusst werden (sogenanntes horizontales *Luo).*

### Reflexpunkt für inneren Organbezug = *He* (auch in der Literatur als *Ho*- bzw. Meerpunkt bezeichnet)

Der Reflexpunkt wirkt stark regulierend auf das Organ, das dem jeweiligen Meridian seinen Namen gibt. Er liegt immer im Bereich der Ellbogen oder Kniegelenke.

Die Punkte mit der deutschen Bezeichnung „Meeres-Punkt" haben eine spezielle Bedeutung, die eine gesonderte Betrachtung verdienen: Sie wirken wie direkte Reflexpunkte der inneren Organe, das heißt, dass sie auf das Organ, das dem jeweiligen Meridian seinen Namen gibt, stark regulierend einwirken. So bildet die Gabe z. B. des *He*-Punktes des Magens (Ma 36) einen Eckpfeiler in der Therapie einer chronischen Gastritis oder die Nadelung des *He*-Punktes des Dickdarms (Di 11) ist die Basis für die Therapie einer atonischen Obstipation. Diese Punkte haben gleichsam eine „Online-Verbindung" zu den jeweiligen Organen und können somit nachhaltig und rasch einwirken. Sie bilden gemeinsam mit den Tonisierungspunkten die Basis für die Therapie innerer Erkrankungen.

### Punkte mit segmentaler Wirkung

Schon in der klassischen chinesischen Akupunktur wurde die Kombination der Zustimmungspunkte *(Shu)* mit den Alarmpunkten *(Mu)* empfohlen. Vor allem dient dies **zum Ausgleich des *Yang* mit dem *Yin*,** da die Zustimmungspunkte dem *Yang* zugeordnet werden, die Alarmpunkte dagegen dem *Yin.*

- In Ergänzung einer lokoregionalen Behandlung bringt die „Vorne-hinten"-Koppelung, also die Verbindung von *Yin* und *Yang*, in der Praxis hervorragende Resultate.

### Alarmpunkt = *Mu*

Der Alarmpunkt ist bei ausgeprägten Krankheiten in dem ihm zugehörigen Funktionskreis besonders drucksensibel und weist damit auch eine diagnostische Wertigkeit auf.

### Zustimmungspunkt = *Shu*

Zustimmungspunkte liegen in ihrer Gesamtheit dorsal, und zwar auf dem medialen Teil des sogenannten Blasenmeridians und zeigen in etwa segmentale Gliederung. Jedes Segment ist einem Funktionskreis zugehörig.

### Synopse der Zustimmungs- und Alarmpunkte

Es soll nochmals betont werden, dass der *Yin-Yang*-Ausgleich über die „Vorne-hinten"-Koppelung immer günstig ist. Es gibt keine Kontraindikation für diese Regel, daher kann man sie den noch nicht so erfahrenen Akupunkturärzten besonders empfehlen (➤ Tab. 4.1).

#### LITERATUR

[1]. Reiniger M. Die Frequenzen der Meridiane. Scriptum im Eigenverlag 2000.

[2]. Bahr F. Die modifizierten Reininger-Meridian-Frequenzen. Vortrag beim Expertenkurs in Davos 2001.

4

**Tab. 4.1** Übersicht über Zustimmungs- und Alarmpunkte der einzelnen Meridiane

| Meridian | Zustimmungs-punkt | für | Lokalisation* | Indikation für den Zustimmungspunkt | Alarmpunkt | Lokalisation | Indikation für den Alarmpunkt |
|---|---|---|---|---|---|---|---|
| Lunge | Bl 13 *(Feishu)* | Lu | 3. BWD | Erkrankungen des Respirationstrakts, Rückenschmerzen, innere Unruhe | Lu 1 *(Zhongfu)* | 1. ICR, 6 Cun von der Medianlinie, 1 Cun unter der Klavikula | Erkrankungen der Lunge und der Bronchien, Rückenschmerzen, Schlaflosigkeit, Angst, Sorge |
| Kreislauf-Sexualität | Bl 14 *(Jueyinshu)* | KS | 4. BWD | Thoraxschmerzen, chron. Erkrankung des Kreislaufsystems, psychosomatische Störungen | KG 17 *(Tanzhong)* | in Höhe des 4. ICR, Sternummitte | Brust- und Rippenschmerzen, Hyper- u. Hypotonie, „respiratorischer" Alarmpunkt des 3Erwärmers, Bromoizepam vergleichbar |
| Herz | Bl 15 *(Xinshu)* | He | 5. BWD | Herzerkrankungen Husten, Neurasthenie, Roemheld-Syndrom, Erbrechen | KG 14 *(Juque)* | Medianlinie, 1 Cun unter Xiphoidspitze | Präkordialschmerz, exzessive Bronchialsekretion, Angst, Magenerkrankungen |
| Lenkergefäß | Bl 16 *(Dushu)* | LG | 6. BWD | Erbrechen, Bronchitis, Krampfhusten | | | |
| Zwerchfell | Bl 17 *(Geshu)* | Zwerchfell | 7. BWD | Bronchitis, Erhöhung der Atembewegung und -kapazität, Meisterpunkt für „Blut" | | | |
| Leber | Bl 18 *(Ganshu)* | Le | 9. BWD (!) | Husten mit Flankenschmerz, Magen- und Lebererkrankungen | Le 14 *(Qimen)* | 6. ICR i. d. Mamillarlinie | Husten, Interkostalneuralgie, Leber-, Magenerkrankungen, Anti-„Aggressionspunkt" |
| Gallenblase | Bl 19 *(Danshu)* | Gb | 10. BWD | Krampfhusten, Leber- und Gallenerkrankungen | Gb 24 *(Riyue)* | 7. ICR i. d. Mamillarlinie | Husten, Auswurf, Leber- und Gallenerkrankungen |
| Milz-Pankreas | Bl 20 *(Pishu)* | MP (rechts für Pankreas, links für Milz) | 11. BWD | Dyspnoe, alle Erkrankungen des Verdauungstrakts | Le 13 *(Zhangmen)* | freies Ende der 11. Rippe | Atembeschwerden, ACTHvergleichbarer Punkt, Meisterpunkt für die *Yin*-Organe |
| Magen | Bl 21 *(Weishu)* | Ma | 12. BWD | Durchfall, Kolitis, gegen *Yang*-Affektionen | KG 12 *(Zhongwan)* | Mitte des Abstands von Nabel–Xiphoidspitze | Quecksilber-Hinweispunkt = Omega-1, Meisterpunkt der Eingeweide, „digestiver" Alarmpunkt auch des mittleren 3E |
| Dreifacher Erwärmer | Bl 22 *(Sanjiaoshu)* | 3E | 1. LWD | Rückenschmerzen, Insuffizienz der Atmungs-, Verdauungs- und Urogenitalfunktion | a) KG 5 *(Shimen)*,<br>b) KG 7 *(Yinjiao)*,<br>c) KG 12 *(Zhongwan)*,<br>d) KG 17 *(Tanzhong)* | a) $\frac{3}{5}$ über Symphyse,<br>b) $\frac{1}{5}$ unter dem Nabel,<br>c) Mitte Nabel/Xiphoidspitze,<br>d) Mitte Sternum 4. ICR | a) Punkt der „Umwelt" (Omega 2),<br>b) Urogenitalerkrankungen,<br>c) Gastralgien (Omega 1), gegen *Yang*-Affektionen<br>d) psychosomatischer Hauptpunkt |

**Tab. 4.1** Übersicht über Zustimmungs- und Alarmpunkte der einzelnen Meridiane *(Forts.)*

| Meridian | Zustimmungspunkt | für | Lokalisation* | Indikation für den Zustimmungspunkt | Alarmpunkt | Lokalisation | Indikation für den Alarmpunkt |
|---|---|---|---|---|---|---|---|
| Niere | Bl 23 *(Shenshu)* | Ni | 2. LWD | Nierenerkrankungen, Verdauungsstörung, Lumbalgie | Gb 25 *(Jingmen)* | freies Ende der 12. Rippe | Nierenerkrankungen, Darmerkrankungen, Lumbalgie, Koliken |
| für einzelnen Punkt | Bl 24 *(Qihaishu)* | KG 6 *(Qihai)* | 3. LWD | allgemeine Schwäche, Nierenerkrankungen, Obstipation, Meteorismus | einem Alarmpunkt vergleichbare Funktion: KG 6 | | |
| Dickdarm | Bl 25 *(Dachangshu)* | Di | 4. LWD Unterrand | Störungen im Verdauungstrakt, Lumbalgie | Ma 25 *(Tianshu)* | 2 Cun lateral des Nabels | chronische Erkrankung des Verdauungstrakts |
| für einzelnen Punkt | Bl 26 *(Guanyuanshu)* | KG 4 *(Guan-yuan)* | 5. LWD | Darmerkrankungen, Blasen-Nieren-Erkrankungen, Dysmenorrhö, Lumbalgie | einem Alarmpunkt vergleichbare Funktion: KG 4 | | |
| Dünndarm | Bl 27 *(Xiaochangshu)* | Dü | Höhe d. 1. Sakralloches | Darmerkrankungen, Harnwegserkrankungen, Kopfschmerz | KG 4 *(Guanyuan)* | ⅖ oberhalb der Symphyse | Darmerkrankungen, Harnwegserkrankungen, Kopfschmerz |
| Blase | Bl 28 *(Pangguanshu)* | Bl | Höhe d. 2. Sakralloches | Erkrankung des kleinen Beckens, Harnwegserkrankung, Dysmenorrhö, Lumbosakralgien | KG 3 *(Zhongji)* | ⅕ oberhalb der Symphyse | alle Blasenstörungen, gynäkologische Erkrankungen, Dysmenorrhö |

* Lokalisation jeweils 1,5 Cun lateral der Mediane seitlich des Unterrandes des genannten Wirbels.
BWD = Brustwirbeldornfortsatz, LWD = Lendenwirbeldornfortsatz

4

KAPITEL

# 5 Die Meridiane

Frank Bahr

Wichtige Punkte, die der Anfänger als Erstes lernen sollte, sind durch einen roten Punkt ● hervorgehoben.

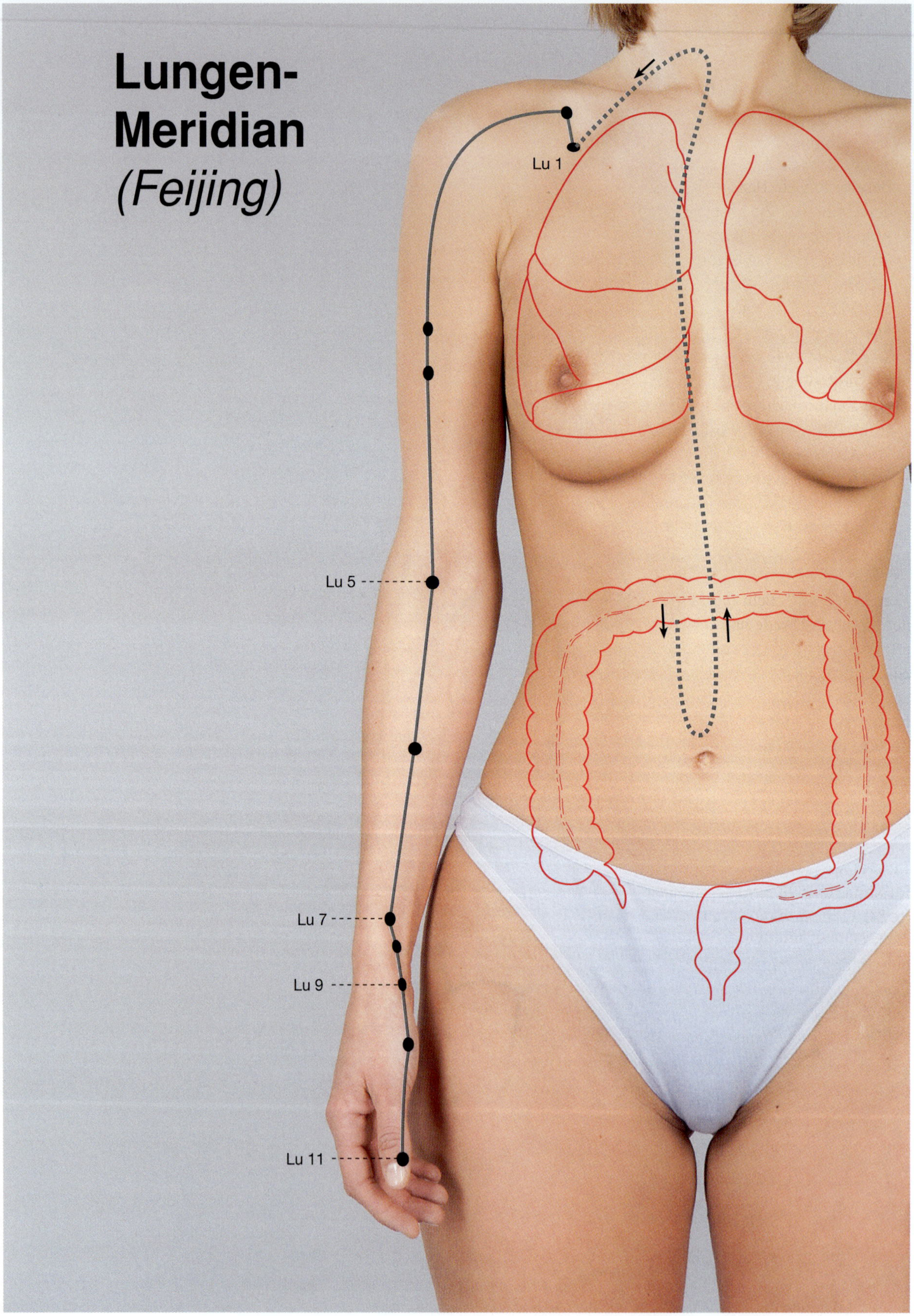
Lungen-
Meridian
(Feijing)
Lu 1
Lu 5
Lu 7
Lu 9
Lu 11

# 5.1 Lungen-Meridian *(Feijing)*

## 5.1.1 Lungen-Meridian

➤ Abb. 5.1

**Charakteristik**

- **Bezeichnungen:** Hand-*Taiyin, Shoutaying,* Mächtiges *Yin* des Armes, The arm greater *Yin* Meridian, Orbis pulmonalis
- **Abkürzungen:** Lu (Lunge), P (poumon), lung
- **Meridian eines Vollorgans** (Speicherorgans, *Zang*), daher *Yin,* nach internationaler Nomenklatur: der I. Meridian im Energiekreislauf
- **Energieverlauf zentrifugal,** die Energie kommt vom Leber-Meridian und wird an den Dickdarm-Meridian weitergeleitet
- **Chronobiologie:** Optimalzeit zur Tonisierung 3–5 Uhr
- ***Shu*-Zustimmungspunkt:** Bl 13, 1,5 *Cun* seitlich der Spitze des Processus spinosus des 3. Brustwirbels
- ***Mu*-Alarmpunkt:** Lu 1, 1 *Cun* unter der Klavikula und 6 *Cun* seitlich der ventralen Medianlinie
- Der **äußere Verlauf** des Meridians ist durch 11 Punkte gekennzeichnet.

**Verlauf**

Vom Punkt Lu 1 zieht der Meridian bis an den Unterrand der Klavikula gerade nach oben, um dann über den vorderen äußeren Rand der Axilla die Innenseite des Oberarms zu erreichen. Hier zieht er vor dem Herz- und Kreislauf-Sexualität-Meridian abwärts zur Mitte der Innenbeuge des Ellbogens (Lu 5) und weiter über die radiale vordere Seite des Unterarmes zum Handgelenk über die A. radialis (Lu 9). Von hier über den Daumenballen zu seinem Endpunkt Lu 11, der am äußeren Nagelfalzwinkel des Daumens gelegen ist.

**Innerer Verlauf**

Im Körperinneren zieht der Meridian in der Höhe des Punktes KG 12 hinab zum Dickdarm (Colon transversum), ändert dann seine Richtung nach oben, läuft am Magen vorbei, penetriert das Zwerchfell, passiert die Lunge, steigt auf bis zum Larynx, wendet sich wieder nach lateral-kaudal und tritt bei Lu 1 an die Oberfläche.
Innere Meridianverlaufsrichtung: von innen nach außen

**BESONDERE PUNKTE**

**Lungen-Meridian** *(Feijing)*

Tonisierungspunkt Lu 9
Sedativpunkt Lu 5
*Yuan*-Quellpunkt Lu 9
*Luo*-Durchgangspunkt Lu 7 zu Di 4
*Shu*-Zustimmungspunkt Bl 13
*Mu*-Alarmpunkt Lu 1
Kardinalpunkt, der das Konzeptionsgefäß *Renmai* einschaltet Lu 7

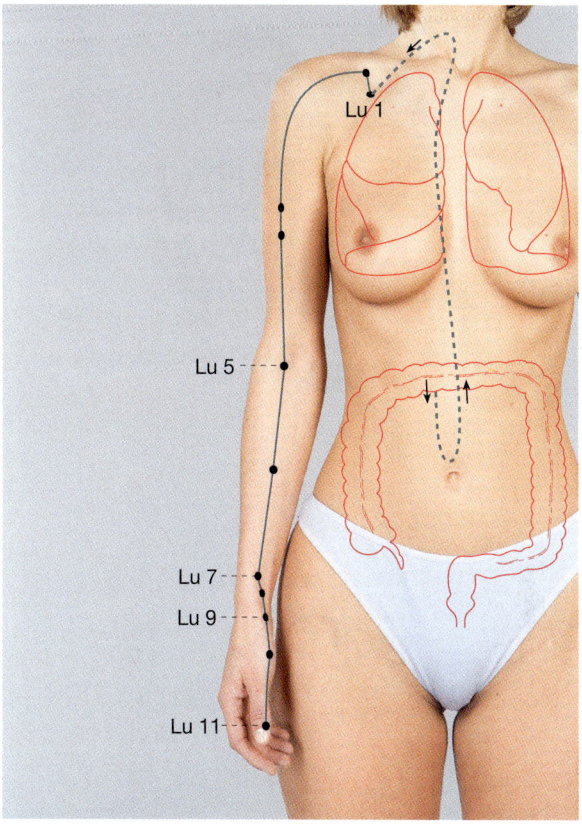


**Abb. 5.1** Verlauf des Lungen-Meridians am Körper. Die gestrichelte Linie deutet den inneren Meridianverlauf an.

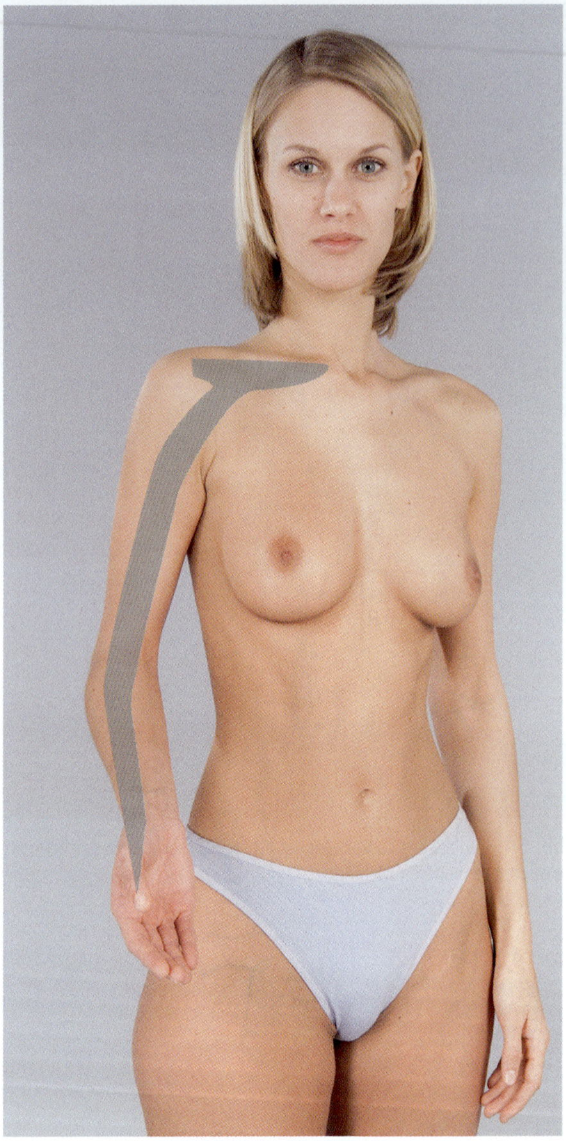

Abb. 5.2 Verlauf des tendinomuskulären Lungen-Meridians

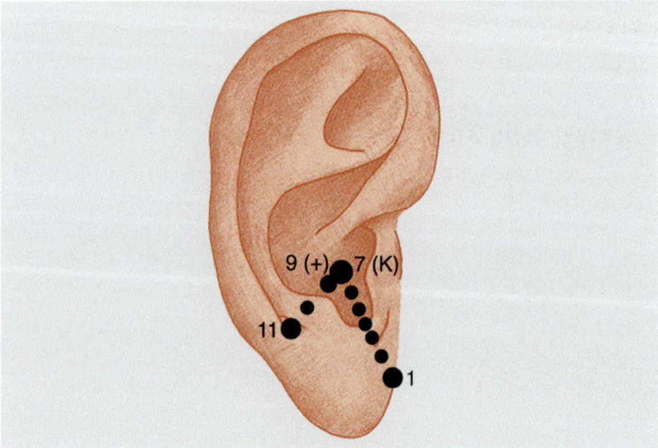


Abb. 5.3 Verlauf des Lungen-Meridians am Ohr

### 5.1.2 Tendinomuskulärer Lungen-Meridian

➤ Abb. 5.2

Der Verlauf des tendinomuskulären Meridians (TMM) beginnt mit dem Punkt Lu 11 am Daumen und führt in einem breiteren und oberflächlicheren Verlauf als der Hauptmeridian über Ellbogen und vordere Schulter zur Klavikula. In einem inneren Verlauf erreicht der TMM das Zwerchfell.

### 5.1.3 Verlauf am Ohr

➤ Abb. 5.3

Der Lungen-Meridian beginnt am Ohr mit dem Punkt Lu 1 in der Mitte des Ohrläppchens an der Anwachsungszone. Dort befindet sich auf der dominanten Seite der Angstpunkt bzw. auf der nichtdominanten Seite der Sorgepunkt. Dann zieht der Meridian in den Bereich der Hemiconcha inferior zum Punkt Lu 7 (Kardinalpunkt), wechselt dort ähnlich einem umgedrehten V-Zeichen die Richtung und über die Punkte Lu 9 (Lungenparenchym) und Lu 10 erreicht er mit dem Punkt Lu 11 etwa die Mitte des hinteren Anteil des Ohrläppchens. Diese Lokalisation entspricht dem Tonsillenpunkt am Ohr, ist also analog zur klassischen Angabe zu sehen, dass der Punkt Lu 11 der Meisterpunkt gegen Halsschmerzen ist.

### 5.1.4 Die Punkte im Einzelnen

#### Lu 1

*Zhongfu,* „Wirkungskreis der Eingeweide" *Yingshu,* „Zustimmung für die Brust"

**Funktion**

*Mu*-Alarmpunkt des Lungen-Meridians. Reunionspunkt der „großen" *Yin*-Meridiane der Arme und Beine (Lungen- und Milz-Pankreas-Meridian)

**Lokalisation**

1 *Cun* unter der Klavikula und 6 *Cun* seitlich der ventralen Mediosagitallinie, in einer Höhe mit KG 21

**Punktur**

Bis 2 *Fen* senkrecht oder 5 *Fen* schräg (cave: Pleura!)

**Indikation**

**Lokoregional:** Hilfspunkt bei Schmerzen im Schulter- sowie im Sternoklavikularbereich
**Überregional:** alle Lungenkrankheiten, besonders solche, die mit Atemstörungen einhergehen, wie Bronchitiden, Asthma bronchiale, bronchopneumonische Herde, aber auch symptomatisch, wenn diese Beschwerden durch Lungentuberkulose bedingt sind; Appetitlosigkeit, Übelkeit, Erbrechen, besonders wenn dies Begleiterscheinungen der Lungenerkrankung sind; schmerzende Haut, juckende Dermatosen, Nachtschweiß
**Allgemein:** Wirkung auf den ganzen Atemapparat, auf den HNO-Bereich (Geruchssinn), auf diverse Hautkrankheiten, Angst-/Sorgepunkt; segmentäre Übereinstimmung mit Bl 13, Bl 42, (1,5 bzw. 3 *Cun* lateral des 3. Brustwirbeldornfortsatzes [BWD])

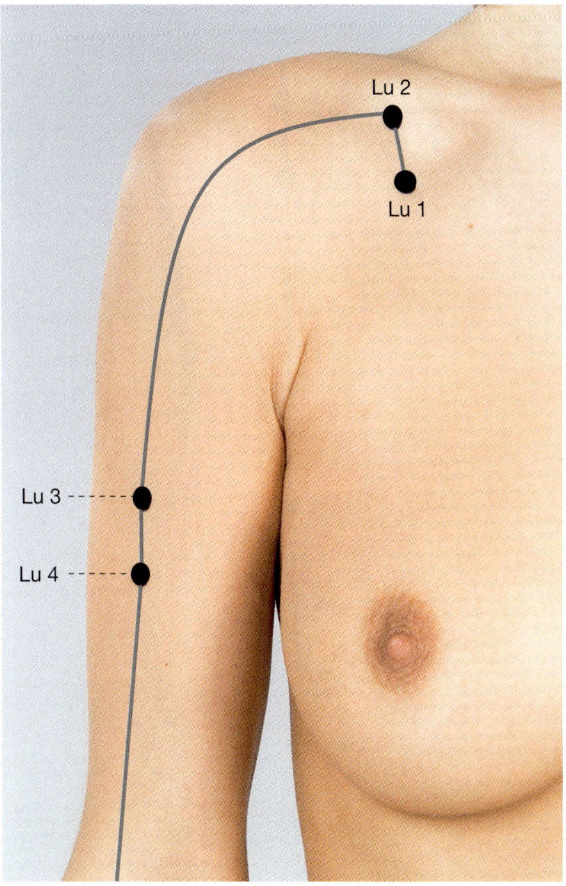


**Abb. 5.4** Lu 1–Lu 4

#### Lu 2

*Yunmen,* „Wolkentor"

**Lokalisation**

Oberhalb von Lu 1, an der Unterkante der Klavikula

**Punktur**

3 *Fen* senkrecht bis 1 *Cun* schräg

**Indikation**

Wie Lu 1

#### Lu 3

*Tianfu,* „Himmelspalast"

**Lokalisation**

Über den M. biceps brachii, 3 *Cun* unterhalb der vorderen Achselfalte in der kleinen Vertiefung zwischen M. biceps und M. deltoideus. Eine originelle Methode, den Punkt zu orten, besteht darin, den Patienten seinen Bizeps an seine Nasenspitze drücken zu lassen, sie markiert Lu 3.

**Punktur**

5 *Fen* bis 1 *Cun* senkrecht

**Indikation**

**Lokoregional:** Schmerzen an der Innenseite des Oberarmes, rheumatische Schmerzen im Schulterbereich
**Überregional:** Atembeschwerden mit Völlegefühl in der Brust, Asthma bronchiale, Singultus, Epistaxis, Herzschmerzen

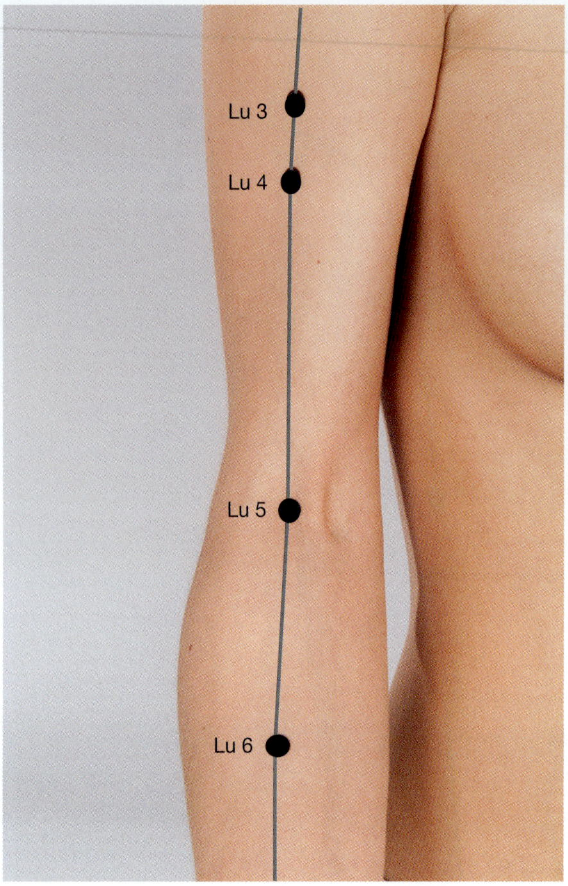


**Abb. 5.5** Lu 3–Lu 6

## Lu 4

*Xiabai,* „An der Grenze des hellen Armanteiles"

**Lokalisation**

1 *Cun* kaudal von Lu 3

**Punktur**

5 *Fen* bis 1 *Cun* senkrecht

**Indikation**

**Lokoregional:** Schmerzen an der Innenseite des Armes, Schmerzen im Thoraxbereich
**Überregional:** Dyspnoe, Husten
➤ Abb. 5.4

## Lu 5

*Chize,* „Teich am Ellbogen"

**Funktion**

Sedativpunkt, Meer-*He*-Punkt

**Lokalisation**

In der Mitte der Ellbogenfalte, an der radialen Seite der Bizepssehne

**Punktur**

3 *Fen* bis 1 *Cun* senkrecht

**Indikation**

**Lokoregional:** Epikondylitis, Kontrakturen und Schmerzen im Ellbogengelenk, Krampi, Spasmen und Sensibilitätsstörungen im Meridianverlauf; auch Interkostalneuralgien
**Überregional:** „Fülle"-Asthma, besonders nächtliche Beschwerden, Dyspnoe, spastische Emphysembronchitis, Beklemmungsgefühl, Gähnzwang
**Allgemein:** alle nächtlichen Beschwerden (Hilfspunkt bei Enuresis nocturna), Husten, Pruritus, entzündete Hautunreinheiten (Akne), da er als traditioneller Wasser-Punkt kühlend wirkt; Hauterkrankungen, besonders im Gesichtsbereich, aber auch Hidradenitis

**Tradition**

Dieser Meer-*He*-Punkt ist dem Wasser zugeordnet.

**Anmerkung**

Moxibustion nicht empfehlenswert

## Lu 6

*Kongzui,* „Äußerste Höhlung"

**Lokalisation**

7 *Cun* oberhalb der Handgelenksfalte bzw. 5 *Cun* distal der Ellbogenfalte, auf einer gedachten Verbindungslinie von Lu 5 zu Lu 9

**Punktur**

3 *Fen* bis 1 *Cun* senkrecht

**Indikation**

**Lokoregional:** Schmerzen im Arm und Ellbogen mit Bewegungseinschränkung
**Überregional:** Laryngitis, Husten, Asthma bronchiale
**Allgemein:** schweißtreibend bei fieberhaften Erkrankungen (*Xi*-Spaltpunkt)
➤ Abb. 5.5

## Lu 7

*Lieque*, „Vorbei an den Engen, Engpass“

**Funktion**

*Luo*-Durchgangspunkt. Von ihm besteht über ein Sekundärgefäß Verbindung zum *Yuan*-Quellpunkt seines *Yang*-Partners, dem Punkt Di 4.
Kardinalpunkt (Schlüsselpunkt) zur „Einschaltung“ des Konzeptionsgefäßes *Renmai*

**Lokalisation**

2 *Cun* proximal der Handgelenksquerfalte, über der A. radialis, etwas proximal des Processus styloideus radii
Hilfsmethode: Beide Daumen kreuzen, Lu 7 ist der Punkt, an dem die Zeigefingerspitze der unten liegenden Hand auf der A. radialis zu liegen kommt.

**Anmerkung**

Aus Gründen der mangelhaften anatomischen Kenntnisse der „Barfußärzte“ und um Komplikationen zu vermeiden, wurde der Punkt in der modernen chinesischen Literatur an den Processus styloideus radii verlegt, 1,5 *Cun* oberhalb der Handgelenksfalte. Achtung: dafür Punktur sehr schräg in Richtung auf o. a. Lokalisation durchführen.

**Punktur**

2–5 *Fen* sehr schräg

**Indikation**

**Lokoregional:** Paraesthesiae antebrachii, Hitzegefühl in den Händen, rheumatoide Beschwerden im Schulter- und Armbereich
**Überregional:** Hauptpunkt für alles Geschehen im Thoraxbereich; einer der wichtigsten Fernpunkte bei der Asthmatherapie, bei Bronchitis, ständigem Hustenreiz, Keuchhusten; Migräne – bei streng einseitiger Lokalisation kontralateral stechen; Spasmen im Gesichtsbereich, Fazialisparese, Trigeminusneuralgie des 2. Astes; als Kardinalpunkt: gegen alle Schwächezustände, chronische Katarrhe, Impotenz, Frigidität, Ödemneigung, chronische Diarrhö, verzögerte Wundheilung

## Lu 8

*Jingqu*, „Abfluss aus dem Gefäß, Meridian“

**Lokalisation**

Über der A. radialis, 1 *Cun* proximal von der Handgelenksquerfalte (3. chinesische Pulstaststelle)

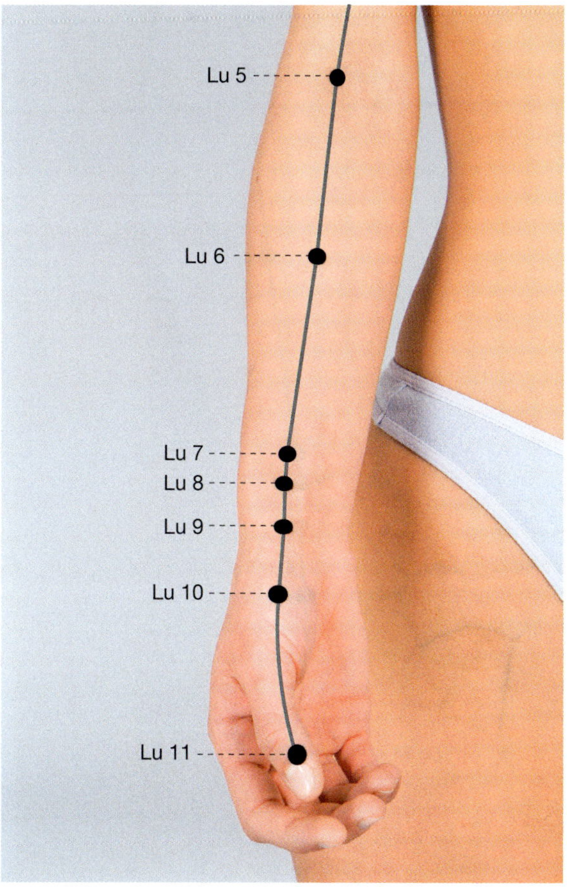


**Abb. 5.6** Lu 5–Lu 11

**Punktur**

2 *Fen* senkrecht oder 5 *Fen* bis 1 *Cun* schräg (cave: Arterie!)

**Indikation**

**Lokoregional:** Schmerzen im Handwurzelbereich, „heiße“ Hände, Parästhesie der Finger
**Überregional:** Husten, Pharyngitis, Asthma, Schmerzen im Thorax

**Tradition**

Dieser Fluss-*Jing*-Punkt ist dem Metall zugeordnet.

➤ Abb. 5.6

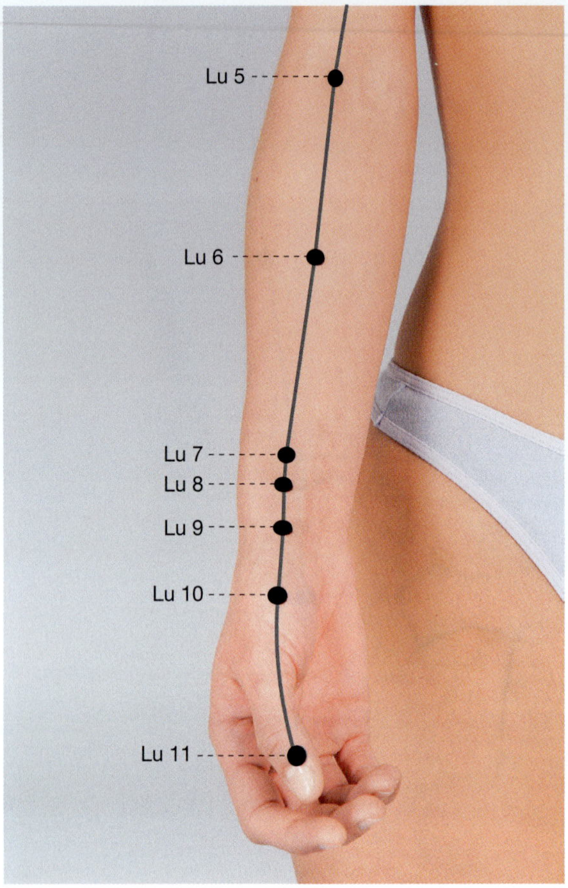


**Abb. 5.7** Lu 5–Lu 11

## ● Lu 9

*Taiyuan,* „Tiefster Abgrund"

**Funktion**

Tonisierungspunkt
*Yuan*-Quellpunkt mit Verbindung über ein Sekundärgefäß zum *Luo*-Durchgangspunkt seines gekoppelten *Yang*-Partners, dem Punkt Di 6

**Lokalisation**

Radialisrinne, in Höhe der Handgelenksquerfalte (auch hier in der modernen chinesischen Literatur aus den für Lu 7 angeführten Gründen Lokalisation radial neben der A. radialis in einer Vertiefung)

**Punktur**

2 *Fen* senkrecht oder 5 *Fen* schräg (cave: Arterie!)

**Indikation**

**Lokoregional:** Hitzegefühl im Bereich der Handteller, Schmerzen an der Innenseite des Armes bis zur Skapularegion und zum Nackenbereich (beachte: den TMM-Verlauf des Lungen- und Dickdarm-Meridians!)
**Überregional:** Beklemmungsgefühl in der Brust, Dyspnoe, Husten mit reichlicher Sekretion, asthmoide Bronchitis, Hämoptysen bei Stauungsbronchitis; durch Verbindung mit dem Dickdarm-Meridian: Durstgefühl, trockene Kehle, Übelkeit, Erbrechen, Ösophagusspasmen, Stuhlinkontinenz; Migräne, Neuralgien im Schädelbereich; Psychasthenie, Erregungszustände mit Schlaflosigkeit
**Allgemein:** Spezialpunkt für Gefäßkrankheiten, Arrhythmien, Tachykardieneigung

**Tradition**

Dieser Bach-*Shu*-Punkt ist gleichzeitig *Yuan*-Quellpunkt und der Erde zugeordnet.

➤ Abb. 5.7

## ● Lu 10

*Yuji,* „Grenze des Fischbauches" (wegen der Ähnlichkeit des Daumenballens mit einem Fischbauch)

**Lokalisation**

An der Palmarseite der Hand, distal des Metakarpophalangealgelenks des Daumens, dort, wo die Hautfarbe von rötlich in weißlich übergeht, in einer tastbaren Vertiefung, ca. 1 *Cun* distal vom Köpfchen des Metakarpale I

**Punktur**

3 *Fen* bis 1 *Cun* senkrecht

**Indikation**

**Lokoregional:** Schmerzen im Daumengrundgelenk, Kraftlosigkeit, zusammen mit Di 4; Schmerzen im Arm, Ellbogen- und Schultergelenk sowie im Nackenbereich, besonders rheumatischer Genese

**Überregional:** Atembeschwerden, schmerzhafter Husten, Pharyngotracheitis, asthmoide Bronchitis

**Allgemein:** sehr wirksam zur Fiebersenkung, dann meist zusammen mit Di 4, Di 11, LG 14; bei Angst vor Zugluft, ständigem Frösteln meist mit 3E 10; Beschwerden, die aus Alkoholismus resultieren: mit Le 3, Le 8, Le 14, KG 12, Gb 1, LG 20, Bl 18, Bl 20, Bl 23; schweißtreibende Wirkung mit Di 4, Di 10, He 5

**Tradition**

Dieser Quell-*Ying*-Punkt ist dem Feuer zugeordnet.

## ● Lu 11

*Shaoshang,* „Geringer Händler, Detailhändler"

**Funktion**

Meisterpunkt der Halskrankheiten
Ausgangspunkt für den TMM

**Lokalisation**

1 *Fen* proximal und lateral des äußeren Nagelfalzwinkels des Daumens

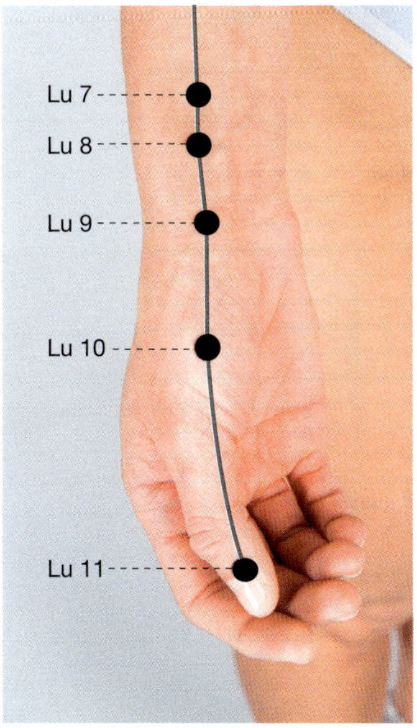


**Abb. 5.8** Lu 7–Lu 11

**Punktur**

1–2 *Fen* senkrecht oder Blutung hervorrufen (zur Sedierung)

**Indikation**

**Lokoregional:** Schreibkrampf, Arthralgien der Hand- und Fingergelenke

**Überregional:** alle Entzündungen und Schmerzen im Pharynx und Larynx (besonders bei Kindern ist oft schon die Massage wirksam); Angina, Tonsillarabszesse, Epistaxis, Sinusitis; Bronchitis, Keuchhusten; Bradykardie, Herzschmerzen, Roemheld-Syndrom; Ösophagusspasmen, chronischer Darmkatarrh; kongestiver Kopfschmerz, Konvulsionen, zerebrale Insulte

**Tradition**

Dieser Ursprung-*Jing*-Punkt (*Ting*-Punkt) ist dem Holz zugeordnet.

➤ Abb. 5.8

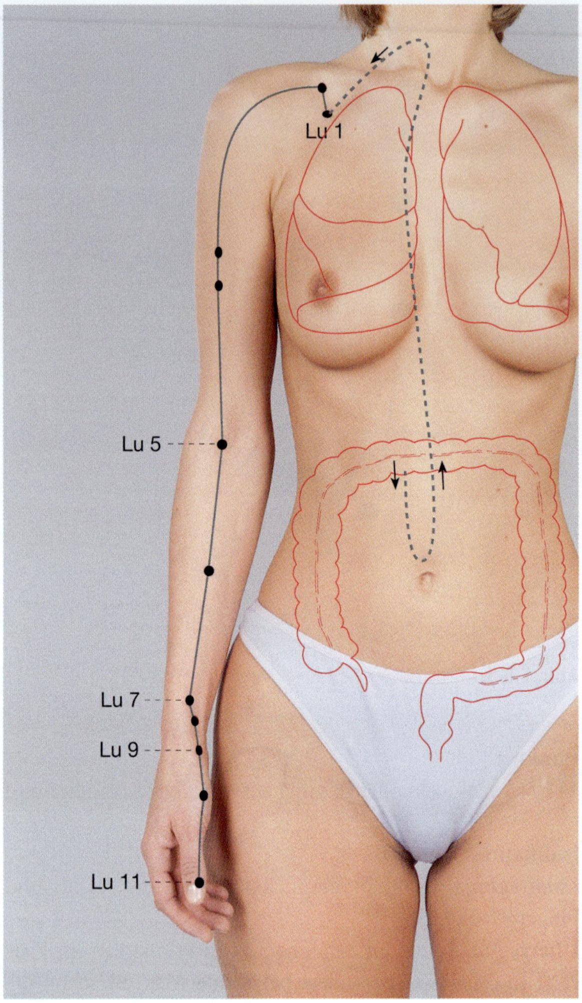


**Abb. 5.9** Verlauf des Lungen-Meridians

### 5.1.5 Der Funktionskreis Lunge aus traditioneller Sicht

➤ Abb. 5.9

Die Funktionskreise Lunge und Dickdarm sind die funktionell-organischen Entsprechungen der Wandlungsphase Metall; ihre Funktionen und ihre fördernden und hemmenden Einflüsse sind durch die Rolle zu verstehen, die diese Phase im Ablauf aller 5 Wandlungsphasen *Wuxing* innehat.

#### Aufgaben

##### Meister der Energie *Qi*

**Definition von** ***Qi***

*Qi* ist die aktive individualspezifische Energie (Porkert, Hempen 1985). *Qi* enthält energetische Anteile *(Yangqi)* und materielle Anteile *(Yinqi)* und hat je nach Wandlungsphase seine spezifischen Funktionen.

Häufig wird *Qi* als Überbegriff gebraucht, als würde nur diese Energieart, die für die individualspezifische, aktive Energie steht, im Körper vorkommen. Es sind jedoch gleichartig wichtig:

- **Essenz** *(Jing)*
- **Blut** *(Xue)*

**MERKE**

*Qi* ist die aktive Energie, der Funktionskreis Lunge ist die Grundlage des *Qi*.

**Qi-Produktion**

Der Metabolismus ist ein sehr komplexes Ineinandergreifen von einzelnen Funktionen, deren Erforschung immer neue Erkenntnisse mit sich bringt.

Die *Qi*-Produktion kann man sich als eine Zusammenfassung, Synthese oder ein übergeordnetes Netz dieser vielen Einzelfunktionen denken. Sie erscheint der westlichen Denkweise zunächst fremd und schwer verständlich, nicht unserem gewohnten kausalanalytischen Denken entsprechend. Ihr Verständnis ist jedoch grundlegend für die chinesische Medizin.

In vereinfachter Darstellung:

- Die „Mitte" (Funktionskreise Milz und Magen) gewinnt in einem aktiven Vorgang aus der Nahrung mithilfe des Dreifachen Erwärmers frisches Nahrungs-*Qi (Guqi)*.
- Das Milz-*Qi* lässt diese Energien in den Funktionskreis Lunge aufsteigen, wo sie sich mit dem klaren *Qi* (*Qinggi*, Luft) vermischen und das essenzielle *Qi (Zongqi)* bilden.
- Im „Oberen Meer des *Qi*" (KG 17) wird dieses essenzielle *Qi* gesammelt.
- Ein Teil der Ursprungsenergie *(Yuanqi)*, der im Oberen Erwärmer im Thorax residiert, gibt nach der Geburt den Anstoß zur ersten Atmung und ermöglicht sofort die *Qi*-Produktion.
- Das essenzielle *Qi (Zongqi)* ist eine Grundenergie. Es steht im Funktionskreis Lunge kurzfristig auf Abruf bereit. Es wird über das Meridiansystem in die Organe und Hohlorgane geleitet. Die Organe und Hohlorgane bilden aus diesem essenziellen *Qi* das Nähr-*Qi (Yingqi)*.
- Die mithilfe des Dreifachen Erwärmers aufsteigenden klaren Säfte bilden mit dem essenziellen *Qi* zusammen im Funktionskreis Lunge das Abwehr-*Qi (Weiqi)*.
- Der Funktionskreis Lunge wird als Sitz der erworbenen Konstitution bezeichnet. Ihre Stärke beruht auf der Wurzel der erworbenen Konstitution (Funktionskreis Milz) und der angeborenen Konstitution (Funktionskreis Niere).

##### Steuerung der Oberflächenfunktionen

Der Funktionskreis Lunge gibt das Abwehr-*Qi* rhythmisch an das Gewebe ab. Das Abwehr-*Qi* (*Weiqi*) fließt außerhalb

der Hauptmeridiane in den tendinomuskulären Meridianen und vor allem an der Oberfläche. Durch das Abwehr-*Qi* steuert der Funktionskreis Lunge die Oberflächenfunktionen (Porenöffnung, Schweiß, Temperatur, Schutz gegen exogene Einwirkungen, Turgor). Dieser Oberflächenschutz betrifft auch die Schleimhäute, vor allem die Luftwege und die Konjunktiven.
Auch die *Taiyang*-Schicht (Dünndarm-Blase) ist oberflächenbestimmend. Man kann dies über die Tatsache verstehen, dass diese Funktionskreise durch die Bereitstellung von Flüssigkeiten bei der Bildung des Abwehr-*Qi (Weiqi)* mithelfen.

### Rhythmussteuerung

Der Funktionskreis Lunge ist der „Minister, von dem die rhythmische Ordnung ausgeht". Das *Qi* der Lunge ist der „Quarz", der die Rhythmen induziert und steuert, nicht nur Atmung und Kreislauf, sondern alle energetischen Abläufe, die zirkadianen Rhythmen, die Hormonproduktion und -abgabe usw. Diese Rhythmen garantieren die Stabilität der Funktionen, wie auch die Quarzfrequenz die Genauigkeit der Uhr garantiert. Vermutlich sind auch die Zellfrequenzen und die von Nogier und Bahr (Bahr 2005) gefundenen Frequenzen von der Rhythmik des Funktionskreises Lunge abhängig.

### Obere Quelle des Wassers

„Der Funktionskreis Lunge ist zuständig für die Entfaltung und Klärung; er hält die ‚Wasserwege' durchlässig, reguliert sie und ist an der Umsetzung von Wasser und Säften beteiligt" (Zhou Liang 1992).
Der Funktionskreis Lunge erhält vom Funktionskreis Milz die aktiven (klaren) Säfte, braucht sie z. T. zur Bildung der verschiedenen *Qi*-Arten, z. T. schickt er sie an die Oberfläche, wo sie als Schweiß austreten können, z. T. gelangen sie ins Gewebe (Turgor, tieferes Bindegewebe, interstitielle Flüssigkeit, Flüssigkeit in der Muskulatur). Ödeme sind mit abhängig von den Funktionskreisen Lunge und Milz und müssen über diese behandelt werden.
Die Mithilfe der Lunge bei der Flüssigkeitsregulation kann über die Kybernetik von Flüssigkeit – Alveolardruck – Filtrationsdruck in etwa verstanden werden. Es sei auch an die „innere Atmung" erinnert, bei der durch die Oxidation Glukose in Kohlendioxid und Wasser unter Energiefreigabe aufgespalten wird.

### Kühlen und Absenken

Der Funktionskreis Lunge entspricht dem Herbst, also der potenziellen Struktivität, der Materialisierung, dem Kühlen von thermischen Vorgängen, dem Absenken von Dynamik, dem Bereitstellen von Flüssigkeit für die folgende Wandlungsphase Wasser.
**Kühlen:** Beim Ausatmen wird warme Luft nach außen gebracht (Funktion der Oberfläche).
**Absenken:** Der Funktionskreis Lunge ist die Mutter des Funktionskreises Niere. Über die „Adern" *(Mai),* wobei darunter in der chinesischen Medizin sowohl Blut führende als auch Energie führende Gefäße gemeint werden, wird die obere Flüssigkeit vom Funktionskreis Lunge zum Funktionskreis Niere gebracht, dabei ist die Eintrittspforte zum Funktionskreis Niere der Punkt LG 4. Die Energetik beider Funktionskreise muss gut sein, und zwar das *Qi* der Lunge zum Absenken, das *Qi* der Niere zum Aufnehmen.
Der Funktionskreis Niere erneuert über dieses abgesenkte *Qi* und diese Flüssigkeit die verschiedenen Aspekte der Essenz *(Jing),* z. B. Nierenessenz *(Jing)* und Ursprungsenergie *(Yuanqi),* und stellt sie über den Punkt LG 4 dem Körper – und später über die *Yuan*-Quellpunkte den Funktionskreisen – zur Verfügung.

## Funktionelle und körperliche Darstellung

Der Funktionskreis Lunge beherrscht die Haut und deren Funktionen. Zu verweisen ist dabei auf die klinischen Zusammenhänge zwischen Asthma und Ekzem wie auch auf die Atemfunktion der Haut, auf die Thermoregulation (Kühlung durch Wasserabgabe), auf den Kontakt mit dem Äußeren über die Hautrezeptoren und die Abwehr von äußeren Einflüssen.
Beim Raucher werden Haut und Subkutis geschwächt und runzelig, weil das *Qi* der Lunge die Haut nicht mehr ernährt.

**Äußere Entfaltung**
Körperhaar: Seine Beschaffenheit (wachsend, schütter, ausfallend, trocken, fettig, glänzend, kräftig, Farbe) gibt einen Hinweis auf das Lungen-*Qi*.

**Körperöffnung und Sinnesorgan**
Nase und Geruchssinn

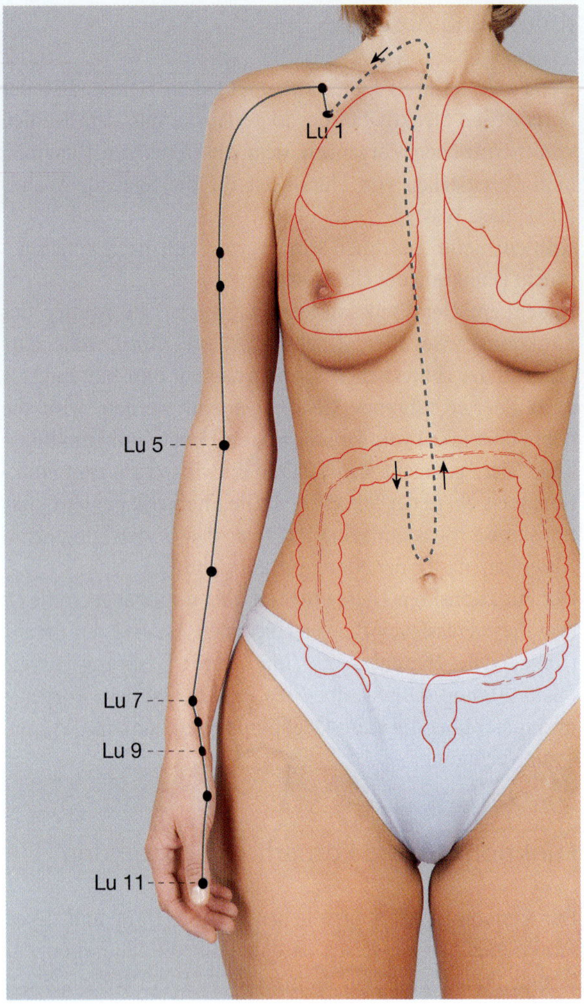


**Abb. 5.10** Lungen-Meridian

## Klimatische Faktoren

Die klimatische Entsprechung des Funktionskreises Lunge ist die Trockenheit. Die Lunge muss trocken sein, damit sie gut funktioniert. Sie will diese Trockenheit bewahren, z. B. durch das Aufrechterhalten des Filtrationsdrucks, das heißt der Druckdifferenz zwischen Pulmonalkapillardruck und alveolärem Druck.

Das Funktionsgefüge des Funktionskreises Lunge ist jedoch sehr fragil, seine Abwehrstellung sehr exponiert, sodass er von allen klimatischen Angriffen befallen werden kann:

- Kälte: blockiert den Fluss des Funktionskreises Lunge
- Wind: öffnet die Oberfläche und damit den Eintrittsweg für andere Angriffe
- Trockenheit: vermindert das Säftepotenzial und führt somit zu einer Schmälerung des *Yinqi* der Lunge
- Hitze: ähnliche Wirkung wie Trockenheit

## Schleim

➤ Abb. 5.10

Schleim entsteht, wenn Feuchtigkeit, Wasser oder Säfte nicht transformiert werden können. Kinder leiden häufig unter viel Schleim, da wegen einer Schwäche des Funktionskreises Milz die Feuchtigkeit nicht umgewandelt wird. Stagnierte Feuchtigkeit führt zu Schleim in den Atemwegen bzw. zu Dermatosen oder wird als Diarrhö ausgeschieden. Bei Erwachsenen wird durch pathogene Faktoren (Wind-Kälte, z. B. bei der „Influenza") die Wandlung der Flüssigkeiten gehemmt. Diese werden zuerst als „Nasenlaufen" abgesondert, wandeln sich später aber zu Schleim.

## Geschmack

Zum Metall gehört der scharfe Geschmack. Das Scharfe ist *Yang*, es bewegt die Flüssigkeiten und bringt sie nach außen. Beim Zwiebelschälen beginnen die Augen zu tränen und die Nase zu laufen.

Im Süden wird scharf gegessen, um über die Verdunstung eine Kühlung zu erreichen, z. B. besitzt Pfefferminztee diese Wirkung.

Beim Essen sollen alle 5 Geschmacksrichtungen (scharf, süß, bitter, salzig, sauer) eingenommen werden, um eine harmonische energetische Bewegung zu erreichen.

## Psychogramm

Eine Person mit einem guten Lungen-*Qi* kann im Somatischen und Psychischen ihre rhythmische Ordnung aufrechterhalten und wirkt sympathisch. Die gesunde Energetik des Funktionskreises Lunge verursacht im Psychischen Ausgeglichenheit, Freude und Wohlbefinden. Sie besitzt eine eigendynamische und individualtypische Rhythmik in harmonischen Schwingungen unter Einbeziehung der Umgebung.
Endogene Schwäche des Lungen-*Qi* führt zu verminderter Rhythmik, zu kummer- und sorgenvollen Reaktionen auf bedrückende Ereignisse und zu ängstlich-depressiven Zuständen, weil die Eigendynamik verloren geht. Daher lässt sich ein solcher Patient zu sehr durch die Umgebung beeinflussen. Schlussendlich kommt es zu einer Abkapselung, zur Resignation, zur Melancholie, zur Aufgabe des Kontaktes mit der Umwelt, zu einer psychischen Verhärtung.
Dagegen führt ein zu starkes Lungen-*Qi*, also eine zu starke Eigenschwingung, dazu, den eigenen Rhythmus aufzuzwingen, und damit zu Egoismus oder Despotie.
**Konstitutionstyp:** ausgeglichene, kontaktfreudige, teamfähige Persönlichkeit; schöne Haut, angenehme Stimme, große Ausstrahlung.
➢ Abb. 5.11

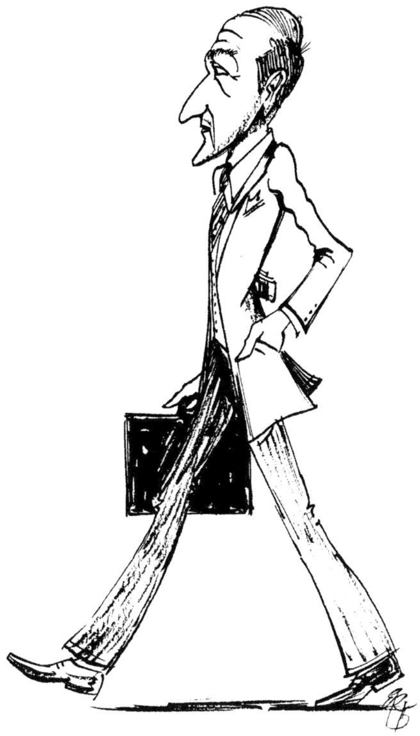

**Abb. 5.11** Lungen-Typ

# Dickdarm-Meridian *(Dachang-jing)*

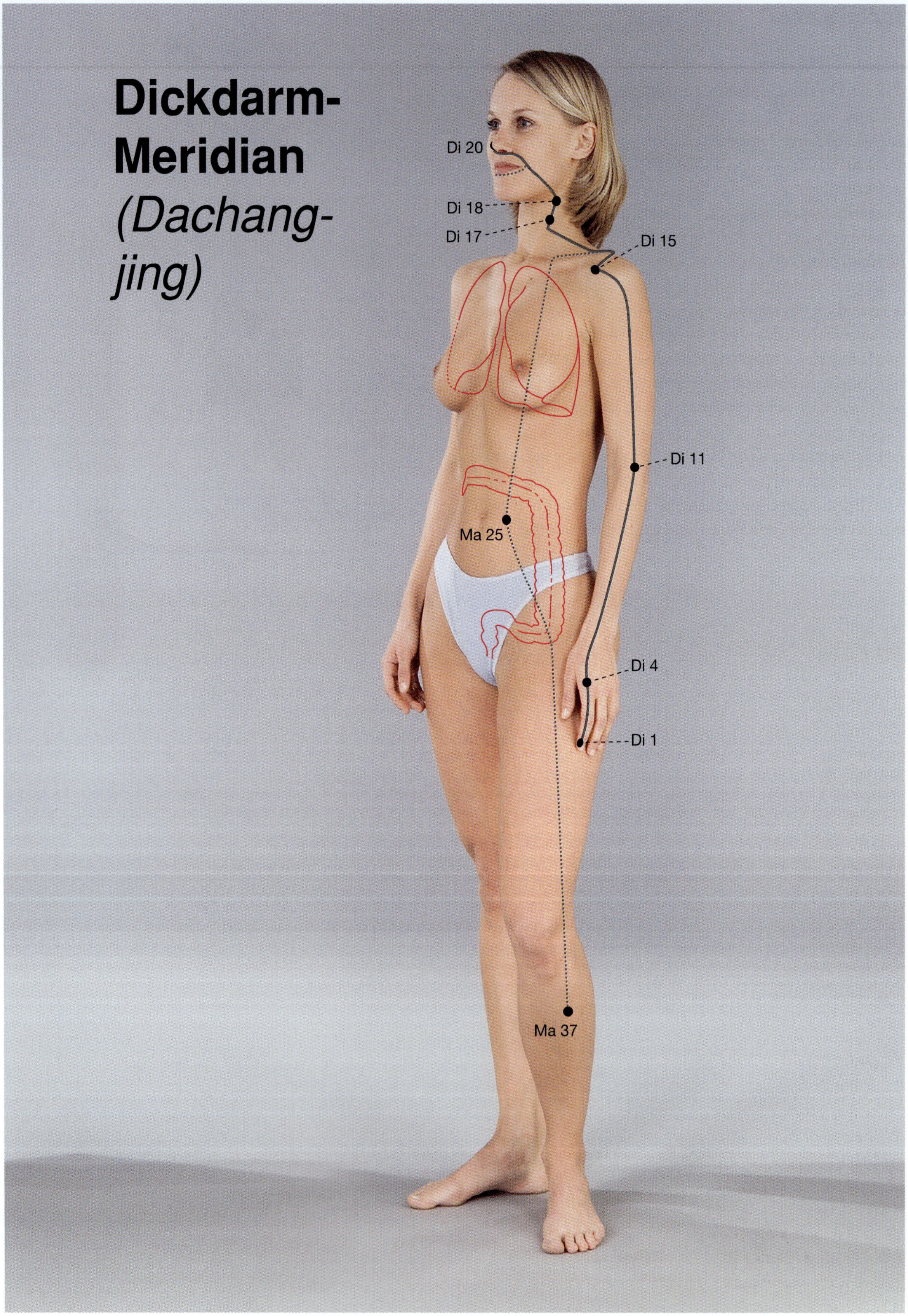

# 5.2 Dickdarm-Meridian *(Dachangjing)*

## 5.2.1 Dickdarm-Meridian

➤ Abb. 5.12

**Charakteristik**

- **Bezeichnungen:** *Shouyangming,* Hand-*Yangming,* Glänzendes, helles *Yang* der Hand, The arm sunlight *Yang* Meridian
- **Abkürzungen:** Di (Dickdarm), GI (gros intestin), LI (large intestine)
- **Meridian eines Hohlorgans** (Werkstättenorgans, *Fu*), daher *Yang,* nach internationaler Nomenklatur: der II. Meridian im Energiekreislauf
- **Energieverlauf zentripetal,** er erhält seine Energie vom Lungen-Meridian und gibt sie an den Magen-Meridian weiter.
- **Chronobiologie:** Optimalzeit zur Tonisierung 5–7 Uhr
- ***Shu*-Zustimmungspunkt:** Bl 25, 1,5 *Cun* seitlich der Spitze des 4. Lendenwirbeldornfortsatzes (LWD)
- ***Mu*-Alarmpunkt:** Ma 25, 2 *Cun* seitlich vom Nabel, in einer Höhe mit KG 8 und Ni 16
- Sein **äußerer Verlauf** ist durch 20 Punkte gekennzeichnet.

**Verlauf**

Der Meridian beginnt am äußeren, daumenseitigen Nagelfalzwinkel des Zeigefingers, zieht radial entlang dem Metakarpale II zum Winkel, den dieses mit dem Metakarpale I bildet (Di 4). Sodann verläuft er über die Tabatière und die Außenseite des Unterarmes aufwärts bis zum lateralen Ende der Ellbogenfurche (Di 11). Von hier über die Außenseite des Oberarmes auf das Schultergelenk (Di 15, Di 16) und nun über die vordere Halspartie zum Unterkiefer. In seinem Verlauf umfließt er den Mund und kreuzt nach neuerer Ansicht beim Punkt LG 26 an der Nasolabialrinne auf die Gegenseite, um mit seinem 20. Punkt in einem Grübchen an der Nasolabialfalte zu enden. Außerhalb des Meridianverlaufs ist noch der Punkt Ma 37 (in der Nähe des Appendixpunktes gelegen) erwähnenswert, über den eine direkte Beeinflussung des Dickdarmes möglich ist (die sogenannte *He*-Funktion; siehe auch die Beschreibung des Magen-Meridians).

**Innerer Verlauf**

Vom Punkt Di 16 ausgehend, kreuzt der innere Verlauf in Höhe des Punktes Dü 12 den Dünndarm-Meridian, zieht zur Wirbelsäule zum Punkt LG 14 am 7. Dornfortsatz der Halswirbelsäule (HWS), läuft nach vorn zur Fossa supraclavicularis und dringt dort in die Tiefe, passiert die Lunge, das Zwerchfell und mündet im Dickdarm. Von dort geht ein innerer Ast zum Magen-Meridian, den er beim Punkt Ma 37 (*He*-Funktions-Punkt für den Dickdarm) trifft.
Innere Meridianverlaufsrichtung: von außen nach innen

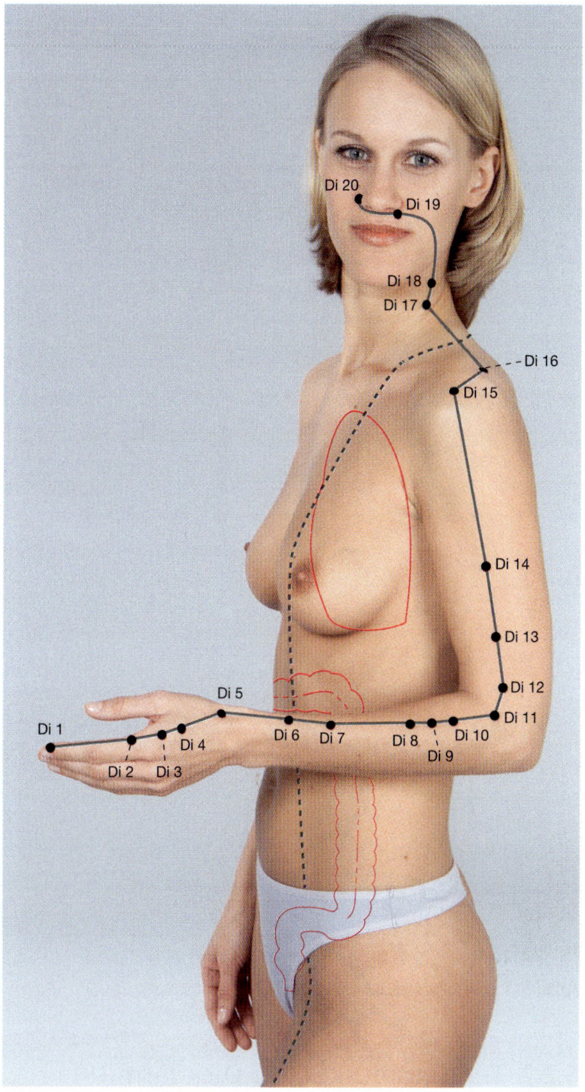


**Abb. 5.12** Verlauf des Dickdarm-Meridians am Körper. Die gestrichelte Linie deutet den inneren Meridianverlauf an.

**BESONDERE PUNKTE**

**Dickdarm-Meridian** *(Dachangjing)*

Tonisierungspunkt Di 11
Sedativpunkt Di 2
*Yuan*-Quellpunkt Di 4
*Luo*-Durchgangspunkt Di 6 zu Lu 9
*Shu*-Zustimmungspunkt Bl 25
*Mu*-Alarmpunkt Ma 25
Punkt mit *He*-Funktion (direkte Einwirkung auf das Hohlorgan Dickdarm) Ma 37

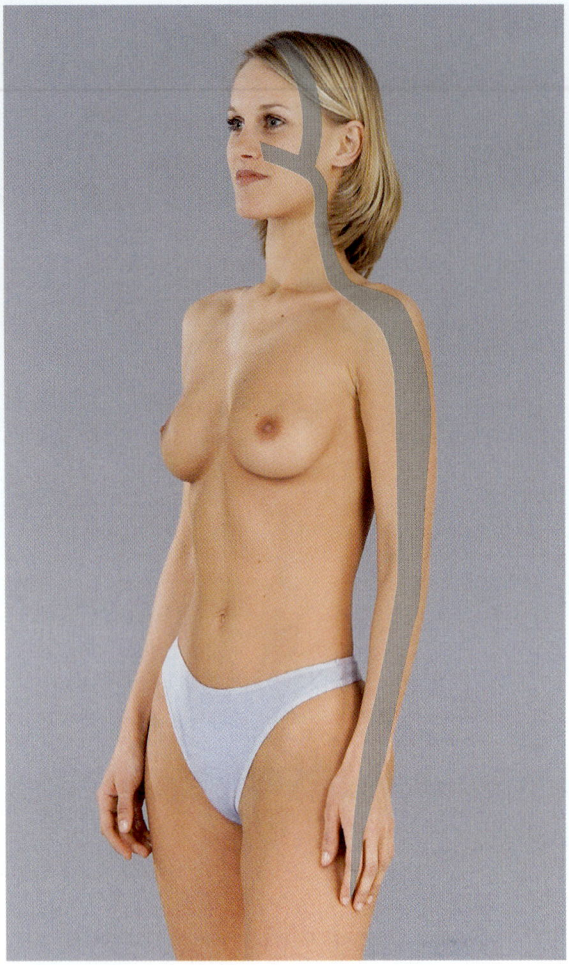

Abb. 5.13 Verlauf des tendinomuskulären Meridians

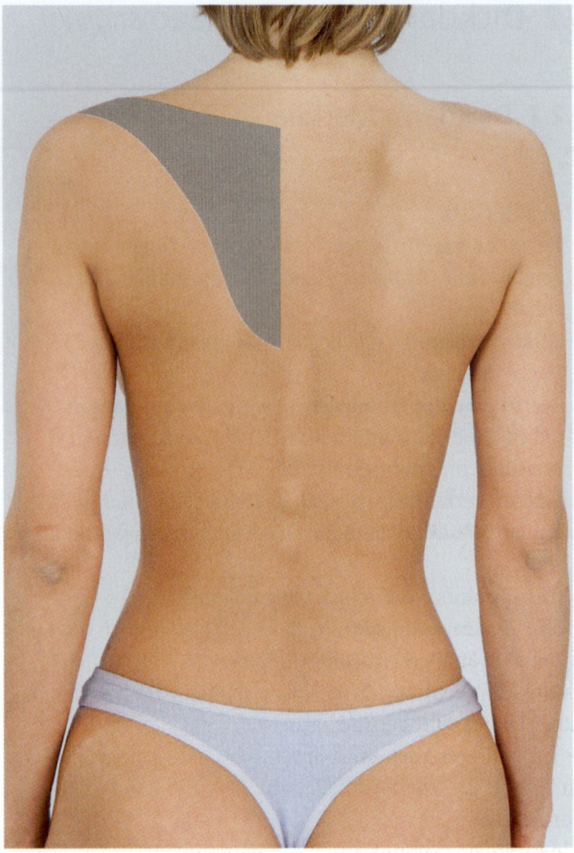

Abb. 5.14 Verlauf des tendinomuskulären Meridians

## 5.2.2 Tendinomuskulärer Dickdarm-Meridian

➤ Abb. 5.13, ➤ Abb. 5.14

Der Verlauf des TMM beginnt mit dem Punkt Di 1 am Zeigefinger und führt in einem breiteren und oberflächlicheren Verlauf als der Hauptmeridian über Ellbogen und Schulter zur Nasolabialfalte. In einem zweiten Verlauf steigt der TMM vom Kieferwinkel nach oben über den vorderen Schädelanteil zu seinem TMM-Anteil der Gegenseite. Von der Schulter führt ein weiterer breiter Verlauf zur Skapula.

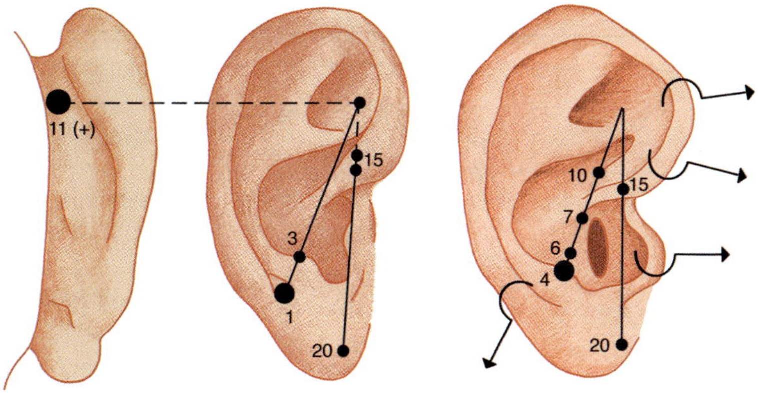


**Abb. 5.15** Verlauf des Dickdarm-Meridians am Ohr

### 5.2.3 Verlauf am Ohr

➤ Abb. 5.15

Der Verlauf des Dickdarm-Meridians am Ohr erinnert an ein auf dem Kopf stehendes „V". Der Meridian beginnt am Punkt Di 1, dem Meisterpunkt für Zahnschmerzen, dieser entspricht am Ohr dem Zahnbereich, führt dann weiter über die höchste Stelle des Antitragus in die Tiefe zum Punkt Di 4 am Winkel zwischen Antitragus und Cavum conchae. Dieser Punkt Di 4 ist der wichtigste Analgesiepunkt der klassischen chinesischen Akupunktur und entspricht auf der Ohrmuschel dem Thalamuspunkt, der auch in der Ohrakupunktur der wichtigste Anti-Schmerzpunkt ist. Der Meridian läuft weiter über das Lungenareal im Cavum conchae (Di 6, der *Luo*-Durchgangspunkt, verbindet zur Lunge) zum Punkt Di 11, dem Tonisierungspunkt des Meridians, der sich am Ohr als Projektion des motorischen Dickdarmareals, also auf der Ohrrückseite, befindet. Von der Ohrrückseite kommend, erscheint der Meridian im Punkt Di 15 wieder auf der Vorderseite des Ohrs im Bereich der aufsteigenden Helix. Dieses Areal ist als zonendominanter Punkt ZC-1 bekannt. Schließlich zieht der Meridian zum vorderen, unteren Bereich des Ohrläppchens und erreicht den Punkt Di 20, den Punkt für die Nase und Nasennebenhöhle.

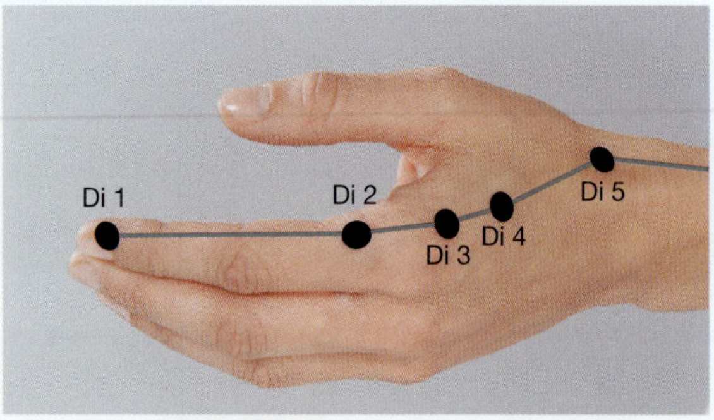


**Abb. 5.16** Di 1–Di 5

### 5.2.4 Die Punkte im Einzelnen

#### Di 1

*Shangyang*, „*Yang* der Wandlungsphase Metall"

**Funktion**
Anfangspunkt des TMM des Dickdarms

**Lokalisation**
1 *Fen* proximal und lateral vom äußeren (daumenseitigen) Nagelfalzwinkel des Zeigefingers

**Punktur**
1–3 *Fen* senkrecht oder schräg, zur Sedierung evtl. Blutung hervorrufen

**Indikation**
**Lokoregional:** Parästhesien der Finger
**Überregional:** Schulter-Arm-Syndrom, Gesichtsneuralgie, Laryngitis, Pharyngitis, Heiserkeit, Hypakusis, Tinnitus; Zahnschmerzen, Gingivitis, Stomatitis; asthmoide Bronchitis, febrile Bronchitis; Akne des Gesichtes mit Lu 5
**Allgemein:** Meisterpunkt gegen Zahnschmerzen; wird in der Zahnanalgesie mit Di 4 verwendet; schon durch Druck auf Di 1 lassen Zahnschmerzen nach.

**Tradition**
Dieser Ursprung-*Jing*-Punkt (*Ting*-Punkt) ist dem Metall zugeordnet.

#### Di 2

*Erjian*, „Zweiter Intervall"

**Funktion**
Sedativpunkt des Meridians
Stoffwechselpunkt

**Lokalisation**
In einem Grübchen, radial und distal des Metakarpophalangealgelenks des Zeigefingers (Daumen in die geschlossene Faust versenken, am Ende der Falte, die knapp vor dem Grundgelenk entsteht)

**Punktur**
2–5 *Fen* senkrecht

**Indikation**
Der Punkt wird fast immer mit Di 3 zusammen verwendet und hat dieselben Indikationen.

**Tradition**
Dieser Quell-*Ying*-Punkt ist dem Wasser zugeordnet.

#### Di 3

*Sanjian*, „Dritter Intervall"

**Funktion**
Stoffwechselpunkt

**Lokalisation**
In einem Grübchen, das proximal vom Kapitulum des Metakarpale II tastbar ist und beim Faustschluss deutlich wird.

**Punktur**
3 *Fen* senkrecht bis 1 *Cun* schräg nach ulnar

**Indikation**
**Lokoregional:** Spasmen und Algien der Unterarme und Hände
**Überregional:** Schulter-Arm-Syndrom, Fazialisparese, Trigeminusneuralgie, Konjunktivitis, Blepharitis, Angina, Laryngopharyngitis, Epistaxis, Stomatitis, Glossitis, Parodontitis, Ostitis nach Zahnextraktionen (nach Petricek [1977] wirkt der Punkt Di 3 auf die tiefer liegenden Schichten im Ober- und Unterkiefer), Enterokolitis, Völlegefühl, Ösophagusspasmen, alle Hauterkrankungen, besonders Akne
**Allgemein:** Wirkung auf Haut und Schleimhäute, Diurese fördernd, fiebersenkend mit Di 11, LG 14

**Tradition**
Dieser Bach-*Shu*-Punkt ist dem Holz zugeordnet.
➤ Abb. 5.16

## ● Di 4

*Hegu,* „Talsohle"
Im chinesischen Volksmund wird Di 4 „Rachen des Tigers" genannt.

**Funktion**
*Yuan*-Quellpunkt, steht in Verbindung mit dem *Luo*-Durchgangspunkt seines gekoppelten *Yin*-Partners Lunge, dem Punkt Lu 7.
Stoffwechselpunkt

**Lokalisation**
Etwas distal vom Winkel, den Metakarpale I und II bilden, näher zu Metakarpale II (gut zu tasten, da der Punkt drucksensibel ist; am besten, wenn der Daumen wie ein „L" stark abgespreizt wird)

**Punktur**
3 *Fen* bis 1 *Cun* senkrecht

**Indikation**
**Lokoregional:** Gelenkschmerzen und Neuralgien im Meridianverlauf Arme–Schulter, Dupuytren-Kontraktur
**Überregional:** Schnupfen (kann im Anfangsstadium mit Di 4 kuriert werden), akute und chronische Pharyngitis, Laryngitis, Tonsillitis, Tinnitus, Hypakusis, rezidivierende Epistaxis; Migräne, Fazialisparese, Trigeminusneuralgie, Hemiplegie (dabei werden zusätzlich Di 11, Bl 2, 3E 23 oder 3E 21 sowie *Taiyang,* Gb 20 und eventuell MP 2 empfohlen), Sehstörungen, Konjunktivitis; bei bestimmten Asthmaformen (Asthma der Fülle); atonische Obstipation, aber auch Kolitis mit Diarrhö; alle Hauterkrankungen mit Juckreiz, Akne des Gesichtes, übermäßige Schweißsekretion; Amenorrhö, Hypomenorrhö, verzögerter Geburtenverlauf (mit Bl 67); Erschöpfung durch Überanstrengung, Krankheit oder psychisches Trauma, Neurasthenie
**Allgemein:** Einer der wichtigsten therapeutischen Punkte, besonders in Kombination mit entsprechenden Punkten anderer Meridiane, die mit dem Dickdarm-Meridian energetische Verbindungen haben. So können die folgenden Punkte fast bei allen Erkrankungen zur Erzielung einer stärkenden belebenden Wirkung verwendet werden:

- Di 4, Di 11, Ma 36
- Di 4, Lu 7, Ma 36
- Di 4, Di 11, LG 14

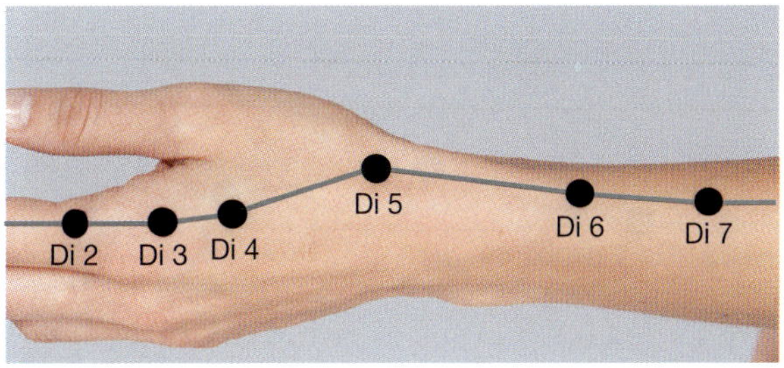

**Abb. 5.17** Di 2–Di 7

Außerdem Hauptanalgesiepunkt für den Unterkiefer mit Ma 6, Ma 5 sowie KG 24; für den Oberkiefer mit Dü 18, Ma 7, Ma 4, Ma 5;
Zahnschmerzen allgemein mit Ma 44;
Abszesse, Trismus;
Meisterpunkt gegen Schmerzen, Thalamuspunkt

## ● Di 5

*Yangxi,* „Kleines Tal des *Yang*"

**Lokalisation**
Distal von der radialen Seite der Handrückenquerfalte in einer Mulde, die von den Sehnen der Mm. extensor pollicis brevis und extensor carpi radialis longus begrenzt wird, auch Tabatière genannt.

**Punktur**
3–5 *Fen* senkrecht

**Indikation**
**Lokoregional:** Handgelenksschmerzen, Muskelkontrakturen, Schwellungen und Schmerzen nach Unterarmgips etc.
**Überregional:** Tinnitus, Hypakusis, Angina, Konjunktivitis, Lidrandentzündungen mit Juckreiz; Zahnschmerzen, dyspeptische Beschwerden, besonders bei Kleinkindern; Pruritus, Urtikaria

**Tradition**
Dieser Fluss-*Jing*-Punkt ist dem Feuer zugeordnet.
➤ Abb. 5.17

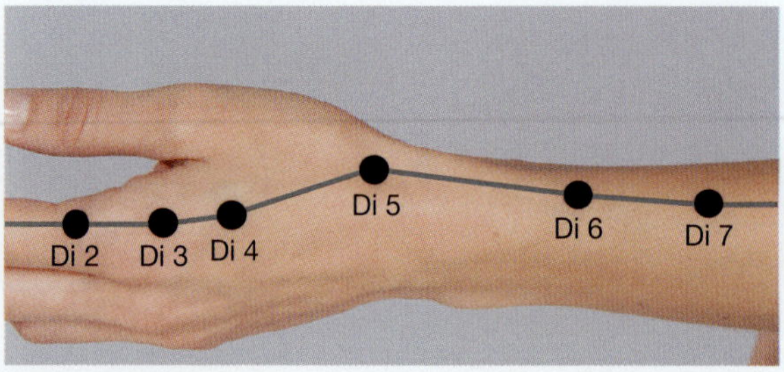


**Abb. 5.18** Di 2–Di 7

## ● Di 6

*Pianli,* „Seitliche Bahn"

**Funktion**

*Luo*-Durchgangspunkt mit Verbindung zum *Yuan*-Quellpunkt des gekoppelten *Yin*-Partners, dem Punkt Lu 9

**Lokalisation**

An der Außenseite des Unterarmes, 3 *Cun* über der Handgelenksfalte, distal vom Radiusköpfchen. (Beim Kreuzen der Daumen zeigt die Spitze des gestreckten Zeigefingers der obenauf liegenden Hand, an der Außenseite des Radius angelegt, auf den Punkt Di 6.)



**Punktur**

3–5 *Fen* senkrecht oder schräg

**Indikation**

**Lokoregional:** Neuralgien und Muskelkontrakturen des Unterarmes, stärkt die Kraft des Daumens und Zeigefingers
**Überregional:** Fazialisparese, Zahnschmerzen, Tonsillitis, Tinnitus, Epistaxis; Sehstörungen; spastische Kolitis und Obstipation
**Allgemein:** Unruhe, unaufhörliche Logorrhö (mit KG 15, LG 19)

## ● Di 7

*Wenliu,* „Wärme des Nervenknotens, warmer Strom"

**Lokalisation**

Auf einer Verbindungslinie zwischen Di 5 und Di 11, 5 *Cun* proximal der dorsalen Handgelenksfalte. (Kräftige Faust machen lassen, es formt sich ein Muskelwulst, den die Chinesen „Kopf einer Schlange" nennen; Di 7 liegt an der Spitze dieser durch den M. extensor digitorum communis gebildeten Muskelmasse.)

**Punktur**

3 *Fen* bis 1 *Cun* senkrecht

**Indikation**

**Lokoregional:** Arm- und Schulterschmerzen
**Überregional:** Angina, Stomatitis, Glossitis, Parotitis; Bauchschmerzen mit Flatulenz und Meteorismus

## ● Di 8

*Xialian,* „Untere Armregion"

**Lokalisation**

4 *Cun* distal von Di 11 (äußeres Ende der dorsalen Ellbogengelenksquerfalte, bei angewinkeltem Arm)

**Punktur**

5 *Fen* bis 1 *Cun* senkrecht

**Indikation**

**Lokoregional:** Arm- und Ellbogenschmerzen
**Überregional:** Geisteskrankheiten, Hemiplegie, Diarrhö mit Schmerzen im Mittel- und Unterbauch, Mastitis
**Allgemein:** Hilfspunkt bei rheumatischen Erkrankungen

## ● Di 9

*Shanglian,* „Obere Armregion"

**Lokalisation**

3 *Cun* distal von Di 11, am äußeren Rand des Muskelwulstes des M. extensor digitorum communis

**Punktur**

5 *Fen* bis 1 *Cun* senkrecht

**Indikation**

**Lokoregional:** Arm- und Schulterschmerzen, auch Paresen, Parästhesien, Sensibilitätsstörungen
**Überregional:** Kopfschmerz, Zustände nach zerebralen Insulten, Hemiplegie; Darmspasmen, Hernienbeschwerden
➤ Abb. 5.18

## ● Di 10

*Shousanli,* „Drei Abstände, Entfernungen"

**Lokalisation**

Auf der lateralen Seite des Unterarmes, 2 *Cun* distal von Di 11, also vom radialen Ende der Ellbogenquerfalte entfernt (zur besseren Lokalisation den Arm auf die kontralaterale Schulter legen lassen)

**Punktur**

5 *Fen* bis 1 *Cun* senkrecht

**Indikation**

**Lokoregional:** Armneuralgien, Epikondylitis, Arm- und Schulterschmerzen, Paresen der oberen Extremitäten
**Überregional:** Kolitis, Diarrhö, Koliken; Migräne, Kopfschmerzen, zentrale Fazialisparese, Trigeminusneuralgie; Laryngitis, Angina, Parotitis, Lymphknotenschwellung; Alveolarpyorrhö, Zahnfleischbluten, Schwellungen im Kinn- und Wangenbereich
**Allgemein:** Testpunkt für spastische Paresen, gilt im Judo als „Todespunkt"

**Anmerkung**

Di 10: *sanli* des Armes; Ma 36: *sanli* des Beines

## ● Di 11

*Quchi,* „Bogen, Krümmung des Teiches, Teichbucht"

**Funktion**

Tonisierungspunkt
Meer-*He*-Punkt

**Lokalisation**

Bei rechtwinklig gebeugtem Arm, am äußersten lateralen Ende der Ellbogenquerfalte

**Punktur**

5 *Fen* bis 2 *Cun* senkrecht

**Indikation**

**Lokoregional:** „Tennisellbogen", Gelenkschmerzen, Paresen und Parästhesien der oberen Extremitäten
**Überregional:** Schulter- und Rückenschmerzen, Angina, Pharyngitis, Laryngitis, Tubenkatarrh, Zahnschmerzen; Hemiparesen nach zerebralen Insulten, Konvulsionen, Kopfschmerzen, Kummer, traurige Verstimmung; Magen- und Ösophagusspasmen, atonische Obstipation; Harninkontinenz mit Sphinkterparese; Pruritus mit dem Gefühl, als ob 1.000 Insektenstiche vorhanden wären, Furunkulose, Ekzeme, Abszesse

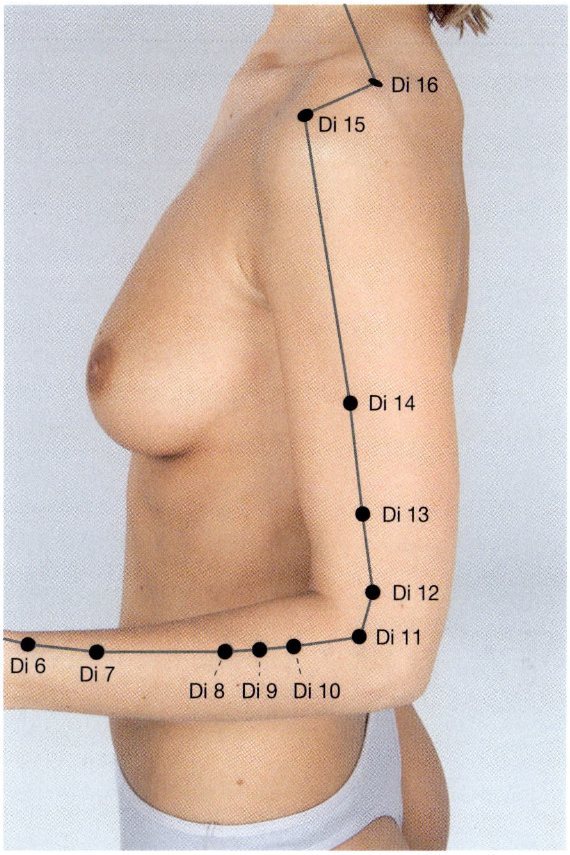


**Abb. 5.19** Di 6–Di 16

**Allgemein:** fiebersenkend, Zusatzpunkt bei Hypertonikern

**Tradition**

Dieser Meer-*He*-Punkt ist der Erde zugeordnet.

## ● Di 12

*Zhouliao,* „Grube des Ellbogens"

**Lokalisation**

2 *Cun* proximal des Epicondylus lateralis, an der lateralen Seite des unteren Humerusendes, 1 *Cun* schräg kraniodorsal von Di 11, am Rande des M. brachioradialis

**Punktur**

5 *Fen* bis 1 *Cun* senkrecht

**Indikation**

**Lokoregional:** Brachialisneuralgien sowie Schmerzen, die besonders das Heben des Armes nach der Seite erschweren; Rheuma und dessen Folgen im Ellbogengelenk

➤ Abb. 5.19

Di

5

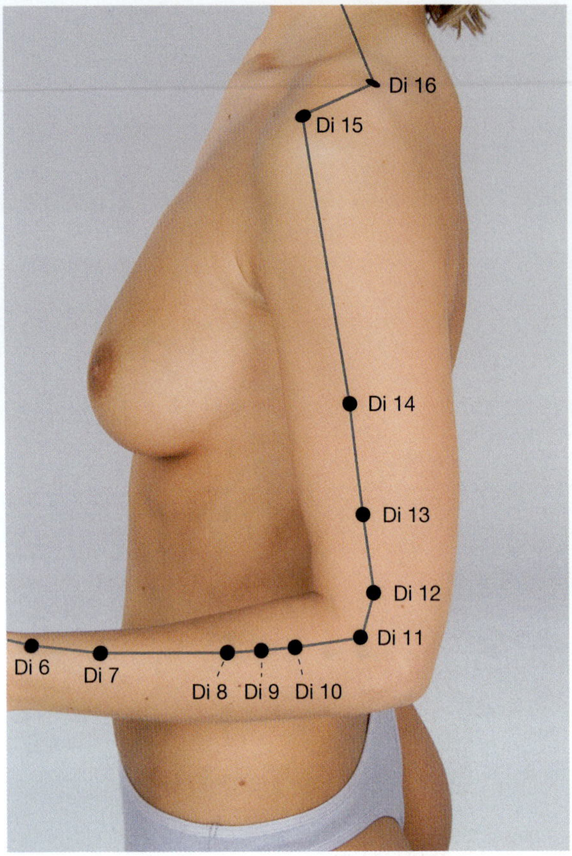


**Abb. 5.20** Di 6–Di 16

## Di 13

*Shouwuli*, „5 Distanzen, Entfernungen“

**Lokalisation**
3 *Cun* oberhalb von Di 11 (posteriore Oberarmaußenseite)

**Punktur**
5 *Fen* senkrecht

**Indikation**
**Lokoregional:** Ellbogen- und Armschmerzen vorwiegend rheumatischer Natur, Lymphadenitis der Halsgegend
**Überregional:** Husten, bronchopneumonische Herde, peritonitische Reizzustände, Erbrechen

## Di 14

*Binao*, „Fleisch, Muskel des Armes“

**Funktion**
Reunionspunkt des *Yangming* des Fußes und der Hand (Magen- und Dickdarm-Meridian) sowie des Haltegefäßes des *Yang (Yangweimai)*

**Lokalisation**
An der Außenseite des Oberarmes, etwas distal vom Ansatz des M. deltoideus

**Punktur**
3 *Fen* senkrecht bis 1 *Cun* schräg aufwärts

**Indikation**
**Lokoregional:** Schulter-Arm-Syndrom, besonders wenn der Arm nicht seitlich gehoben werden kann
**Überregional:** Augenleiden, Sehstörungen, Hemiparesen nach zerebralen Insulten

## Di 15

*Jianyu*, „Schulterknochen“

**Funktion**
Reunionspunkt mit dem Aufsteigenden *Yang*-Gefäß *(Yangqiaomai)*
Meisterpunkt für alle Paresen der oberen Extremitäten

**Lokalisation**
An der Schultervorderseite, vor und lateral vom Akromioklavikulargelenk, in dem ventralen der beiden Grübchen, die dort beim Heben des Armes entstehen

**Punktur**
3 *Fen* senkrecht oder bis 1 *Cun* schräg

**Indikation**
**Lokoregional:** Schulter-Arm-Syndrom, Omarthritis, Bursitis calcarea (Schulterschmerz der über 50-Jährigen), besonders wenn der Arm nicht gehoben werden kann und die Bewegung Verschlimmerung des Schmerzes auslöst.
**Überregional:** zerebrale Insulte, Hemiplegie, Paresen der oberen Extremitäten, Muskelspasmen und Kontrakturen, auch im Nackenbereich; generalisierte Exantheme, Dermatosen

**Anmerkung**
Di 15 gilt als wichtigster Schulterpunkt. Er wird häufig zusammen mit Di 14, Dü 9 und dem zu diesem spiegelbildlich gelegenen Neu-Punkt 74 (He 1–02) verwendet.
➤ Abb. 5.20

## Di 16

*Jugu,* „Langer Knochen, Klavikula“

**Funktion**

Reunionspunkt mit dem Aufsteigenden *Yang*-Gefäß *(Yangqiaomai)* (von Di 16 fließt die Energie des Meridians zu LG 14 [unter C 7], um dann wieder zu Ma 12 zu gelangen und erst dann zu Di 17)

**Lokalisation**

In der Vertiefung zwischen dem akromialen Ende der Klavikula und dem obersten Anteil der Spina scapulae

**Punktur**

5 *Fen* bis 1 *Cun* senkrecht

**Indikation**

**Lokoregional:** Schulter- und Armschmerzen mit Kontrakturen

**Überregional:** Zahnschmerzen im Oberkiefer, Hämoptysen durch Stauung oder posttraumatisch; Konvulsionen der Kleinkinder

## Di 17

*Tianding,* „Himmlisches Gefäß“

**Lokalisation**

Am Hinterrand des M. sternocleidomastoideus, 3 *Cun* lateral der Medianlinie in Höhe der Unterkante des Adamsapfels

**Punktur**

3–5 *Fen* senkrecht

**Indikation**

**Lokoregional:** Anginen, Laryngitis, Aphonie, Oropharynxschmerzen, inspiratorischer Stridor, Schluckbeschwerden

**Anmerkung**

Von Di 17 zweigt ein Sekundärgefäß zur Zunge ab. Regionales Lymphsystem!

➤ Abb. 5.21

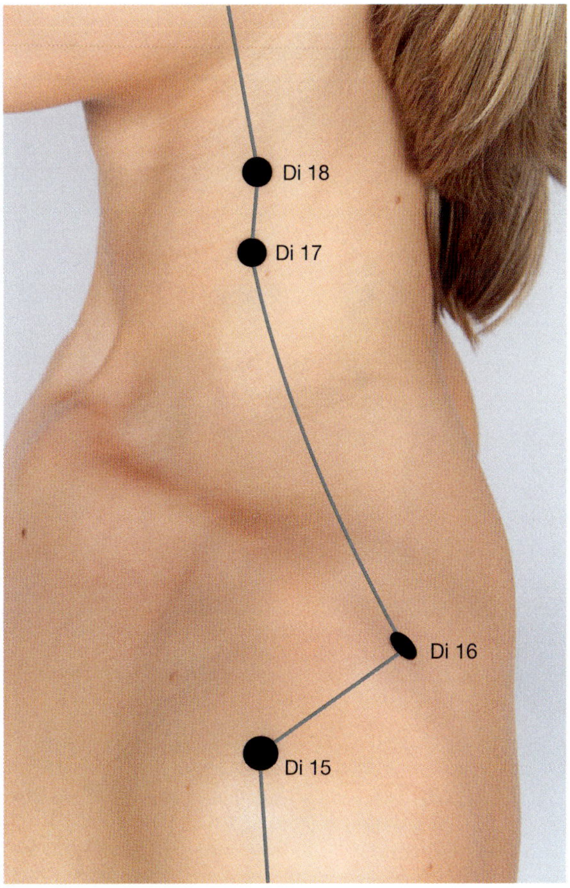


**Abb. 5.21** Di 15–Di 18

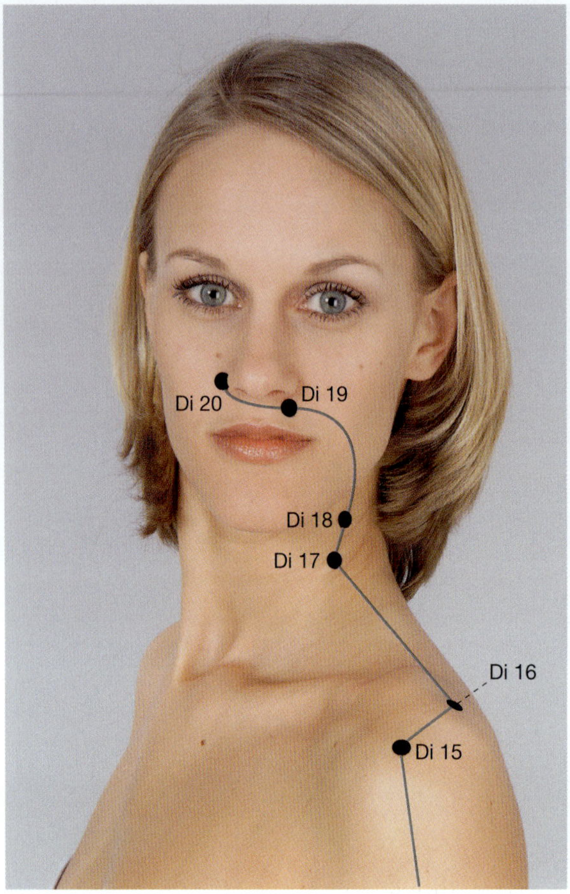


**Abb. 5.22** Di 15–Di 20



## ● Di 18

*Futu,* „An der Seite der Vorwölbung“

**Lokalisation**

3 *Cun* seitlich des Kehlkopfes, auf einer Horizontalen, durch den oberen Rand des Schildknorpels, lateral von Ma 9

**Punktur**

3–5 *Fen* senkrecht

**Indikation**

**Lokoregional:** Pharyngitis („wie das Krächzen eines Hahns“), Tracheobronchitis

**Anmerkung**

Von Di 18 zweigt ebenfalls ein Sekundärgefäß zur Zunge ab.

➤ Abb. 5.22

## ● Di 19

*Kouheliao,* „Grube der Körnchen, des Reises“

**Lokalisation**

5 *Fen* horizontal seitlich des Anfangs der Nasolabialrinne (5 *Fen* seitlich von LG 26); unter dem lateralen Rand des Nasenflügels

**Punktur**

2–5 *Fen* schräg

**Indikation**

**Lokoregional:** Anosmie, Heuschnupfen, akuter und chronischer Schnupfen, Sinusitis, Nasenpolypen, erschwerte Nasenatmung, rezidivierende Epistaxis; Fazialisparese, Trigeminusneuralgie; Trismus der Kaumuskulatur
**Allgemein:** mit Di 20 Hauptpunkt für die Behandlung aller Nasenerkrankungen

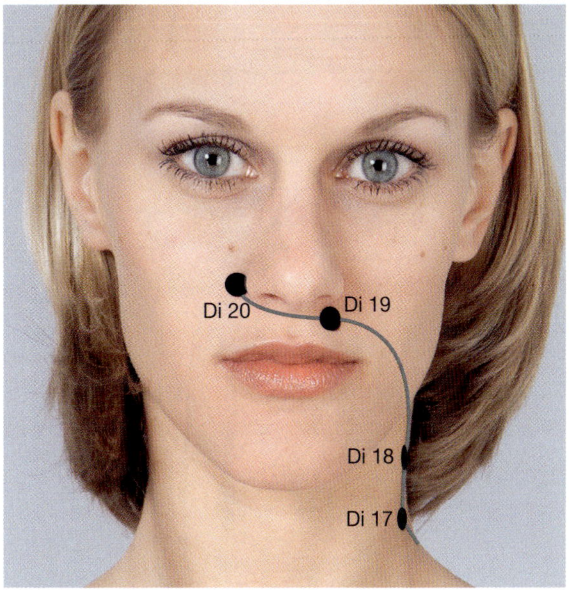


**Abb. 5.23** Di 17–Di 20

## ● Di 20

*Yingxiang,* „Empfang der Gerüche, Düfte“

**Funktion**

Reunionspunkt mit dem Magen-Meridian
Hauptpunkt zur Behandlung der Nase (wie Di 19)

**Lokalisation**

Der Punkt liegt in einer Vertiefung seitlich neben dem unteren Rand des Nasenflügels.
Um diesen Punkt zu erreichen, kreuzt der Meridian nach neuer Literatur am Punkt LG 26 die Seiten.

**Punktur**

2–5 *Fen* schräg nach medial

**Indikation**

**Lokoregional:** alle Nasenaffektionen, allergische Rhinitis, Anosmie, erschwerte Nasenatmung, Sinusitis maxillaris, Epistaxis; Sensibilitätsstörungen im Gesichtsbereich, zentrale und periphere Fazialisparese, Trigeminusneuralgie des 2. Astes; Affektionen des Tränenkanals; zur Analgesie für die oberen Frontzähne und deren Gingiva, zusammen mit Di 4, Ma 6 sowie eventuell KG 24
**Überregional:** asthmoide Bronchitis im Zusammenhang mit einer allergischen Rhinitis; juckende Hauterkrankungen im Gesicht, allergisches Gesichtsödem; Hilfspunkt zur Nikotinentwöhnung mit Di 4, Lu 7, KG 15, LG 19, He 3 (vorzuziehen ist hierfür allerdings die Ohrakupunktur)

**Anmerkung**

Von Di 20 führt ein Verbindungsgefäß zum inneren Augenwinkel, wo es Verbindung mit Bl 1 aufnimmt und dann zum Punkt Ma 1 *Chengqi* weiterzieht und somit die energetische Verbindung des *Yangming* der Hand (Dickdarm-Meridian) mit dem *Yangming* des Fußes (Magen-Meridian) herstellt.
➤ Abb. 5.23

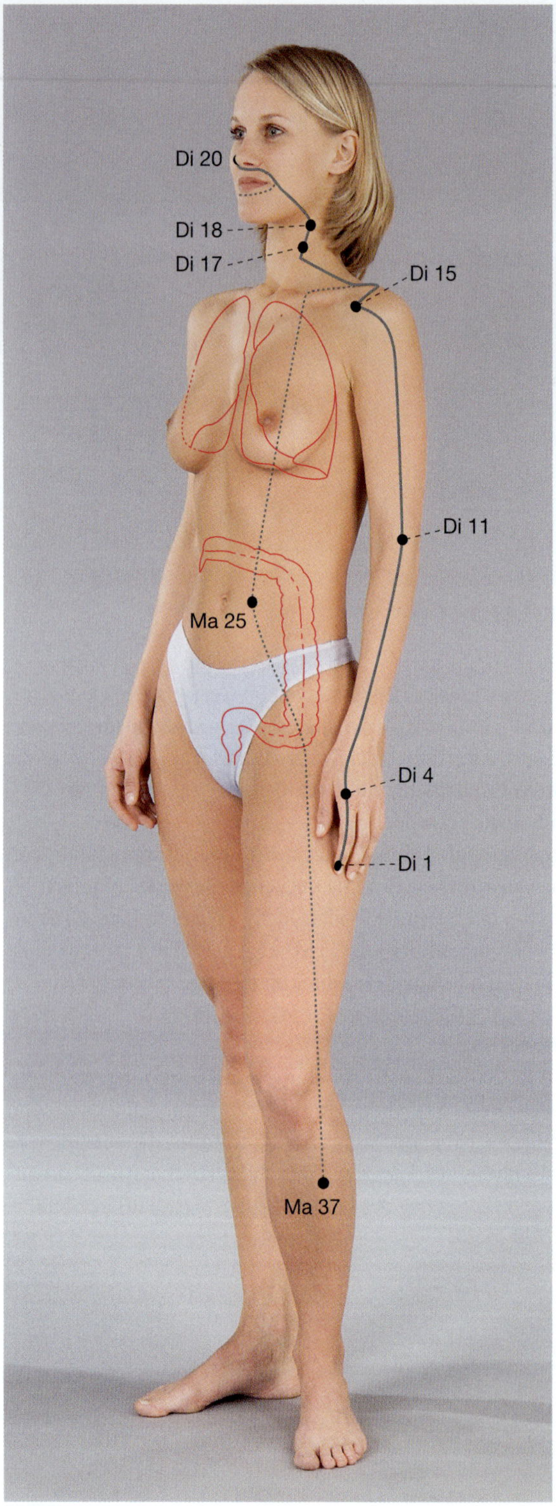


**Abb. 5.24** Wichtige Punkte des Dickdarm-Meridians

### 5.2.5 Der Funktionskreis Dickdarm aus traditioneller Sicht

➤ Abb. 5.24

*„Der Dickdarm ist der Amtssitz der Beamten, die den richtigen Weg lehren; Umwandlung und Verwandlung entspringen ihm."* (Homann 1971).

#### Aufgaben

##### Klärung: Assimilation

Die energetische Schicht *Yangming* (Magen-Dickdarm) verdaut, verwandelt, leitet weiter, senkt ab, scheidet aus.
Auch im Dickdarm findet noch – obwohl er nicht mehr zur unmittelbaren Mitte gehört – eine Klärung statt: Noch einmal werden „klare Säfte" resorbiert, z. T. noch Wasser, vorwiegend jedoch die körpereigene Flüssigkeit der oben ausgeschiedenen Verdauungssäfte.
Die „trüben Substanzen" verbleiben im Dickdarm, wo sie durch Darmbakterien weiter abgebaut werden. Aus den Kohlenhydraten entstehen durch Gärung Milchsäure, Essigsäure, Alkohol usw.; aus den Eiweißen durch Fäulnis z. T. giftige Stoffe wie Histamin, die durch den Dickdarm aufgenommen und in der Leber entgiftet werden.
Das K-Vitamin und die B-Vitamine, oder Vorstufen davon, sollen durch die Kolibakterien gebildet werden.

##### Klärung: Ausscheidung

Der Funktionskreis Dickdarm scheidet den Stuhl durch die Peristaltik aus; Störungen der Peristaltik sind häufig. Aktiv scheidet der Dickdarm Kalzium, Magnesium, Schwermetalle (Quecksilber!) und Phosphor aus.

##### Absenkung

Obstipation ist ein sicheres Zeichen, dass sich das *Qi* nicht absenken kann und dieses *Qi* im Mittleren und Oberen Erwärmer blockiert. Neben der Obstipation bestehen deshalb auch andere Symptome wie Aufstoßen, Meteorismus, Druck im Oberbauch oder Thorax, Schlaflosigkeit usw.
Obstipation kann primär auch andere Gründe haben, z. B. Hitze im Funktionskreis Dickdarm, auch bei Tonsillitis. Durch die Hitze wird der Stuhl trocken. Das absenkende *Qi* kann die Fäzes nicht mehr bewegen, außerdem wird durch die erkrankten Tonsillen das *Qi* teilweise oben gebunden. Kann bei einer Tonsillitis oder einem anderen fieberhaften Zustand durch einen Einlauf eine Defäkation erreicht werden, sinkt oft das Fieber: Da nun Hindernis und Trockenheit fehlen, kann das *Qi* generell wieder absinken.

Diarrhö ist ein Zeichen, dass die Flüssigkeiten nicht emporsteigen, häufig wegen einer Schwäche des Funktionskreises Milz.

### Flüssigkeitsregulation

Der Funktionskreis Dickdarm hilft durch die Resorption bei der Regulation der Flüssigkeit.

### Mithilfe zur Abwehr-Qi-Produktion

Die resorbierte Flüssigkeit steht der Wandlungsphase Wasser und dem Unteren Erwärmer zur Verfügung und wird über die Etagen des Dreifachen Erwärmers nach oben gebracht. Mithilfe der Lungenenergie und der von Milz und Magen erzeugten Nahrungsessenz wird das Abwehr-*Qi (Weiqi)* produziert.

## Schleim

Die Lunge ist der „Weg des Schleimes". Der Dickdarm als *Yang*-Funktionskreis mit seiner Zuordnung zum Metall scheidet schon physiologischerweise aus seinen einfachen tubulösen Drüsen ein serös schleimiges Sekret aus. Dieses ist dann ein Gleit- und Bindemittel für den Stuhl.
Wenn wegen abgeschwächter Umwandlungsfunktion des Funktionskreises Milz aus Feuchtigkeit oder Körpersäften Schleim entsteht, will der Körper diese ausscheiden. Dies kann auch durch das *Xue* über die Darmdrüsen geschehen.
Durch den Punkt Di 11, der der Erdpunkt (Entsprechung zur Mitte und zum Funktionskreis Milz!) ist, wird die Ausscheidung dieses pathologischen Schleimes verbessert. Er löst auch die oben erwähnte *Qi*-Stase auf, daher stammen die klassischen Indikationen von Angina bis Unruhe.

## Klimatische Faktoren

Zum Metall gehört die physiologische Trockenheit. Der Funktionskreis Dickdarm trocknet im Sinne des Eindickens aus, er verdichtet, struiert. Leichte, scharfe Nahrung verhindert ein zu starkes Austrocknen, indem die Säfte bewegt werden.

## Mentale Energien

Der Funktionskreis Dickdarm senkt ab, verdichtet, entlastet: Dies gilt für die Substanzen wie auch für das Mentale.
Bei hartnäckiger Obstipation besteht häufig ein „umnebelter Kopf", da das *Yangqi* nicht absenken kann und sich oben blockiert.
Verschiedene Dickdarmpunkte behandeln mentale Symptome, z. B. Di 5: Er ist der Feuerpunkt. Er bringt Bewegung in das im Oberen Erwärmer blockierte *Qi*. Er senkt ab, das Bittere senkt ab. Dadurch wird der Kopf wieder frei.
Versucht der Körper, seine psychische Belastung vorwiegend über den Dickdarm auszuscheiden, kann dies den Dickdarm überfordern. Durch die zu große energetische (mentale) Ausscheidung wird die Mukosa mitgerissen. Es kann eine Colitis mucosae entstehen. Bei zu viel Quecksilberausscheidung kann daraus eine Colitis ulcerosa und Morbus Crohn entstehen (Quecksilberstörherd).

# Magen-Meridian *(Weijing)*

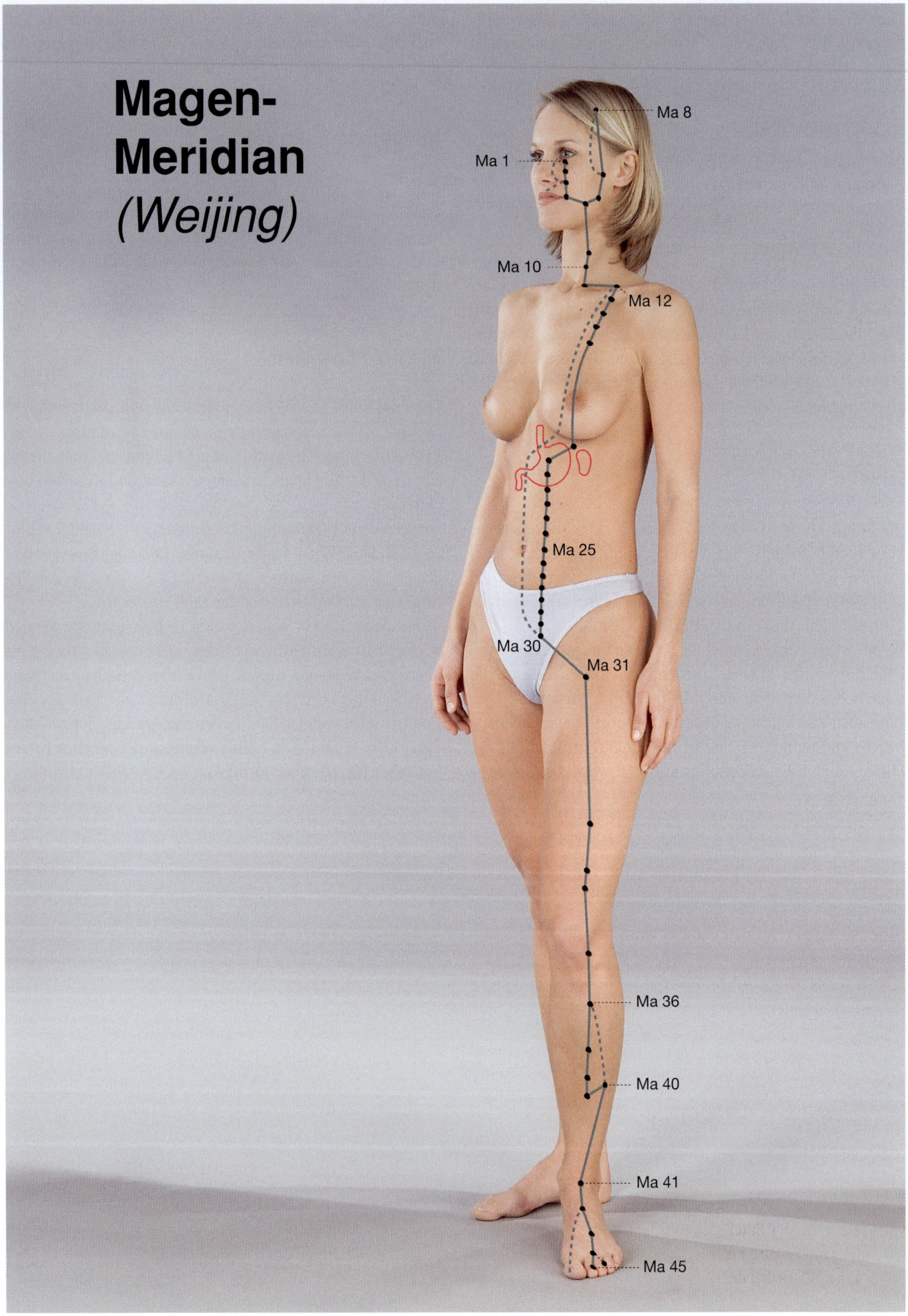

## 5.3 Magen-Meridian *(Weijing)*

### 5.3.1 Magen-Meridian

➤ Abb. 5.25

**Charakteristik**

- **Bezeichnungen:** Fuß-*Yangming, Zuy-Yangming,* Helles, glänzendes *Yang* des Fußes, The leg sunlight *Yang* Meridian
- **Abkürzungen** in der Literatur: Ma (Magen), E (estomac), St (stomach)
- **Meridian eines Hohlorgans** (Werkstättenorgans, *Fu*), daher *Yang,* nach internationaler Nomenklatur: der III. Meridian im Energiekreislauf
- **Energieverlauf: zentrifugal,** die Energie kommt vom Dickdarm-Meridian und wird an den Milz-Pankreas-Meridian weitergeleitet.
- **Chronobiologie:** Optimalzeit zur Tonisierung 7–9 Uhr
- ***Shu*-Zustimmungspunkt:** Bl 21, 1,5 *Cun* seitlich der Dornfortsatzspitze des 12. Brustwirbels
- ***Mu*-Alarmpunkt:** KG 12. Dieser Punkt liegt auf der ventralen Medianlinie, genau in der Mitte der Strecke Nabel–Xiphoid.
- Der **äußere Verlauf** des Meridians ist durch 45 Punkte gekennzeichnet.

**Verlauf**

Der Verlauf des Magen-Meridians im Gesichtsbereich (Ma 1–Ma 8) wird verschieden beschrieben. Die chinesischen Namen der Punkte, deren Lokalisation und ihre Indikationen sind bei allen Autoren gleich, lediglich die Reihenfolge der Nummerierung ist unterschiedlich. Nach neuer chinesischer Literatur beginnt der Meridian in der Mitte des unteren knöchernen Orbitarandes (Übernahme der Energie vom Endpunkt des Dickdarm-Meridians, Di 20), verläuft nun nach unten über Ma 2, Ma 3 zu Ma 4 (4 *Fen* lateral der Mundwinkel), von dort zum vordersten Ansatz des M. masseter an der Mandibula zu Ma 5. Ma 6 liegt dahinter, über dem M. masseter und vor dem Mandibularwinkel. Ma 7 findet sich in der Vertiefung zwischen der Unterkante des Os zygomaticum und dem Mandibulargelenk und Ma 8 schließlich am oberen Rand der Schläfengrube am Stirn-Schläfen-Winkel, 4,5 *Cun* lateral der Meridianlinie bzw. des LG.

Ab der Fossa supraclavicularis folgt er der Mamillarlinie über den Thorax abwärts (Ma 17 liegt im Zentrum der Brustwarze) und nähert sich dann an der Grenze zwischen Thorax und Abdomen der Medianlinie bis auf 2 *Cun,* um in dieser Entfernung parallel zum Nieren-Meridian den oberen Schambeinrand zu erreichen (Ma 30).

Von hier verläuft er über die Vorderseite des Oberschenkels, dann lateral an der Patella vorbei (Ma 35) neben dem lateralen Tibiarand bis zum Fußrücken (Ma 41) und endet am lateralen Nagelfalzwinkel der 2. Zehe.

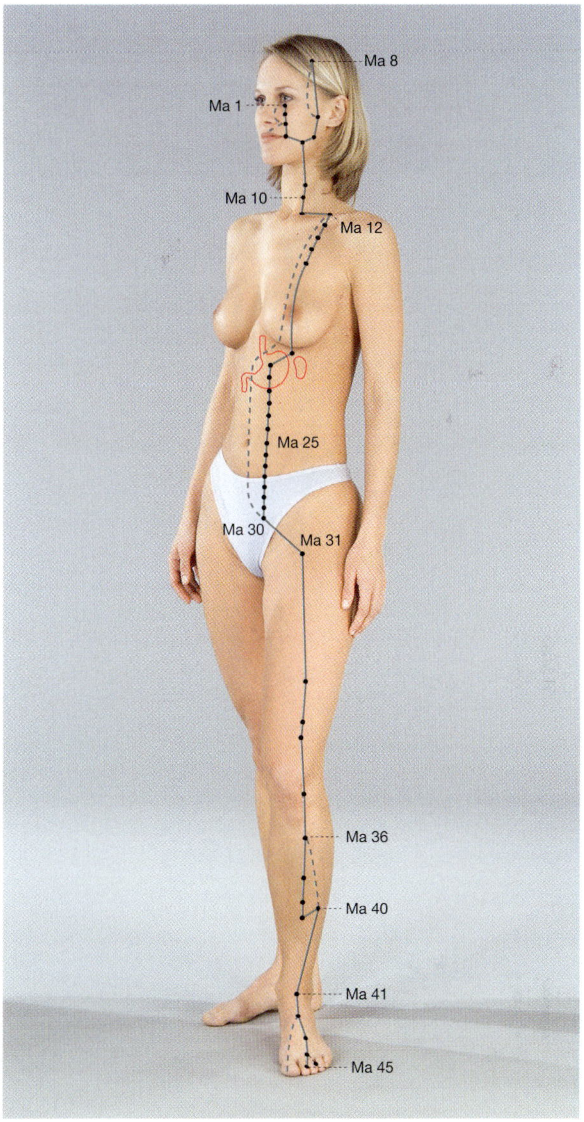


**Abb. 5.25** Verlauf des Magen-Meridians am Körper. Die gestrichelte Linie deutet den inneren Meridianverlauf an.

**Innerer Verlauf**

Der innere Weg führt vom Punkt Di 20 zum Punkt Bl 1 und tritt beim Punkt Ma 1 an die Oberfläche. Am Oberkiefer tritt er wieder in die Tiefe zum Zahnfleisch des Oberkiefers und erreicht den Punkt Ma 6. Ein weiterer innerer Verlauf zieht vom Punkt Ma 4 über den Punkt KG 24 zum Punkt Ma 5 wieder an die Oberfläche. Vom Punkt Ma 12 zweigt ein innerer Ast in die Tiefe ab, verläuft vor dem Herzen zum Zwerchfell, trifft sich mit dem KG bei den Punkten KG 12 und 13 innen und zieht zu Magen und Milz. Dort entspringt ein weiterer tiefer Ast im Bereich des Magenausgangs, verläuft entlang der Mittellinie nach unten und trifft beim Punkt Ma 30 wieder auf den oberflächlichen Meridian.

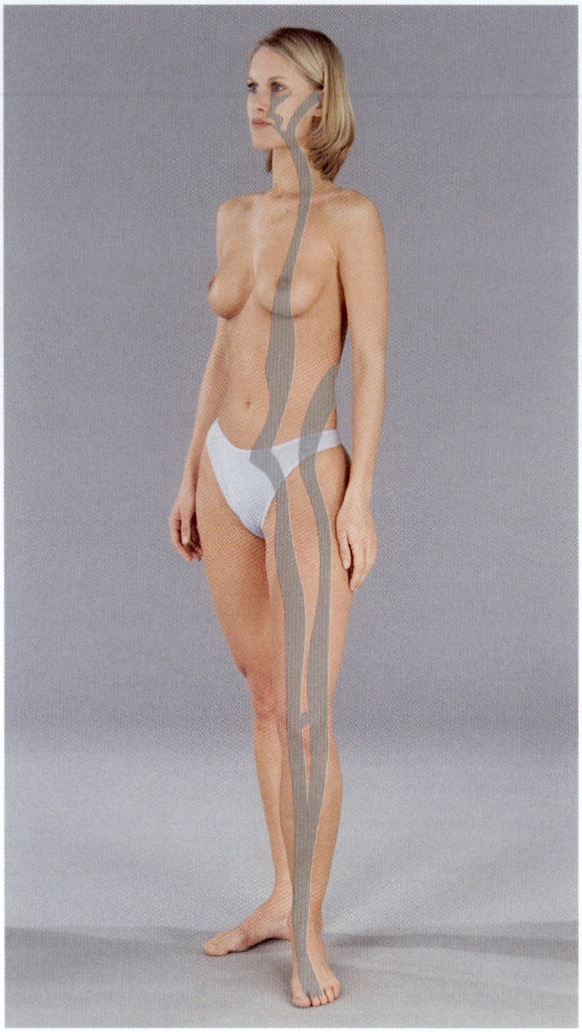

**Abb. 5.26** Verlauf des tendinomuskulären Magen-Meridians auf der Körpervorderseite

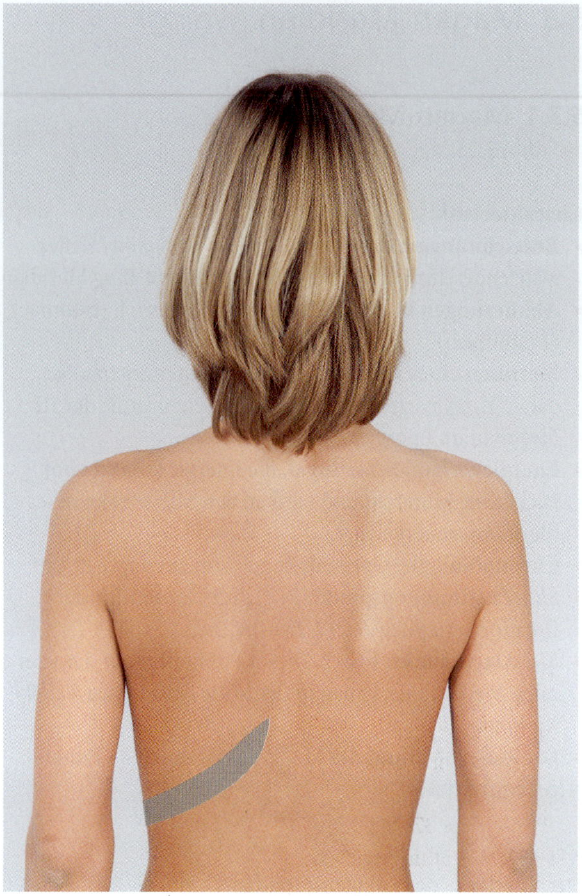

**Abb. 5.27** Verlauf des tendinomuskulären Magen-Meridians am Rücken

An der unteren Extremität zweigt ein innerer Ast beim Punkt Ma 36 ab und verläuft lateral des Hauptmeridians zum lateralen Rand der 3. Zehe. Ein Seitenast kommt aus dem Punkt Ma 42, endet medial auf der Großzehe und bildet den Übergang zum Anfangspunkt des Milz-Meridians.

Innere Meridianverlaufsrichtung: mehrfacher Wechsel der einzelnen Äste

**BESONDERE PUNKTE**

**Magen-Meridian** *(Weijing)*

Tonisierungspunkt Ma 41
Sedativpunkt Ma 45
*Yuan*-Quellpunkt Ma 42
*Luo*-Durchgangspunkt (Lo) Ma 40 zu MP 3
*Shu*-Zustimmungspunkt Bl 21
*Mu*-Alarmpunkt KG 12
*He*-Funktion für den Dickdarm Ma 37
*He*-Funktion für den Dünndarm Ma 39

### 5.3.2 Tendinomuskulärer Magen-Meridian

➤ Abb. 5.26, ➤ Abb. 5.27

Der Verlauf des TMM beginnt breit am 2. bis 4. Zeh, hauptsächlich aber am Punkt Ma 45, führt zunächst in einer Bahn über den Fuß nach oben und teilt sich am Schienbein. Ein Zweig verläuft vom Knie über den Oberschenkel zur mittleren Beckenregion, weiter über die Brust zur Nasolabialfalte und in einer Abzweigung zum Ohr. Ein zweiter Verlauf führt am Oberschenkel über die Hüfte auf den Rücken und endet in der Mitte der Brustwirbelsäule.

### 5.3.3 Verlauf am Ohr

➤ Abb. 5.28

Der Magen-Meridian ist ein *Yang*-Meridian, der seine Energie vom Dickdarm-Meridian erhält und an den Milz-Pankreas-Meridian weitergibt.

Der Punkt Ma 1 entspricht fast genau dem Punkt des Auges am Ohr. Die Punkte Ma 2 bis Ma 5 bilden eine Linie von der Nähe der Augenlokalisation am Ohr bis in die Nähe des Kiefergelenkpunktes.

Der Punkt Ma 8 liegt im Bereich der Lokalisation des Os temporale im unteren Bereich des Antitragus, von dort bilden die Punkte Ma 7, Ma 6 und Ma 5 eine Linie, die sich im Punkt Ma 5 mit oben beschriebener Linie vom Punkt Ma 1 her trifft. Mit seinen Punkten Ma 9 bis Ma 36 zieht der Meridian im Fältungsbereich zwischen auslaufender Helix und Scapha am Ohr nach oben und erreicht die Reflexlokalisation der Pars intermedia, des Rückenmarkanteils des Sympathikus.

Der wohl bekannteste Punkt des Magen-Meridians ist der Punkt Ma 36, er ist identisch mit dem Barbiturat-vergleichbaren Punkt am Ohr und trägt seinen Namen „göttliche Gleichmut“ zu Recht. Allerdings darf er nur auf der nichtdominanten Seite stimuliert werden. Auf der dominanten Seite gestochen, würde dieser Punkt anregend (coffeinähnlich) wirken.

Die Punkte Ma 37, Ma 38 und Ma 39 liegen ebenfalls innerhalb der sympathischen Pars intermedia.

Der Betarezeptorenpunkt des Ohrs entspricht dem Punkt Ma 40. Seine traditionelle Indikation „Husten mit reichlichem Sputum“ ist in Übereinstimmung zu sehen mit der Betarezeptorenfunktion auf der Lunge.

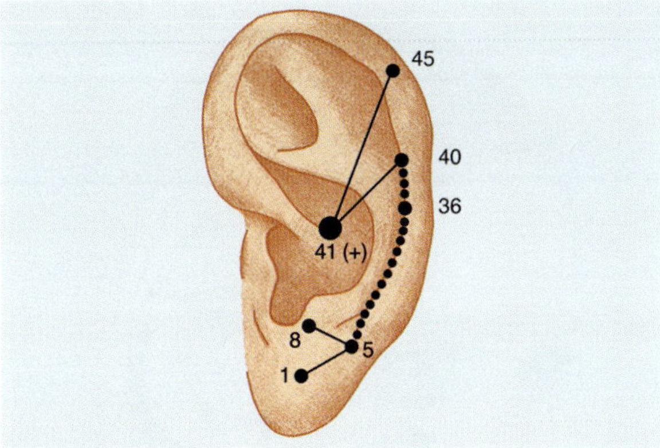


**Abb. 5.28** Verlauf des Magen-Meridians am Ohr

Achtung: Für eine Wirkung ähnlich der Betarezeptoren anregenden Aerosol-Sprays ist der Punkt Ma 40 auf der dominanten Seite zu stimulieren (Stahlnadel nach Punktion erwärmen oder Goldnadel).

Im Punkt Ma 40 wendet sich der Meridian zum Cavum conchae und erreicht seinen Tonisierungspunkt Ma 41, der am linken Ohr identisch ist mit dem „Magenpunkt“ des Ohrs.

In einer Kehrtwendung verläuft der Meridian mit seinen Punkten Ma 42 bis Ma 45 zum Ohrrand.

Ma 45 ist bekannt als Punkt in Resonanz zum Vitamin $B_5$ (Pantothensäure).

Ma

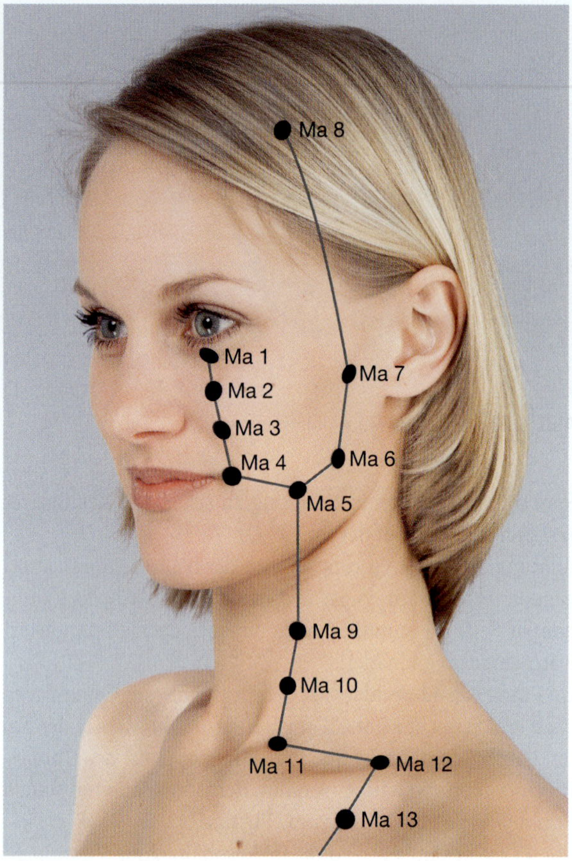


**Abb. 5.29** Ma 1–Ma 13

## 5.3.4 Die Punkte im Einzelnen

### Ma 1

*Chengqi,* „Tränensammler, Gefäß für die Tränen"

**Funktion**

Reunionspunkt mit dem Konzeptionsgefäß *(Renmai)* und dem Aufsteigenden *Yang*-Gefäß *(Yangqiaomai)*

**Lokalisation**

Beim Blick geradeaus senkrecht unter der Pupille am unteren Orbitarand

**Punktur (nur für Augenärzte geeignet)**

1–2 *Fen* senkrecht oder mit dem Zeigefinger der Hilfshand durch Druck nach oben den Bulbus fixieren und nun die Nadel entlang der knöchernen Orbitawand in Richtung retrobulbär 5 *Fen* bis 1,5 *Cun* tief einführen. Größte Vorsicht bei der Punktur!

**Indikation**

Der Punkt wird im Westen wegen seiner Lage sehr selten bei Trigeminusneuralgie und Fazialisparese sowie bei Augenschmerzen und Tränenfluss verwendet.

### Ma 2

*Sibai,* „Vierfache Helle"

**Lokalisation**

In dem Grübchen, das dem Foramen infraorbitale entspricht

**Punktur**

3–5 *Fen* senkrecht oder schräg

**Indikation**

**Lokoregional:** Konjunktivitis, Tränenkanalentzündung, Chalazion, Hordeolum, Fazialisparese, Trigeminusneuralgie. Nebenhöhlenaffektionen, Parotitis; Gesichtsakne, örtliche Entzündungen

### Ma 3

*Juliao,* „Tiefe weite Grube"

**Funktion**

Reunionspunkt mit dem Aufsteigenden *Yang*-Gefäß *(Yangqiaomai)*

**Lokalisation**

Auf einer Vertikalen durch die Pupillenmitte (beim Blick geradeaus) in Höhe des Nasenflügelunterrandes

**Punktur**

3–5 *Fen* schräg, tiefe Punktur nicht angezeigt!

**Indikation**

**Lokoregional:** Fazialisparese, Trigeminusneuralgie; Konjunktivitis, Rhinitis, Sinusitis, Epistaxis, Entzündungen und Abszesse der Nase, Zahnschmerzen, Parodontose, Affektionen der Mundschleimhaut als Begleiterscheinung von Magen- und Darmleiden, Furunkel, Abszesse des Gesichtes, Cheilitis

### Ma 4

*Dicang,* „Vorratskammer des Ackers"

**Lokalisation**

1 Querfinger (0,4 *Cun*) neben dem Mundwinkel

**Punktur**

2–5 *Fen* schräg oder bis Ma 3 durchstechen

**Indikation**

**Lokoregional:** Unterlidschmerzen, Tränenfluss, Lidspasmen, Störungen des Lidschlusses; Fazialisparese, Trigeminusneuralgie, Tic, Stottern; Zahnschmerzen, Trismus, Wangenschwellung

➤ Abb. 5.29

## ● Ma 5

*Daying,* „Großartiger Empfang“

**Lokalisation**
Oberhalb des Unterrandes der Mandibula, am vorderen Masseterrand in einer Vertiefung, wo die A. facialis getastet werden kann

**Punktur**
2 *Fen* senkrecht bis 1 *Cun* schräg (cave Arterie!)

**Indikation**
**Lokoregional:** Fazialisparese; Augenschmerzen, weil kein Lidschluss möglich ist; Trigeminusneuralgie, Tic, Stottern; Zahnschmerzen des Unterkiefers mit Wangenschwellung, Kieferklemme; Drüsenschwellung am Kieferwinkel, Parotitis

**Anmerkung**
Analgesiepunkt für den Unterkiefer zusammen mit Di 4 und KG 24. Schon Bian Que, der Erstbeschreiber der vier diagnostischen Methoden der TCM, empfahl, diesen Punkt bei obigen Indikationen nicht zu vergessen.

## ● Ma 6

*Jiache,* „Kieferknochen, Wangenregion“

**Lokalisation**
Am Unterkieferwinkel, am Ansatz des Masseters an der oberen Mandibulakante (Mund öffnen lassen)

**Punktur**
3 *Fen* senkrecht bis 1 *Cun* schräg in Richtung Ma 7

**Indikation**
**Lokoregional:** zentrale und periphere Fazialisparese, Trigeminusneuralgie, Tic, Störungen der mimischen und der Sprechmuskulatur, Stottern; alle Zahnschmerzen und Schwellungen im Unterkieferbereich, Trismus, mit Di 4, Gb 41; Laryngitis, Parotisaffektionen, Speicheldrüsensteine und Entzündungen; perorale und zirkumorale Hautveränderungen, Effloreszenzen

## ● Ma 7

*Xiaguan,* „Untere Barriere, Grenze“

**Lokalisation**
In einem Grübchen vor dem Condylus mandibulae, unterhalb des Arcus zygomaticus, in der Mitte des Masseteransatzes am Jochbein, tastbar bei geschlossenem Mund

**Punktur**
3–5 *Fen* senkrecht

**Indikation**
**Lokoregional:** Trigeminusneuralgie, Fazialisparese, Tic, unterstützend bei Schläfenkopfschmerz; Zahnschmerzen, Gingivitis, Arthritis des Mandibulargelenks, Alveolarpyorrhö; Tinnitus, Hypakusis, Ostalgie

## ● Ma 8

*Touwei,* „Kopfverbindung“

**Funktion**
Reunionspunkt mit dem Gallenblasen-Meridian

**Lokalisation**
Am oberen Rand der Schläfengrube, 4 Querfinger (3 *Cun*) oberhalb und 1 Querfinger hinter dem Orbital-Jochbein-Winkel, am Winkel des Schläfen-Stirnhaar-Ansatzes

**Punktur**
2 *Fen* bis 1 *Cun* schräg, Nadel nach abwärts oder aufwärts gerichtet

**Indikation**
**Lokoregional:** heftige Kopfschmerzen – als ob ein Hammer auf den Kopf schlüge; zerebrale Kongestion, Trigeminusneuralgien des I. Astes, Hemikranie, Fazialisparese, Sensibilitätsstörungen im Gesichtsbereich; Augenschmerzen, ständiger Tränenfluss bei Wind

## ● Ma 9

*Renying,* „Freundlicher Empfang“
Der Punkt wird auch *Wuhui* („5 Reunionen“) genannt.

**Lokalisation**
Am Vorderrand des M. sternocleidomastoideus, seitlich des Oberrandes des Adamsapfels (Kopf nach hinten beugen lassen)

**Punktur**
3 *Fen* bis 1,5 *Cun* senkrecht (cave Arterie!)

**Indikation**
Der Punkt hatte und hat mehr diagnostische Bedeutung. Er wird manchmal bei Hypertonie, Dysphagie, Asthma bronchiale und Stottern verwendet.

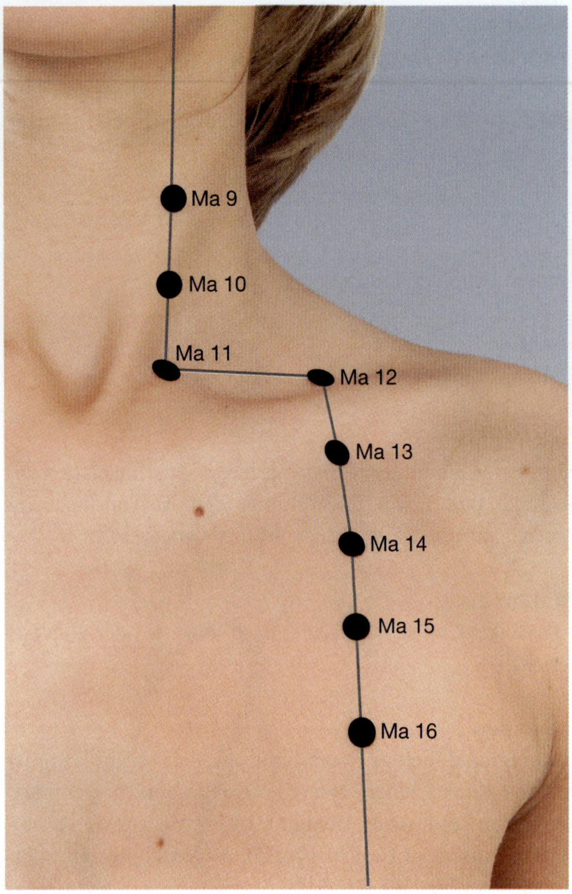


**Abb. 5.30** Ma 9–Ma 16



## ● Ma 10

*Shuitu,* „Hervorsprudelndes Wasser"

**Lokalisation**

Am Vorderrand des M. sternocleidomastoideus, in Höhe des unteren lateralen Randes des Kehlkopfknorpels, Mitte der Strecke Ma 9–Ma 11

**Punktur**

2 *Fen* bis 1 *Cun* schräg, leicht nach innen aufwärts

**Indikation**

**Lokoregional:** Stimmermüdung, Heiserkeit sowie Angina, Tonsillarabszesse

**Überregional:** Husten, asthmoide Bronchitis, die am Schlafen hindert

**Allgemein:** Spezialpunkt für Redner und Sänger

## ● Ma 11

*Qishe,* „Logis der Energie"

**Lokalisation**

Am Oberrand des medialen Anteiles der Klavikula in einer Vertiefung zwischen dem sternalen und klavikularen Ansatz des M. sternocleidomastoideus, 1,5 *Cun* lateral von der Medianlinie in Höhe von KG 22

**Punktur**

3–5 *Fen* senkrecht

**Indikation**

**Lokoregional:** Arthritis des Sternoklavikulargelenks, chronisch rezidivierende Angina, anguläre Lymphknotenschwellungen

**Überregional:** Husten mit Oppressionsgefühl, Asthma, Nackensteifigkeit

## ● Ma 12

*Quepen,* „Höhlung des Mangels, der Entbehrung"

**Lokalisation**

Am Oberrand der Klavikula, zwischen den Ansätzen des M. sternocleidomastoideus auf der Mamillarlinie, 4 *Cun* seitlich der ventralen Medianlinie (KG, *Renmai*)

**Punktur**

1–5 *Fen* senkrecht, vorsichtig stechen!

**Indikation**

**Lokoregional:** Wirkung auf die Thyreoidea; Angina, Pharyngitis, Dysphagie

**Überregional:** Atembeschwerden, Beklemmungsgefühl, Asthma bronchiale, Pleuraaffektionen; Aufstoßen, Sodbrennen, Übelkeit, bei Unverträglichkeitserscheinungen nach Weingenuss, Magenkrämpfe; generelle Ödemneigung

**Allgemein:** diagnostisch wichtiger Magen-Punkt

## ● Ma 13

*Qihu,* „Eintritt der Atemenergie, des Qi"

**Lokalisation**

Am unteren Rand der Klavikula, unter Ma 12, 4 *Cun* seitlich der ventralen Medianlinie in Höhe von KG 21 *(Renmai)*

**Punktur**

2–8 *Fen* schräg

**Indikation**

Wie Ma 12, dazu Appetitlosigkeit, Singultus

➤ Abb. 5.30

## Ma 14

*Kufang,* „Vorratskammer“

**Lokalisation**
Im 1. ICR (Interkostalraum) auf der Mamillarlinie, in Höhe von KG 20

**Punktur**
3–8 *Fen* schräg

**Indikation**
**Lokoregional:** Bronchitis, Husten mit Atembeschwerden, Beklemmungsgefühl und schleimig-eitrigem Sputum, Brust und Rippenschmerzen, Herzangst

## Ma 15

*Wuyi,* „Schirmwand, Brustwehr des Hauses“

**Lokalisation**
Im 2. ICR, auf der Mamillarlinie, 4 *Cun* seitlich von KG 19, am oberen Rand der 3. Rippe

**Punktur**
4–8 *Fen* schräg

**Indikation**
**Lokoregional:** Mastopathien, regionale Thoraxschmerzen
**Überregional:** Bronchitis, asthmoide Atembeschwerden

## Ma 16

*Yingchuang,* „Fenster der Brust“

**Lokalisation**
Im 3. ICR auf der Mamillarlinie, 4 *Cun* lateral von KG 18

**Punktur**
3–8 *Fen* schräg

**Indikation**
**Lokoregional:** regionale Rippenschmerzen, Mastopathien
**Überregional:** Hyperperistaltik, Diarrhö; Bronchitis, Asthma bronchiale
**Allgemein:** Hilfspunkt bei Schlafstörungen, Angstgefühl
➤ Abb. 5.31

## Ma 17

*Ruzhong,* „Mitte, Zentrum der Mamma“

**Lokalisation**
Im Zentrum der Brustwarzen

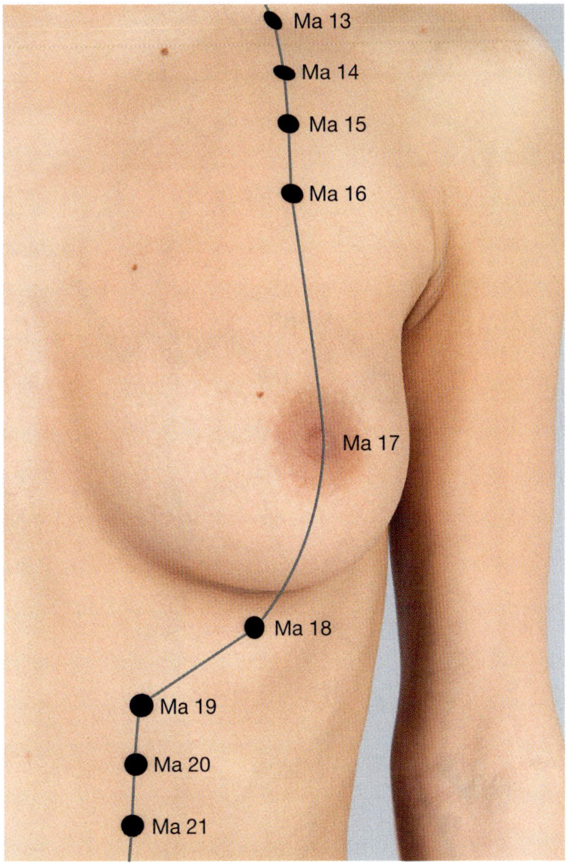


**Abb. 5.31** Ma 13–Ma 21

**Punktur**
Verboten, Moxibustion erlaubt, jedoch mit großer Vorsicht

**Indikation**
**Lokoregional:** alle Affektionen der Brustwarzen

**Anmerkung**
Wird meist nur als Orientierungshilfspunkt verwendet.

## Ma 18

*Rugen,* „Umgrenzung der Brustwarze“

**Lokalisation**
Senkrecht unter der Brustwarze im 5. ICR, in Höhe von KG 16

**Punktur**
3 *Fen* bis 1 *Cun* schräg

**Indikation**
**Lokoregional:** Milchmangel, Stillschwierigkeiten, Mastitis
**Überregional:** Husten mit Atembeschwerden – zusammen mit Ni 27

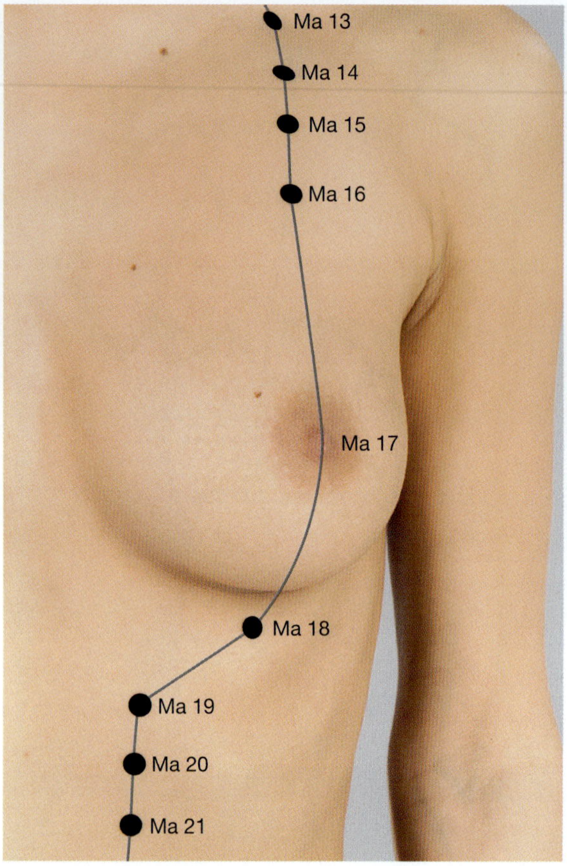


**Abb. 5.32** Ma 13–Ma 21

### Ma 19
*Burong,* „Keine Ausdehnung, Fassungsvermögen"

**Lokalisation**
2 *Cun* seitlich der Medianlinie, an der Verbindungsstelle des knorpeligen Anteiles der 7. und 8. Rippe in Höhe von KG 14 (zwischen Ma 18 und Ma 19 verlässt der Meridian die Mamillarlinie und verläuft nun 2 *Cun* lateral des Medians über das Abdomen)

**Punktur**
5–8 *Fen* senkrecht

**Indikation**
**Lokoregional:** Völlegefühl, Brechreiz, Diarrhö, Interkostalneuralgie
**Überregional:** Herzschmerzen, die in die Schulterregion ausstrahlen

### Ma 20
*Chengman,* „Aufnahme, Umfassen der Fülle"

**Lokalisation**
2 *Cun* seitlich der Medianlinie in Höhe von KG 13, 5 *Cun* oberhalb des Nabels

**Punktur**
3–8 *Fen* senkrecht

**Indikation**
**Lokoregional:** Schmerzen in der Magenregion, bedingt durch akute oder chronische Gastritis, Hiatushernien, Kardiospasmus
**Überregional:** Hyperperistaltik, Hypersalivation
➤ Abb. 5.32

### Ma 21
*Liangmen,* „Tor der Umfriedung des Vaterhauses" (Kardia)

**Lokalisation**
2 *Cun* seitlich der ventralen Medianlinie, in einer Höhe mit KG 12, also 4 *Cun* oberhalb der Nabelhöhe

**Punktur**
3 *Fen* bis 1 *Cun* senkrecht

**Indikation**
**Lokoregional:** Gastralgien, Ulkuskrankheit, spastische Kolitis, Appetitmangel, Dyspepsie, Dyskinesie der Gallenblase, bei allen Verdauungsstörungen
**Allgemein:** vegetative Dystonie, depressive Stimmung, Schlaflosigkeit

### Ma 22
*Guanmen,* „Geschlossene Pforte"

**Lokalisation**
2 *Cun* lateral der Medianlinie in Höhe von KG 11, 3 *Cun* oberhalb des Nabels

**Punktur**
8 *Fen* bis 1 *Cun* senkrecht

**Indikation**
**Lokoregional:** Abdominalschmerzen, Meteorismus, Hyperperistaltik, Appetitlosigkeit, Diarrhö
**Überregional:** Harninkontinenz, psychische Erkrankungen

## Ma 23

*Taiyi,* „Höchste, größte Einheit“

**Lokalisation**
2 *Cun* seitlich der ventralen Medianlinie, in Höhe von KG 10 und Ni 17, 2 *Cun* über Nabelhöhe

**Punktur**
3 *Fen* bis 1 *Cun* senkrecht

**Indikation**
Wie Ma 21

## Ma 24

*Huaroumen,* „Pforte der glatten Muskeln“

**Lokalisation**
2 *Cun* seitlich und 1 *Cun* oberhalb des Nabels, in Höhe von KG 9

**Punktur**
8 *Fen* bis 1 *Cun* senkrecht

**Indikation**
**Lokoregional:** Magenschmerzen, Erbrechen
**Überregional:** psychische Störungen; unterstützend bei Obstipation

## Ma 25

*Tianshu,* „Himmlisches Scharnier“

**Funktion**
*Mu*-Alarmpunkt des Di-Meridians

**Lokalisation**
2 *Cun* seitlich der ventralen Medianlinie in Nabelhöhe (auf derselben Höhe liegen von medial nach lateral KG 8, Ni 16, Ma 25)

**Punktur**
3 *Fen* bis 1 *Cun* senkrecht

**Indikation**
**Lokoregional:** Übelkeit, akute und chronische Gastritis und Enteritis, Magenschmerzen, Erbrechen, Meteorismus, Obstipation oder Diarrhö durch Fermententgleisung, Darmspasmen, Aszites, Intestinalparasiten
**Überregional:** Zyklusstörungen, Hypermenorrhö
**Allgemein:** alle chronischen Erkrankungen des Magen- und Darmtrakts, degenerative Erkrankungen
➤ Abb. 5.33

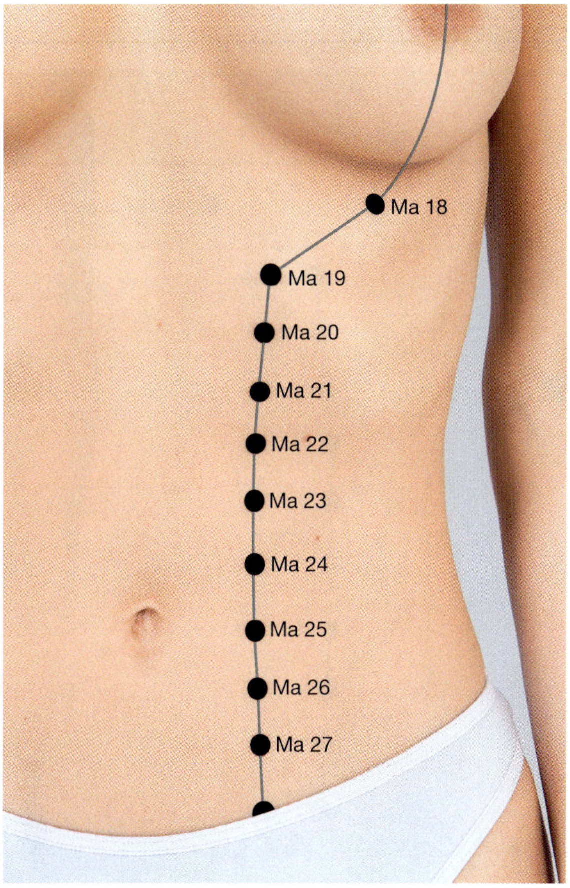


**Abb. 5.33** Ma 18–Ma 27

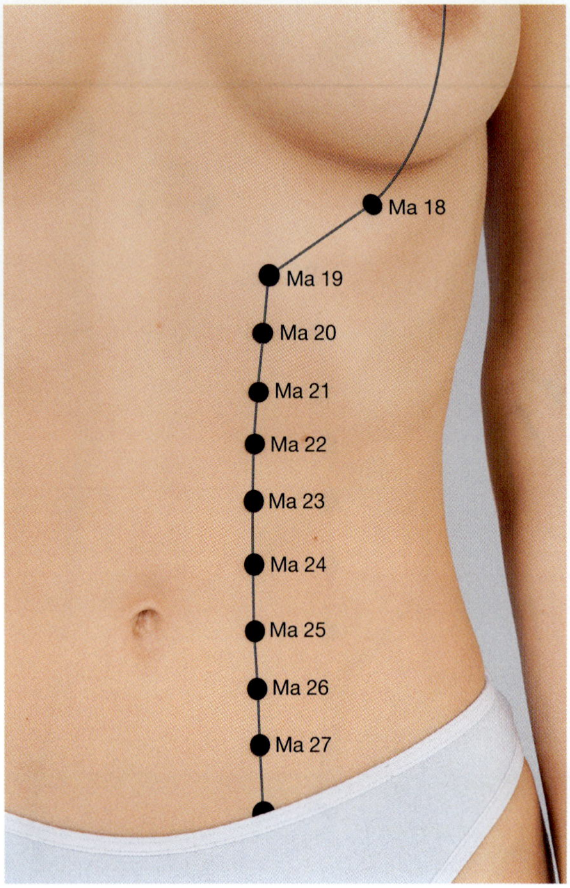


**Abb. 5.34** Ma 18–Ma 27

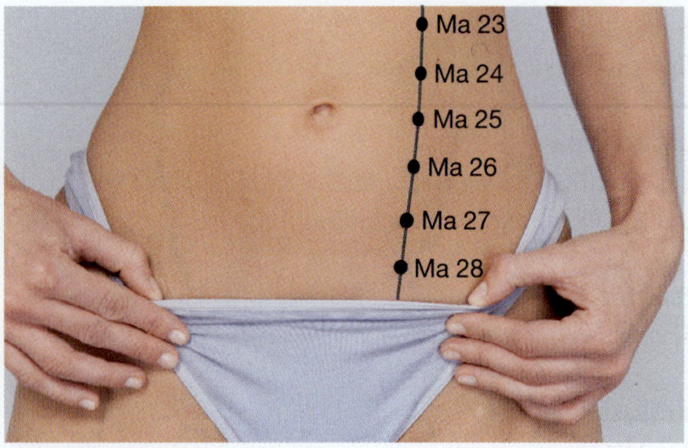


**Abb. 5.35** Ma 23–Ma 28

## ● Ma 26

*Wailing*, „Äußerer Hügel“

**Lokalisation**

1 *Cun* unterhalb des Nabels und 2 *Cun* seitlich der Medianlinie in Höhe von KG 7

**Punktur**

3 *Fen* bis 1 *Cun* senkrecht

**Indikation**

**Lokoregional:** Schmerzen im Abdomen, Dysmenorrhö

## ● Ma 27

*Daju*, „Der Große, Mächtige“

**Lokalisation**

2 *Cun* unter Ma 25 und 2 *Cun* seitlich der ventralen Medianlinie, auf gleicher Höhe mit KG 5 und Ni 14

**Punktur**

3 *Fen* bis 1 *Cun* senkrecht

**Indikation**

**Lokoregional:** Bauchschmerzen, Darmspasmen, Diarrhö, Hernienbeschwerden; Zystitis, Miktionsbeschwerden, Dysmenorrhö

**Allgemein:** Schlaflosigkeit infolge Angstgefühles

## ● Ma 28

*Shuidao*, „Lauf, Weg der Flüssigkeiten“

**Lokalisation**

3 *Cun* unter dem Nabel und 2 *Cun* lateral der Medianlinie, in Höhe von KG 4

**Punktur**

3 *Fen* bis 1 *Cun* senkrecht

**Indikation**

**Lokoregional:** Zystitis, Miktionsbeschwerden, Orchitis, Gastritis, Obstipation; Schmerzen im Unterbauch, zur Vagina ausstrahlend

**Überregional:** Ödemneigung

➤ Abb. 5.34
➤ Abb. 5.35

## Ma 29

*Guilai,* „Rückkehr, Wiederkehr"

**Lokalisation**
4 *Cun* unter der Nabelhöhe (Ma 25) und 2 *Cun* seitlich der ventralen Medianlinie, auf derselben Höhe wie KG 3 und Ni 12

**Punktur**
3 *Fen* bis 1 *Cun* senkrecht

**Indikation**
**Lokoregional:** Meteorismus, Obstipation, alle Arten von Hernien; Orchitis, Penis- und Skrotalschmerzen, Kryptorchismus, Oophoritis, Adnexitis, Parametritis, Menstruationsstörungen, Sterilität, bedingt durch Uterusschwäche

## Ma 30

*Qichong,* „Ansturm der Energie (des Qi)"

**Funktion**
Ma 30 gilt als Vereinigungspunkt des tiefen Verlaufs des Meridians mit dem oberflächlichen Verlauf. Außerdem ist Ma 30 ein wichtiger Punkt des Gefäßes der breiten Bahn (*Chongmai).*

**Lokalisation**
Am oberen Schambeinrand, 2 *Cun* seitlich der ventralen Medianlinie, auf derselben Höhe wie KG 2 und Ni 11

**Punktur**
3 *Fen* bis 1 *Cun* senkrecht

**Indikation**
**Lokoregional:** Erkrankungen des männlichen Genitales: Schmerzen im Penis und Skrotum, Erektionsschwäche, Impotenz, männliche Sterilität; gynäkologische Erkrankungen: Dysmenorrhö, Frigidität, Adnexitis sowie Schmerzen während des Partus, Plazentaretention
**Überregional:** Appetitlosigkeit, Aufstoßen; starker Meteorismus, der den Kranken zwingt, Seitenlage einzunehmen; Roemheld-Syndrom, in die Flanken ausstrahlende Schmerzen, nächtliche Kreuzschmerzen bei Schwangeren

## Ma 31

*Biguan,* „Hüftgrenze"

**Lokalisation**
Auf einer durch die Spina iliaca anterior superior gedachten senkrechten Linie in einer Vertiefung, lateral des M. sartorius, 13 *Cun* oberhalb der Kniegelenksfalte, 6 *Cun* senkrecht über Ma 32, 4 *Cun* unter der Leistenbeuge (Oberschenkel beugen lassen)

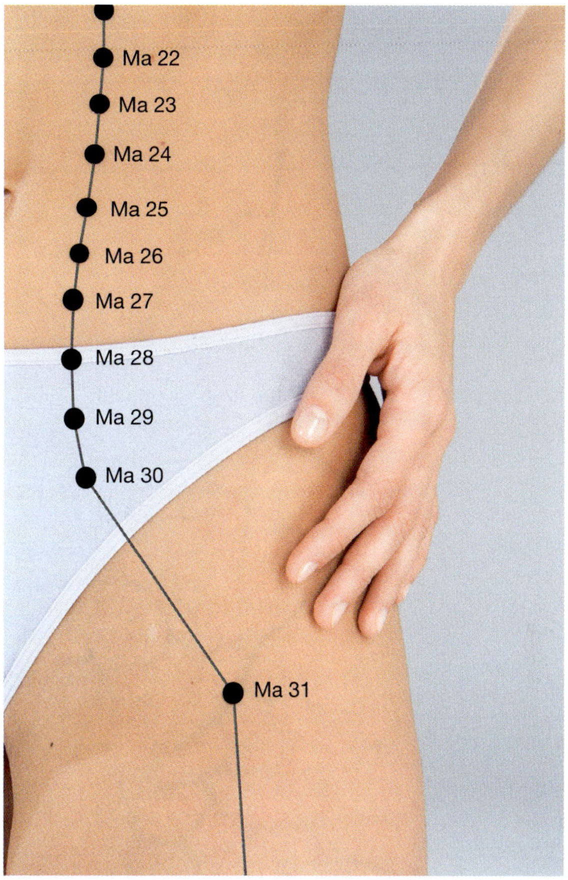


**Abb. 5.36** Ma 22–Ma 31

**Punktur**
6 *Fen* bis 2 *Cun* senkrecht

**Indikation**
**Lokoregional:** Spasmen und Kontrakturen der Muskulatur der unteren Extremitäten, Sensibilitätsstörungen in diesem Bereich, Lymphadenitis inguinalis
**Überregional:** Lumbago, besonders in Höhe von LW 3 (Lendenwirbel 3)
➤ Abb. 5.36

## Ma 32

*Futu,* „Kauernder Hase, Vorwölbung"

**Funktion**
Reunionspunkt für Arterien und Venen, macht die Gefäße durchgängig

**Lokalisation**
6 *Cun* oberhalb des lateralen Anteiles des Patellaoberrandes, auf der höchsten Erhebung der angespannten Oberschenkelmuskulatur (daher der Name)

Ma

5

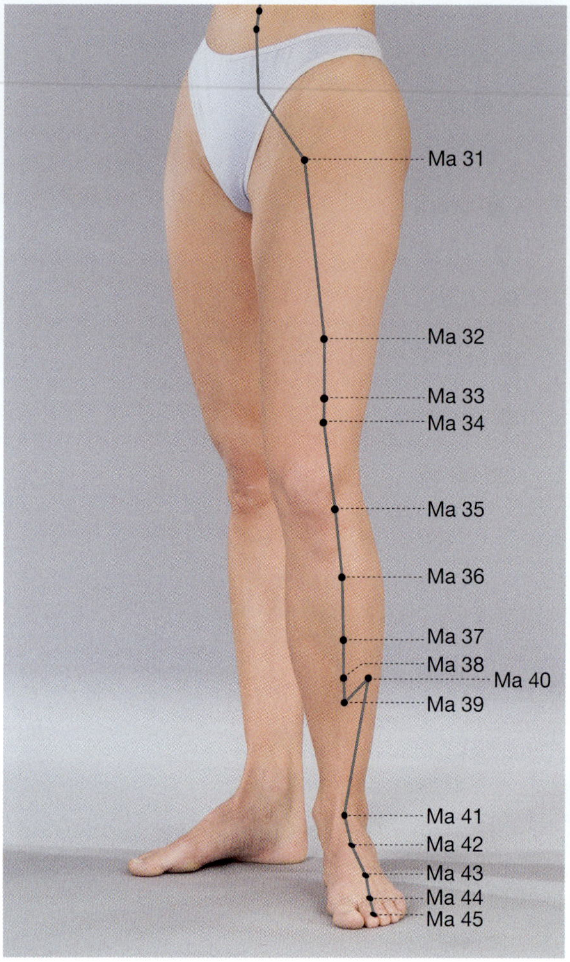


**Abb. 5.37** Ma 31–Ma 45

**Punktur**
5 *Fen* bis 2 *Cun* senkrecht

**Indikation**
**Lokoregional:** Abszesse am Oberschenkel, Gonarthritis, muskuläre Atrophie, Durchblutungsstörungen der unteren Extremitäten
**Überregional:** Affektionen der inneren und äußeren Genitalien; Urtikaria; benommener Kopf
**Allgemein:** Rheumatismus, auch spezifische rheumatoide Beschwerden

## Ma 33

*Yinshi,* „Marktplatz, Umschlagplatz des *Yin*"

**Lokalisation**
3 *Cun* oberhalb des lateralen Anteiles des Patellaoberrandes; beim knienden Patienten in einer deutlichen Vertiefung

**Punktur**
6 *Fen* bis 2 *Cun* senkrecht

**Indikation**
**Lokoregional:** Kontrakturen und Schmerzen im Ober- und Unterschenkel sowie im Kniegelenk (zusammen mit Gb 31), Paresen der unteren Extremitäten
**Überregional:** Abdominalschmerzen, Meteorismus, Aszites, Pankreasaffektionen, Hilfspunkt bei Diabetes mellitus

## Ma 34

*Liangqiu,* „Gipfel des Hügels"

**Lokalisation**
2 *Cun* oberhalb des lateralen oberen Patellarandes, in einer Vertiefung

**Punktur**
3 *Fen* bis 1 *Cun* senkrecht

**Indikation**
**Lokoregional:** Schmerzen im Kniegelenk, Sensibilitätsstörungen, der Patient kann sich nicht niederknien; ständiges Kältegefühl in den Beinen
**Überregional:** Magenschmerzen, Diarrhö, Mastitis
**Allgemein:** Angstgefühl ohne Grund (*Xi*-Spaltpunkt)

## Ma 35

*Dubi,* „Kalbsnüstern"

**Lokalisation**
Bei gebeugtem Knie in einer Mulde, lateral vom Lig. patellae (der Name bezieht sich darauf, dass sich an der inneren spiegelbildlichen Mulde ein Extrapunkt, EX-LE 4 [„Inneres Knieauge"], befindet)

**Punktur**
3 *Fen* bis 1 *Cun,* etwas schräg nach medial

**Indikation**
**Lokoregional:** Kniegelenksschmerzen, Hydarthrose, Sensibilitätsstörungen, Neuralgien, Schwellungen im Knie- und Unterschenkelbereich

**Anmerkung**
Bewährt hat sich folgende lokale Punktekombination gegen alle Kniegelenkserkrankungen, die etwas modifiziert häufig Anwendung findet: Eine Nadel in die Mitte der Patella senkrecht, eine weitere in EX-LE 2 (bei gebeugtem Knie, 1 *Cun* über der Mitte des Oberrandes der Patella in einer Vertiefung) sowie je eine Nadel in Ma 35 und EX-LE 4.
➤ Abb. 5.37

## ● Ma 36

*Zusanli,* „3 Entfernungen, *Sanli* des Beines" (vgl. Di 10: *Shousanli* = *Sanli* des Armes), Beinamen: „Asiatische Ruhe", „Göttlicher Gleichmut", „Drei Dörfer", „Großer Heiler der Füße und Knie"

**Lokalisation**

3 Möglichkeiten, den Punkt zu lokalisieren:

- 3 *Cun* unter der Unterkante der Patella, distal vom „äußeren Knieauge" (Ma 35), zwischen den Mm. tibialis anterior und extensor digitorum longus
- 2 Querfinger unterhalb des Fibulaköpfchens und 1 Querfinger lateral der Tibiakante
- Der Patient legt seine rechte Hand auf sein rechtes Kniegelenk, sodass die Palma manus über der Patella und der Zeigefinger auf der Tibiakante liegen, so erreicht die Spitze seines maximal nach lateral und unten gestreckten Mittelfingers den Punkt Ma 36.

**Punktur**

0,5–1,5 *Cun* senkrecht

**Indikation**

**Lokoregional:** rheumatische und arthritische Schmerzen im Knie- und Hüftbereich, Schwäche der unteren Extremitäten, muskuläre Atonie und Atrophie, auch posttraumatisch

**Überregional:** Appetitlosigkeit, Störungen der Magenverdauung, Gastralgien, Ulkuskrankheit, Magenneurose, Pylorospasmus, Erbrechen, saurer oder bitterer Mundgeschmack, Diarrhö, Obstipation, Magen- und Darmkrämpfe, Aszites; Miktionsstörungen, Harninkontinenz; Herzschmerz mit Angstgefühl, Hypertonie, Arteriosklerose und deren Folgezustände; Mastitis, Brustabszesse; unterstützend bei allen Hauterkrankungen, bei Enuresis, meningealen Reizzuständen und bei fieberhaften Erkrankungen

**Allgemein:** seelische Erschöpfung, Kummer, Sorgen, daraus resultierende Schlaflosigkeit, Minderwertigkeitsgefühle, Schüchternheit, Unzufriedenheit, nervöse Reizbarkeit, allgemeiner Energiemangel, „man kann sich zu nichts aufraffen", Lampenfieber, Kopfschmerzen, Schwindel, Geisteskrankheiten

**Anmerkung**

Einer der Punkte der klassischen Körperakupunktur mit sehr weit gestreuter Symptomatik; Meer-*He*-Punkt des Magen-Meridians, über den eine energetische Beeinflussung aller Meridiane möglich ist. Er hat eine anregende Wirkung (Energie, um „drei Dörfer" weiter zu marschieren), wenn er auf der dominanten Seite (rechts beim Rechtshänder) genadelt wird. Dagegen ist der Effekt beruhigend („Göttliche Gleichmut"), wenn der Punkt auf der nichtdominanten Seite gestochen wird. Soll eine *Qi*-Stagnation des Magens behandelt werden, wird beidseitig gestochen.

**Tradition**

Dieser Meer-*He*-Punkt ist der Erde zugeordnet und hat den Beinamen „Mitte in Mitte".

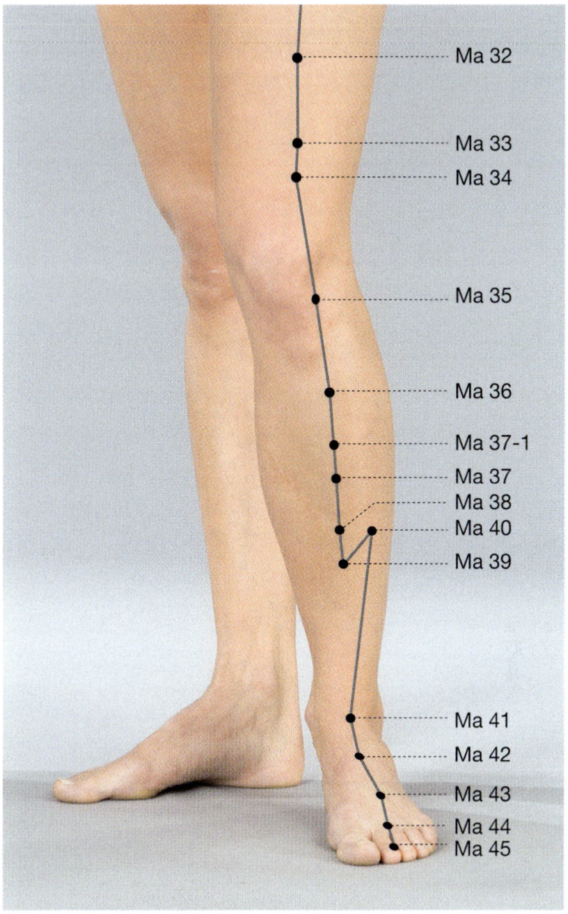


**Abb. 5.38** Ma 32–Ma 45

## ● EX-LE 7 (Ma 37–1)

*Lanwei,* „Appendix"

**Funktion**

Zur Diagnostik der Appendikopathien

**Lokalisation**

Auf dem Magen-Meridian, 2 *Cun* unter Ma 36, etwas näher zu Ma 37

**Punktur**

1–2 *Cun* senkrecht

**Indikation**

**Lokoregional:** Paralyse der unteren Extremitäten

**Überregional:** Der Punkt wird in China zur Therapie der Appendikopathie unter Voraussetzung ständiger Operationsbereitschaft eingesetzt. In Europa hat er aufgrund seiner Druckempfindlichkeit rechts bei Appendikopathien mehr diagnostische Bedeutung.

➤ Abb. 5.38

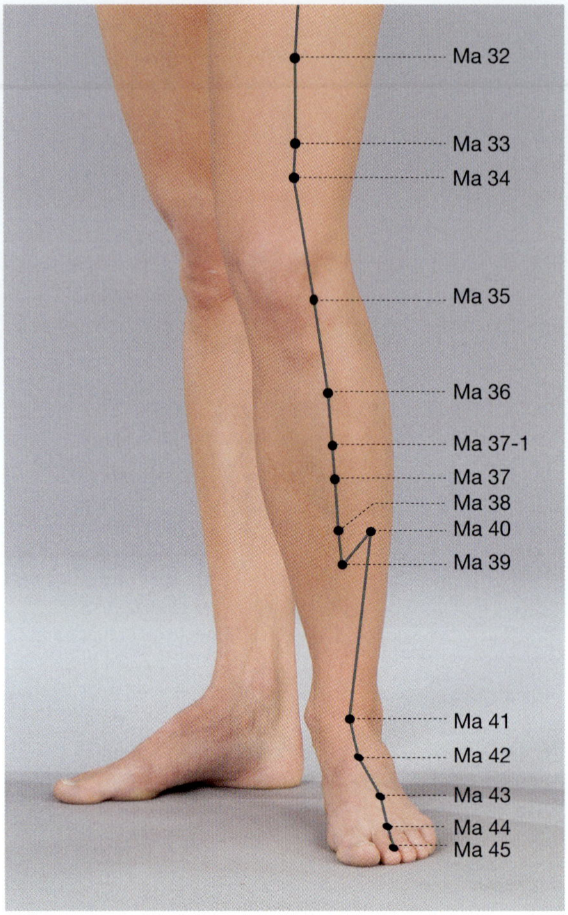


**Abb. 5.39** Ma 32–Ma 45

## ● Ma 37

*Shangjuxu,* „Überfülle der oberen Region"

**Lokalisation**
3 *Cun* unter Ma 36, auf einer Vertikalen, parallel zur Tibiakante

**Punktur**
0,5–1,5 *Cun* senkrecht

**Indikation**
**Lokoregional:** rheumatische Beschwerden im Knie- und Sprunggelenk, ödematöse Schwellungen oder entzündliche Schwellungen
**Überregional:** Verdauungsstörungen, chronische Diarrhö, Bauchschmerzen; Hemiplegie, Menière-former Schwindel, Seekrankheit

## ● Ma 38

*Tiaokou,* „Masche, Öffnung des Netzes"

**Lokalisation**
5 *Cun* kaudal von Ma 36, 2 *Cun* kaudal von Ma 37, knapp neben der lateralen Tibiakante

**Punktur**
5 *Fen* bis 1 *Cun* senkrecht

**Indikation**
**Lokoregional:** Schmerzen im Kniegelenk, Muskelspasmen, Sensibilitätsstörungen, „heiße Füße", Schwellungen der Sprung- und Fußgelenke
**Allgemein:** rheumatische Schmerzen, die durch Feuchtigkeit ausgelöst werden

## ● Ma 39

*Xiajuxu,* „Große Leere der unteren Region"

**Lokalisation**
3 *Cun* unter Ma 37, lateral der Tibiakante; dies entspricht dem Mittelpunkt der Strecke Tuberositas tibiae–Sprunggelenksfurche

**Punktur**
0,5–1 *Cun* senkrecht

**Indikation**
**Lokoregional:** rheumatische Beschwerden in den Beinen, dabei Muskelschwäche, Hilfspunkt bei Paresen der unteren Extremitäten
**Überregional:** Enteritis, Kolitis, Dyspepsie, ständig rissige ausgetrocknete Lippen, raue Haut, sprödes Körperhaar, Schweißmangel

## ● Ma 40

*Fenglong,* „Überfülle, Prosperität"

**Funktion**
*Luo*-Durchgangspunkt des Meridians; über ihn Verbindung zum *Yuan*-Quellpunkt seines gekoppelten *Yin*-Partners, zum Punkt MP 3 (Energieausgleich)

**Lokalisation**
Am Vorderrand der Fibula, 2 *Cun* lateral des Vorderrandes der Tibia, in der Mitte der Strecke zwischen Malleolus externus und Ma 35 am Rande des M. peronaeus brevis

**Punktur**
0,5–1 *Cun* schräg, etwas nach medial

**Indikation**
**Lokoregional:** Schmerzen und Krämpfe der Unterschenkel
**Überregional:** Unruhe, Schlaflosigkeit, depressive Stimmung, starke Kopfschmerzen, Schwindel; Zervikalsyndrom, Halsschmerzen, Heiserkeit, Dysphagie, Glottiskrampf; schweres Asthma, das den Schlaf behindert; Magenkrämpfe, Singultus, in- und exkretorische Pankreasinsuffizienz, Hepatopathie, Obstipation; Miktionsbeschwerden.
Spezialpunkt zur Unterstützung der Expektoration bei reichlichem Sputum
➤ Abb. 5.39

## ● Ma 41

*Jiexi*, „Tibiamulde"

**Funktion**
Tonisierungspunkt des Ma-Meridians

**Lokalisation**
In der Mitte der Fußwurzel (auf der vorderen Sprunggelenksquerfalte), am unteren Tibiarand, in einer deutlich tastbaren Vertiefung, zwischen den Sehnen der Mm. extensor hallucis longus und extensor digitorum longus

**Punktur**
5 *Fen* bis 1 *Cun* senkrecht

**Indikation**
**Lokoregional:** Schmerzen im Fuß- und Sprunggelenk, Arthralgien in diesem Bereich, Schweißfüße, Schwellung und Rötung des Dorsum pedis
**Überregional:** Atonie und Hyposekretion des Magens, Tympanie, atonische Obstipation, Aerophagie; Konjunktivitis, Augenflimmern, starker Tränenfluss; Unruhe, Depressionen, Kopfschmerzen mit Schwindel, Konvulsionen; Palpitationen mit Angstgefühl

**Tradition**
Dieser Fluss-*Jing*-Punkt ist dem Feuer zugeordnet.

## ● Ma 42

*Chongyang*, „Hitziges, kochendes Yang"

**Funktion**
*Yuan*-Quellpunkt, steht in Verbindung zum *Luo*-Durchgangspunkt seines gekoppelten *Yin*-Partners, dem Punkt MP 4.

**Lokalisation**
Am höchsten Punkt des Fußrückens, knapp neben der A. dorsalis pedis, über dem Gelenk zwischen Os naviculare und Os cuneiforme 2 und 3

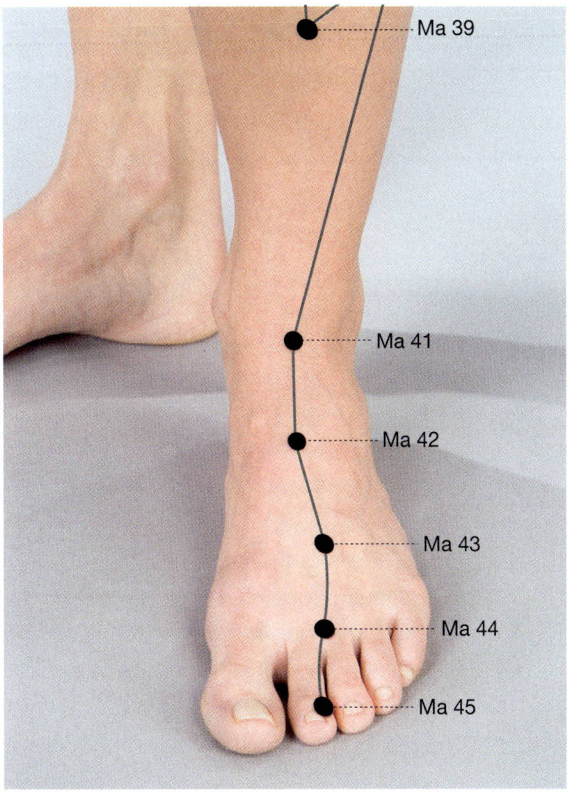


**Abb. 5.40** Ma 39–Ma 45

**Punktur**
3–5 *Fen* senkrecht (cave Arterie!)

**Indikation**
**Lokoregional:** Schmerzen am Fußrücken, Paresen der unteren Extremitäten
**Überregional:** Hyper- oder Hyposekretion, Hyper- oder Hypazidität, Appetitlosigkeit, Magenkrämpfe, Meteorismus, Erbrechen, Sodbrennen, chronische Obstipation; Zahnfleischentzündung, Zahnschmerzen; Hemiplegie, zentrale Fazialisparese, Sensibilitätsstörungen im Gesichtsbereich, nervöse Übererregbarkeit, Unruhezustände

## ● Ma 43

*Xiangu*, „Talsohle"

**Lokalisation**
In einer tastbaren Vertiefung am Zusammentreffen von Metatarsal II und III, 2 *Cun* oberhalb von Ma 44

**Punktur**
3 *Fen* bis 1 *Cun* senkrecht

**Indikation**
**Lokoregional:** Schwellungen und Schmerzen im Fußbereich, Knöchelödeme

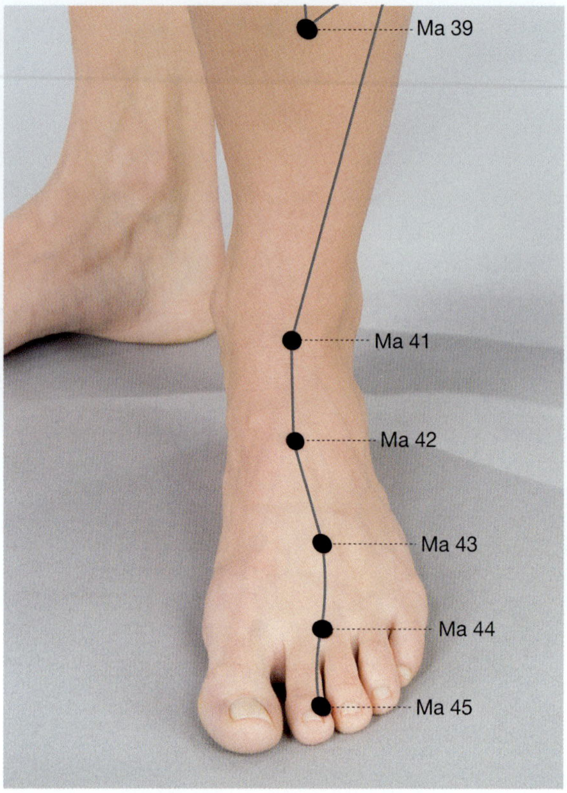


**Abb. 5.41** Ma 39–Ma 45

**Überregional:** Bauchschmerzen, Meteorismus, Hyperperistaltik; Gesichtsödeme, Ödemneigung

**Tradition**
Dieser Bach-*Shu*-Punkt ist dem Holz zugeordnet.
➤ Abb. 5.40

## ● Ma 44

*Neiting,* „Inneres der Wohnung, Vestibulum“

**Lokalisation**
5 *Fen* oberhalb der Interdigitalfalte, zwischen den Grundgelenken der 2. und 3. Zehe, näher jenem der 2. Zehe

**Punktur**
3 *Fen* bis 1 *Cun* senkrecht oder schräg

**Indikation**
**Lokoregional:** Kontrakturen und Spasmen der Beine, eiskalte Füße
**Überregional:** Gastritis, Dyspepsie, Dysenterie, Meteorismus, Hämorrhoiden, Dysmenorrhö; Zahnschmerzen im Oberkiefer, besonders der Schneidezähne; Gingivitis; Tonsillitis, Pharyngitis, Epistaxis; Kopfschmerzen, Gähnzwang, Trigeminusneuralgie, Fazialisparese
**Allgemein:** Albträume, besonders der Kinder, nächtliche Unruhe und Weinen der Kinder, häufig mit KS 9

**Anmerkung**
Einer der Analgesiepunkte für den Bauchraum

**Tradition**
Dieser Quell-*Ying*-Punkt ist dem Wasser zugeordnet.

## ● Ma 45

*Lidui,* „Grausame Bezahlung“

**Funktion**
Sedativpunkt des Meridians
Anfangspunkt des TMM des Magens

**Lokalisation**
1 *Fen* proximal und lateral vom fibularen Nagelfalzwinkel der 2. Zehe

**Punktur**
1–3 *Fen* senkrecht

**Indikation**
**Lokoregional:** Schmerzen vom Fuß bis zur Hüfte, Hydarthrose des Kniegelenks (Meridianverlauf des TMM)
**Überregional:** Gastralgie, Sodbrennen, Sedierung der Hyperazidität und Hypersekretion; Ulkuskrankheit („man isst viel, hat ständig Hunger und bleibt mager“); Hepatopathien, Ikterus, Aszites, abwechselnd Diarrhö und Obstipation; trockener Mund, Speichelmangel, Zahnschmerzen, Cheilitis; Tonsillitis, Nasenaffektionen, Epistaxis; Angstzustände, Kopfschmerzen, Schlafsucht, Libidomangel, Trigeminusneuralgie, Fazialisparese, Neurasthenie

**Anmerkung**
Alle an den Akren gelegenen Anfangs- oder Endpunkte der Meridiane (*Jing-Ting*-Punkte) haben eine Fernwirkung. Sie gelten als Einschaltpunkte der tendinomuskulären Meridiane (TMM). Ma 45 hat unter anderem eine Fernwirkung auf den Kopfbereich, besonders bei Kopfschmerzen, Trigeminusneuralgie und Nasenaffektionen. Wegen der Schmerzhaftigkeit des Stiches, auf die sein Name treffend hinweist, relativ selten verwendet, objektiv jedoch von guter Wirksamkeit.

**Tradition**
Dieser Ursprung-*Jing*-Punkt (*Ting*-Punkt) ist dem Metall zugeordnet.
➤ Abb. 5.41

### 5.3.5 Der Funktionskreis Magen aus traditioneller Sicht

➤ Abb. 5.42

Der Funktionskreis Magen ist der *Yang*-Partner für den Funktionskreis Milz-Pankreas, mit dem er zusammen – aus klassischer Sicht – die „Mitte" bildet. Auf diese „Mitte" wird in der Tradition großen Wert gelegt, denn sie darf nicht energetisch blockiert sein. Als Kombinations-*Qi* für Magen und Milz wird der Ausdruck „Mitte"-*Qi* oder *Zhongqi* verwendet (nicht zu verwechseln mit *Zongqi* [ohne h], dem Sammel-*Qi* oder essenziellen *Qi*). Da für dieses „Mitte"-*Qi* der energetisch aufbauende *Yin*-Anteil besondere Bedeutung hat, wird darauf beim Funktionskreis Milz-Pankreas eingegangen.

#### Aufgaben

##### Zwischenspeicher der Nahrung und Ursprung der Säfte

Der Funktionskreis Magen speichert aufgenommene Nahrung und Flüssigkeit für relativ kurze Zeit, je nach Nahrungszusammensetzung 2–5 Stunden, er ist also ein Zwischenspeicher.
Zunächst geht im Magen der Stärkeabbau durch die Speichelverdauung weiter. Ein Teil der Kohlenhydrate wird im Magen resorbiert. Der Magen wird vielleicht deshalb in der Tradition als Ursprung der Säfte bezeichnet.
Im Dünndarm wird der Hauptteil der Nahrung aufgenommen. Durch den Funktionskreis Milz-Pankreas wird sie verdaut, transformiert und zu körpereigenen Substanzen gewandelt, „destilliert". Diese nun körpereigenen Substanzen gelangen als Essenz zur Lunge. Dort werden die Körperenergien durch die Verbindung dieser Nahrungsessenz mit dem klaren *Qi (Qingqi)* hergestellt. Dies geschieht unter Einwirkung der Ursprungsenergie *(Yuanqi)* als Katalysator.

##### Die energetische Bewegung: das Absenken

Das Magen-*Qi* senkt ab. Es bringt den Nahrungsbrei aus dem Magen in den Dünn- und Dickdarm. Seine absenkende Wirkung geht über den ganzen Darm weiter. Fehlt die absenkende Wirkung des Magen-*Qi*, tritt Obstipation auf.
Es gibt verschiedene Ursachen für Obstipation. Eine Ursache ist Hitzewirkung im Magen (Fuß-*Yangming*), die sich bis in den Dickdarm (Hand-*Yangming*) ausbreitet. Das Magen-*Qi* kann wegen der Hitze nicht mehr absinken, die Hitze zieht empor. Damit verbunden ist auch ein dicker, gelblicher Zungenbelag.

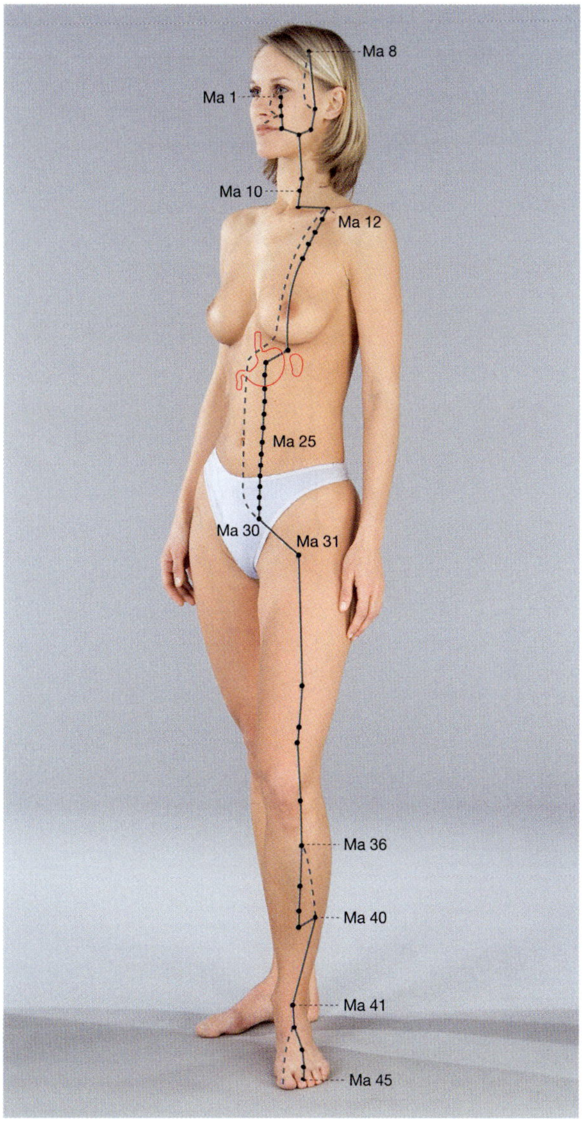


**Abb. 5.42** Verlauf des Magen-Meridians

#### Klimatische Faktoren

##### Feuchtigkeit – Schleim

In der Tradition heißt es, „der Magen liebt Feuchtigkeit und hat eine Abneigung gegen Trockenheit" (Achtung: Dies ist ein wichtiger Gegensatz zur Milz).
Dies mag zunächst eigenartig erscheinen, wird aber verständlicher, wenn man daran denkt, dass der gesunde Magen eine minimale Ruhesekretion aufweist. Dieses Sekret hat einen neutralen bis alkalischen pH-Wert und besteht vorwiegend aus Schleim. Durch Reizung der aus dem N. splanchnicus stammenden sympathischen Magennerven wird die Schleimabsonderung gefördert. Die reflektorische Produktion von HCl und Pepsin hingegen geschieht über den N. vagus. Reflektorisch heißt, dass psychische Einwirkungen und Geruchs- und Geschmackseindrücke zur Sekretion führen.

Ma

5

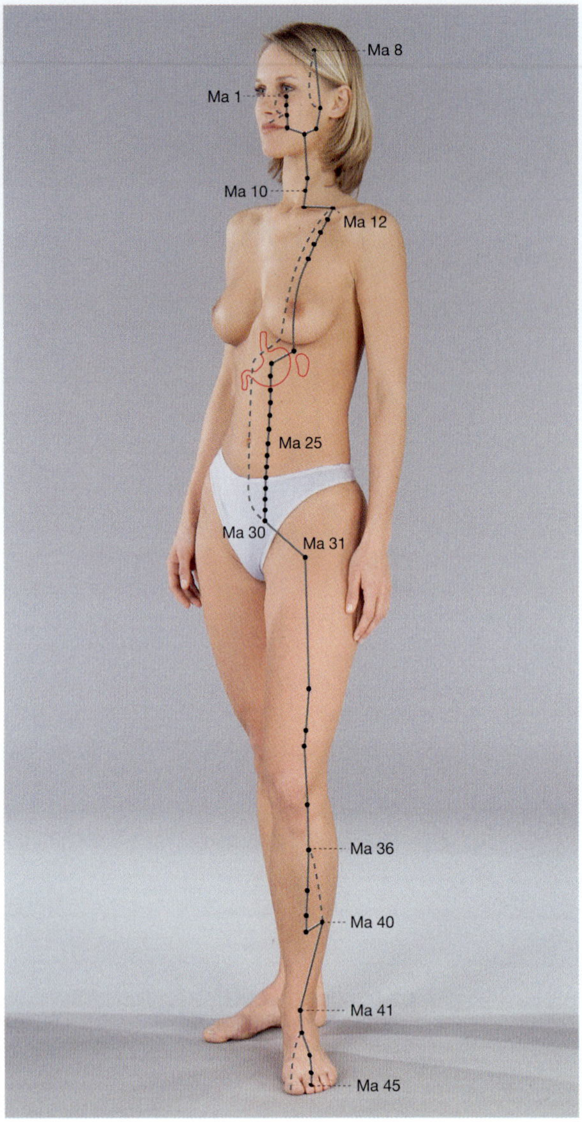


**Abb. 5.43** Verlauf des Magen-Meridians

Feuchtigkeit-Hitze kann vor allem im Sommer das Magen-*Qi* blockieren. Auch gewisse Nahrungsmittel, bakterielle *(Helicobacter)* und virale Infektionen wirken wie blockierende Feuchtigkeit.

Unter Nahrungsmitteln, die zu Feuchtigkeitsblockaden führen können, versteht man in der Tradition Zucker, zuckerhaltige Getränke, Milch und Getreide. Das Süße ist die Geschmacksrichtung der „Mitte“. Zu viel Süßes erstickt die „Mitte“, sie kann es nicht mehr wandeln. Der Magen muss diese feuchte Nahrung so zur Aufnahme vorbereiten, dass sie nicht als Feuchtigkeit oder Schleim im Körper liegen bleibt. Er muss sie aktivieren und resorptionsbereit machen. Dazu muss er viel Magen-*Qi* bereitstellen (zur Bildung eines Mols HCl werden etwa 16.000 Kalorien benötigt).

Der Zusammenhang zwischen Getreide und Schleim wird beispielsweise bei der Gabe von Getreidebreien bei Kleinkindern deutlich. Der Magen eines gesunden Säuglings ist erst im letzten Quartal des ersten Lebensjahres bereit, die in Getreide enthaltene Stärke in angemessenen Mengen einwandfrei zu verarbeiten. Deshalb sollte Getreidebreinahrung bei Säuglingen erst etwa im zehnten Monat beginnen, da sonst der Magen den Schleim nicht zur Verdauung vorbereiten kann. Der Schleim bleibt im Körper liegen und dieser versucht, den Schleim über den „Weg des Schleimes“ (Funktionskreis Lunge) als Bronchitis oder als Sinusitis, Otitis oder auch als schleimigen Stuhl usw. auszuleiten.

Symptome des Feuchtigkeitsstaus im Magen sind: dumpfer Schmerz im Epigastrium oder Thorax, Nausea (da die Energie nicht nach unten fließt), weißer klebriger Zungenbelag (gelb, wenn auch Hitze dabei ist), Schleim im Stuhl, trockener Mund wegen der Hitze, aber ohne Durst wegen der Feuchtigkeit.

Hauptpunkte der Therapie sind dann KG 12 und KG 13, Bl 21 und Ma 36, vor allem aber Ma 40. Dieser Punkt mit dem Namen „Überfülle“ stellt die gute Magenverdauung her. Er wirkt über das longitudinale *Luo* direkt auf den Magen, über das transversale *Luo* schickt er Energie in die Milz. Er wandelt dadurch die Feuchtigkeit und wirkt generell gegen Schleim im ganzen Körper. Er wird also auch angewendet bei anderen Schleim-Hitze-Erkrankungen wie Sinusitis, Otitis, Bronchitis usw.

Dieser Punkt hat auch eine Wirkung auf die Betarezeptoren (Bahr, Jost und Ledergerber 1991). Er ist beim Rechtshänder rechts stimulierend gestochen, einem Betamimetikum vergleichbar. Er wirkt gemäß der Tradition offenbar über die Verminderung des Schleimes gegen die Atemwegsobstruktion und gegen den Bronchospasmus, indem er „den Wind hemmt“.

### Hitze

Hitze im Magen (Gastritis) tritt vor allem im Sommer bedingt durch die meteorologische Hitze auf, im Winter hingegen durch zu scharfe Nahrung. Die Symptome sind: Fieber, für das man bei der klinischen Untersuchung keinen Grund findet, Nausea, Obstipation, nicht immer Magenschmerzen, häufig aber Verlangen nach kalten Getränken, Schmerz und Blutungen des Zahnfleisches.

Hauptpunkte der Therapie sind dann: KG 12, Bl 21, Ma 36, MP 6.

## Magen, Teil des *Yangming*

Die energetische Schicht *Yangming* (Magen: Fuß-*Yangming* und Dickdarm: Hand-*Yangming)* ist, wie im Buch der Wärmekrankheiten *(Wen Bing Lun)* beschrieben, die letzte Verteidigung im *Yang* gegen die eindringenden pathogenen Faktoren. Das *Yangming* verteidigt sich mit hohem Fieber. Die Tonsillitis z. B. ist eine Hitzeerkrankung des *Yangming*.

➤ Abb. 5.43

## Psychogramm

Wenn das Magen-*Qi* nicht absinkt, kommt es zu Völlegefühl und geblähtem Abdomen, der Patient hat häufig einen schlechten Mundgeruch vom Magen her.
Blockiertes Magen-*Qi* führt letztendlich zum Magengeschwür. Bei Menschen, die übermäßigen Stress nicht abbauen und abreagieren können, sprechen wir vom Ulkus-Typ.
„Rebellierendes" Magen-*Qi:* Eine noch stärkere Pathologie als das blockierte Magen-*Qi* finden wir, wenn das Magen-*Qi* anstatt abzusinken in die verkehrte Richtung geht, sich also nach oben bewegt; diesen Zustand nennt man „Rebellion" des Magen-*Qi.* Als Symptome finden wir Schluckauf, Übelkeit, Aufstoßen, schließlich Erbrechen. Hauptpunkte der Therapie sind dann KG 13 und Ma 36.
➢ Abb. 5.44

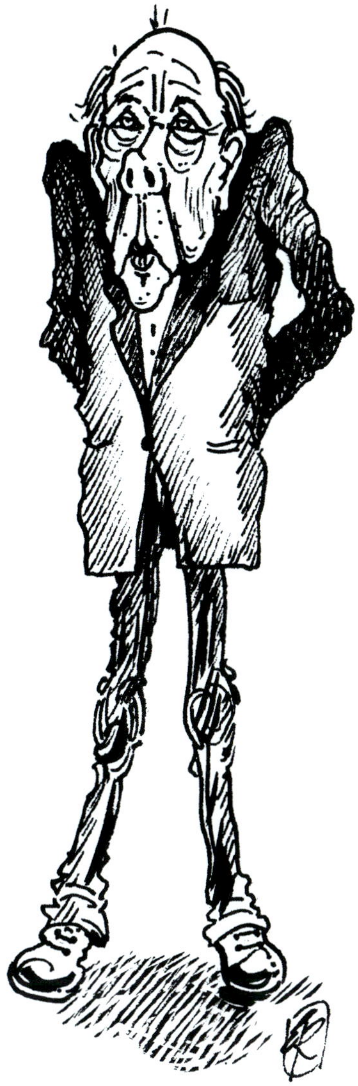

**Abb. 5.44** Magen-Typ („Ulkus"-Typ)

# Milz-Pankreas-Meridian *(Pijing)*

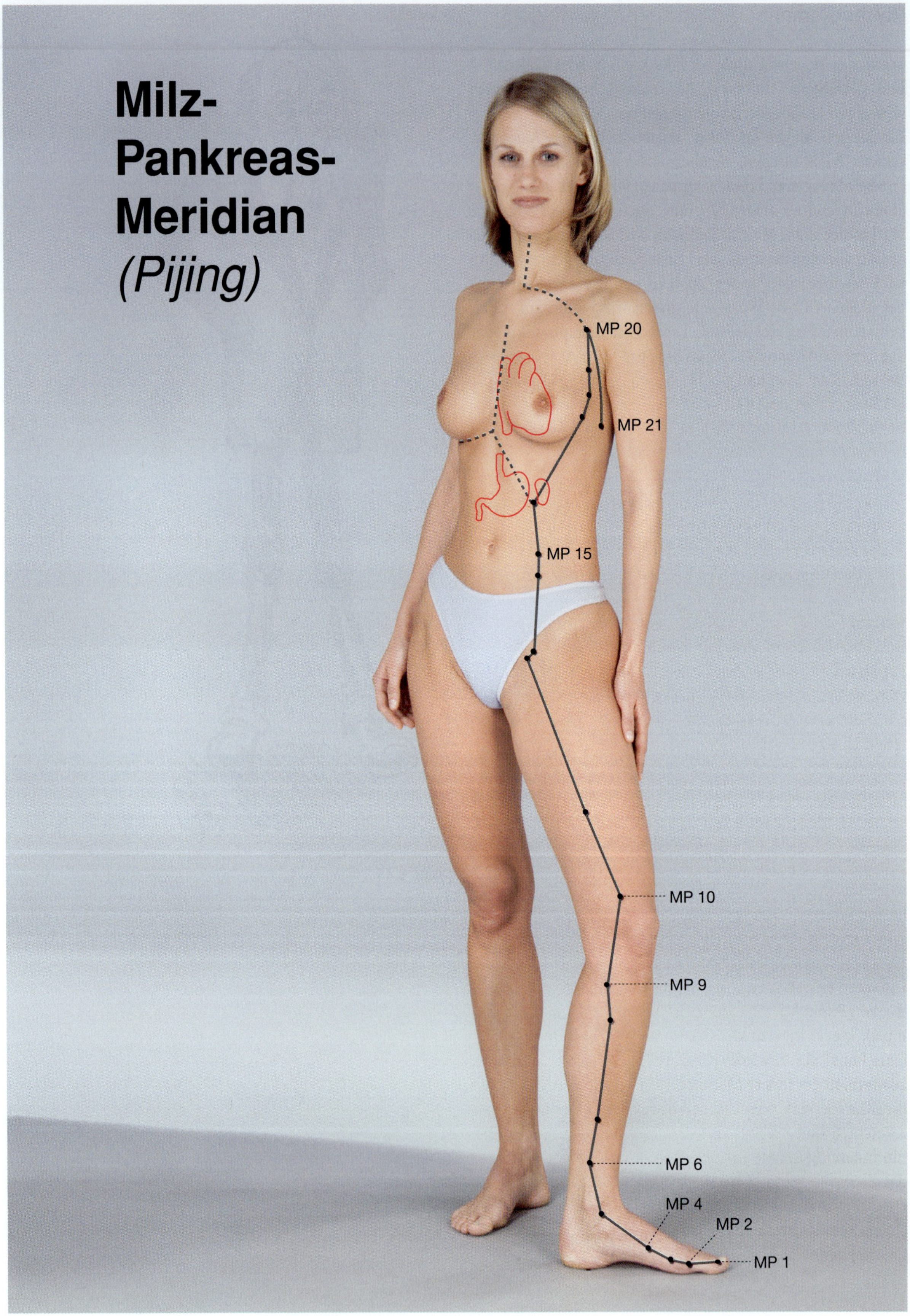

# 5.4 Milz-Pankreas-Meridian *(Pijing)*

## 5.4.1 Milz-Pankreas-Meridian

➢ Abb. 5.45

**Charakteristik**

- **Bezeichnungen:** *Zutaiyin,* Fuß-*Taiyin,* Mächtiges *Yin* des Fußes, The leg greater *Yin* Meridian
- **Abkürzungen:** MP (Milz-Pankreas), RP (rate pancreas), SP (spleen)
- **Meridian eines Vollorgans** (Speicherorgans, *Zang*), daher *Yin,* nach internationaler Nomenklatur: der IV. Meridian im Energiekreislauf
- **Energieverlauf zentripetal,** er erhält seine Energie vom Magen-Meridian und gibt sie an den Herz-Meridian weiter.
- **Chronobiologie:** Optimalzeit zur Tonisierung 9–11 Uhr
- ***Shu*-Zustimmungspunkt:** Bl 20, 1,5 *Cun* seitlich der Dornfortsatzspitze des 11. Brustwirbels
- ***Mu*-Alarmpunkt** (Heroldspunkt, *Mo, Mu*): Le 13, unter dem freien Ende der 11. Rippe, an deren Schnittpunkt mit der Medioaxillarlinie
- Der **äußere Verlauf** des MP-Meridians ist durch 21 Punkte gekennzeichnet.

**Verlauf**

Der Milz-Pankreas-Meridian beginnt am medialen Nagelfalzwinkel der großen Zehe, zieht von dort an der „Grenze" von „weißer und roter Haut" an den vorderen Rand des inneren Knöchels (MP 5) und steigt vor diesem entlang dem hinteren Tibiarand aufwärts bis zum medialen Kondylus der Tibia (MP 9).

Von hier geht es weiter über die Innenseite des Oberschenkels zur Inguinalgegend und weiter über die laterale Bauchregion (MP 13–MP 16) zum Thorax und in der Präaxillarlinie aufwärts bis zum 2. ICR (MP 20).

Nun ändert der Meridian in einem spitzen Winkel nach seitlich unten seine bisherige Richtung und endet mit seinem 21. Punkt im 6. ICR in der Medioaxillarlinie, 3 *Cun* unter Gb 22.

**Innerer Verlauf**

Ab dem Punkt MP 12 in der Leistenregion zieht ein Ast nach innen, kreuzt die Punkte KG 3 und 4 (innen) und erreicht beim Punkt MP 14 wieder die Oberfläche. Vom Punkt MP 15 aus verläuft der innere Meridian zum Punkt KG 10, dringt in die Milz ein, verbindet sich mit dem Magen, durchquert das Zwerchfell und verläuft mit dem Ösophagus nach kranial. Ein innerer Seitenast entspringt im Magen und zieht durch das Zwerchfell zum Herzen. Ein zusätzlicher Ast hat seinen Ursprung am Punkt MP 20 und erreicht innen die Zunge.

Innere Meridianverlaufsrichtung: im Wesentlichen von unten nach oben

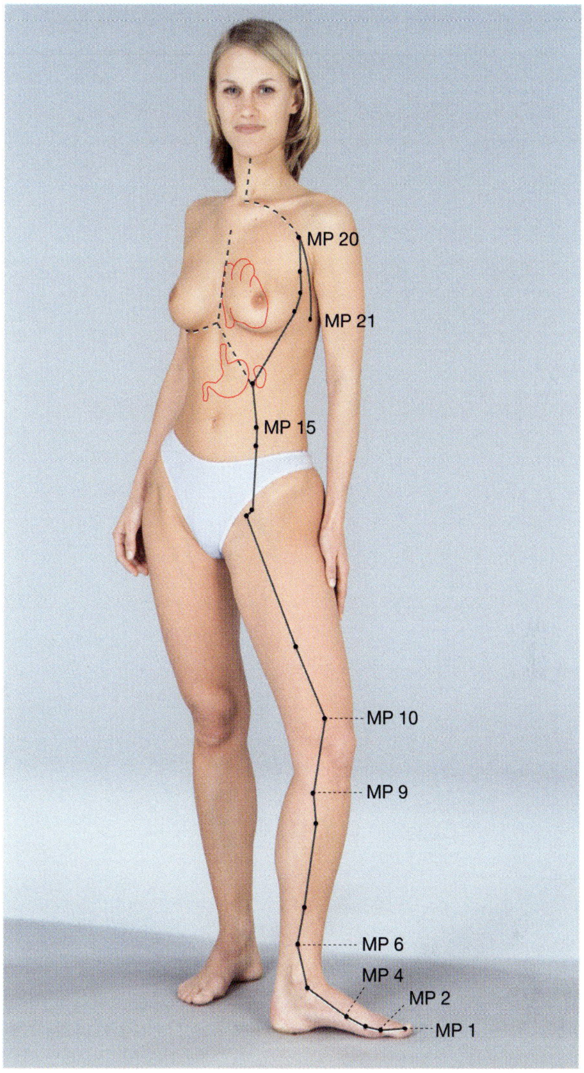


**Abb. 5.45** Verlauf des Milz-Pankreas-Meridians am Körper. Die gestrichelte Linie deutet den inneren Meridianverlauf an.

**BESONDERE PUNKTE**

**Milz-Pankreas-Meridian** *(Pijing)*

Tonisierungspunkt MP 2
Sedativpunkt MP 5
*Yuan*-Quellpunkt MP 3
*Luo*-Durchgangspunkt MP 4 zu Ma 42
*Shu*-Zustimmungspunkt Bl 20
*Mu*-Alarmpunkt Le 13
Kardinalpunkt, der das Gefäß der breiten Bahn *„Chongmai"* einschaltet MP 4

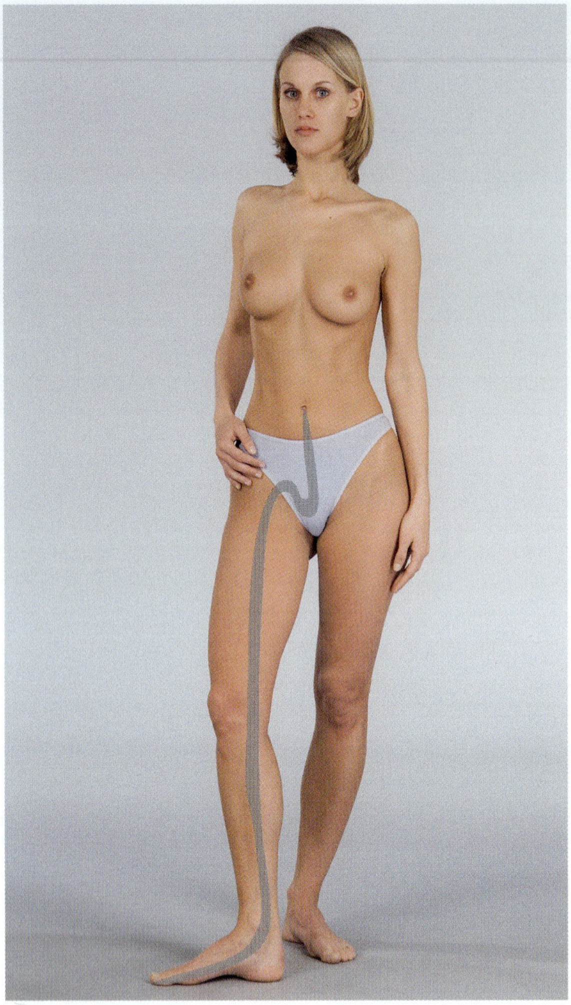

**Abb. 5.46** Verlauf des tendinomuskulären Milz-Meridians an der Körpervorderseite

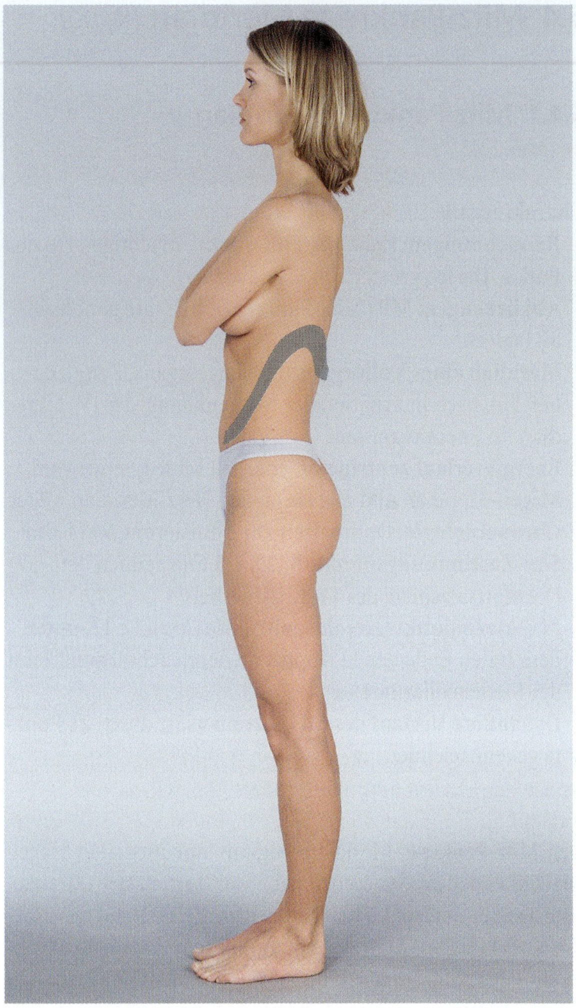

**Abb. 5.47** Seitlicher Verlauf des tendinomuskulären Milz-Meridians

Besonderheiten

Dem Milz-Pankreas-System fällt innerhalb des Gesamtorganismus die Rolle eines Vorratsorgans und Zwischenspeichers zu. Es ist die Grundlage der Speicherung und der Zuteilung des Nähr-*Qi*. Es sind dies Funktionen, die weit über die Assoziation eines westlichen Mediziners, diese beiden Organe betreffend, hinausgehen.

Durch seine Zugehörigkeit zur „Mitte" (Erde) hat der Meridian vermittelnde Eigenschaften zu allen anderen Organsystemen.

Wir bezeichnen ihn auch als Hauptmeridian für das „Bindegewebe".

## 5.4.2 Tendinomuskulärer Milz-Pankreas-Meridian

➤ Abb. 5.46, ➤ Abb. 5.47

Beginnend mit dem Punkt MP 1 an der medialen Seite des großen Zehs, verläuft der TMM über die Innenseite des Beins und die Hüfte, vorbei an den externen Genitalien zum Nabel und dann weiter durch die Brusthöhle bis zum Rückgrat.

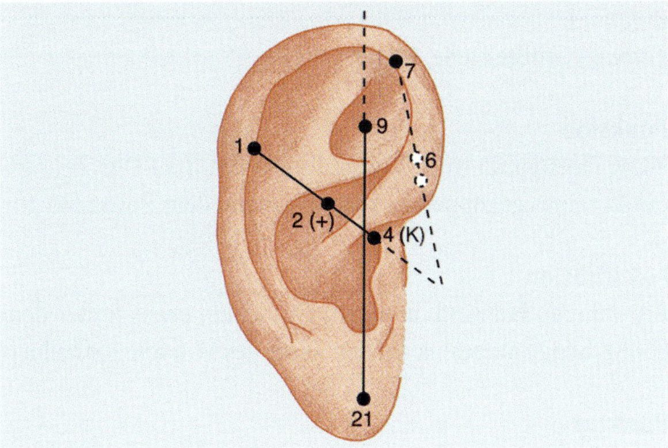


**Abb. 5.48** Verlauf des Milz-Pankreas-Meridians am Ohr

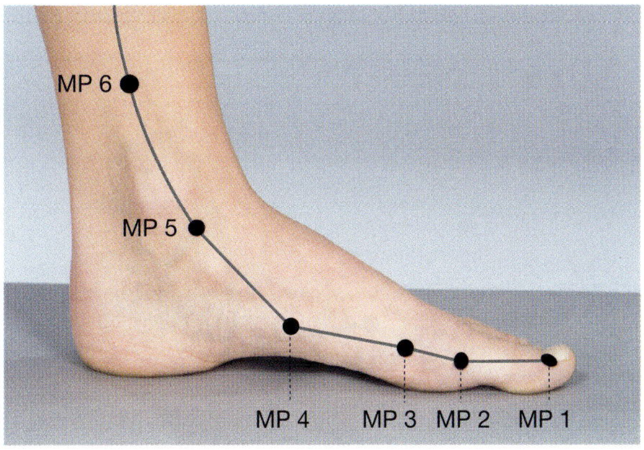


**Abb. 5.49** MP 1–MP 6

## 5.4.3 Verlauf am Ohr

➢ Abb. 5.48

Der Punkt MP 1 liegt in Höhe des Darwin-Höckers, aber in der Helixfalte kurz unterhalb des Vitamin-$B_{12}$-Punkts und entspricht dem Folsäure-Punkt.
Der Milz-Punkt links bzw. der Pankreas-Punkt rechts liegen in der Mitte der Hemiconcha superior. Dies entspricht MP 2, dem Tonisierungspunkt des Milz-Pankreas-Meridians. Bei seelischer Erschöpfung wird der MP 2 links mit dem Angstpunkt (Lu 1 auf der dominanten Seite) kombiniert. Im Bereich des Plexus hypogastricus finden wir den Punkt MP 3.
Dem Interferon-Punkt entspricht der Punkt MP 4. Er ist der *Luo*-Durchgangspunkt des Milz-Pankreas-Meridians; zugleich ist er der Kardinalpunkt für das Gefäß der breiten Bahn *(Chongmai)*. Er ist als Meisterpunkt gegen alle Durchfallerkrankungen bekannt, lokalisiert ist er an der obersten Stelle des Tragus.
Vom Interferon-Punkt aus geht der Milz-Pankreas-Meridian in die Tiefe, und zwar zu den verdeckten Lokalisationen in der aufsteigenden Helix. Dort entspricht der Punkt MP 5 dem Ovar und MP 6 kommt dem Uteruspunkt gleich. Dieser ist der Gruppen-*Luo*-Durchgangspunkt und der Reunionspunkt der 3 *Yin*-Meridiane des Fußes.
MP 7 liegt, analog zum Vitamin-$B_6$-Punkt, am Omega-2-Punkt etwas nach innen in der Falte der Helix. Kurz oberhalb vom Kniepunkt, aber bereits außerhalb des Ohrs liegt MP 8, direkt am Knie dagegen, in der Mitte der Fossa triangularis, der Punkt MP 9. Der Punkt MP 10 entspricht einem Punkt im lumbalen Bereich des sympathischen Grenzstranges. In einer Reihe folgen nun alle weiteren Punkte von MP 11 bis MP 20 und schließlich erreicht der Meridian mit seinem Punkt MP 21 den unteren Teil des Ohrläppchens. Dieser wichtige psychische Punkt entspricht dem Omega-Hauptpunkt mit einer Lexotanil-vergleichbaren Wirkung.

## 5.4.4 Die Punkte im Einzelnen

### ● MP 1

*Yinbai,* „Verborgener Glanz“

**Funktion**
Anfangspunkt des TMM

**Lokalisation**
2 mm proximal und seitlich des medialen Nagelfalzwinkels der Großzehe

**Punktur**
1–3 *Fen* senkrecht

**Indikation**
**Lokoregional:** ständig kalte Füße
**Überregional:** Ohnmacht, Kollaps, Konvulsionen; Epistaxis; Atembeschwerden, die den Schlaf behindern; Meteorismus, Brechreiz, Erbrechen; Menorrhagie
**Allgemein:** Einschlafprobleme („Man wälzt sich im Bett herum und kann keine Entspannung finden.“). MP 1 gilt als Vitamin-Hinweispunkt für Folsäure bzw. kann auf eine Belastung mit Formaldehyd hindeuten.

**Anmerkung**
Einer der Spezialpunkte gegen Hämorrhoiden, zusammen mit MP 3

**Tradition**
Dieser Ursprung-*Jing*-Punkt (*Ting*-Punkt) ist dem Holz zugeordnet.

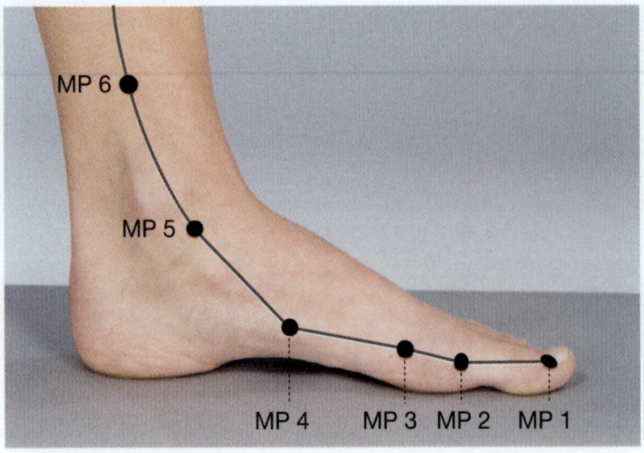


**Abb. 5.50** MP 1–MP 6

## ● MP 2

*Dadui,* „Große Stadt“

**Funktion**
Tonisierungspunkt des Meridians

**Lokalisation**
An der medialen Seite der Großzehe, in einem Grübchen, am proximalen Ende der Grundphalanx (dort, wo sich der Farbton der Haut von licht zu rötlich ändert).
➤ Abb. 5.49

**Punktur**
2–5 *Fen* senkrecht

**Indikation**
**Lokoregional:** rheumatische Sprunggelenksbeschwerden, Knochenschmerzen, Gicht, eiskalte Füße
**Überregional:** Insuffizienz des Milz-Pankreas-Systems, krampfartige Oberbauchschmerzen, Hilfspunkt bei Diabetes mellitus, Erbrechen auch Hyperemesis, Anämie durch Malabsorption, Roemheld-Syndrom; Hypertonie, Herzschmerzen; Unruhe, man kann nicht ruhig liegen, seelische Erschöpfung, mangelnde Konzentrationsfähigkeit bei Kindern; Ruhelosigkeit und Widerwilligkeit bei Kindern, gehemmte Kinder
**Allgemein:** chronische Erschöpfungszustände, Müdigkeit, Schläfrigkeit am Tage; bei seelischer Erschöpfung empfiehlt sich die Kombination MP 2 links mit Lu 1 auf der dominanten Seite.

**Anmerkung**
MP 2 gilt auf der rechten Seite als Resonanzpunkt für Vitamin H (Vitamin B7, Biotin) und als Spezial-Hinweispunkt für eine Palladium-Belastung, auf der linken Seite dagegen für eine Titan-Belastung.

**Tradition**
Dieser Quell-*Ying*-Punkt ist dem Feuer zugeordnet.

## ● MP 3

*Taibai,* „Größte Helle, Glanz“

**Funktion**
*Yuan*-Quellpunkt mit Verbindung zum *Luo*-Durchgangspunkt seines gekoppelten *Yang*-Partners, dem Punkt Ma 40

**Lokalisation**
Am inneren Fußrand, in einem Grübchen, etwas hinter dem Großzehengrundgelenk auf der Sehne des M. adductor hallucis

**Punktur**
2–5 *Fen* senkrecht

**Indikation**
**Lokoregional:** Arthralgien, Neuralgien, Parese der unteren Extremitäten
**Überregional:** als *Yuan*-Quellpunkt (empfängt das *Yangqi* von Ma 40) Wirkung vor allen Dingen auf Feuchtigkeit und Schleim; exkretorische und inkretorische Pankreasinsuffizienz und deren Folgezustände, Gastralgien, Darmkoliken, Diarrhö, Dyspepsie; Menstruationsbeschwerden, Zwischenblutungen; Bradykardie, anginoide Beschwerden; Kopfschmerzen mit Spannungsgefühl, Konzentrationsmangel
**Allgemein:** Schwächezustände

**Anmerkung**
Spezialpunkt gegen Hämorrhoiden mit MP 1

**Tradition**
Dieser Bach-*Shu*-Punkt ist gleichzeitig *Yuan*-Quellpunkt und der Erde zugeordnet.

## ● MP 4

*Gongsun,* „Söhne des Menschen“

**Funktion**
*Luo*-Durchgangspunkt des Meridians; über ihn Verbindung zum *Yuan*-Quellpunkt seines gekoppelten *Yang*-Partners, zum Punkt Ma 42. MP 4 ist ein Kardinalpunkt (Schlüsselpunkt), von dem aus das Gefäß der breiten Bahn *(Chongmai)* aktiviert werden kann.

**Lokalisation**
An der Innenseite des Fußes, am inneren Rand des Gelenks, zwischen Os metatarsale I und Os cuneiforme mediale (am Übergang des Farbtones der Haut von rötlich nach weiß)

**Punktur**
3 *Fen* bis 1 *Cun* senkrecht

**Indikation**

**Überregional:** alle Formen der Diarrhö, geblähtes Abdomen, Verdauungsstörungen, Erbrechen, Darmkoliken, Cholezystopathien, Gastralgien, Aerophagie, Ösophagusspasmen, Appetitlosigkeit; Dysurie, Sphinkterspasmen; zur Erleichterung des Geburtsverlaufs, Plazentaretention, Vaginismus; alle Arten von Herzschmerzen, Cor nervosum, sowohl Tachykardieneigung als auch vagotone Beschwerden; Krampfzustände, Epilepsie, Übererregbarkeit; Blepharospasmus, Stimmbandkrampf; ödematöse Schwellungen allgemein, Gesichtsödem (Quincke)

**Allgemein:** Meisterpunkt gegen Diarrhö; Interferon-Wirkung, links Goldnadel empfehlenswert

➤ Abb. 5.50

## ● MP 5

*Shangqiu,* „Anhöhe, Vorsprung"

**Funktion**

Sedativpunkt des Meridians

**Lokalisation**

In der Vertiefung, die sich besonders bei Flexion im Winkel zwischen dem Os naviculare und der Sehne des M. tibialis anterior bildet

**Punktur**

2–5 *Fen* senkrecht

**Indikation**

**Lokoregional:** variköser Symptomenkomplex, Ulcus cruris, Schweregefühl in den Beinen, Sprunggelenksschmerzen, Schwellungen der Unterschenkel und des Fußes

**Überregional:** Gourmand mit schlechter Verdauung, Gastralgie, Enterokolitis, Obstipation, Meteorismus, Splenomegalie, Hämorrhoiden, Analfissuren, Rektalprolaps, Gastroenteroptose; Erschlaffung des Bindegewebes, Deszensus; depressive Stimmungslage, Mutlosigkeit, unmotiviertes Weinen, Schläfrigkeit am Tage, dafür unruhiger Schlaf in der Nacht mit schreckhaften Träumen; ständiges Frösteln, Hysterie, Konvulsionen

**Allgemein:** Meisterpunkt für alle „bindegewebigen Schwächen": Varizen, Hämorrhoiden, Ptosen, Prolapse bei pastösen Patienten, lymphatischer Typ

➤ Abb. 5.51

## ● MP 6

*Sanyinjiao,* „Reunion der 3 *Yin*"

**Funktion**

Reunionspunkt der 3 *Yin*-Meridiane des Fußes (MP, Ni, Le)
Gruppen-*Luo*-Durchgangspunkt

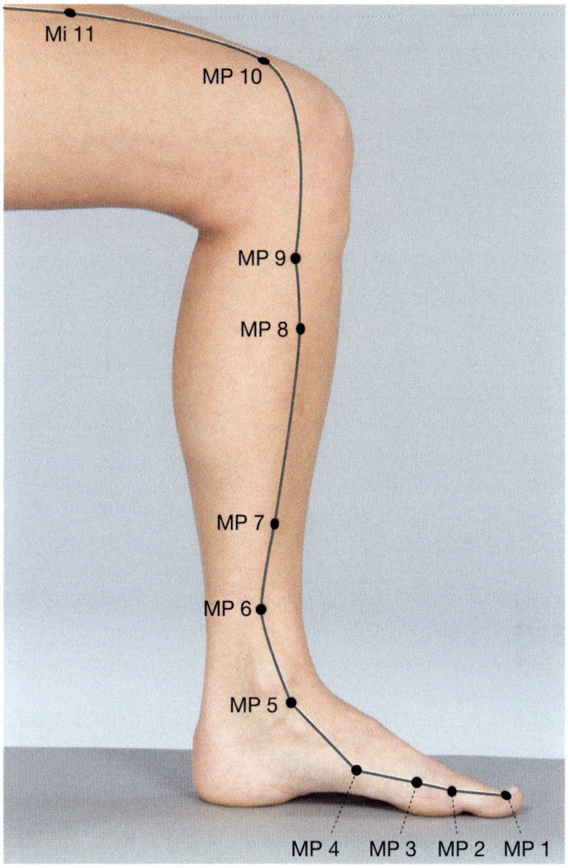


**Abb. 5.51** MP 1–MP 11

**Lokalisation**

3 *Cun* (Handbreit) oberhalb der Spitze des Malleolus medialis, am Hinterrand der Tibia, 1 *Cun* kranial von Ni 8

**Punktur**

0,5–1 *Cun* senkrecht

**Indikation**

**Lokoregional:** Durchblutungsstörungen der unteren Extremitäten, Krämpfe der Unterschenkel

**Überregional:** alle Formen der Diarrhö, Appetitlosigkeit, schmerzhaftes, geblähtes Abdomen, Kolitis. Einer der wichtigsten Punkte bei Erkrankungen des inneren Genitales – dazu eine Bemerkung: Die Hauptmeridiane von Niere, Leber und Milz vereinigen und tauschen ihre Energien. Sie haben alle eine Verbindung zum kleinen Becken und zum inneren Genitale, entweder selbstständig oder über die Punkte KG 3 und KG 4, und wirken in ihrer Art auf das Genitale: Der Funktionskreis Milz dynamisiert den Säfteumlauf. Der Funktionskreis Leber wirkt über das *Xue.* Der Funktionskreis Niere bringt *Jing.* Damit können praktisch alle Symptome des Genitales behandelt werden, von der Infertilität von Mann und Frau bis zur Dysmenorrhö, Hypermenorrhö und Amenorrhö, alle Arten von Fluor, Reizzustände im kleinen Be-

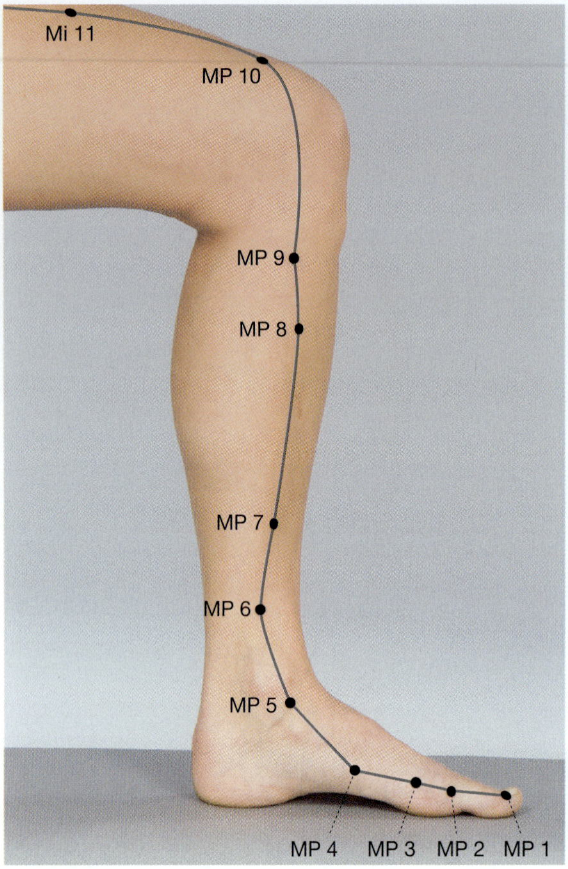


**Abb. 5.52** MP 1–MP 11

cken, postpartale Blutungen, Ohnmachtsneigung während oder nach der Entbindung, alle klimakterischen Beschwerden, sowohl organisch als auch psychosomatisch bedingt. Penisschmerzen, Orchitis, Ejaculatio praecox, Impotenz, Harninkontinenz; spastische Stenokardie, Tachykardieneigung bei anämischen Patienten; Hypertonie, aber auch hypotone Regulationsstörungen; Angstgefühl aus Energiemangel, Schwindel, Hemiplegie, traurige Verstimmung

**Allgemein:** Der Punkt wird nicht nur Meisterpunkt des Uterus genannt, sondern auch „Herr des Blutes", wobei auf seine durchblutungsregulierende Wirkung der gesamten unteren Extremität und des kleinen Beckens Bezug genommen wird sowie auf hyper- oder hypotone Kreislaufstörungen. Wichtig im Klimakterium, „konsolidiert das Altern" auch bei Climacterium virile! Häufig zusammen mit LG 4, KG 6, Bl 31.

## MP 7

*Lougu*, „Öffnung des Tales"

**Lokalisation**

Am hinteren Tibiarand, 6 *Cun* oberhalb der Spitze des inneren Knöchels, 3 *Cun* oberhalb von MP 6

**Punktur**

3 *Fen* bis 1 *Cun* senkrecht

**Indikation**

**Lokoregional:** Durchblutungsstörungen der Unterschenkel, rheumatische Knieschmerzen

**Überregional:** Meteorismus, mangelhafte Verwertung der Nahrung

**Tradition**

Dieser Fluss-*Jing*-Punkt ist dem Metall zugeordnet.

## MP 8

*Diji*, „Kraft aus der Erde"

**Lokalisation**

Am Hinterrand der Tibia, 9 *Cun* oberhalb der Spitze des inneren Knöchels, 3 *Cun* unter MP 9

**Punktur**

5 *Fen* bis 1 *Cun* senkrecht

**Indikation**

**Lokoregional:** rheumatische Knieschmerzen

**Überregional:** Meteorismus mit Flankenschmerzen, Appetitlosigkeit, Aszites mit KG 9, Diarrhö, Lumbago; Menstruationsirregularität, Dysmenorrhö, Oligospermie

➤ Abb. 5.52

## ● MP 9

*Yinlingquan,* „Quelle am *Yin*-Hügel"

**Lokalisation**
An der Innenseite des Kniegelenks, in einer Vertiefung am Unterrand des Condylus medialis, in Höhe der Tuberositas tibiae (spiegelbildlich zum Punkt Gb 34 ist MP 9 in ähnlicher Lage, aber an der Innenseite)

**Punktur**
3 *Fen* bis 1 *Cun* senkrecht

**Indikation**
**Lokoregional:** Arthrosen und Arthritiden der Kniegelenke, oft als „Zange" mit Gb 34
**Überregional:** Appetitmangel, Bauchschmerzen mit Diarrhö und Darmkoliken, spastische Obstipation, besonders bei Frauen, peritoneale Reizzustände, Aszites, Ödeme jeglicher Genese; Miktionsbeschwerden, Urethritis, Dysurie, Oligo- oder Anurie, Enuresis, Harnleiterkoliken, Prostatitis, Dysmenorrhö, Metrorrhagie

**Tradition**
Meer-*He*-Punkt, über ihn direkte Einwirkung auf die Organfunktion möglich.

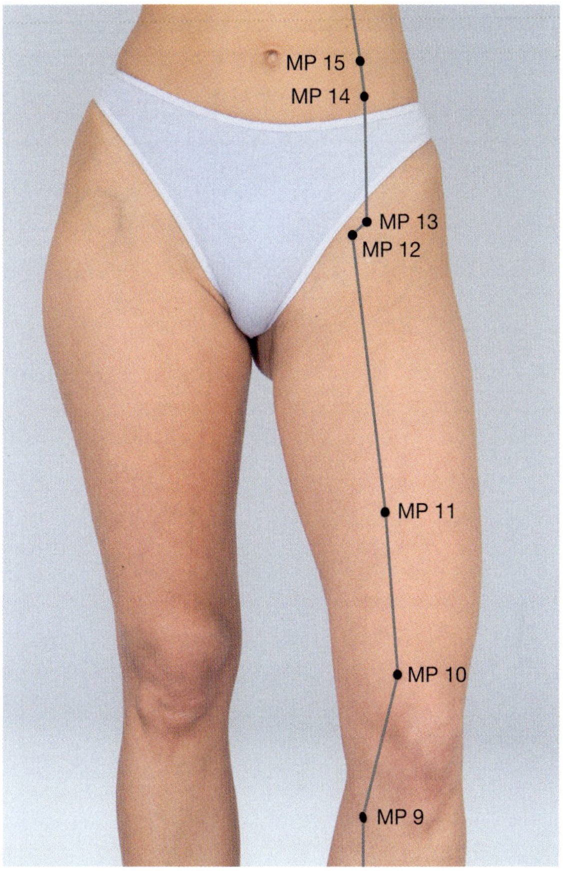


**Abb. 5.53** MP 9–MP 15

## ● MP 10

*Xuehai,* „Meer des *Xue*", „Meer des Blutes"

**Lokalisation**
3 *Cun* oberhalb der Kniegelenksfalte, an der Innenseite des Oberschenkels. Wenn man bei gebeugtem Knie die Handfläche der rechten Hand über das linke Knie des Patienten legt, so lokalisiert die Daumenspitze den MP 10.

**Punktur**
0,5–2 *Cun* senkrecht oder etwas schräg nach oben

**Indikation**
Wie MP 9 (MP 10 gilt als der „kleine Helfershelfer" von MP 9); dazu häufig bei Urtikaria, meist mit Di 4, Di 11, Bl 23, Bl 40, Lu 5

**Tradition**
Dieser Meer-*He*-Punkt ist dem Wasser zugeordnet.

## ● MP 11

*Jimen,* „Gittertor, Siebtor"

**Lokalisation**
An der Innenseite des Oberschenkels, über der A. femoralis, in der Vertiefung der Adduktoren; 8 *Cun* oberhalb des medialen Anteiles des Patellaoberrandes, 5 *Cun* oberhalb von MP 10

**Punktur**
0,5 *Cun* senkrecht; tiefere Punktur kontraindiziert

**Indikation**
Siehe MP 9, dazu Lymphknotenschwellungen in der Leistengegend und Innenseite des Oberschenkels

**Tradition**
Galt traditionell als eine der „enthüllenden" Pulstaststellen (cave: A. femoralis!).
➤ Abb. 5.53

## ● MP 12

*Chongmen,* „Tor des Angriffs, Ansturmes"

**Lokalisation**
4 *Cun* lateral der ventralen Medianlinie, in Höhe von KG 2, in der Leistenbeuge, über dem Durchtrittspunkt der A. femoralis

Mi

5

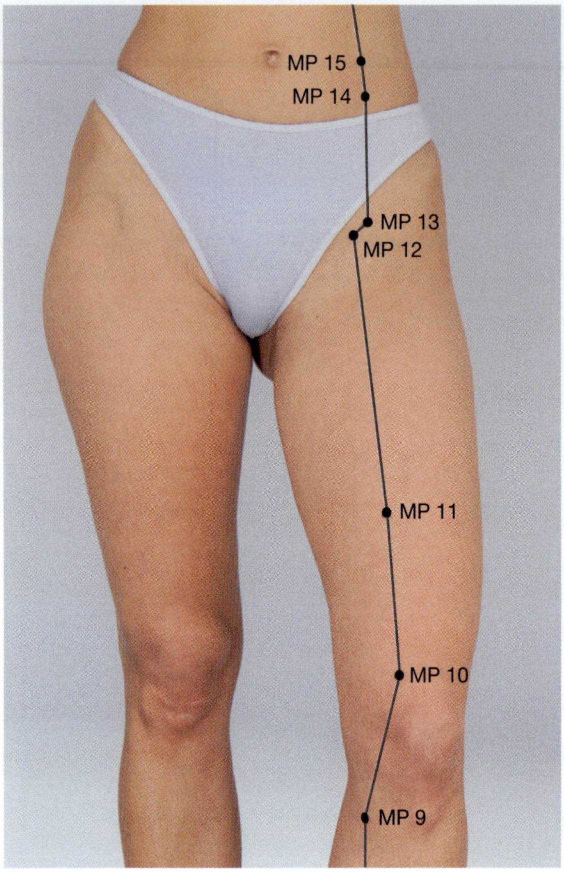


**Abb. 5.54** MP 9–MP 15

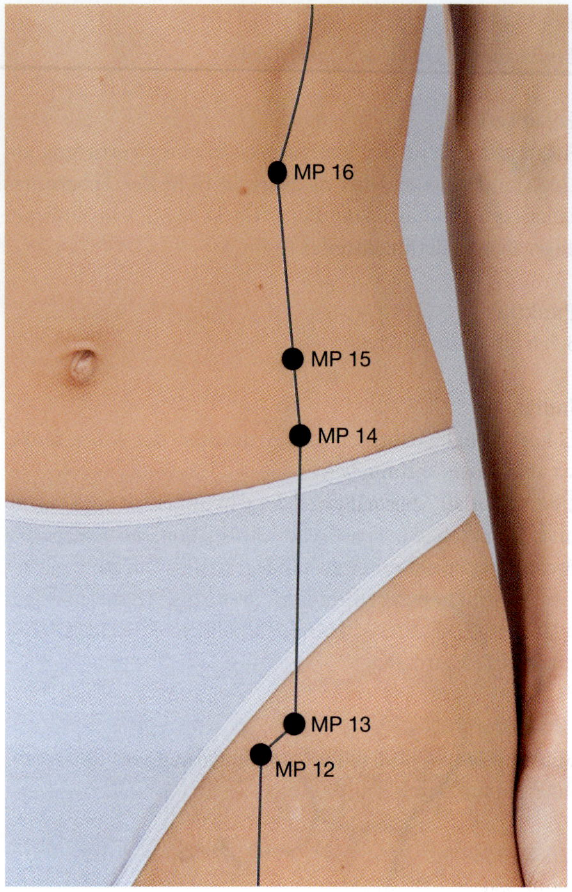


**Abb. 5.55** MP 12–MP 16

**Punktur**
3 *Fen* bis 1 *Cun* senkrecht (cave Arterie!)

**Indikation**
**Lokoregional:** Orchitis, Samenstrangaffektionen, Miktionsbeschwerden, Hernien
**Überregional:** Völlegefühl, Darmspasmen, Endometritis, Blutungen post partum, Anregung der Laktation

## MP 13

*Fushe,* „Bezirk der Eingeweide"

**Funktion**
Reunionspunkt mit dem Le-Meridian und dem Haltegefäß des *Yin (Yinweimai)*

**Lokalisation**
4 *Cun* lateral der vorderen Medianlinie in der Inguinalfalte in Höhe von KG 3

**Punktur**
Bis 7 *Fen* senkrecht oder 1 *Cun* schräg

**Indikation**
**Lokoregional:** Hernien
**Überregional:** starke schneidende Bauchschmerzen, Verdauungsstörungen, Obstipation

## MP 14

*Fujie,* „Bauchknoten"

**Funktion**
Reunionspunkt mit dem Haltegefäß des *Yin (Yinweimai)*

**Lokalisation**
4 *Cun* lateral der vorderen Medianlinie (KG), 3 *Fen* unter der Höhe von KG 7

**Punktur**
5 *Fen* senkrecht oder bis 1 *Cun* schräg

**Indikation**
**Lokoregional:** Bauchschmerzen, besonders in der Nabelgegend
**Überregional:** übermäßiges Schwitzen, akute Diarrhö, Husten mit Atembeschwerden
➤ Abb. 5.54, ➤ Abb. 5.55

## ● MP 15

*Daheng,* „Große Transversale"

**Funktion**
Reunionspunkt mit dem Haltegefäß des *Yin (Yinweimai)*

**Lokalisation**
4 *Cun* lateral der Medianlinie, in Nabelhöhe

**Punktur**
5 *Fen* senkrecht oder bis 1,5 *Cun* schräg

**Indikation**
**Lokoregional:** starke Diarrhö, Meteorismus, atonische Obstipation, Bauchschmerzen
**Überregional:** übermäßige Schweißausbrüche, epileptiforme Anfälle
**Allgemein:** ständiges Lamentieren, Sichbemitleiden

## ● MP 16

*Fuai,* „Wehklage des Abdomens"

**Funktion**
Reunionspunkt mit dem Haltegefäß des *Yin (Yinweimai)*

**Lokalisation**
4 *Cun* lateral der vorderen Medianlinie (KG), in Höhe von KG 11, 3 *Cun* über MP 15, am Rippenbogen in der Mamillarlinie

**Punktur**
5 *Fen* bis 1 *Cun* senkrecht

**Indikation**
**Lokoregional:** insuffiziente Magenverdauung, mit zusätzlicher exkretorischer Pankreasinsuffizienz, alle Kolitisarten, Bauchschmerzen
**Überregional:** übermäßige Schweißausbrüche, epileptiforme Anfälle
**Allgemein:** ständiges Lamentieren, Sichbemitleiden

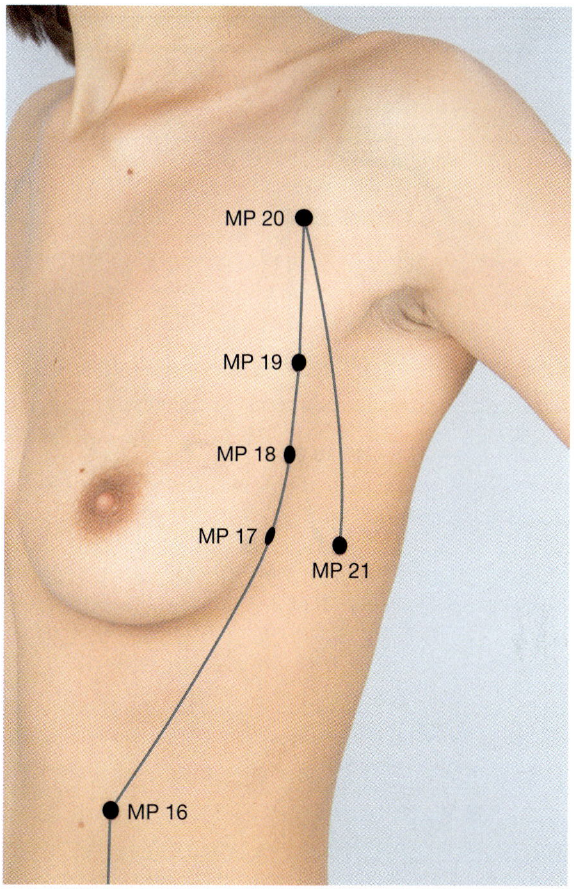


**Abb. 5.56** MP 16–MP 21

## ● MP 17

*Shidou,* „Empfang der Nahrung"

**Lokalisation**
6 *Cun* lateral von der vorderen Medianlinie (KG) im 5. ICR; zur Lokalisation ist es vorteilhaft, den Arm heben zu lassen.

**Punktur**
4–8 *Fen* schräg

**Indikation**
**Lokoregional:** Schmerzen in Zwerchfellhöhe
➤ Abb. 5.56

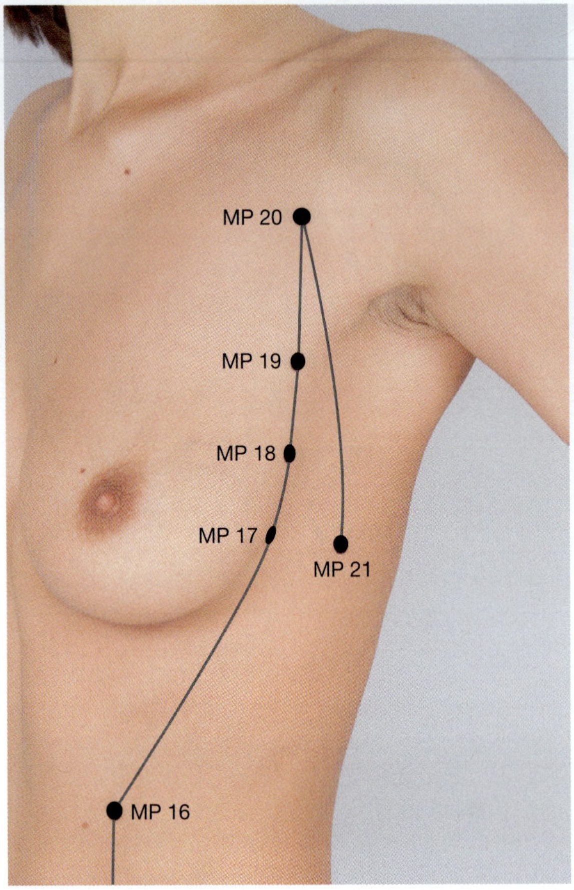


**Abb. 5.57** MP 16–MP 21

## MP 18

*Tianxi,* „Schlucht des Himmels"

**Lokalisation**

6 *Cun* lateral des KG, im 4. ICR, in Höhe von KG 17

**Punktur**

4–8 *Fen* schräg

**Indikation**

**Lokoregional:** Husten, Thoraxschmerzen, Mastitis, Muttermilchmangel

**Tradition**

Moxibustion ist der Punktur vorzuziehen.

## MP 19

*Xiongxiang,* „Brustbezirk"

**Lokalisation**

6 *Cun* lateral der vorderen Medianlinie (KG), im 3. ICR, in Höhe von KG 18

**Punktur**

4–8 *Fen* schräg

**Indikation**

**Lokoregional:** Schmerzen in der seitlichen Thoraxregion, die in den Rücken ausstrahlen

## MP 20

*Zhourong,* „Vom Glanz umgeben"

**Lokalisation**

6 *Cun* lateral der ventralen Medianlinie, im 2. ICR, 1,5 *Cun* unter und etwas lateral von Lu 1

**Punktur**

3–8 *Fen* schräg

**Indikation**

**Lokoregional:** Krampfhusten, eitriges Sputum, Beklemmungsgefühl, Dyspnoe

## MP 21

*Dabao,* „Der große Regisseur, Verteiler"

**Lokalisation**

Auf der Medioaxillarlinie, in Höhe des 6. ICR

**Punktur**

5–8 *Fen* schräg

**Indikation**

**Lokoregional:** Schmerzen in der seitlichen Thoraxregion, in den Flanken, in der Axilla, auch Schwellungen in diesem Bereich, Interkostalneuralgie, Atembeschwerden, Pleuralgien
**Überregional:** Schwäche der oberen Extremitäten

**Tradition**

Von diesem Endpunkt des Milz-Pankreas-Meridians gehen zahlreiche Sekundärgefäße ab, die sich in der Brust und in den Flanken verästeln. Da nach der Tradition der Milz-Pankreas-Meridian für die „Ernährung" der anderen Organe zuständig ist, kam MP 21 zu seinem Namen. Er ernährt aber auch genauso die Psyche und gilt als psychosomatischer Spezialpunkt bei Erschöpfungszuständen.

➤ Abb. 5.57

### 5.4.5 Der Funktionskreis Milz aus traditioneller Sicht

➤ Abb. 5.58

Für das Zentrum, die „Mitte", steht in der Tradition die Erde. Die Funktionskreise Milz-Pankreas (auch nur Milz genannt) und Magen sind die funktionell-organischen Entsprechungen dieser Wandlungsphase.

#### Aufgaben

##### Die Erde als zentrale Instanz

Magen und Milz-Pankreas liegen nicht nur in der Mitte des Körpers, sondern haben auch eine „mittige", das heißt zentrale Aufgabe, sie sind nämlich die zentrale Instanz der Aufnahme, der Klärung und der harmonischen Weitergabe von Materiellem, also von Nahrung und Flüssigkeiten. Die „Mitte" muss durchgängig sein für die *Qi*-Bewegung einerseits nach oben, andererseits nach unten. Dabei ist zu beachten, dass das Milz-*Qi* nach oben, das Magen-*Qi* nach unten gerichtet ist. Die „Mitte" übergibt das Geklärte, das heißt die Nahrungs-Essenz, an alle Funktionskreise. Sie ist die Instanz der Umpolung, der Übergänge, des Ausgleichs, der Integration, der Verteilung.

##### Die Erde als Spätsommer im Ablauf der 5 Wandlungsphasen

Wegen ihrer ernährenden Funktion *(Yin)* ist die Erde der Erntezeit und damit dem Spätsommer zugeordnet (*Yin*-Schenkel). Die Erde verdaut Flüssigkeiten und Nahrung und verarbeitet die Feuchtigkeit. Dazu braucht sie auch *Yangqi* und Wärme. Der Spätsommer liegt deshalb in der oberen *(Yang-)*Hemisphäre.
Diese Position von Milz-Pankreas im Ablauf der 5 Wandlungsphasen *(Wuxing)* bestimmt das Verhältnis zu den übrigen Wandlungsphasen mit den kybernetischen Funktionen der Produktion (oder Anregung, Förderung) und der Kontrolle (oder Hemmung). Die Stellung der Erde sowohl in der Mitte als auch in der Peripherie ist durch ihre verschiedenen Funktionen bedingt und in den chinesischen Wissenschaften schon seit dem 4. Jahrhundert v. Chr. beschrieben.
In den jüngeren Schichten des *Huangdi Neijing,* vor allem aber im *Shanghanlun,* wird die Wandlungsphase Erde sogar – als dritte Möglichkeit ihrer Stellung innerhalb der 5 Wandlungsphasen – nach jeder polaren Wandlungsphase in den Zyklus eingefügt (Van Nghi 1973). Ein pathogener Einfluss auf Milz-Pankreas kann direkt über die „Mitte" erfolgen oder indirekt über andere Funktionskreise. So entstehen epigastrische Schmerzen direkt durch zu üppige Nahrungszufuhr („blockierte Mitte") oder indirekt durch den Übergriff des Leber-*Yang* auf den Magen („das Holz greift die Erde an").

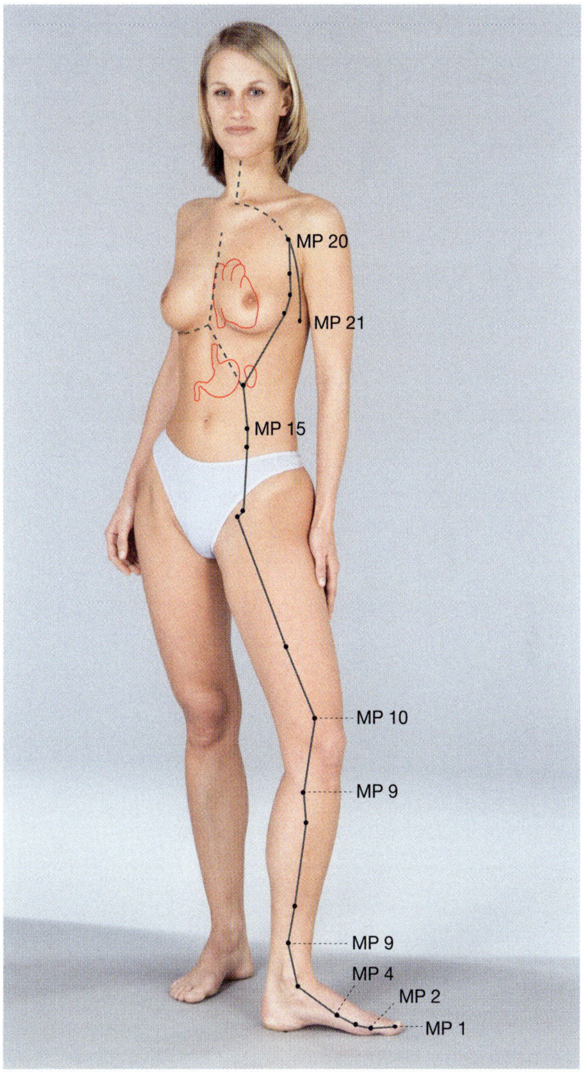


**Abb. 5.58** Verlauf des Milz-Pankreas-Meridians

##### Klärung, Assimilation (Verdauung, Nahrungsaufnahme)

Die „Mitte", bestehend aus Magen und Milz-Pankreas, verändert die Nahrung und die Flüssigkeiten durch die Magenmotilität und die Magen- und Pankreasenzyme so, dass die geeigneten Bestandteile der Nahrung als „klare Säfte" durch den Dünndarm aufgenommen werden. Das Nichtgeeignete schickt das Magen-*Qi* als „trübe Säfte" weiter nach unten in den Dickdarm.
Die pankreatischen Verdauungsenzyme könnte man mit dem aufbauenden Milz-*Yin* (Essenz) gleichsetzen. Neben den Enzymen braucht es zur Verdauung Wärme und damit *Yang*-Energie. Die Verdauung ist ein aktiver, energieverbrauchender Vorgang, eine Art Destillation. Das *Yang* und die Wärme kommen aus dem Herzen (*Shen*) und seinem Partner, dem Dünndarm, und aus den Nieren. Das Nieren-*Qi* wird über den Punkt LG 4 aktiviert, der auch auf die „Mitte"

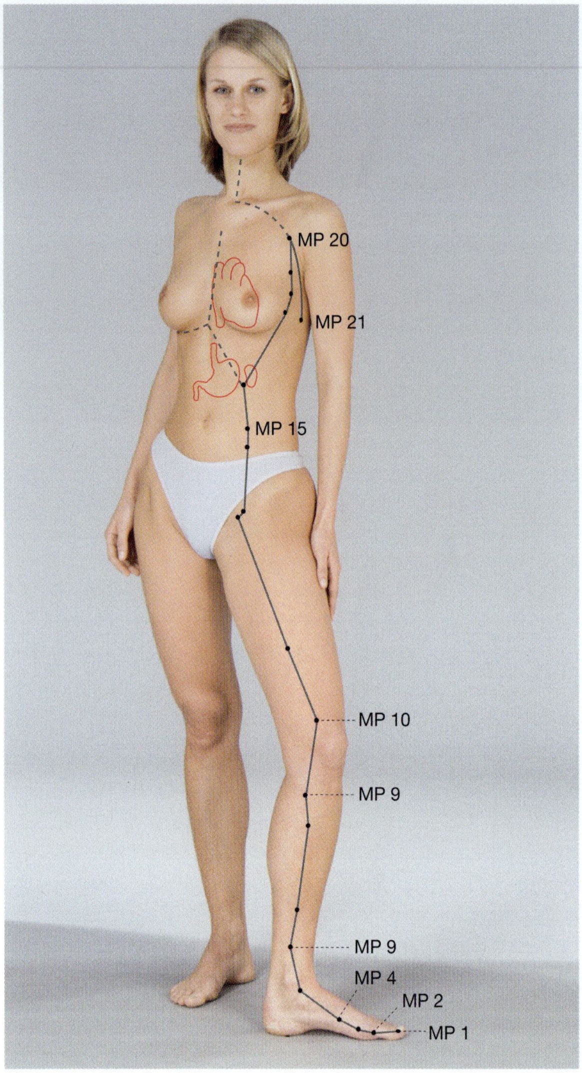


**Abb. 5.59** Verlauf des Milz-Pankreas-Meridians

wirkt. Der Funktionskreis Milz versorgt den Funktionskreis Herz über die Meridiane bevorzugt mit klaren („aktiven") Flüssigkeiten. Das Herz-*Yin* bringt seinem *Yang*-Partner Dünndarm Wärme und *Shen.*

### Verteilung der aufgenommenen Säfte

➤ Abb. 5.59

Die Milz sendet das Nahrungs-*Qi* (*Guqi,* entstanden durch die aufgenommenen klaren Säfte) nach oben zur Lunge. Es handelt sich dabei um die aktiven *(Yang-)*Säfte *(Jin).* Der struktive *(Yin-)*Teil der Säfte *(Ye)* gelangt in alle übrigen Funktionskreise, wo sie den Grundstoff darstellen zur Bildung des Nähr-*Qi (Yingqi).* Jeder Funktionskreis bildet aus diesem Grundstoff seine spezifischen Energien. Die Ursprungsenergie *(Yuanqi)* dient der Milz als Katalysator.

Das essenzielle *Qi (Zongqi)* ist ein energetischer Baustein. Aus ihm kann das Abwehr-*Qi (Weiqi)* im Funktionskreis Lunge entstehen oder das funktionsspezifische Nähr-*Qi* und die Essenzen, wenn es über die Leitbahnen in die Funktionskreise einfließt.

Der Funktionskreis Milz-Pankreas ist die Wurzel der erworbenen Konstitution, indem er über die Assimilation der Nahrung und die Verteilung der Säfte die Lebenskraft erneuert. Er speichert auch Nährstoffe, vor allem in seiner funktionellen Darstellung, dem Fleisch (Unterhaut, Fettgewebe, Ernährung der Muskulatur; nicht aber die Dynamik der Muskeln, für die die Leber zuständig ist).

Der Funktionskreis Milz-Pankreas bildet aus den oben besprochenen Körperflüssigkeiten *Jin* und *Ye* die Grundstoffe für die Herstellung von Blut *(Xue)* und auch die Grundlage für die Körpersekrete (Schweiß, Tränen, Speichel, Muttermilch, Gelenkflüssigkeit, Magen-Darm-Sekrete, Genitalsekrete).

Außerdem sagt man in der Tradition, „die Milz kontrolliert das Blut". Damit ist gemeint, dass das Milz-*Qi* dafür verantwortlich ist, das Blut in den Gefäßen zu halten. Als Spezialpunkt gilt der Punkt MP 10 „Meer des Blutes" bei Pathologien oder Anomalien mit Blutungen aus Uterus, Darm, Niere/Blase und Haut/Unterhautgewebe.

## „Enge Mitte" und „blockierte Mitte"

### „Enge Mitte"

Wenn die Aufnahmefähigkeit der „Mitte" gestört ist, wird dies als „enge Mitte" bezeichnet.

Gründe:

- Schwache Konstitution, schwache Erbenergie: Seit der Kindheit bestehen ein schwacher Appetit und eine schwache körperliche und geistige Entwicklung.
- Psychische Einflüsse: Dem besorgten Menschen fehlt der Appetit. Er magert ab. So entsteht ein Circulus vitiosus: Die schlechte Nahrungsaufnahme vermindert die Denkfähigkeit und vergrößert damit die Sorgen.
- Die Anorexia mentalis ist eine Störung des Funktionskreises Milz-Pankreas.
- Einflüsse anderer Funktionskreise: Grippe führt zu Appetitmangel. Wind und Kälte blockieren den Energiefluss im Funktionskreis Lunge und von dort aus auch im Funktionskreis Milz-Pankreas (Hand- und Fuß-*Taiyin*).
- Zu geringe Nahrungsaufnahme, z. B. im hohen Alter, und Hunger führen durch Inaktivität zu einer Magenschrumpfung.
- Hg-Störfeld: Quecksilber stört die „Mitte" über eine Schwächung des *Mu*-Alarmpunkts des Magens KG 12. Dieser ist einer der Resonanzpunkte des Quecksilbers. Über den *Mu*-Alarmpunkt der Milz Le 13 (entspricht dem ACTH-Punkt) wird die Hg-Ausleitung verstärkt.

### „Blockierte Mitte"

Ist auch die Verteilung der Säfte gestört, spricht man von einer *Qi*-Blockade oder „blockierten Mitte". Dabei handelt es sich oft um die gleichen Ursachen wie bei der „engen Mitte", eventuell mit einer zusätzlichen Pathologie im Funktionskreis Leber (Leber-Feuer).

#### Äußere Ursachen für eine Schwächung des Milz-Qi

Das Milz-*Qi* wird vorwiegend durch Kälte und Feuchtigkeit blockiert. Das *Qi* bewegt dann nicht mehr die Säfte, diese bleiben liegen und werden zu Schleim.
Hierbei sind äußere Feuchtigkeit und Kälte gemeint: Eine Bergwanderung in Kälte und Nebel und das Wohnen in einem feuchten Haus können zu einer Blockierung der Milz führen.

#### Ernährung

Kalte und feuchte Nahrung blockiert das Milz-*Qi*, ebenso zu üppiges Essen. Feucht nach traditioneller Ansicht sind Zucker, Süßigkeiten, süße Säfte, Milch, Weißbrot, gewisse Weine.
Es besteht auch hier eine Relation zwischen Nahrungszufuhr und Verdauungsvermögen der Milz. Die Milz muss die Feuchtigkeit verarbeiten. Wird zu viel feuchte Nahrung aufgenommen, kommt es zu einer Pathologie auch bei bisher normalem Milz-*Qi*. Ein schwaches Milz-*Qi* („enge Mitte") kann auch leicht feuchte Nahrung kaum verdauen.

#### Symptome

- Schwerer Magen, schwere „Mitte"; Völlegefühl; postprandiale Müdigkeit; der ganze Körper ist schwer, Schmerzen im Magen-Darm-Bereich, meist Diarrhö, Erleichterung nach körperlicher Tätigkeit und Sport: Die Bewegung kurbelt das *Yangqi* an, über das Schwitzen wird Feuchtigkeit ausgeleitet.
- Wenn die richtige Bewegung fehlt, sammelt sich *Yang* oben an und *Yin* unten: *Yang*-Fülle oben mit Reizbarkeit, Druck in der Brust, Herzbeklemmung, Schwindel und *Yin*-Stagnation unten. Die Feuchtigkeit wird nicht mehr bewegt und bleibt entsprechend der Schwere im Mittleren und Unteren Erwärmer liegen, dies führt zu Ödemen, auch Lymphödemen.
- Schleimproduktion
- Adipositas; Ablagerung des Schleimes in der Subkutis als Fett
- Schwerfälliger Geist; Niedergeschlagenheit; Depression

#### Therapie und Prophylaxe

- Auswahl verträglicher Nahrung in Quantität und Qualität
- Meiden der Nahrungsmittel, die als unverträglich erkannt wurden
- Warm essen
- Zum Essen bitteren Tee trinken (siehe Funktionskreis Dünndarm): Das Bittere bringt nach innen unten und stärkt Feuer und *Shen.*
- Frohgemut und in fröhlicher Gesellschaft essen. Dies stärkt das Herz und das *Shen.*
- Bewegung nach dem Essen *(Yang)* fördert die Verdauung.
- **Ausleitung von blockiertem Schleim über Magen/Milz durch Ma 40 *(Luo)* und MP 3 *(Yuan*-Quellpunkt) sowie MP 4 (Kardinalpunkt).**
- **Ausleitung über die Blase durch Bl 40**
- **Aktivierung des Lymphsystems über MP 10 oder 3E 5**

### Die „Mitte" stärken über die Punkte KG 8 (Nabel) und LG 4

Der Punkt KG 8 tonisiert die „Mitte". Er wird über dem Nabel gemoxt (oft mit etwas Salz und darüber einer Ingwer-Scheibe). Durch diese Technik wird dieser Punkt heutzutage häufiger angewendet. Der Punkt KG 8 *Shenque* heißt auch „Palasttor des Geistes" und öffnet den Geist *(Shen)*. Das bedeutet, dass über die verbesserte Verdauung der Funktionskreis Herz besser mit *(Shen)* versorgt wird. Über die materielle und geistige Verdauung „induziert dieser Punkt die Individualität einer Persönlichkeit und hält sie aufrecht" (Porkert 1982).



LG 4 *(Mingmen)*, das Lebenstor oder Schicksalstor: Dieser Punkt gilt als sagittale, energetische Ergänzung zum KG 8 und wirkt wie ein sich öffnendes Tor mit einer vorbestimmten Größe (Schicksal, Konstitution, Erbenergie). Durch dieses Tor erreicht die Nach-Himmels-Essenz (die erworbene Konstitution) von der Lunge kommend energetisch den Funktionskreis Niere.
Der Punkt LG 4 gilt als Ursprung des ministeriellen Feuers. Diese Dynamik

- wärmt die „Mitte"; *Yangqi* und Wärme sind notwendig für die Verdauung, die einer Destillation vergleichbar ist.
- lässt die Ursprungsenergie *Yuanqi* aus den Kraftreserven der angeborenen Energie (Vor-Himmels-Essenz) und des Nieren-*Jing* entstehen, bringt sie in den Kreislauf der Meridiane und katalysiert damit alle dynamisierenden Prozesse im Organismus.

## Körperliche Darstellung

Die körperliche Darstellung des Funktionskreises Milz-Pankreas ist das Fleisch. Damit sind das Unterhautgewebe und das Bindegewebe gemeint. Der Funktionskreis Milz-Pankreas ist für die Form des Körpers verantwortlich, er verfestigt das Fleisch durch das Milz-*Qi* und die klaren Säfte. Ein Fehlen dieser Energien führt zu einer Schwäche des Gewebes und damit zu Prolaps, Hämorrhoiden und Varikose.
Der Punkt MP 5 konsolidiert und verfestigt das Gewebe. Wir kennen seinen Einfluss auf die Gonaden und das Hormon Östrogen (Bahr 2004), welches das Gewebe verfestigen und in Form hält.

Mi

## Der Funktionskreis Milz-Pankreas hält das *Xue*

Der Funktionskreis Milz-Pankreas hält das Blut *(Xue)* über die Bindegewebsfunktion in den Gefäßen. Er lässt jedoch auch die Säfte so entstehen, dass sie einen energetischen Zusammenhalt haben, denkbar z. B. über die Osmolarität. So verfließen die Säfte nicht und treten nicht extravasal aus.

## Energetische Bewegung: das Aufsteigen

Das Milz-*Qi* muss vorwiegend nach oben und außen fließen, um die klaren Säfte in den Funktionskreis Lunge und in die übrigen Funktionskreise zu bringen. Die Diarrhö ist ein typisches Zeichen dafür, dass das Milz-*Qi* nicht mehr aufsteigt und die Säfte nach unten fallen.
MP 4 ist der Meisterpunkt gegen alle Durchfallerkrankungen. Er ist der *Luo*-Durchgangspunkt und bringt somit *Qi* direkt ins Organ. Er bewegt als Kardinalpunkt des Gefäßes der breiten Bahn *(Chongmai)* die Säfte (Lymphe) nach oben.

5

## Klimatischer Faktor: die Feuchtigkeit

Der Funktionskreis Milz-Pankreas muss Säfte umwandeln und sie weiterleiten. Er braucht viel Milz-*Qi,* um diese Aufgaben zu erfüllen und um nicht von den Säften (Humor, Feuchtigkeit) ertränkt zu werden.
Der Milzfunktionskreis reagiert jedoch auch auf die äußere Feuchtigkeit, er will sie verarbeiten und unschädlich machen, damit sie nicht als Agens in den Körper eindringen kann und seine Energien blockiert. Der Körper würde darauf mit Rheumatismus *(Bi),* mit Schwellungen und Schmerzen reagieren.
Der Körper braucht, wenn er z. B. in einem feuchten Haus wohnt, mehr *Yang,* also mehr Wärme und Energie. Auch das Haus selbst braucht mehr Wärme und Ventilation, wenn es nicht verschimmeln soll. Sonne und Wind vertreiben den Nebel.
Die immer häufiger auftretende Candidiasis des Darmes beruht – von der Tradition her gesehen – wohl auf einer Feuchtigkeitsblockade im Darm.

## Schleim

### Entstehung

Wenn Feuchtigkeit (Humor), Wasser und Säfte nicht transformiert werden, entsteht Schleim (S. Suwanda wies bereits mehrfach auf die Entstehung und Bedeutung dieser fehlenden Säfteumwandlung hin; vgl. Bahr 2004).
Die Kälte blockiert die Säfteumwandlung durch den Funktionskreis Milz-Pankreas. Durch die Ansammlung dieser Säfte entsteht ein wässriger Schleim (chinesisch als *Jin* bezeichnet). Wir kennen diesen Schleim als Nasenfluss, z. B. bei akuten Erkältungen. Wenn dieser wässrige Schleim nicht ausgeleitet wird, wenn er gestaut und komprimiert wird, entsteht Hitze (Entzündung), der Schleim wird dick, zäh, gelb (heißer Schleim, *Tan*).

### Schleimerkrankungen

Die Wandlungsphase Metall ist der Weg des Schleimes: *Tan* kann über Lunge oder Dickdarm ausgeleitet werden. Sowohl bei Kindern als auch bei Erwachsenen versucht der Körper diesen Schleim über eine Rhinitis, Sinusitis, Bronchitis, Otitis oder Colitis (mucosa) auszuleiten. Wird jedoch dieser Schleim nicht ausgeschieden, lagert er sich ab und verursacht über Jahre Beschwerden. Es entstehen schleimgefüllte Zysten in verschiedenen Organen (Thyreoidea, Mammae, Ovarien usw.). Auch arteriosklerotische Ablagerungen sind verhärtete Schleimablagerungen.

### Therapie

- Ma 40 und KG 12 stärken die Verarbeitung der Feuchtigkeit durch Milz und Magen.
- Lu 7 zieht den Schleim aus der Lunge und leitet ihn durch Di 4 und Di 11 aus.
- KG 4 stärkt die Umwandlungen durch Zufuhr von Nierenenergie.
- MP 4 bewegt als Kardinalpunkt das Blut *(Xue)* über die Öffnung des Gefäßes der breiten Bahn *(Chongmai).*
- MP 10 aktiviert das *Xue.*

## Der Geschmack

Milz-Pankreas (Erde) ist der süße Geschmack zugeordnet. Eine geringe Menge Süßes unterstützt den Funktionskreis Milz-Pankreas und harmonisiert die übrigen Geschmäcker.
Das Süßholz (Radix Glycyrrhizae) wird oft in chinesische Rezepturen gegeben, um heftiger wirkende Pharmaka zu puffern. Es kräftigt das *Qi* und erzeugt Säfte.
Viel Süßes hingegen erzeugt zu viele Säfte, die nicht verarbeitet werden können und sich im Unterhautgewebe als Fett ablagern; cave: Diabetes.

## Die Farbe

Die Farbe der „Mitte“ ist das Gelbe. (Die Farbe des Kaisers von China ist Gelb: Er ist die Mitte des Reiches der Mitte.)

## Die äußere Entfaltung

Die äußere Entfaltung der Erde sind die Lippen. Die „süßen“, vollen Lippen sind das Zeichen der vollständigen Entfaltung von Säften und *Qi.*

## Körperöffnung und Sinnesorgan

Körperöffnung ist der Mund, Sinnesorgan die Geschmacksfähigkeit. Der Geschmack muss harmonisch ausgeglichen sein. Überwiegt ein Geschmack, so hat der entsprechende Funktionskreis einen zu großen Einfluss auf die „Mitte". Ein bitterer Mundgeschmack bedeutet, dass die Galle blockiert ist oder in den Magen zurückfließt.
Die Zunge, ihre Form, ihre Feuchtigkeit sowie ihr Belag geben in der chinesischen Medizin wichtige diagnostische Hinweise. Die „Mitte" als „Ausgleichsbecken" der übrigen Funktionskreise spiegelt sich in der Zunge wider. Ein besonders wichtiges diagnostisches Zeichen ist eine geschwollene Zunge mit Zahneindrücken, ursächlich dafür ist die Schwäche der Milz.

## Psychogramm

➢ Abb. 5.60

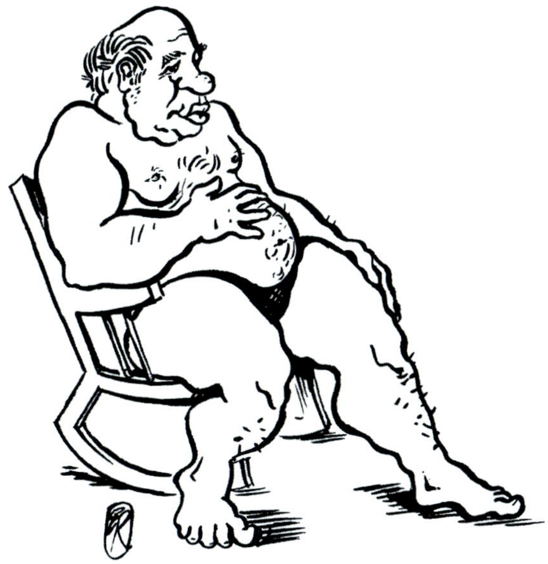

**Abb. 5.60** Milz-Typ

Eine durch zu üppige Ernährung blockierte „Mitte" blockiert auch das Denken: „Plenus venter non studet libenter" (Ein voller Bauch studiert nicht gern.).

### Geist *(Shen)*: das Mentale und Emotionale

Der Funktionskreis Milz-Pankreas beherrscht den Intellekt. Er klärt Mentales (Denken), nimmt es auf, behält es (Gedächtnis) und gibt es weiter (Kombination, neue Ideen).

#### Innere Ursache für Schwächung des Milz-*Qi*: das Grübeln

Eine langfristige mentale und intellektuelle Belastung/Überlastung, wie sie häufig bei Studenten vor Prüfungen oder auch bei Geschäftsleuten vorkommt, schwächt das Milz-*Qi*.
Ein schwaches Milz-*Qi* kann nicht auswählen. Es hängt Gedanken nach und grübelt. Unwichtiges kann nicht von Wichtigem unterschieden werden. Kleine Probleme werden zu großen Sorgen, schließlich kann durch dauerndes Grübeln Ängstlichkeit entstehen und letzten Endes kommt es zu richtigen Angstzuständen. Übertriebenes Grübeln führt zur Erwartungshaltung eines zukünftigen Unheils, dann kann auch der Funktionskreis Niere beeinträchtigt werden (die damit verbundene Emotion ist Furcht).

Müssen große Probleme verarbeitet, geklärt und aufgenommen werden, verbrauchen sie viel Milz-*Qi.* Es erschöpft sich, die Probleme stehen an und werden zu Sorgen. Zu den Sorgen kommen mit der Zeit durch das schwache, erschöpfte Milz-*Qi* Verdauungsstörungen, Schleimprobleme, Abmagerung, Inappetenz, Angst und organische Krankheiten.
Extrem schlechte Ernährung während der Kindheit kann zu Debilität führen.
Emotive Probleme beeinflussen die Organe, umgekehrt verursachen aber auch Organkrankheiten emotive Probleme.
Die mentalen und die emotionalen Energien sind zwar getrennt und hängen doch zusammen wie die zwei Seiten einer Münze.

#### Therapie

Wichtige Punkte der Psychosomatik in diesem Sinn sind:
- He 7, Tor des Geistes *(Shenmen),* und LG 24, Hof des Geistes *(Shenting)*
- Bl 42, Tür der Körperseele *(Pohu),* und Bl 47, Tor der Wander-Geistseele *(Hunmen)*
- Bl 49, Haus der Gedanken *(Yishe)*
- Bl 52, Sitz des Willens *(Zhishi)*

# Herz-Meridian
*(Xinjing)*

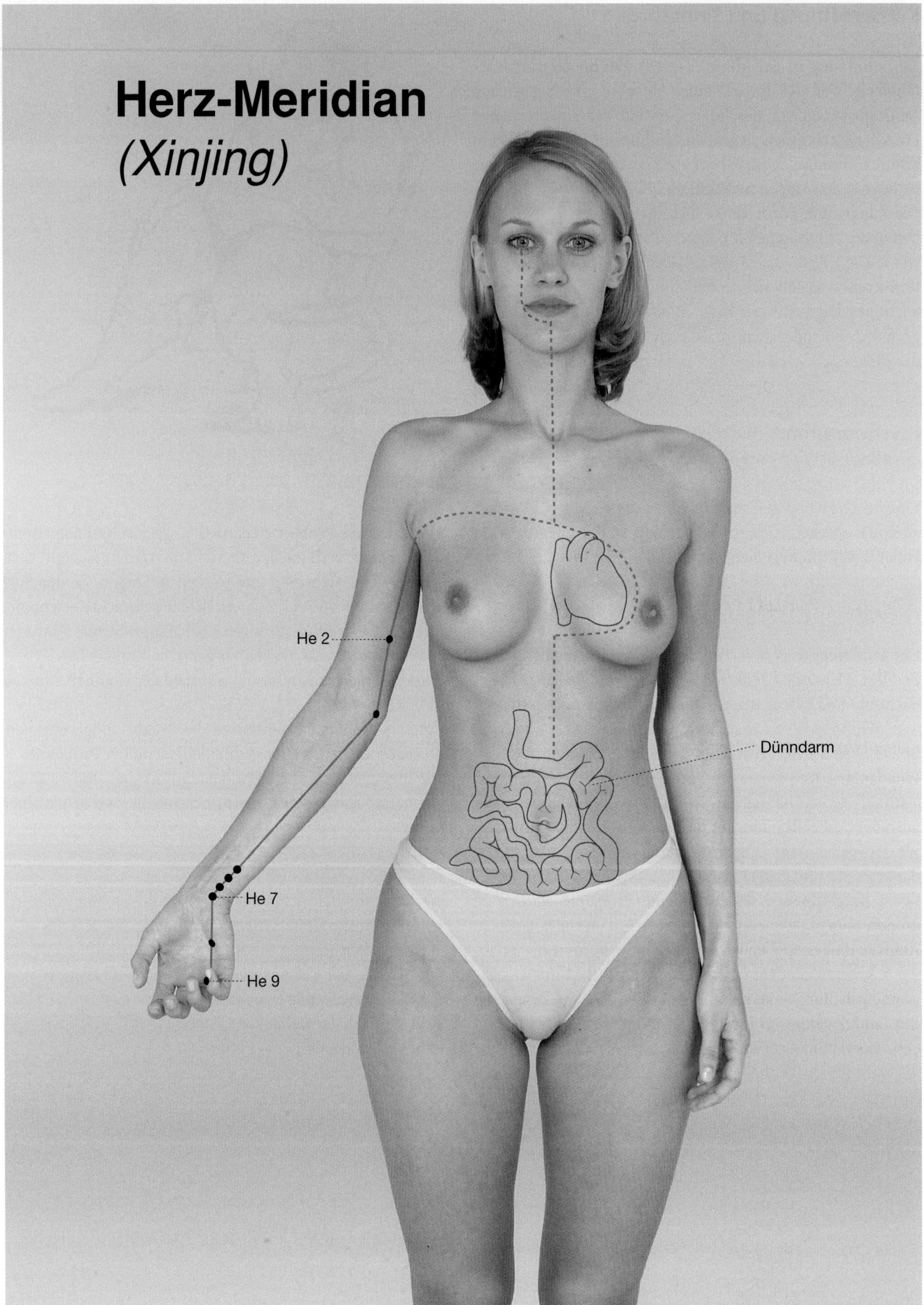

# 5.5 Herz-Meridian *(Xinjing)*

## 5.5.1 Herz-Meridian

➤ Abb. 5.61

**Charakteristik**

- **Bezeichnungen:** *Shoushaoyin,* **Hand**-*Shaoyin,* kleines *Yin* des Armes, The arm lesser *Yin* Meridian
- **Abkürzungen:** He (Herz, heart), C (cœur), nach internationaler Nomenklatur: der V. Meridian im Energiekreislauf
- **Meridian eines Vollorgans** (Speicherorgans, *Zang),* daher *Yin*
- **Energieverlauf zentrifugal,** der Herz-Meridian übernimmt die Energie vom Meridian Milz-Pankreas und gibt sie an seinen gekoppelten *Yang*-Partner, den Dünndarm-Meridian, weiter.
- **Chronobiologie:** Optimalzeit zur Tonisierung 11–13 Uhr
- ***Shu*-Zustimmungspunkt:** Bl 15, 1,5 *Cun* lateral der dorsalen Medianlinie, in der Höhe der Dornfortsatzspitze des 5. BWK
- ***Mu*-Alarmpunkt:** KG 14, auf der vorderen Medianlinie, ⅛ der Strecke Nabel–Xiphoidspitze, 1 *Cun* von dieser nach kaudal
- Der **äußere Verlauf** ist durch 9 Punkte markiert.

**Verlauf**

Der Herz-Meridian tritt in der Mitte der Achselhöhle, am Punkt He 1 *(Jiquan),* an die Oberfläche, zieht an der Innenseite *(Yin)* des Oberarmes nach abwärts zum inneren Ende der Ellbogenfalte (He 3), von dort weiter ulnar über die Innenseite des Unterarmes, passiert He 5 *(Tongli)* über der A. ulnaris und erreicht über He 7 *(Shenmen)* am Os pisiforme den Handteller, um dann entlang der Innenseite des Kleinfingers bis zu dessen innerem Nagelwinkel zu verlaufen und an seinem Tonisierungspunkt He 9 *(Shaochong)* zu enden.

**Innerer Verlauf**

Mehrere innere Äste haben ihren Ursprung im Herzbereich. Ein innerer Verlauf steigt durch das Zwerchfell ab zum Dünndarm. Ein weiterer innerer Ast kommt vom Herzen und zieht entlang dem Ösophagus nach kranial und endet im Auge (*shen* mit Wirkung auf den Glanz der Augen). Ein letzter Ast kommt ebenfalls aus dem Herz, passiert die Lunge und tritt beim Punkt He 1 in der Axilla an die Oberfläche.
Innere Meridianverlaufsrichtung: unterschiedlich für die einzelnen Äste

**BESONDERE PUNKTE**

**Herz-Meridian** *(Xinjing)*

Tonisierungspunkt He 9
Sedativpunkt He 7
*Yuan*-Quellpunkt He 7

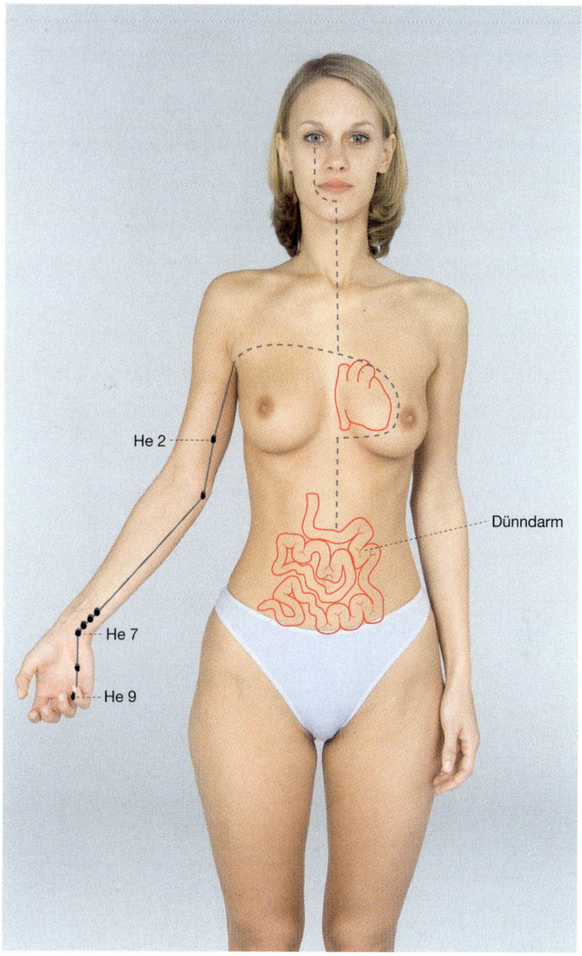


**Abb. 5.61** Verlauf des Herz-Meridians am Körper. Die gestrichelte Linie deutet den inneren Meridianverlauf an.

*Luo*-Durchgangspunkt He 5 zu Dü 4
*Shu*-Zustimmungspunkt Bl 15
*Mu*-Alarmpunkt KG 14

**Besonderheiten**

Nach der Lehre der Entsprechungen (Wandlungsphasen) wurde das Herz dem Feuer, der Hitze, dem Sommer zugeordnet. Im Gesamtorganismus wurde ihm die Rolle des richtungweisenden Einflusses und der klaren Einsicht zugeschrieben, die der Persönlichkeit ihr Gepräge und den Zusammenhalt verleihen. Dies entspricht der Basis aller Lebensfunktionen. Das anatomische Substrat wurde als „adeliges Organ" bezeichnet (wie auch die Nieren), womit eine Sonderstellung präzisiert wurde. Als abhängig von seiner Funktion wurden der Kreislauf, die Emotionen (besonders Freude und Lachen) und die Zungenspitze als Kommunikationsorgan bezeichnet und daher dem Herz-Meridian als hervorstechendstes Merkmal seine Wirksamkeit auf die Psyche zugeordnet.
Dies drückt sich auch in unserem Kulturkreis, in unserer Sprache treffend aus: „Er hat ein Herz wie ein Löwe", „Herz wie aus Stein", „Wes das Herz voll ist, des geht der Mund über" usw.

He

5

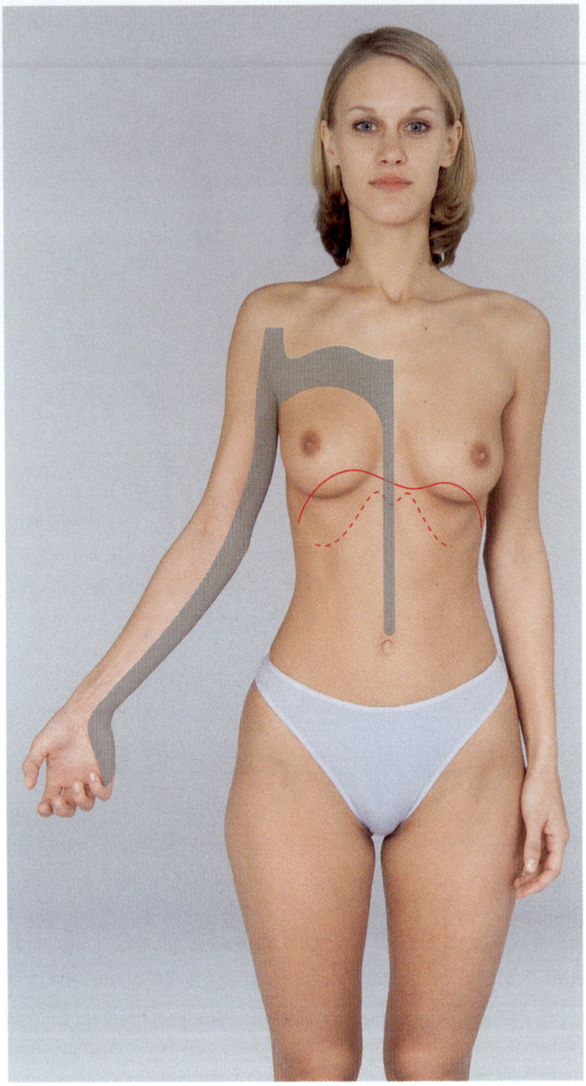

Abb. 5.62 Verlauf des tendinomuskulären Meridians

## 5.5.2 Tendinomuskulärer Herz-Meridian

➢ Abb. 5.62

Der TMM beginnt mit dem Punkt He 9 am kleinen Finger und verläuft aufwärts entlang dem Ellbogen über die Achselhöhle zum Brustkorb. Er folgt damit in etwa dem typischen Ausbreitungsgebiet des Schmerzes bei der Angina pectoris. Vom Bereich des M. pectoralis aus zieht er dann hinab zum Bauchnabel.

## 5.5.3 Verlauf am Ohr

➢ Abb. 5.63

Der retroaurikuläre Verlauf des Meridians mit den Punkten He 1 bis He 3 erklärt auch seine lokale Funktion. Hervorzuheben ist die Projektionsstelle von He 3. Sie entspricht dem motorischen Herzpunkt. Innerhalb der klassischen antiken

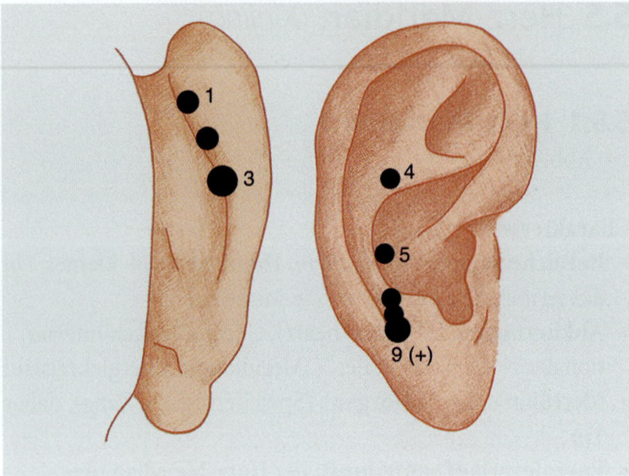


Abb. 5.63 Der Herz-Meridian am Ohr

Punkte ist He 3 der Meer-*He*-Punkt und hat damit eine direkte Einwirkung auf das dazugehörige Organsystem.
Der Meridian durchdringt bei He 3 die Ohrmuschel und verläuft dann auf der Ohrvorderseite. Der Punkt He 4 entspricht dem sensiblen Herzpunkt. Der *Luo*-Durchgangspunkt He 5 hat Verbindung zum *Yuan*-Quellpunkt des Dünndarm-Meridians, zu Dü 4. He 5 entspricht dem Plexus cardiacus.
He 7 ist der Sedativ- und *Yuan*-Quellpunkt des Meridians. Er wirkt allgemein bei Unruhe, Reizbarkeit und Schlafstörungen, weitere nervöse Zustände und Energiemangel; so versteht sich auch seine Projektion an der Ohrmuschel in der Nähe des Hirnstamms. He 8 liegt zwischen He 7 und He 9. He 9 ist der Tonisierungspunkt des Herz-Meridians. Er entspricht an der Ohrmuschel dem Antidepressionspunkt („Freude"-Punkt).

## 5.5.4 Die Punkte im Einzelnen

### He 1

*Jiquan,* „Höchste Quelle"

**Lokalisation**
In der Mitte der Axilla, medial von der A. axillaris (Arm in die Vertikale heben lassen)

**Punktur**
3 *Fen* bis 1 *Cun* senkrecht (cave Arterie!)

**Indikation**
**Lokoregional:** Sensibilitätsstörungen und Schmerzen im Oberarm
**Überregional:** Schmerzen im seitlichen Thoraxbereich, in der Herzgegend

## He 2

*Qingling,* „Junge Lebenskraft, reger Verstand"

**Lokalisation**
An der Innenseite des Oberarmes, 3 *Cun* oberhalb der Ellbogenquerfalte, 3 *Cun* über He 3, in der Vertiefung medial vom M. biceps brachii (He 2 ist oft druckempfindlich)

**Punktur**
5 *Fen* bis 1 *Cun* senkrecht

**Indikation**
**Lokoregional:** Schulter- und Armschmerzen, die das Armheben behindern, Schmerzen in der seitlichen Thoraxregion
**Überregional:** Kopfschmerzen

**Tradition**
Die Punktur von He 2 war verboten, nur dessen Moxibustion erlaubt.

## He 3

*Shaohai,* „Kleines Meer, kleiner Energiestausee"

**Lokalisation**
Bei rechtwinklig gebeugtem Unterarm am Ende der medialen Ellbogenquerfalte, oberhalb des medialen Epicondylus humeri

**Punktur**
3 *Fen* bis 1 *Cun* senkrecht

**Indikation**
**Lokoregional:** Arthralgien des Ellbogengelenks, Epikondylitis, Ulnarisneuralgie, Paraesthesiae ante brachii zusammen mit Dü 4, Tremores der Hände, unterstützend bei Interkostalneuralgien sowie Schmerzen im Mammabereich
**Überregional:** spastische Stenokardien, Extrasystolien, Tachykardieneigung, neurozirkulatorische Beschwerden
**Allgemein:** Überforderungssyndrom, psychische Ermüdung, Angst, Depressionen, daraus resultierende Cephalaea sowie Schlafstörungen, psychisch bedingte Impotentia coeundi, Erhöhung der Libido, Steigerung der Abwehrfunktion bei Infekten mit Bl 38, Bl 43 und Ma 36

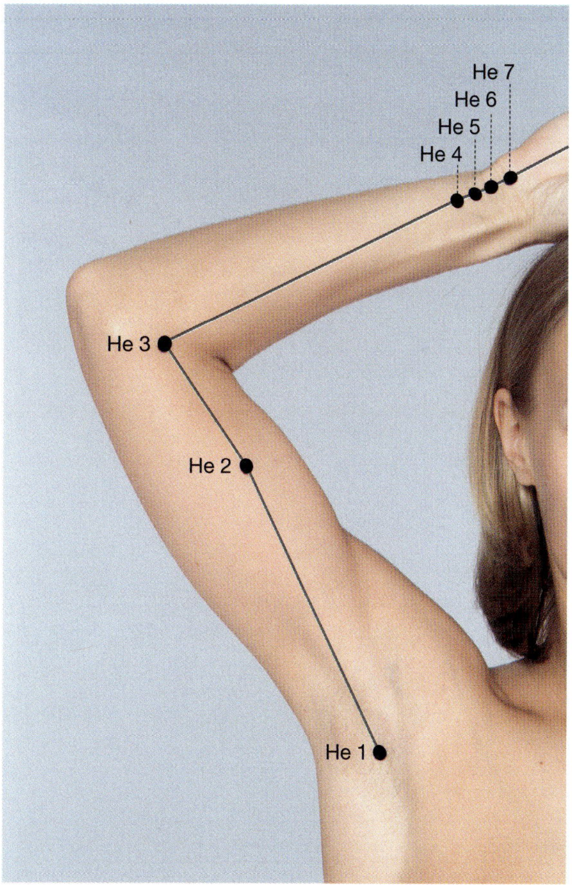


**Abb. 5.64** He 1–He 7

**Tradition**
In seiner Stellung innerhalb der antiken Punkte ist He 3 ein Meer-*He*-Punkt, damit wird ihm eine direkte Einwirkung auf das dazugehörige Organsystem zugesprochen. Dieser Meer-*He*-Punkt ist dem Wasser zugeordnet.

**Anmerkung**
Die *He*-Punkte aller Meridiane liegen jeweils im Bereich der Ellbogen bzw. Kniegelenke.
➢ Abb. 5.64

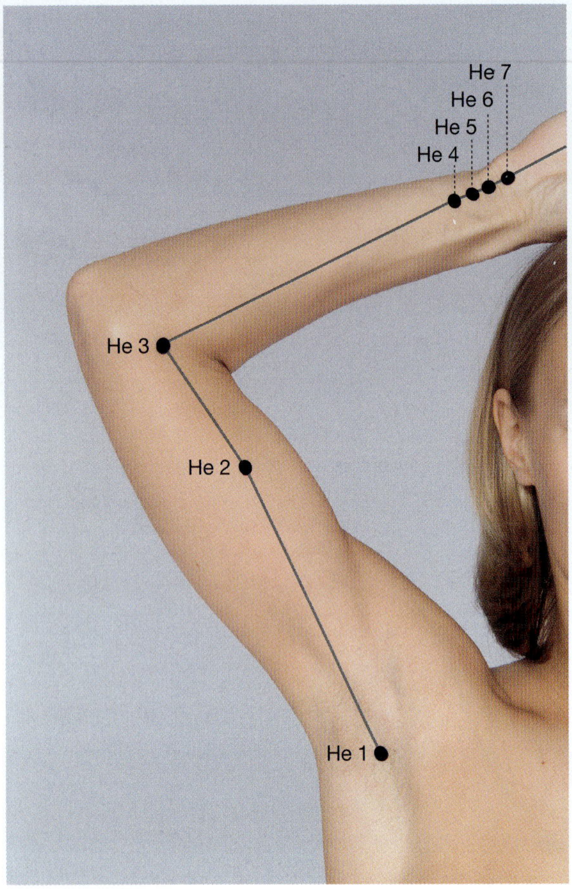


**Abb. 5.65** He 1–He 7

## He 4

*Lingdao,* „Straße des Geistes, Esprits"

**Lokalisation**

1,5 *Cun* oberhalb der volaren Handgelenksfalte über der A. ulnaris, ½ Querfinger proximal des Processus styloideus ulnae, neben der Sehne des M. flexor carpi ulnaris, 1,5 *Cun* proximal von He 7 (der Abstand von He 3 zu He 7 beträgt 12 *Cun*)

**Punktur**

3–8 *Fen* senkrecht

**Indikation**

**Lokoregional:** Schmerzen im Hand- und Ellbogengelenk, Neuralgien des Unterarmes

**Überregional:** Herzschmerzen mit Übelkeit

**Allgemein:** Stottern, Sprechhemmung, Angst und Depressionszustände mit Seufzen und Stöhnen

**Tradition**

Dieser Fluss-*Jing*-Punkt ist dem Metall zugeordnet.

## He 5

*Tongli,* „Verbindung mit dem Inneren", „Durchgehender Knotenpunkt"

**Funktion**

*Luo*-Durchgangspunkt mit Verbindung zum *Yuan*-Quellpunkt seines gekoppelten *Yang*-Partnermeridians, zu Dü 4, dadurch Möglichkeit des Energieausgleiches („Fülle und Leere", Über- und Unterfunktion)

**Lokalisation**

1 *Cun* proximal der volaren Handgelenksfalte über der A. ulnaris, in Höhe der Ulnarapophyse

**Punktur**

Fast paralleler Einstich zum Gefäß bis 1 *Cun* oder senkrecht 3 *Fen*

**Indikation**

**Lokoregional:** Arm- und Handgelenksschmerzen, Kontrakturen, Spasmen, Paresen, Durchblutungsstörungen

**Überregional:** Palpitationen, Herzschmerzen, Tachykardienneigung, labile Hypertonie mit Angstgefühl und Kongestionen, Kopfschmerzen, Schwindel, plötzlich auftretende motorische Sprechschwierigkeiten, Augenflimmern, Harndrang bei Aufregungen, Harninkontinenz, übermäßig starke Regelblutungen, Halsschmerzen, Aerophagie, Brechreiz

**Allgemein:** allgemeiner Energiemangel, Platzangst, seelische Hemmungen, Freudlosigkeit („man weiß mit sich selbst nichts anzufangen"), Selbstvorwürfe, Prüfungsangst, Lampenfieber. (Bei diesen Indikationen häufig mit He 7. Diese Kombination hat dämpfende Wirkung, dabei sollte beachtet werden, dass die Punktur von He 7 auch die mentale Energie beeinflusst.)

**Tradition**

Der Herz-Meridian steuert als seine zugehörige Emotion nicht nur die *Yin*-Freude (tiefe innere, ruhige Freude, stilles Glück), sondern ist auch der Meridian der Kommunikation, der zu große Schamhaftigkeit überwinden hilft, nach dem Motto: Die Zeit der „blauen Blumen" ist niemals vorbei.
He 5 kann als *Luo*-Durchgangspunkt die Verbindung zu den *Yang*-Emotionen (laute übermütige Freude, Schadenfreude usw.) herstellen und so ausgleichend wirken.

## He 6

*Yinxi,* „Ort des *Yin*", „Grenze, Spalte des kleinen *Yin*"

**Lokalisation**

0,5 *Cun* proximal der volaren Handgelenksfalte über der A. ulnaris, 0,5 *Cun* proximal des folgenden Punktes He 7

➤ Abb. 5.65

**Punktur**
3 *Fen* bis 0,5 *Cun* senkrecht

**Indikation**
**Lokoregional:** Handgelenksschmerzen
**Überregional:** Schmerzen in der Herzgegend, nervöse Palpitationen, Nachtschweiß, Angst, Kopfschmerzen, Schwindel, *Yang*-Depressionen (exogen bedingte Depressionen)

## ● He 7

*Shenmen,* „Pforte des Geistes, Esprits", „Göttliches Tor", „Tor des Verstandes"

**Funktion**
Sedativpunkt des Herz-Meridians, zugleich *Yuan*-Quellpunkt. In dieser Funktion steht er in Verbindung mit dem *Luo*-Durchgangspunkt seines gekoppelten *Yang*-Partners, Dü 7.

**Lokalisation**
An der radialen Seite des Os pisiforme in einem Grübchen in der Höhe der volaren Handgelenksfalte, über der A. ulnaris (bei Indikation meist stark druckempfindlich)

**Punktur**
3–8 *Fen* senkrecht oder schräg oder entlang der lateralen Kante des M. flexor carpi ulnaris und dem Unterrand des Os pisiforme, in Richtung zur radialen Seite

**Indikation**
**Lokoregional:** unangenehmes Hitzegefühl in den Handtellern (oft zusammen mit kalten Füßen), Handgelenksschmerzen und Kontrakturen, Spasmen
**Überregional:** Herzangst, pektanginöse Beschwerden, Tachykardieneigung, thyreogene Dystonie, Extrasystolie, auch bei organisch bedingten Herzbeschwerden zusammen mit KS 7, bei Brachykardie zusammen mit He 9
**Allgemein:** Allgemeine Unruhe, Reizbarkeit, Nervosität, Schlafstörungen, Angstträume, depressive Zustände, Neurasthenie, Hysterie, Lampenfieber, nervöser Reizhusten, nervöser Harndrang, Energiemangel, „trockener Mund" mit Durstgefühl ohne Hperglykämie, nervöses Erbrechen und Appetitmangel

**Tradition**
Bei ernsten organischen Herzerkrankungen soll man eher den KS-Meridian verwenden, z. B. KS 7 zusammen mit KG 14 und Bl 15, evtl. auch mit Ma 14. Nach der japanischen Schule soll das Herz als Organ nur in seltenen Fällen sediert werden. Regel: Immer zuerst Schwäche = Leerzustände auffüllen, bevor man „Fülle" abbaut.
Dieser Bach-*Shu*-Punkt ist gleichzeitig *Yuan*-Quellpunkt und der Erde zugeordnet.

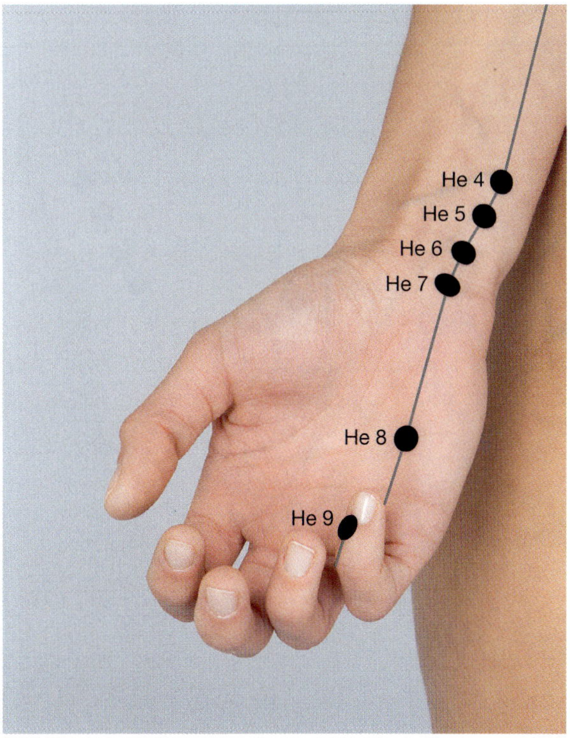

**Abb. 5.66** He 4–He 9

## ● He 8

*Shaofu,* „Geringer Bezirk"

**Lokalisation**
In der Palma manus, proximal des Metakarpophalangalgelenks des 4. und 5. Fingers in einem Grübchen. Wenn man den kleinen Finger stark beugt, zeigt seine Spitze direkt auf den Punkt.

**Punktur**
2–5 *Fen* senkrecht

**Indikation**
**Lokoregional:** heiße Handteller
**Überregional:** Schmerzen im Thorax, in der Herzgegend, Tachykardie, Palpitationen, Angst, Unruhe, Beklemmungsgefühl, Pruritus vulvae, Dysurie, Zusatzpunkt bei Enuresis

**Tradition**
Gehört zu den Quell-*Ying*-Punkten, die zur Behandlung rheumatischer Gelenkschmerzen empfohlen werden: He 8, Dü 2, Bl 66, Ni 2.
Dieser Quell-*Ying*-Punkt ist dem Feuer zugeordnet.

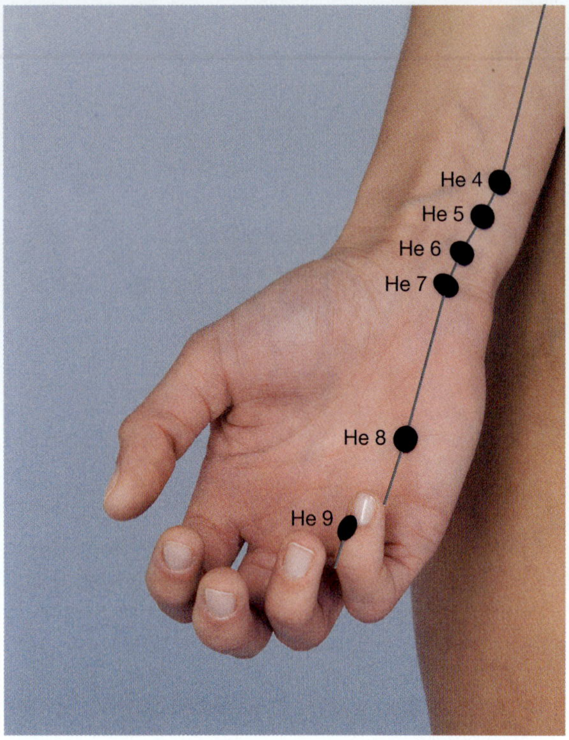


**Abb. 5.67** He 4–He 9



## ● He 9

*Shaochong,* „Geringer Ansturm", „kleines Überlaufen"

**Funktion**

Tonisierungspunkt des Meridians
Anfangspunkt des TMM des Herzens

**Lokalisation**

2 mm medial und proximal vom daumenseitigen Nagelfalzwinkel des kleinen Fingers (im arteriovenösen Anastomosengebiet)

**Punktur**

1–3 *Fen* senkrecht

**Indikation**

**Lokoregional:** Kontrakturen und Schmerzen, besonders an der Innenseite des Armes, der deswegen nicht durchgestreckt werden kann; Schmerzen im seitlichen Thoraxbereich ➤ Abb. 5.66

**Überregional:** Appetitmangel, Bauchschmerzen mit Diarrhö und Darmkoliken, spastische Obstipation, besonders bei Frauen, peritoneale Reizzustände, Aszites, Ödeme jeglicher Genese; Miktionsbeschwerden, Urethritis, Dysurie, Oligo- oder Anurie, Enuresis, Harnleiterkoliken, Prostatitis, Dysmenorrhö, Metrorrhagie

**Allgemein:** psychische Schwächezustände, Angst, Unruhe, Melancholie, Beklemmungsgefühl; einer der wichtigsten Punkte bei „krisenhaften Zuständen" (Schock, Kollaps, Sonnenstich, bei zerebralen Insulten im akuten Stadium usw.)

**Tradition**

Sogenannter „Leichenträgerpunkt": Die Leichenträger bissen im Mittelalter ihren „Kunden" in den kleinen Finger, um sie wiederzubeleben bzw. deren sicheren Tod festzustellen (Zeitler 1980). Dieser Ursprung-*Jing*-Punkt (*Ting*-Punkt) ist dem Holz zugeordnet.

➤ Abb. 5.67

### 5.5.5 Der Funktionskreis Herz aus traditioneller Sicht

➤ Abb. 5.68

Die Funktionskreise Herz und Dünndarm sind die funktionell-organischen Entsprechungen der Wandlungsphase Feuer. Diese Funktionskreise bilden das in der Tradition sogenannte erste Feuer oder kaiserliche Feuer. Das zweite oder ministerielle Feuer mit engen Beziehungen zum ersten stellen die Funktionskreise Kreislauf-Sexualität (KS, „Meister des Herzens") und Dreifacher Erwärmer (3E) dar.
Der Funktionskreis Herz ist die Instanz der Koordination *(Shen)* und der Kohäsion *(Xue)*, die übergeordnete Instanz, die deswegen auch als „Kaiser" bezeichnet wird. Von den drei „energetischen Schätzen" *Qi, Shen* und *Jing* (Essenz, Struktivpotenzial) bilden *Qi* und *Jing* die materielle Grundlage für *Shen*. Struktives und Geistiges werden in der chinesischen Medizin als viel verbundener betrachtet als bei uns, die wir Seele und Körper (theoretisch) trennen.

#### Blut *(Xue)*

Nach der Tradition bildet das Herz das Blut, es verwaltet und verteilt es. Nun wissen wir heute, dass das Herz das Blut nicht bildet. Man kann diesen Satz der Tradition folgendermaßen verstehen: Aus der Lunge kommt das Nähr-*Qi* in das Herz, aus der Milz kommen die Körpersäfte und aus der Niere (Knochenmark) die korpuskulären Elemente. Sie werden im Funktionskreis Herz zu dem gemischt oder „gepresst", was zum individuell geprägten *Xue* wird.

#### Das Struktivpotenzial des Herzens ist das *Xue*

Das Herz verteilt das Blut. Sowohl die Adern, die für das *Xue* zuständig sind, als auch die Funktionskreise, die die Lebensenergie *Qi* führen, haben eine Beziehung zum Funktionskreis Herz.
Zum *Xue* gilt Folgendes:

- Das Herz bildet Blut und verwaltet Blut.
- Herz und Kreislauf („Meister des Herzens") verteilen das Blut.
- Die Milz hält das Blut (Bindegewebsfunktion).
- Die (energetische) Niere stellt das Blut her (korpuskuläre Elemente im Knochenmark), dabei spielen auch genetische Einflüsse eine Rolle.
- Die Leber sammelt das Blut (Blutspeicher).
- Die Lunge stellt das Nähr-*Qi* zur Verfügung.
- Die Beziehung zwischen Herz und Blut ist für den Gesamtorganismus von großer Bedeutung:
- Chronische Anämie schwächt alle Organe.
- Herzinsuffizienz führt zu Störungen aller Organe, auch der mentalen Funktionen.

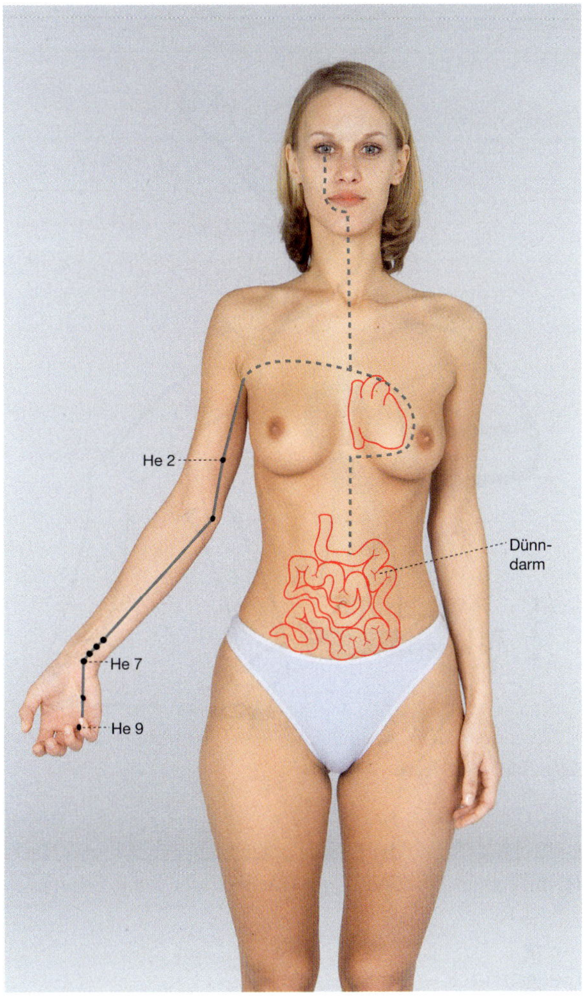


**Abb. 5.68** Der Verlauf des Herz-Meridians

#### Zunge und Sprache

Die Zunge gehört als Sinnesorgan zum Herzen. Dies beinhaltet jedoch nicht nur den Geschmack, sondern auch die Berührung (Küssen, Zungenspitze), Farbe (Blutstauung, Anämie?) und Form der Zunge sowie die Beweglichkeit (Sprache, Stottern). Die Sprachimpulse (Schweigen, viel Sprechen) hängen vom *Shen* ab.

#### Freude

Die Freude oder besser das Glücklichsein ist der Ausdruck der Harmonie zwischen Struktivem und Energetischem oder zwischen Körper, Geist und Seele und besonders auch zwischen *Xue* und *Shen*, die beide ihren Sitz im Herzen haben.
Das Glücklichsein ist der Ausdruck der vollkommenen Harmonie, der koordinierten Abläufe und der Kohäsion. Der Punkt He 9 als Tonisierungspunkt des Herzens wird deshalb

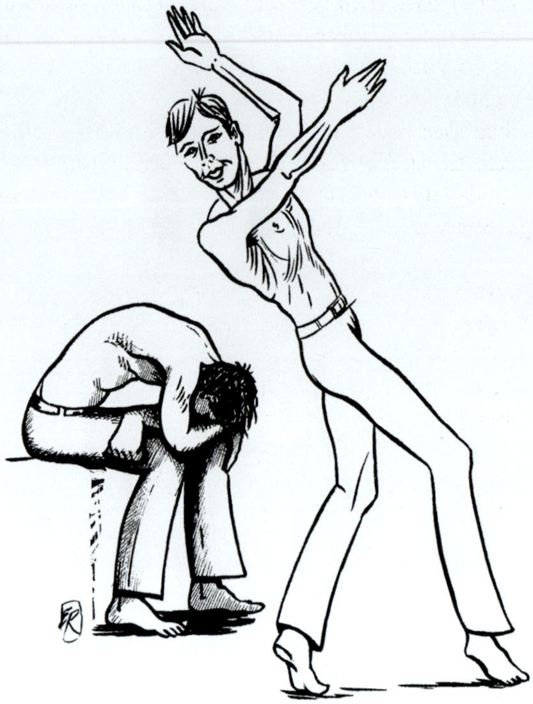

**Abb. 5.69** Herz-Typen

zu Recht als Punkt der Freude bezeichnet, er stärkt das Herz-*Qi* mit seinen *Yin*- und *Yang*-Anteilen (hier *Yang*, Feuer).

## Geschmack

Zum Funktionskreis Herz gehört der bittere Geschmack wie zum Feuer der eher bittere Rauch.
Das Herz ist dem Feuer zugeordnet und entspricht damit der höchsten Aktivität, Zenit, Sonne und Wärme. Diese Aktivität wird gebremst durch das Bittere: Es kondensiert das *Yang* und kühlt es ab (wichtig auch in der Verdauung und der Arzneimitteltherapie!). Das Bittere lässt das *Yang* des Herzens nach unten fließen.
In der Tradition entsteht das Feuer aus dem Holz (mit dem Funktionskreis Leber), das Bittere entsteht aus dem Sauren. Die Galle ist bitter, sie entsteht als *Yang*-Partner der Leber im Sinne einer Weiterwandlung der Leber und wirkt damit auf das Herz.

## Schweiß

Der Schweiß ist der Teil der Körperflüssigkeiten, der sich „zwischen Haut und Muskeln" befindet und durch die Haut austreten kann. Er wird in der chinesischen Medizin dem System Herz zugeordnet, weil die Körperflüssigkeiten auch zum *Xue*, zum Flüssigkeitshaushalt, gehören.
Eine Schwäche im Funktionskreis Herz führt zu Schwitzen, z. B. bei Emotionen oder bei Belastungen. Wenn dadurch das Herz-*Qi* vermindert wird, kann oft der Flüssigkeitsumlauf blockiert werden. Der Schweiß tritt häufig in den Achselhöhlen aus (He 1, „perfekte Quelle").
Nächtlicher profuser Schweiß bedeutet Schwäche im Herz-*Yin* (die Nacht entspricht *Yin).*

## Psychogramm

➤ Abb. 5.69

### Geist *(Shen)*

Das Herz ist Sitz und Speicher der konstellierenden Kraft *Shen.* Geist *(Shen)* bestimmt das Gepräge der Persönlichkeit, den Charakter und das Gehabe sowie auch die äußere Erscheinung. *Shen* ist die Quintessenz des Lebendigen und organisiert es.
Die Tradition (*Su Wen,* Kap. 23) legt den Sitz des *Shen* ins Herz und meint damit die folgenden 5 Funktionen:

- Mentale Aktivität, das heißt Intelligenz und Emotionen
- Bewusstsein
- Gedächtnis
- Denken
- Schlaf

Allerdings verlegte in der Ming-Zeit (1368–1644) eine chinesische Medizinschule den Sitz von Intelligenz und Gedächtnis ins Gehirn (und damit in den Funktionskreis Niere) und ließ dem Herzen Emotionen und Gemüt. Dies geschah also lange

vor dem Einfluss der westlichen Medizin in China und ungefähr zur gleichen Zeit (im 16. Jahrhundert), zu der dies auch die europäischen Anatomen und Physiologen erkannten (da Vinci, Ryff, Vesalius, Theophrastus von Hohenheim und andere). Nun muss man sich allerdings bewusst sein, dass Emotionen und Denkarten auch in der Tradition nicht nur an eine Wandlungsphase gebunden sind. Vielmehr haben alle Funktionskreise geistige Inhalte und ihr eigenes Psychogramm.
Ein mentaler Akt sollte die mentalen Aktivitäten aller Funktionskreise enthalten und somit Ausdruck der Gesamtpersönlichkeit werden. Bei Ungleichgewicht der Funktionskreise, durch Fülle oder Leere, überwiegt eine Denkart.

**Das Psychogramm der einzelnen *Yin*-Organe in Bezug auf ihre Denkarten**

- Die physiologische Denkart des Herzens ist die Intuition. Sie ist kreativ, meditativ, kommt von innen, vom Transzendentalen (z. B. Albert Einstein).
- Der Kreislauf („Meister des Herzens“) muss dieses kreative Denken, aber auch *Xue* und *Shen* nach außen vermitteln. Kann er dies nicht mehr oder nur partiell, z. B. wegen „Feuer-Fülle“ durch Erregung (Stress) oder als Folge einer Pseudo-Feuer-Fülle wegen Schwäche der *Yin*-Organe (vor allem der Nieren), entstehen psychosomatische Erkrankungen. *Xue* und *Shen,* das heißt die Informationen des Herzens, werden nicht mehr richtig nach außen geleitet, einzelne Organe oder Systeme führen ein Einzelleben, die Kohäsion des Organismus zerfällt.
- Die pathologische Denkart, die der Nierenenergie zugeordnet ist, ist egozentrisch, analytisch, mathematisch berechnend, hart.
- Die der Leberenergie zugehörige pathologische Denkart ist unbeherrscht, überschäumend, unberechenbar, cholerisch.
- Die für die Lungenenergie zuständige pathologische Denkart der Lunge ist verschlossen, melancholisch, introvertiert, weniger aktiv.

**Aus der Praxis**
Patienten, die unter starkem Stress leiden, haben in der Regel eine vorbestehende Schwäche des *Shen* oder Schwäche des Nieren-*Yin* durch eine vorwiegend mentale Belastung. Die vorbestehende Schwäche kann angeboren (egozentrischer Charakter) oder erworben sein durch Ernährungsstörung oder Erschöpfung. Kohäsion und Stärke fehlen dem Organismus, schließlich tritt eine Pseudo-*Yang*-Fülle auf, die durch die mentale Belastung verstärkt wird.
*Xue* und *Shen* sind, wie *Yin* und *Yang,* eng miteinander verbunden. *Xue* ist die Wurzel des *Shen, Shen* bewegt das *Xue,* bewegt das Struktive, richtet es aus, koordiniert es, hält den Organismus materiell und geistig zusammen (Kohäsion).

**Materielle und informative Kohäsion**
Blut *(Xue)* ist die Grundlage der materiellen Kohäsion. Das *Qi* ist über die Meridiane, ihre multiplen Vernetzungen und Punkte die Grundlage der informativen Kohäsion. Die informativen Einwirkungen sind äußerst vielfältig. Leben als ein informations- und strukturgewinnender Prozess erfolgt über nur wenige chemische Stoffe, jedoch über unvorstellbar viele Informationen, komplexe Struktur- und Funktionsvorgänge.

## Schlaf

Geist *(Shen)* kehrt nachts in das Herz-*Yin* zurück, was zu Ruhe, Gelassenheit und Schlaf führt. Man kann sich das Herz-*Yin* wie ein Haus vorstellen. Ist dieses zu klein, kann das *Shen* nicht hinein, es bleibt außerhalb des Herz-*Yin* und bleibt damit aktiv. Dies bedeutet Unruhe, Schlaflosigkeit, schlechten Rhythmus und in der Nacht eine falsche REM-Abfolge.
Der Kardinalpunkt Ni 6 für das aufsteigende *Yin*-Gefäß *(Yinqiaomai)* bringt besonders viel *YIN-Qi* aus dem Funktionskreis Niere direkt in den Oberen Erwärmer und vergrößert das Herz-*YIN-Qi* und damit die Herzpotenz (Aufnahmefähigkeit).
Auch der Punkt He 7 vergrößert dieses Herz-*YIN-Qi,* jedoch von der „Mitte“ her über die Ernährung, da He 7 die Wandlungsphase Erde bewegt.
Die Schlafbehandlung soll sich aber nicht in den Punkten Ni 6 und He 7 erschöpfen. Man muss auch den Zustand des *Xue* beachten und, falls notwendig, das hyperaktive *Yang* absenken.
Zur Ergänzung: He 3 erhöht als motorischer Herzpunkt die Potenz, die Kraft der Kontraktion, da dieser Punkt als Wasserpunkt die Nierenenergetik im Herzmuskel vermittelt und damit die Potenz und Kraft erhöht. Je nach der angeregten Wandlungsphase wird also verschieden „tonisiert“.

# Dünndarm-Meridian
*(Xiaochangjing)*

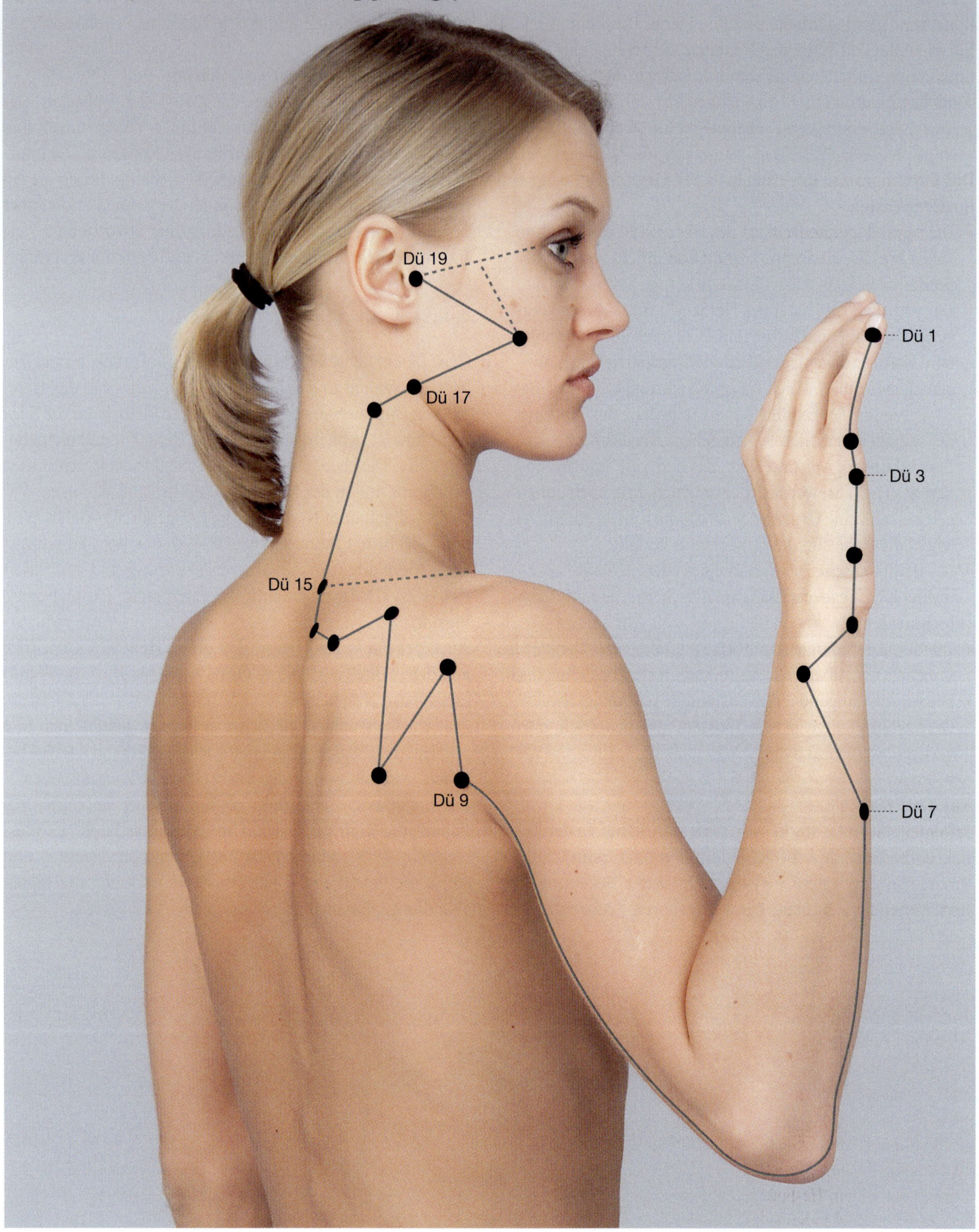

## 5.6 Dünndarm-Meridian (*Xiaochangjing*)

### 5.6.1 Dünndarm-Meridian

➤ Abb. 5.70

**Charakteristik**

- **Bezeichnungen:** *Shoutaiyang*, Hand-*Taiyang*, Großes, mächtiges *Yang* der Hand, The small intestine channel of hand *Taiyang*
- **Abkürzungen:** Dü, IG (intestine grele), SI (small intestine), nach internationaler Nomenklatur: der VI. Meridian im Energiekreislauf
- **Meridian eines Hohlorgans** (Werkstättenorgans, *Fu*), daher *Yang*
- **Energieverlauf zentripetal,** er übernimmt die Energie vom Herz-Meridian und gibt sie an den Blasen-Meridian weiter.
- **Chronobiologie:** Optimalzeit zur Tonisierung 13–15 Uhr
- ***Shu*-Zustimmungspunkt:** Bl 27, 1,5 *Cun* seitlich der dorsalen Medianlinie in Höhe des 1. Sakralloches (Bl 31)
- ***Mu*-Alarmpunkt:** KG 4. Er liegt, wenn man die Strecke vom Oberrand der Symphyse bis zum Nabel in 5 gleiche Teile teilt, ⅖ oberhalb der Symphyse, auf der ventralen Medianlinie.
- Der **äußere Verlauf** ist durch 19 Punkte gekennzeichnet.

**Verlauf**

Der Meridian beginnt am äußeren Nagelfalzwinkel des kleinen Fingers, zieht von dort an dessen Außenseite an die dorsale Seite des Handgelenks, wo er den Spalt zwischen Os triquetrum und Processus styloideus ulnae überquert. Nun verläuft er an der Außenseite des Unterarmes zum Spalt zwischen Olekranon und Epicondylus medialis humeri (Dü 8) und zieht weiter an der Außenseite des Oberarmes empor zur Skapularegion und von dort zur Fossa supraclavicularis. Sein äußerer Verlauf steigt nun über die seitliche Halspartie und über die Mandibula zum Os zygomaticum auf, dort, wo an dessen Unterrand der vordere Ansatz des M. masseter tastbar ist (Dü 18) – von hier besteht eine Verbindung zum inneren Augenwinkel (Bl 1). Von hier zieht er weiter zu seinem Endpunkt Dü 19, der in einem Grübchen vor und etwas unterhalb des Tragus, am Rand des temporomaxillaren Gelenks, über der A. temporalis superficialis gelegen ist.

**Innerer Verlauf**

Ab dem Punkt Dü 15 zieht eine innere Verbindung zum Punkt LG 14 und von dort über die Fossa supraclavicularis weiter in die Tiefe zum Herzen und auf der Mittellinie zum Dünndarm mit einer Verbindung auf der Innenseite zu den Punkten KG 13 und KG 12. Vom Dünndarm verläuft ein innerer Ast zum Magen-Meridian und verbindet sich mit ihm im Punkt Ma 39, dem *He*-Funktions-Punkt für den Dünndarm. Ein letzter Ast zieht vom Punkt Dü 18 innen zum Punkt Bl 1.

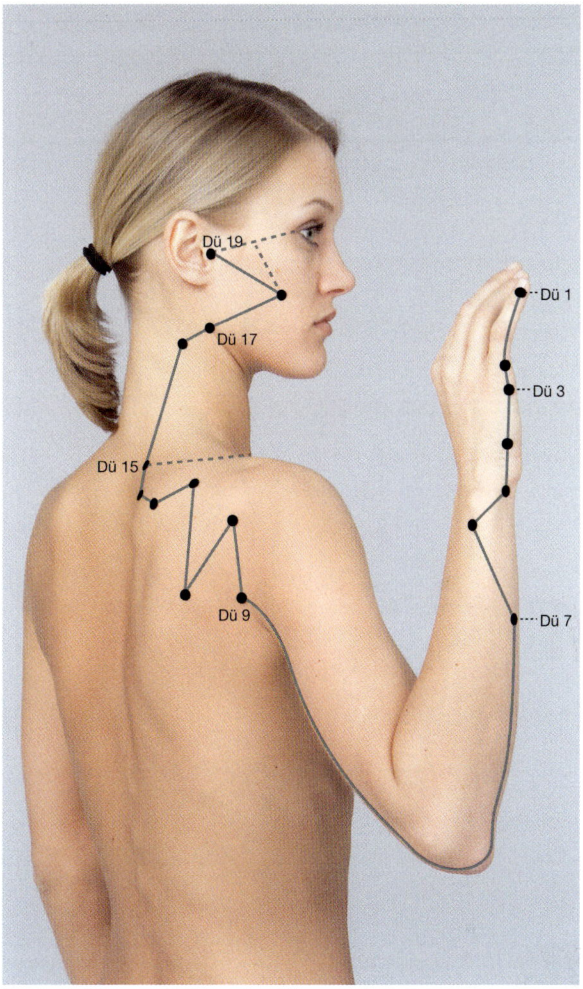


**Abb. 5.70** Verlauf des Dünndarm-Meridians am Körper. Die gestrichelte Linien deutet den inneren Meridianverlauf an.

Innere Meridianverlaufsrichtung: hauptsächlich von oben nach unten

**BESONDERE PUNKTE**

**Dünndarm-Meridian** (*Xiaochangjing*)

Tonisierungspunkt Dü 3
Sedativpunkt Dü 8
*Yuan*-Quellpunkt Dü 4
*Luo*-Durchgangspunkt Dü 7 zu He 7
*Shu*-Zustimmungspunkt Bl 27
*Mu*-Alarmpunkt KG 4
Kardinalpunkt, der das Lenkergefäß *Dumai* einschaltet Dü 3
*He*-Funktion für den Dünndarm, direkte Einwirkung über Ma 39

**Besonderheiten**

Nach der Lehre der Entsprechungen hat der Dünndarm als komplementäres *Yang* des Herzens ebenfalls seinen Platz in der Wandlungsphase Feuer und repräsentiert daher die *Yang*-Aspekte der beim Herz-Meridian beschriebenen Funk-

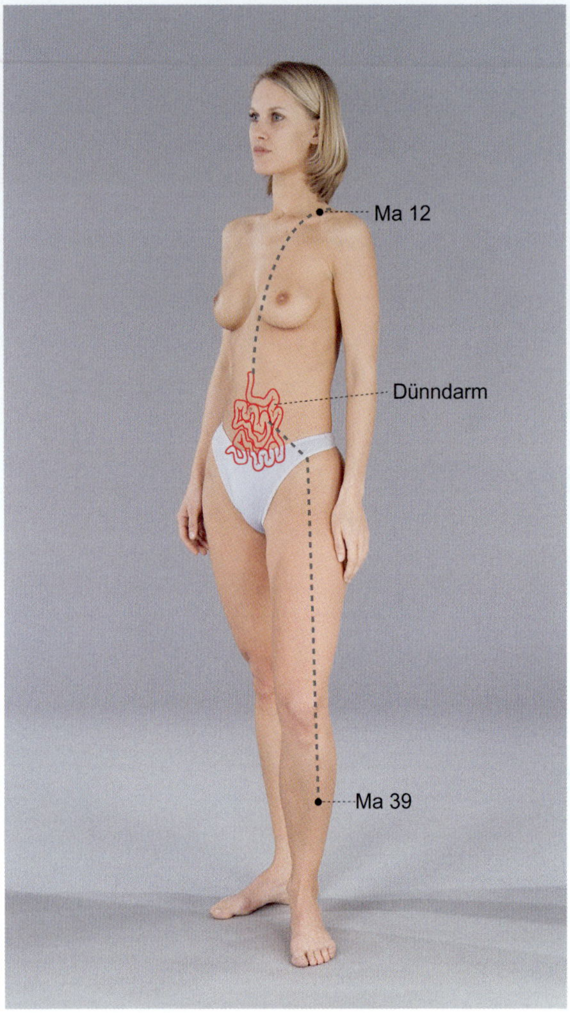


**Abb. 5.71** Verlauf des tendinomuskulären Meridians

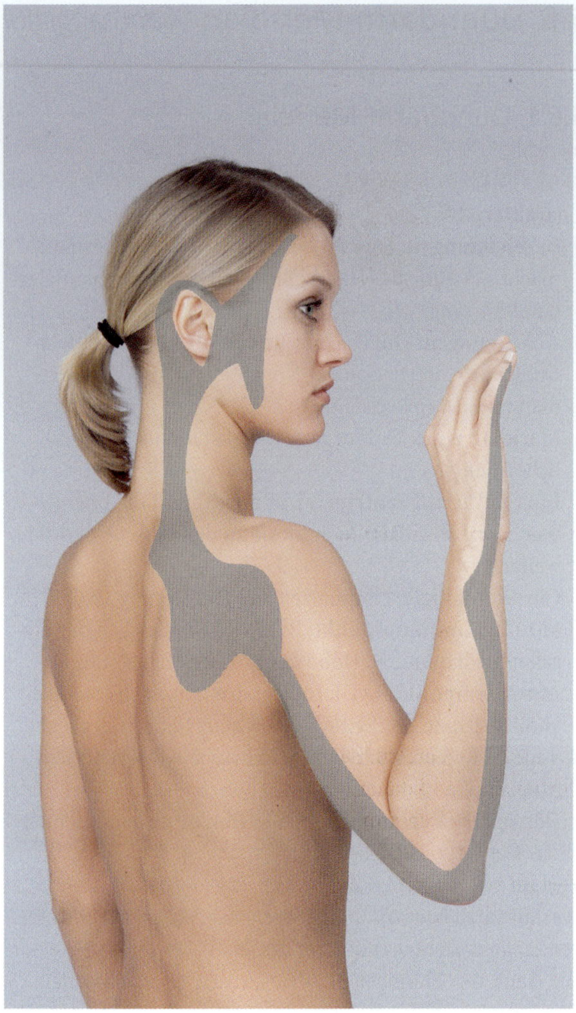

**Abb. 5.72** Fortsetzung des inneren Verlaufs des Dünndarm-Meridians

tionen, die ergänzt werden durch die ihm eigenen Wirkungen, nämlich die schleimhautwirksamen und spasmolytischen Effekte.

Innerhalb des Gesamtorganismus wurde ihm die Rolle eines Hohlorgans (daher *Yang*) zugeschrieben, das die Nahrung aufnimmt und umwandelt, wobei die energetisch aufzufassenden Nahrungsbestandteile (Ernährungsenergie) gesondert und dann weiterverteilt werden.

Der Dünndarm-Meridian wurde bei jenen Symptomen, die mit einer Dyskrasie der struktiven Säfte zusammenhingen, bevorzugt eingesetzt.

### 5.6.2 Tendinomuskulärer Dünndarm-Meridian

➤ Abb. 5.71, ➤ Abb. 5.72

Der Verlauf des TMM beginnt mit dem Punkt Dü 1 an der Spitze des kleinen Fingers und führt hinten am Handgelenk über den Arm zum Schulterblatt. Ein weiterer Meridian verläuft von der Schulter aufwärts zum Nacken. Von dort zunächst oberhalb sowie unterhalb des Ohrs und dann an Kiefer und Augenwinkel entlang zur Stirn.

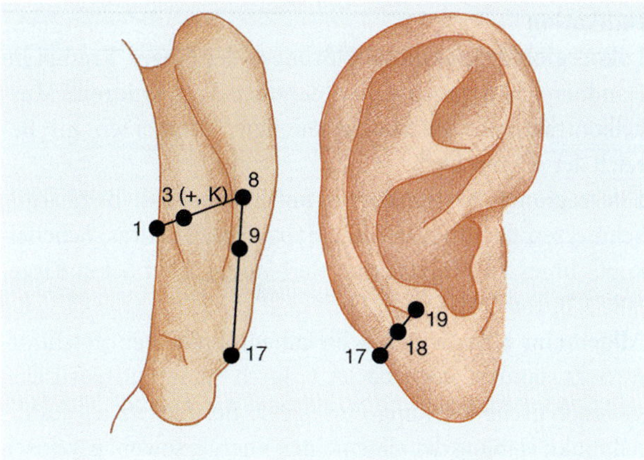


**Abb. 5.73** Verlauf des Dünndarm-Meridians am Ohr

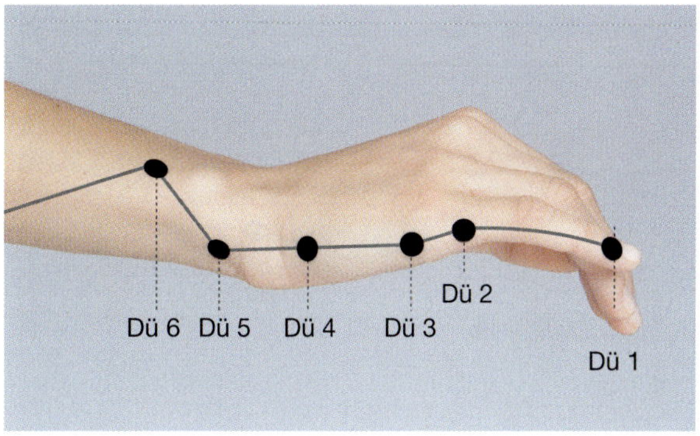


**Abb. 5.74** Dü 1–Dü 6

## 5.6.3 Verlauf am Ohr

➤ Abb. 5.73

Der Dünndarm-Meridian ist ein *Yang*-Meridian. In der Körperakupunktur gilt er als allgemein schleimhautwirksam und spasmolytisch. Darüber hinaus gibt es auf dem Meridian auch wichtige lokale Punkte für Ellbogen, Schulter, Trigeminus und Zahnbereich. Die Resonanzentsprechungen an der Ohrmuschel sind daher sehr interessant. Der Meridian zeigt einen geometrisch anmutenden Meridianverlauf: Dü 1 liegt in der Gegend des DNS-Punktes. Der Punkt Dü 3 entspricht dem Plexus coeliacus retro. Für den Ellbogen motorisch ist der Punkt Dü 8 und für die motorische Schulter sind die Punkte Dü 9 und Dü 10 zuständig. Dü 17 hat eine gute Wirkung auf den Trigeminus (mit Dü 18). Allgemein ist der Punkt Dü 18 in Resonanz mit dem Zahnbereich, besonders der molaren Zähne. Dagegen hat der Punkt Dü 19 eine Wirkung auf Ohr und Gehör („Linie der Töne“).

## 5.6.4 Die Punkte im Einzelnen

➤ Abb. 5.74

### ● Dü 1

*Shaoze,* „Kleiner Teich, Sumpf“

**Funktion**

Ursprungs-*Jing*-Punkt (*Ting*-Punkt), Beginn des Energieflusses; damit auch Anfangspunkt des tendinomuskulären Dünndarm-Meridians (TMM)

**Lokalisation**

1 *Fen* (ca. 2 mm) lateral und proximal vom äußeren Nagelfalzwinkel des Kleinfingers

**Punktur**

1 *Fen* senkrecht

**Indikation**

**Lokoregional:** Armschmerzen, Muskelspasmen, Tortikollis (Wirkung über den Verlauf des TMM); Schmerzen im Bereich der Skapula

**Überregional:** trockener Mund oder Hypersalivation, Brechreiz, Erbrechen, Kopfschmerzen, Konvulsionen, Sehschwierigkeiten, Schleier vor den Augen, Rhinitis, Laryngitis, Husten

**Allgemein:** starke Affinität zur Schleimhaut, sekretolytisch, antitoxisch (krisenhafte Zustände, siehe auch He 9)

**Tradition**

Dieser Ursprung-*Jing*-Punkt (*Ting*-Punkt) ist dem Metall zugeordnet.

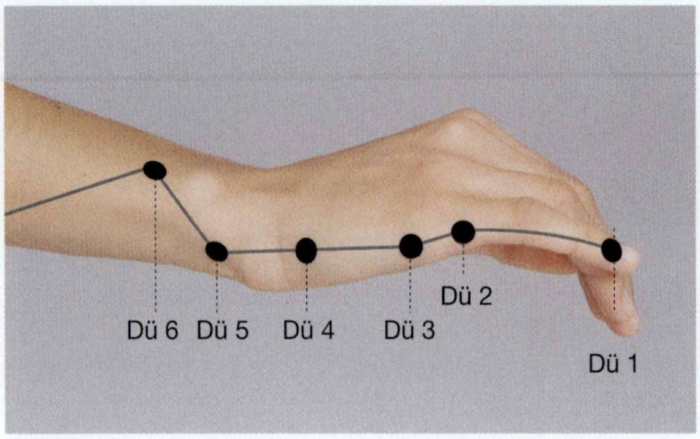


**Abb. 5.75** Dü 1–Dü 6

### Dü 2

*Qiangu,* „Vorderes Tal"

**Lokalisation**

In einer kleinen Mulde, an der Außenseite des Grundgelenks des kleinen Fingers, an der Grenze des Überganges des Hautfarbtones von rötlich zu weiß



**Punktur**

2–5 *Fen* senkrecht

**Indikation**

**Lokoregional:** Gefühllosigkeit der Finger, Schmerzen, die das Armheben erschweren; Schwellungen und Schmerzen im Nackenbereich und retroaurikulär

**Überregional:** Hornhauttrübung, Ohrensausen, Angina, Schnupfen mit verstopfter Nase, Nasenbluten, Husten, Hämatemesis, verzögerte und mangelhafte Laktation

**Allgemein:** Fieber ohne Schweiß

**Tradition**

Dieser Quell-*Ying*-Punkt ist dem Wasser zugeordnet.

### Dü 3

*Houxi,* „Hintere Talmulde"

**Funktion**

Tonisierungspunkt

Kardinalpunkt (Schlüsselpunkt) für den außerordentlichen Meridian Lenkergefäß *(Dumai)*

**Lokalisation**

Die Handtellerquerfalte über die ulnare Handkante hinaus verfolgen, am Ende dieser Falte findet man den Punkt.

**Punktur**

3 *Fen* bis 1 *Cun* schräg im Meridianverlauf

**Indikation**

**Lokoregional:** Sensibilitätsstörungen der Finger, Krampi im Handbereich, Armneuralgien, Schulter-Arm-Syndrom, Muskelkontrakturen, Interkostalneuralgie, Schmerzen im Bereich der oberen BWS

**Überregional:** Konjunktivitis mit Tränenfluss, Blepharitis, Schmerzen der Augenzähne, Hypakusis, Tinnitus, Scheitelkopfschmerzen (durch seine Verbindung über Sekundärgefäße z. B. von Dü 18 zu Bl 1)

**Allgemein:** allgemeiner Schleimhautpunkt, bei „tetaniformen Zuständen" jeglicher Art durch seine antispastische, spasmolytische Wirkung einsetzbar. Bei Einsatz als Kardinalpunkt: Hebung der allgemeinen Energie sowohl psychisch als auch moralisch, gegen Depressionen, epileptiforme Konvulsionen, Folgezustände nach zerebralen Insulten, spastische Kontrakturen (z. B. bei Morbus Bechterew zusammen mit Bl 62), Folgezustände nach Poliomyelitis, Tremores etc.; Meisterpunkt der Spasmolyse

**Tradition**

Dieser Bach-*Shu*-Punkt ist dem Holz zugeordnet.

### Dü 4

*Wangu,* „Knochen des Handgelenks"

**Funktion**

*Yuan*-Quellpunkt, über ein Sekundärgefäß mit dem *Luo*-Durchgangspunkt seines gekoppelten *Yin*-Meridians (He 5) in Verbindung

**Lokalisation**

An der Ulnarseite des Handgelenks, zwischen dem Os metacarpale V und dem Os hamatum in einer Vertiefung

**Punktur**

3–5 *Fen* senkrecht

**Indikation**

**Lokoregional:** Schmerzen und Entzündungen sowie Arthralgien der Finger, Hand- und Ellbogengelenke, Schwäche des Handgelenks (Unfähigkeit, etwas halten zu können), Schreibkrampf

**Überregional:** Kopfschmerzen, Tinnitus, Augenflimmern, ständiger Tränenfluss, Brechreiz, zusätzlich bei Cholezystopathien

**Tradition**

Bringt *Yin*-Energie in das *Taiyang* (Dü, Bl)

➤ Abb. 5.75

## Dü 5

*Yanggu*, „Yang-Tal"

**Lokalisation**
In einer Vertiefung distal vom Processus styloideus ulnae, in Höhe des ulnaren Endes der Handgelenksfalte

**Punktur**
3–5 *Fen* senkrecht

**Indikation**
**Lokoregional:** Handwurzelschmerzen, Schmerzen an der Außenseite des Armes, Schwellungen nach Unterarmfrakturen bzw. nach Gipsabnahme, Schulter- und Nackenschmerzen, Schmerzen in den Thoraxseiten
**Überregional:** Tinnitus, Hypakusis, Kieferschmerzen
**Allgemein:** Fieber ohne Schweiß, meningeale Reizzustände, psychische Übererregbarkeit im Krankheitsverlauf

**Tradition**
Verstärkt das Abwehr-*Qi (Weiqi)*. Dieser Fluss-*Jing*-Punkt ist dem Feuer zugeordnet.

## Dü 6

*Yanglao*, „Zufriedenes Alter"

**Lokalisation**
In einer Vertiefung, die knapp proximal und etwas radial von der Spitze des Processus styloideus ulnae, schon an der dorsalen Seite des Unterarmes zu tasten ist.

**Punktur**
2 *Fen* senkrecht oder 1 *Cun* schräg in Richtung KS 6

**Indikation**
**Lokoregional:** Intensive Schmerzen in den Gelenken der oberen Extremität, im Schulter- und Nackenbereich, wobei der Arm nicht gehoben werden kann.
**Überregional:** Hemiplegie, Sehstörungen, unscharfes Sehen

➤ Abb. 5.76

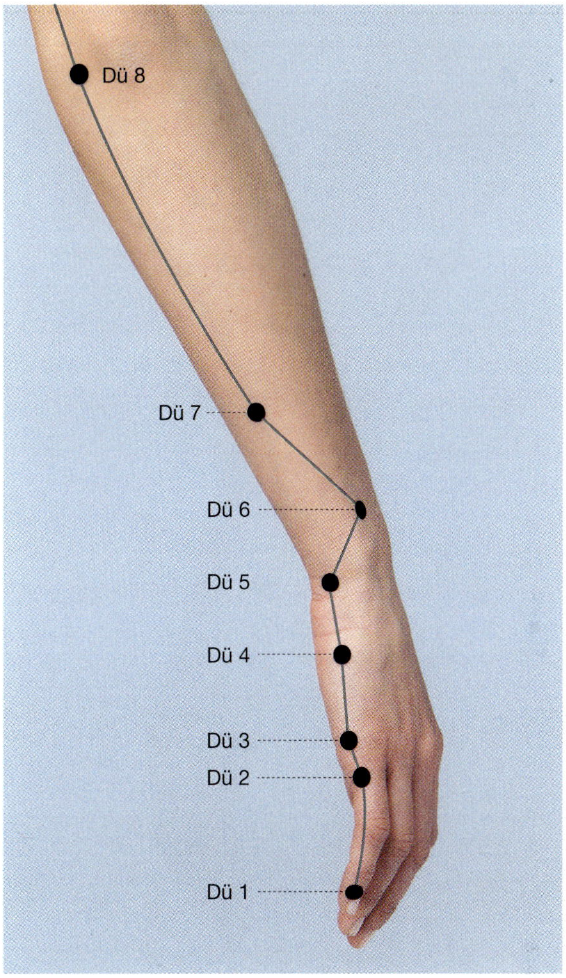


**Abb. 5.76** Dü 1–Dü 8

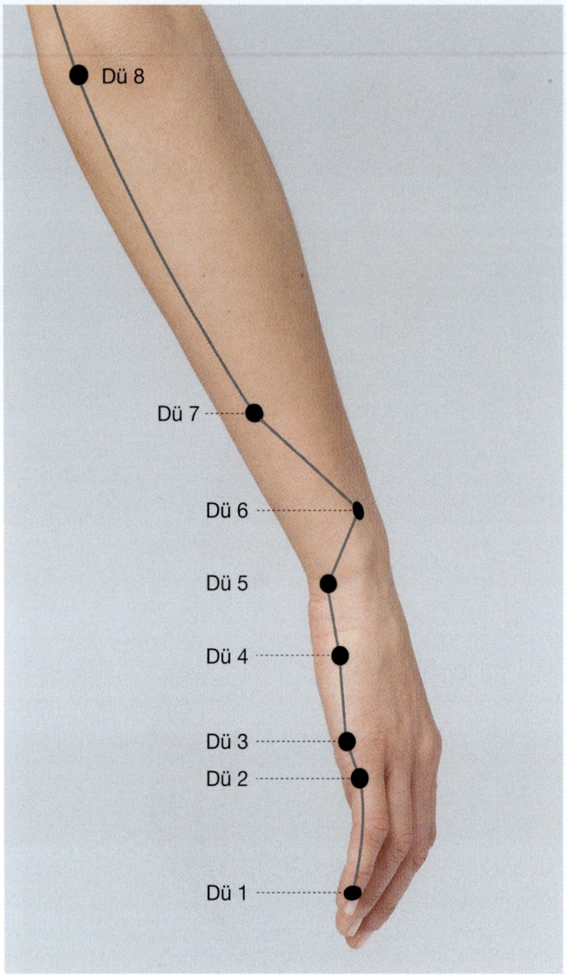


**Abb. 5.77** Dü 1–Dü 8

## ● Dü 7

*Zhizheng,* „Korrektur, Wiederherstellung der Gliedmaßen"

**Funktion**

*Luo*-Durchgangspunkt, als solcher in Verbindung mit dem *Yuan*-Quellpunkt (He 7) seines gekoppelten *Yin*-Partners, des Herz-Meridians, über das „transversale" *Luo*-Gefäß (Energieausgleich zwischen Dünndarm- und Herz-Meridian)

**Lokalisation**

Am lateralen, dorsalen Anteil des Unterarms, über dem Rand der Ulna, auf einer gedachten Verbindungslinie von Dü 5 zu Dü 8, 5 *Cun* proximal von Dü 5, entspricht etwa der Unterarmmitte

**Punktur**

3–8 *Fen* senkrecht

**Indikation**

**Lokoregional:** Schmerzen in den Fingergelenken, man kann keine Faust machen, Nackensteifigkeit

**Überregional:** psychische Erkrankungen: Neurasthenie, besonders im sexuellen Bereich, abwechselnd Reizbarkeit und apathisch depressive Verstimmung, Angst mit Tachykardieneigung, Augenflimmern, Chalazion, Kieferentzündungen, Darmkoliken, spastische Obstipation, aber auch Diarrhö

**Allgemein:** Fieber mit starkem Durstgefühl

**Tradition**

Über das „longitudinale" *Luo*-Gefäß außerdem direkte Einwirkung auf das Hohlorgan Dünndarm möglich. Dem Punkt wird in der Literatur auch eine *He*-Funktion – darunter hat man eine direkte energetische Verbindung zu einem Organ oder Hohlorgan zu verstehen – zum Hohlorgan Magen zugeschrieben.

## ● Dü 8

*Xiaohai,* „Kleines Meer"

**Funktion**

Sedierungspunkt, Meer-*He*-Punkt

**Lokalisation**

Im proximalen Bereich der Mulde zwischen Olekranon und Epicondylus ulnaris, 0,5 *Cun* von der Olekranonspitze entfernt. Arm beugen, bei Druck auf den Punkt soll ein zum kleinen Finger hin ausstrahlender Schmerz verspürt werden.

**Punktur**

3–8 *Fen* senkrecht

**Indikation**

**Lokoregional:** besonders rheumatisch bedingte Schmerzen im Nacken-, Schulter-, Armbereich, auch Sensibilitätsstörungen in dieser Region, lokal: Epikondylitis

**Überregional:** Epilepsie, Konvulsionen, Geisteskrankheiten, verschwommenes Sehen, Schwerhörigkeit, Zahnschmerzen mit Gingivitis, Trismus; Spasmen, Schmerzen im Unterbauch

**Allgemein:** Fieber, dabei Kältegefühl

**Tradition**

Meer-*He*-Punkt. Als Meer-*He*-Punkte – *He* bedeutet vereinen, konzentrieren – werden jene „antiken, überlieferten" Punkte der Meridiane bezeichnet, die entweder in der Region der Ellbogen oder der Kniegelenke liegen. Beispiel: Dü 8, He 3, 3E 10, Di 11, KS 3, Lu 5. In ihnen konzentriert sich die Energie, sodass über diese Punkte direkt auf das Organ bzw. Organsystem und die ihm zugeordnete Symptomatik Einfluss genommen werden kann. Dieser Meer-*He*-Punkt ist der Erde zugeordnet.

➤ Abb. 5.77

## Dü 9

*Jianzhen,* „Reine, keusche Schulter"

**Lokalisation**

1 *Cun* oberhalb des Endes der dorsalen Achselfalte (bei herabhängendem Arm) in einer deutlich tastbaren Vertiefung

**Punktur**

3 *Fen* bis 1 *Cun* senkrecht, Moxibustion empfehlenswert

**Indikation**

**Lokoregional:** Schmerzen im Schultergelenk, in der Arm- und Schulterblattregion, auch bei rheumatischer Genese, Sensibilitätsstörungen in diesem Bereich; Unvermögen, den Arm nach hinten zu heben (so genannter Schürzenbandpunkt). Dü 9 gehört zu den führenden Punkten bei der Behandlung von Omarthralgien. Meist zusammen mit Di 15, Di 14 und dem spiegelbildlich zu Dü 9 oberhalb des Endes der vorderen Achselfalte gelegenen He 1–01 (Neupunkt 125, *Ye Ling*).
**Überregional:** Tinnitus, Hypakusis

## Dü 10

*Naoshu,* „*Shu*-Zustimmungspunkt für die obere innere Armregion"

**Funktion**

Reunionspunkt mit dem Haltegefäß des *Yin (Yinweimai)* und dem Aufsteigenden *Yang*-Gefäß *(Yangqiaomai)*

**Lokalisation**

Auf einer gedachten Verlängerung der hinteren Achselfalte, oberhalb des Punktes Dü 9, in einer Vertiefung unter der Unterkante der Spina scapulae, etwa ¼ ihrer Länge vom Acromion entfernt

**Punktur**

5 *Fen* bis 1 *Cun* senkrecht

**Indikation**

**Lokoregional:** Schmerzen und Schwäche in der Schulterregion und im Nacken, Schreibkrampf
**Überregional:** Augen- und Kopfschmerzen, ophthalmische Migräne (Hilfspunkt)

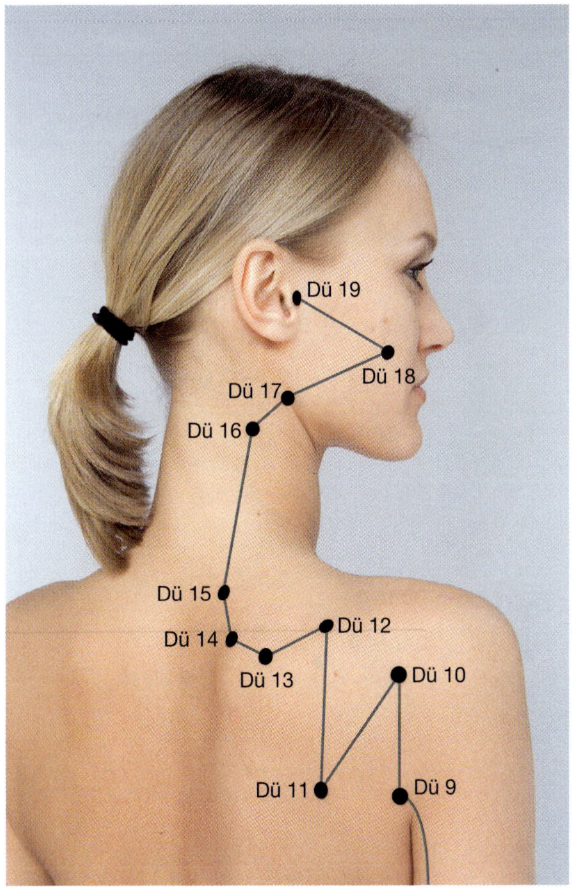


**Abb. 5.78** Dü 9–Dü 19

## Dü 11

*Tianzong,* „Göttliches Prinzip"

**Lokalisation**

In der Mitte der Fossa infraspinata, in einer Mulde oder in der Höhe von LG 11 (5. Brustwirbeldornfortsatz); Dü 11 bildet mit Dü 10 und Dü 9 ein Dreieck.

**Punktur**

5 *Fen* bis 1 *Cun* senkrecht

**Indikation**

**Lokoregional:** Schmerzen im Nacken-, Schulter- und Armbereich sowie im Wangen- und Kinnbereich (entsprechend dem Meridianverlauf)
**Überregional:** Schmerzen im Mammabereich, besonders während der Stillperiode (bei mangelhafter Laktation zusammen mit Dü 1), Dehnungs- und Spannungsgefühl, auch prämenstruell

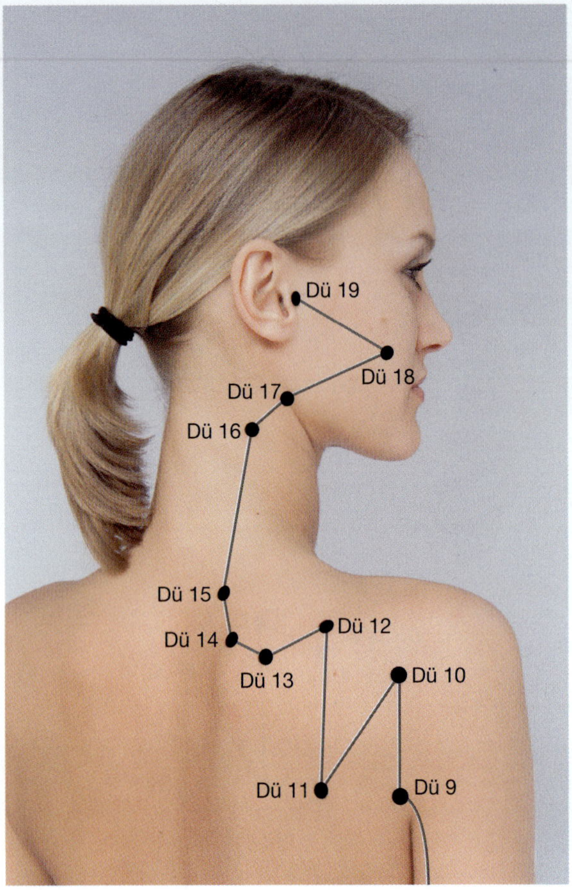


**Abb. 5.79** Dü 9–Dü 19

## Dü 12

*Bingfeng,* „Empfang des Windes“

**Funktion**

Reunionspunkt mit dem Di-, 3E- und Gb-Meridian

**Lokalisation**

In der Mitte der Fossa supraspinata in einer Mulde, die entsteht, wenn der Arm vertikal gehoben wird, direkt über Dü 11

**Punktur**

5 *Fen* senkrecht oder bis 1 *Cun* schräg

**Indikation**

**Lokoregional:** Spezialpunkt gegen Schulterschmerzen, die das Heben des Armes behindern, Schmerzen und Parästhesien in den oberen Extremitäten

➤ Abb. 5.78

## Dü 13

*Quyuan,* „Mauerbiegung“

**Lokalisation**

Im medialen Anteil der Fossa supraspinata, dort, wo die Spina scapulae eine Krümmung aufweist (daher der Name), in der Mitte einer Verbindungslinie zwischen Dü 10 und 2. Brustwirbeldornfortsatz

**Punktur**

Bis 5 *Fen* senkrecht, bis 1 *Cun* schräg

**Indikation**

**Lokoregional:** schmerzhafte Verspannungen und Muskelkontrakturen im Schulterbereich

## Dü 14

*Jianwaishu,* „*Shu*-Zustimmungspunkt der äußeren Region der Schulter“

**Lokalisation**

An der oberen Partie der Skapula, 3 *Cun* neben LG 13 *(Taodao),* unter dem 1. Brustwirbeldornfortsatz

**Punktur**

0,5 *Cun* senkrecht

**Indikation**

**Lokoregional:** Schmerzen im Schultergelenk und Schulterblatt, Rheuma mit Kältesensationen im Nacken

**Tradition**

Moxibustion vorteilhaft

## Dü 15

*Jianzhongshu,* „*Shu*-Zustimmungspunkt für die mittlere Schulterregion“

**Funktion**

Dieser Punkt wird bei manchen Autoren als Reunionspunkt dreier Meridiane beschrieben und gleichzeitig als Gb 21 und 3E 16 geführt. Präzise formuliert handelt es sich jedoch um eine Kreuzungszone, innerhalb deren diese drei Punkte liegen. Sie haben dabei durchaus ihren eigenen Wirkungskreis, allerdings auch manche gemeinsame Indikation.

**Lokalisation**

Auf einer gedachten Horizontalen, in der Höhe des Dornfortsatzes des 7. Halswirbels, 2 *Cun* lateral von der Medianlinie

**Punktur**
5 *Fen* bis 1 *Cun* schräg

**Indikation**
**Lokoregional:** Nacken-, Schulter- und Rückenschmerzen
**Überregional:** Bronchitis, Asthma, verschwommenes Sehen, Hypakusis, Tinnitus, geschwollener, schmerzhafter Oropharynx

### Dü 16
*Tianchuang,* „Himmelsfenster"

**Lokalisation**
Am hinteren Rand des M. sternocleidomastoideus, auf gleicher Höhe wie der Punkt Di 18, dorsal von diesem

**Punktur**
5 *Fen* bis 1 *Cun* senkrecht

**Indikation**
**Lokoregional:** Nacken- und Schulterschmerzen, Tortikollis, Trismus, Wangenschwellung – Lymphgefäße!
**Überregional:** Angina

### Dü 17
*Tianrong,* „Himmelsfigur"

**Funktion**
Reunionspunkt mit dem Gb-Meridian

**Lokalisation**
Distal vom Ohrläppchen, hinter dem Unterrand des Unterkieferwinkels, ventral vom M. sternocleidomastoideus, in Höhe von Ma 6
➤ Abb. 5.79

**Punktur**
1 *Fen* bis 1 *Cun* (cave: Gefäße!)

**Indikation**
**Lokoregional:** Anginen, Laryngitis, Pharyngitis, Tonsillarabszesse, Trismus, Adenitis cervicalis – Lymphgefäße!
**Überregional:** Schmerzen und Völlegefühl im Thorax mit erschwertem Atmen

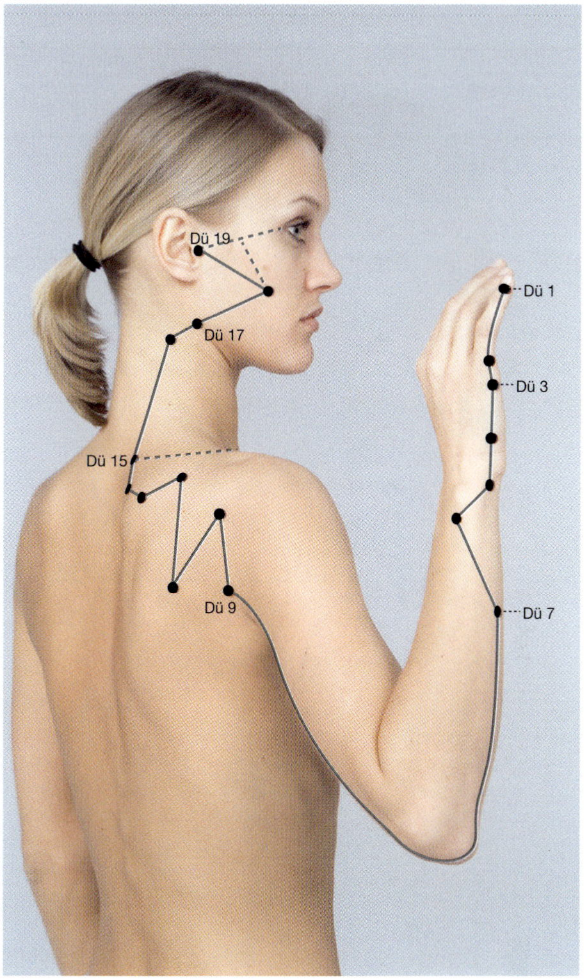


**Abb. 5.80** Verlauf des Dünndarm-Meridians

### Dü 18
*Quanliao,* „Grube des Backenknochens"

**Funktion**
Reunionspunkt mit dem 3E-Meridian
Sekundärgefäß zu Bl 1

**Lokalisation**
Am Schnittpunkt einer durch den äußeren Augenwinkel gelegten Vertikalen mit dem Unterrand des Jochbeines, am Vorderrand des Ansatzes des M. masseter, in einem Grübchen

**Punktur**
3 *Fen* bis 1 *Cun* senkrecht oder schräg

**Indikation**
**Lokoregional:** infraorbitale Schwellungen, Sinusitis maxillaris, Trigeminusneuralgie des 2. Astes, Fazialisparese, Zahnschmerzen im Oberkieferbereich

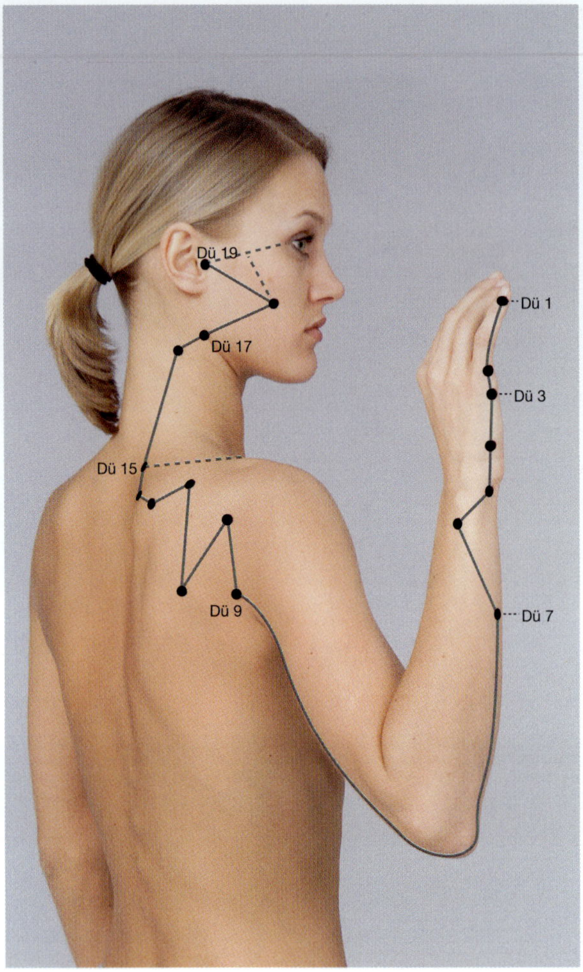


**Abb. 5.81** Verlauf des Dünndarm-Meridians

### ● Dü 19

*Tinggong*, „Palast des Gehörs"

**Funktion**

Reunionspunkt mit dem 3E-Meridian und dem Gb-Meridian

**Lokalisation**

Bei geöffnetem Mund in einer Vertiefung zwischen Tragus und Mandibulargelenk, über der A. temporalis superficialis

**Punktur**

3 *Fen* bis 1 *Cun* senkrecht

**Indikation**

**Lokoregional:** chronischer Ohrenfluss, Otitis media, Otitis externa, Hypakusis, Tinnitus, Laryngitis, Arthritis des Kiefergelenks

**Mnemotechnik:** Punkte, die in ihrem chinesischen Namen die Silbe „*Ting*" enthalten, haben oft Einwirkung auf das Ohr und den Gehörsinn. Punkte, die „*Ming*" in ihrem Namen aufweisen, haben häufig Indikationen, die Augenleiden, Sehstörungen etc. betreffen.

## 5.6.5 Der Funktionskreis Dünndarm aus traditioneller Sicht

➤ Abb. 5.80, Abb. 5.81

Der Funktionskreis Dünndarm ist der Außenfunktionskreis oder das *Yang*-Komplement des Funktionskreises Herz.

### „Großes Yang" – *Taiyang*

Nach *Su Wen*, Kap. 6, und *Ling Shu*, Kap. 5 (Van Nghi 1971) bildet der Dünndarm-Meridian (Hand-*Taiyang*) zusammen mit dem Blasen-Meridian (Fuß-*Taiyang*), an den er im Zyklus der Hauptmeridiane seine Energie übergibt, das „mächtige *Yang*" *(Taiyang)*.

Jeweils 2 Meridiane schließen sich zu einer informativen Einheit zusammen, um die Produktion, den Umlauf und die Speicherung der Energien *(Qi)*, des Blutes *(Xue)* und der Flüssigkeiten *(Jin)* zu koordinieren.

Die Tradition gibt den drei informativen Einheiten im *Yang* und den drei informativen Einheiten im *Yin*, die auch „energetische Schichten" genannt werden, folgende Bezeichnungen und Funktionen:

- Großes *Yang (Taiyang)* mit den Meridianen Dünndarm/Blase
- „Strahlendes *Yang*" *(Yangming)* mit den Meridianen Dickdarm/Magen
- Kleines *Yang (Shaoyang)* mit den Meridianen Dreifacher Erwärmer/Gallenblase
- Großes *Yin (Taiyin)* mit den Meridianen Lunge/Milz
- Kleines *Yin (Shaoyin)* mit den Meridianen Herz/Niere
- Gebeugtes (erschöpftes) *Yin (Jueyin)* mit den Meridianen Kreislauf-Sexualität/Leber

### Funktionen des „Öffnenden" im *Yang*

Das große *Yang (Taiyang)* reguliert und koordiniert im Außenbereich die Bewegungen der *Yang*-Energien *(Yangqi)* und damit ebenfalls das Abwehr-*Qi (Weiqi)*.

Wie immer in der chinesischen Medizin sind die Funktionen vernetzt: Die Haut ist das Körpergewebe mit Entsprechung zum Lungen-Meridian. Man könnte auch sagen, der Funktionskreis Lunge „inkarniere sich" in der Haut. Die Haut ist der Hauptsitz des Abwehr-*Qi (Weiqi)*, das im Funktionskreis Lunge mithilfe der „klaren Säfte" produziert wird, die aus der „Mitte" unter katalysatorischer Mitwirkung des Funktionskreises Niere stammen. Bei der Trennung in „klare" und „trübe" Säfte ist der Dünndarm beteiligt: die klaren Säfte werden resorbiert, die trüben Säfte werden über den Darm nach unten geschickt. Die resorbierten Säfte kommen über das Blut *(Xue)* in die Nieren, ein Teil wird ausgeschieden und ein anderer Teil über den Dreifachen Erwärmer nach oben in den Funktionskreis Lunge „verdampft".

Da das große *Yang* die Oberflächenschicht des *Yang* darstellt, findet dort der „Kampf" zwischen dem Abwehr-*Qi (Weiqi)* und den pathogenen Faktoren statt. Ein gutes Beispiel dafür ist die Erkältung.

Eine Behandlungsmöglichkeit gegen Erkältungen ist daher die öffnende Therapie, die durch das Schwitzen über die Haut eingedrungene pathogene Faktoren (hier Kälte und Wind) entfernt und den Körper dadurch wieder ins energetische Gleichgewicht bringt. Dafür setzt der Körper das große *Yang (Taiyang)* und das Abwehr-*Qi (Weiqi)* ein.

- Der gesunde Körper tut dies selbstständig durch Eigenregulation.
- Diese Öffnung kann unterstützt werden durch Hausmittel, wie z. B. durch heißen schwarzen Tee, gemischt mit frischem Ingwer und Zimtrinde.

## Vermittlung von Feuer *(Shen)* aus dem Herzen

Im Einzelnen vermittelt der Funktionskreis Dünndarm nach der traditionellen Ansicht die Wandlungsphase Feuer:

- durch dem Blasen-Meridian (Fuß-*Taiyang*) mit seinen *Shu*-Zustimmungspunkten,
- durch die Verdauung,
- durch das Sinnesorgan Ohr über den Punkt Dü 19.

### Feuer für den Blasen-Meridian

Der Dünndarm vermittelt dem Blasen-Meridian (Fuß-*Taiyang*) mit seinen *Shu*-Zustimmungspunkten Feuer aus dem Herzen. Der Dünndarm (Hand-*Taiyang*) vermittelt als *Yang*-Funktionskreis des Herzens das im Herzen gespeicherte Feuer (vgl. Funktionskreis Herz) dem Blasen-Meridian und damit allen Organen und weiteren Funktionen über die *Shu*-Zustimmungspunkte des Blasenmeridians.

### Feuer für die Verdauung

Der Dünndarm vermittelt für die Verdauung von Nahrung und Flüssigkeiten Feuer aus dem Herzen, dadurch erst wird eine gute Nahrungsaufnahme möglich. Man sollte sich also generell einer Gelassenheit des Geistes erfreuen, um genügend Feuer zur Verdauung bereitzustellen. Man sollte daher beim Essen ruhig und in fröhlicher Gesellschaft sein.

In der chinesischen Medizin besteht eine eigenartige organisch-funktionelle Vernetzung von Feuer, Holz und Erde: Feuer-Dünndarm-Bitteres ist die „Mutter" von Erde-Magen-Süßem und das „Kind" von Holz-Gallenblase-Saurem; „das Bittere sediert das Saure". Bitterer Tee, z. B. Salbeitee, bringt das zu Verdauende „nach unten", auch der bittere Kaffee hat diese Funktion. Gute Weine verbessern die Verdauung durch eine kleine Menge bitteres Tannin.

## Spasmolytische Wirkung des Dünndarm-Meridians

(Tradition: Das Feuer sediert den Wind) Generell wirkt der Dünndarm als „Kind des Holzes" spasmolytisch, indem er zusammen mit dem Herzen den Funktionskreisen Gallenblase und Leber Energie abzieht. Zudem wird durch die Tonisierung des Dünndarms die Resorption der Flüssigkeit verstärkt und damit die Potenz der Wasserniere erhöht. Das Wasser wiederum stärkt das Leber-*Yin*, das die Wind-Holz-Spasmen sediert.

## Psychogramm

Der Funktionskreis Dünndarm wirkt in zweierlei Hinsicht auf die Psyche: direkt über seinen *Yuan*-Quellpunkt Dü 4 (Verbindung zu He 5) oder den Punkt Dü 5 („das Feuer sediert den Wind"). Dieser Punkt Dü 5 verstärkt die Klarheit des Denkens und verbessert damit Entscheidungen. Es wird also der „innere Wind" sediert, der dem Gehirn zu viele und pathologische Impulse gibt.

# Blasen-Meridian *(Pang-gingjing)*

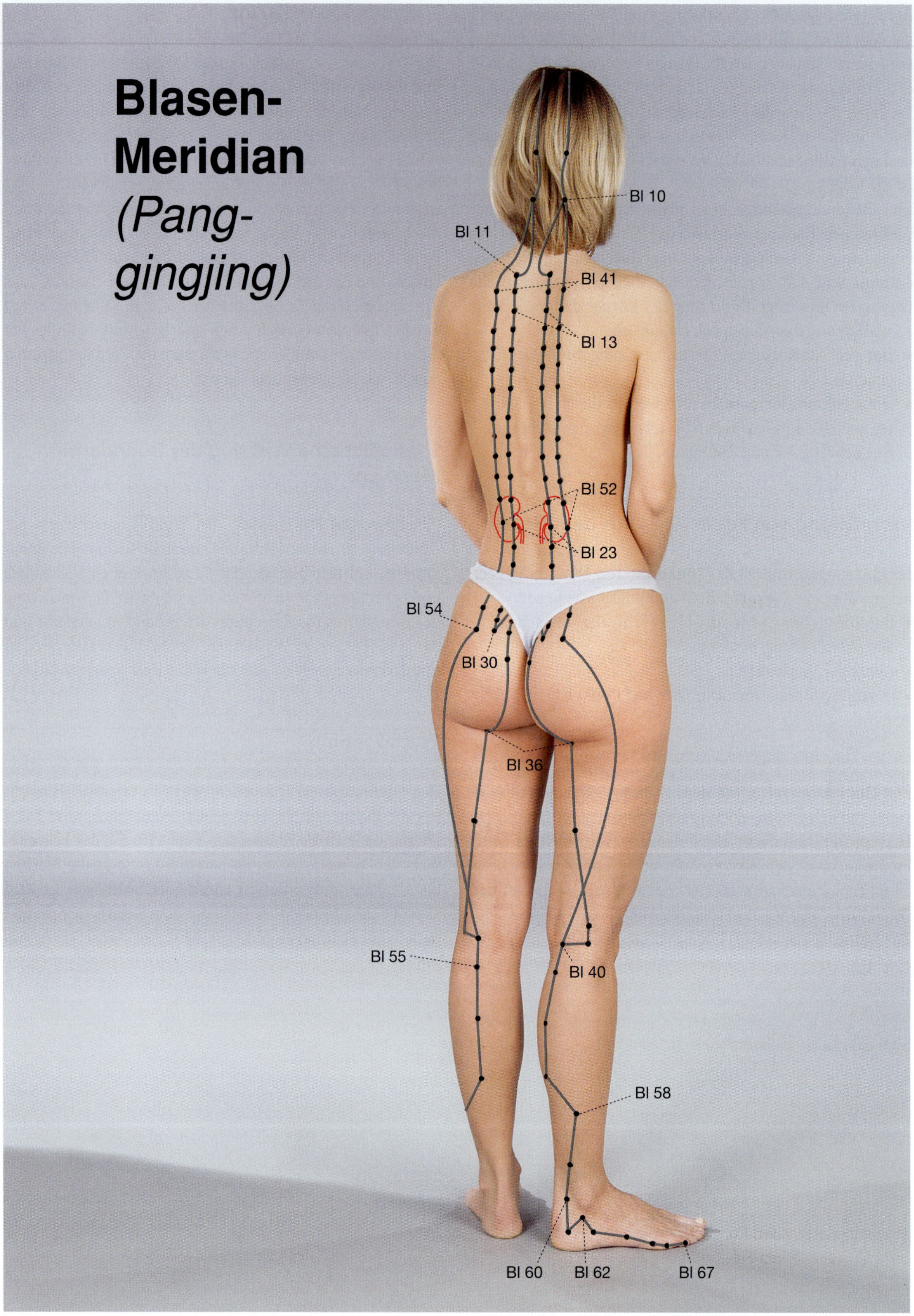

# 5.7 Blasen-Meridian *(Panggingjing)*

## 5.7.1 Blasen-Meridian

➤ Abb. 5.82, ➤ Abb. 5.83

**Charakteristik**

- **Bezeichnungen:** *Zutaiyang,* Fuß-*Taiyang,* Großes *Yang* des Fußes, The leg greater *Yang* Meridian, The urinary bladder channel of foot *Taiyang*
- **Abkürzungen:** Bl (Blase), V (vessie), UB (urinary bladder)
- **Meridian eines Hohlorgans** *(Fu),* daher *Yang,* nach internationaler Nomenklatur: der VII. Meridian im Energiekreislauf
- **Energieverlauf zentrifugal,** der Meridian erhält seine Energie vom Dünndarm-Meridian und gibt sie an den Nieren-Meridian weiter.
- **Chronobiologie:** Optimalzeit zur Tonisierung 15–17 Uhr
- ***Shu*-Zustimmungspunkt:** Bl 28, 1,5 *Cun* lateral von der dorsalen Medianlinie, dem Lenkergefäß *(Dumai),* entfernt, in der Höhe des II. Sakralloches
- ***Mu*-Alarmpunkt:** KG 3. Dieser liegt, wenn man die Strecke vom Oberrand der Symphyse bis zum Nabel in 5 gleiche Teile teilt, ⅕ oberhalb der Symphyse auf der ventralen Medianlinie.
- Der **äußere Verlauf** ist durch 67 Punkte gekennzeichnet.

**Verlauf**

Der Blasen-Meridian beginnt am inneren Augenwinkel, beiderseits der Nasenwurzel, steigt dann über die Stirn zum Scheitel auf und zieht über den Schädel zum Nacken, wo er sich in Höhe von C 2, am Punkt Bl 10, in zwei parallele oberflächliche Verläufe teilt. Der „innere" Ast zieht nun 1,5 *Cun* lateral der dorsalen Medianlinie über den Rücken nach unten, der „äußere" Ast parallel dazu, aber in einer Entfernung von 3 *Cun* von der Medianlinie. (Dies entspricht der Entfernung des inneren Randes der Skapula von den Dornfortsätzen.) Dabei handelt es sich um das transversale Maß am Rücken, nicht um das „Finger-*Cun*"! Die Entfernung zwischen medialem Skapularand und den Dornfortsätzen (Lenkergefäß) beträgt 3 dieser hier gemeinten *Cun.*

Beide Äste ziehen nun über die Lumbal- und Glutealregion und die dorsale Seite des Oberschenkels bis zur Kniekehle, in deren Mitte sie sich am Punkt Bl 40 vereinigen. Von hier zieht der Meridian nur mehr mit einem Verlauf weiter über die Wade bis zur kleinen Zehe, wo er mit seinem 67. Punkt am äußeren Nagelfalzwinkel endet und energetische Verbindung mit seinem *Yin*-Partner, dem Nieren-Meridian, aufnimmt.

**Innerer Verlauf**

Die inneren Verläufe des Blasen-Meridians haben im Schädelbereich einen intensiven Kontakt zum Lenkergefäß. Einerseits berühren die seitlichen Satelliten-Punkte des LG 20 *(Sishencong)*

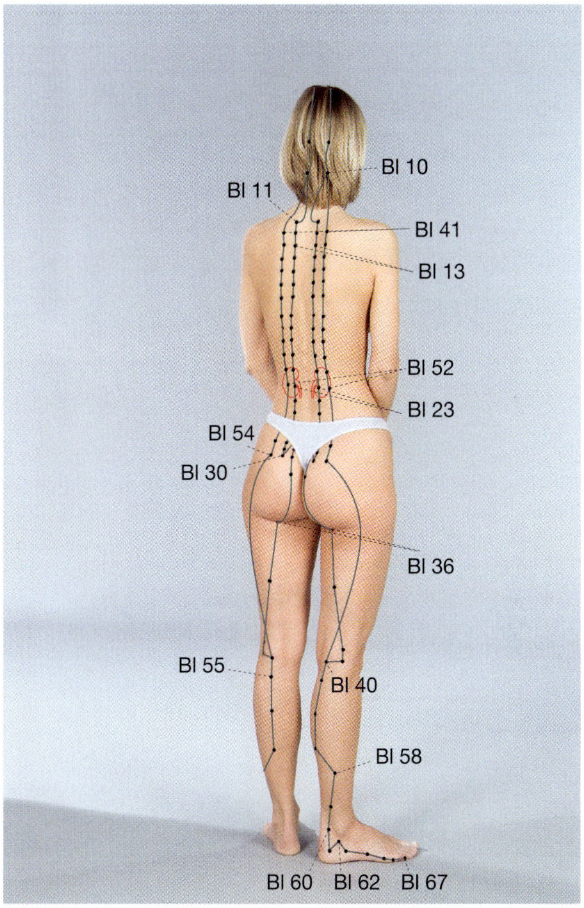


**Abb. 5.82** Verlauf des Blasen-Meridians am Körper

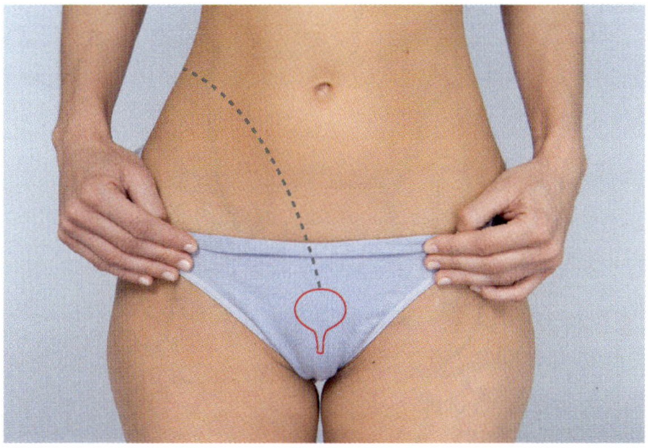

**Abb. 5.83** Der innere Verlauf des Blasen-Meridians

den Blasen-Meridian, andererseits gehen vom Punkt Bl 7 aus innere Äste zum Gehirn wie auch zur Temporalregion (Bl 7 wirkt z. B. bei Cephalaea, Migräne) und vom Punkt Bl 9 aus zum Punkt LG 17. Beim Punkt Bl 23, also auf dem inneren Ast des Meridians, zweigt ein Seitenast durch die paravertebrale Muskulatur zur Niere ab und von dort zur Harnblase. Vom Punkt Bl 54 auf dem äußeren Ast geht eine innere Verbindung zum Punkt Gb 30.

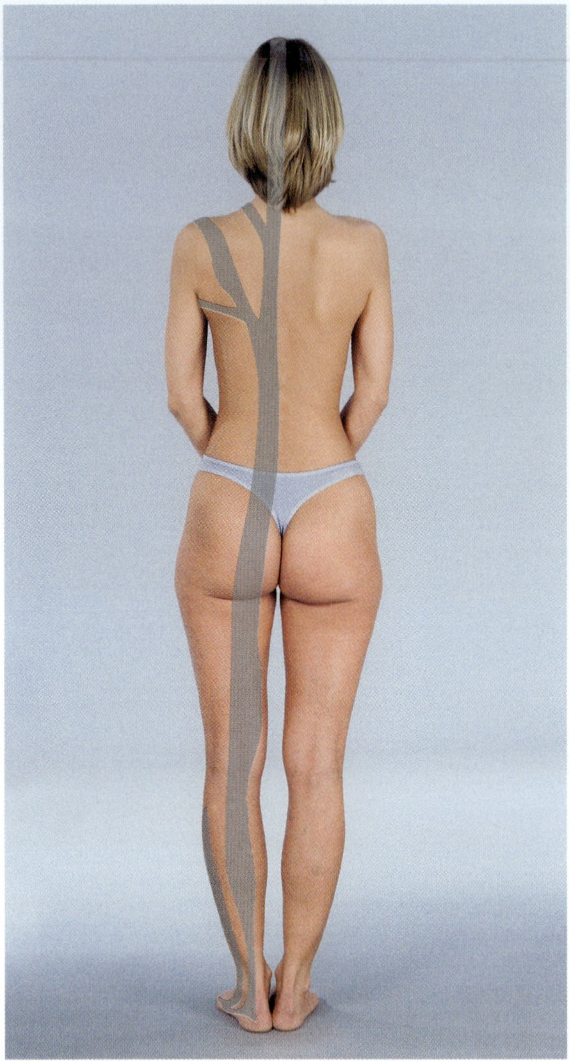

**Abb. 5.84** Verlauf des tendinomuskulären Meridians

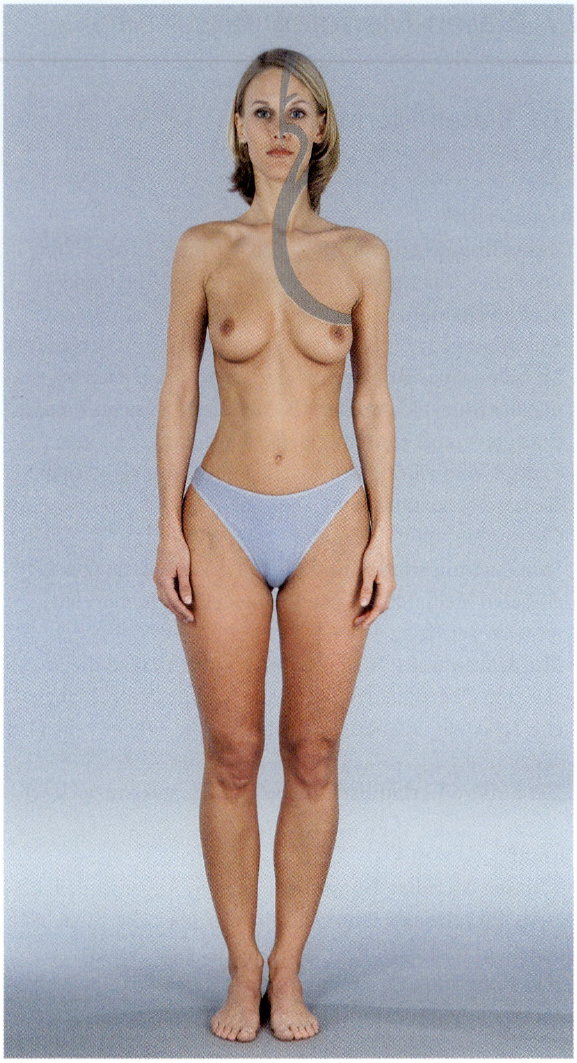

**Abb. 5.85** Verlauf des tendinomuskulären Meridians

Innere Meridianverlaufsrichtung: hauptsächlich von oben nach unten

## BESONDERE PUNKTE

**Blasen-Meridian** *(Panggingjing)*

Tonisierungspunkt Bl 67
Sedativpunkt Bl 65
*Yuan*-Quellpunkt Bl 64
*Luo*-Durchgangspunkt Bl 58 zu Ni 3
*Shu*-Zustimmungspunkt Bl 28
*Mu*-Alarmpunkt KG 13
Kardinalpunkt, der das Aufsteigende *Yang*-Gefäß *(Yangqiaomai)* einschaltet Bl 62

**Besonderheiten**

In der Tradition wurde der Blase die Rolle des Zusammenströmens und Speicherns von Säften innerhalb des Organismus zugeschrieben. Dazu kamen noch Funktionen, die an Umfang weit über unsere Ansichten, die Harnblase betreffend, hinausgingen. Aus diesem Blickwinkel muss das Wirkungsspektrum des mit seinen 67 Punkten längsten aller Meridiane betrachtet werden.

In der Lehre der 5 Wandlungsphasen findet der Blasen-Meridian als *Yang*-Partner der Niere in der Wandlungsphase Wasser, die jahreszeitlich dem Winter entspricht, seinen Platz (Näheres siehe Nieren-Meridian).

Am besten charakterisiert man den Meridian, seiner primären Funktion nach, als Ausscheidungs-Meridian.

## 5.7.2 Tendinomuskulärer Blasen-Meridian

➢ Abb. 5.84, ➢ Abb. 5.85

Ausgehend vom kleinen Zeh beginnt der TMM mit dem Punkt Bl 67 und führt am Knöchel entlang zum Knie. Ein zweiter Verlauf folgt in einer breiten Bahn über die Ferse aufwärts zur Kniekehle und über das Gesäß zum Rückgrat. Dort teilt er sich in 4 Bahnen und endet am Ohr, an der Nase, auf der Schulter bzw. über dem Auge.

## 5.7.3 Verlauf am Ohr

➢ Abb. 5.86

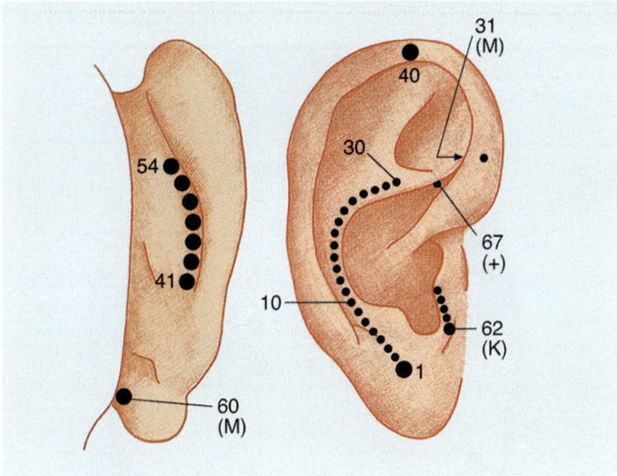


**Abb. 5.86** Verlauf des Blasen-Meridians am Ohr

Der Punkt Bl 1 befindet sich etwa in der Mitte des Ohrläppchens am Augenpunkt, unmittelbar neben dem Punkt Ma 1. Von Bl 1 aus zieht eine gerade Linie bis zum Punkt Bl 10 in die unmittelbare Nähe des Reflexpunktes für den Atlas (C 1). Dann zieht direkt neben dem Anthelixrand der Reflexverlauf des Blasen-Meridians von Punkt 11 bis Punkt 30 nach oben bis in die Nähe des dreieckförmigen Beginns der Fossa triangularis, ein Areal, das wir immer wieder bei Sakroiliakalgelenksblockierung brauchen.

Der Meisterpunkt des Klimakteriums, der Punkt Bl 31, liegt im Uterusbereich, also an der Fältelung der aufsteigenden Helix. Bl 40 ist der Antihistaminpunkt (üblicherweise beim Rechtshänder rechts zu sedieren und links zu stimulieren) und entspricht dem Allergiepunkt der Ohrakupunktur mit seiner Lokalisation an der obersten Stelle der Ohrmuschel.

Der Verlauf des lateralen Astes des Blasen-Meridians am Rücken mit den Punkten Bl 41–Bl 54 liegt auf der Ohrrückseite im Bereich der motorischen Reflexlokalisation der Wirbelsäule. Analog zur Zangentechnik der Ohrakupunktur kann man bei entsprechenden Beschwerden den zugehörigen Punkt des medialen Astes des Blasen-Meridians tonisieren, eventuell moxen, den Punkt des lateralen Astes auf der gleichen Höhe und gleichen Seite dagegen sedieren. Der Punkt gegen Schmerzen im Meridianverlauf, der häufig verwendete Punkt Bl 60, entspricht dem Prostaglandin-$E_2$-Punkt und liegt retroaurikulär nahe der unteren Anwachsungszone des Ohrs. Von Punkt Bl 60 aus läuft der Meridian von hinten auf die Vorderseite des Ohrs zum Punkt Bl 62, dem bekannten Epiphysenpunkt des Ohrs. In einem geraden Verlauf geht es von hier aus zum Reflexpunkt der Blase am Ohr, dem Tonisierungspunkt Bl 67 des Meridians.

Bl

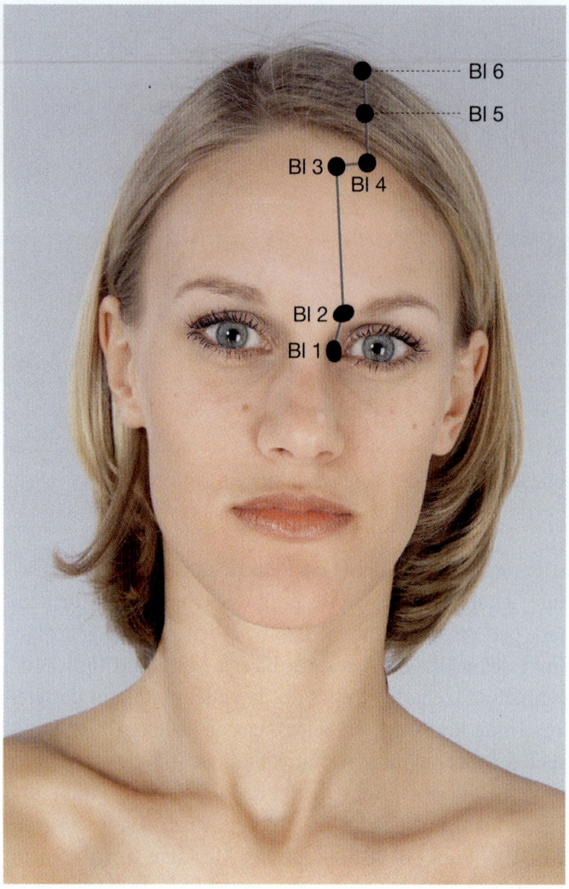


**Abb. 5.87** Bl 1–Bl 6

### 5.7.4 Die Punkte im Einzelnen

#### ● Bl 1

*Jingming,* „Helle, Glanz der Augäpfel"

**Funktion**

Reunionspunkt mit dem Dünndarm- und Magen-Meridian sowie mit den außerordentlichen Meridianen Aufsteigendes *Yin*-Gefäß *(Yinqiaomai)* und Aufsteigendes *Yang*-Gefäß *(Yangqiaomai)*

**Lokalisation**

Im Winkel, der von Orbita und Nasenwurzel gebildet wird, etwa dort, wo sich bei Brillenträgern seitlich die Nasenstütze abzeichnet; präzise: 1 *Fen* medial und kranial vom inneren Augenwinkel. (Der Punkt wird häufig instinktiv massiert.)

**Punktur**

1–3 *Fen* senkrecht bis 1,5 *Cun* entlang des Orbitarandes, wobei die Nadel nicht gedreht werden soll und eine Blutung verhindert werden muss (Diese Stichtiefe könnte bestenfalls Augenärzten, die Akupunktur betreiben, zugemutet werden!)

**Indikation**

**Lokoregional:** akute und chronische Konjunktivitis, Augentränen bei Wind, Myopie, Hypermetropie, Optikusneuritis, Katarakt, Chalazion, Stirnkopfschmerzen, Migräne, Erkrankungen der Stirnhöhle, der Siebbeinzellen, Trigeminusneuralgie des 1. Astes

#### ● Bl 2

*Zanzhu,* „Wurzel der Augenbraue"

**Funktion**

Bl 2 bildet mit dem Extrapunkt EX-HN 3 *(Yintang),* der in der Mitte der Nasenwurzel lokalisiert ist, das sogenannte kleine „magische Dreieck" (das große magische Dreieck für alle Nasen- und Nasennebenhöhlenaffektionen besteht aus den Punkten *Yintang* und Di 20 beidseits).

**Lokalisation**

Am medialen Ende der Augenbrauen, in den Foramina supraorbitalia

**Punktur**

2–5 *Fen* schräg subkutan, Nadel nach unten oder nach lateral gerichtet

**Indikation**

**Lokoregional:** Kopfschmerzen, besonders im Stirnbereich, Migräne, Schwindel, ständiger Tränenfluss, Augenflimmern, verschwommenes Sehen, Konjunktivitis, besonders mit starker Sekretion am inneren Augenwinkel, Sinusitis frontalis, ständiger Niesreiz, Trigeminusneuralgie des 1. Astes, Gesichtsschwellung

**Allgemein:** einer der Hauptpunkte gegen Kopfschmerzen und zur Sinusitisbehandlung

**Tradition**

Hier soll die Energie des Blasen-Meridians zutage treten.

#### ● Bl 3

*Meichong,* „Über der Augenbrauenmitte"

**Lokalisation**

Senkrecht über Bl 2, 0,5 *Cun* innerhalb der Stirnhaargrenze, 1 *Cun* lateral von LG 24

**Punktur**

Bis zu 5 *Fen* schräg

**Indikation**

**Lokoregional:** Stirnkopfschmerzen, Augenkrankheiten, Rhinitis, Sinusitis frontalis

**Überregional:** Schwindel, epileptiforme Anfälle

**Tradition**
Moxibustion verboten (auch in der modernen Literatur)!
➤ Abb. 5.87

## ● Bl 4

*Qucha,* „Abweichende Krümmung“

**Lokalisation**
In Höhe von Bl 3, 0,5 *Cun* lateral dieses Punktes, 1,5 *Cun* lateral von LG 24, 0,5 *Cun* innerhalb der Stirnhaargrenze

**Punktur**
2 *Fen* senkrecht bis 5 *Fen* schräg subkutan, Nadel nach aufwärts gerichtet

**Indikation**
**Lokoregional:** Scheitel- und Stirnkopfschmerzen, Augenflimmern, verstopfte Nase, Epistaxis, Quincke-Ödem
**Überregional:** entspricht in der Schädelakupunktur der Thoraxzone mit deren Indikationen paroxysmale Tachykardie, Herzschmerzen

## ● Bl 5

*Wuchu,* „Am fünften Ort“

**Lokalisation**
5 *Fen* okzipital von Bl 4, in Höhe von LG 23

**Punktur**
5 *Fen* senkrecht bis 5 *Fen* schräg

**Indikation**
**Lokoregional:** Kopfschmerzen, Augenflimmern
**Überregional:** wie Bl 4, zusätzlich epileptiforme Anfälle

## ● Bl 6

*Chengguang,* „Erbe des Lichtes, Glanzes“

**Lokalisation**
1,5 *Cun* okzipital von Bl 5 und 1,5 *Cun* lateral des Lenkergefäßes *(Dumai)* auf Höhe von LG 21 *(Qianding)*

**Punktur**
2 *Fen* senkrecht bis 5 *Fen* schräg

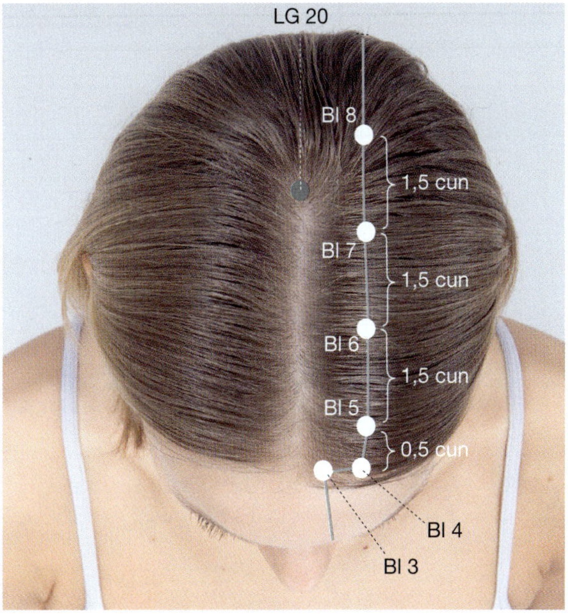


**Abb. 5.88** Bl 3–Bl 8

**Indikation**
**Lokoregional:** Kopfschmerzen, Schwindel, Brechreiz, Augenschmerzen, abundante Rhinitis, Anosmie, Fazialisparese auch zentral
**Überregional:** wie Bl 4 und Bl 5

**Tradition**
Moxibustion verboten (auch in der modernen Literatur)!

## ● Bl 7

*Tongtian,* „Zugang zum Himmel“

**Lokalisation**
1,5 *Cun* okzipital von Bl 6, etwa in Höhe von LG 20 (daher der Name, da LG 20 in der Tradition die Verbindung Mensch – Himmel darstellt).

**Punktur**
2 *Fen* senkrecht oder bis 5 *Fen* schräg

**Indikation**
**Lokoregional:** Scheitelkopfschmerzen, Rhinitis, Sinusitis, Anosmie, Schwindel, eingenommener Kopf, Ohrensausen, Konvulsionen, Hemeralopie, Trismus; Nackenschmerzen, die die Kopfdrehung erschweren; Lymphadenitis cervicalis
➤ Abb. 5.88

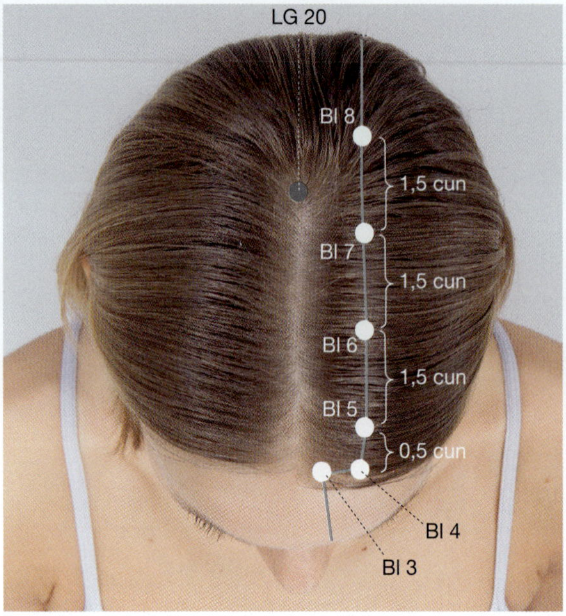


**Abb. 5.89** Bl 3–Bl 8



## ● Bl 8

*Luoque,* „Ende der Netzbahnzweige"

### Lokalisation

1,5 *Cun* okzipital von Bl 7

### Punktur

2 *Fen* senkrecht oder bis zu 5 *Fen* schräg

### Indikation

**Lokoregional:** Schädeldachschmerzen, Schwindel, Konvulsionen, stuporöse Zustände, Ohrensausen, Hemeralopie, Sehschwäche, Rhinitis, Epistaxis, Anosmie

## ● Bl 9

*Yuzhen,* „Jadekissen"

### Lokalisation

1 *Cun* lateral von LG 17 *(Naohu)* – Oberrand der Protuberantia occipitalis externa (daher der Name „Kissen", als solches wird die Protuberantia angesehen)

### Punktur

2 *Fen* senkrecht oder bis zu 5 *Fen* schräg, Nadel nach abwärts gerichtet

### Indikation

**Lokoregional:** unbeeinflussbare Scheitelkopfschmerzen, Schwindel, Sehstörungen, durch Myopie bedingte Augenschmerzen, Rhinitis, Anosmie

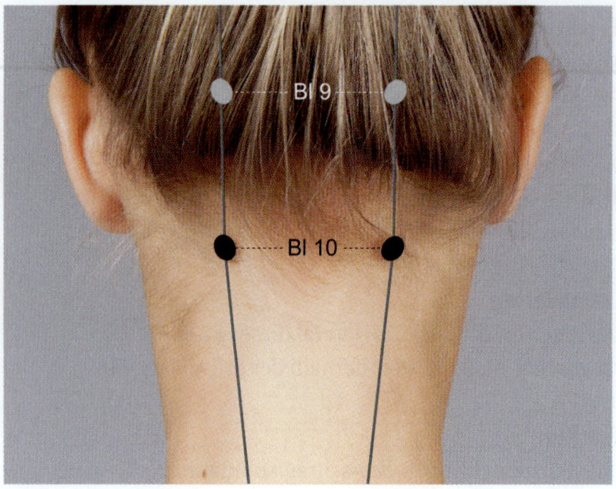


**Abb. 5.90** Bl 9, Bl 10

## ● Bl 10

*Tianzhu,* „Säule des Himmels"

### Funktion

An diesem Punkt teilt sich der Meridian für seinen weiteren Verlauf in zwei Äste. Außerdem wird ihm eine eher parasympathische Wirkung zugeschrieben, vielleicht über den vorderen Hypothalamus. Sein Gegenspieler ist Gb 20, dem eine eher sympathikotone Wirkung zugeschrieben wird. Bl 10 und Gb 20 werden daher auch „vegetative Basis" („vegetativer Ausgleich") genannt.

### Lokalisation

1 *Cun* unter der Protuberantia occipitalis und 1,5 *Cun* lateral der dorsalen Medianlinie, in einer deutlich tastbaren Vertiefung (ca. 0,5 *Cun* oberhalb des natürlichen Haaransatzes, ca. in einer Höhe mit Gb 20, typischer, unwillkürlicher „Kratzpunkt")

### Punktur

5 *Fen* bis 1 *Cun* senkrecht

➤ Abb. 5.89, ➤ Abb. 5.90

### Indikation

**Lokoregional:** sehr starke Kopfschmerzen am Scheitel und Hinterkopf, Okzipitalneuralgie, Zervikalsyndrom, Tortikollis, Einfluss auf Schädeldurchblutung

**Überregional:** Pharyngitis, Laryngitis, Anosmie, entzündliche Nasenaffektionen, ständiger Tränenfluss, Affektionen des äußeren Auges, Schwindel beim Öffnen der Augen, Neurasthenie, Hysterie

**Allgemein:** einer der wichtigsten Punkte mit vagotoner und auch blutdrucksenkender Wirkung

### Tradition

Bl 10 wird in der Tradition als ein „Meer der Energie" des Blasen-Meridians besonders herausgehoben.

## ● Bl 11

*Dazhu,* „Großes Weberschiffchen"

**Funktion**

Reunionspunkt mit dem Lenkergefäß *(Dumai)* sowie mit dem Dü- und dem 3E-Meridian

**Lokalisation**

1,5 *Cun* lateral vom unteren Rand des 1. Brustwirbeldornfortsatzes

**Punktur**

5 *Fen* bis 1 *Cun* schräg

**Indikation**

**Lokoregional:** Bronchitis, Nacken-, Schulter- und Rückenschmerzen

**Überregional:** Arthralgien, Kontrakturen, Spasmen, Parästhesien, latente Hypokalzämie, tetanische Zustände, Unruhe, Angst, Globusgefühl, Hysterie, epileptische Anfälle

**Allgemein:** knochenwirksam durch Einfluss auf Parathyreoidea-Kalzitonin-Stoffwechsel

Als weitere „knochenwirksame" Punkte gelten Gb 30 und Ni 6. Entspannungspunkt für die gesamte Wirbelsäule.

## ● Bl 12

*Fengmen,* „Pforte des Windes"

**Funktion**

Reunionspunkt mit dem Lenkergefäß *(Dumai)*

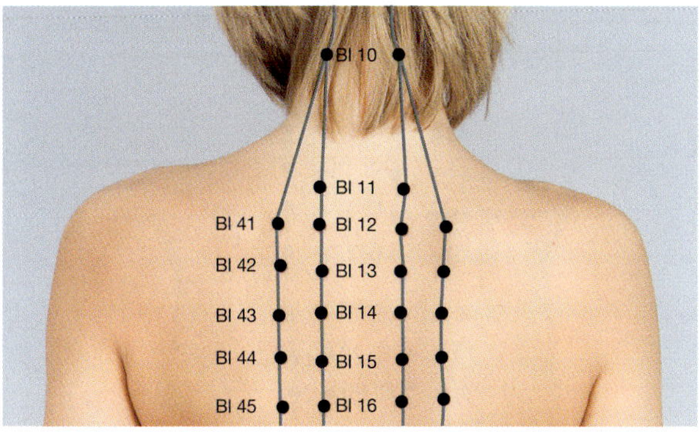


**Abb. 5.91** Bl 10–Bl 16

**Lokalisation**

1,5 *Cun* seitlich des unteren Randes des 2. BWD (Brustwirbeldornfortsatzes)

**Punktur**

5 *Fen* bis 1 *Cun* schräg

**Indikation**

**Lokoregional:** Tortikollis, Spasmen der Halsmuskulatur, Myalgien im Bereich des Schultergürtels, Bronchitis, Asthma, Keuchhusten

**Überregional:** alle Nasenaffektionen, ständiger Niesreiz, starke Nasensekretion, Epistaxis

**Allgemein:** urtikarielle Hauterkrankungen, Pruritus; nervöse, depressive Stimmung; der Kranke wälzt sich im Bett herum und findet keinen Schlaf

➤ Abb. 5.91

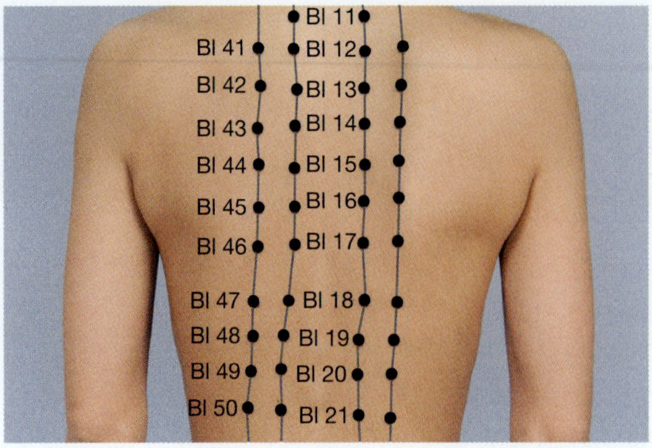


**Abb. 5.92** Bl 11–Bl 41

## ● Bl 13

*Feishu, „Shu*-Zustimmungspunkt der Lunge"

**Funktion**

Die *Shu*-Zustimmungspunkte aller Meridiane liegen auf dem inneren Ast des Blasen-Meridians. Sie werden hauptsächlich bei subakuten oder chronischen Erkrankungen eines Meridians verwendet. Da der Rücken dem *Yang* und die ventrale Körperseite dem *Yin* zugerechnet wird, ergibt sich die Möglichkeit eines Energieausgleiches durch die Punktur der *Shu*-Zustimmungspunkte auf dem Rücken und der *Mu*-Alarmpunkte, die ausschließlich ventral gelegen sind – eine Methode, die relativ häufig angewendet wird.

**Lokalisation**

1,5 *Cun* seitlich des unteren Randes des 3. BWD (Hilfstipp: Der Patient legt seine Hand über die kontralaterale Schulter am Nackenansatz, die Mittelfingerspitze zeigt dann auf Bl 13)

**Punktur**

5 *Fen* bis 1 *Cun* schräg

**Indikation**

**Lokoregional:** Dorsalgien mit chronischem Verlauf, Bronchitis, Dyspnoe, der Kranke kann nicht aushusten, Reizhusten, Asthma bronchiale, alle chronischen Lungenerkrankungen

**Überregional:** Stomatitis, Glossitis, Aphthen, übermäßiges Schwitzen, Dermatitiden mit Pruritus

**Allgemein:** zur Beeinflussung aller Affektionen des Respirationstrakts; seelische Störungen nach Aufregungen, Kummer, innere Unruhe, ja sogar Suizidtendenz

## ● Bl 14

*Jueyinshu, „Shu*-Zustimmungspunkt des *Jueyin*" (KS, Le)

**Funktion**

Bl 14 gilt als *Shu*-Zustimmungspunkt des KS-Meridians.

**Lokalisation**

1,5 *Cun* seitlich der dorsalen Medianlinie, in Höhe des unteren Randes des 4. BWD

**Punktur**

5 *Fen* schräg

**Indikation**

**Lokoregional:** Druckgefühl, Beklemmung, chronische Bronchitis, Thoraxschmerzen, Schulter- und Rückenschmerzen

**Überregional:** Präkordialschmerz, Hypotonie, Perikarderkrankungen (die exakte Übersetzung des KS-Meridians lautet eigentlich „Hülle des Herzens"); Singultus, Brechreiz, Fluor, Hypomenorrhö

**Allgemein:** chronische Erkrankungen des Kreislaufsystems und mit Einschränkung – weniger organisch als psychisch – auch der sexuellen Sphäre, zerebralvaskuläre Störungen, Zephalgien etc., Vertigo, Neurasthenie, Impotenz aus psychischer Ursache, verminderte Libido

## ● Bl 15

*Xinshu, „Shu*-Zustimmungspunkt des Herzens"

**Lokalisation**

1,5 *Cun* seitlich des unteren Randes des 5. BWD

**Punktur**

5 *Fen* schräg

**Indikation**

**Lokoregional:** Dorsalgien, Husten

**Segmental:** zur Beeinflussung aller Herzerkrankungen, Arrhythmien, Herzsensationen etc.; Roemheld-Syndrom – mit Bl 17; Erbrechen, Ösophagusspasmen – mit KG 12

**Überregional und allgemein:** Hysterie, Neurasthenie, Gedächtnisschwäche, Zustände nach zerebralen Insulten, Epilepsie, Parkinsonismus, Vertigo; mit He 5 und He 7 gegen Lampenfieber, Prüfungsangst; Epistaxis, Menorrhagie, nächtliche Spermatorrhö

➤ Abb. 5.92

## Bl 16

*Dushu,* „*Shu*-Zustimmungspunkt des Lenkergefäßes *(Dumai)*"

**Funktion**

Reunionspunkt mit dem Haltegefäß des *Yin (Yinweimai)*

**Lokalisation**

1,5 *Cun* seitlich des unteren Randes des 6. BWD

**Punktur**

5 *Fen* schräg

**Indikation**

**Lokoregional und segmental:** Bronchitis, Krampfhusten, Atembeschwerden, Herzaffektionen

**Überregional:** Bauchschmerzen mit vermehrter Peristaltik, Erbrechen. Blasenschmerzen vor und während der Miktion; Pruritis

**Allgemein:** „müder Körper, alles tut weh", ständige Schläfrigkeit

## Bl 17

*Geshu,* „*Shu*-Zustimmungspunkt des Zwerchfelles"

**Funktion**

Der Punkt wird auch „Meister des Blutes" genannt. Gemeint ist damit der Einfluss auf Zwerchfellbewegungen sowie auf die Atemmuskulatur und dadurch auf den Blutkreislauf, aber auch seine Wirkung bei Blutkrankheiten, besonders Gerinnungsstörungen.

**Lokalisation**

1,5 *Cun* seitlich des unteren Randes des 7. BWD

**Punktur**

5 *Fen* schräg

**Indikation**

**Lokoregional und segmental:** asthmoide Bronchitis, Tbc pulmonum, Erhöhung der Atemkapazität durch prompte Wirkung auf das Zwerchfell und die Atemmuskulatur; Herzschmerzen, Herzaffektionen, Herzschwäche, Roemheld-Syndrom

**Überregional:** Ösophagusspasmen, Anorexie, auch bei malignen Prozessen, Intestinalblutungen

**Allgemein:** Einfluss auf den ganzen Organismus, alle Blutkrankheiten, Regulation der Blutgerinnung, chronische hämorrhagische Diathese; Schwäche der Glieder, Nachtschweiß, Urtikaria, neurogenes Erbrechen

## Bl 18

*Ganshu,* „*Shu*-Zustimmungspunkt der Leber"

**Lokalisation**

1,5 *Cun* seitlich des unteren Randes des 9. BWD

**Punktur**

5 *Fen* schräg

**Indikation**

**Lokoregional und segmental:** Husten mit Seitenschmerzen, Interkostalneuralgie, Magenerkrankungen, alle Lebererkrankungen und deren Begleitzustände

**Überregional und allgemein:** Energiemangel, Muskelschwäche, abnorme Ermüdbarkeit, Impotenz wegen Erektionsschwäche, Neurasthenie, Zorn, Wut, Unbeherrschtheit, Augenerkrankungen – besonders der Retina, Nachtblindheit

**Tradition**

Das Organsystem Leber „regiert" die Muskulatur, den Sehnenapparat, die Augen (Retina), die morphologen Bestandteile des Blutes sowie psychisch die *Yin*-Wut (stille, unterdrückte Wut), Zorn, Ärger.

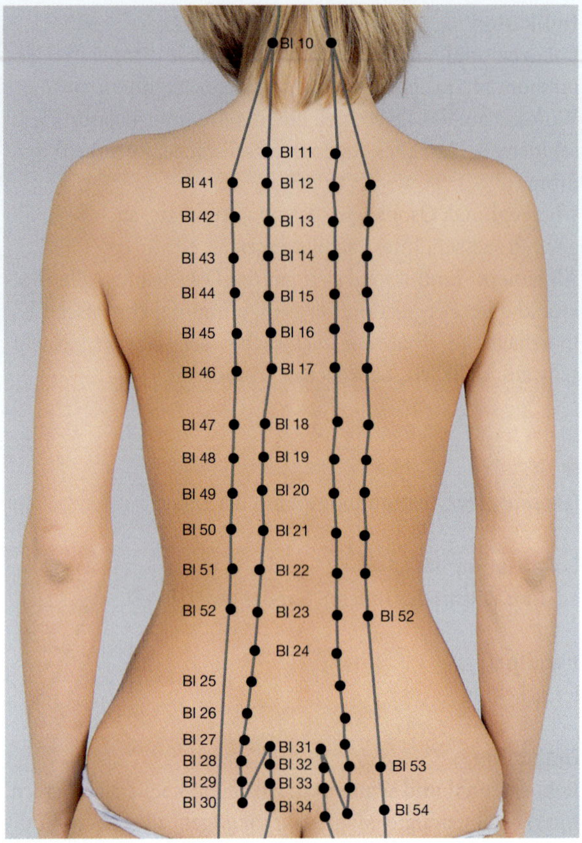


**Abb. 5.93** Bl 10–Bl 54

## ● Bl 19

*Danshu,* „*Shu*-Zustimmungspunkt der Gallenblase“

**Lokalisation**

1,5 *Cun* seitlich des unteren Randes des 10. BWD

**Punktur**

5 *Fen* schräg

**Indikation**

**Lokoregional:** Krampfhusten mit Seitenschmerzen, die das Atmen erschweren

**Segmental und überregional:** bitterer Mundgeschmack, trockene Zunge, Brechreiz oder Erbrechen, Ösophagusspasmen, Verdauungsstörungen, alle Cholangiopathien, Cholezystopathien, auch -lithiasis, Koliken, Hepatopathien, Milcherbrechen der Kleinkinder, Miktionsbeschwerden, Nierenkolik, Hidradenitis

**Allgemein:** Fieber, Müdigkeit, Splenomegalie, Diabetes mellitus, Muskelkrämpfe, Kontrakturen, Kopfschmerzen, cholerische Stimmungslage, explosive Wutausbrüche, aber auch Niedergeschlagenheit; alle Augenaffektionen, Sehstörungen, Schmerzen in der Augenbrauengegend

**Tradition**

Die Bezeichnung „Gallenblase“ beschränkt sich nicht auf die uns bekannten Funktionen dieses Organs, vielmehr wurde sie als das komplementäre *Yang* der Leber angesehen, mit ähnlichem Einfluss auf organische und psychische Krankheitsbilder, z. B. Impotentia coeundi: Leber in „Leere“, Galle in „Fülle“ („Er will, aber er kann nicht“).

## ● Bl 20

*Pishu,* „*Shu*-Zustimmungspunkt der Milz“ (Milz-Pankreas)

**Lokalisation**

1,5 *Cun* seitlich des unteren Randes des 11. BWD

**Punktur**

5 *Fen* schräg

**Indikation**

**Lokoregional:** Interkostalneuralgie, Herpes zoster, Muskelkontrakturen, aber auch Tonusverminderung

**Segmental und überregional:** Gastritis, Gastralgien, Ulkuskrankheit, Enteritis, dyspeptische Beschwerden, Hepatopathien, auch mit Ikterus, Aszites, Ösophagusspasmen, Diarrhö

**Allgemein:** Ödeme, Urtikaria, hämorrhagische Diathese, unterstützend bei Anämien, Kraftlosigkeit; Bindegewebsschwäche, übermäßiges Grübeln, Nachsinnen, ständige Besorgtheit ohne Grund

**Tradition**

Dem Organsystem der Milz, das der „Feuchtigkeit“ zugeordnet ist, wurde ausgleichender Einfluss auf energetische Vorgänge zugeschrieben. Die Milz „regiert“ das Bindegewebe, die Lippen, den Mund, die Zunge als Geschmackssinnesorgan und den Speichel. Sie galt als Vorratsspeicher des sogenannten Nähr-*Qi (Yingqi)*. Psychisch galt sie als Organ mit Einfluss auf Kritik und Überlegung, die sich im (Nach-)Denken äußert.

➤ Abb. 5.93

## ● Bl 21

*Weishu,* „*Shu*-Zustimmungspunkt des Magens"

**Lokalisation**
1,5 *Cun* seitlich des unteren Randes des 12. BWD

**Punktur**
5 *Fen* schräg

**Indikation**
**Lokoregional:** Muskelkontrakturen der paravertebralen Muskulatur
**Überregional:** Gastralgien, Ulkuskrankheit, Kolitis, Verdauungsstörungen, Erbrechen, Übelkeit, Diarrhö, Hepatopathien; schwächliche Kinder, abgemagerte Kinder, Milcherbrechen, Intestinalparasiten
**Allgemein:** „Spezialpunkt" des Magens

## ● Bl 22

*Sanjiaoshu,* „*Shu*-Zustimmungspunkt des 3E"

**Lokalisation**
1,5 *Cun* seitlich des unteren Randes des 1. LWD

**Punktur**
5 *Fen* bis 1,5 *Cun* senkrecht

**Indikation**
**Lokoregional:** Rückenschmerzen, Kontrakturen, Kreuzschmerzen
**Überregional:** respiratorische Insuffizienz, Verdauungsstörungen, Gastritis, Enteritis, Diarrhö, Aszites; zerebrale Mangeldurchblutung, Vertigo, Neurasthenie, Kopfschmerzen mit Augenflimmern. Nephropathien, Hilfspunkt bei infektiös bedingten Erkrankungen, Harninkontinenz, Impotenz, Frigidität
**Allgemein:** chronische Insuffizienz der Atmungs-, Verdauungs- und Urogenitalfunktionen

## ● Bl 23

*Shenshu,* „*Shu*-Zustimmungspunkt der Nieren"

**Lokalisation**
1,5 *Cun* lateral des unteren Randes des 2. LWD

**Punktur**
5 *Fen* bis 1,5 *Cun* senkrecht

**Indikation**
**Lokoregional:** Schmerzen bei Kontrakturen in der Lumbalregion und an den unteren Extremitäten

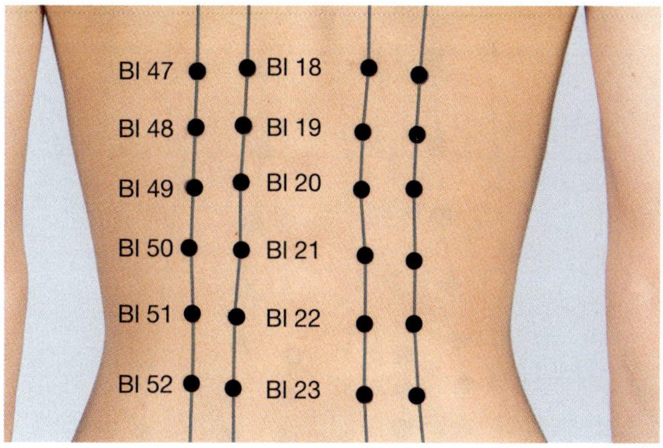


**Abb. 5.94** Bl 18–Bl 23

**Überregional:** Nierenaffektionen, Hämaturie, Zystitis, Urethritis, Menstruationsstörungen, Fluor, Impotenz, Ejaculatio praecox, nächtliche Spermatorrhö; Herzbeschwerden bei renaler Hypertonie (blasser Hochdruck); Hilfspunkt bei Diabetes mellitus, Verdauungsbeschwerden mit chronischen Diarrhöen, Augmentatio hepatis; Gefühl des „eingenommenen Kopfes", Angst ohne Grund, Neurasthenie, Z. n. Apoplexie; Sehstörungen („man kann nicht klar sehen")
**Allgemein:** Da Bl 23 der *Shu*-Zustimmungspunkt sowohl für die „Wasserniere" als auch für die „Feuerniere" (Nebenniere) ist, finden wir manche Indikationen, die vom hormonellen Wirkungsspektrum der Nebennierenfunktion abgeleitet werden. Hauptsächlich: abnorme Müdigkeit, Abgeschlagenheit, rheumatisches Geschehen, Ödemneigung. Bl 23 zählt zu den sogenannten kortikotrophen Punkten, die bei allen Erkrankungen, bei denen Kortikosteroide indiziert sind, eingesetzt werden können.

➤ Abb. 5.94

## ● Bl 24

*Qihaishu,* „*Shu*-Zustimmungspunkt des Meeres der Energie" (KG 6)

**Lokalisation**
1,5 *Cun* seitlich des unteren Randes des 3. LWD

**Punktur**
5 *Fen* bis 1,5 *Cun* senkrecht

**Indikation**
**Lokoregional:** Schmerzen in der Nierengegend mit erschwerter Miktion, Lumbalgie
**Überregional:** Appetitlosigkeit, atonische Obstipation, Hämorrhoiden
**Allgemein:** mangelnde Energie, allgemeine Schwäche

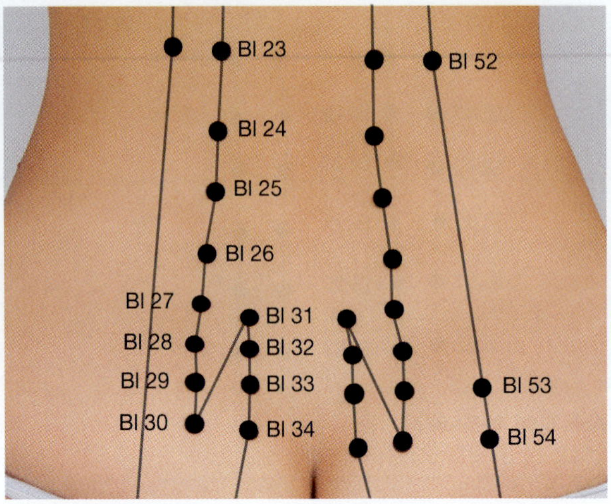


**Abb. 5.95** Bl 27–Bl 34



## ● Bl 25

*Dachangshu*, „*Shu*-Zustimmungspunkt des Dickdarmes"

**Lokalisation**

1,5 *Cun* seitlich des unteren Randes des 4. LWD

**Punktur**

5 *Fen* bis 1,5 *Cun* senkrecht

**Indikation**

**Lokoregional:** Schmerzen in der LWS („man kann sich nicht bücken"), Nierenaffektionen, Harninkontinenz
**Überregional:** alle Formen der Obstipation, Appetitmangel, Abmagerung, Verdauungsstörungen, Enteritis, Kolitis, Diarrhö, Hilfspunkt bei Appendikopathien mit Ma 26, Ma 37, Le 3, KS 6 (Notfallakupunktur!)
**Allgemein:** Einfluss auf den ganzen Organismus, alle Blutkrankheiten, Regulation der Blutgerinnung, chronische hämorrhagische Diathese; Schwäche der Glieder, Nachtschweiß, Urtikaria, neurogenes Erbrechen

## ● Bl 26

*Guanyuanshu*, „*Shu*-Zustimmungspunkt des Punktes *Guanyuan* (KG 4)"

**Lokalisation**

1,5 *Cun* seitlich des unteren Randes des 5. LWD

**Punktur**

5 *Fen* bis 1,5 *Cun* senkrecht

**Indikation**

**Lokoregional:** Lumbalgie, Schmerzen in den Nierenlagern mit Schwierigkeiten beim Urinieren
**Überregional:** Zystitis, Affektionen des inneren weiblichen Genitales, zirkulatorisch bedingte Menstruationsstörungen, Dysmenorrhö; Enteritis, Kolitis, Diarrhö
**Allgemein:** zur Anregung der Abwehrreaktion nach Darminfektionen und gynäkologischen Erkrankungen

## ● Bl 27

*Xiaochangshu*, „*Shu*-Zustimmungspunkt des Dünndarmes"

**Lokalisation**

1,5 *Cun* seitlich der dorsalen Medianlinie, in Höhe des 1. Sakralloches in der Vertiefung, die zwischen dem Os sacrum und der Spina iliaca posterior superior sichtbar und tastbar ist, in gleicher Höhe wie Bl 31

**Punktur**

3 *Fen* bis 1 *Cun* senkrecht

**Indikation**

**Lokoregional:** Schmerzen in der Nierenregion, der LWS und der Sakralgegend
**Überregional:** Urethritis, Harninkontinenz, Miktionsschwierigkeiten, Fluor, Adnexaffektionen, pelveoperitonische Reizzustände; alle Darmerkrankungen mit Diarrhöen, auch mit Schleim-, Eiter- und Blutbeimengungen im Stuhl, kolikartige Darmschmerzen, alle Formen von Enddarmerkrankungen, Hämorrhoiden; Kopfschmerzen mit abnormen Durstgefühl

**Tradition**

Spezialpunkt für die „organischen Flüssigkeiten" – damit ist die Summe des Körperwassers ganz allgemein gemeint. Für alle Affektionen, die den Dünn- oder Dickdarm betreffen.

## ● Bl 28

*Pangguangshu*, „*Shu*-Zustimmungspunkt des Blase "

**Lokalisation**

1,5 *Cun* lateral von der dorsalen Medianlinie, in der Höhe des 2. Sakralloches (auf der gleichen Höhe medial davon liegen Bl 32 und lateral Bl 28)

**Punktur**

3 *Fen* bis 1 *Cun* senkrecht
➤ Abb. 5.95

**Indikation**

**Lokoregional:** Sakralgien, Ischialgien
**Überregional:** Miktionsbeschwerden, Harndrang, Zystitis, Metritis, Dysmenorrhö, besonders bei Jugendlichen; Obstipation mit Leibschmerzen, Diarrhö, meist durch Pankreasaffektionen verursacht, Pankreopathien mit Diabetes mellitus
**Allgemein:** wichtiger Punkt für Erkrankungen des kleinen Beckens, Harnwegsaffektionen

## Bl 29

*Zhonglushu*, „*Shu*-Zustimmungspunkt für die mittlere Rückenregion"

**Funktion**

Wirkt auf den unteren Dreifachen Erwärmer und vertreibt dadurch Kälte.

**Lokalisation**

1,5 *Cun* lateral der Medianen, in Höhe des Unterrandes des 3. Sakralwirbels (median davon, im 3. Foramen sacrale, liegt Bl 33)

**Punktur**

3 *Fen* bis 1 *Cun* senkrecht

**Indikation**

**Lokoregional:** Schmerzen lumbal und sakral, Ischialgien

**Allgemein:** Spezialpunkt gegen Enterokolitiden, Meteorismus mit Flankenschmerzen

## Bl 30

*Baihuanshu*, „*Shu*-Zustimmungspunkt des weißen Gürtels"

**Lokalisation**

1,5 *Cun* lateral der Medianen, in Höhe des Unterrandes des 4. Sakralwirbels (in dieser Höhe liegen auch LG 2, Bl 34 und Bl 49)

**Punktur**

3 *Fen* bis 1 *Cun* senkrecht

**Indikation**

**Lokoregional:** Schmerzen in der Sakralgegend, Ischialgien, auch mit Sensibilitätsstörungen

**Überregional:** Obstipation, Harnverhaltung

**Allgemein:** Punkt für gynäkologische Erkrankungen

## Bl 31

*Shangliao*, „Obere Grube"

**Funktion**

Reunionspunkt mit dem Gb-Meridian, mit Gb 30
„Meisterpunkt" des Klimakteriums

**Lokalisation**

Im 1. Foramen sacrale, in dessen distalem, medialem Quadranten

**Punktur**

5 *Fen* bis 3 *Cun* senkrecht

**Indikation**

**Lokoregional:** Kreuzschmerzen, Ischias, ischialgiforme Schmerzen im Bereich unterhalb des Punktes mit besonders hoher Kälteempfindlichkeit, Lumbago

**Überregional:** Zyklusstörungen, chronischer Fluor, Parametritis, Adnexitis, Sterilität, Frigidität, Descensus uteri, Orchitis, Impotenz, Dysurie; Erbrechen, Obstipation, Hämorrhoiden, Neurasthenie im Klimakterium

**Allgemein:** starke hormonelle Wirkung, eutonisierend; häufig mit MP 6, „konsolidiert das Altern", auch gegen Climacterium virile

## Bl 32

*Ciliao*, „Zweite Grube, Loch"

**Lokalisation**

Im Mittelpunkt des 2. Foramen sacrale

**Punktur**

5 *Fen* bis 3 *Cun* senkrecht

**Indikation**

Wird in der neueren chinesischen Literatur fast ausschließlich statt des geläufigeren Bl 31, meist mit denselben Indikationen, verwendet.

## Bl 33

*Zhongliao*, „Mittleres Loch"

**Funktion**

Wirkt auf den unteren Dreifachen Erwärmer und besonders bei urologischen Störungen.

**Lokalisation**

Im 3. Foramen sacrale

**Punktur**

5 *Fen* bis 1 *Cun* senkrecht

**Indikation**

Wie Bl 31

Bl

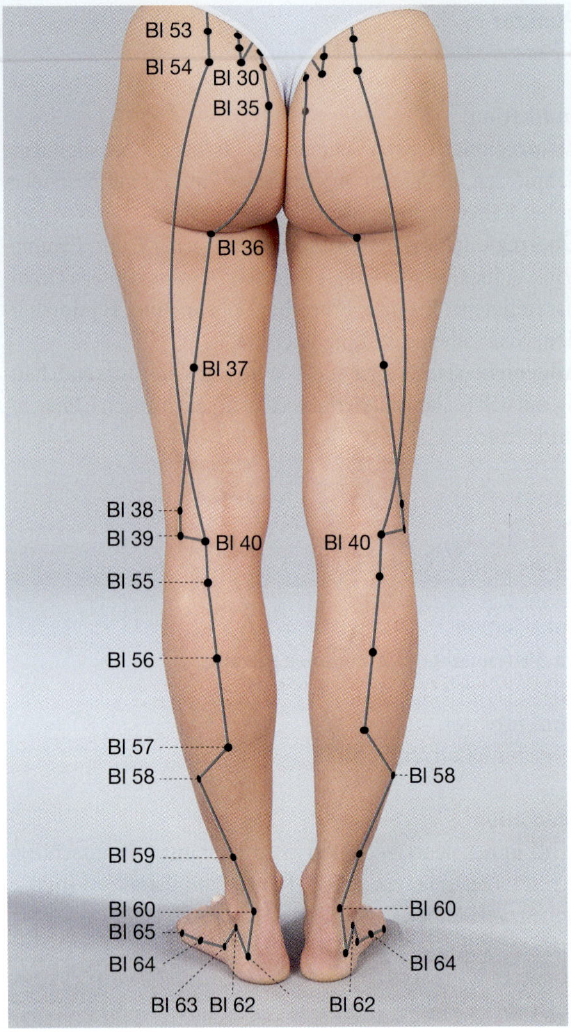


**Abb. 5.96** Bl 35–Bl 40

## Bl 34

*Xialiao,* „Unteres Loch"

**Lokalisation**
Im 4. Foramen sacrale

**Punktur**
5 *Fen* bis 1 *Cun* senkrecht

**Indikation**
Wie Bl 31

## Bl 35

*Huiyang,* „*Yang*-Reunion"

**Lokalisation**
Am Außenrand des Steißbeines, in Höhe des Sakrokokzygealgelenks, 5 *Fen* lateral von der Medianlinie

**Punktur**
5 *Fen* bis 1 *Cun* senkrecht

**Indikation**
**Lokoregional:** Kreuzschmerzen während der Menstruation
**Überregional:** Fluor, Diarrhö, chronische Hämorrhoiden, Impotenz durch *Yang*-Mangel

## Bl 36

*Chengfu,* „Spalte, Rinne des Fleisches"

**Lokalisation**
In der Mitte der Glutäalquerfalte (identisch mit dem Valley-Druckpunkt)

**Punktur**
1–2 *Cun* senkrecht

**Indikation**
**Lokoregional:** Ischias, Kreuz- und Rückenschmerzen; Obstipation, chronische Hämorrhoiden, Harnverhaltung, Dysurie
**Allgemein:** wichtiger Punkt für die Ischiasbehandlung

## Bl 37

*Yinmen,* „Pforte des Purpurs, des Reichtums"

**Lokalisation**
In der Mitte der Rückseite des Oberschenkels, 6 *Cun* oberhalb der dorsalen Kniegelenksfalte

**Punktur**
7 *Fen* bis 3 *Cun* senkrecht

**Indikation**
**Lokoregional:** Kreuz- und Rückenschmerzen, Ischias, Hilfspunkt bei Paresen der unteren Extremitäten
➤ Abb. 5.96

## Bl 38

*Fuxi,* „Oberflächliche Rinne"

**Lokalisation**
1 *Cun* oberhalb des lateralen Endes der dorsalen Kniegelenksquerfalte, 1 *Cun* oberhalb Bl 53

**Punktur**
1 *Cun* senkrecht

**Indikation**
**Lokoregional:** Muskelspasmen und Sensibilitätsstörungen im Oberschenkel und Hüftbereich
**Überregional:** Zystitis, spastische Obstipation

## ● Bl 39

*Weiyang,* „*Yang*-Gleichgewicht“

**Funktion**
*He*-Funktion mit direkter Einwirkung auf den Unteren Erwärmer (Darmbereich, Urogenitaltrakt)

**Lokalisation**
An der lateralen Seite der Kniegelenksfalte, 2 *Cun* neben Bl 40, an der Innenseite der dort deutlich tastbaren lateralen Sehne

**Punktur**
5 *Fen* bis 1 *Cun* senkrecht

**Indikation**
**Lokoregional:** Krämpfe und Kontrakturen der Muskulatur des Ober- und Unterschenkels
**Überregional:** Kreuz- und Rückenschmerzen, Nieren- und Harnleiterkolik
**Allgemein:** alle spastischen Zustände, alle Schwächezustände, auch sexuelle Beklemmungsgefühle

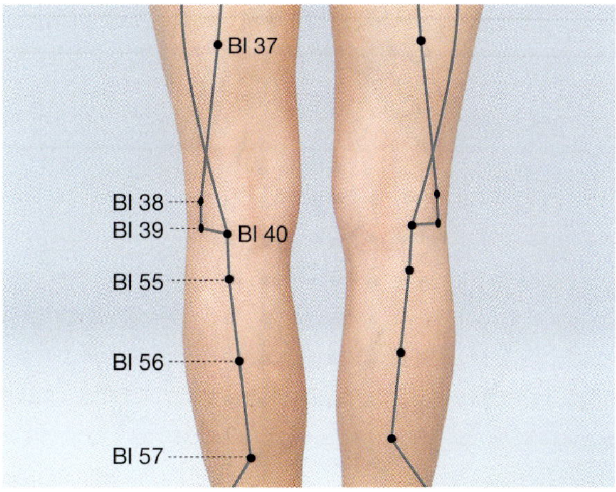


**Abb. 5.97** Bl 37–Bl 40

## ● Bl 40

*Weizhong,* „Vollkommenes Gleichgewicht“

**Funktion**
Meer-*He*-Punkt des Blasen-Meridians
Stoffwechselpunkt
Testpunkt für alle Gonarthralgien

**Lokalisation**
In der Mitte der Kniegelenksquerfalte und damit in einer meist tastbaren Vertiefung in der Mitte der Kniekehle, über der A. poplitea

**Punktur**
5 *Fen* bis 2 *Cun* senkrecht; Moxibustion nicht indiziert

**Indikation**
**Lokoregional:** Gonarthrosen, Ischias, aber auch Koxarthrosen, Kraftlosigkeit der Beinmuskulatur, rheumatische Beschwerden, Paresen, Kontrakturen der unteren Extremitäten
**Überregional:** Schmerzen in der LWS/Nierenregion, Miktionsstörungen
**Allgemein:** als Allergiepunkt (Antihistaminpunkt) starke Wirkung bei allen Hautkrankheiten wie generalisierte Ekzeme, Akne, Furunkulose, Pruritus, Haarausfall, übermäßige Schweißsekretion

**Tradition**
Bei diesen Indikationen soll es günstig sein, die Stichwunde etwas nachbluten zu lassen. Dieser Meer-*He*-Punkt ist der Erde zugeordnet.
➢ Abb. 5.97

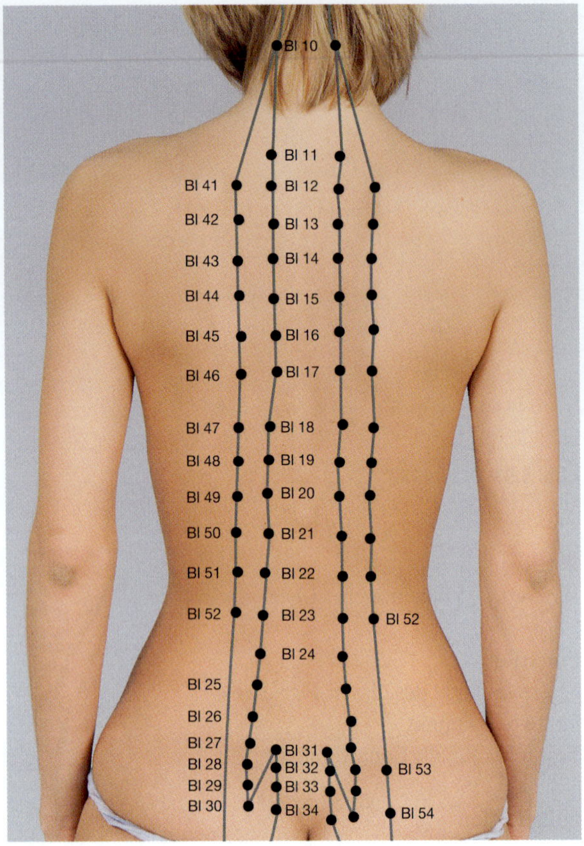


**Abb. 5.98** Bl 41–Bl 54

## Bl 41

*Fufen,* „Am Rande des Muskels"

**Funktion**

Reunionspunkt mit dem Dünndarm-Meridian

**Lokalisation**

3 *Cun* lateral der Medianlinie in Höhe des Unterrandes des 2. BWD, 1,5 *Cun* lateral von Bl 12

**Punktur**

3 *Fen* senkrecht oder bis zu 8 *Fen* schräg nach abwärts

**Indikation**

**Lokoregional:** Nackenschmerzen, Kontrakturen in diesem Bereich, Schulter- und Armneuralgien

## Bl 42

*Pohu,* „Tür der Körperseele"

**Lokalisation**

3 *Cun* lateral der Medianlinie, in Höhe des Unterrandes des 3. BWD

**Punktur**

3 *Fen* senkrecht oder bis zu 8 *Fen* schräg nach abwärts

**Indikation**

**Lokoregional:** Schmerzen im Schulterblattbereich, Thoraxschmerzen

**Überregional:** Bronchitis, Asthma bronchiale, Pleuritis, Tbc pulmonum, Brechreiz, Erbrechen

**Anmerkung**

Bl 42 liegt im selben Segment, annähernd in derselben Höhe wie Bl 13 (*Feishu,* „*Shu*-Zustimmungspunkt der Lungen") und hat daher weitgehend ähnliche Indikationen.

## Bl 43

*Gaohuang,* „*Shu*-Zustimmungspunkt der Lebenszentren"

**Lokalisation**

3 *Cun* lateral des unteren Randes des 4. BWD oder am oberen Rand der 4. Rippe, auf der Verlängerung der Spina scapulae, 3 *Cun* seitlich der dorsalen Medianlinie. Der Patient muss dazu sitzen und einen „Katzenbuckel" machen, dann erst wird der Punkt zugänglich. Exakte Lokalisation ist besonders bei diesem Punkt wichtig!

**Punktur**

5 *Fen* schräg in Richtung zur Skapula. Kollapsgefahr bei der Punktur einkalkulieren! Häufige Moxibustion wird bei entsprechender Indikation empfohlen.

**Indikation**

**Lokoregional:** chronische Bronchitis, reichliches Bronchialsekret, Krampfhusten, Lungen-Tbc, Pleuraerkrankungen

**Überregional:** Gedächtnisschwäche, Neurasthenie, depressive Stimmung

**Allgemein:** Erschöpfung, allgemeine Schwäche, alle Anämieformen, auch sekundäre Anämien, Rekonvaleszenz, Steigerung der Abwehrkräfte; bei diesen Indikationen oft zusammen mit KG 6, Ma 36, Di 4, Di 11, LG 14

**Anmerkung**

Die Massage des Punktes hat ebenfalls belebende Wirkung. Wir verwenden ihn als wichtigen, allgemein tonisierenden Punkt.

➤ Abb. 5.98

## ● Bl 44

*Shentang,* „Atrium des *Shen*"

**Lokalisation**
3 *Cun* lateral des Unterrandes des 5. BWD

**Punktur**
3 *Fen* senkrecht oder 5 *Fen* schräg

**Indikation**
**Lokoregional:** Schulter- und Rückenschmerzen
**Überregional:** Bronchitis, Asthma bronchiale, Beklemmungsgefühl, Singultus, Kardiopathien, hier zusammen mit KG 14, Bl 15, Ma 16, KS 7

## Bl 45

*Yixi,* „Ah ja" (Schmerzäußerung bei Druckempfindlichkeit)

**Lokalisation**
3 *Cun* lateral des Unterrandes des 6. BWD

**Punktur**
5 *Fen* senkrecht oder bis zu 1 *Cun* schräg, Nadel abwärts gerichtet

**Indikation**
**Lokoregional:** Schmerzen im Rücken und interkostal, die das Liegen behindern, Flankenschmerzen
**Überregional:** Kardiopathien, Asthma bronchiale, Dyspnoe, Beklemmungsgefühl, Singultus, Erbrechen, Schwindelgefühl, Erschöpfungszustände, abnorme Müdigkeit

## Bl 46

*Geguan,* „Zwerchfellgrenze"

**Lokalisation**
3 *Cun* lateral des Unterrandes des 7. BWD (Patienten aufrecht stehen lassen!)

**Punktur**
5 *Fen* senkrecht oder bis zu 1 *Cun* schräg, Nadel abwärts gerichtet

**Indikation**
**Lokoregional:** paravertebrale Schmerzen, Interkostalneuralgien
**Überregional:** Singultus, Erbrechen, Dyspnoe, asthmoide Zustände, Schluckbeschwerden

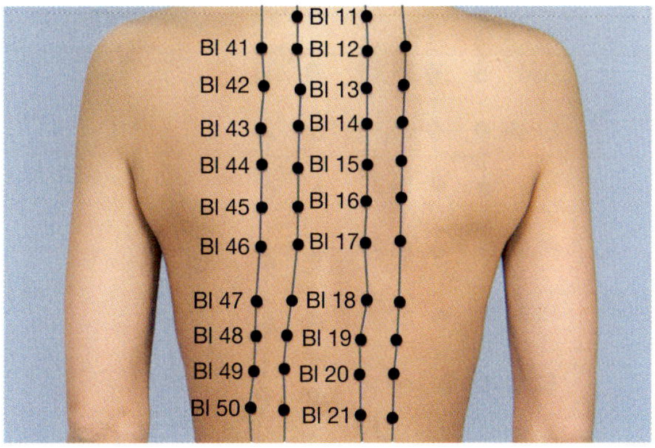


**Abb. 5.99** Bl 41–Bl 50

## Bl 47

*Hunmen,* „Tor der (Wander-)Geistseele"

**Lokalisation**
3 *Cun* lateral des Unterrandes des 9. BWD

**Punktur**
5 *Fen* senkrecht oder bis zu 1 *Cun* schräg, Nadel abwärts gerichtet

**Indikation**
**Lokoregional:** regionale Muskelschmerzen
**Überregional:** Pleuralgien, Kardiopathien, Hepatopathien, Schmerzen im Oberbauch, Verdauungsstörungen aller Art, Flatulenz, Tympanismus, Diarrhö

**Anmerkung**
Bl 47 liegt im selben Segment, annähernd in derselben Höhe wie Bl 18 (Zustimmungspunkt der Leber) und hat eine besondere psychische Wirkung, die in dem Namen „Tor der Wander-Geistseele" Ausdruck findet. Die Nadelung dieses Punktes kann die Punktur von Le 3, dem „Ärger-Punkt", gut ergänzen.
➤ Abb. 5.99

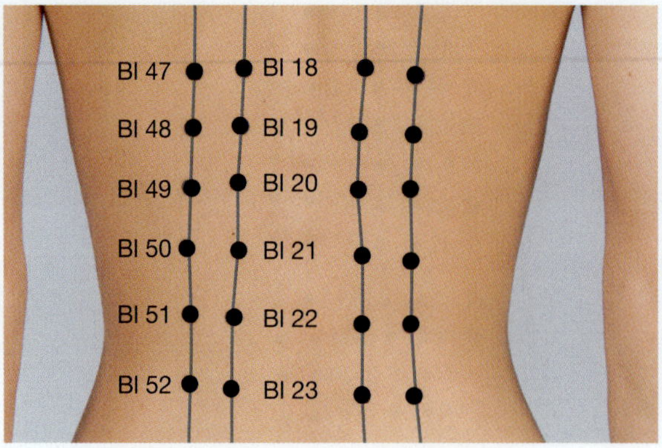


**Abb. 5.100** Bl 47–Bl 52

## Bl 48

*Yanggang,* „Präzisierung des *Yang*"

**Lokalisation**
3 *Cun* lateral des Unterrandes des 10. BWD

**Punktur**
5 *Fen* senkrecht oder bis zu 1 *Cun* schräg, Nadel abwärts gerichtet

**Indikation**
**Überregional:** Dyspepsie, Meteorismus, Appetitlosigkeit, Diarrhö, Erbrechen, Hepatopathien, Abmagerung, allgemeine Asthenie, Miktionsbeschwerden

## Bl 49

*Yishe,* „Haus der Gedanken, der Ideen, der Phantasie"

**Lokalisation**
3 *Cun* seitlich des Unterrandes des 11. BWD

**Punktur**
5 *Fen* senkrecht oder bis zu 1 *Cun* schräg, Nadel abwärts gerichtet

**Indikation**
**Lokoregional:** Rückenschmerzen
**Überregional:** Verdauungsstörungen mit Flatulenz, Brechreiz, Hepatopathien, Singultus

**Anmerkung**
Bl 49 liegt im selben Segment, annähernd in derselben Höhe wie Bl 20 (Zustimmungspunkt von Milz-Pankreas). Der Name von Bl 49 als „Haus der Gedanken" weist auf die mögliche Ergänzung zur Behandlung des „Grübelns" bei einer Milz-Schwäche hin.

## Bl 50

*Weicang,* „Speicher des Magens"

**Lokalisation**
3 *Cun* lateral des Unterrandes des 12. BWD

**Punktur**
5 *Fen* senkrecht oder bis zu 1 *Cun* schräg, Nadel abwärts gerichtet

**Indikation**
**Lokoregional:** Schmerzen paravertebral
**Überregional:** Magenschmerzen, Meteorismus, Erbrechen, Obstipation, Hilfspunktur gegen Aszites mit Ni 3, Ni 7, KG 9, Le 13

## Bl 51

*Huangmen,* „Pforte der Lebenszentren"

**Lokalisation**
3 *Cun* lateral des Unterrandes des 1. LWD (Lendenwirbeldornfortsatzes)

**Punktur**
5 *Fen* bis 1 *Cun* senkrecht

**Indikation**
**Überregional:** Oberbauchschmerzen, hepatolienales Syndrom, Obstipation, Stillschwierigkeiten jeglicher Genese, Mastitis
➤ Abb. 5.100

## Bl 52

*Zhishi,* „Sitz des Willens"

**Lokalisation**
3 *Cun* seitlich der Spitze des 2. LWD

**Punktur**
5 *Fen* bis 1 *Cun* senkrecht

**Indikation**
**Lokoregional:** unterstützend zur Rheumabehandlung, Rückenschmerzen im Lumbalbereich

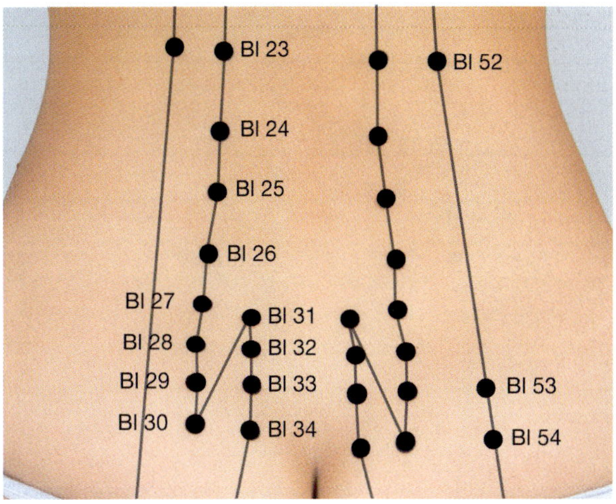


**Abb. 5.101** Bl 52–Bl 54

**Überregional:** Nephropathien, Miktionsbeschwerden, Pollutionen, Impotenz, alle Urethritisformen, Entzündungen und Schwellungen der Genitalien; Speisen können kaum geschluckt werden, Verdauungsstörungen, Brechreiz; Diabetes mellitus, vermindert die Insulinresistenz, bessert das Durstgefühl; Angstpsychosen; alle chronischen Hautkrankheiten, starker Juckreiz, besonders jedoch nässende Dermatosen
**Allgemein:** Wirkung auf die Nebennierenfunktion, Allergie, Antikörper (gleiches Segment wie Bl 23)

## Bl 53

*Baohuang,* „Umhüllte Eingeweide“

**Lokalisation**
3 *Cun* lateral des Unterrandes des 2. SWD (Sakralwirbeldornfortsatzes)

**Punktur**
5 *Fen* bis1 *Cun* senkrecht

**Indikation**
**Lokoregional:** Lenden- und Rückenschmerzen
**Überregional:** Schmerzen in den Nierenlagern, Harnretention, Affektionen des inneren und äußeren weiblichen Genitales mit Entzündung und Schwellung; Schmerzen und Krämpfe im Abdomen mit Flatulenz, Obstipation

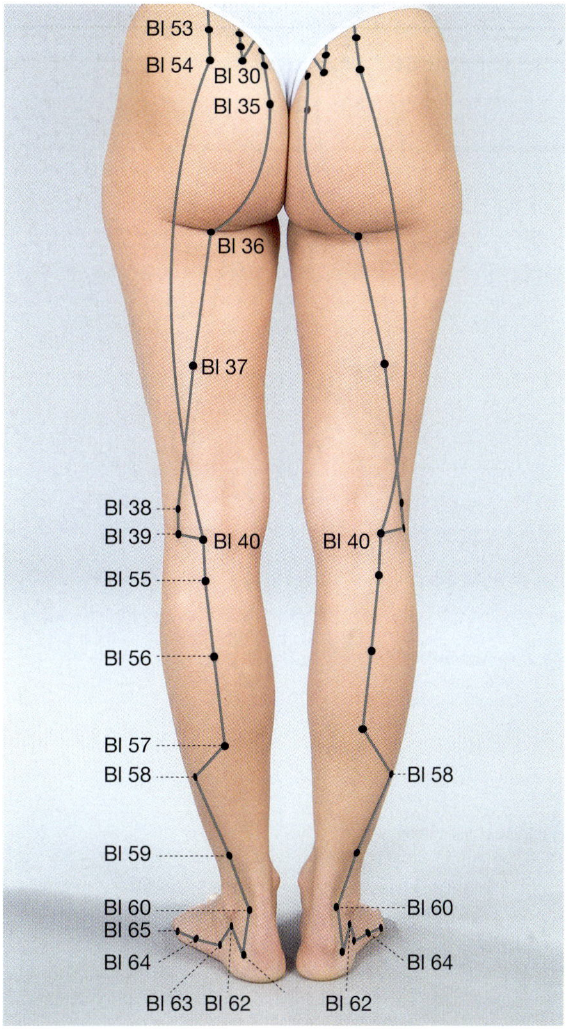


**Abb. 5.102** Bl 53–Bl 65

## Bl 54

*Zhibian,* „Rand des 4. Sakralwirbels“

**Lokalisation**
3 *Cun* lateral von der Unterkante des 4. SWD neben dem Hiatus sacralis, in Höhe von Bl 34

**Punktur**
8 *Fen* bis 15 *Cun* senkrecht

**Indikation**
**Lokoregional und segmental:** untere Lendenschmerzen, Kokzygodynie, Ischialgie
**Überregional:** alle Formen des Hämorrhoidalleidens, Sensibilitätsstörungen und auch Lähmungen im Bereich der unteren Extremitäten, Harnblasenleiden, Reizblase
➤ Abb. 5.101, ➤ Abb. 5.102

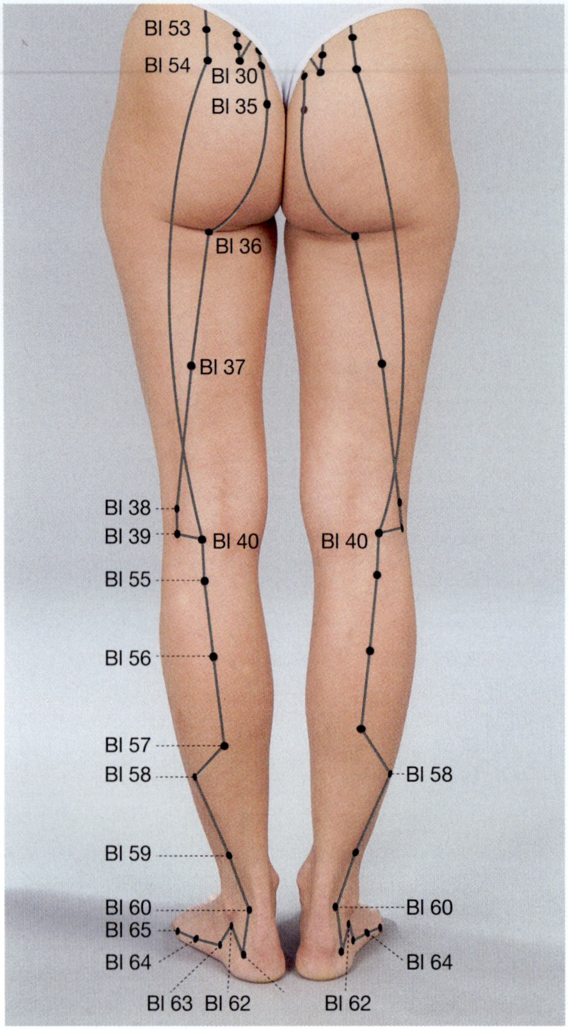


**Abb. 5.103** Bl 53–Bl 65

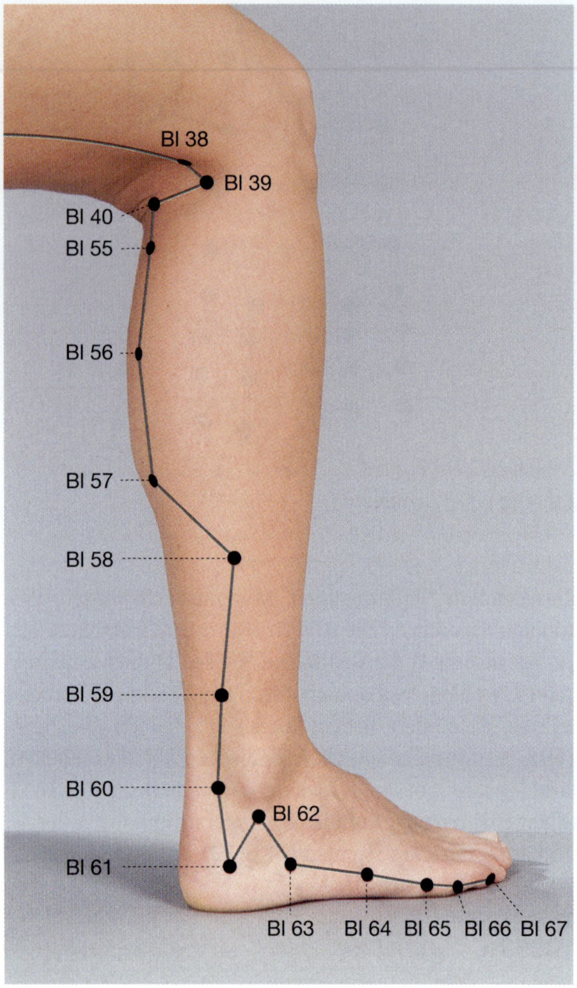


**Abb. 5.104** Bl 55–Bl 67

## Bl 55

*Heyang*, „Vereinigung des *Yang*"

**Lokalisation**
2 *Cun* unterhalb der Mitte der Kniekehle, 2 *Cun* unter Bl 40

**Punktur**
6 *Fen* bis 1 *Cun* senkrecht

**Indikation**
**Lokoregional:** Muskelspasmen, Durchblutungsstörungen und Muskelschwäche der Unterschenkel
**Überregional:** Schmerzen in der Lendenregion, Schmerzen durch Hernien; Hypermenorrhö nach der Menarche

## Bl 56

*Chengjin*, „Muskelstütze"

**Lokalisation**
Dorsal, in der Mitte zwischen Bl 55 und Bl 57, 4 *Cun* unter Bl 40

**Punktur**
1–2 *Cun* senkrecht

**Indikation**
**Lokoregional:** Spasmen und Kontrakturen im Unterschenkel
**Überregional:** Rücken- und Lendenschmerzen, Hämorrhoidalbeschwerden, Obstipation

**Tradition**
In alten Texten ist Punktur verboten, nur Moxibustion erlaubt.

➤ Abb. 5.103, ➤ Abb. 5.104

## ● Bl 57

*Chengshan,* „Stützmuskel, Bergstütze"

**Lokalisation**

An der Hinterseite des Unterschenkels, ca. in dessen Mitte, an der Verbindungsstelle der Muskelwülste, des M. gastrocnemius, in einer Vertiefung. Patienten auf der Ferse stehen lassen!

**Punktur**

7 *Fen* bis 2 *Cun* senkrecht

**Indikation**

**Lokoregional:** Schmerzen im Unterschenkel, in Ferse und Fuß; Myalgien, Spasmen, Schwellung des Kniegelenks, Durchblutungsstörungen im Bereich des Unterschenkels und des Fußes
**Überregional:** Schmerzen in der Nierenregion, Appetitverlust, Dysenterie, Verdauungsstörungen
**Allgemein:** Hämorrhoiden (evtl. mit LG 1), Obstipation; mit MP 9 bei hochgradiger Appetitlosigkeit, die mit Diarrhöen einhergeht. Mit Gb 34 bei Muskelspasmen – eventuell zusätzlich mit Bl 60 bei traumatisch bedingten Schmerzen im Unterschenkelbereich.

## ● Bl 58

*Feiyang,* „Wendung, Aufschwung des *Yang*"

**Funktion**

*Luo*-Durchgangspunkt des Meridians, Verbindung über *Luo*-Transversale zum *Yuan*-Quellpunkt des gekoppelten Nieren-Meridians (Ni 3); ermöglicht Energieausgleich zwischen diesen beiden Meridianen
Stoffwechselpunkt, besonders für rheumatisches, spastisches und algisches Geschehen im Bereich der unteren Extremität

**Lokalisation**

7 *Cun* senkrecht oberhalb von Bl 60, am lateralen Rand des M. gastrocnemius. Oder: in der Mitte einer Linie vom äußeren Knöchel zum Kniegelenksspalt, an der äußeren hinteren Seite des M. gastrocnemius

**Punktur**

5 *Fen* bis 1 *Cun* senkrecht

**Indikation**

**Lokoregional:** Durchblutungsstörungen der Beine, Claudicatio intermittens, rastlose Füße, arthrotische und arthritische Beschwerden in den Knie- und Sprunggelenken sowie der Füße; Muskelkontraktionen und Muskelschwäche, Peronäuslähmung, Sensibilitätsstörungen
**Überregional:** Nephropathien, Zystitis, entzündete und schmerzhafte Hämorrhoiden, Kopfschmerzen, Augenschmerzen mit Flimmern, Epistaxis

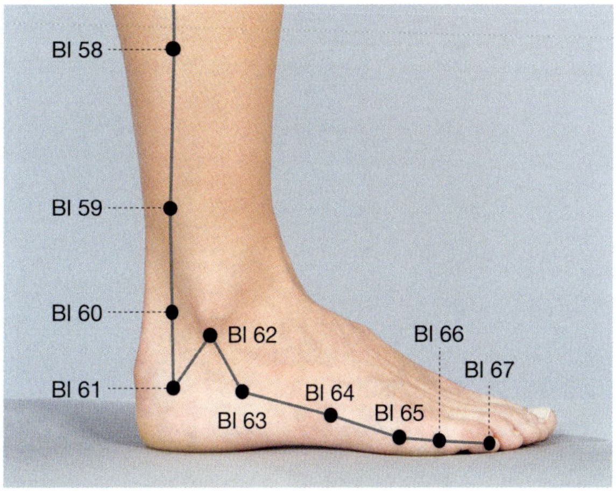


**Abb. 5.105** Bl 58–Bl 67

## ● Bl 59

*Fuyang,* „*Yang* des Fußknochens"

**Lokalisation**

3 *Cun* oberhalb und etwas hinter dem äußeren Knöchel, senkrecht über dem folgenden Punkt Bl 60

**Punktur**

5 *Fen* bis 1 *Cun* senkrecht, ober subkutaner Durchstich in Richtung auf Bl 60 zur Reizverstärkung

**Indikation**

**Lokoregional:** Schmerzen in der Knöchel- und Fersengegend, auch Schwellungen
**Überregional:** Ischialgien, Kreuz-, Lenden-, Hüftschmerzen, Sensibilitätsstörungen in diesem Bereich; Kopfschmerzen, Benommenheit

## ● Bl 60

*Kunlun,* Gebirgszug in Tibet, auch „Rücken des Landes" genannt

**Funktion**

„Meisterpunkt" für alle Schmerzen im Bereich des Bl-Meridianverlaufs, beeinflusst den Tonus der Rückenmuskulatur

**Lokalisation**

In der Mitte einer gedachten horizontalen Linie zwischen der Spitze des äußeren Knöchels und der Achillessehne. Oder: in einer Vertiefung zwischen Achillessehne und äußerem Knöchel, oberhalb des Fersenbeins

**Punktur**

4 *Fen* bis 1 *Cun* senkrecht
➤ Abb. 5.105

Bl

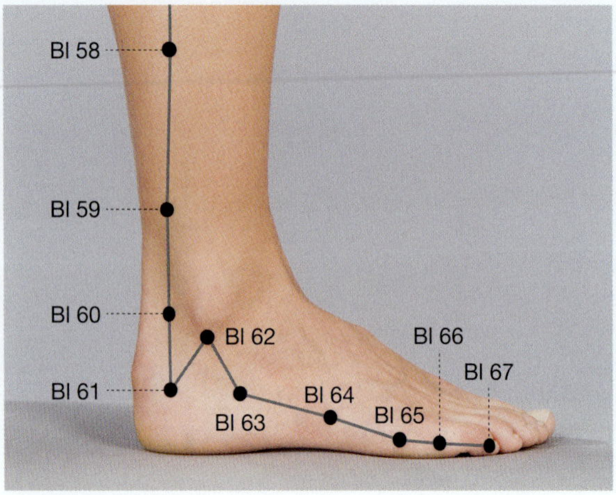


**Abb. 5.106** Bl 58–Bl 67

**Indikation**

**Lokoregional und segmental:** alle Rückenschmerzen, asthmoide Bronchitis, Erhöhung der Atemkapazität durch prompte Wirkung auf das Zwerchfell und die Atemmuskulatur; Herzschmerzen, Herzaffektionen, Herzschwäche, Roemheld-Syndrom

**Überregional:** Ösophagusspasmen, Anorexie, auch bei malignen Prozessen, Intestinalblutungen

**Allgemein:** Einfluss auf den ganzen Organismus, alle Blutkrankheiten, Regulation der Blutgerinnung, chronische härmorrhagische Diathese; Schwäche der Glieder, Nachtschweiß, Urtikaria, neurogenes Erbrechen

**Tradition**

Dieser Fluss-*Jing*-Punkt ist dem Feuer zugeordnet.

## Bl 61

*Pucan,* „Hilfe der Diener“

**Lokalisation**

1,5 *Cun* senkrecht unter Bl 60 in einer Vertiefung

**Punktur**

3–5 *Fen* senkrecht

**Indikation**

Schwellung und Schmerzen in der Knöchelgegend, Tarsalgie, Kraftlosigkeit der unteren Extremitäten (vgl. Akupunkturname „Hilfe des Dieners“)

## Bl 62

*Shenmai,* Gefäß der *Shen*-Stunde (15–17 Uhr). Der Punkt wird auch *Yangqiao* genannt.

**Funktion**

Kardinalpunkt (Schlüsselpunkt) für den außerordentlichen Meridian Aufsteigendes *Yang*-Gefäß *(Yangqiaomai)*

**Lokalisation**

In einer Vertiefung, unterhalb des äußeren Knöchels, 1 *Cun* von der Knöchelspitze aus gemessen, dort, wo die Hautfarbe von rötlich in weiß übergeht.

**Punktur**

2–5 *Fen* senkrecht

**Indikation**

**Lokoregional:** Neuralgien, Muskelkontrakturen (oft mit Dü 3), Schwäche in den Beinen, Verstauchung, Knöchelschmerz mit Schwellung; Kraftlosigkeit der unteren Extremitäten

**Überregional:** Lendenschmerzen, Augenschmerzen, Windempfindlichkeit, Epistaxis, Tinnitus; resistente Kopfschmerzen, Schwindel, auch menièreforme, epileptiforme Anfälle

**Allgemein:** Bl 62 gilt als Spezialpunkt gegen nervöse Schlaflosigkeit, Neurasthenie mit Schwächezuständen, prämenstruelle nervöse Störungen, Spannungszustände, da er – als Kardinalpunkt eingesetzt – Gb 20 kontaktiert.

Bei diesen Indikationen vorteilhaft zusammen mit Ni 6, dem Kardinalpunkt für den außerordentlichen Meridian Aufsteigendes *Yin*-Gefäß *(Yinqiaomai).*

## Bl 63

*Jinmen,* „Goldpforte“

**Funktion**

Reunionspunkt mit dem außerordentlichen Meridian Haltegefäß des *Yang (Yangweimai)*

**Lokalisation**

In Höhe des Vorderrandes des Außenknöchels in einer Vertiefung zwischen Kalkaneus und Os cuboidem an der Fußaußenkante; 1 *Cun* vor und unterhalb von Bl 62

**Punktur**

2–5 *Fen* senkrecht

**Indikation**

**Lokoregional:** Sprunggelenksschmerzen, Knöchelödeme

**Überregional:** Muskelspasmen der unteren Extremitäten, Schmerzen im Kniegelenk; frontale Kopfschmerzen, Hypakusis, epileptiforme Anfälle, Konvulsionen bei Kleinkindern

➤ Abb. 5.106

## ● Bl 64

*Jinggu,* „Hauptknochen“

**Funktion**

Als *Yuan*-Quellpunkt steht Bl 64 mit dem *Luo*-Durchgangspunkt *(Lo)* des Nieren-Meridians, Ni 4, in Verbindung.

**Lokalisation**

Am äußeren Fußrand, hinter der proximalen Tuberositas des Os metacarpale V

**Punktur**

2–5 *Fen* senkrecht

**Indikation**

**Überregional:** Nackensteife, Rückenschmerzen mit dem Maximum in der Nierenregion, rheumatoide Gelenkschmerzen, besonders bei Wetterwechsel, Krampi; Blasenspasmen, Zystitis; Müdigkeit – der Kranke will weder essen noch trinken; zersprengende Kopfschmerzen, Sprechschwierigkeiten beim Artikulieren, depressive Zustände; Augenflimmern, Augenschmerzen, Konjunktivitis; unstillbares Nasenbluten; Herzschmerzen mit Gähnzwang

## ● Bl 65

*Shugu,* „Knochen, der dem Stiefel anliegt“

**Funktion**

Sedativpunkt des Meridians

**Lokalisation**

Am äußeren Fußrand, unmittelbar proximal des Grundgelenks der kleinen Zehe, in einer Vertiefung

**Punktur**

2–5 *Fen* senkrecht

**Indikation**

**Überregional:** Nackenschmerzen, Tortikollis, starke Schmerzen in der Nierengegend, Hüftschmerzen besonders beim Beugen; Krampi – das Bein ist wie abgestorben; Diarrhö, Hämorrhoiden; Kopfschmerzen, Epilepsie, Müdigkeit; katarrhalische Konjunktivitis, ständiger Tränenfluss; Hypakusis

**Tradition**

Dieser Bach-*Shu*-Punkt ist dem Holz zugeordnet.

## ● Bl 66

*Zutonggu,* „Talgrund“

**Lokalisation**

Äußerer Fußrand, über dem Gelenkspalt am Ende des Os metatarsale V

**Punktur**

2–3 *Fen* senkrecht

**Indikation**

**Überregional:** Kopfschmerzen, Nackenschmerzen, Augenflimmern, Nasenbluten, dyspeptische Beschwerden, Schwäche des Sphincter ani

**Tradition**

Dieser Quell-*Ying*-Punkt ist dem Wasser zugeordnet.

## ● Bl 67

*Zhiyin,* „Ankunft beim *Yin*“

**Funktion**

Tonisierungspunkt des Meridians, Ursprungs-*Jing*-Punkt (*Ting*-Punkt), Ausgangspunkt für den tendinomuskulären Blasen-Meridian

**Lokalisation**

1 *Fen* proximal und lateral vom äußeren Nagelfalzwinkel der kleinen Zehe

**Punktur**

1 *Fen* senkrecht oder Moxibustion, besonders zur Geburtserleichterung

**Indikation**

**Lokoregional:** Arthralgien des Fußes, Hitze der Fußsohle
**Überregional:** Psychasthenie, depressive Verstimmung, Angst, Erschöpfung, Stirnkopfschmerzen; Schleier vor den Augen, Augenflimmern, Konjunktivitis, besonders bei Schmerzen am inneren Augenwinkel; Epistaxis, Hypakusis, Tinnitus; Bronchitis mit Beklemmungsgefühl; Hypotonie, Vasoneurose; Magenatonie, Schwäche des Sphincter ani; Blasenatonie, Harninkontinenz, Sphinkterschwäche
Spezialpunkt für eine Drehung des Fetus, bei schwerer Geburt, zur Geburtserleichterung, verzögerte Plazentalösung

**Tradition**

In einem Zitat aus dem *Nei Jing* heißt es: „Wenn Schmerzen verspürt werden, gleichgültig wie stark und an welchem Punkt des Körpers, dann soll man diesen Punkt sedieren“ (Van Nghi 1973).
Der Ursprung-*Jing*-Punkt (*Ting*-Punkt) ist dem Metall zugeordnet.

Bl

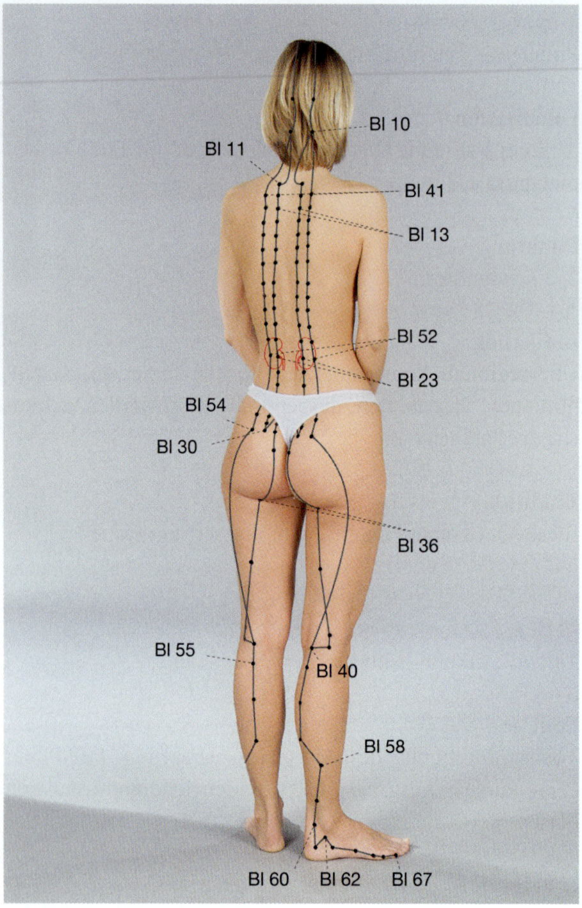


**Abb. 5.107** Verlauf des Blasen-Meridians

### 5.7.5 Der Funktionskreis Blase aus traditioneller Sicht

➢ Abb. 5.107

Die Blase erhält ihre Flüssigkeiten unmittelbar von den Nieren, sie erhält sie aber nur, wenn Stoffwechsel und Verdauungsvorgänge in Ordnung sind. Entsprechend steht im *Ling Shu,* Kap. 18, dass die Blase die Flüssigkeiten von Dünndarm und Dickdarm erhält, und zwar, wie es organisch-funktionell korrekt ist, über die Vermittlung des Dreifachen Erwärmers, des Organs der Wasserwege.

Die Blase nimmt nach chinesischer Auffassung aber auch aktiv am Wasserhaushalt teil, indem sie vom Unteren Erwärmer aus energetisch-regulativ über den *Shu*-Zustimmungspunkt Bl 28 auf die Flüssigkeiten für den Oberen Erwärmer und den Funktionskreis Lunge einwirkt.

Der Funktionskreis Blase ist damit beteiligt an der Produktion von Abwehr-*Qi (Weiqi)* und an der Verteilung der Flüssigkeiten (*Jin* und *Ye*) und dadurch mitverantwortlich für die Gelenksflüssigkeiten (Arthrosen!), Hautturgor, Augentonus usw.

#### Oberfläche

Der Funktionskreis Blase bildet, zusammen mit dem Funktionskreis Dünndarm, die energetische Oberflächenschicht *Taiyang.* In ihr finden Abwehr und Kontaktaufnahme statt. Das Abwehr-*Qi,* das außerhalb der Hauptmeridiane fließt, ist für die Hautfestigkeit, Turgor, Schweiß, Wärme und Haarwachstum verantwortlich. Auch andere Funktionskreise, wie der der Lunge, helfen bei diesen Aufgaben. Bei Hautpathologien wie Ekzemen, Furunkeln, Ulzera, Pruritus und degenerativen Veränderungen muss jedoch der Funktionskreis Blase mit therapiert werden.

#### Ausscheidung

Zur Unterstützung der Ausscheidung empfehlen wir das Stechen des Punktes Bl 40. Er entspricht nach neueren Erkenntnissen dem Histamin- oder Allergiepunkt.

Er gehört zu den Befehlspunkten mit folgenden Funktionen:

- Meer-*He*-Funktion: Diese Funktion sammelt das *Qi,* schickt es gebündelt ins Organ und verstärkt seine spezifischen Funktionen, also die Trennung in trübe und klare Flüssigkeiten und die Ausscheidung. Es können vermehrt Abfallstoffe, Giftstoffe (sogenannte trübe Flüssigkeiten, Schleim) ausgeschieden werden. Dies ist mit ein Grund, warum der Punkt antiallergisch wirkt. Gleichzeitig wird die klare Flüssigkeit über den Dreifachen Erwärmer nach oben und außen gebracht. Diese Flüssigkeit kühlt und heilt so Hitze- und Hitze-Schleim-Erkrankungen, die sich über die Haut manifestieren. Häufig sind Dermatosen Hitze- oder Hitze-Schleim-Erkrankungen.
- „Erde"-Funktion: Auf den *Yang*-Meridianen hat der Meer-*He*-Punkt die „Erde"-Funktion. Die Blase erhält also mehr Flüssigkeiten und *Yin* aus der Verdauung und kann damit ihre Aufgaben besser erfüllen.

#### Effektor

Der Hauptmeridian Blase stellt – mit seinen Verbindungen zu den übrigen *Yang*-Hauptmeridianen und den außerordentlichen Meridianen – den Effektor und den Koordinator für die Potenzialität und die Kraft des Funktionskreises Niere dar, zumindest was die Bewegungen betrifft: aufrechter Gang, Bewegungskoordination, Gleichgewicht, Raschheit der Bewegungen. (Für die Muskelkraft ist der Funktionskreis Leber zusammen mit der Gallenblase zuständig.)

#### Klimatische Faktoren

Kälte führt zu einer Blockierung des Blasen-*Yang* (Symptome: Kälteschauer, Unwohlsein). Das blockierte *Qi* setzt die

Flüssigkeit nicht mehr um (Urinverhalten, Zystitis). In der Folge wird die gestaute Flüssigkeit erwärmt, einerseits physikalisch durch die Kompression, vor allem jedoch durch das Abwehr-*Qi (Weiqi)* (Symptome: Blasenbrennen, Hämaturie, Leukozyturie).
Schleim im Urin kann durch die Wärme bedingt sein, welche die Flüssigkeit (Exsudat aus der Blasenschleimhaut) eindickt, oder direkt durch die Einwirkung des klimatischen Faktors Feuchtigkeit; der klimatische Faktor Wind führt zu Blasenkontraktionen und Pollakisurie.

## Schwäche der Energie des Funktionskreises Blase

Das Blasen-*Qi* entwickelt sich über Verdauung, Stoffwechsel und Nieren-*Qi*. Bei Schwäche können folgende Symptome auftreten:

- Enuresis: Schwäche der angeborenen Konstitution, Furcht schwächt das Nieren-*Qi;*
- Inkontinenz: Mangel an Struktivpotenzial *Yin;*
- Polyurie: durch Abnahme des Nieren-*Yang,* z. B. bei Examensangst;
- Oberfläche: Abwehrstörungen, Hautsymptome (zusammen mit dem Funktionskreis Lunge);
- Entwicklungsstörungen, wie Skoliose (im Verlauf des Hauptmeridians).

## Psychogramm

Das Blasen-*Qi* häng ganz wesentlich vom Nieren-*Qi* ab. Eine allgemeine Blasen-*Qi*-Schwäche mit psychischer Auswirkung (psychische Verhärtung, z. B. „Halsstarrigkeit“) wird über die energetischen Nierenpunkte behandelt, zusätzlich zu den lokalen Punkten. Die Punkte Bl 42, Bl 47 und Bl 49 gelten als psychosomatische Punkte mit Segmentbezug zu Lunge, Leber und Milz.

# Nieren-Meridian *(Shenjing)*

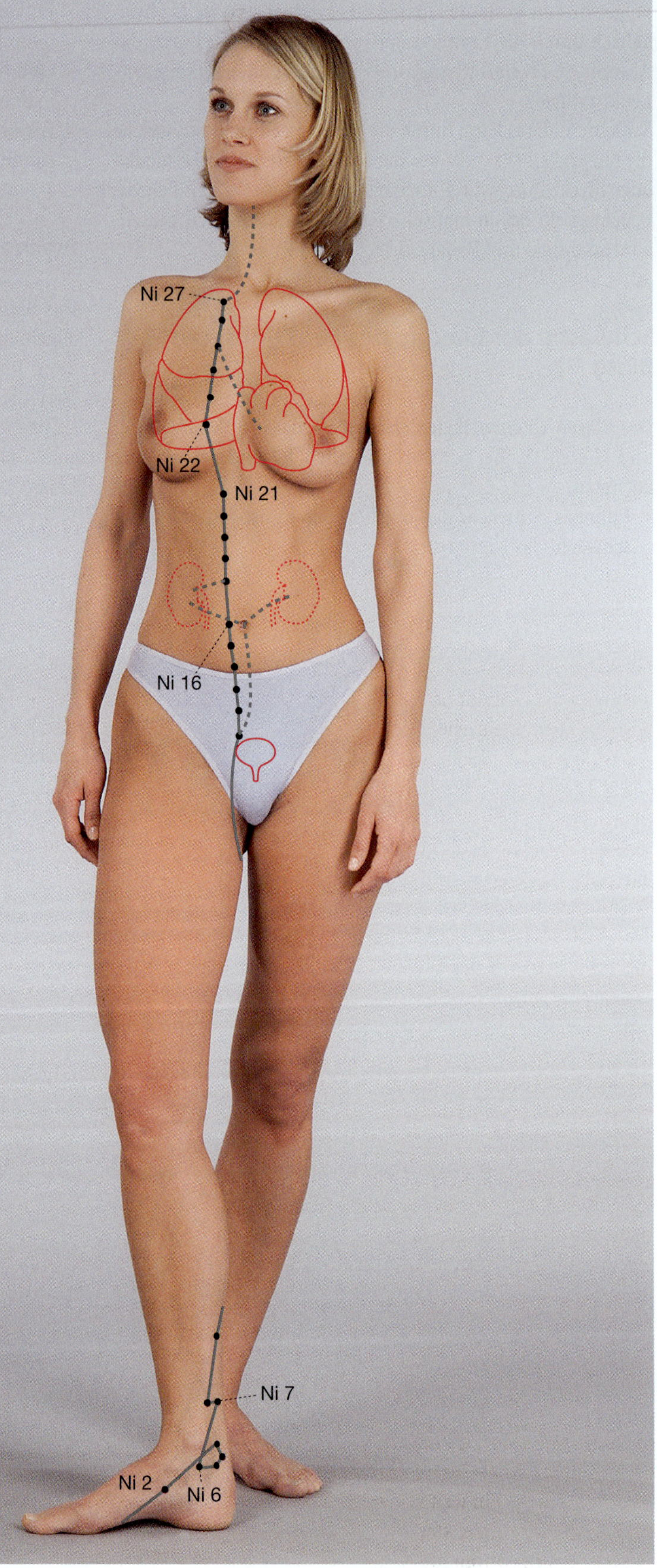

## 5.8 Nieren-Meridian *(Shenjing)*

### 5.8.1 Nieren-Meridian

➢ Abb. 5.108

**Charakteristik**

- **Bezeichnungen:** *Zushaoyin,* Fuß-*Shaoyin,* Kleines *Yin* des Fußes, The leg lesser *Yin* Meridian
- **Abkürzungen:** Ni (Niere), R (rein), K (kidney)
- **Meridian eines Vollorgans** (Speicherorgans, *Zang*), daher *Yin;* nach internationaler Nomenklatur: der VIII. Meridian im Energiekreislauf
- **Energieverlauf zentripetal,** der Meridian erhält seine Energie von seinem gekoppelten *Yang*-Partner, dem Blasen-Meridian und gibt sie an den Kreislauf-Sexualität-Meridian weiter.
- **Chronobiologie:** Optimalzeit zur Tonisierung 17–19 Uhr
- ***Shu*-Zustimmungspunkt:** Bl 23, 1,5 *Cun* lateral der dorsalen Medianlinie in der Höhe des Dornfortsatzes des 2. LW
- ***Mu*-Alarmpunkt:** Gb 25, am freien Ende der 12. Rippe
- Der **äußere Verlauf** ist durch 27 Punkte gekennzeichnet.

**Verlauf**

Der Meridian beginnt nach manchen Autoren am inneren Nagelwinkel der Kleinzehe. Nach den meisten Autoren, so auch nach Chamfrault (1964) und nach dem Nei Jing (➢ Kap. 10), sowie nach der modernen chinesischen Literatur nimmt er seinen Anfang an der Fußsohle, zwischen Groß- und Kleinzehenballen. Von hier besteht über ein Sekundärgefäß Verbindung zum inneren Nagelwinkel der kleinen Zehe. Er verläuft als *Yin*-Meridian auf der Innenseite des Fußes zum inneren Knöchel.
Von hier zieht er entlang der hinteren Tibiakante über die innere Wadenpartie nach oben zur medialen Kniegelenksfalte (zwischen M. semimembranosus und M. semitendinosus) und erreicht weiterziehend über die Innenseite des Oberschenkels die Perinealregion. Der äußere Verlauf geht nun weiter zwischen der ventralen Medianlinie und dem Magen-Meridian über das Abdomen (auch für seinen Verlauf in dieser Region bestehen 3 verschiedene Angaben, was die Entfernung des Meridians von der Medianlinie betrifft). Die richtige Entfernung des Verlaufs beträgt 0,5 *Cun* – transversale *Cun* für Thorax und Abdomen – lateral der Medianlinie und dann parasternal über den Thorax nach aufwärts, um mit seinem 27. Punkt an der Articulatio sternoclavicularis zu enden.

**Innerer Verlauf**

Vom Punkt Bl 67 zieht ein innerer Verlauf über die Fußsohle zum Punkt Ni 1. Die Schleife um den Malleolus, gebildet aus Ni 3, Ni 4 und Ni 5, hat Bezug zur Ferse und dringt in sie ein. Vom Punkt Ni 11 aus verbindet er sich mit den Punkten KG 3 und KG 4. Ein weiterer Ast dringt über den Punkt LG 1 in das Körperinnere, steigt die Wirbelsäule nach oben und verbindet sich sowohl mit dem Punkt LG 4 wie mit dem Nierenparenchym. Er verläuft weiter nach ventral und durchdringt die Blase, wo dieser Ast endet. Die tiefen aufsteigenden Anteile kommen ebenfalls aus der Niere, verlaufen durch Leber und Zwerchfell und von dort zur Lunge, dann zur Kehle und enden an der Zungenwurzel. Ein Ast zweigt in der Lunge ab und zieht zum Herzen, verteilt sich im Brustraum und verbindet sich mit dem Kreislauf-Meridian.
Innere Meridianverlaufsrichtung: von unten nach oben

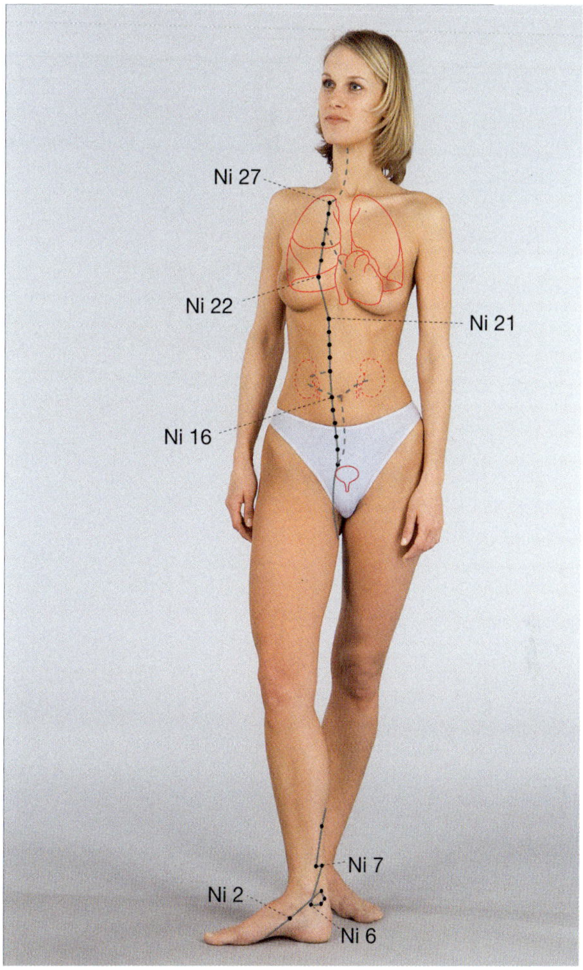


**Abb. 5.108** Verlauf des Nieren-Meridians am Körper. Die gestrichelte Linie deutet den inneren Meridianverlauf an.

**BESONDERE PUNKTE**

**Nieren-Meridian** *(Shenjing)*

Tonisierungspunkt Ni 7
Sedativpunkt Ni 1
*Yuan*-Quellpunkt Ni 3
*Luo*-Durchgangspunkt Ni 4 zu Bl 64
*Shu*-Zustimmungspunkt Bl 23
*Mu*-Alarmpunkt Gb 25
Kardinalpunkt, der das Aufsteigende *Yin*-Gefäß *(Yinqiaomai)* einschaltet Ni 6

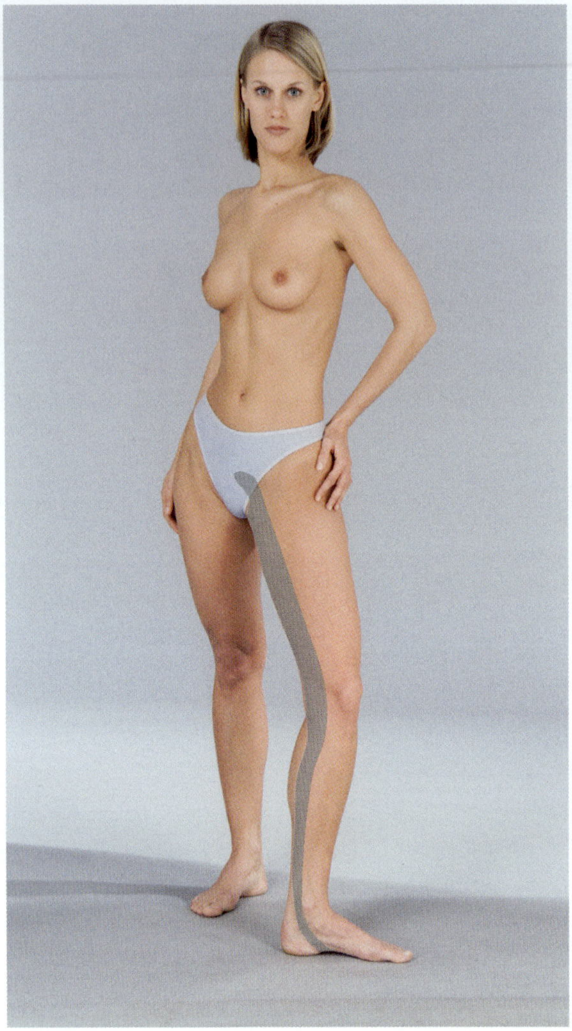

Abb. 5.109 Verlauf des tendinomuskulären Nieren-Meridians

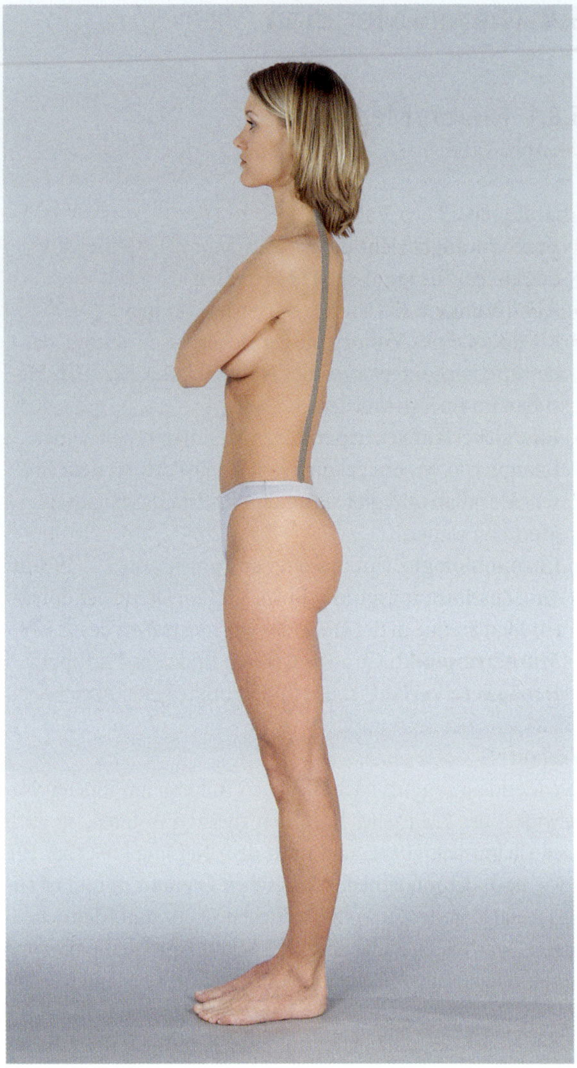

Abb. 5.110 Verlauf des tendinomuskulären Nieren-Meridians

**Besonderheiten**

In der Tradition war für die Rolle der Niere innerhalb des Gesamtorganismus die Teilung in zwei Funktionsbereiche – nämlich als „Wasserniere" und als „Feuerniere" (Nebenniere) – maßgebend.

Sie galt als Organ der Potenzierung einer Kraft, von der Geschicklichkeit und Intelligenz abhängig sind, sowie als Organ, das den Willen beherrscht und als Regulator des Winterschlafes und ähnlichen Latenzphasen fungiert. Sie wurde als Fundament der angeborenen Konstitution angesehen und wie das Herz als „adeliges" Organ bezeichnet. Besonders gewarnt wurde vor den Gefahren, die dem Organismus bei einem Versagen dieser Organe drohen.

Der Wandlungsphase Wasser zugeordnet, „regiert" die Niere die Knochen, das Knochenmark (und bestimmt damit die Blutgruppen!), hat Einfluss auf das Gehör, das Haupthaar, auf Anus und Urethra und die Speichelbildung. Von den psychischen Emotionen entspricht ihr die Furcht bis zur panischen Angst.

Im Nieren-Meridian entfaltet sich die physiologische Funktion des Menschen (Porkert 1982).

## 5.8.2 Tendinomuskulärer Nieren-Meridian

➤ Abb. 5.109, ➤ Abb. 5.110

Der TMM beginnt mit dem Punkt Ni 1 und verläuft an der Fußsohle zur Ferse, führt dann in einer breiten Bahn an der Wade und am rückwärtigen Oberschenkel zum Genitalbereich. Nun folgt sein weiterer, innerer Verlauf der Wirbelsäule aufwärts und endet am Nacken.

## 5.8.3 Verlauf am Ohr

➤ Abb. 5.111

Am Ohr sehen wir den streng geometrischen Verlauf. Der Beginn von Ni 1 bis Ni 5 liegt auf der Wangenhaut vor dem Ohrläppchen auf einer Linie bis zum Punkt Ni 6, dem Tranquilizerpunkt (Typ Valium) knapp unterhalb der Mitte des Tragus. Von dort zieht der Meridian zum Punkt Ni 7, dem Nierenparenchympunkt in der Helixfalte vor der Fossa triangularis. An der Helixfalte, in Höhe der oberen Begrenzung der Fossa triangularis, finden wir den Punkt Ni 8 mit den Indikationen Durchblutungsstörungen bis ins kleine Becken und Menstruationsstörungen. Der Meridian steigt auf der Kopfhaut weiter auf zum Punkt Ni 9 und ändert dann den Fortgang auf der Ohrrückseite abwärts zum Punkt Ni 10, dem motorischen Kniegelenkspunkt auf der Ohrrückseite mit der Indikation Kniegelenksaffektionen, „steifes Knie". In einem weiteren Verlauf nach unten erreicht er den motorischen Ösophagus- und Magenpunkt, den Punkt Ni 16, der zur Behandlung von Magenkrämpfen und Eingeweidekoliken geeignet ist. Nochmals etwa einen Zentimeter tiefer kommen wir zum motorischen Lungenpunkt, dem Punkt Ni 27, den wir sowohl bei bronchospastischen Zuständen wie bei Psychasthenie einsetzen können.

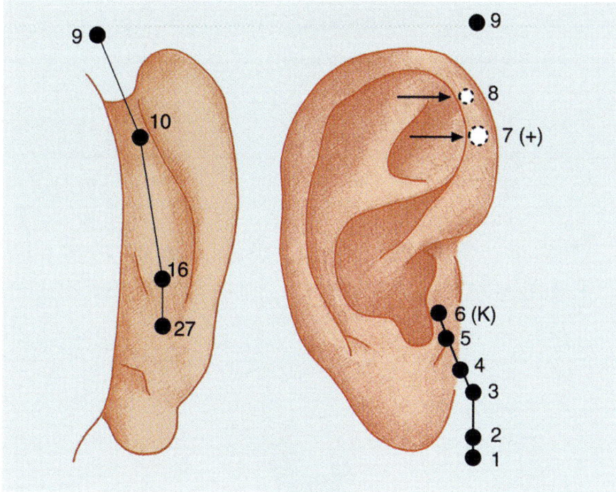


**Abb. 5.111** Der Nieren-Meridian am Ohr

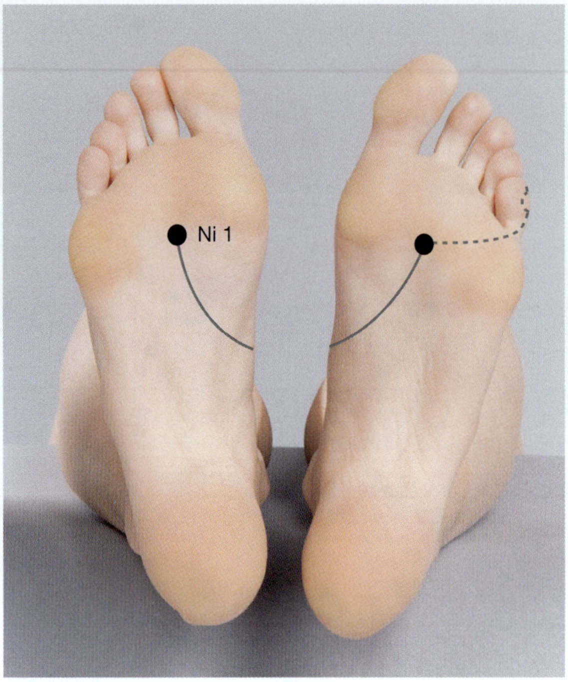


Abb. 5.112 Ni 1

## 5.8.4 Die Punkte im Einzelnen

### ● Ni 1

*Yongquan,* „Sprudelnde Quelle“

**Funktion**
Ursprungs-*Jing*-Punkt (*Ting*-Punkt)
Anfang des TMM der Niere
Sedativpunkt

**Lokalisation**
Wenn man die Fußsohle (ohne Zehen) durch gedachte Horizontallinien in 3 gleiche Teile teilt, liegt Ni 1 auf der distalen Linie, in deren Mitte, zwischen den Zehenballen. Der Stich soll beim liegenden Patienten erfolgen.

**Punktur**
3–5 *Fen* senkrecht

**Indikation**
**Lokoregional:** Schmerzen im Vorfuß, in den Zehen, sogenannte rastlose Füße (restless legs)
**Überregional:** Zystitis, Pyelitis, Nierenfunktionsstörungen, Schmerzen in der Nierengegend mit Ausstrahlung zur Innenseite des Oberschenkels, Deszensusbeschwerden, Hungergefühl, dabei Ekel vor Speisen, trockene Zunge, geblähtes Abdomen mit periumbilikalen Schmerzen, spastische Obstipation; unstillbares Nasenbluten, Angina, Laryngitis, Atembeschwerden mit großem Durstgefühl, febrile Bronchitis, Unbehagen in der Herzgegend, aber auch „brutale“ Herzschmerzen, Palpitationen; exzessive Kopfschmerzen – vorwiegend Scheitelkopfschmerzen, alle Formen der Epilepsie, Angst, Ohnmacht, Bewusstlosigkeit, Sonnenstich, Hitzschlag, bei zerebralen Insulten, Konzentrationsunfähigkeit, Gedächtnisschwäche, Hysterie
**Allgemein:** Die Punktur von Ni 1 wirkt rasch schweißtreibend.

**Anmerkung**
Der an sich wichtige Punkt wird in westlichen Ländern wegen der Schmerzhaftigkeit des Stiches, die durch seine Lokalisation bedingt ist, nur selten verwendet.

**Tradition**
Einer der sogenannten Reanimationspunkte gegen krisenhafte Zustände (wie auch He 9, KS 9, LG 26). Dieser Ursprung-*Jing*-Punkt ist dem Holz zugeordnet.

### ● Ni 2

*Rangu,* „Erleuchtendes Tal“, auch „Schlangenquelle“

**Funktion**
Stoffwechselpunkt

**Lokalisation**
An der Innenseite des Fußes, knapp unterhalb der Tuberositas des Os naviculare, in einer kleinen Vertiefung

**Punktur**
3 *Fen* senkrecht

**Indikation**
**Lokoregional:** rheumatische Beschwerden der unteren Extremitäten, Hauptpunkt für Schwellungen im Bereich des Vorfußes und in der Knöchelgegend, brennend heiße Füße in der Nacht
**Überregional:** Nephropathien, Zystitis, Urethritis, Harninkontinenz, Spermatorrhö, Skrotalschmerzen, Vaginitis, Vulvitis, Pruritis vulvae, Menstruationsstörungen, Sterilität; großer Durst, je mehr man trinkt, umso mehr Durst hat man; geblähtes, schmerzhaftes Abdomen, akute Diarrhö; Schwellung und Schmerzhaftigkeit des Oropharynx, Schluckbeschwerden; Dyspnoe, Völlegefühl und Unbehagen im Brustbereich; Angst, Weinerlichkeit, aber auch Neigung, übereilte Entscheidungen zu treffen.
Bei Kindern: nervöse Krisen, Tics, Appetitmangel, Verdauungsstörungen
**Allgemein:** schweißregulierend bei übermäßiger Neigung zum Schwitzen, Hämatome etc. nach Traumen, Störungen der Blutgerinnung

**Tradition**
Dieser Quell-*Ying*-Punkt ist dem Feuer zugeordnet.
➤ Abb. 5.112

## Ni 3

*Taixi,* „Höchste Talmulde", „Höchster Wassergraben"

**Funktion**

*Yuan*-Quellpunkt – energetische Verbindung zum *Luo*-Durchgangspunkt des gekoppelten *Yang*-Partners, dem Punkt Bl 58

**Lokalisation**

Der Punkt liegt über dem Kalkaneus, 0,5 *Cun* hinter dem inneren Knöchel auf der halben Strecke zur Achillessehne in einer Vertiefung, in der man das Pulsieren der A. tibialis posterior tasten kann. Der Punkt Ni 3 auf der Innenseite liegt praktisch Bl 60 auf der Außenseite gegenüber.

**Punktur**

3 *Fen*

**Indikation**

**Lokoregional:** Atonie der Unterschenkel- und Fußmuskulatur, auch Sensibilitätsstörungen

**Überregional:** Nephropathien, Zystitis, Harninkontinenz, Vaginitis, Menstruationsstörungen; schwere degenerative Erkrankungen mit progredienter Schwäche des Allgemeinzustands, Ikterus mit Erschöpfungszuständen, Diarrhö, Diabetes mellitus mit progressiver Abmagerung; Halsentzündungen, stechende Herzschmerzen. Krampfhusten mit Atemnot, katarrhalische Bronchitis; Schlafsucht oder Schlaflosigkeit, ständiges Gähnen und Seufzen; Spezialpunkt gegen Odontalgien

**Allgemein:** mit Ni 7 (Tonisierungspunkt) gegen allgemeine Müdigkeit, bei degenerativen Erkrankungen und zur Rheumabehandlung

**Tradition**

Dieser Bach-*Shu*-Punkt ist gleichzeitig *Yuan*-Quellpunkt und der Erde zugeordnet.

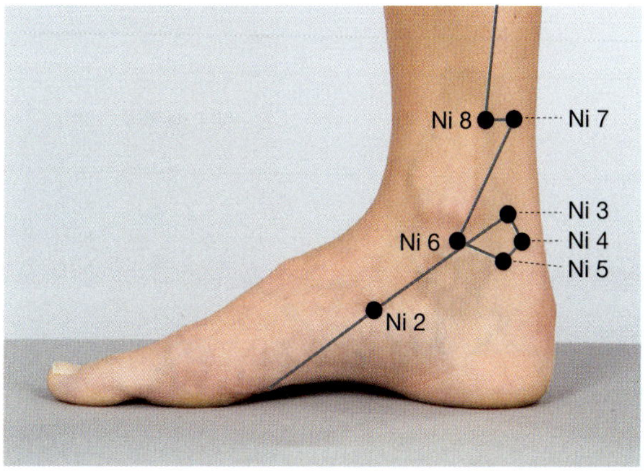


**Abb. 5.113** Ni 2–Ni 8

## Ni 4

*Dazhong,* „Große Reunion"

**Funktion**

*Luo*-Durchgangspunkt des Ni-Meridians mit energetischer Verbindung zum *Yuan*-Quellpunkt des gekoppelten *Yang*-Partners, also zu Bl 64, über das transversale *Luo*-Gefäß

**Lokalisation**

In Höhe der unteren Spitze des Innenknöchels nach dorsal, am vorderen inneren Rand des Ansatzes der Achillessehne, einen Querfinger unter Ni 3

**Punktur**

3–5 *Fen* senkrecht

**Indikation**

**Lokoregional:** Schmerzen im Bereich der Ferse und des Sprunggelenks

**Überregional:** Blasenatonie, aber auch Blasenspasmen, Reizblase, Miktionsstörungen; Völlegefühl im Brustraum, Husten, Dyspnoe, Hypertonie, spastische Stenokardie, Herzklopfen, sympathikotone Kreislaufstörungen, Schlafsucht, Apathie, Weinerlichkeit, der Kranke will allein gelassen werden; Globusgefühl

**Allgemein:** Kältescheu (der Patient sieht immer nach, ob alle Türen und Fenster geschlossen sind), allgemeiner Energiemangel, eventuell auch zur Umstimmung bei der Rheumatherapie

➢ Abb. 5.113

Ni

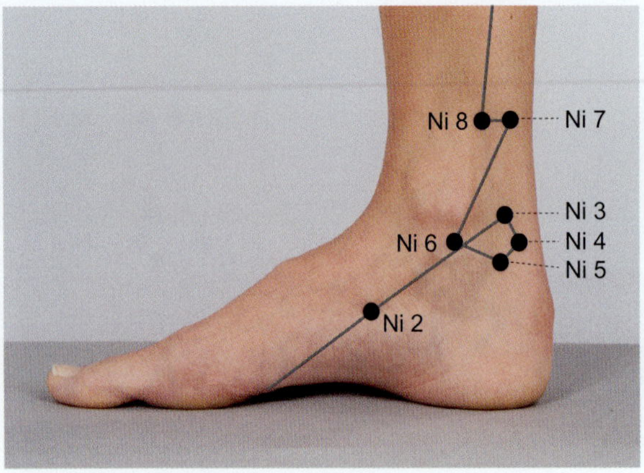


**Abb. 5.114** Ni 2–Ni 8

## ● Ni 5

*Shuiquan,* „Wasserquelle“

**Lokalisation**
1 *Cun* unterhalb von Ni 3, medial der Tuberositas calcanei

**Punktur**
3–5 *Fen* senkrecht

**Indikation**
**Überregional:** Urethritis, Zystitis, Miktionsstörungen, Menstruationsirregularität, Dysmenorrhö bei jungen Frauen, Deszensusbeschwerden. Hilfspunkt bei der Behandlung von Sehstörungen mit Le 3, Le 8, Bl 1, Bl 10, Bl 18, Gb 1

## ● Ni 6

*Zhaohai,* „Erleuchtetes Meer“

**Funktion**
Kardinalpunkt (Schlüsselpunkt) für den außerordentlichen Meridian Aufsteigendes *Yin*-Gefäß *(Yinqiaomai)*
Stoffwechselpunkt

**Lokalisation**
1 Querfinger (0,4 *Cun*) direkt unter dem inneren Knöchel in einer Vertiefung, unter der ein kleiner, aber deutlicher Knochenvorsprung tastbar ist

**Punktur**
3–5 *Fen* senkrecht

**Indikation**
**Überregional:** Regelstörungen, sexuelle Übererregbarkeit, Deszensusbeschwerden, Schmerzen im Unterbauch, Brechreiz, verlangsamte Nahrungsresorption, Obstipation bei Frauen, Tonsillitis
**Allgemein:** Tranquilizerpunkt, bei Psychasthenien; für alle Beschwerden, die sich prämenstruell oder überhaupt im Zusammenhang mit der Periode verschlimmern; Klimaxbeschwerden, für alle jene Zustände, bei denen der Patient seine Schmerzen nicht exakt lokalisieren kann; allgemeines Krankheitsgefühl, nächtliche epileptiforme Anfälle, Schlafsucht, Gähnzwang
Beim Rechtshänder links, in Gold gestochen, ist er einer der „Meisterpunkte“ gegen Schlafstörungen.

## ● Ni 7

*Fuliu,* „Wiederkehr des Abflusses“, „Rückfluss“

**Funktion**
Tonisierungspunkt

**Lokalisation**
2 *Cun* oberhalb des inneren Knöchels, von dessen höchster Stelle aus gerechnet und ½ Querfinger hinter dem posterioren Tibiarand, über der A. tibialis posterior, hinter dem M. flexor digitorum longus

**Punktur**
3–5 *Fen* senkrecht

**Indikation**
**Lokoregional:** Schwäche der Muskulatur der unteren Extremitäten, Paresen, Durchblutungsstörungen, Schmerzen in der Lumbalregion
**Überregional:** Dysurie, Hämaturie, der Patient hat das Gefühl, als ob er Feuer ausscheide; Orchitis; Zahnschmerzen, Hypersalivation, geblähter Trommelbauch, schwere Diarrhö, entzündete und blutende Hämorrhoiden; Schwatzhaftigkeit, Gereiztheit, Mangel an Entschlusskraft, Hypotonie, Kollapszustände, alle Ödeme, Schwellungen, unbeeinflussbarer Nachtschweiß

**Tradition**
Ni 7 gilt als Tonisierungspunkt der „Feuerniere“, womit die Nebenniere gemeint ist (*Yang*-Aspekt), und gleichzeitig für die Stimulation des Ausscheidungsorgans „Wasserniere“ (*Yin*-Aspekt). Dieser Fluss-*Jing*-Punkt ist dem Metall zugeordnet.
➤ Abb. 5.114

5

## ● Ni 8

*Jiaoxin,* „Treffpunkt, Vereinigung der Botschaften"

**Lokalisation**

Ni 8 wird bei zahlreichen Autoren als Kreuzungspunkt der 3 *Yin*-Meridiane des Fußes, in derselben Lokalisation wie Le 5 und MP 6 angegeben. Präzise formuliert handelt es sich jedoch um eine Kreuzungszone, innerhalb deren diese 3 Punkte gelegen sind, wobei sie zwar viele, aber nicht alle Indikationen gemeinsam haben.

Ni 8 liegt 2 *Cun* oberhalb der höchsten Erhebung des inneren Knöchels, knapp hinter dem medialen Tibiarand, zwischen diesem und dem M. flexor digitorum longus, in Höhe des vorher beschriebenen Punktes Ni 7, sowie 1 *Cun* distal von MP 6.

**Punktur**

3 *Fen* bis 1 *Cun* senkrecht

**Indikation**

Menstruationsstörungen, besonders Hypermenorrhö, Dysurie, Harnverhaltung, Orchitis, Penisschmerzen; alle Formen der Diarrhö, aber auch Obstipation, Hernienschmerzen; wird auch empfohlen zur Regulierung der Durchblutung der gesamten unteren Extremität bis ins kleine Becken

## ● Ni 9

*Zhubin,* „Bauwerk über dem flachen Gestade, Teichufer"

**Lokalisation**

6 *Cun* oberhalb des inneren Knöchels in einer Vertiefung, die im „weichen Fleisch" 2 *Cun* hinter der medialen Tibiakante zu tasten ist, oder der Höhe nach 3 *Cun* oberhalb von Ni 8

**Punktur**

3 *Fen* bis 1 *Cun* senkrecht

**Indikation**

**Lokoregional:** Muskelschmerzen, Wadenkrämpfe

**Überregional:** Hernienbeschwerden, Muttermilchmangel, Neurasthenie, epileptiforme Anfälle, Verwirrtheitszustände, Irrereden

➤ Abb. 5.115

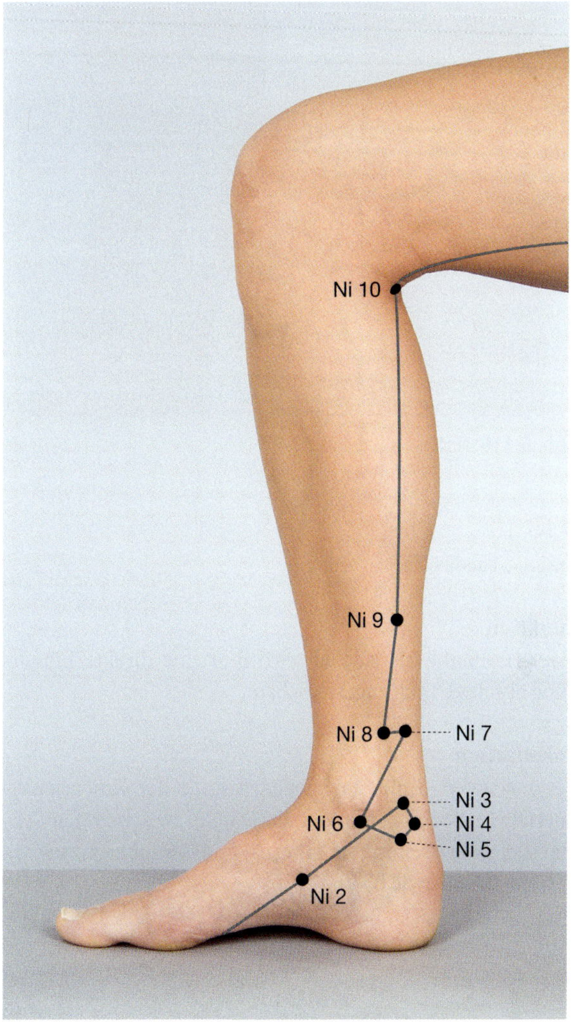


**Abb. 5.115** Ni 2–Ni 10

Ni

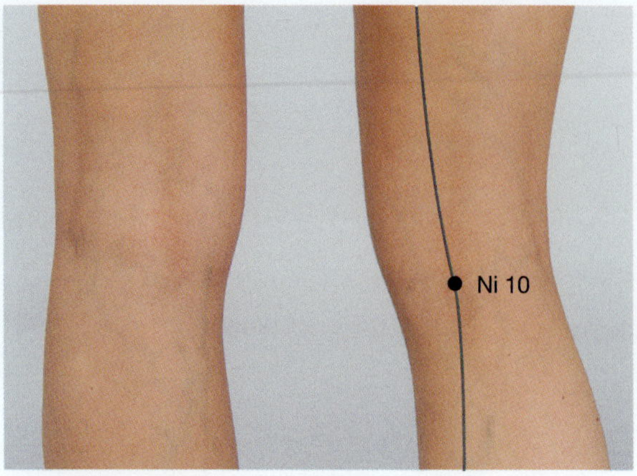


**Abb. 5.116** Ni 10

## ● Ni 10

*Yingu,* „Tal des *Yin*"

**Funktion**

Meer-*He*-Punkt, als solcher wird ihm eine direkte Einwirkung auf das Organ zugeschrieben

**Lokalisation**

Bei gebeugtem Knie, am medialen Ende der Kniegelenksquerfalte, jedoch noch in der Kniehöhle, zwischen den Sehnen der Mm. semimembranosus und semitendinosus, in derselben Höhe wie Bl 40

**Punktur**

5 *Fen* bis 1 *Cun* senkrecht

**Indikation**

**Lokoregional:** Schmerzen im Kniegelenk, das Knie kann nicht gebeugt werden; Schmerzen an der Innenseite des Oberschenkels

**Überregional:** alle Genitalerkrankungen des Mannes, Impotenz, Miktionsbeschwerden, Prostatitis; chronischer Fluor, verlängerte Periodenblutung, Schmerzen im Unterbauch, Hypersalivation

**Tradition**

Dieser Meer-*He*-Punkt ist dem Wasser zugeordnet.

➤ Abb. 5.116

## ● Ni 11

*Henggu,* „Horizontaler Knochen"

**Funktion**

Reunionspunkt mit dem außerordentlichen Meridian Gefäß der breiten Bahn *(Chongmai)*

2. *Mu*-Alarmpunkt des KS-Meridians

**Lokalisation**

Am Oberrand des Os pubis, 0,5 *Cun* (transversale *Cun* für Thorax und Abdomen!) neben der ventralen Medianlinie in Höhe von KG 2. Diese Lokalisation finden wir in der modernen chinesischen Literatur, während sie bei vielen anderen Autoren mit 1 *Cun* oder 2 Querfinger angegeben wird – kein wesentlicher Widerspruch, wenn man den Unterschied zwischen Finger-*Cun* und transversalem Thorax-*Cun* in Betracht zieht.

**Punktur**

3 *Fen* bis 1 *Cun* senkrecht

**Indikation**

**Überregional:** Verdauungsstörungen mit Unterbauchschmerzen, sexuelle Erregungs-, aber auch Mangelzustände, Impotenz, Frigidität, Miktionsstörungen, Harnverhaltung, Penis- und Skrotalschmerzen, alle Formen der Urethritis, heftige Schmerzen in der Nierengegend

**Allgemein:** Regulationspunkt für die Sexualität, allgemeine Erschöpfung der Energie, depressive Verstimmung mit Angstgefühl

## ● Ni 12

*Dahe,* „Äußerste Strenge, Kasteiung", wird manchmal auch *Yinwei* genannt.

**Funktion**

Verbindung mit dem Gefäß der breiten Bahn *(Chongmai)*

**Lokalisation**

1 *Cun* oberhalb des Oberrandes des Os pubis und 0,5 *Cun* lateral von der Medianlinie, in Höhe von KG 3

**Punktur**

3 *Fen* bis 1 *Cun* senkrecht

**Indikation**

**Lokoregional:** Impotenz, Oligospermie, retrahiertes Skrotum und Penis mit Schmerzen, Fluor

**Allgemein:** Schwächezustände

5

## ● Ni 13

*Qixue,* „Loch, Punkt der Energie" (des *Qi*)

**Funktion**

Reunionspunkt mit dem Gefäß der breiten Bahn *(Chongmai)*

**Lokalisation**

1 *Cun* lateral von Ni 12, in Höhe von KG 4, 0,5 *Cun* lateral von der Medianlinie

**Punktur**

3 *Fen* bis 1 *Cun* senkrecht

**Indikation**

**Lokoregional:** Menorrhagie, Metrorrhagie, Blasenspasmen, Reizblase; Bauchschmerzen, das Gefühl, „als ob ein Spanferkel im Bauch herumfuhrwerken würde", mit Ausstrahlung in die Nierenregion, ständige Diarrhö

**Tradition**

Der Punkt wird auch „Gebärmutter" bzw. „Pforte zur Gebärmutter" oder „Pforte der Kinder" genannt. Dadurch soll ausgedrückt werden, dass er die gesamte vitale Energie beeinflusst.

## ● Ni 14

*Siman,* „Der Vierte der Füllungen" (gemeint ist damit der 4. Punkt am Nieren-Meridian vom Os pubis aus nach oben gerechnet). Ni 14 wird auch „Palast des Marks" genannt.

**Funktion**

Reunionspunkt mit dem Gefäß der breiten Bahn *(Chongmai)*

**Lokalisation**

0,5 *Cun* lateral der Medianlinie, 3 *Cun* oberhalb des Oberrandes des Os pubis, in Höhe von KG 5

**Punktur**

3 *Fen* bis 1 *Cun* senkrecht

**Indikation**

**Lokoregional:** Menstruationsirregularität, Hypermenorrhö, Verdauungsbeschwerden, Diarrhö (Gurgeln und Plätschern bei der Palpation), Hernienbeschwerden, postpartale Schmerzen

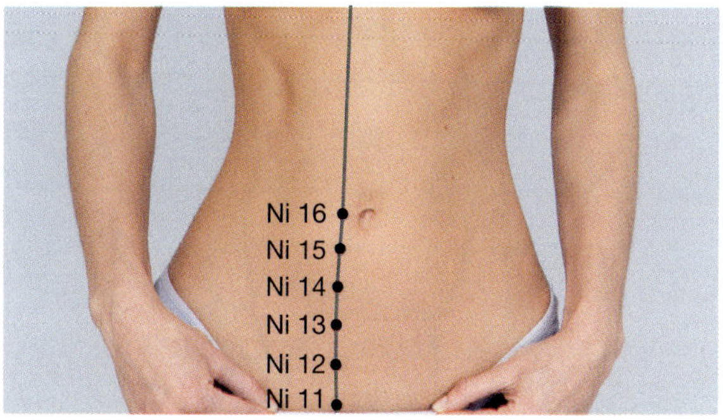


**Abb. 5.117** Ni 11–Ni 16

## ● Ni 15

*Zhongzhu,* „Mitte des Zusammenfließens"

**Funktion**

Reunionspunkt mit dem Gefäß der breiten Bahn *(Chongmai)*

**Lokalisation**

0,5 *Cun* lateral der Medianlinie, 1 *Cun* über Ni 14, 4 *Cun* über der Oberkante des Os pubis

**Punktur**

0,5–1 *Cun* senkrecht

**Indikation**

**Lokoregional:** Obstipation, Schmerzen im Abdomen, die in die Nierenregion ausstrahlen, trockener und harter Stuhl, Menstruationsstörungen

## ● Ni 16

*Huangshu,* „*Shu*-Zustimmungspunkt der Eingeweide"

**Funktion**

Reunionspunkt mit dem Gefäß der breiten Bahn *(Chongmai)*

**Lokalisation**

0,5 *Cun* seitlich des Nabels (KG 8)

**Punktur**

0,5–1 *Cun* senkrecht

**Indikation**

**Lokoregional:** Magenkrämpfe, Affektionen der Eingeweide mit kolikartigen Schmerzen, Meteorismus, chronische Obstipation mit trockenem, hartem Stuhl, Menstruationsstörungen, Urethritiden jeglicher Genese

➤ Abb. 5.117

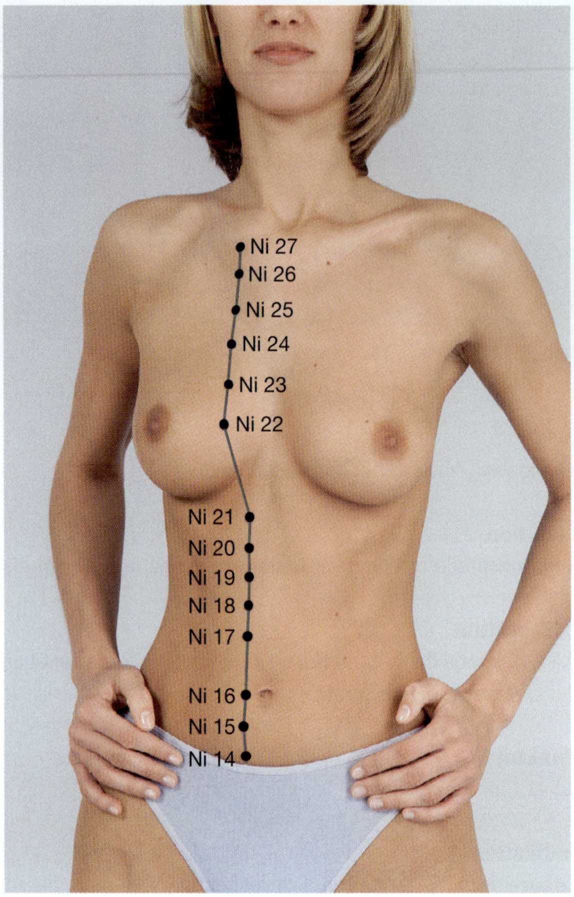


**Abb. 5.118** Verlauf des Nieren-Meridians an der Körpervorderseite

## Ni 17

*Shangqu,* „Hemmung der Verdauungsstörungen"

**Funktion**
Reunionspunkt mit dem Gefäß der breiten Bahn *(Chongmai)*

**Lokalisation**
0,5 *Cun* lateral der Medianlinie, in Höhe von KG 10, 1 *Cun* oberhalb des Nabels

**Punktur**
0,5–1 *Cun* senkrecht

**Indikation**
**Lokoregional:** Gastralgien, kolikartige Oberbauchschmerzen, Appetitlosigkeit, peritoneale Reizzustände

## Ni 18

*Shiguan* „Steingrenze"

**Funktion**
Reunionspunkt mit dem Gefäß der breiten Bahn *(Chongmai)*

**Lokalisation**
0,5 *Cun* lateral der Medianlinie, in Höhe von KG 11, 3 *Cun* oberhalb des Nabels

**Punktur**
0,5–1 *Cun* senkrecht

**Indikation**
**Lokoregional:** Gastralgien, Singultus, Roemheld-Syndrom, Obstipation, Koliken, unerträgliche postpartale Schmerzen

## Ni 19

*Yindu,* „Hauptstadt des *Yin*"

**Funktion**
Reunionspunkt mit dem Gefäß der breiten Bahn *(Chongmai)*

**Lokalisation**
In Höhe von KG 12, 4 *Cun* oberhalb des Nabels, 0,5 *Cun* lateral der Medianlinie

**Punktur**
5 *Fen* bis 1 *Cun* senkrecht

**Indikation**
**Lokoregional:** Roemheld-Syndrom, Schmerzausstrahlung zum Herzen und in die Flankengegend, mangelhafte Magenverdauung, Meteorismus

**Anmerkung**
Zur Verstärkung der Wirkung bei Oberbauchschmerzen, besonders bei Ulkuskrankheit wird oft eine Punktekombination verwendet, die *Meihua* („Pflaumenblüte") genannt wird. Es handelt sich dabei um insgesamt 5 Punkte, die quadratisch um KG 12 als Mittelpunkt angeordnet, 0,5 *Cun* links und rechts der Medianlinie (Ni 19) sowie 0,5 *Cun* oberhalb und unterhalb von KG 12 gelegen sind.

## Ni 20

*Futonggu,* „Talsohle"

**Funktion**
Reunionspunkt mit dem Gefäß der breiten Bahn *(Chongmai)*

**Lokalisation**
In Höhe von KG 13, 5 *Cun* oberhalb des Nabels, 0,5 *Cun* lateral der Medianlinie

**Punktur**
5 *Fen* bis 1 *Cun* senkrecht

**Indikation**
**Lokoregional:** Indigestion, Erbrechen, mangelhafte Nahrungsresorption (exkretorische Pankreasinsuffizienz), abdominale Schmerzen, Diarrhö, Meteorismus, Roemheld-Syndrom
➢ Abb. 5.118

## Ni 21

*Youmen,* „Tor der Stille, Geräuschlosigkeit"; damit ist die Pars cardiaca des Magens gemeint.

**Funktion**
Reunionspunkt mit dem Gefäß der breiten Bahn *(Chongmai)*

**Lokalisation**
6 *Cun* oberhalb von Ni 16 (in Nabelhöhe), 0,5 *Cun* lateral von KG 14

**Punktur**
5–7 *Fen* senkrecht

**Indikation**
**Lokoregional:** Bauchschmerzen, Aufstoßen, Erbrechen, Hypersalivation, Diarrhö, Leberfunktionsstörungen, Dyspepsie
**Überregional:** Husten, Stauungsgefühl, anginoide Beschwerden

## Ni 22

*Bulang,* „Begehbarer Vorsprung, Galerie"

**Lokalisation**
Im 5. ICR, 2 *Cun* lateral der Medianlinie, in Höhe von KG 16

**Punktur**
3–5 *Fen* schräg

**Indikation**
**Lokoregional:** Krampfhusten mit dadurch bedingten Thoraxschmerzen, Pleuralgien, Interkostalneuralgien
**Überregional:** Appetitlosigkeit, allgemeiner Antriebsmangel

## Ni 23

*Shenfeng,* „Göttliche Weihe"

**Lokalisation**
Im 4. ICR, 2 *Cun* lateral der Medianlinie, in Höhe von KG 17

**Punktur**
3 *Fen* senkrecht oder bis 5 *Fen* schräg

**Indikation**
**Lokoregional:** Interkostalneuralgien, Brustwandschmerzen, Pleuralgien, Krampfhusten mit erschwerter Atmung, Mastitis
**Überregional:** allgemeiner Energiemangel, gepaart mit Appetitlosigkeit und Brechreiz

## Ni 24

*Lingxu,* „Markt des Geistes"

**Lokalisation**
Im 3. ICR, 2 *Cun* lateral der Medianlinie, in Höhe von KG 18

**Punktur**
3 *Fen* senkrecht oder 5 *Fen* schräg

**Indikation**
**Lokoregional:** Husten mit konsekutiven Thoraxschmerzen, Interkostalneuralgie, Mastitis
**Überregional:** Appetitlosigkeit, Brechreiz, Erbrechen

## Ni 25

*Shencang,* „Obdach der Gottheit"

**Lokalisation**
Im 2. ICR, 2 *Cun* lateral der Medianlinie, in Höhe von KG 19

**Punktur**
3 *Fen* senkrecht oder 5 *Fen* schräg

**Indikation**
**Lokoregional:** Krampfhusten mit Atembeschwerden und Thoraxschmerzen
**Überregional:** Appetitlosigkeit, Erbrechen

## Ni 26

*Yuzhong,* „Möglicher Mittelweg"

**Lokalisation**
Im 1. ICR, 2 *Cun* lateral der Medianlinie, in Höhe von KG 20

**Punktur**
3 *Fen* senkrecht oder 5 *Fen* schräg

**Indikation**
**Lokoregional:** Krampfhusten mit Atembeschwerden, Thorax- und Flankenschmerzen
**Überregional:** Erbrechen

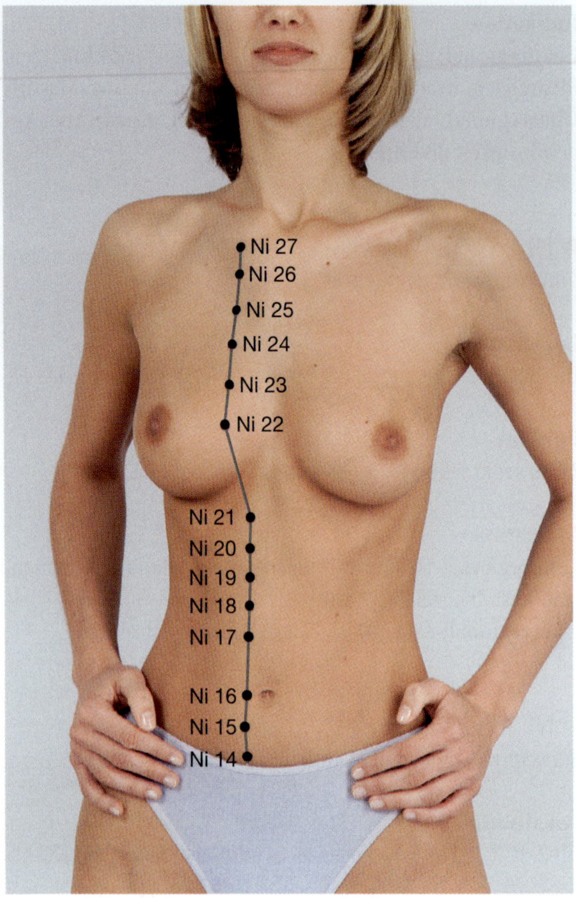


**Abb. 5.119** Der Verlauf des Nieren-Meridians an der Vorderseite des Körpers

## ● Ni 27

*Shufu,* „Halle der Zustimmung"

**Lokalisation**

Am Sternalrand, am unteren Anteil des Sternoklavikulargelenks, in einer Höhe mit KG 21

**Punktur**

Cave: Pneumothorax bei senkrechtem Stich; besser 5 *Fen* schräg

**Indikation**

**Lokoregional:** Asthma bronchiale, Krampfhusten, auch Stauungsbronchitis, Keuchhusten, Dyspnoe, Schmerzen im Thoraxbereich

**Überregional:** Ösophagusspasmen, „man kann nichts schlucken"; Erbrechen, dabei geblähtes Abdomen; Psychasthenie, Neurasthenie

**Allgemein:** Wichtiger Punkt für Asthma, bei Verschlimmerung durch Kälte und Feuchtigkeit. Der Punkt kann im Gegensatz zur üblichen Vorgehensweise bei Neurasthenikern nur einseitig, und zwar beim Rechtshänder links, genadelt werden.

**Anmerkung zum Verlauf des Ni-Meridians zwischen Ni 11 und Ni 21**

Die unterschiedlichen Angaben des Verlaufs des Nieren-Meridians am Abdomen dürften auch darauf zurückzuführen sein, dass der Nieren-Meridian in diesem Bereich über seine Punkte Ni 11 bis Ni 21 eine enge Verbindung mit dem Gefäß der breiten Bahn *(Chongmai)* hat. Die obigen Punkte sind also auch Punkte des Gefäßes der breiten Bahn.

Manche Autoren stützen sich auf die Ausführungen im *Lingshu,* wonach das Gefäß der breiten Bahn *(Chongmai)* oberflächlicher als der Nieren-Meridian verläuft, während im *Suwen* ein gemeinsamer Verlauf in diesem Abschnitt angegeben wird.

### 5.8.5 Der Funktionskreis Niere aus traditioneller Sicht

➤ Abb. 5.119, ➤ Abb. 5.120

#### Sitz der angeborenen Konstitution

Der Funktionskreis Niere umfasst nicht nur die Nieren, sondern in der Klassik auch die Nebennieren und die Genitalorgane.

In den Gonaden werden die genetischen Programme organisch fixiert. Der Funktionskreis Niere ist somit Träger und Ausgabeort der genetischen Faktoren, wie sie delokalisiert in allen Zellen über die Chromosomen und Gene vorliegen.

Embryonale und auch kindliche Entwicklungsstörungen (z. B. Skoliose) sind über Fehler in diesem angeborenen Programm zu verstehen, des Weiteren auch zerebrale (von „minor brain disease" bis Demenz) und charakterliche Störungen.

Allerdings induziert nicht allein das angeborene Programm diese Störungen, auch das materielle Substrat, auf welches das Programm einwirkt, muss gut sein, also z. B. die embryonale und frühkindliche Ernährung und Verdauung. (Im übertragenen Sinn könnte man sagen: Das Computerprogramm kann gut sein – wenn die Hardware defekt ist, ist das Resultat fehlerhaft.)

Später beeinflussen weitere Faktoren dieses angeborene Programm, wie Umweltgifte, Rauchen oder radioaktive Energien. Diese aktivieren z. B. Onkogene, die das Programm verändern und damit Energetik und Stoffwechsel.

#### Sitz der Essenz *(Jing)*

Die Wandlungsphase Wasser entspricht dem Norden, dem Winter, der Kälte und der Tiefe. Bildhaft ist ihre Energie gesammelt und ruhend wie ein Stein auf dem Grunde eines stillen, klaren Winterbaches.

Der Funktionskreis Niere speichert als Nierenessenz *(Jing)* das Potenzial, das von Magen und Milz als „Essenz" in einer Interaktion mit den oben erwähnten genetischen Program-

men (angeborene Konstitution, in der Klassik „Vor-Himmels-*Qi*" genannt) gebildet wurde.
Die Nierenessenz *(Jing)* ist der nicht-determinierte Aspekt aller *Qi*-Kräfte und bildet damit die Grundlage für das Stoffliche, das materielle Potenzial eines Individuums (Fisch 1973). Man kann die Nieren mit einer Autobatterie vergleichen, die den Strom, der vom Dynamo (Milz und Mittlerer Erwärmer) kommt, speichert. Die Potenz, Menge und Verfügbarkeit der Essenz hängt von der Verdauungskraft, der Ernährung und der angeborenen Konstitution (Aufnahmefähigkeit der Autobatterie) ab. Und wie der elektrische Strom aus der Batterie jederzeit abgerufen und aktiviert werden kann, so kann der Funktionskreis Niere diese Essenz wieder zu *Qi* und formierter (determinierter) Substanz umwandeln.
Der Aufbau der Nierenessenz hängt also ab von der angeborenen Konstitution (Aufnahmefähigkeit der Autobatterie) und vom Dynamo (Lebensweise, z. B. Schlaf, Ernährung, Verdauungskraft, Alkohol usw.).
Eine Verminderung dieser Essenz führt zu einer Substanzverminderung. Beim Kind lassen z. B. schlecht entwickelte und kariesanfällige Zähne darauf schließen, ferner retardiertes Wachstum, Haltungsstörungen, Muskelschwäche und mental-zerebrale Störungen; beim Erwachsenen ist es die verfrühte Degeneration der Gewebe, wie z. B. verminderter Hautturgor oder Arthrosen.

## Die Nierenessenz *(Jing)* als Kraftreserve und als genitale Potenz

Der Funktionskreis Niere konzentriert, verdichtet, verinnerlicht, bildet und speichert die Essenz; dadurch ist er implizit der Sitz der Potenz, wie Gletschereis, wenn es durch *Yang* in Bewegung gesetzt wird.
Das *Jing* befindet sich nicht nur im Funktionskreis Niere; es fließt durch die übrigen Funktionskreise in die Meridiane. Durch die Einwirkung des Nieren-*Yang* entsteht aus dieser Essenz Nieren-*Qi;* das Nieren-*Yang* ist aktivierbar über den Punkt LG 4 („Tor der Vitalität", *Mingmen).*
Einem Funktionskreis Niere, der genügend *Qi* zur Verfügung hat und der auch fähig ist, aus dem *Qi* die Nierenessenz *(Jing)* zu destillieren, ist es möglich, dem Körper genügend materielle (struktive) Grundlagen zur Verfügung zu stellen, zum Wachstum, zur körperlichen und geistigen Entwicklung, als Kraft, als Kraftreserve und als genitale Potenz.

## Aufgaben

### Absenken, kühlen und nach oben führen

Der Kreislauf der Energien und Flüssigkeiten muss rund laufen: Er benötigt dazu aufsteigende und absenkende Kräfte.

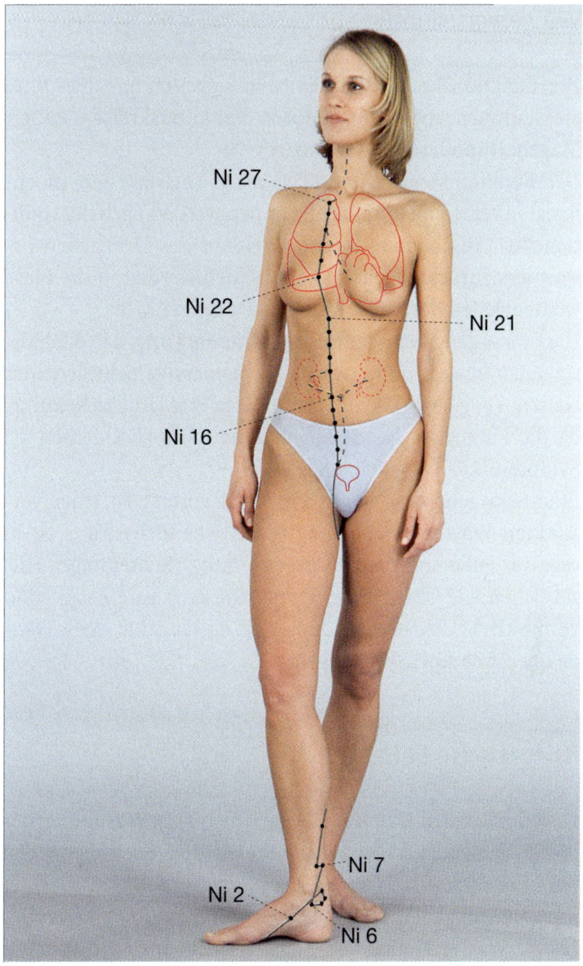


**Abb. 5.120** Der Verlauf des Nieren-Meridians an der Vorderseite des Körpers

Der Funktionskreis Niere empfängt über den Punkt LG 4 *Qi* aus dem Funktionskreis Lunge: Er wandelt dieses *Qi* und schickt Essenz in den Kreislauf aller Funktionskreise nach oben. So erreicht das Nieren-*Jing* die außerordentlichen Gefäße und die *Yuan*-Quellpunkte der Meridiane.
Die energetische Bewegung des Funktionskreises Niere ist also sowohl absenkend als auch aufsteigend, auch muss eine Harmonie zwischen Nieren-*Yin* und Nieren-*Yang* eingehalten werden. Kommt es zu einer Stauung des *Yang,* ist Hitze-Fülle die Folge, wie Abszesse, Furunkel, Entzündungen generell, Kopfschmerzen oder Erbrechen; daneben können psychische Veränderungen wie Erregtheit oder Schlaflosigkeit auftreten.
Auch eine Stauung des *Yin* muss vermieden werden. Fehlt dafür ausreichend Nieren-*Yang,* welches das *Yin* bewegen muss, bleibt das *Yin* unten blockiert und wird dadurch pathologisch: Beinödeme oder Arthrosen sind die Folge.
Dauert diese Stauung lange Zeit, entsteht eine pathologische Verdichtung des Gewebes, eine Struierung (Porkert 1982). Ein Tumor, wie z. B. Prostataadenom, Myom oder Fibrom, kann dadurch begünstigt werden.

Ni

5

## Wasserverteilung

Der Funktionskreis Niere zieht Flüssigkeiten aus dem Blut. Sie stammen vor allem von den Funktionskreisen Lunge, Magen, Dünndarm und Dickdarm.
Der Funktionskreis Niere klärt diese Flüssigkeiten (nochmals) in reine und unreine; die reinen werden nach der traditionellen Anschauung in den Kreislauf des Dreifachen Erwärmers zurückgeschickt, die unreinen werden in die Blase weitergeleitet, dort aufbewahrt und ausgeschieden.
Dieser Vorgang benötigt Energie: Nieren-*Yang*, das die Flüssigkeiten bewegt und erwärmt. Eine massive Schwäche des Nieren-*Yang* bewirkt eine verminderte Wasserausscheidung, da die Flüssigkeit liegen bleibt. Dies führt zu Ödemen als Symptom.
Eine Schwäche des Nieren-*Yin* führt vorerst zu einer verstärkten Wasserausscheidung (das vorhandene *Yang* ist in relativer Fülle, sogenanntes Pseudo-*Yang*). Später folgen Hitzezeichen wie Obstipation, Durst, trockene rote Zunge und verminderte Urinausscheidung und, da *Yin* fehlt, heiße Hände und Füße sowie Wallungen.

## Klimatische Faktoren

Die klimatischen Faktoren, die zu den Wandlungsphasen gehören, haben auch eine Affinität zu den entsprechenden Funktionskreisen.
Zum Wasser gehört die Kälte. So wie der Funktionskreis Niere eine Wasseraffinität hat, so hat er auch eine Kälteaffinität, nur wirkt die Kälte pathologisch, indem sie das *Yang* verlangsamt und sogar blockiert.
Das defiziente *Yang* kann das Blut nicht mehr erwärmen und bewegen. Verminderte Urinaussscheidung, Ödem, Kälte der Extremitäten und Abkühlung aller Stoffwechselvorgänge sind die Folge.
Das Nieren-*Yin* andererseits wird vermindert durch Einwirkung von Hitze und Trockenheit. Diese Faktoren, die nicht primär den Funktionskreis Niere angreifen, vermindern die Körperflüssigkeiten und damit das „Rohmaterial" für den Funktionskreis Niere. Fieber ist z. B. ein Symptom von Hitze; es bewirkt einen konzentrierten, verminderten, dunklen Urin.

## Geschmack

Von den Geschmacksrichtungen entspricht das Salzige dem Funktionskreis Niere. Diese Beziehung ist einfach zu erkennen. Das Salz ist die Folge des Verdichtens, des Absetzens; es resultiert ein beinahe gesteinsartiges Mineral. Das Salz beeinflusst über die Osmolarität den Wasserhaushalt und die Niere bestimmt über die Rückresorption der Mineralien die Flüssigkeitsmenge im Körper. Zu viel Salz stört den Wasserhaushalt und die Nieren.

## Sinnesorgan

Das Sinnesorgan, das energetisch vom Funktionskreis Niere bestimmt wird, sind die Ohren. Sie befinden sich im Knochen, im Innern, verbunden mit dem – ebenfalls vom Funktionskreis Niere abhängenden – sogenannten Extraorgan Gehirn.
Der Funktionskreis Niere ist für die Innenohrfunktion zuständig, wie Hörschärfe oder Perzeptionsschwerhörigkeit sowie Gleichgewicht und Tinnitus; der Dreifache Erwärmer bestimmt dagegen das Mittelohr mit seinen Schallleitungsstörungen und Entzündungen.

## Beziehung zu Gehirn und Mark

In der chinesischen Medizin werden gewisse Organe und ihre Funktionen in den Extraorganen zusammengefasst. Mit dem Funktionskreis Niere sind folgende Extraorgane verbunden: Gehirn, Mark (Knochenmark und Rückenmark) und Knochen.

## Funktionelle und körperliche Darstellung

Die Funktionskreise beschränken sich nicht auf das Organ, das ihnen den Namen gibt und ihre Hauptfunktion darstellt. Sie verdichten ihre energetische Präsenz in gewissen Geweben und geben damit diesen Geweben die Festigkeit in der Struktur und die Kraft der Funktion. Für den Funktionskreis Niere sind das folgende Gewebe:

- Zähne
- Knochen
- Knochenmark

Über das Knochenmark und die Kontrolle der Flüssigkeiten wirkt der Funktionskreis Niere bei der Herstellung des Blutes *(Xue)* mit. Aus westlicher Sicht kann man diese Zusammenhänge vielleicht besser verstehen, indem man die Bedeutung der Niere für die Blutbildung mit dem Erythropoetin in Verbindung bringt, oder man denkt in diesem Zusammenhang an die renale Anämie. Auch die Risikofaktoren der Osteoporose können dem Funktionskreis Niere zugeordnet werden.

## Psychogramm

➤ Abb. 5.121

Jedem Funktionskreis sind psychische Energien zugeordnet, die sich als Emotionen oder Gefühlsregungen äußern. Für die mentale Verarbeitung ist das Gehirn zuständig; der Input, die Spezifität oder Färbung der Emotionen und der Anstoß zur Bearbeitung und Verarbeitung im Gehirn kommen von den einzelnen Funktionskreisen, vor allem vom Herzen.
Das Gehirn als Extraorgan, in traditioneller Sicht als energetischer Nebenfunktionskreis der Niere, arbeitet – wenn auch auf ganz anderer Ebene – ähnlich wie dieser: Es nimmt auf, selektiert, verarbeitet, verdichtet, wählt aus, bewahrt auf und gibt wieder ab.
Während die Emotionen je nach Funktionskreis spezifisch gefärbt sind, ist der gerichtete Wille im Sinne einer Verdichtung dieser Emotionen eine ausdrückliche Funktion des Funktionskreises Niere (Porkert 1982). Dazu gehören auch andere allgemeine Kortexfunktionen, wie Gedächtnis und Intellekt.
Die Demenz, mit Mangel an Willen, Emotionen, Gedächtnis und Beweglichkeit, lässt sich als Gehirnatrophie, als Nieren-*Jing*-Mangel erklären.
Ein starker Wille beruht auf einem ausgeglichenen Nieren-*Qi;* ein schwaches Nieren-*Qi* bedingt eine innere emotionelle Bereitschaft, die wir als Furcht bezeichnen. Der Schreck ist eine Reaktion des Funktionskreises Niere auf äußere, plötzlich und aggressiv auf das Lebewesen einwirkende Ereignisse. Diese Einwirkung verursacht bei einem Menschen mit einem starken Nieren-*YANG-Qi* eine adäquate Reaktion mit raschem Entschluss und sofortigem Reaktionsvermögen durch ein Zurückgreifen auf die im Funktionskreis Niere gespeicherten psychischen und materiellen Reserven.
Ein Mensch mit einem schwachen Funktionskreis Niere hat jedoch dieses Reaktionsvermögen nicht. Er wird vom Schreck übermannt, gerät in Panik weiß sich nicht zu helfen, erstarrt, zittert. Neben diesen Symptomen der fehlenden Kraft und Reserven zeigt er Veränderungen im Wasserhaushalt (Schwitzen, trockener Mund) und der Sphinkter der Urethra, der auch dem Funktionskreis Niere unterstellt ist, versagt den Dienst.
Die Person mit einem gut ausgebildeten Nieren-*Qi* ist ein willensstarker Intellektueller: Sie liebt das sachbezogene Denken, verhält sich zielgerichtet, hat eine innere Festigkeit mit Selbstvertrauen, das aus ihr strömt, kurz: Sie weiß, was sie will.

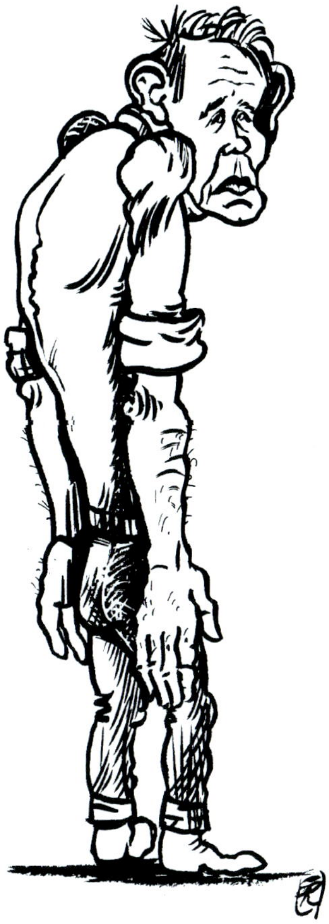

**Abb. 5.121** Nieren-Typ

Ist das Nieren-*Qi* schwach, fehlen das Selbstvertrauen und das bestimmte Auftreten. Die Person kann ihr Denken nicht einsetzen, wird daher in ungewissen Situationen kopflos und selbst unbedeutende Ereignisse stürzen sie in Angst und Furcht.
Ein zu starkes Nieren-*YANG-Qi* führt hingegen zu egoistischem Denken; das sachbezogene Denken verschwindet. Selbstüberschätzung und Überheblichkeit gewinnen die Oberhand, bis die Person die Charakterzüge eines unbelehrbaren Psychopathen annimmt.
Die Statur ist kräftig, knochig, drahtig, leptosom. Das Verhalten ist dasjenige eines berechnenden Intellektuellen, selbstbewusst und bestimmend. Erst spät verliert er sein Beharrungsvermögen und seine Kraftreserven.

# Kreislauf-Sexualität-Meridian *(Xinbaoluo-jing)*

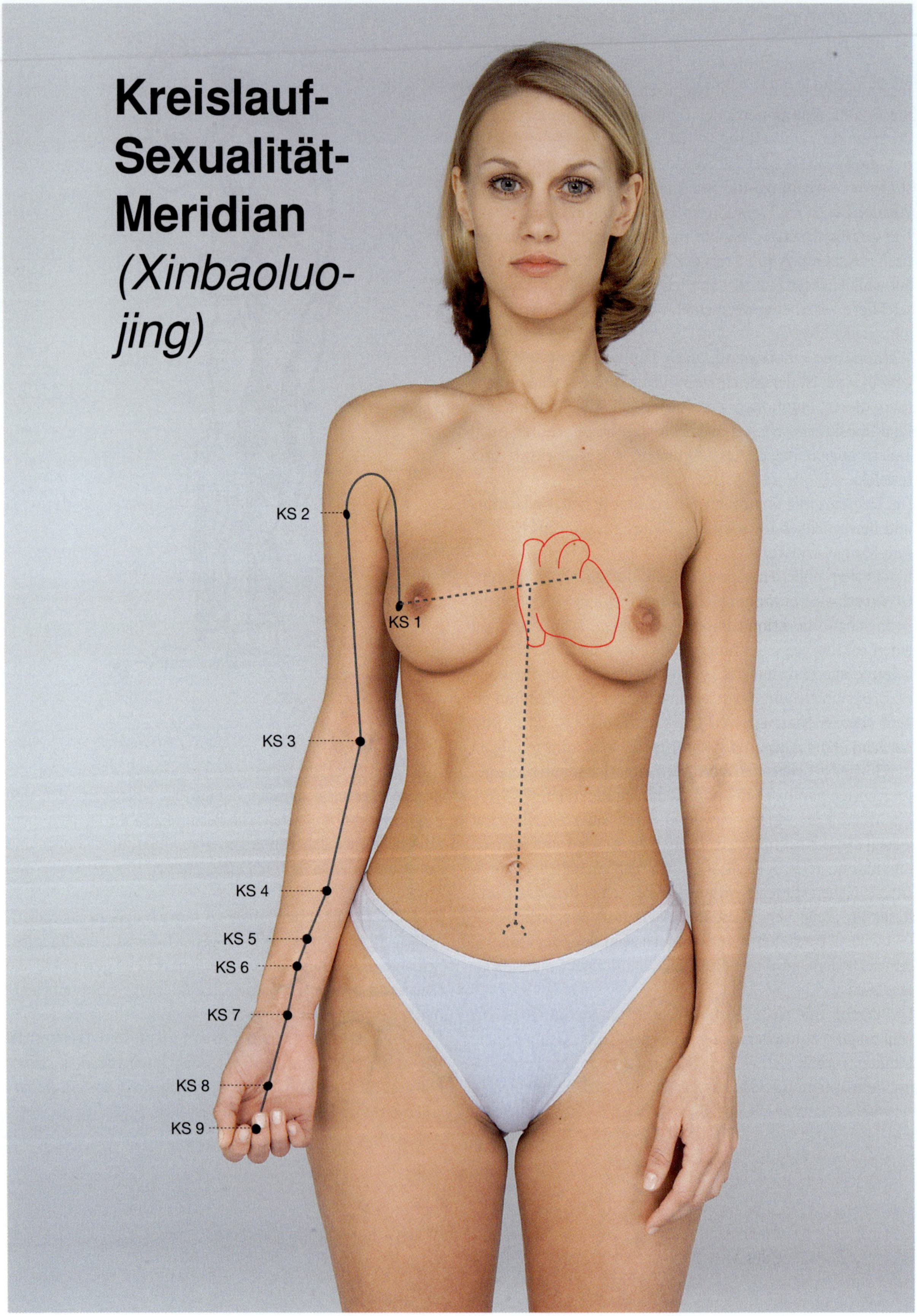

## 5.9 Kreislauf-Sexualität-Meridian (*Xinbaoluojing*)

### 5.9.1 Kreislauf-Sexualität-Meridian

➢ Abb. 5.122

**Charakteristik**

- **Bezeichnungen:** *Shoujueyin,* Hand-*Jueyin,* gebeugtes *Yin* des Armes, The arm absolute *Yin* Meridian; *Xinbaoluo* (Hülle des Herzens), *Xinzhu* (Meister des Herzens), Perikard-Meridian
- **Abkürzungen:** KS, MC (maître du cœur), ECS (Enveloppe du cœur et sexualité), P (Pericardium)
- **Meridian eines Speicherorgans** *(Zang),* daher *Yin;* nach internationaler Nomenklatur: der IX. Meridian im Energiekreislauf. Da sich der Name „Kreislauf-Sexualität" im deutschen Sprachraum und in der Literatur eingebürgert hat, bleiben wir bei dieser Bezeichnung, obwohl auch „Perikard" vorkommt und die Benennungen „Hülle des Herzens", „Meister, Herrscher, Gebieter des Herzens" korrekter sein mögen. Dem Meridian werden sowohl eine Beziehung zum Blutkreislauf, zu dessen endokrinen Faktoren, Serologie, Intermediärstoffwechsel (Oxydationsvorgänge), als auch aus traditioneller Sicht eine Schutzfunktion für Herz und Kreislauf zugeschrieben.
- **Energieverlauf zentrifugal,** der Meridian erhält seine Energie vom Nieren-Meridian und gibt sie an den Meridian des 3E (Dreifachen Erwärmers) weiter.
- **Chronobiologie:** Optimalzeit zur Tonisierung 19–21 Uhr
- ***Shu*-Zustimmungspunkt:** Bl 14, 1,5 *Cun* seitlich der Spitze des Processus spinosus des 4. Brustwirbels
- ***Mu*-Alarmpunkt:** KG 17. Als weitere „sensible" Punkte für den energetischen Zustand des Meridians gelten die Punkte KS 1 sowie Ni 11 (am oberen Schambeinrand, 0,5 *Cun* lateral von der ventralen Medianlinie).
- Der **äußere Verlauf** ist durch 9 Punkte markiert.

**Verlauf**

Der Kreislauf-Sexualität-Meridian tritt im 4. ICR 1 *Cun* lateral der Brustwarzen am Punkt KS 1 an die Oberfläche, zieht von dort über den vorderen Axillarrand an die Innenseite des Oberarmes, von hier an dessen vorderer Mittellinie nach unten, zur Mitte der Ellenbeuge (KS 3) und dann weiter über die volare Fläche des Unterarmes zur Handgelenksfalte, in deren Mitte KS 7 lokalisiert ist. Von dort verläuft der Meridian zur Innenfläche der Hand entlang des 3. Metakarpalknochens, um 1 *Fen* proximal und lateral vom inneren Nagelfalzwinkel des Mittelfingers zu enden (zeigefingerseitig). Nach einigen Autoren endet der KS-Meridian an der Spitze des Mittelfingers, 1 *Fen* vom Nagelrand entfernt.

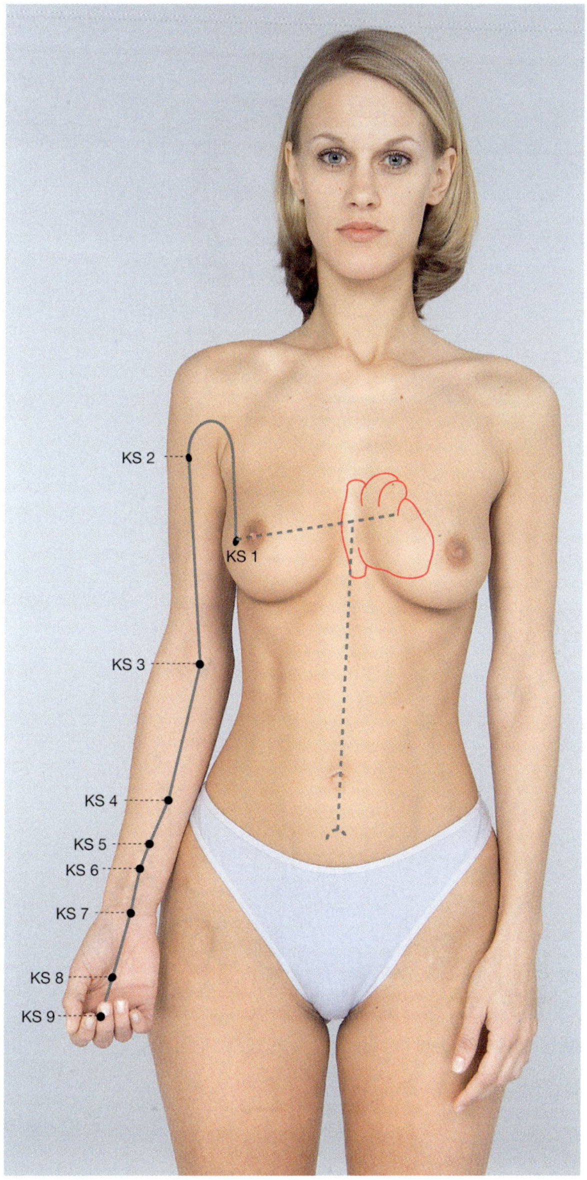


**Abb. 5.122** Verlauf des Kreislauf-Sexualität-Meridians am Körper. Die gestrichelte Linie deutet den inneren Meridianverlauf an.

**Innerer Verlauf**

Er entspringt aus dem inneren Ast des Nieren-Meridians, der vom Herzen zum Brustraum und zum Punkt KG 17 verläuft, verbindet sich mit dem Perikard und tritt erst beim Punkt KS 1 lateral der Mamille an die Oberfläche. Vom Brustraum zieht ein innerer Ast nach kaudal durch das Zwerchfell und verbindet die obere, mittlere und untere Leibeshöhle. Beim Punkt KS 8 in der Mitte der Palma manus zweigt ein Ast zur Außenseite des Ringfingers ab und zieht zum Dreifachen-Erwärmer-Meridian, dem folgenden *Yang*-Meridian.

Innere Meridianverlaufsrichtung: unterschiedlich wegen der verschiedenen Äste

KS

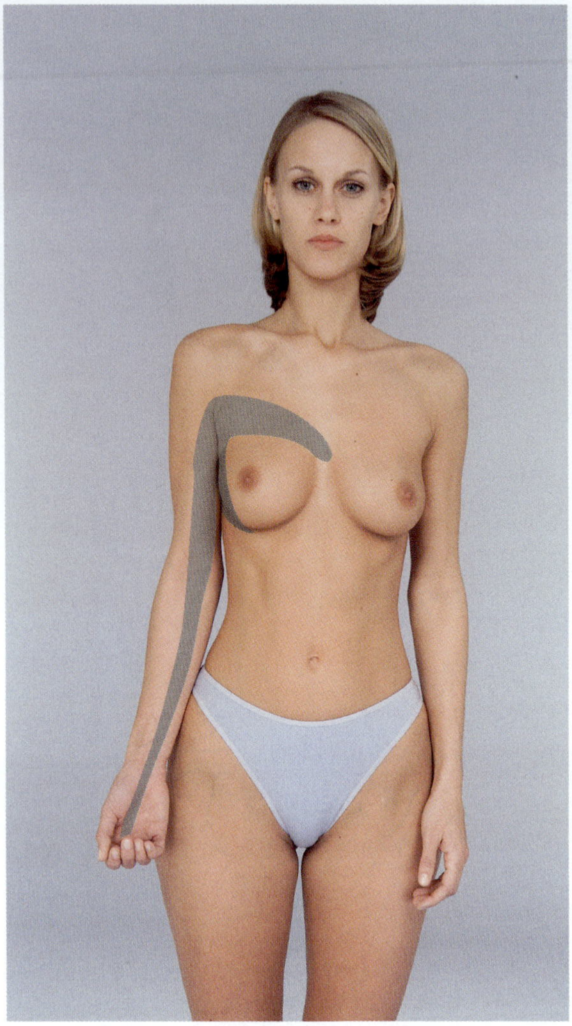

Abb. 5.123 Verlauf des tendinomuskulären Meridians

**BESONDERE PUNKTE**

**Kreislauf-Sexualität-Meridian** *(Xinbaoluojing)*

Tonisierungspunkt KS 9
Sedativpunkt KS 7
*Yuan*-Quellpunkt KS 7
*Luo*-Durchgangspunkt KS 6 zu 3E 4
*Shu*-Zustimmungspunkt Bl 14
*Mu*-Alarmpunkt KG 17
Punkt, der das Haltegefäß des *Yin (Yinweimai)* einschaltet KS 6

**Besonderheiten**

Der Kreislauf-Sexualität-Meridian wird erst im *Ling Shu* erwähnt. Die Kommentatoren bezeichnen ihn als Atrium der Brust, als ummauerten Palast des „Herrschers", des Herzens. Dies spiegelt die französische Bezeichnung „Hülle des Herzens" sowie das englische „pericardium" korrekt wider.
Im Organismus wird ihm die Rolle eines Ausgleichsreservoirs für die kongenitale und konstitutionelle Energie des Individuums zugeschrieben (Porkert 1982). Damit aber ist die Benennung „Kreislauf-Sexualität" durchaus gerechtfertigt.
In der Lehre der Entsprechungen findet er, zusammen mit dem Herzen, seinen Platz in der dem Feuer, der Hitze, dem Sommer zugehörigen Wandlungsphase. Er „regiert" (hat Einfluss auf) die Gefäße im Sinne der Blutverteilung und Versorgung; Funktionen, die dem Herzen, den Lungen ($O_2$) und dem Kreislauf (Aorta) zufallen. Von den Emotionen sind die Lust und die Freude weitgehend von seinem Funktionieren abhängig, weswegen er auch als „Freizeitmeridian" bezeichnet wird.

### 5.9.2 Tendinomuskulärer Kreislauf-Sexualität-Meridian

➤ Abb. 5.123

Der TMM nimmt seinen Anfang am Mittelfinger mit dem Punkt KS 9 und folgt einem breiten äußeren Verlauf aufwärts zur Achselhöhle. Dort teilt er sich und endet unterhalb bzw. neben der Brust.

5

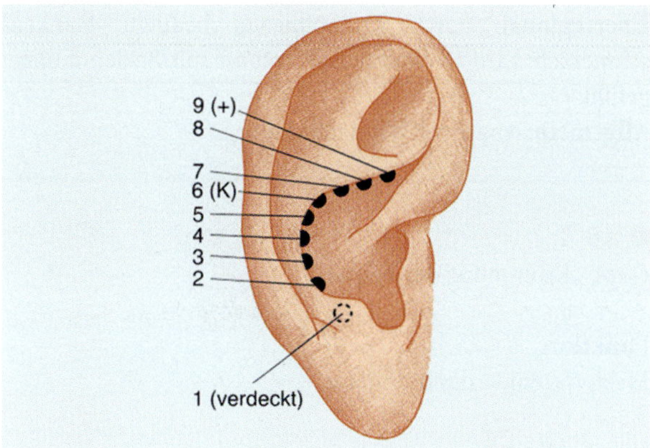


**Abb. 5.124** Verlauf des Kreislauf-Sexualität-Meridians am Ohr

### 5.9.3 Verlauf am Ohr

➤ Abb. 5.124

Der Meridian beginnt mit KS 1, seinem *Mu*-Alarmpunkt, im Bereich des Hypothalamus-Areals des Ohrs, also am Übergang der Hemiconcha inferior zur Wand des Antitragus. Dabei sei kurz erwähnt, dass der kaudale Teil des Hypothalamus im Bereich des III. Ventrikels vorwiegend das sympathische Areal für die Vasomotorik darstellt. Hier liegt auch ein nervales Zentrum für die Funktion der Geschlechtsdrüsen, unabhängig von den hypophysär-hormonellen Impulsen.
Der Punkt KS 2 wird auf der Ohrmuschel im Winkel zwischen Cavum conchae und Anthelixwand an der Lokalisation des Ganglion cervicale superior gefunden.
Es folgen das Ganglion cervicale mediale und das Ganglion cervicale inferior (Ggl. stellatum), der Resonanzpunkt für den Punkt KS 6. Dieser ist der *Luo*-Durchgangspunkt, d. h. die Verbindung zum Meridian 3E. Seine in der chinesischen Akupunktur beschriebene, sehr starke Wirkung auf Kreislauf, Kopfschmerzen, Psychasthenien, auf Hormone und Sexus ließe sich durch eine solche Verbindung erklären. Die Projektionsstelle am Ohr liegt in der Höhe der Ganglien Th 6–10 in dem oben beschriebenen Winkel zwischen Cavum conchae und Anthelixwand.
Anschließend folgt die Lokalisation der sympathischen Fasern, die zu Herz, Lunge, Ösophagus, Magen, Galle, Leber und zu den einzelnen Darmabschnitten führen. Im gleichen Bereich sind die Punkte KS 7 und KS 8 zu finden.
Es schließt sich weiter oberhalb der Tonisierungspunkt des Meridians KS 9 im Areal des Nebennierenmarks an. Dadurch wird verständlich, dass bei Nadelung dieses Punktes eine Stärkung des ganzen Meridians erfolgen kann.

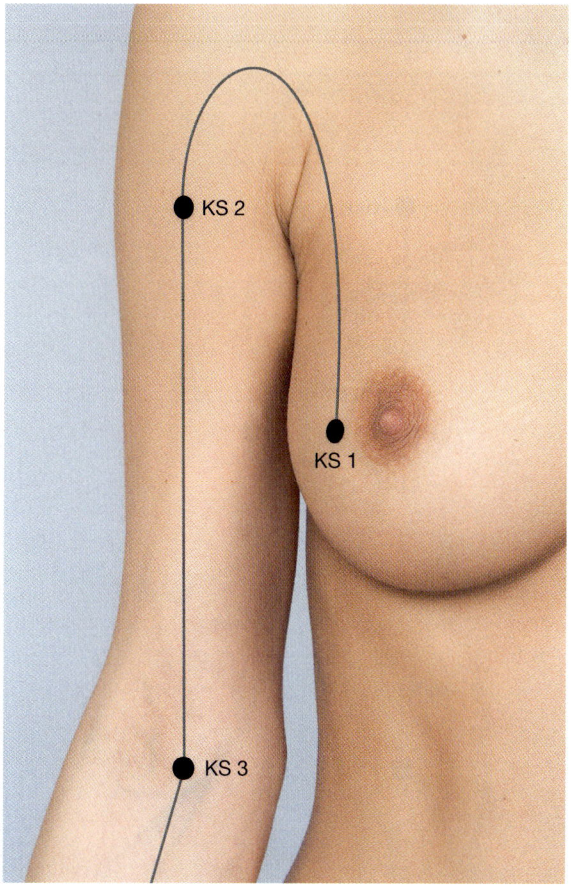


**Abb. 5.125** KS 1–KS 3

### 5.9.4 Die Punkte im Einzelnen

#### ● KS 1

*Tianchi,* „Himmelsteich“

**Funktion**

Reunionspunkt mit Le- und Gb-Meridian, von denen er Sekundärgefäße empfängt
„Sensibler“ Punkt für den energetischen Zustand des Meridians (mehr für den Kreislauf zuständig). Der 2. „sensible“ Punkt ist Ni 11 (eher für Sexualität zuständig).

**Lokalisation**

3 *Cun* unter der vorderen Achselfalte, im 4. ICR, 1 *Cun* seitlich der Brustwarze bzw. Mamillarlinie

**Punktur**

2–5 *Fen* schräg, tiefe Punktur verboten

**Indikation**

**Lokoregional:** Neuralgien des Plexus brachialis, Schmerzen in der Schulter, Achselgegend, im Oberarm, seitlichen

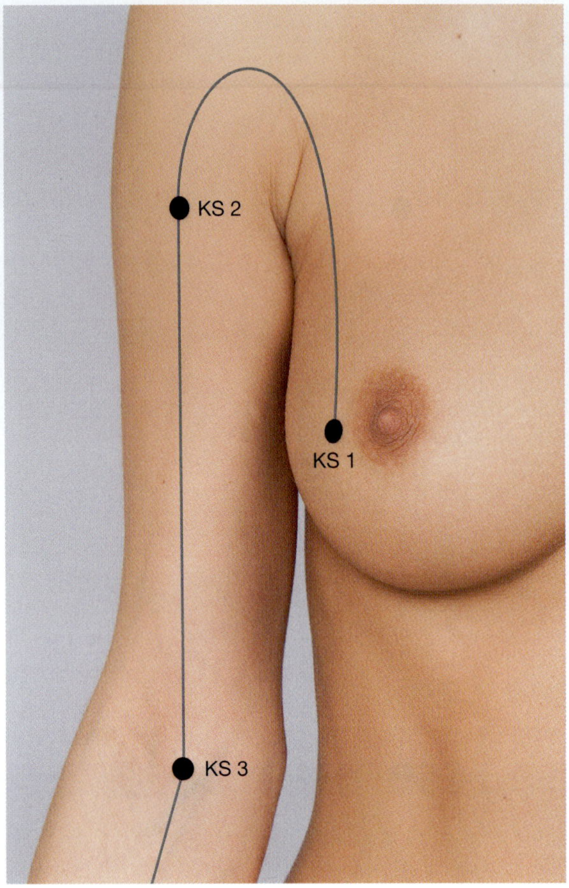


**Abb. 5.126** KS 1–KS 3

Thoraxbereich, Schwellungen und Entzündungen in der Achselhöhle
**Überregional:** unterstützend bei Kreislauflabilität und dadurch bedingte Kopfschmerzen und Sehstörungen
➢ Abb. 5.125

## KS 2

*Tianquan,* „Himmelsquelle"

**Lokalisation**
2 *Cun* unter dem oberen Ende der vorderen Achselfalte, zwischen den Bizepsansätzen

**Punktur**
4–7 *Fen* senkrecht

**Indikation**
**Lokoregional:** Schmerzen an der Innenseite des Oberarmes, Schmerzen im oberen lateralen Thoraxbereich, in den Rücken ausstrahlend
**Überregional:** durch Krampfhusten bedingte Flankenschmerzen; kardiale Stauungssymptome mit Beklemmungsgefühl
**Allgemein:** Angst vor Wind und Kälte

## KS 3

*Quze,* „Krümmung des Teiches"

**Funktion**
Meer-*He*-Punkt des Meridians

**Lokalisation**
In der Mitte der Ellbogenquerfalte, an der ulnaren Seite des Sehnenansatzes des M. biceps (Arm etwas beugen lassen)

**Punktur**
2 *Fen* bis 1 *Cun* senkrecht

**Indikation**
**Lokoregional:** Armschmerzen, Schmerzen im Ellbogengelenk, Epikondylitis, Tremores der Arme und Hände
**Überregional:** Palpitationen, Tachykardieneigung, Herzschmerzen, Stenocardia vera et spuria, Hypertonie, Myo- und Endokardaffektionen. Angina, Bronchitis; übermäßiges Schwitzen im Kopf- und Nackenbereich, Dermatitiden in dieser Region, mit Lu 5 und Di 4; Angstgefühl, Zustände nach zerebralen Insulten, Hemiplegie
**Allgemein:** zur Beruhigung nach übermäßigem Alkoholgenuss (Lachen, schwere Zunge, Kopfschmerzen, Schlaflosigkeit) kombiniert mit Le 3, Le 8, Gb 1, LG 20

**Tradition**
Dieser Meer-*He*-Punkt ist dem Wasser zugeordnet.
➢ Abb. 5.126

## KS 4

*Ximen,* „Tor der Spalte, Grenztor"

**Lokalisation**
5 *Cun* oberhalb der volaren Handgelenksfalte (proximal von KS 7) in der Mitte zwischen Radius und Ulna

**Punktur**
1 *Cun* senkrecht

**Indikation**
**Überregional:** stechende, bohrende Schmerzen in der Herzgegend, Tachykardie, Bronchitis, Pleuralgien, Mastopathien, Epistaxis
**Allgemein:** Energiemangel, Angst vor der Umgebung, Neurasthenie

## ● KS 5

*Jianshi,* „Herkömmlicher Zwischenraum“

**Funktion**

Gruppen-*Luo*-Punkt der 3 *Yin*-Meridiane der Arme

**Lokalisation**

3 *Cun* proximal von der distalen Handgelenksquerfalte, 1 *Cun* proximal von KS 6, in der Mitte des volaren Unterarmes

**Punktur**

3 *Fen* bis 1 *Cun* senkrecht

**Indikation**

**Lokoregional:** Schmerzen im Bereich des Unterarmes und Armes, Kontrakturen, Muskelspasmen, auch muskuläre Atrophie im Bereich des Ellbogens und der Schulter (Meridianverlauf)

**Überregional:** „brutale“ Herzschmerzen, organische Herzaffektionen, Empfindung: „das Herz ist aufgehängt“; schweres Krankheitsgefühl im Thorax nach Verkühlungen, Aphonie; epileptiforme Anfälle, Angst vor Wind und Kälte; Magenschmerzen, Erbrechen, Hämorrhoiden; Menstruationsstörungen, vornehmlich hormon- und kreislaufbedingt; Angstgefühl; Gefühl, als ob etwas die Kehle zuschnüren würde; Energiemangel

**Allgemein:** KS 5, MP 4, Bl 53, LG 1, LG 20 werden als Unterstützungspunkte bei Hämorrhoiden angeführt.

**Tradition**

KS 5 galt als wichtig bei allen Störungen im Organkreis Milz-Pankreas. KS ist nach der Lehre der Wandlungsphasen die „Mutter“ des Organkreises Milz, daher wurde bei deren „Leere“ (Schwäche) die Moxibustion von KS 5 empfohlen. Dieser Fluss-*Jing*-Punkt ist dem Metall zugeordnet.

➤ Abb. 5.127

## ● KS 6

*Neiguan,* „Innere Barriere“

**Funktion**

*Luo*-Durchgangspunkt des Meridians. Als solcher steht er über die *Luo*-Transversale in Verbindung mit dem *Yuan*-Quellpunkt seines gekoppelten *Yang*-Partners, mit 3E 4
Kardinal- bzw. Schlüsselpunkt für den außerordentlichen Meridian Haltegefäß des *Yin (Yinweimai)*

**Lokalisation**

2 *Cun* über der distalen Handgelenksquerfalte, in der volaren Mittellinie des Unterarmes, zwischen der Sehne des M. flexor carpi radialis und jener des M. palmaris longus

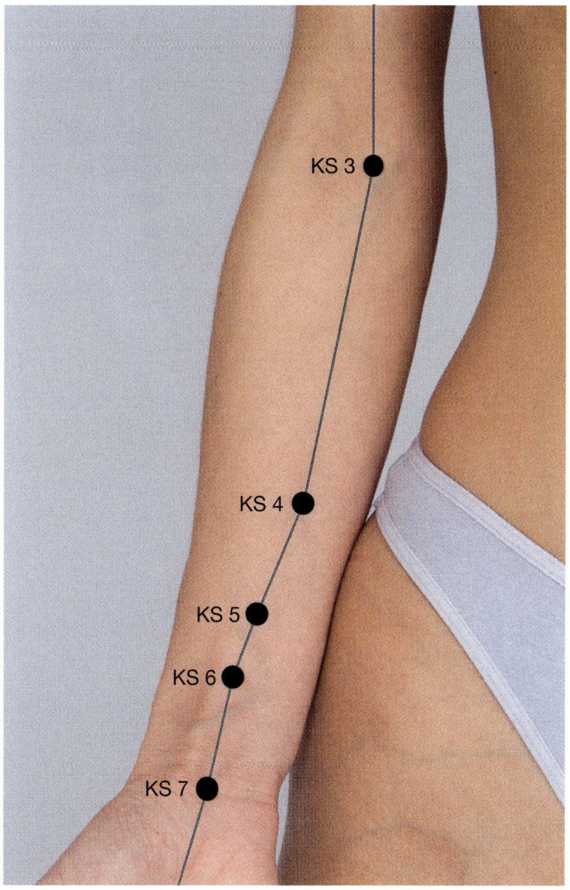


**Abb. 5.127** KS 3–KS 7

**Punktur**

3 *Fen* bis 1 *Cun* senkrecht oder in Richtung auf den Punkt 3E 5 durchstechen

**Indikation**

**Lokoregional:** alle Affektionen mit Schmerzen in den Armen, Neuralgien, Kontrakturen, Paresen etc.

**Überregional:** seitliche Thoraxschmerzen, Kostalgien, Lymphstauungen nach Mammaamputation, spastische Bronchitis, besonders gegen Hustenreiz, Laryngitis, Pharyngitis; Hypotonie mit Folgezuständen, funktionelle und spastische Stenokardie, Singultus, Übelkeit, Brechreiz, Erbrechen, Schmerzen in der Magengegend. Kollaps bei der Entbindung, verzögerte Plazentalösung; Kopfschmerzen, Schwindel, Migräne, Unruhe, Angst, Hysterie, epileptiforme Anfälle

**Allgemein:** regulierende Wirkung auf den Kreislauf, den Blutdruck (zirkulatorisches Geschehen) sowie hormonelle Wirkung und Einfluss auf die Sexualsphäre

**Tradition**

Spezialpunkt für alle Affektionen des Magens, der Galle, des Milz-Pankreas-Systems und des Herzens

KS

5

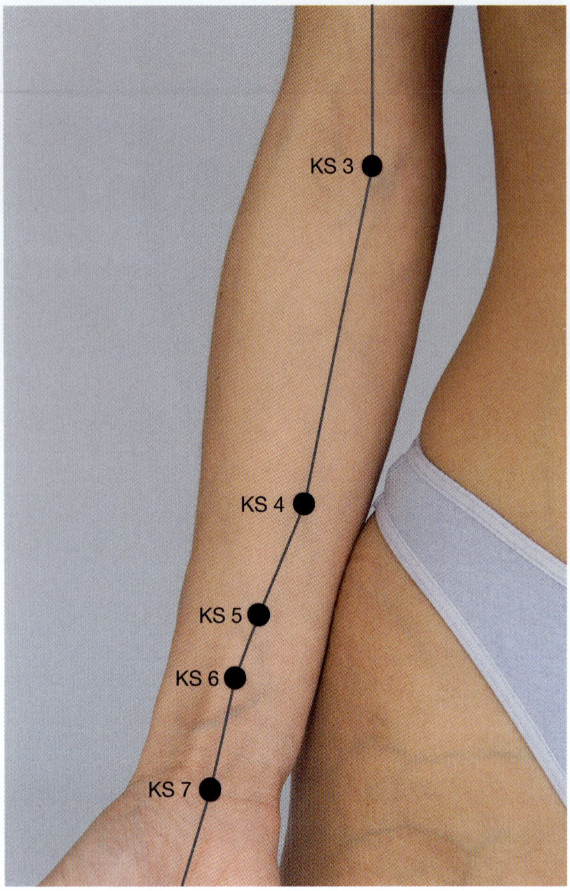


**Abb. 5.128** KS 3–KS 7

## ● KS 7

*Daling,* „Großes Tal, große Mulde"

**Funktion**

Sedierungspunkt und auch *Yuan*-Quellpunkt des Meridians. In seiner Funktion als *Yuan*-Quellpunkt hat er Verbindung mit dem *Luo*-Durchgangspunkt des mit ihm gekoppelten 3E-Meridians, mit 3E 5.

**Lokalisation**

In der Mitte der größten distalen volaren Handgelenksquerfalte, zwischen den Sehnen der Mm. palmaris longus und flexor carpi radialis

**Punktur**

3–5 *Fen* senkrecht

**Indikation**

**Lokoregional:** Ellbogen- und Handgelenkskontrakturen, unerträglich heiße Handteller, Schreibkrampf

**Überregional:** Interkostalneuralgien, Herpes zoster – wenn im Thoraxbereich lokalisiert, sonst 3E 5 verwenden oder 3E 5 und KS 7; Myokardaffektionen, stenokardische Zustände mit Angstgefühl, Hypertonie, Blutdrucklabilität; Rachen- und Schlundschmerzen, Tonsillitis, Singultus, Erbrechen, trockener Mund mit schlechtem Geschmack und Foetor ex ore, mit Le 13, Gb 43, KG 23; Dysmenorrhö, Verwirrtheit, Psychosen, Angstzustände, Schlaflosigkeit, epileptiforme Anfälle, Kopfschmerzen, Energieschwäche, Ekzeme, Abszesse, Flechten mit Di 4, Di 11, MP 10

**Allgemein:** Bei Hypertonikern ist es empfehlenswert, KS 7 anstatt KS 6 zu verwenden, um eventuelle Komplikationen zu vermeiden.

**Tradition**

Dieser Bach-*Shu*-Punkt ist gleichzeitig *Yuan*-Quellpunkt und der Erde zugeordnet.

➤ Abb. 5.128

## ● KS 8

*Laogong,* „Palast der Arbeit, der Mühen“

**Lokalisation**

In der Mitte der Palma manus. Wenn man eine Faust bildet, dann liegt KS 8 zwischen den Spitzen des Mittel-und Ringfingers.

**Punktur**

2–5 *Fen* senkrecht

**Indikation**

**Lokoregional:** Arthralgien und Sensibilitätsstörungen im Hand- und Fingerbereich, besonders rheumatischer Genese
**Überregional:** Schmerzen in der seitlichen Thoraxgegend, Kopfschmerzen, Migräne, alle Formen von Lähmungen, bei komatösen Zuständen nach zerebralen Insulten, unstillbares Nasenbluten, Krampfzustände im Kindesalter. Brechreiz, Erbrechen, abnormes Durstgefühl, auch bei Mundtrockenheit aus psychischen Ursachen (depressive Verstimmung) besonders dann, wenn diese mit einem Foetor ex ore vergesellschaftet ist (bei Foetor ex ore aufgrund von Gingivitis, Alveolarpyorrhö etc. als Hilfspunkt)
**Allgemein:** gegen Angstgefühl (z. B. vor zahnärztlichen Eingriffen), bei Cholerikern mit häufigen Wutausbrüchen

**Tradition**

Der Punkt KS 8 und die 5 *Shu*-Zustimmungspunkte der Vollorgane wurden als äußerst wichtig für die Regulierung der *Yin*-Energie angesehen. Daher sollte man die obige Kombination üblicherweise nicht öfter als 5-mal hintereinander anwenden, um nicht die gesamte Energie zu sehr zu sedieren. Dieser Quell-*Ying*-Punkt ist dem Feuer zugeordnet.

## ● KS 9

*Zhongchong,* „Mittlerer Punkt für den Angriff“

**Funktion**

Tonisierungspunkt;
Anfangspunkt für den TMM;
Reunionspunkt für die Gefäße;
einer der Hauptpunkte bei Kollaps, Ohnmacht und hypotonen Krisen, „Adrenalin“-Punkt.

**Lokalisation**

1 *Fen* proximal und medial vom radialen (zeigefingerseitigen) Nagelfalzwinkel des Mittelfingers

**Punktur**

1 *Fen* senkrecht

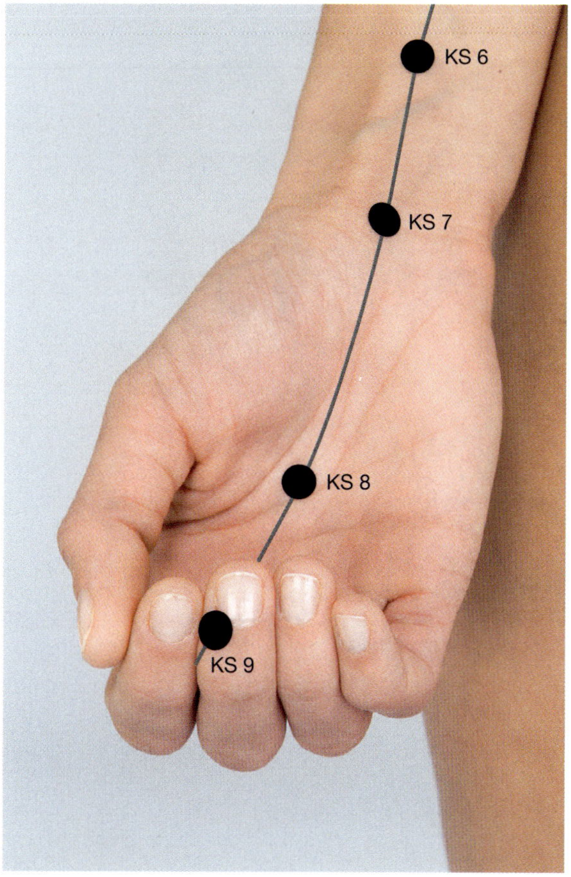


**Abb. 5.129** KS 6–KS 9

**Indikation**

**Lokoregional:** neuralgische Schmerzen der Arme und Hände, Paraesthesiae antebrachii
**Überregional:** Hypotonie und Folgezustände, Herzschmerzen mit Druckgefühl, auch Myo-, Endokardaffektionen; Schock, Kollaps, Koma, zerebrale Insulte, zerebrale Kongestionen mit Kopfschmerz. Tinnitus, Hypakusis; sexuelle Dysfunktion, Regelstörungen; nächtliche Angstzustände, nächtliches Weinen der Kinder mit Ma 44

**Tradition**

Dieser Ursprung-*Jing*-Punkt (*Ting*-Punkt) ist dem Holz zugeordnet.

➤ Abb. 5.129

## ● KS 9–1

**Lokalisation**

2. Allergiepunkt, am ringfingerseitigen Nagelfalzwinkel des Mittelfingers

KS

5

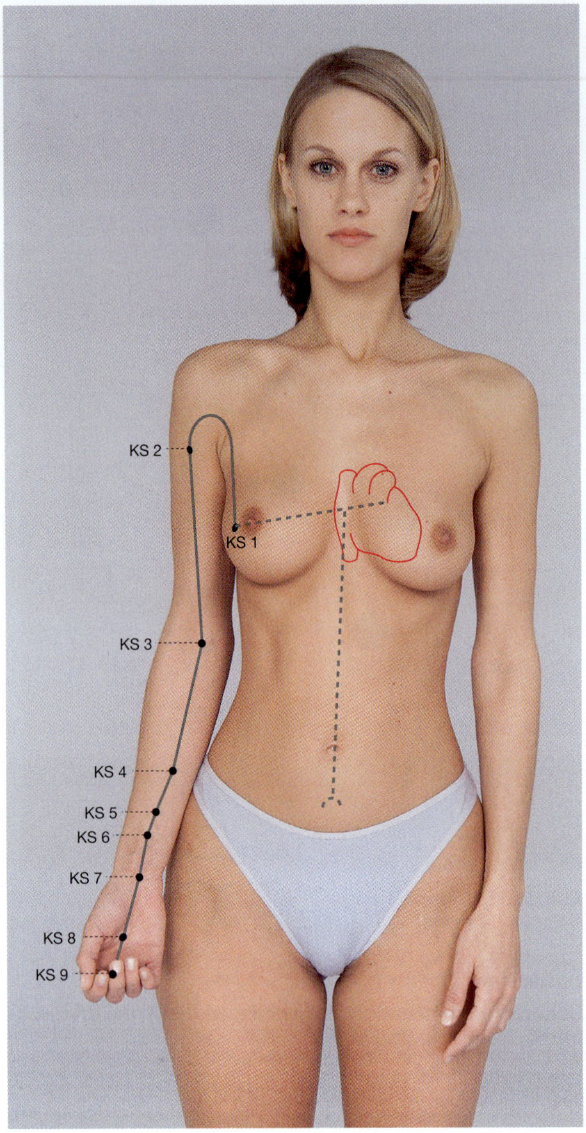


**Abb. 5.130** Der Verlauf des Kreislauf-Sexualität-Meridians

## 5.9.5 Der Funktionskreis Kreislauf-Sexualität aus traditioneller Sicht

➤ Abb. 5.130

Die Funktionskreise Kreislauf-Sexualität und Dreifacher Erwärmer entsprechen in der Klassik der Wandlungsphase Feuer, wobei die Funktionskreise Kreislauf-Sexualität und Dreifacher Erwärmer das sogenannte zweite Feuer oder ministerielle Feuer bilden. Ihre Funktionen und ihre fördernden und hemmenden Einflüsse verstehen sich über die Rolle der Wandlungsphase Feuer im Ablauf aller 5 Wandlungsphasen *(Wuxing).*

### Energetische Schichtung

Der Funktionskreis Kreislauf-Sexualität oder Perikard bildet zusammen mit dem Funktionskreis Leber die energetische Schicht „gebeugtes" (im Sinne von erschöpftem) *Yin (Jueyin).* Es stellt die letzte und innerste Energieschicht dar. Wenn diese innerste Schicht erreicht ist, finden wir eine Erschöpfung der Vitalkraft des Körpers, also eine ernste Störung.

### Der Kreislauf reguliert und leitet rhythmisch das Blut *(Xue)*

Die chinesische Bezeichnung für diesen Funktionskreis ist *Xinbao* oder *Xinzhu. Xinbao* heißt Perikard, *Xinzhu bedeutet* Herzmeister (maître du cœur).
Die Kontrolle des Blutkreislaufs ist eine wichtige Funktion, deshalb wird dieser Funktionskreis im deutschen Sprachraum auch kurz „Kreislauf" genannt.
Das Perikard umschließt das Herz. Es soll dessen Funktion nach außen vermitteln. Dazu gehört in erster Linie der Blutkreislauf.
Über die Forschungen der Aurikulomedizin kann diese Funktion besser verstanden werden, denn dem Punkt KS 9 kann Adrenalin und Noradrenalin zugeordnet werden (Bahr 2004). Dies macht die Bedeutung der koordinierenden Funktion für den Kreislauf und die Blut-Regulation deutlich (wie übrigens auch die Beziehung zur Feuerniere [Nebennierenmark]). Naturgemäß kennt die Tradition den Begriff des Sympathikus nicht. Die Blut-Regulationen laufen jedoch z. T. über den Sympathikus ab. Zum Hypothalamus, der nach den Forschungen in der Aurikulomedizin mit KS 1 in Verbindung gebracht wird, gilt allgemein, dass in dieser Struktur die Zusammenfassung größerer Funktionskomplexe zu einer einheitlichen Leistung erfolgt. Damit ist die Kohäsion angesprochen (vgl. ➤ Abb. 5.124).

### Bildung der essenziellen Energie *(Zongqi)*

Der Punkt KG 17 ist der *Mu*-Alarmpunkt des Kreislaufs und des Oberen Erwärmers. Über KG 17, der auch „oberes Energie-Meer" heißt (das untere ist der Punkt KG 6), wird mithilfe vom Ursprungs-*Qi (Yuanqi)* die Bildung des essenziellen *Qi (Zongqi),* auch Thorax-*Qi* oder Sammel-*Qi* genannt, aktiviert. Es wird zudem die Rhythmik verstärkt, die dann in Form von verschiedenen Perioden und Frequenzen alle Funktionen moduliert (Chronobiologie).
Im Punkt KG 17 treffen sich 3E und KS als komplementäre Systeme der Produktion und Bewegung von *Qi* und Blut *(Xue);* ebenso außen (3E) und innen (KS) bzw. dominante Körperseite (KS, Feuerniere) und nichtdominante (3E, Wasserniere).

Der Punkt KG 17 entspricht dem Omega-Hauptpunkt der Ohrakupunktur. Er wird mit Recht als psychosomatischer Hauptpunkt und eben auch als Meisterpunkt der Energie bezeichnet.

## Freude und Psychosen

Die Emotion des Herzens ist die Freude, der Ausdruck der Kohäsion und der Integrität der Gesamtpersönlichkeit. Das Perikard moduliert diese Freude. Wenn das Perikard ganz durchlässig ist und mit dem Herzen harmonisch schwingt, kommt die Freude voll zum Tragen.

Verstärkt sich diese Einschnürung des Herzens durch das Perikard, geht die psychische Kohäsion verloren. Es treten Psychosen auf.

## Psychogramm

„Die Mitte des Thorax ist der regierende Minister. Freude und Fröhlichkeit kommen daraus hervor“ (*Suwen,* Kap. 8) – in der Mitte des Thorax liegt der *Mu*-Alarmpunkt des Kreislaufs KG 17.

Das Perikard verweltlicht als Hülle des Herzens den Geist *(Shen)*. Das Herz ist der Sitz des *Shen,* der Persönlichkeit, der Individualität, der psychischen und somatischen Kohäsion und der Intuition. Das Perikard muss dieses *Shen* nach außen vermitteln. Als Außenpartner des Herzens beeinflusst das Perikard aber auch das *Shen,* indem es für dessen Ausgewogenheit sorgt und es auf die ganze Körper-Geist-Sphäre ausweitet. Gelingt dies nicht und ist das *Shen* unausgewogen, wird die psychische Kohäsion vermindert, äußere und innere psychische Belastungen werden nicht mehr ausgeglichen („verhärtetes Ego“). Die Energetik der 5 Wandlungsphasen läuft dadurch nicht mehr harmonisch ab und psychosomatische Veränderungen treten auf.

# Dreifacher-Erwärmer-Meridian *(Sanjiaojing)*

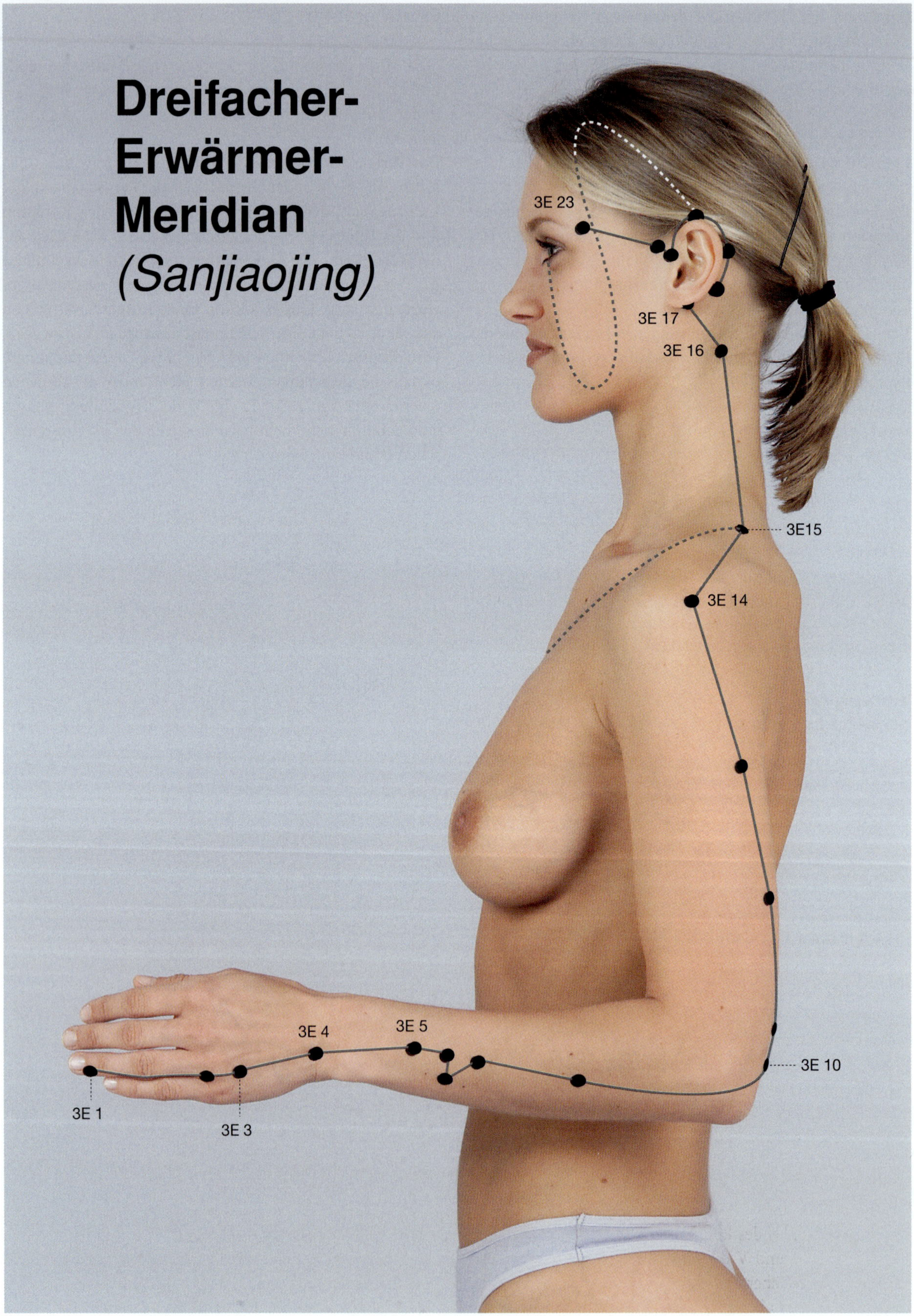

# 5.10 Dreifacher-Erwärmer-Meridian (*Sanjiaojing*)

## 5.10.1 Dreifacher Erwärmer-Meridian

➢ Abb. 5.131

**Charakteristik**

- **Bezeichnungen:** *Shoushaoyang,* Hand-*Shaoyang,* Kleines *Yang* der Hand, The arm lesser *Yang* Meridian
- **Abkürzungen:** 3E (Dreifacher Erwärmer), Tr R (triple rechauffeur), TH (three heater)
- **Meridian eines Hohlorgans** (Werkstättenorgan, *Fu*), daher *Yang;* nach internationaler Nomenklatur: der X. Meridian im Energiekreislauf. Der 3E (Dreifache Erwärmer) hat zwar einen Namen, aber kein körperliches Substrat, daher handelt es sich um einen „funktionellen" Meridian, der kein eigenes Organ im Hintergrund hat. Er wird einerseits als zentrale Führung für Nähr- und Abwehr-*Qi* *(Yinqi, Weiqi),* deren Ursprung von ihm ausgeht, angesehen, andererseits wird ihm eine regulierende Wirkung auf den gesamten Säfteumlauf zugeschrieben. Modernen Ansichten nach könnte er mit dem Einfluss des endokrinen Systems auf Erfolgsorgane verglichen werden. Daher spiegelt seine Indikationsliste Funktionen des Atmungs-, Verdauungs- und Urogenitaltrakts in ihrer Gesamtheit wider.
- **Energieverlauf zentripetal,** vom Meridian Kreislauf-Sexualität zum Meridian der Gallenblase
- **Chronobiologie:** Optimalzeit zur Tonisierung 21–23 Uhr
- ***Shu*-Zustimmungspunkt:** Bl 22, 1,5 *Cun* seitlich der Dornfortsatzspitze des 1. LW
- ***Mu*-Alarmpunkte** des 3E-Meridians liegen auf der ventralen Medianlinie, dem Konzeptionsgefäß: der Hauptalarmpunkt KG 5 – wenn man die Entfernung vom Oberrand der Symphyse bis zum Nabel in 5 gleiche Teile teilt, am 3. Fünftel oberhalb der Symphyse; dies entspricht 2 *Cun* unterhalb des Nabels. Der untere *Mu*-Alarmpunkt ist KG 7, auch sexueller *Mu*-Alarmpunkt genannt. Er liegt am 4. Fünftel der oben beschriebenen Strecke, von der Symphyse aus gerechnet. Der mittlere *Mu*-Alarmpunkt, auch digestiver *Mu*-Alarmpunkt genannt, ist KG 12, zugleich auch *Mu*-Alarmpunkt des Magen-Meridians. Dieser Punkt liegt in der Mitte der Strecke Nabel–Schwertfortsatz, 4 *Cun* oberhalb des Nabels. Der obere *Mu*-Alarmpunkt, auch respiratorischer *Mu*-Alarmpunkt genannt, KG 17 liegt in der Mitte des Sternums, in Höhe des 4. ICR.
- Der **äußere Verlauf** ist durch 23 Punkte gekennzeichnet.

**Verlauf**

Der Meridian beginnt 1 *Fen* proximal und lateral vom ulnaren Nagelfalzwinkel des Ringfingers und zieht zwischen den Metakarpalia IV und V dorsal zum Handgelenk. Von dort verläuft er weiter über den Unterarm aufwärts zum Olekranon (3E 10), dann über die Rückseite des Oberarmes auf die

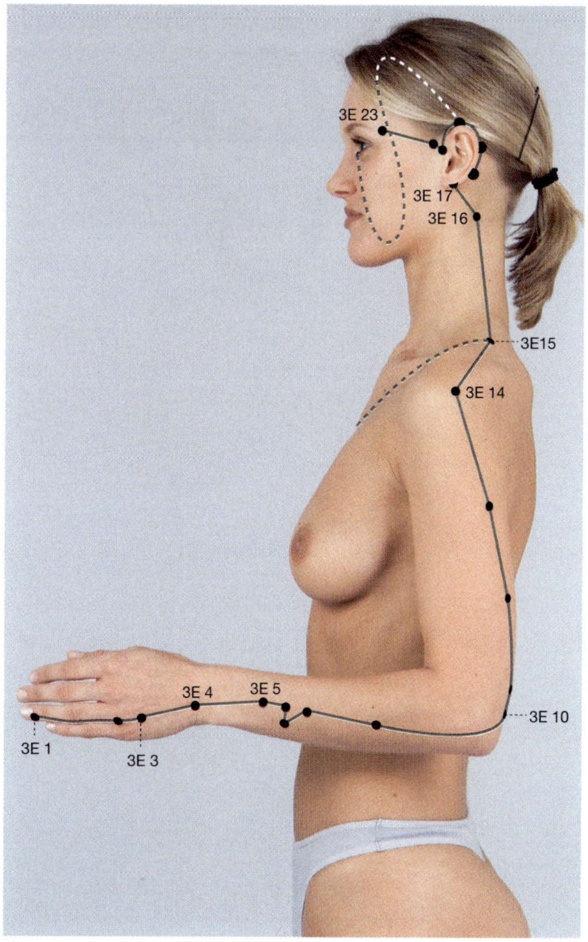


**Abb. 5.131** Verlauf des Dreifachen-Erwärmer-Meridians am Körper. Die gestrichelte Linie deutet den inneren Meridianverlauf an (Fortsetzung s. nächste Seite).

Schultermitte und zieht nun über die seitliche Halsregion vor die Mastoidspitze (3E 17). Dann umkreist er das Ohr bis zur Incisura tragica superior (3E 21) und endet am Punkt 3E 23 in einer kleinen Vertiefung am lateralen Rand der Augenbrauen.

**Innerer Verlauf**

Vom Punkt 3E 15 aus kreuzt der innere Verlauf im Nacken den Bereich der Punkte Dü 12, LG 14 und Gb 21, verläuft dann zur Fossa supraclavicularis und von dort in das Körperinnere, verteilt sich im Brustkorb, verbindet sich mit dem Perikard, verläuft dann durch das Zwerchfell zum Abdomen, verbindet die 3 Leibeshöhlen und zieht zur Kniekehle, zum *He*-Funktions-Punkt Bl 39. Ein weiterer innerer Ast beginnt im Brustraum und verläuft nach kranial zur Fossa supraclavicularis, wo er wieder die Oberfläche erreicht. Am Kopf kreuzt der Hauptmeridian die Punkte Gb 4, Gb 6 und zieht innen zur Wange, kreuzt den Punkt Dü 18 und zieht zur Regio infraorbitalis und zum Gallenblasen-Meridian beim Punkt Gb 1. Ein kleiner Ast läuft retroaurikulär in das Ohr und kommt vor dem Ohr an die Oberfläche, wo er die Punkte

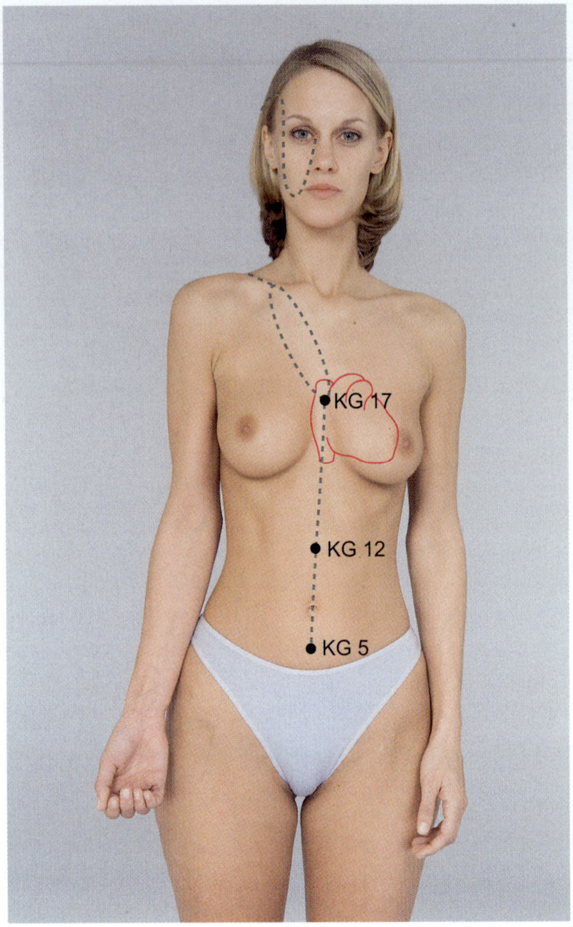


**Abb. 5.132** Fortsetzung des inneren Verlaufs des Dreifacher-Erwärmer-Meridians

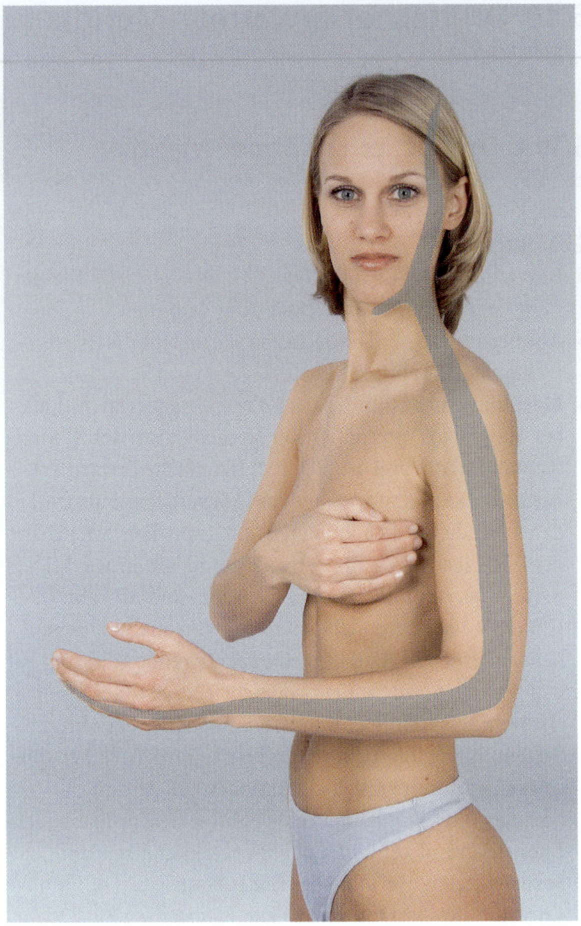

**Abb. 5.133** Verlauf des tendinomuskulären Dreifacher-Erwärmer-Meridians.

Dü 19 und Gb 3 kreuzt. Von hier zieht er zur Mandibula, kreuzt den zuvor genannten inneren Ast beim Punkt Gb 6 und verläuft ebenfalls zum Punkt Gb 1.

Innere Meridianverlaufsrichtung: unterschiedlich wegen der verschiedenen Äste

➢ Abb. 5.132

**Besonderheiten**

Die Rolle des Dreifachen Erwärmers begann sich erst etwa um 300 n. Chr. aus rudimentären Vorstellungen (verbindende Wasserstraßen im Staatswesen als Vorbild der Säfteumläufe im Körper) herauszukristallisieren. Seither gilt der Dreifache Erwärmer als Verteiler des in den Meridianen zirkulierenden Nähr-*Qi (Yingqi)* und zugleich des auch außerhalb der Meridiane zirkulierenden Abwehr-*Qi (Weiqi)*, deren Stärke die Abwehr gegen äußere Einflüsse bestimmt und die einem 24-Stunden-Rhythmus unterliegt.

Der Dreifache Erwärmer findet als komplementäres *Yang* des KS ebenso wie dieser seine Entsprechung in der Wandlungsphase Feuer.

**BESONDERE PUNKTE**

**Dreifacher-Erwärmer-Meridian** *(Sanjiaojing)*

Tonisierungspunkt 3E 3
Sedativpunkt 3E 10
*Yuan*-Quellpunkt 3E 4
*Luo*-Durchgangspunkt 3E 5 zu KS 7
*Shu*-Zustimmungspunkt Bl 22
Hauptalarmpunkt KG 5
Sexueller *Mu*-Alarmpunkt KG 7
Digestiver *Mu*-Alarmpunkt KG 12
Respiratorischer *Mu*-Alarmpunkt KG 17
Kardinalpunkt, der das Haltegefäß des *Yang (Yangweimai)* einschaltet 3E 5

## 5.10.2 Tendinomuskulärer Dreifacher-Erwärmer-Meridian

➢ Abb. 5.133

Ausgehend vom Punkt 3E 1 am 4. Finger verläuft der TMM aufwärts in einer breiten, äußeren Bahn entlang dem Handgelenk zum Hals und weiter am Ohr entlang zur Stirn. Ein zweiter Verlauf endet unterhalb des Kinns am Kehlkopf.

## 5.10.3 Verlauf am Ohr

➤ Abb. 5.134

Der 3E-Meridian ist ein funktioneller Meridian mit 3 verschiedenen Etagen (Unterer, Mittlerer und Oberer Erwärmer).

Der Sonderpunkt 3E 1–1 an der radialen Seite des Nagelwinkels des Ringfingers ist in Resonanz zum Vitamin C und daher auch als Störherdhinweispunkt von Bedeutung. Im Ohrbereich befindet sich seine Projektion etwa 2 Querfinger oberhalb der Ohrspitze auf der behaarten Kopfhaut.

Die Punkte 3E 1 und 3E 2 bilden sich auf dem oberen Teil der Ohrrückseite ab, von dort aus durchdringt der Meridian die Ohrmuschel, um im bekannten Resonanzpunkt der Nebennierenrinde (Kortisol) als 3E 3 auf der Ohrvorderfläche kurz oberhalb der Mitte der Wand zwischen Cavum conchae und Anthelix zu erscheinen.

Ähnlich einer Perlenkette folgen, ebenfalls kurz oberhalb der Mitte der Wand zwischen Cavum conchae und Anthelix, die endokrinen Lokalisationen in engem Abstand: 3E 4 als endokriner Pankreaspunkt (Insulin), 3E 5 als Thymuspunkt, 3E 6 als Schilddrüsenpunkt und eng daneben 3E 7 als Nebenschilddrüsenpunkt. Alle endokrinen Punkte sind auf der nicht-dominanten Ohrseite deutlicher und wären dort bei Schwäche zu tonisieren.

In der Folge reihen sich die Punkte 3E 8 bis 3E 17 aneinander, wobei der 3E 17 schon nahe an den Bereich des Hypothalamus kommt. Von dieser Lokalisation aus durchdringt der Meridian das Ohr zur Vorderseite des Antitragus und erreicht den Punkt 3E 21, im Chinesischen *Ermen* („Tor des Ohrs") genannt, mit der Indikation Meisterpunkt für alles Geschehen im Ohr. Dementsprechend finden wir seinen Resonanzpunkt auf der uns wohlbekannten Linie der Töne. Interessanterweise durchdringt der Meridian nun das Ohrläppchen auf die Rückseite und wir kommen zu den Punkten 3E 22 und 3E 23.

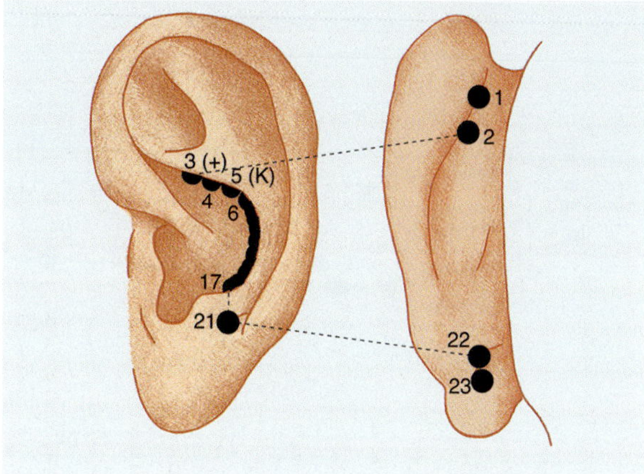


**Abb. 5.134** Verlauf des Dreifachen-Erwärmer-Meridians am Ohr

3E

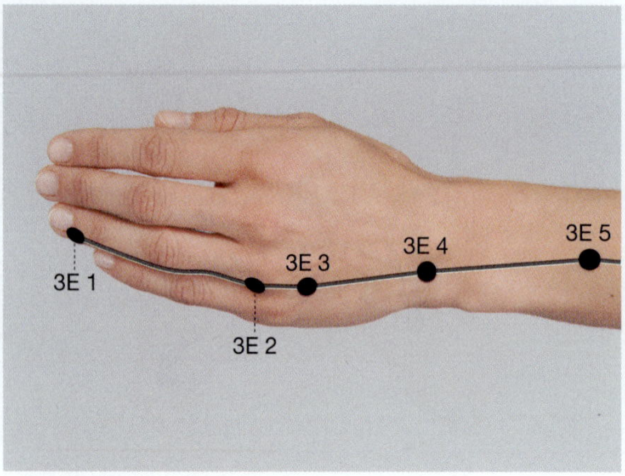


**Abb. 5.135** 3E 1–3E 5

### 5.10.4 Die Punkte im Einzelnen

#### ● 3E 1

*Guanchong*, „Grenzstraße, Grenzlinie"

**Funktion**
Anfangspunkt des TMM des 3E

**Lokalisation**
2 mm lateral des inneren ulnaren Nagelfalzwinkels des Ringfingers

**Punktur**
1–3 *Fen* senkrecht

**Indikation**
**Lokoregional:** starke Schmerzen im Unterarm und Ellbogen, die die Beweglichkeit behindern
**Überregional:** Kopfschmerzen, Anginen, schmerzhafte Laryngitis oder Pharyngitis; Übelkeit, Appetitmangel, trockener Mund mit scharf-bitterem Geschmack

**Tradition**
Dieser Ursprung-*Jing*-Punkt (*Ting*-Punkt) ist dem Metall zugeordnet.

#### ● 3E 2

*Yemen*, „Pforte der Flüssigkeiten"

**Lokalisation**
In einem Grübchen, in Höhe des Metakarpophalangealgelenks des 4. Fingers (Ringfingers) an dessen lateraler Seite, 5 *Fen* proximal der Interdigitalfalte des 4. und 5. Fingers

**Punktur**
2–5 *Fen* schräg nach proximal

**Indikation**
**Lokoregional:** Schmerzen und Entzündungen des Unterarmes, Schwellung und Rötung der Hände, Verrenkungen des Handgelenks
**Überregional:** Angina, Schluckbeschwerden, Konjunktivitis, Zahnschmerzen – besonders der Schneidezähne, Tinnitus, Hörsturz, Hypakusis, Kopfschmerzen, Angstgefühl, Unterstützungspunkt bei Malaria, Schüttelfrost

**Tradition**
Dieser Quell-*Ying*-Punkt ist dem Wasser zugeordnet.

#### ● 3E 3

*Zhongzhu*, „Mitte des Tümpels, der Lache"

**Funktion**
Tonisierungspunkt des Meridians

**Lokalisation**
Auf dem Handrücken, zwischen dem 4. und 5. Os metacarpale, auf gleicher Höhe wie Dü 3, 1 *Cun* proximal von 3E 2 (leichter Faustschluss ist zum Aufsuchen vorteilhaft)

**Punktur**
2 *Fen* bis 1 *Cun* schräg aufwärts

**Indikation**
**Lokoregional:** Arthralgien und Arthritiden der Finger und Handgelenke, die Finger können nicht gestreckt werden
**Überregional:** Schulter und Rückenschmerzen; Tinnitus, Surditas, Otalgien; kongestive Kopfschmerzen, sexuelle Übererregung
**Allgemein:** kräftigend in der Rekonvaleszenz, Cortisolpunkt

**Tradition**
Dieser Bach-*Shu*-Punkt ist dem Holz zugeordnet.
➢ Abb. 5.135

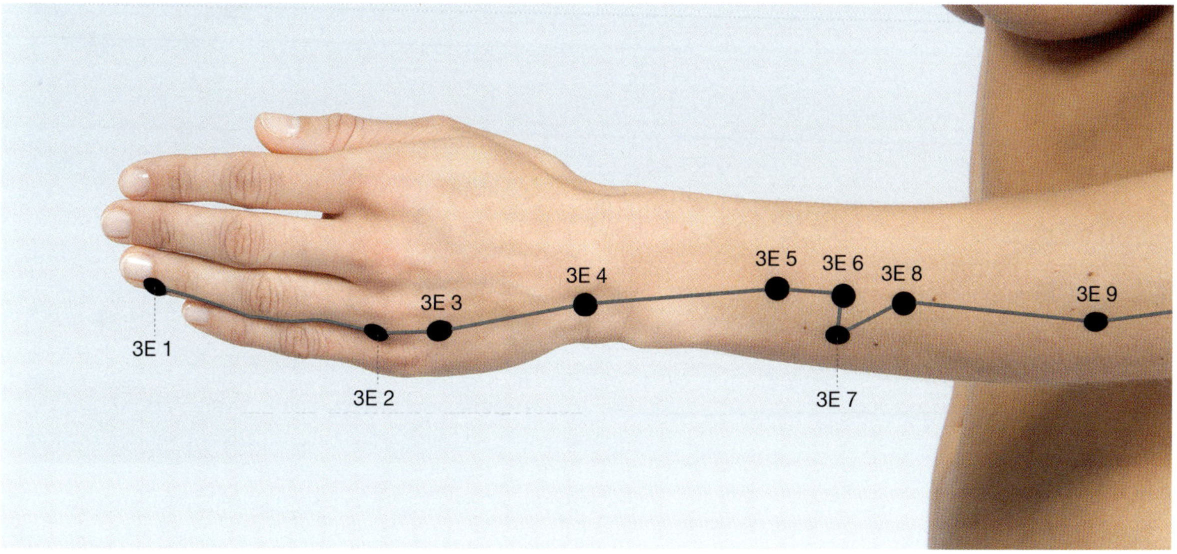


**Abb. 5.136** 3E 1–3E 9



## ● 3E 4

*Yangchi,* „Yang-Teich“

**Funktion**

*Yuan*-Quellpunkt mit Verbindung zum *Luo*-Durchgangspunkt seines gekoppelten *Yin*-Partners KS 6
„Meisterpunkt“ gegen vasomotorische Kopfschmerzen

**Lokalisation**

Auf dem Handrücken, über dem Gelenkspalt zwischen Os hamatum und Metakarpale IV, an der ulnaren Seite der Sehne des M. extensor digitorum communis

**Punktur**

2–5 *Fen* senkrecht

**Indikation**

**Lokoregional:** Distorsionen und Kontusionen des Handgelenks, Frakturen in diesem Bereich, besonders zur Rehabilitation nach Gipsabnahme
**Überregional:** Arm- und Schulterschmerzen, die das Armheben erschweren; vasomotorische Kopfschmerzen, depressive Zustandsbilder; trockener Husten, trockener Mund, Hilfspunkt bei Malaria, spastische Obstipation, aber auch Diarrhö, Hämorrhoiden; Impotenz, Dysmenorrhö, Pruritus vulvae
**Allgemein:** degenerative Erkrankungen, Einfluss auf konstitutionelle Faktoren und deren Auswirkung auf Entstehung und Ablauf dieser Erkrankungen; Spezialpunkt für Diabetes (Insulinpunkt)

## ● 3E 5

*Waiguan,* „Äußere Barriere, Grenze“

**Funktion**

*Luo*-Durchgangspunkt. Als solcher ermöglicht er die Verbindung zum *Yuan*-Quellpunkt seines gekoppelten *Yin*-Partners, zum Punkt KS 7
Kardinalpunkt (Schlüsselpunkt) für das Haltegefäß des *Yang (Yangweimai)*

**Lokalisation**

2 *Cun* oberhalb der posterioren dorsalen Handgelenksfalte, zwischen Ulna und Radius gegenüber dem volar gelegenen Punkt KS 6

**Punktur**

3 *Fen* bis 1 *Cun* senkrecht oder schräg

**Indikation**

**Lokoregional:** rheumatische Schmerzen in den Hand- und Fingergelenken sowie Ellbogen- und Schultergelenken
**Überregional:** Zervikalsyndrom; alle Kopfschmerzen in Verbindung mit Witterungseinflüssen, Paresen, besonders der oberen Extremität nach zerebralen Insulten; Tinnitus, Hypakusis, Parotisaffektionen; Bronchiektasien etc., eitriges Sputum mit KG 17, Bl 17, Ma 40; Nachtschweiß, brennend heiße Haut, Schwitzen ohne Grund, hitzende Dermatitiden – bei dieser Indikation meist zusammen mit Di 4, Di 11, Lu 5
**Allgemein:** Hauptpunkt und Meisterpunkt zur generellen Rheumabehandlung; generalisierte Arthritis der Gelenke, häufig mit Gb 41, dem weiteren Meisterpunkt der Gelenke; gegen Wetterfühligkeit (mit 3E 15); Spezialpunkt für den Thymus

➤ Abb. 5.136

3E

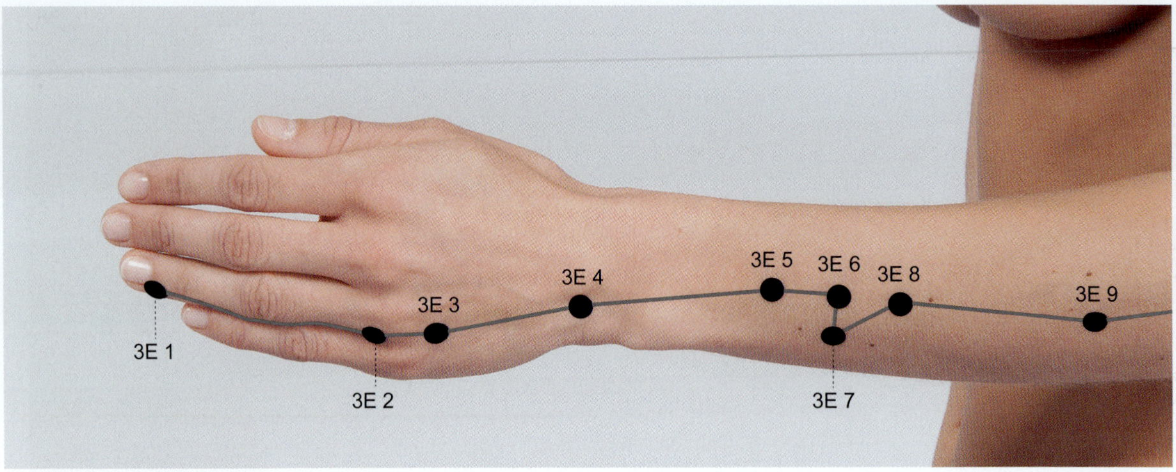


**Abb. 5.137** 3E 1–3E 9

5

## ● 3E 6

*Zhigou,* „Verzweigung der Furche"

**Lokalisation**

1 *Cun* proximal von 3E 5, 3 *Cun* proximal der dorsalen Handgelenksquerfalte

**Punktur**

3 *Fen* bis 1 *Cun* senkrecht

**Indikation**

**Lokoregional:** Schmerzen in den Schultern und Armen mit Abgeschlagenheitsgefühl, Schmerzen in der Achselgegend und seitlichen Brustwand

**Überregional:** gegen *Yin*-Obstipation zusammen mit Ma 36, Ma 37, Gb 34, Spezialpunkt für die Schilddrüse

**Tradition**

Dieser Fluss-*Jing*-Punkt ist dem Feuer zugeordnet.

## ● 3E 7

*Huizong,* „Begegnung der Ahnen, Vorfahren"

**Lokalisation**

3 *Cun* oberhalb der dorsalen Handgelenksquerfalte, in Höhe von 3E 6, aber 1 Querfinger ulnar von diesem an der radialen Kante der Ulna

**Punktur**

5 *Fen* bis 1 *Cun* senkrecht

**Indikation**

**Lokoregional:** Armschmerzen

**Überregional:** Taubheit, alle Formen der Epilepsie, Spezialpunkt für die Nebenschilddrüse

**Tradition**

In der alten Literatur war die Punktur verboten, nur Moxibustion!

## ● 3E 8

*Sanyangluo,* „*Luo* der 3 *Yang*"

**Funktion**

Wie aus seinem Namen hervorgeht, der Gruppen-*Luo*-Durchgangspunkt, d. h. Anknüpfungspunkt für die 3 *Yang* der Arme

**Lokalisation**

4 *Cun* proximal der dorsalen Handgelenksfalte, zwischen Ulna und Radius

**Punktur**

2 *Fen* bis 1 *Cun* senkrecht

**Indikation**

**Lokoregional:** Armschmerzen, Schweregefühl

**Überregional:** abnorme Schlafsucht, Müdigkeit, Hypakusis

➤ Abb. 5.137

### 3E 9

*Sidu,* „Vier Lästerer, Freveltäter"

**Lokalisation**

5 *Cun* distal von der Olekranonspitze, in der Mitte des dorsalen oberen Unterarmes, zwischen Ulna und Radius

**Punktur**

5 *Fen* bis 1 *Cun* senkrecht

**Indikation**

**Lokoregional:** Schmerzen im Unterarm
**Überregional:** Zahnschmerzen, besonders der Schneidezähne des Unterkiefers, Hörsturz

### 3E 10

*Tianjing,* „Himmelsbrunnen"

**Funktion**

Sedativpunkt des Meridians
Meer-*He*-Punkt

**Lokalisation**

In einer deutlich tastbaren Vertiefung, 1 *Cun* oberhalb der Olekranonspitze, wenn der Arm leicht gebeugt wird. Bei gestrecktem Arm liegt 3E 10 in Richtung der gedachten Verlängerung der Ellbogengelenksfalte.

**Punktur**

3 *Fen* bis 1 *Cun* senkrecht

**Indikation**

**Lokoregional:** Arm- und Schulterschmerzen, Nackenschmerzen, die hinter die Ohren ausstrahlen, Thoraxschmerzen
**Überregional:** Hypakusis mit ständigem Tinnitus, Epistaxis; entzündliche Erkrankung der Atmungsorgane, Brustschmerzen mit eitrigem Sputum; nervöse Herzbeschwerden. Übelkeit, Erbrechen, Ösophagusspasmen, Appetitlosigkeit, meist aus psychischer Ursache; alle Formen der Epilepsie, Kopfschmerzen, Hemikranie, Schwindel, Depressionen nach psychischen Traumen; Kummer, daraus resultierende Schlaflosigkeit, „man weiß nicht, warum man sich so schlecht fühlt"
**Allgemein:** gegen Schmerzen, die durch intensive Luftbewegung (Zugluft) bei dafür anfälligen Personen entstanden sind, wobei diese oft keine exakte Lokalisation angeben können

**Tradition**

Dieser Meer-*He*-Punkt ist der Erde zugeordnet.

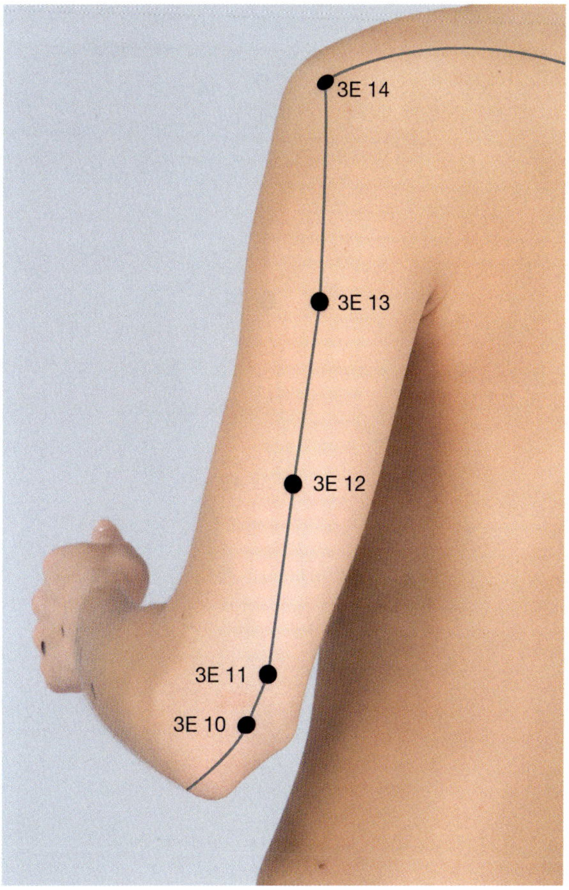


**Abb. 5.138** 3E 10–3E 14

### 3E 11

*Qinglengyuan,* „Klare, kalte Quelle"

**Lokalisation**

2 *Cun* oberhalb der Olekranonspitze, 1 *Cun* proximal von 3E 10

**Punktur**

3 *Fen* bis 1 *Cun* senkrecht

**Indikation**

**Lokoregional:** vorwiegend rheumatische Arm- und Schulterschmerzen, die beim Anziehen, aber auch beim Zuknöpfen etc. behindern

➤ Abb. 5.138

3E

5

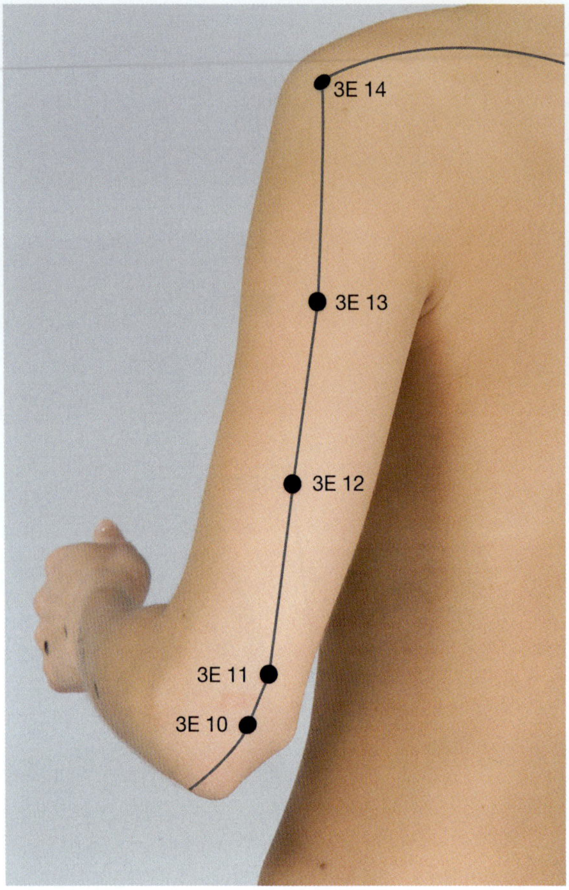


**Abb. 5.139** 3E 10–3E 14

## 3E 12

*Xiaoluo,* „Ableitung der Flüssigkeiten"

**Lokalisation**
4 *Cun* distal der hinteren Achselfalte, in der Mitte der Oberarmrückseite

**Punktur**
5 *Fen* bis 1 *Cun* senkrecht

**Indikation**
**Lokoregional:** Armschmerzen sowie Schmerzen im Nackenbereich
**Überregional:** Kopfschmerzen, besonders nach Erkältung

## 3E 13

*Naohui,* „Vereinigung der gewölbten Muskulatur"

**Funktion**
Reunionspunkt mit dem außerordentlichen Meridian Haltegefäß des *Yang (Yangweimai)*

**Lokalisation**
In einer Vertiefung, die 2 *Cun* lateral des Endes der hinteren Achselfalte am dorsalen Oberarm tastbar ist

**Punktur**
5 *Fen* bis 1 *Cun* senkrecht

**Indikation**
**Lokoregional:** Arm- und Schulterschmerzen, Kraftlosigkeit der Arm- und Schultermuskulatur mit Schmerzen im Schulterblatt; Lymphadenitis cervicalis

## 3E 14

*Jianliao,* „Schultergrube"

**Lokalisation**
Am hinteren Rand des Akromions in einer Vertiefung bei gehobenem Arm, Mitte der Strecke Di 15 zu Dü 10

**Punktur**
7 *Fen* bis 1 *Cun* senkrecht oder schräg abwärts

**Indikation**
**Lokoregional:** Arm- und Schulterschmerzen, die das Heben des Armes behindern

➤ Abb. 5.139

## 3E 15

*Tianliao,* „Himmelsgrube"

**Funktion**

Reunionspunkt mit dem Haltegefäß des *Yang (Yangweimai)*

**Lokalisation**

In der Mitte zwischen Gb 21 und Dü 13 am oberen Trapeziusrand in der Schultermitte; oft deutlich druckempfindlich (Myogelose)

**Punktur**

3–5 *Fen* senkrecht

**Indikation**

**Lokoregional:** Rheuma und Neuralgien der oberen Extremitäten, der Schulter- und Nackenregion; Unfähigkeit, den Arm zu heben
**Überregional:** chronische Erkrankungen der Atemwege
**Allgemein:** Meisterpunkt des Nacken-/Schulterbereichs, hygrometrischer Punkt (Wetterfühligkeit); bei Verschlechterung durch Wind, Kälte und Nässe

**Anmerkung**

Nach Petricek (1977) deckt sich der Punkt 3E 15 mit dem Druckpunkt bei Affektionen des hinteren Teiles der Mandibula (Weisheitszähne), der Tonsillen (auch Narben!) und des Oropharynx immer homolateral. Oft ist es zur Erzielung eines anhaltenden Heileffektes erforderlich, die primären Störfelder, auf die seine Druckempfindlichkeit hinweist, zu sanieren.

## 3E 16

*Tianyou,* „Öffnung zum Himmel" („Himmelsfenster")

**Lokalisation**

Hinter und etwas unter der Mastoidspitze in Höhe der natürlichen Haargrenze, distal von Gb 12

**Punktur**

5 *Fen* senkrecht

**Indikation**

**Lokoregional:** Nackenschmerzen, Tortikollis, Schulterschmerzen, Okzipitalneuralgien
**Überregional:** Hörsturz, Quincke-Ödem

**Tradition**

3E 16 gehört zu den sogenannten „Haupthimmelsfenstern". Manipulationen mit der Nadel waren an 3E 16 verpönt, Moxibustion verboten!

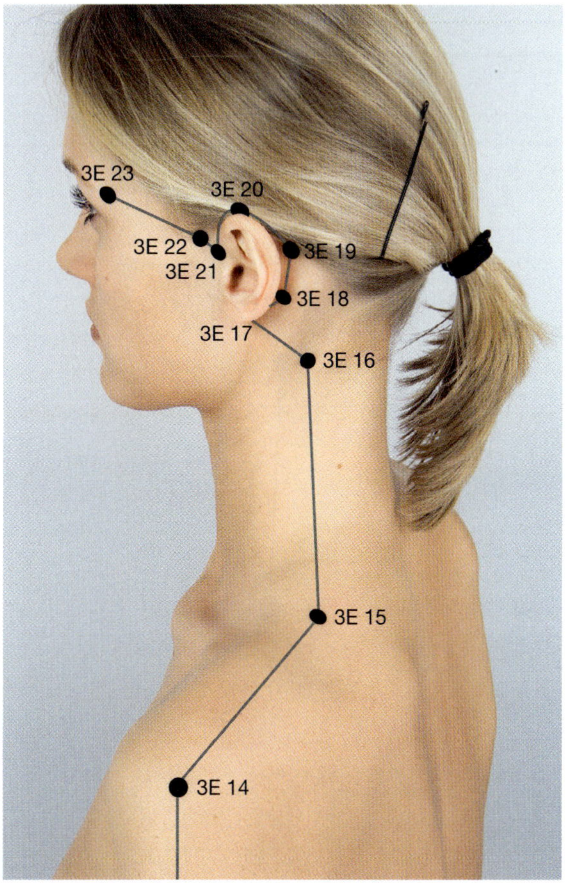


**Abb. 5.140** 3E 14–3E 23

## 3E 17

*Yifeng,* „Windschutz"

**Funktion**

Reunionspunkt mit dem Gb-Meridian

**Lokalisation**

In einer Vertiefung, vor der Spitze des Processus mastoideus, hinter dem Ohrläppchen. (Bei stärkerem Druck auf 3E 17 verspürt man einen leichten Schmerz im Ohr.)

**Punktur**

2 *Fen* senkrecht oder mit nach vorne aufwärts gerichteter Nadel 1 *Cun* tief, Kollapsgefahr!

**Indikation**

**Lokoregional:** Adenitis nuchae, Hypakusis, Tinnitus, Tubenkatarrh
**Überregional:** akute und chronische Rhinitis mit zäher Schleimabsonderung (erleichtert sofort die Nasenatmung), Zahnschmerzen, vor allem entzündliches und purulentes Geschehen im Zahn- und Kieferbereich, Trismus; Fazialisparese, Trigeminusneuralgie

➤ Abb. 5.140

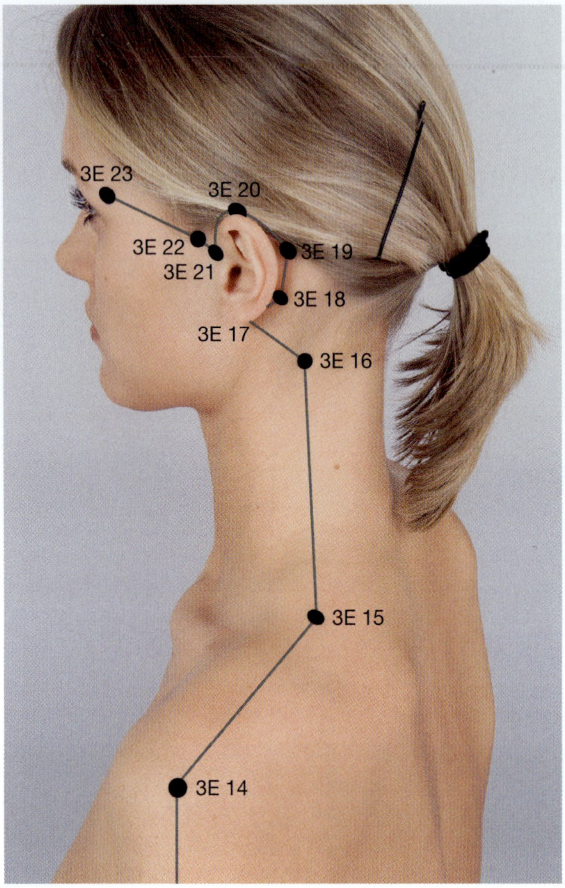


**Abb. 5.141** 3E 14–3E 23

## 3E 18

*Qimai,* „Energieversorgung der Meridiane"

**Lokalisation**

Hinter der Ohrmuschel, 1 *Cun* oberhalb von 3E 17 (3E 17, 3E 18, 3E 19 und 3E 20 sind je 1 *Cun* voneinander entfernt und liegen an der natürlichen Haargrenze.)

**Punktur**

1 *Fen* senkrecht oder 3–5 *Fen* schräg, evtl. Blutung hervorrufen

**Indikation**

**Lokoregional:** Tinnitus, Hypakusis, Cephalaea
**Überregional:** zentral bedingter Brechreiz, Sehstörungen, ergänzend bei Epilepsie
**Allgemein:** Angstgefühl

## 3E 19

*Luxi,* „Atemholen des Schädels"

**Lokalisation**

1 *Cun* oberhalb von 3E 18

**Punktur**

1–3 *Fen* schräg

**Indikation**

**Lokoregional:** Tinnitus, Otalgien
**Überregional:** Konjunktivitis, Konvulsionen der Kinder

## 3E 20

*Jiaosun,* „Ohrmuschelspitze"

**Funktion**

Reunionspunkt mit dem Gb- und dem Dü-Meridian

**Lokalisation**

An der Haargrenze, in Höhe der Ohrmuschelspitze (beim Öffnen des Mundes formt sich dort eine kleine Vertiefung)

**Punktur**

1–3 *Fen* schräg

**Indikation**

**Lokoregional:** Arthralgien des Mandibulargelenks
**Überregional:** Zahnschmerzen, besonders der Schneidezähne, Zahnfleischentzündungen

## 3E 21

*Ermen,* „Tor des Ohrs"

**Funktion**

„Meisterpunkt" für alles Geschehen im Ohr
Reunionspunkt mit Gb- und Dü-Meridian

**Lokalisation**

In Höhe der Incisura tragica superior, im Grübchen zwischen Helix und Tragus, in jener Vertiefung, die bei leicht geöffnetem Mund entsteht.

**Punktur**

3 *Fen* senkrecht bis 1 *Cun* schräg

**Indikation**

**Lokoregional:** akute und chronische Otitis, Tinnitus, Zikadengesang, Taubheit, Otitis externa; Fazialis- und Trigeminusneuralgien, Tics, Zahnschmerzen, Trismus, Punkt für die Zahnanalgesie, den Molarenbereich im Oberkiefer betreffend; Epistaxis

**Tradition**

3E 21 stellt Verbindung zwischen *Shaoyang* (3E, Gb) und *Taiyang* (Dü, Bl) her.

➤ Abb. 5.141

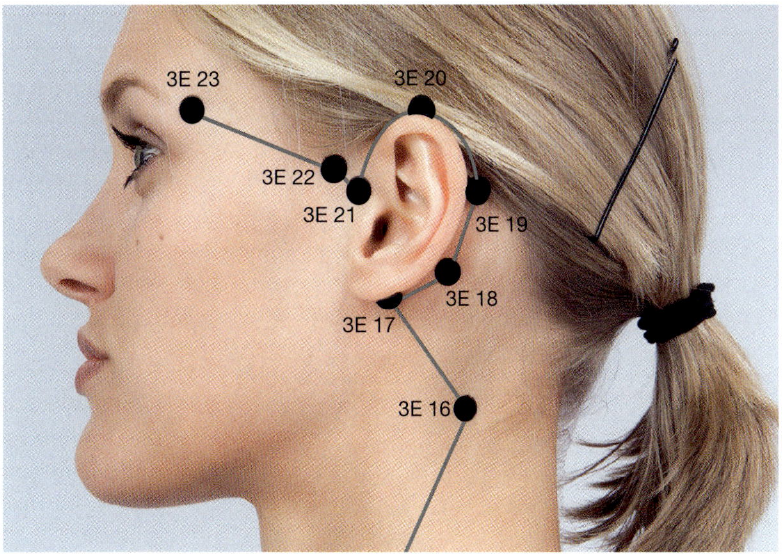


**Abb. 5.142** 3E 16–3E 23

## ● 3E 22

*Erheliao,* „Grube, Sammelpunkt der Übereinstimmung"

**Funktion**

Reunionspunkt mit dem Gb- und dem Dü-Meridian

**Lokalisation**

In einer Höhe mit dem oberen Rand der Ohrwurzel, am Hinterrand des Schläfenhaaransatzes, knapp hinter der A. temporalis superficialis, über dem Arcus zygomaticus

**Punktur**

3–5 *Fen* schräg (cave Arterie!)

**Indikation**

**Lokoregional:** Kopfschmerzen, Migräne, Fazialisparese, Schwindel, Tinnitus; Trismus, Arthralgien des Kiefergelenks, Schwellungen im Oberkieferbereich

**Überregional:** Nach neuesten Forschungen hat der Punkt eine antiallergische Wirkung. Er muss auf der nichtdominanten Körperseite sedierend gestochen werden.

## ● 3E 23

*Sizhukong,* „Hohler Bambus, Rohrpfeife"

**Funktion**

Reunionspunkt mit dem Gb-Meridian

**Lokalisation**

Am äußeren Ende der Augenbrauen, in einem Grübchen (über ein Sekundärgefäß Verbindung zu Gb 1)

**Punktur**

2–3 *Fen* schräg, horizontal

**Indikation**

**Lokoregional:** unerträgliche Kopfschmerzen oder Migräne, Schwindel, Epilepsie, Fazialisparese, Sensibilitätsstörungen des Gesichtes; Augenschmerzen, Entropium, Blepharospasmus, Konjunktivitis, Pterygium

**Überregional:** Otitis, Tinnitus, Hypakusis; Konvulsionen bei Kindern, Schleimerbrechen

**Tradition**

Nach der Tradition ein energetischer Konzentrationspunkt, von dem die Energie des 3E- und des Gb-Meridians ihren Ausgang nimmt und über den man energetisch den Dreifachen Erwärmer im Sinne einer Sedierung beeinflussen kann. Außerdem besteht eine intrakranielle energetische Verbindung von 3E 23 über Gb 1 zu LG 20. Die Moxibustion des Punktes war verboten.

➤ Abb. 5.142

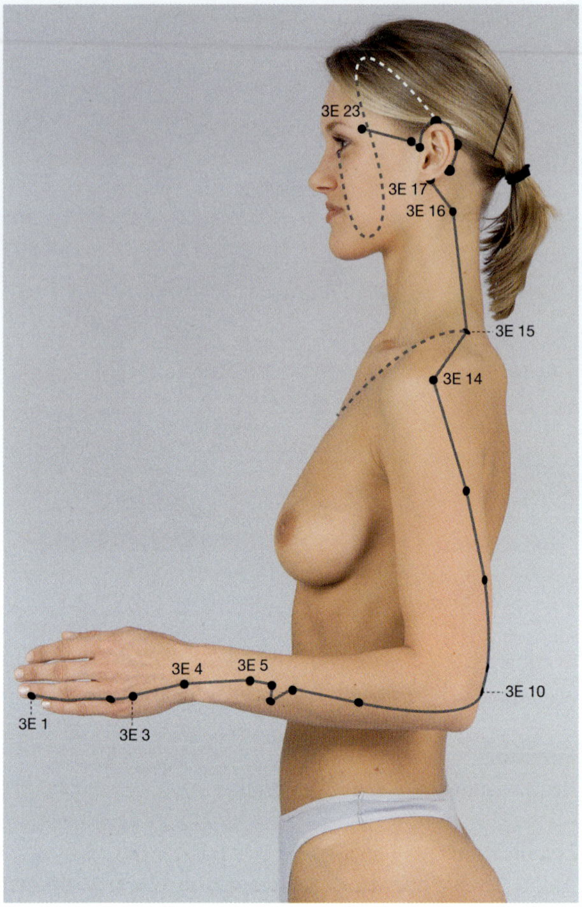


**Abb. 5.143** Verlauf des Dreifacher-Erwärmer-Meridians

## 5.10.5 Der Funktionskreis Dreifacher Erwärmer aus traditioneller Sicht

➤ Abb. 5.143

Im *Nan Jing* (Kap. 31) wird der 3E-Meridian folgendermaßen beschrieben: „Die Drei Erwärmer sind die Straßen der Flüssigkeiten und der Getreide, der Ort, wo die Energie beginnt und endet."

Der Dreifache Erwärmer enthält die Teilungsstellen der Ursprungsenergie *(Yuanqi)*. Er beherrscht die Verwaltung aller Energien. Der Meridian, der dem Dreifachen Erwärmer entspricht, ist der Hand-*Shaoyang*-Meridian. Der Dreifache Erwärmer ist ein „äußeres Hohlorgan". Zu dieser, auch für die funktionell-energetische Medizin eigenartige Aussage, wonach der Dreifache Erwärmer eine Funktion hat, jedoch kein ihm zugehöriges Organ, ist es nach Jahrhunderten von Erfahrungen und abwägenden Erkenntnissen gekommen.

### Straße der Flüssigkeiten und Getreide

Der Dreifache Erwärmer lässt die Flüssigkeiten zirkulieren. Je nach ihrer Lokalisation und ihrem Wärmegehalt sind die Flüssigkeiten im Dreifachen Erwärmer unterschiedlich. *Ling Shu* (Kap. 18) vergleicht den Oberen Erwärmer mit Nebel, den Mittleren mit Schaum und den Unteren mit einer Wasserrinne (Van Nghi 1973).

Die Bahnen, die diese Flüssigkeiten leiten, also Lymphbahnen und Interstitium, gehören in den Bereich des Dreifachen Erwärmers. Der Untere Erwärmer bringt die Flüssigkeiten schlussendlich in den Funktionskreis Blase. Das *Qi* bewegt diese Flüssigkeiten.

### Teilungsstelle der „Ursprungsenergie"

Die Ursprungsenergie *(Yuanqi)* wird als physiologisch eingesetzte konstitutionelle Kraftreserve über die *Yuan*-Quellpunkte der Hauptmeridiane aktiviert und in den Kreislauf gebracht.

Es muss aber nicht nur der *Yuan*-Quellpunkte gestochen werden, mitbestimmend „katalysierend" sind das *Qi* des Dreifachen Erwärmers und die Aktivierung der Ursprungsenergie im Funktionskreis Niere über den Punkt LG 4. Dieser gilt als Ausgangspunkt des „ministeriellen Feuers", das dem LG 4 die *Yang*-Dynamik für seine Funktionen gibt.

### Verwaltung aller Energien

#### Der Obere Erwärmer

Der *Mu*-Alarmpunkt des Oberen Erwärmers, KG 17, der auch der *Mu*-Alarmpunkt des Kreislauf-Sexualität-Meridians ist, gilt als „Vereinigungspunkt des *Qi*". Das heißt, dass der Obere Erwärmer hilft, im Thorax die essenzielle Energie *(Zongqi)* aus dem Nahrungs-*Qi* *(Guqi)* und der Atemluft *(Qingqi)* zu bilden. Er kontrolliert damit das Entstehen des Nähr- und Abwehr-*Qi* *(Yingqi und Weiqi)*. Man kann sich den Thorax als große Pfanne vorstellen, in der die Energien vereinigt und gebildet werden, der Obere Erwärmer ist das Feuer, das die Pfanne wärmt.

#### Der Mittlere Erwärmer

Im Bereich Magen, Milz-Pankreas und im Dünndarm werden Nahrung und Getränke mithilfe des Mittleren Erwärmers verdaut. Die klaren Säfte *(Jin)*, gewonnen aus dem Nahrungs-*Qi* *(Guqi)*, gelangen aus der Mitte in die Lungen.

Der Mittlere Erwärmer ist der große Wandler. Mit seinem Feuer hilft er der „Mitte" beim Scheiden von Klarem und Trübem. Er entscheidet somit, wie viele klare Säfte in die Lungen gelangen, und bestimmt mit, wie viel essenzielle Energie und wie viel Nähr- und Abwehr-*Qi* produziert werden kann.

Der Mittlere Erwärmer hilft auch bei der Bildung der Essenz *(Jing)* und der Körpersäfte in der „Mitte". Seine Umwand-

lungskraft bestimmt also auch mit, wie stark Körpersäfte in die Funktionskreise und Gewebe und wie viel *Jing* in die Funktionskreise und die Nieren gelangen.
Der *Mu*-Alarmpunkt des Mittleren Erwärmers ist KG 12. Der gleiche Punkt ist auch *Mu*-Alarmpunkt des Magens. Quecksilber (Amalgamfüllungen), das mit dem Punkt KG 12 in Resonanz tritt, ist deswegen so schädlich, weil es sich negativ auf beide Funktionen auswirkt.

### Der Untere Erwärmer

Der Untere Erwärmer zieht Flüssigkeit aus dem Darm und „destilliert" aus dem immer unreiner werdenden Darminhalt Flüssigkeit, die er den „Wasserstraßen" und damit schlussendlich der Niere und der Blase zur Verfügung stellt.
Der Untere Erwärmer aktiviert zudem über die entsprechenden Hohlorgane das „Unreine" auch im Sinne der Bewegung, er hilft absenken und unterstützt die Darmmotorik.
Der *Mu*-Alarmpunkt des Unteren Erwärmers ist KG 7: Kreuzungspunkt des *Yin.* Dieser Punkt hilft dem Unteren Erwärmer das *Yin* zu sammeln, zu destillieren und die gewonnene Flüssigkeit bereitzustellen.

## Besondere Akupunkturpunkte mit Bezug zum Dreifachen Erwärmer

**Bl 22:** der *Shu*-Zustimmungspunkt des gesamten Dreifachen Erwärmers. Über diesen Punkt wird das *Yang* im 3E-System aktiviert.
**Bl 39:** spezieller Punkt mit Meer-*He*-Funktion, er hat verschiedene Namen: *Yang* der Biegung (anatomischer Name), *Yang* der Spalte, Staugewässer (funktioneller Name), *Yang* des Auftrages (Auftrag an den Dreifachen Erwärmer als sein spezieller Meer-*He*-Funktionspunkt).
Wie schon ausgeführt, ist der Dreifache Erwärmer funktionell mit Niere und Blase verbunden. Dies muss sich auch in den Punkten und äußeren Verläufen zeigen. Gemäß *Ling Shu* (Kap. 2 und 47) fließt das *Qi* des Dreifachen Erwärmers zusammen mit Blasen- und Nieren-*Qi* vom Fuß zum Punkt Gb 37 und mündet dann im Punkt Bl 39 als Reunionspunkt (mit Meer-*He*-Funktion). Wegen dieser Verbindungen wird dieser Punkt bei Harnverhalten sediert und bei Harninkontinenz tonisiert.
**KG 5:** *Mu*-Alarmpunkt für den ganzen Dreifachen Erwärmer. Sein chinesischer Name ist „Steintor". Stein bedeutet Verhärtung, Struierung. Es besteht eine Flüssigkeitsstase durch Mangel an Bewegung oder an Wärme. Durch diesen Punkt wird der Dreifache Erwärmer angeregt, seine Wärme zu entfalten und die Flüssigkeiten zu bewegen.
**KG 7, KG 12** und **KG 17** (siehe oben, „Verwaltung aller Energien")



## Psychogramm

Der Dreifache Erwärmer hat insgesamt gesehen eher energetische und endokrine Bedeutung. Der untere, „sexuelle" Dreifache Erwärmer und der mittlere Dreifache Erwärmer sind für die psychische Harmonie allgemein von Bedeutung (Unwohlsein bei „Enge der Mitte"), der obere Dreifache Erwärmer muss bei Engegefühl im Thorax und übertragen auch bei psychischer Enge über den Punkt KG 17 stimuliert werden.

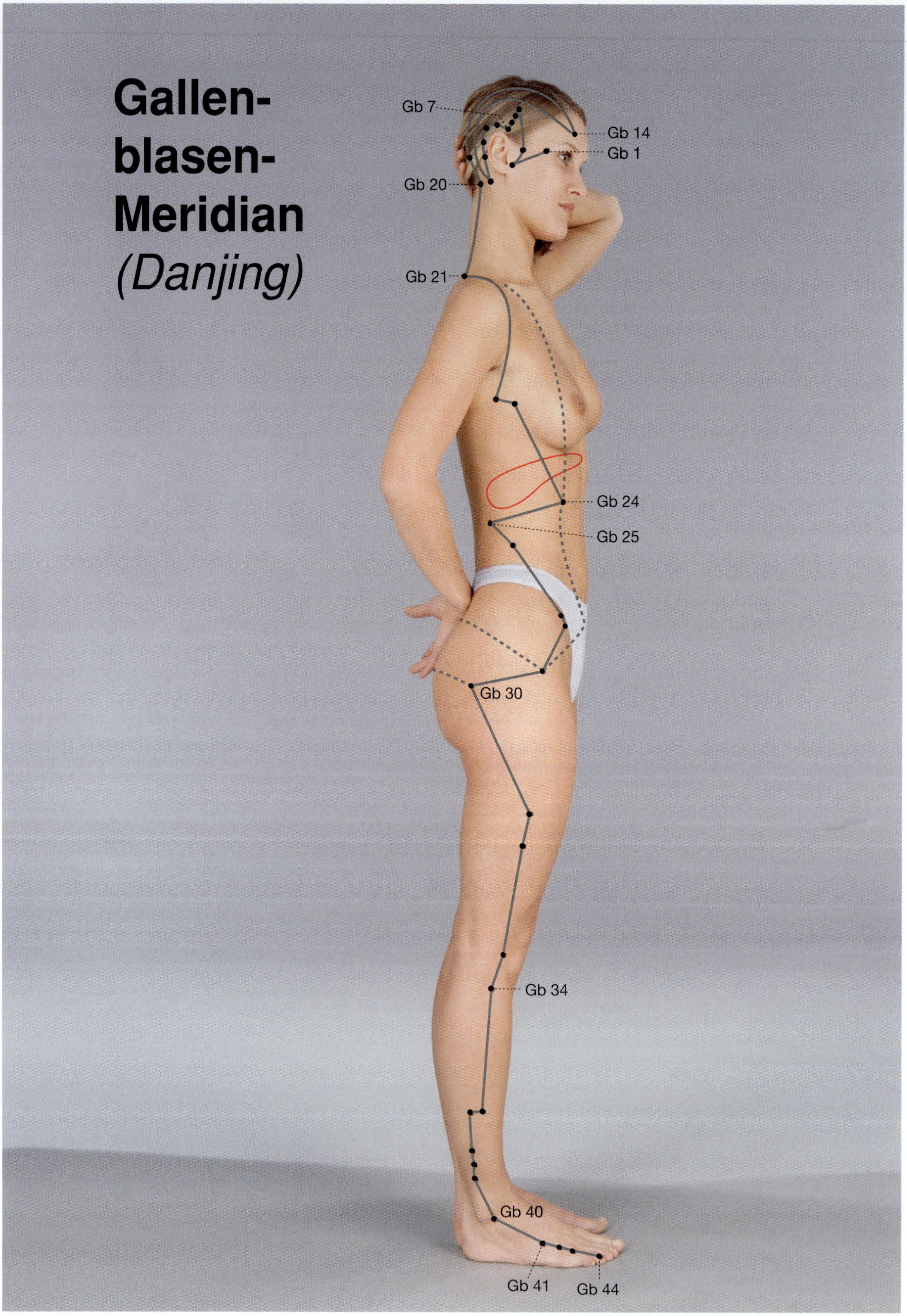
Gallen-
blasen-
Meridian
(Danjing)
Gb 7
Gb 14
Gb 1
Gb 20
Gb 21
Gb 24
Gb 25
Gb 30
Gb 34
Gb 40
Gb 41
Gb 44

# 5.11 Gallenblasen-Meridian *(Danjing)*

## 5.11.1 Gallenblasen-Meridian

➤ Abb. 5.144

**Charakteristik**

- **Bezeichnungen:** *Zushaoyang,* Fuß-*Shaoyang,* Kleines *Yang* des Fußes, The leg lesser *Yang* Meridian
- **Abkürzungen:** G, Gb (Gallenblase), Vb (vesicule biliaire), GB (gallbladder)
- **Meridian eines Hohlorgans** (Werkstättenorgan, *Fu*), daher *Yang;* nach internationaler Nomenklatur: der XI. Meridian im Energiekreislauf
- **Energieverlauf zentrifugal,** vom Meridian Dreifacher Erwärmer zum Meridian der Leber
- **Chronobiologie:** Optimalzeit zur Tonisierung 23–1 Uhr
- ***Shu*-Zustimmungspunkt:** Bl 19, 1,5 *Cun* seitlich der Dornfortsatzspitze des 10. BW (Brustwirbels)
- ***Mu*-Alarmpunkt:** Gb 24 (Hauptalarmpunkt des Meridians)
- Der **äußere Verlauf** ist durch 44 Punkte gekennzeichnet.

**Verlauf**

Der Meridian ist durch seinen Verlauf am Körper, der fast den ganzen lateralen Schädel betrifft, bei einer energetischen „Stagnation" als Hauptursache für Kopfschmerzen und Migräne im Sinne der „Meridianitis" anzusehen. Seine Optimalzeit zur Tonisierung ist 23–1 Uhr, dadurch wird auch verständlich, dass nach einer gewissen Latenzphase für das Aufwachen Patienten meist gegen 2–4 Uhr früh für Gallenkoliken und auch für die sogenannte Gallenmigräne besonders anfällig sind.

Der Meridian beginnt knapp seitlich vom äußeren knöchernen Orbitalwinkel, zieht dann in mehreren im Zickzack verlaufenden Kurven an der lateralen Schädelseite hin und her, um schließlich bei Gb 20 die mediale Partie des Mastoids zu erreichen. Von dort zieht er über die seitliche Halsregion zur Fossa supraclavicularis und weiter über die laterale Thoraxregion abwärts zum Abdomen. Er erreicht dort mit seinem 26. Punkt die Spina iliaca anterior superior, folgt dem Darmbeinkamm mit Gb 27 und Gb 28 und erreicht nun den Oberschenkel über dem Trochanter major femoris. Nun zieht er über die Außenseite des Oberschenkels nach abwärts zum Fibulaköpfchen (Gb 34) und weiter entlang der äußeren Fibulakante über den Unterschenkel, um vor dem äußeren Knöchel den Fußrücken zu erreichen. Sein 41. Punkt liegt im Winkel zwischen den Metatarsalia IV und V und von dort erreicht der Meridian seinen Endpunkt am äußeren Nagelfalzwinkel der 4. Zehe.

**Innerer Verlauf**

Interessant ist der innere Verlauf des Meridians vom Punkt Gb 1 aus in das Auge hinein und nach dorsal weiterführend.

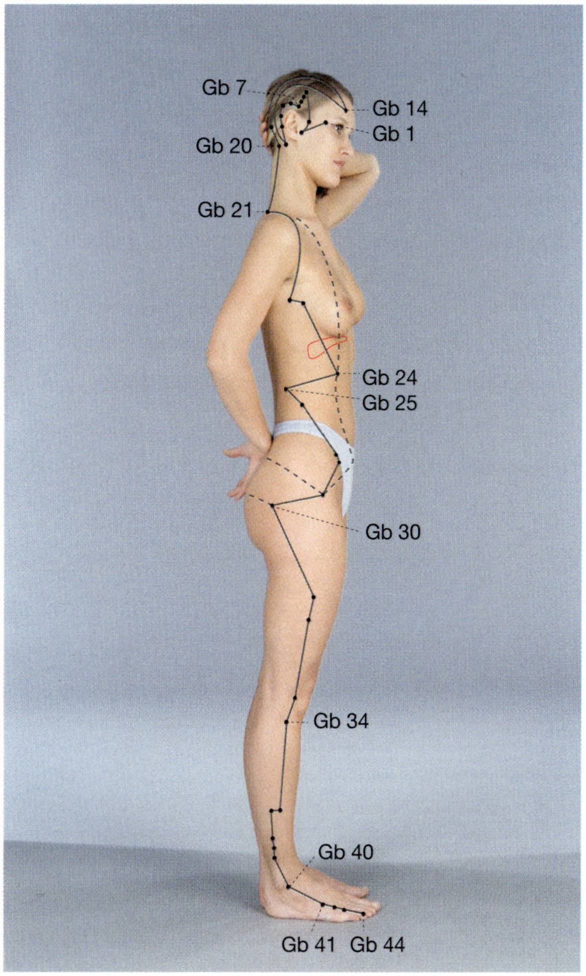


**Abb. 5.144** Verlauf des Gallenblasen-Meridians am Körper. Die gestrichelte Linie deutet den inneren Meridianverlauf an der Körpervorderseite an.

Dieser ist ausschlaggebend für die häufig zu hörende anamnestische Angabe von Patienten, die an Gallenmigräne leiden, dass sie das Gefühl hätten, als ob eine Faust von hinten auf das Auge drücken würde.

Innere Verläufe gehen von Gb 1 außerdem zu den Punkten Ma 5, Ma 6 und Dü 18. Vom Punkt Gb 21 aus bestehen Verbindungen zu den Punkten LG 14, Bl 11 und 3E 15.

Vom Punkt Gb 2 zieht ein innerer Ast nach vorne/unten über die Fossa supraclavicularis in den Brustkorb, trifft dort den Punkt KS 1, zieht durch das Zwerchfell, verbindet sich mit der Leber und endet in der Gallenblase. Von hier führt ein innerer Ast zum Hypochondrium und in die Inguinalregion und innen weiter zum Sakrum, wo er erneut an die Oberfläche tritt, die Punkte Bl 31, 33 und 34 trifft und in dem Punkt Gb 30 mündet. Ein weiterer innerer Ast entspringt im Punkt Gb 41 zieht zwischen Os metatarsale I und II zur Großzehe und mündet in den Leber-Meridian.

Innere Meridianverlaufsrichtung: unterschiedlich wegen der verschiedenen Äste, hauptsächlich nach unten

➤ Abb. 5.145

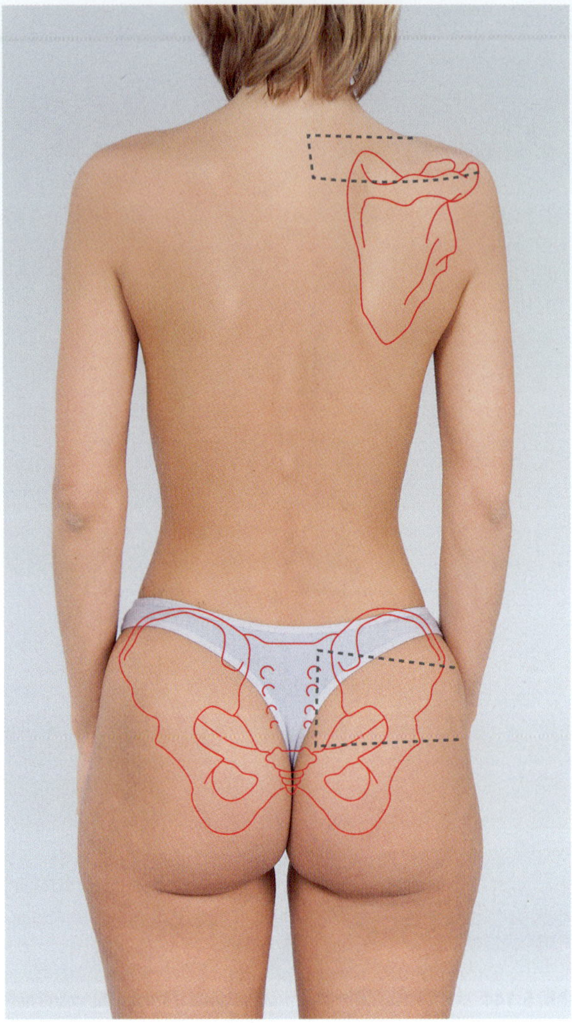

Abb. 5.145 Innerer Verlauf des Gallenblasen-Meridians auf der Körperrückseite.

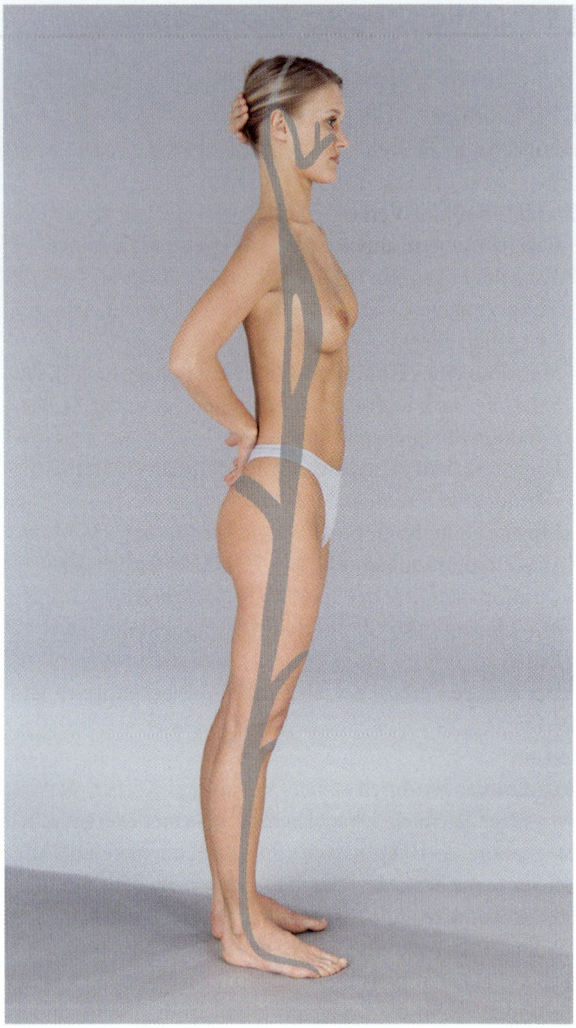

Abb. 5.146 Verlauf des tendinomuskulären Meridians

**BESONDERE PUNKTE**

**Gallenblasen-Meridian** *(Danjing)*

Tonisierungspunkt Gb 43
Sedativpunkt Gb 38
*Yuan*-Quellpunkt Gb 40
*Luo*-Durchgangspunkt Gb 37 zu Le 3
*Shu*-Zustimmungspunkt Bl 19
*Mu*-Alarmpunkt Gb 24
Kardinalpunkt, der das Gürtelgefäß *(Daimai)* einschaltet Gb 41

**Besonderheiten**

Der Gallenblase wurde in der Tradition eine Vorzugsstellung gegenüber den anderen Hohlorganen eingeräumt, weil sie als einzige zwar an der Assimilierung, nicht aber an der vorübergehenden Aufnahme oder am Transport von Nahrungsbestandteilen durch den Körper beteiligt ist. Sie wird daher als Hohlorgan mit qualitativ homogenem Inhalt im Gegensatz zu jenen, die heterogenen Inhalt führen, herausgehoben.

Im Gesamtorganismus wurde ihr die Rolle des Orientierungsorgans, von dem die Entschlussfähigkeit ausgeht und das die Impulse der übrigen Organsysteme steuert, zugeschrieben. Sie hat Einfluss auf die Regulierung des Umlaufs von Bau- und Abwehr-*Qi,* natürlich im Zusammenhang mit der Leber, deren Organkreis sie innerhalb der Wandlungsphasen angehört (Holz). Dies macht die umfassende Wirkung des Meridians, der fast den ganzen lateralen Schädel und Körperbereich überzieht, verständlich.

Der Gallenblasen-Meridian ist ein *Yang*-Meridian. Im Energiekreislauf übernimmt er das *Qi* vom 3E-Meridian und gibt es dann weiter an den Leber-Meridian.

In Bezug auf die Emotionen hat die Gallenblase einen (eher bewussten) *Yang*-Anteil, dem entspricht der explosive Zorn und Ärger („die Galle läuft einem über"), aber auch einen mehr unbewussten Anteil, die Sorge.

### 5.11.2 Tendinomuskulärer Gallenblasen-Meridian

➤ Abb. 5.146, ➤ Abb. 5.147

Der TMM beginnt am 4. Zeh mit dem Punkt Gb 44 und bahnt seinen äußeren Verlauf entlang dem Bein hinauf zur Hüfte. Dort teilt sich der Verlauf. Eine Bahn endet am Gesäß, eine zweite zieht gerade aufwärts zum Ohr und erreicht die Schädeldecke. Ein weiterer Verlauf zweigt sich oberhalb des Ohrs ab und endet neben der Nase bzw. neben dem Auge.

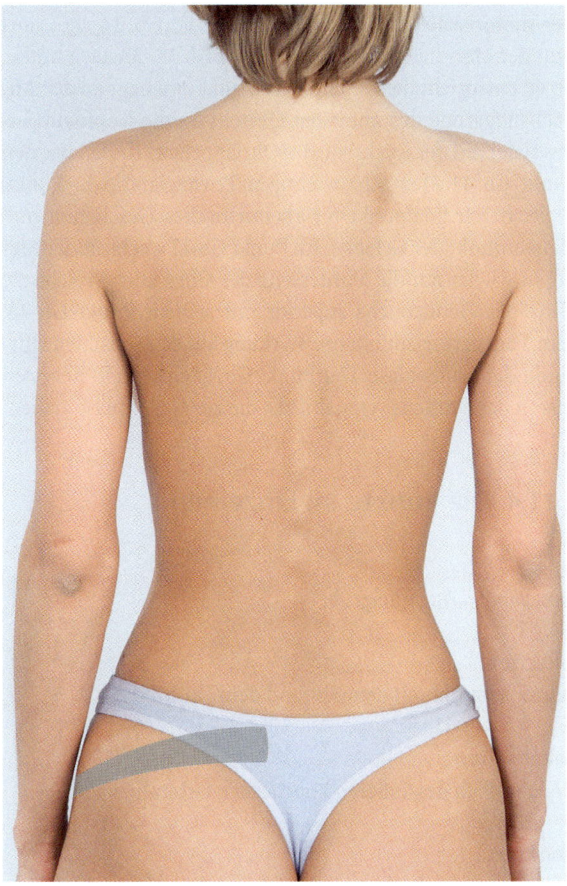

**Abb. 5.147** Verlauf des tendinomuskulären Meridians

### 5.11.3 Verlauf am Ohr

➤ Abb. 5.148

Der Punkt Gb 1 entspricht dem Punkt Auge in der Mitte des Ohrläppchens. Von dort aus verlaufen die Punkte Gb 2–19 in einer Reihe von der Mitte des Ohrläppchens bis zur Höhe des Antitragus. Die weiteren Punkte Gb 20–29 ziehen vom Antitragus innen bis zum Reflexpunkt der Spina iliaca, gleich neben dem Hüftpunkt.
Der sensible Punkt der Hüfte ist der Punkt Gb 30; hier ist anzumerken, dass dieser Punkt nach chinesischer Vorstellung außen auf der Gelenkkapsel liegt, daher ist seine lokale Wirkung bei arthrosebedingten Beschwerden des Hüftgelenks nicht ausreichend. Dafür ist die Ohrakupunktur vorzuziehen.
Der Meridian wechselt mit seinen Punkten Gb 31–33 auf die Rückseite des Ohrs mit Einwirkungsmöglichkeit auf die motorischen Punkte von Hüfte und Knie.

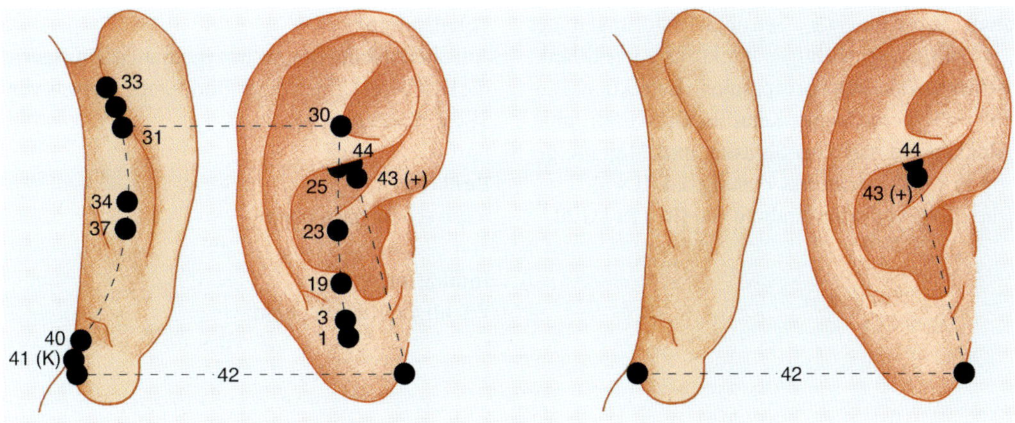


**Abb. 5.148** Verlauf des Gallenblasen-Meridians am Ohr

Gb

Der motorische Punkt der Gallenblase ist Gb 34, von dort läuft der Meridian mit seinen Punkten Gb 35–39 nach unten. Gb 40 entspricht dem Vitamin-D-Punkt und liegt an der Anwachsungszone des untersten Ohrteils an die Kopfhaut. Etwas tiefer auf der Rückseite des Ohrläppchens finden wir den Punkt Gb 41, den sehr wichtigen Prostaglandin-$E_1$-Punkt, zugleich Kardinalpunkt für rheumatisches Geschehen und Meisterpunkt der Gelenke. Im Punkt Gb 42 wechselt der Meridian wieder auf die Vorderseite des Ohrs und erreicht die Mitte der Hemiconcha superior mit seinem Punkt Gb 43, dem Tonisierungspunkt mit Wirkung auf den sensiblen Ohrpunkt der Gallenblase. Der Punkt Gb 44 entspricht nervalen Fasern des Truncus sympathicus, die zur Gallenblase ziehen.

### 5.11.4 Die Punkte im Einzelnen

#### ● Gb 1

*Tongziliao,* „Augapfelgrube“

**Funktion**
Reunionspunkt mit dem 3E- und dem Dü-Meridian

**Lokalisation**
5 *Fen* seitlich des äußeren knöchernen Orbitalwinkels

**Punktur**
3–5 *Fen* schräg, horizontal; Nadel nach lateral gerichtet

**Indikation**
**Lokoregional:** Kopfschmerzen, Sensibilitätsstörungen des Gesichtes, Fazialisparese; wichtiger Punkt für Augenkrankheiten wie Blepharitis, Blepharospasmus, Refraktionsanomalien, Myopie, Hypermetropie, Keratitis, Optikusatrophie, Katarakt; Sinusitis frontalis; bei Sinusitis und Migräne gemeinsam mit Bl 2 und Extrapunkt *Yintang* (EX-HN 3)
Intrakranielle energetische Verbindung von Gb 1 zu LG 20.

5

#### ● Gb 2

*Tinghui,* „Reunion des Gehörs“

**Lokalisation**
In Höhe der Incisura intertragica, am hinteren Rand des aufsteigenden Mandibulaastes, in einer Vertiefung, die entsteht, wenn man den Mund weit öffnet.

**Punktur**
3–7 *Fen* senkrecht (cave: Kiefergelenk!)

**Indikation**
**Lokoregional:** Otitiden, Tinnitus, Taubheit, otogener Schwindel; Zahnschmerzen, Parodontose mit gelockerten Zähnen, Erkrankungen des Kiefergelenks, entzündliche Affektionen im Molarenbereich, Trismus; ophthalmische Migräne, Sensibilitätsstörungen des Gesichts, Fazialisparese
**Überregional:** Konvulsionen, Folgezustände nach zerebralen Insulten, depressive Stimmung; Gedächtnisstörungen, der Kranke verliert beim Erzählen ständig den Faden.

#### ● Gb 3

*Shangguan,* „Oberer Zugang, Pass, Grenze“, im Gegensatz zu Ma 7 *Xiaguan* („Untere Grenze“)

**Funktion**
Reunionspunkt mit dem 3E-Meridian und dem *Yangming* (Ma- und Di-Meridian)

**Lokalisation**
Am oberen Rand des Arcus zygomaticus, in einer Vertiefung, die sich beim Öffnen des Mundes formt, etwas vor und unter 3E 22, direkt über Ma 7

**Punktur**
5 *Fen* schräg nach oben

**Indikation**
Wichtiger Migränepunkt

## Gb 4

*Hanyan*, „Kinnbacken, Sphenoidwinkel"

**Lokalisation**

An der oberen Schläfenpartie, 1 *Cun* unter Ma 8 am vorderen Teil des Ansatzes des M. temporalis (zur besseren Lokalisation den Patient Kaubewegungen ausführen lassen)

**Punktur**

3–7 *Fen* schräg, Nadel nach posterior gerichtet

**Indikation**

**Lokoregional:** Migräne, Augenflimmern, verschwommenes Sehen, Rhinitis, Tinnitus, Trigeminusneuralgie (1. Ast), Fazialisparese; Hilfspunkt gegen epileptiforme Anfälle, Hemiparesen, motorische Aphasie

## Gb 5

*Xuanlu*, „Kopfüberhang"

**Funktion**

Reunionspunkt mit dem 3E-Meridian und dem *Yangming*

**Lokalisation**

Auf Höhe der Sutura parietalis, 1 *Cun* unter Gb 4, knapp innerhalb der Haargrenze

**Punktur**

3–5 *Fen* schräg, Nadel nach posterior gerichtet

**Indikation**

**Lokoregional:** alle Augenleiden, Hemikranie mit Schmerzen zu den äußeren Augenwinkeln, Zahnschmerzen
**Überregional:** Neurasthenie, ständige Nasensekretion

## Gb 6

*Xuanli*, „Imaginärer Balancepunkt"

**Lokalisation**

1 *Cun* unter Gb 5, unterhalb der Vereinigung der Suturae frontoparietales mit dem Os sphenoideum, im unteren Drittel einer Verbindungslinie zwischen Gb 4 und Gb 7

**Punktur**

3–5 *Fen* schräg, Nadel nach posterior gerichtet

**Indikation**

**Lokoregional:** Migräne, Hemikranie, Schwellungen, Rötungen im Stirn- und Gesichtsbereich, Konjunktivitis, ausstrahlende Zahnschmerzen

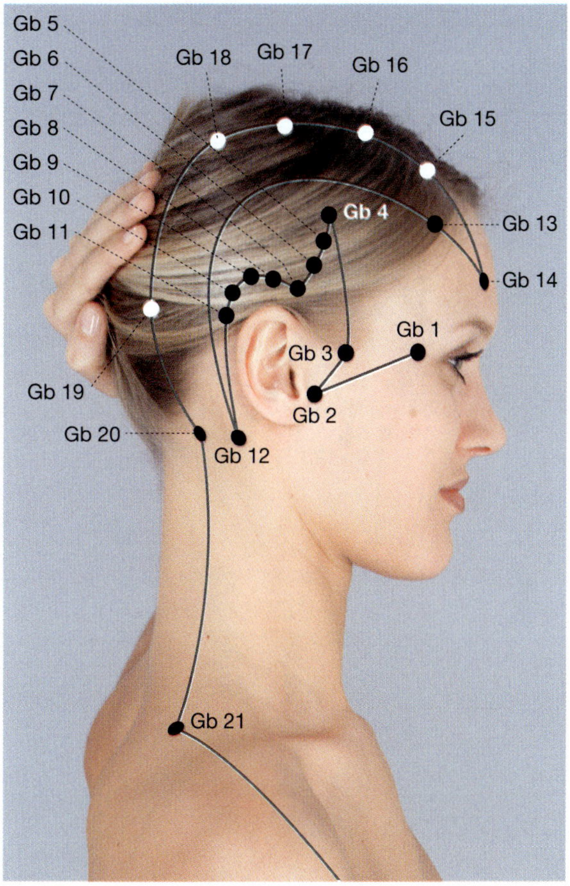


**Abb. 5.149** Gb 1–Gb 21

## Gb 7

*Qubin*, „Locke des Backenbartansatzes"

**Funktion**

Reunionspunkt mit 3E-, Dü- und Bl-Meridian

**Lokalisation**

In Höhe der Ohrmuschelspitze, 1 *Cun* frontal von dieser, im Schnittpunkt mit einer durch den Vorderrand der Ohrmuschel gelegten Vertikalen

**Punktur**

3–5 *Fen* schräg, Nadel nach posterior gerichtet

**Indikation**

**Lokoregional:** Kiefergelenkschmerzen, Trismus, Wangenschmerzen mit Schwellung, Kopfschmerzen, Nackenschmerzen

➤ Abb. 5.149

Gb

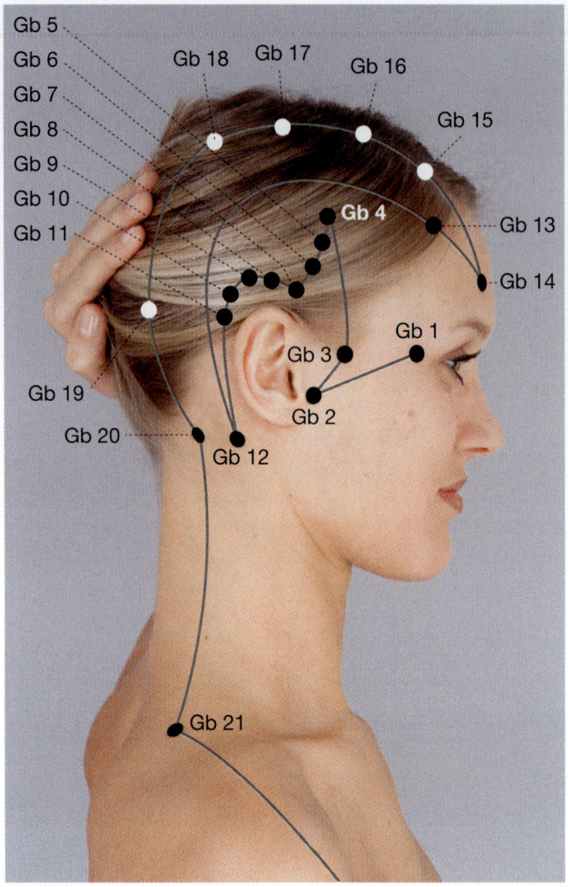


**Abb. 5.150** Gb 1–Gb 21

## ● Gb 8

*Shuaigu,* „Ende des Tales"

**Funktion**
Reunionspunkt mit dem Bl- und Dü-Meridian

**Lokalisation**
1,5 *Cun* über der Ohrmuschelspitze in einem Knochengrübchen

**Punktur**
3–5 *Fen* schräg, horizontal

**Indikation**
**Lokoregional:** migränoide Kopfschmerzen im ganzen Kopf, „eingenommener Kopf" nach Alkoholgenuss, Schwindel
**Überregional:** unstillbares Erbrechen

## ● Gb 9

*Tianchong,* „Ansturm des Himmels"

**Funktion**
Reunionspunkt mit dem Dü- und Bl-Meridian

**Lokalisation**
Senkrecht, oberhalb des hinteren Ohrmuschelansatzes, 5 *Fen* okzipital von Gb 8

**Punktur**
3 *Fen* schräg, horizontal

**Indikation**
**Lokoregional:** Kopfschmerzen, Zahnfleischentzündungen, Hilfspunkt bei epileptiformen Anfällen

## ● Gb 10

*Fubai,* „Durchschimmernde Helligkeit"

**Funktion**
Reunionspunkt mit dem Dü- und Bl-Meridian

**Lokalisation**
Hinter und oberhalb der Ohrmuschel, im Schnittpunkt zwischen einer Horizontalen in Höhe der Augenbrauen (Hilfslinie bei der Schädelakupunktur) und einer Vertikalen durch den Hinterrand des Mastoids

**Punktur**
3 *Fen* schräg, horizontal

**Indikation**
**Lokoregional:** Tinnitus, Hypakusis, Halsschmerzen, Zahnschmerzen, Lymphadenitis cervicalis et nuchalis
**Überregional:** Schulter- und Armschmerzen, Thoraxschmerzen

## ● Gb 11

*Touqiaoyin,* „*Yin*-Höhlung" (durch die das *Yin* eindringt)

**Funktion**
Wichtiger energetischer Punkt des Gb-Meridians
Reunionspunkt mit dem 3E- und dem Bl-Meridian

**Lokalisation**
In einer deutlichen Knochendelle, am hinteren oberen Anteil des Mastoids, 1,5 *Cun* über Gb 12

**Punktur**
3 *Fen* schräg, horizontal

**Indikation**
**Lokoregional:** Scheitelkopfschmerzen, Augenschmerzen mit Augenflimmern, Nackenschmerzen
**Überregional:** Schmerzen in der seitlichen Thoraxregion, ständig bitterer Mundgeschmack
➤ Abb. 5.150

## ● Gb 12

*Wangu,* „Knochen des Gehörorgans“

**Funktion**
Reunionspunkt mit dem Bl- und Dü-Meridian

**Lokalisation**
In einer Delle am Hinterrand der Mastoidspitze, dort, wo sich der Ansatz des M. sternocleidomastoideus befindet (zur leichteren Lokalisation Kopf nach vorne beugen lassen)

**Punktur**
3–8 *Fen* schräg

**Indikation**
**Lokoregional:** Fazialisparese, Kopfschmerzen, Schwindel, Tinnitus, Angina mit zum Mastoid ausstrahlenden Schmerzen, Zahnschmerzen, Trismus, Nackenschmerzen

## ● Gb 13

*Benshen,* „Ursprung des Geistes *(Shen)*“

**Funktion**
Reunionspunkt mit dem Haltegefäß des *Yang (Yangweimai)*

**Lokalisation**
In der seitlichen Stirnregion, in Höhe von Bl 4, von dem er 1,5 *Cun* lateral gelegen ist, 3 *Cun* lateral von LG 24

**Punktur**
3–5 *Fen* schräg, Nadel nach posterior gerichtet

**Indikation**
**Lokoregional:** Fazialisparese, Augenleiden
**Überregional:** epileptiforme Anfälle, Nackensteifigkeit, Thoraxschmerzen

**Anmerkung**
Gb 13 ist identisch mit der in der Schädelakupunktur beschriebenen Magen-Leber-Gallen-Zone.

## ● Gb 14

*Yangbai,* „Reines, blankes *Yang*“

**Funktion**
Reunionspunkt mit dem 3E-, Ma-, Di-Meridian und dem Haltegefäß des *Yang (Yangweimai)*

**Lokalisation**
Beim Blick geradeaus, genau über der Pupille, 1 *Cun* über der Mitte der Augenbrauen

**Punktur**
2–5 *Fen* senkrecht oder in Richtung Augenbrauen

**Indikation**
**Lokoregional:** Kopfschmerzen in der Frontalregion, Trigeminusneuralgien des 1. Astes, Tics, Augenschmerzen mit Flimmern, verschwommene Sicht. Bei Augenleiden oft mit Extrapunkten *Taiyang* (EX-HN 5) und *Yintag* (EX-HN 2) kombiniert.
**Überregional:** Testpunkt für Gallenerkrankungen, Gb 14 ist in diesen Fällen besonders druckempfindlich. Koliken können von ihm aus behoben werden.

## ● Gb 15

*Toulinqi,* „Einstand der Tränen“

**Funktion**
Reunionspunkt mit dem 3E-, dem Bl-Meridian und dem Haltegefäß des *Yang (Yangweimai)*

**Lokalisation**
Mitte der oberen Stirnregion, innerhalb der natürlichen Haargrenze, auf einer Vertikalen durch die Pupillenmitte, in Höhe von Bl 4 und Gb 13

**Punktur**
3–8 *Fen* schräg, Nadel nach aufwärts gerichtet

**Indikation**
**Lokoregional:** alle Augenleiden, behinderte Nasenatmung, epileptiforme Anfälle, Zustände nach zerebralen Insulten, Kongestionskopfschmerzen

## ● Gb 16

*Muchuang,* „Augenfenster“

**Funktion**
Reunionspunkt mit dem Haltegefäß des *Yang (Yangweimai)*

**Lokalisation**
1,5 *Cun* posterior von Gb 15

**Punktur**
3–8 *Fen* schräg, Nadel nach posterior gerichtet

**Indikation**
**Lokoregional:** Augenleiden, Lid- und Gesichtsödeme, Schwindel beim Drehen des Kopfes, Kopfschmerzen

Gb

5

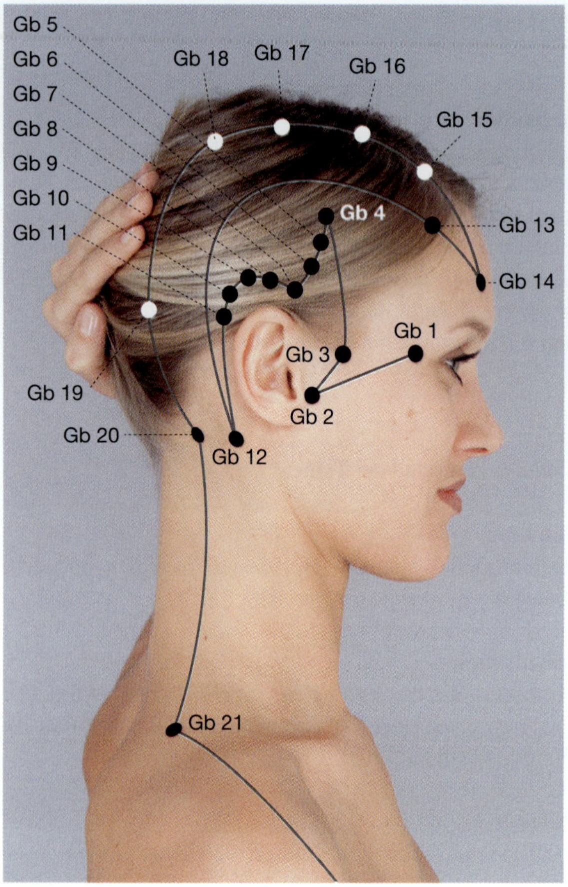


**Abb. 5.151** Gb 1–Gb 21

## Gb 17

*Zhengying,* „Regelrechte Bahn"

**Funktion**
Reunionspunkt mit dem Haltegefäß des *Yang (Yangweimai)*

**Lokalisation**
Im Schnittpunkt einer Vertikalen durch den vorderen Ohrmuschelansatz, 1,5 *Cun* hinter Gb 16

**Punktur**
3–8 *Fen* schräg, Nadel nach posterior gerichtet

**Indikation**
**Lokoregional:** Kopfschmerzen, Augenflimmern, Zahnschmerzen, Gingivitis, Zahnabszesse

## Gb 18

*Chengling,* „Empfang des Geistes"

**Funktion**
Reunionspunkt mit dem Haltegefäß des *Yang (Yangweimai)*

**Lokalisation**
1,5 *Cun* hinter Gb 17

**Punktur**
3–8 *Fen* schräg, Nadel nach posterior gerichtet

**Indikation**
**Lokoregional:** Kopfschmerzen bei Zugempfindlichkeit
**Überregional:** Nasenbluten

**Tradition**
Punktur war verboten, nur Moxibustion erlaubt.

## Gb 19

*Naokong,* „Öffnung zum Gehirn"

**Funktion**
Reunionspunkt mit dem Haltegefäß des *Yang (Yangweimai)*

**Lokalisation**
1,5 *Cun* oberhalb des folgenden Punktes Gb 20

**Punktur**
3–8 *Fen* schräg, Nadel nach abwärts gerichtet

**Indikation**
Heftige Kopfschmerzen, die zum Augenschluss zwingen, Fotophobie, Nackenschmerzen, Nasenbluten

**Tradition**
Der chinesische Arzt Hua Tuo (vgl. Van Nghi 1971) empfahl Gb 19 besonders bei heftigen Kopfschmerzen.

## Gb 20

*Fengchi,* „Teich des Windes"

**Funktion**
Reunionspunkt mit dem 3E-Meridian und dem Haltegefäß des *Yang (Yangweimai)*

**Lokalisation**
Am unteren Okzipitalrand, hinter dem Mastoid in einer Vertiefung lateral des Ansatzes des M. trapezius. Wenn man auf den Punkt Gb 20 klopft, spürt man die Reperkussion im Ohr.

**Punktur**
3 *Fen* senkrecht oder die Nadel in Richtung zur kontralateralen Augenhöhle 1 *Cun* tief einstechen oder zum spiegelbildlichen Gb 20 durchstechen
➤ Abb. 5.151

**Indikation**

**Lokoregional:** unerträgliche Nackenschmerzen, Tortikollis mit LG 14 und LG 13; Migräne, Kopfschmerzen, menièreformer Schwindel, Folgezustände nach zerebralen Insulten, Hypakusis, Tinnitus

**Überregional:** Augenschmerzen und Entzündungen mit ständigem Tränenfluss, Nasenbluten, Rhinitis; Abgeschlagenheit und Muskelschwäche bei Infekten; Muskelschmerzen in der Lendenregion, die den Kranken zwingen, eine gebückte Haltung einzunehmen

**Allgemein:** wichtiger Punkt mit sympathikotoner Wirkung; mit Bl 10 zur vegetativen Regulation („vegetative Basis"); allgemeine Schwäche des Nervensystems

**Anmerkung**

Vorzüglicher Punkt für Aku-Injektionen im Schädelbereich, nach zerebralen Insulten, bei allen zerebralen Vaskulopathien, seien es prämorbide oder Folgezustände.

## ● Gb 21

*Jianjing,* „Brunnen der Schulter"

**Funktion**

Reunionspunkt mit dem 3E- und Ma-Meridian sowie dem Haltegefäß des *Yang (Yangweimai)*

**Lokalisation**

Am höchsten Punkt der Schulter, über der Mitte zwischen Akromion und Unterrand des 7. Halswirbels (HW)

**Punktur**

5 *Fen* bis 1 *Cun* senkrecht

**Indikation**

**Lokoregional:** alle Arten von Kontusionen, Schulter-, Rücken- und Nackenschmerzen, Schulter-Arm-Syndrom

**Überregional:** zur Steigerung der Muskelkraft der unteren Extremitäten, zusammen mit Gb 34 und Ma 36; thyreogene Dystonie, zerebrale Insulte, Schwindel, Blutungen nach Partus oder Abortus, Parametritis, Endometritis, Mastitis, auch Brustabszesse

**Anmerkung**

Extrem wichtiger Punkt! Bildet ein Zentrum der vitalen Energie, die über ihn beeinflusst werden kann. Gb 21 soll nicht während der Schwangerschaft verwendet werden! Stimulation durch Laserakupunktur möglich.

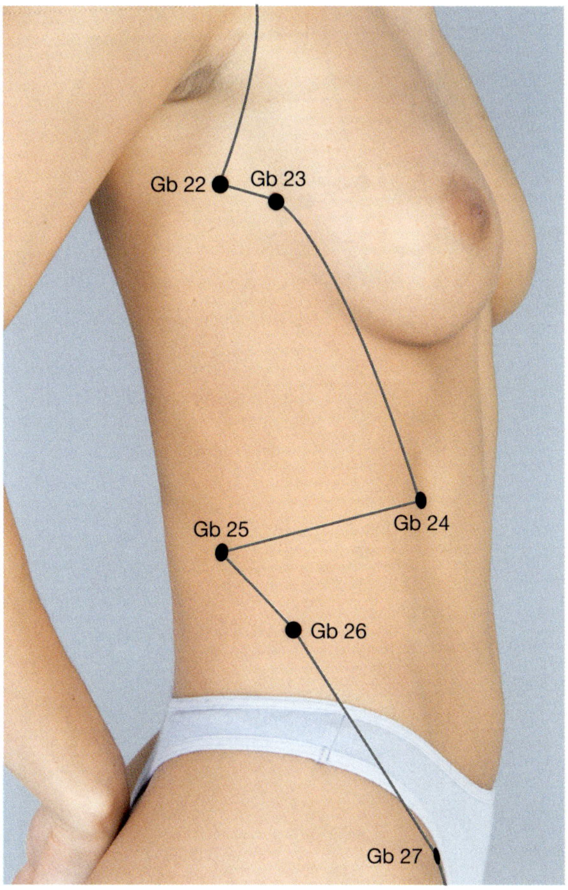


**Abb. 5.152** Gb 22–Gb 27

## ● Gb 22

*Yuanye,* „Pforte der Achsel"

**Lokalisation**

Arm heben lassen, 3 *Cun* unterhalb der vorderen Axillarfalte, im 4. ICR in einer deutlichen Vertiefung

**Punktur**

3 *Fen* bis 1 *Cun* schräg

**Indikation**

**Lokoregional:** Interkostalneuralgien, Pleuralgien, Lymphadenitis axillae, Schulterschmerzen

**Tradition**

Moxibustion des Punktes verboten

➤ Abb. 5.152

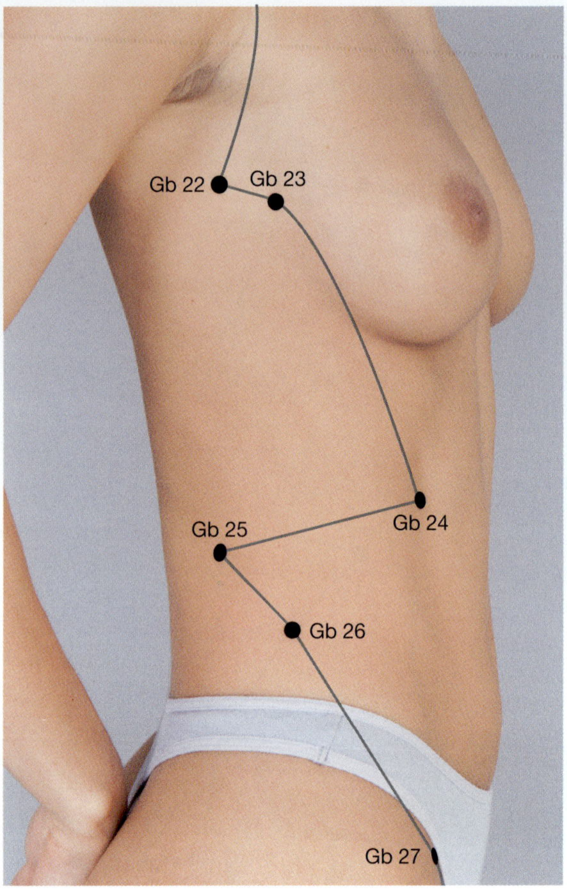


**Abb. 5.153** Gb 22–Gb 27

## Gb 23

*Zhejin*, „Flankenmuskel"

**Funktion**
Reunionspunkt mit dem Bl-Meridian

**Lokalisation**
Im 4. ICR im Schnittpunkt der horizontalen Mamillarlinie mit der Präaxillarlinie (Patienten in Seitenlage den Arm heben lassen)

**Punktur**
3–5 *Fen* schräg

**Indikation**
**Lokoregional:** Husten mit starkem Auswurf und Beklemmungsgefühl, man kann im Liegen nicht normal atmen.
**Überregional:** Sodbrennen, saures Aufstoßen, Erbrechen, Hypersalivation; alle Cholezystopathien, Koliken mit Schmerzausstrahlung zum Schulterblatt
**Allgemein:** Müdigkeit, dabei Unruhe, man kann nicht ruhig liegen, man ächzt und stöhnt.

## Gb 24

*Riyue*, „Sonne und Mond"

**Funktion**
Haupt-*Mu*-Alarmpunkt des Gb-Meridians
Reunionspunkt mit dem MP-Meridian und dem Haltegefäß des *Yang (Yangweimai)*

**Lokalisation**
Auf der vertikalen Mamillarlinie, im 7. ICR (ca. 5 *Fen* unter Le 14)

**Punktur**
3–5 *Fen* schräg

**Indikation**
**Überregional:** bei allen Lebererkrankungen mit Le 5 bei dessen Funktion: *Luo*-Durchgangspunkt zum Gallenblasen-Meridian; Gb 24 allein bei Flatulenz, Fettunverträglichkeit, Cholangio- und Cholezystopathien; Singultus, Magenschmerzen
**Psyche:** Punkt der „Wut", vergleichbar mit dem Punkt des „Ärgers" Le 3

## Gb 25

*Jingmen*, „Tor der Hauptstadt"

**Funktion**
Er ist der *Mu*-Alarmpunkt des Ni-Meridians

**Lokalisation**
Am freien Ende der 12. Rippe (wenn man sich 1,5 *Cun* oberhalb des Nabels eine Horizontale denkt, schneidet diese den Punkt Gb 25)

**Punktur**
3–5 *Fen* senkrecht

**Indikation**
**Lokoregional:** Interkostalneuralgie
**Überregional:** wichtig bei Roemheld-Syndrom, Darmspasmen, Gallenkoliken mit Schmerzen in der Skapularegion, Nephropathien, Nierenkoliken, Dysurie
➤ Abb. 5.153

## Gb 26

*Daimai*, Gürtelgefäß

**Funktion**
Gb 26 ist ein Punkt des Gürtelgefäßes *(Daimai)*.

**Lokalisation**
Etwas vor dem höchsten Punkt des Darmbeinkamms, in der vorderen Axillarlinie, knapp über der Nabelhöhe

**Punktur**
3 *Fen* bis 1 *Cun* senkrecht

**Indikation**
**Lokoregional:** hohe Ischialgien, Lumbago, Zystitis, Reizblase, Prostatitis, Adnexitis, Para- und Endometritis, alle entzündlichen Affektionen im kleinen Becken, Dysmenorrhö, Menstruationsstörungen, alle Formen des Fluors; erschwerte und schmerzhafte Defäkation
**Allgemein:** Spezialpunkt für gynäkologische Erkrankungen (speziell in der Tradition erwähnt)

## ● Gb 27

*Wushu,* „5 Angelpunkte, Scharniere“

**Funktion**
Gb 27 ist ebenfalls ein Punkt des außerordentlichen Meridians Gürtelgefäß *(Daimai)*

**Lokalisation**
3 *Cun* unter Gb 26, auf der Höhe der Spina iliaca anterior superior (7 *Cun* lateral von KG 4)

**Punktur**
5 *Fen* bis 1 *Cun* senkrecht

**Indikation**
Im Wesentlichen wie Gb 26

## ● Gb 28

*Weidao,* „Verbindungsstraße“

**Funktion**
Gb 28 ist ebenfalls ein Punkt des außerordentlichen Meridians Gürtelgefäß *(Daimai)*

**Lokalisation**
Am vorderen Anteil der Spina iliaca anterior superior, 5 *Fen* unter Gb 27

**Punktur**
5 *Fen* bis 1 *Cun* senkrecht

**Indikation**
Wie Gb 26, zusätzlich gegen Obstipation

## ● Gb 29

*Juliao,* „Wohngrube“

**Funktion**
Reunionspunkt mit dem Haltegefäß des *Yang (Yangweimai)*

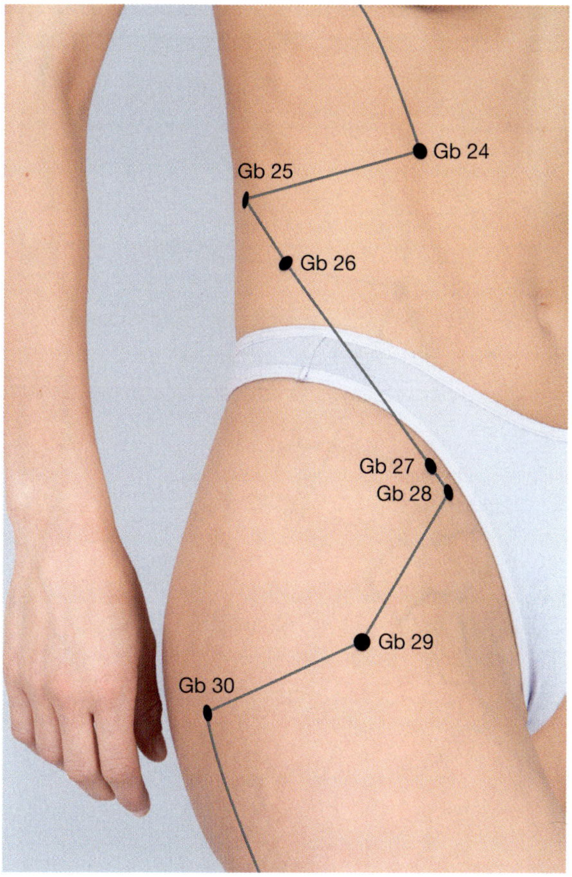


**Abb. 5.154** Gb 24–Gb 30

**Lokalisation**
Bei gebeugtem Oberschenkel am äußeren Ende der Inguinalfalte bzw. in der Mitte einer Verbindungslinie zwischen der Spina iliaca anterior superior und dem erhabensten Punkt des Trochanter major

**Punktur**
8 *Fen* bis 1 *Cun* senkrecht

**Indikation**
**Lokoregional:** Rheumaschmerzen der Hüfte zusammen mit Gb 30 sowie der unteren Extremitäten, ausstrahlend in die Nierenregion
**Überregional:** Unterbauchschmerzen, Zystitis, Orchitis, Endometritis, Adnexaffektionen, seitliche Thoraxschmerzen, Schulterschmerzen

**Tradition**
Moxibustion verboten.
➤ Abb. 5.154

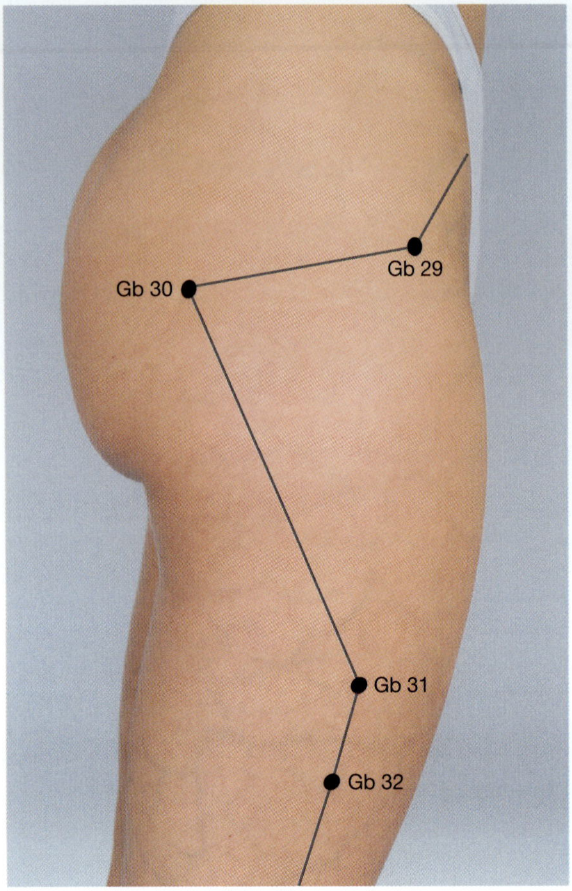


**Abb. 5.155** Gb 29–Gb 32

## Gb 30

*Huantiao,* „Sprung durch den (Lenden-)Gürtel"

**Funktion**

Reunionspunkt mit dem Bl-Meridian (mit Bl 31, über Senkundärgefäß)

**Lokalisation**

Bei stehenden Patienten etwas hinter dem vorspringenden Punkt des Trochanter major in einer Vertiefung. In Seitenlage ist das untere Bein gestreckt, das obere Bein beugt man mit der linken Hand und tastet nun den Punkt Gb 30 hinter dem Trochanter major in einer Vertiefung entsprechend dem Spalt des Koxofemoralgelenks.

**Punktur**

5 *Fen* bis 2 *Cun* senkrecht

**Indikation**

**Lokoregional:** Punkt für die Ischiastherapie, Kreuzschmerzen, Hüft- und Kniegelenksschmerzen, besonders jene, die sich in Ruhestellung sowie bei Feuchtigkeit und Kälte verschlimmern

**Überregional:** Hemiplegie, schlaffe Paresen der Beinmuskulatur – tiefer Stich erforderlich – Dermatitiden, besonders mit Bläschenbildung, Erythema nodosum mit rheumatoiden Beschwerden mit 3E 5, Bl 23, Bl 54, Di 4, Di 11, MP 10

**Allgemein:** Eine extreme Druckempfindlichkeit kann auf Knochenerkrankungen und auch Eiterungen hinweisen (Testpunkt wie Bl 11, Ni 6).

## Gb 31

*Fengshi,* „Stadt, Ort des Windes"

**Lokalisation**

An der Außenseite des Oberschenkels, 6 *Cun* oberhalb der Kniegelenksfalte oder dort, wo in „Habt-Acht"-(„Stillgestanden")-Stellung, die Mittelfinger den Oberschenkel berühren

**Punktur**

5 *Fen* bis 2 *Cun* senkrecht

**Indikation**

**Lokoregional:** rheumatische Schmerzen in den Kniegelenken mit Schwächegefühl in den Beinen, Ischialgie, Meralgia paraesthetica

**Überregional:** Pruritus universalis, Urtikaria

**Allgemein:** durch Wind und Zugluft ausgelöste oder verschlimmerte Beschwerden (daher der Name des Punktes)

## Gb 32

*Zhongdu,* „Mittlere Furche"

**Lokalisation**

1 *Cun* unter Gb 31

**Punktur**

5 *Fen* bis 1 *Cun* senkrecht

**Indikation**

**Lokoregional:** Ischialgie, Muskelschwäche, Sensibilitätsstörungen

**Tradition**

Gb 32 macht Sekundärgefäße durchgängig

➤ Abb. 5.155

## Gb 33

*Xiyangguan,* „Grenze des Yang“

**Lokalisation**
Oberhalb des Epicondylus femoris lateralis, 1 *Cun* proximal vom Gelenkspalt oder 3 *Cun* oberhalb von Gb 34

**Punktur**
5 *Fen* bis 1 *Cun* senkrecht

**Indikation**
**Lokoregional:** Sensibilitätsstörungen, Schmerzen im Kniegelenk, die das Beugen und Strecken erschweren
**Überregional:** Parese der unteren Extremitäten

**Tradition**
Moxibustion verboten

## Gb 34

*Yanglingquan,* „Quelle des Yanghügels“

**Funktion**
Meisterpunkt der Muskulatur
Meer-*He*-Punkt des Meridians

**Lokalisation**
In der Vertiefung, die bei gebeugtem Knie vor und unter dem Fibulaköpfchen tastbar ist.

**Punktur**
3 *Fen* bis 1 *Cun* senkrecht

**Indikation**
**Lokoregional:** Spezialpunkt gegen Kniegelenksschmerzen, oft zusammen mit dem spiegelbildlich innen liegenden Punkt MP 9 als „Zange“; rheumatische Gonarthritis, Gonarthrosen mit arthritischen Schüben; Koxarthralgien, Sensibilitätsstörungen der unteren Extremität, Muskelspasmen und Kontrakturen in diesem Bereich; ödematöse Schwellungen und Entzündungen der Unterschenkel, Durchblutungsstörungen, ischialgiforme Schmerzen
**Überregional:** Paresen nach Hemiplegien, Cholezystopathien mit in die seitliche Thoraxgegend ausstrahlenden Schmerzen, atonische Obstipation
**Allgemein:** als „Meisterpunkt der Muskeln“ für alle Beschwerden und Krankheiten, die mit der Muskulatur und dem Sehnenapparat in Zusammenhang stehen; wirkt auch auf die Durchblutung der unteren Extremitäten

**Anmerkung**
Zur Hebung der Muskelkraft bei Sportlern (Lauf- und Springwettbewerbe, Rad- und Skisport)

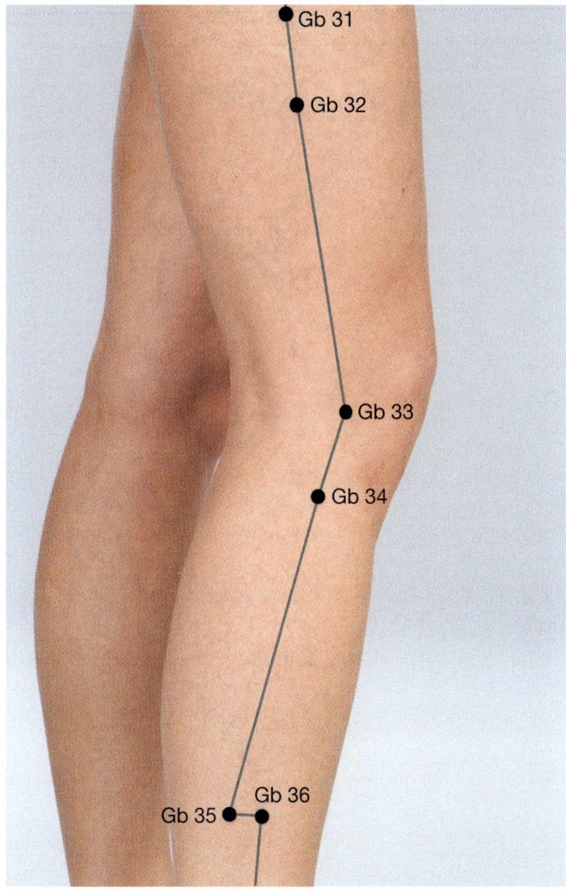


**Abb. 5.156** Gb 31–Gb 36

**Tradition**
Dieser Meer-*He*-Punkt ist der Erde zugeordnet.

## Gb 35

*Yangjiao,* „Kreuzung des *Yang*“

**Funktion**
Reunionspunkt mit dem Haltegefäß des *Yang (Yangweimai)*

**Lokalisation**
Auf einer gedachten Vertikalen durch Bl 60, 7 *Cun* oberhalb der Spitze des Malleolus externus an der dorsalen Seite der Fibula

**Punktur**
1 *Cun* schräg

**Indikation**
**Lokoregional:** laterale Ischialgien, Kniegelenksschmerzen, Unterschenkelschmerzen
**Überregional:** asthmoide Bronchitis mit Beklemmungsgefühl und Angstzuständen

➤ Abb. 5.156

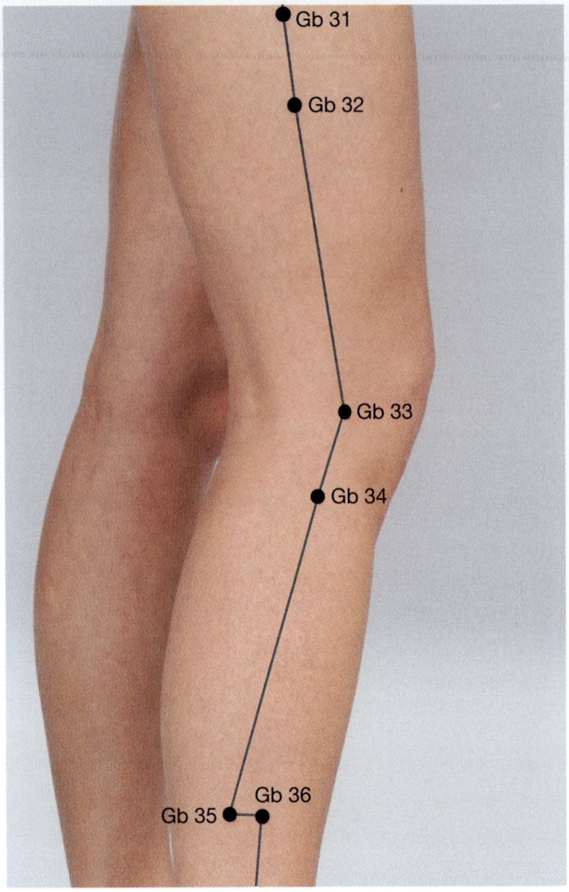


**Abb. 5.157** Gb 31–Gb 36

## Gb 36

*Waiqiu*, „Äußerer Hügel“

**Lokalisation**
1 *Cun* ventral von Gb 35 auf der Vorderseite der Fibula

**Punktur**
1 *Cun* schräg

**Indikation**
**Lokoregional:** Schmerzen lateral im Unterschenkel, Wadenkrämpfe mit Bl 57
**Überregional:** Nackenschmerzen mit Muskelkontrakturen

**Anmerkung**
Auch in der neueren chinesischen Literatur gibt es unterschiedliche Angaben für die Reihenfolge von Gb 35 und Gb 36. In der Praxis spielt dies jedoch keine Rolle, da hauptsächlich lokoregionale Anwendung.

**Tradition**
An Gb 36, dem *Xi*-Spaltpunkt, beginnt sich die Energie des Gb-Meridians zu manifestieren. Der Punkt gilt als Spezialpunkt gegen exzessive Wutanfälle, oft zusammen mit Le 2 und Le 3 sowie Gb 24.
➤ Abb. 5.157

## Gb 37

*Guangming*, „Strahlendes Licht“

**Funktion**
*Luo*-Durchgangspunkt, über ihn Verbindung zum *Yuan*-Quellpunkt des gekoppelten *Yin*-Partners Le 3

**Lokalisation**
5 *Cun* oberhalb des äußeren Knöchels, am hinteren Fibularand

**Punktur**
5 *Fen* bis 1 *Cun* senkrecht

**Indikation**
**Lokoregional:** Neuralgien und Parästhesien der Unterschenkel, Muskelatonien
**Überregional:** Cholezystopathien, Hepatopathien, bei Gallenkoliken zusammen mit Gb 38, Le 3, KG 13, Gb 24, Bl 19; Schläfenkopfschmerz
Spezialpunkt bei Augenschmerzen, Sehstörungen, Nachtblindheit; wird auch als Fernpunkt zur Analgesie bei manchen Augenoperationen verwendet
**Allgemein:** Peronäus-Testpunkt

## Gb 38

*Yangfu*, „Unterstützung des *Yang*“

**Funktion**
Sedativpunkt des Gb-Meridians

**Lokalisation**
4 *Cun* oberhalb des äußeren Knöchels, am Hinterrand der Fibula

**Punktur**
5 *Fen* bis 1 *Cun* senkrecht

**Indikation**
**Lokoregional:** von der Hüfte zum äußeren Knöchel ziehende Schmerzen, Arthralgien der Kniegelenke, Varizen
**Überregional:** seitliche und Stirnkopfschmerzen, Schmerzen im Bereich des Canthus externus; abnormes Schwitzen, Entzündungen und Abszesse der Achselhöhlen; bitterer Mundgeschmack, Cholezystopathien
**Allgemein:** wandernde Schmerzen im ganzen Körper, häufig mit Bl 60, 3E 10

**Tradition**
Nach *Nei Jing* ist Gb 38 ein Konzentrationspunkt der Meridianenergie, über den man die „Fülle" beeinflussen kann. Dieser Fluss-*Jing*-Punkt ist dem Feuer zugeordnet.

## ● Gb 39

*Xuanzhong,* „Mehrere, verschiedene Reunionen"

**Funktion**
Meisterpunkt für das Knochenmark. Gruppen-*Luo*-Durchgangspunkt (Bl-, Ma-, Gb-Meridian)

**Lokalisation**
3 *Cun* oberhalb des äußeren Knöchels, am Hinterrand der Fibula

**Punktur**
3 *Fen* bis 1 *Cun* senkrecht oder in Richtung zum Punkt MP 6 stechen (cave Arterie!)

**Indikation**
**Lokoregional:** ödematöse Schwellungen und Entzündungen im gelenksnahen Bereich
**Überregional:** Schmerzsensationen in den Knochen und Muskeln; rheumatische Gelenksschmerzen, die einmal dieses, dann wieder ein anderes Gelenk befallen; Kontrakturen und Sensibilitätsstörungen im Bereich der Unterschenkel, Nacken-, Rücken- und Kreuzschmerzen. Appetitlosigkeit, geblähter Oberbauch, Diarrhö abwechselnd mit Obstipation, Hämorrhoiden; zerebrale Insulte und deren Folgen, Epilepsie
**Allgemein:** ständig cholerisch oder schlecht aufgelegt

**Tradition**
Nach den „81 Fragen des gelben Kaisers *Hoang Ti*" *(Huang Neijing Suwen)* regiert dieser Punkt das „Mark" und hat somit Einfluss auf Hämatopoese.

## ● Gb 40

*Qiuxu,* „Hügel der Verträge"

**Funktion**
*Yuan*-Quellpunkt des Meridians, steht in Verbindung mit dem *Luo*-Durchgangspunkt des Leber-Meridians, Le 5 *(Ligou)*

**Lokalisation**
Am Fußrücken, über dem Kalkaneokuboidgelenk, am vorderen unteren Anteil des äußeren Knöchels, in einem Grübchen

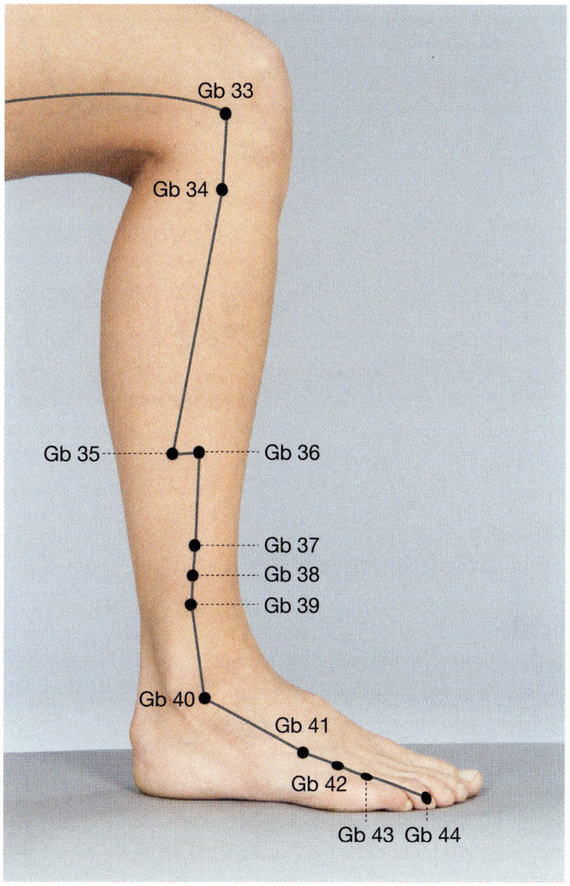


**Abb. 5.158** Gb 33–Gb 44

**Punktur**
3 *Fen* senkrecht bis 1 *Cun* schräg

**Indikation**
**Lokoregional:** Schmerzen und Schwellung im Bereich des Sprunggelenks mit Ma 41
**Überregional:** Beklemmungsgefühl in der seitlichen Thoraxregion mit erschwerter Atmung; Cholezystopathien und -lithiasis, Koliken, Hepatopathien, Darmspasmen. Schmerzen in der Nierenregion, am Beckengürtel, Muskelkontrakturen und Krämpfe, die das Gehen behindern, Ischialgie; ödematöse Schwellungen des Gesichtes, Lymphadenitis axillaris
**Allgemein:** Allgemeine Müdigkeit und Schwäche, der Kranke kann sich nicht aufrecht halten.

➤ Abb. 5.158

Gb

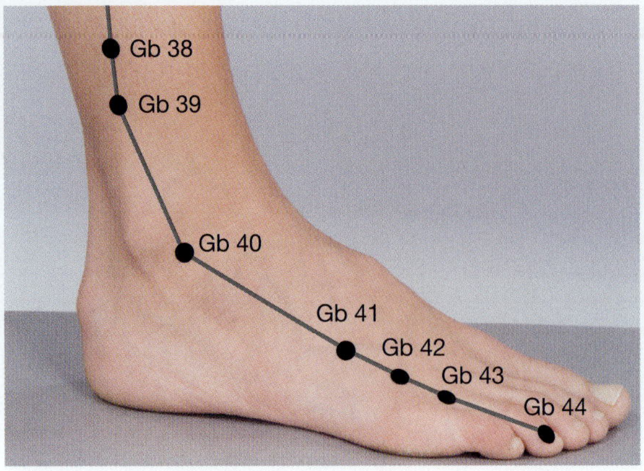


**Abb. 5.159** Gb 38–Gb 44

## ● Gb 41

*Zulinqi,* „Wo die Tränen auftreffen"

**Funktion**
Kardinalpunkt (Schlüsselpunkt), über den das Gürtelgefäß *(Daimai)* eingeschaltet werden kann
„Meisterpunkt" gegen rheumatische Beschwerden

**Lokalisation**
Dorsal, im Winkel zwischen den Metakarpalia IV und V, in einer Mulde (kleine Zehe nach außen ziehen)

**Punktur**
3–5 *Fen* senkrecht

**Indikation**
**Überregional:** Konjunktivitis, Augenflimmern, Schmerzen in der Mastoidgegend, die über den Schädel ausstrahlen, Hypakusis. Rippenschmerzen, Pleuralgien, Lymphknotenschwellungen axillar, Mastitis; übermäßiges Schwitzen, Dermatitiden der Axillarregion, Dysmenorrhö
**Allgemein:** Prostaglandin-$E_1$-Wirkung, als Kardinalpunkt Wirkung bei allen Gelenkserkrankungen, bei rheumatischen Schüben, häufig zusammen mit 3E 5 in dessen Funktion als Kardinalpunkt und ebenfalls Meisterpunkt, Neuralgien

**Tradition**
Dieser Bach-*Shu*-Punkt ist dem Holz zugeordnet. Da der Gallen-Meridian insgesamt auch zum „Holz" gehört, nennt man den Punkt Gb 41 auch „Holz im Holz" oder in Anspielung auf seine Wirkung bei Rheuma „Wind im Wind".

## ● Gb 42

*Diwuhui,* „Fünf irdische Reunionen"

**Lokalisation**
5 *Fen* unter Gb 41, zwischen dem 4. und 5. Metatarsale

**Punktur**
1–5 *Fen* senkrecht

**Indikation**
**Überregional:** Schmerzen in der Achselregion, Mastopathien; Tinnitus

**Tradition**
Moxibustion verboten

## ● Gb 43

*Xiaxi,* „Talenge", „Am Rande der Rinne"

**Funktion**
Tonisierungspunkt

**Lokalisation**
An der Vereinigung der 4. und 5. Zehe, im Spatium interdigitale, näher dem Metatarsophalangealgelenk der 4. Zehe

**Punktur**
3–5 *Fen* senkrecht

**Indikation**
**Überregional:** Konjunktivitis, Tinnitus, Taubheit, Schwindel, Otitis externa. Zahn- und Kieferschmerzen, mit Ma 6, Di 4, Gb 41; Interkostalneuralgie, Mastitis; Schmerzen, die beim Drehen des Oberkörpers auftreten, ohne dass man sie genau lokalisieren kann
**Allgemein:** Da Gb 43 der Tonisierungspunkt ist, wird er in erster Linie bei Völlegefühl und zur Anregung der Funktion der Gallenblase mit bitterem Mundgeschmack und galligem Aufstoßen sowie bei atonischer Obstipation verwendet. Migränefernpunkt.

**Tradition**
Dieser Quell-*Ying*-Punkt ist dem Wasser zugeordnet.
➤ Abb. 5.159

## ● Gb 44

*Zuqiaoyin,* „Höhlung, Durchlass zum *Yin*"

**Funktion**
Anfangspunkt des TMM der Gallenblase

**Lokalisation**
1 *Fen* proximal und lateral vom äußeren Nagelfalzwinkel der 4. Zehe

**Punktur**
1–2 *Fen* senkrecht

**Indikation**

**Überregional:** Kopfschmerzen, Schmerzen in den äußeren Augenwinkeln, Angina, plötzliche Taubheit, Hörsturz, Krampfhusten, Atembeschwerden, Laryngopharyngitis; Schmerzen in der Herzgegend, Muskelkontrakturen, die das Heben der Arme erschweren; Mastitis

**Tradition**

Dieser Ursprung-*Jing*-Punkt (*Ting*-Punkt) ist dem Metall zugeordnet.

### 5.11.5 Der Funktionskreis Gallenblase aus traditioneller Sicht

➤ Abb. 5.160

Die Funktionskreise Gallenblase und Leber sind die funktionell-organischen Entsprechungen der Wandlungsphase Holz. Die Gallenblase bildet den Außen- oder *Yang*-Funktionskreis, die Leber den Innen- oder *Yin*-Funktionskreis.

#### *Yang* im *Yin* – die Bewegungen

Das Holz (Gallenblase-Leber) entspricht der energetischen Bewegung *Yang* im *Yin*. Wir meinen damit die durch das kleine *Yang (Shaoyang)* induzierte *Yin*-Bewegung, die beginnende Bewegung im neuen Zyklus, das Wachsen, das Entstehen, den Frühling, die aufsteigende Sonne, den Osten, den Wind.

Der *Yang*-Gallenblasen- und *Yin*-Leber-Anteil des Holzes sind funktionell und organisch sehr eng miteinander verbunden. Auch die Bewegung ist für Gallenblase *(Dan)* und Leber *(Gan)* die gleiche. Der *Yin*- und der *Yang*-Anteil beider Funktionskreise induzieren die gleiche Bewegung, nicht eine getrennte wie die von Magen und Milz. Diese Bewegung ist eine antreibende, in die richtige Richtung anstoßende, welche die systemimmanenten Bewegungen der anderen Funktionskreise beschleunigt, harmonisiert, überlagert, moduliert. Das Holz stärkt die anderen Wandlungsphasen in vorgezeichneter Richtung und integriert ihre Bewegungen ins Gesamtsystem. Die Energetik des Holzes kann in alle Richtungen gehen; das Holz verstärkt z. B. die Aufwärtsbewegung der Milz und die Abwärtsbewegung von Magen, Lunge und Dickdarm.

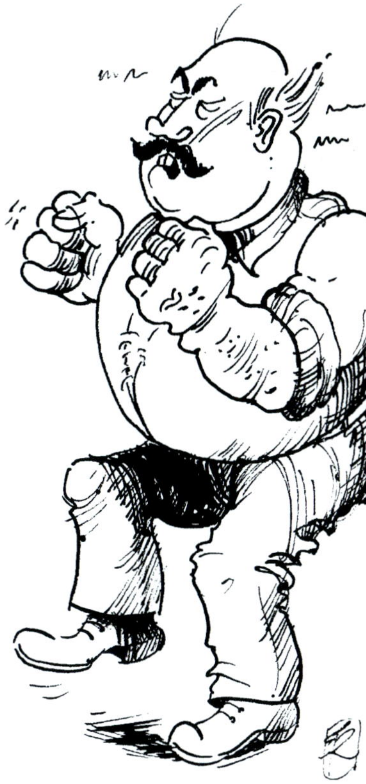

**Abb. 5.160** Galle-Typ

#### Psychogramm

Das Holz harmonisiert und moduliert das freie Fließen von *Qi* und *Xue*. Wird die Bewegung des Holzes blockiert, z. B. durch länger dauernden Ärger oder Frustration, spricht man von Leber-*Qi*- und Leber-Blut*(Xue)*-Stagnation. Dies wiederum kann zum sogenannten Leber-Feuer führen.

Ist der Bewegungsimpuls des Holzes exzessiv, spricht man vom „queren Angriff" z. B. auf Milz und Magen.

**Beispiele:** Aufsteigendes Gallenblasen-*Yang* dringt in den Oberen Erwärmer ein und verursacht dort eine *Yang*-Fülle. Der Patient beklagt sich nicht über Galle- oder Leberbeschwerden, sondern über Kopfschmerzen.

Epigastrische Schmerzen können verursacht sein durch Angriff des Gallenblasen-*Qi* auf den Magen (im Volksmund heißt es: „spuckt Gift und Galle" oder „da läuft mir die Galle über"). Das Gallenblasen- und Leber-*Qi* staut sich durch Ärger, Zorn oder Frustration und springt als Feuer auf den Magen über. Das Holz-*Qi* zwingt dem Magen seine eigene pathologische Energetik auf, also *Yang*. Magenbrennen und Nausea sind die Folgen.

# Leber-Meridian *(Ganjing)*

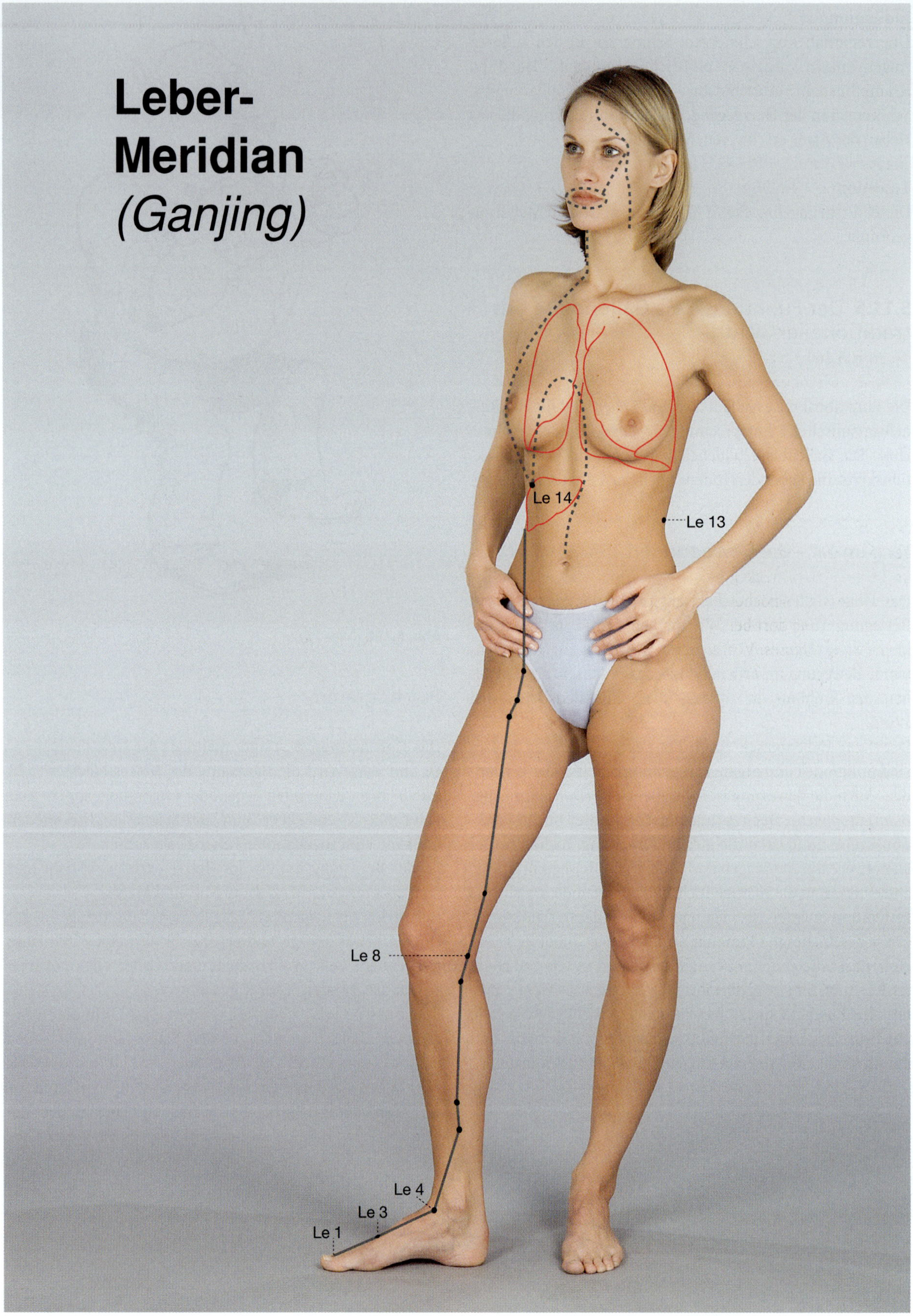

# 5.12 Leber-Meridian *(Ganjing)*

## 5.12.1 Leber-Meridian

➤ Abb. 5.161

**Charakteristik**

- **Bezeichnungen:** *Zujueyin,* Fuß-*Jueyin,* Gebeugtes *Yin* des Fußes, The leg absolute *Yin* Meridian
- **Abkürzungen:** Le (Leber), F (foie), Liv (liver)
- **Meridian eines Vollorgans** (Speicherorgans, *Zang),* daher *Yin;* nach internationaler Nomenklatur: der XII. Meridian im Energiekreislauf
- **Energieverlauf zentripetal,** vom Gallenblasen-Meridian zum Lungen-Meridian
- **Chronobiologie:** Optimalzeit zur Tonisierung 1–3 Uhr
- ***Shu*-Zustimmungspunkt:** Bl 18, 1,5 *Cun* seitlich der Dornfortsatzspitze des 9. BW
- ***Mu*-Alarmpunkt:** Le 14, auf der Mamillarlinie im 6. ICR
- Der **äußere Verlauf** ist durch 14 Punkte gekennzeichnet.

**Verlauf**

Der Meridian beginnt an der dorsalen Seite der großen Zehe am inneren Nagelwinkel, zieht über den Fußrücken, 1 *Cun* vor dem inneren Knöchel auf die Innenseite des Unterschenkels und passiert dort bei MP 6 die Kreuzungszone der *Yin*-Meridiane des Fußes. Von hier zieht er weiter nach aufwärts zum medialen Ende der Kniegelenksfalte.

Nun geht sein weiterer Verlauf über die Innenseite des Oberschenkels zur Leistenbeuge. Seine Bahn umfließt die Genitalien. Von dieser Zone zieht er nun aufwärts bis zu den Punkten Le 13 (am freien Ende der 11. Rippe) und Le 14, seinem *Mu*-Alarmpunkt und Endpunkt seines äußeren Verlaufs, der auf der Mamillarlinie im 6. ICR lokalisiert ist.

**Innerer Verlauf**

Vom Punkt Le 12 aus umkreist der innere Verlauf das äußere Genitale, trifft sich mit den Punkten MP 12 und MP 13, kreuzt das KG bei den Punkten KG 2, KG 3, KG 4 und verläuft mit einem inneren Ast zum Magen. Er dringt in die Leber, sendet einen Ast zur Gallenblase, tritt durch das Zwerchfell, teilt sich in der Rippenregion und verläuft über das Hypochondrium zum Pharynx, Larynx und zum Nasopharynx bis zum seitlichen Auge und zieht dann über die Stirn zum Punkt LG 20. Vom inneren Verlauf in Höhe der Leber zweigt ein Ast zur Lunge ab. Ein Ast geht vom seitlichen Auge nach kaudal ab, zieht zum Mundwinkel und umkreist die Innenseite der Lippen.

Innere Meridianverlaufsrichtung: unterschiedlich wegen der verschiedenen Äste

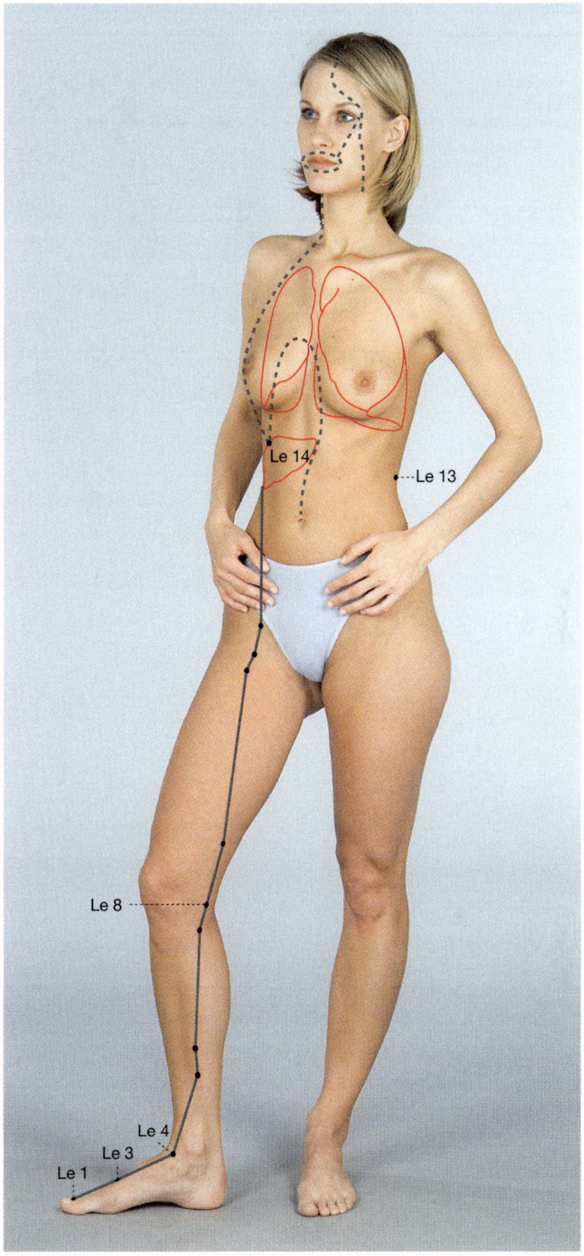


**Abb. 5.161** Verlauf des Leber-Meridians am Körper. Die gestrichelte Linie deutet den inneren Meridianverlauf an.

**BESONDERE PUNKTE**

**Leber-Meridian** *(Ganjing)*

- Tonisierungspunkt Le 8
- Sedativpunkt Le 2
- *Yuan*-Quellpunkt Le 3
- *Luo*-Durchgangspunkt Le 5 zu Gb 40
- *Shu*-Zustimmungspunkt Bl 18
- *Mu*-Alarmpunkt Le 14

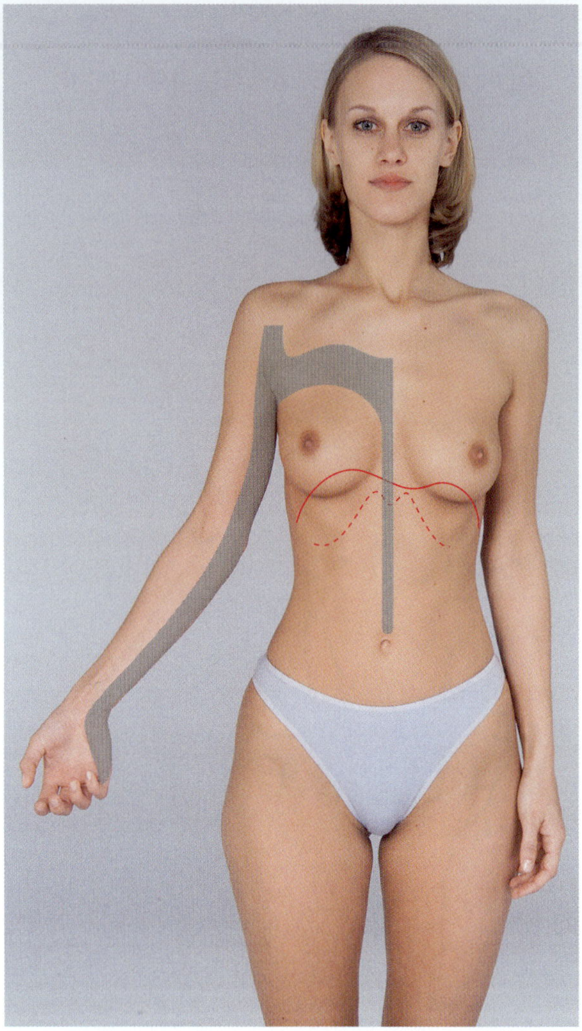

Abb. 5.162 Verlauf des tendinomuskulären Meridians

**Besonderheiten**

Die Rolle der Leber im Gesamtorganismus wurde mit der Fähigkeit, die Qualität einer Persönlichkeit aktiv zu projizieren, verglichen. Ihre Speicherfunktion für die aufbauende individualspezifische Energieform Blut *(Xue)* wird damit dargetan. Ebenso ihr Regulationsmechanismus, der einem bestimmten Biorhythmus unterliegt.

Diese Energie ist entscheidend für die physische Kraft, auch für die Impotentia coeundi und pathologische Ermüdungserscheinungen.

Die energetische Funktion der Leber ist daher für die Leistung des Muskel- und Sehnenapparates ebenso wie für jene der Retina verantwortlich. Von den Emotionen wurde ihr die stille Wut *(Yin),* der verhaltene Ärger zugeschrieben. „Es ist ihm etwas über die Leber gelaufen."

In der Lehre der Entsprechungen wird der Organkreis Leber-Galle der Wandlungsphase Holz und damit auch dem Wind und dem Frühling zugeordnet.

Der Leber-Meridian kann am besten mit der Bezeichnung „Assimilationsmeridian" charakterisiert werden.

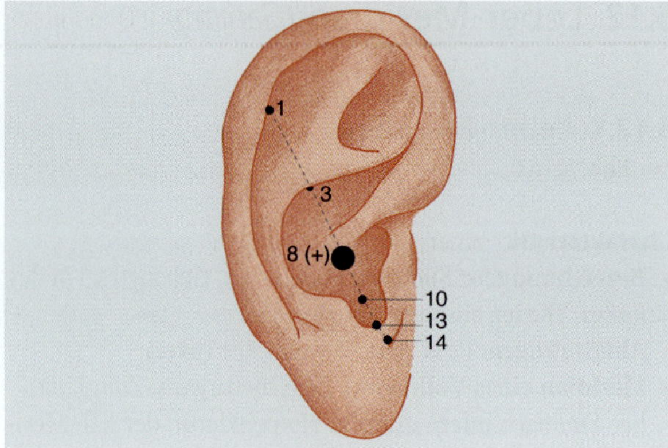


**Abb. 5.163** Verlauf des Leber-Meridians am Ohr

## 5.12.2 Tendinomuskulärer Leber-Meridian

➤ Abb. 5.162

Der Verlauf des TMM beginnt am großen Zeh mit dem Punkt Le 1, führt am Bein aufwärts zum Oberschenkel und endet oberhalb des Genitalbereichs.

## 5.12.3 Verlauf am Ohr

➤ Abb. 5.163

Der Leber-Meridian folgt auf der Ohrmuschel einer leicht gekrümmten Linie von der Innenseite des Helixrandes oberhalb des Darwin-Punktes über Anthelix und Cavum conchae bis kurz unterhalb der Incisura intertragica.

Der Anfangspunkt Le 1 liegt in der Helixfalte etwas oberhalb des Darwin-Punktes und entspricht dem Vitamin-$B_{12}$-Punkt. Er wird unter anderem bei Beschwerden im Bereich der Genitalien und des Anus sowie bei Bauchschmerzen und Blähungen eingesetzt. Auch in der Schulmedizin werden Vitamin-$B_{12}$-haltige Mittel bei Lebererkrankungen gegeben. Der Sedativ- und Spasmolyse-Punkt Le 2 ist in der Höhe der BWS gelegen (es führt ein innerer Ast des Leber-Meridians zur Wirbelsäule). Der *Yuan*-Quellpunkt Le 3 steht in Verbindung zum *Luo*-Durchgangspunkt des *Yang*-Partners Gb 37. Dieser Punkt Le 3 liegt im Bereich der sympathischen Ganglienkette in Höhe des 5./6. Brustwirbels und ist schon lange als nervaler Leber- oder Ärgerpunkt bekannt. Die Punkte Le 4–7 liegen in etwa auf einer Linie im Cavum conchae zu Le 8 hin.

Der *Luo*-Durchgangspunkt zum Gallenblasen-Meridian, der Punkt Le 5, liegt nahe dem Bereich der Gallenblase am Ohr. Der Tonisierungspunkt Le 8 entspricht exakt dem parenchymatösen Leberpunkt und ist wegen der Größe dieses Organs auch an der Ohrmuschel ein großer Punkt, der häufig mit 2 Nadeln therapiert werden muss. Er wird oft bei der Untersuchung gefunden und zeigt uns die Leberbelastung des heutigen Menschen.

Die Punkte Le 9–12 ziehen in einer Linie zur Hypophyse, dem Resonanzpunkt von Le 13. Dieser entspricht dem ACTH-Punkt, dem allgemeinen Antistress-Punkt nach Selye.
Der *Mu*-Alarmpunkt und Endpunkt des Leber-Meridians, der Punkt Le 14, liegt kurz unterhalb der Incisura intertragica. Wir verwenden diesen Punkt in Sedationsnadeltechnik zur Beruhigung einer Aggression. Daher ist dies auch ein wichtiger Punkt bei Suchtkrankheiten.

### 5.12.4 Die Punkte im Einzelnen

#### ● Le 1

*Dadun,* „Großer Hügel“

**Funktion**
Anfangspunkt des TMM der Leber

**Lokalisation**
2 mm proximal und lateral vom der 2. Zehe nahen Nagelfalzwinkel der Großzehe

**Punktur**
1–3 *Fen* senkrecht

**Indikation**
**Überregional:** Hernienbeschwerden aller Art, besonders Skrotalhernien und Schenkelhernien, Deszensusbeschwerden, Schmerzen in der Genitalregion bei beiden Geschlechtern; kolikartige Bauchschmerzen, Blähungen, Obstipation mit Gb 34, Menorrhagie, Harninkontinenz, abnormes Schlafbedürfnis

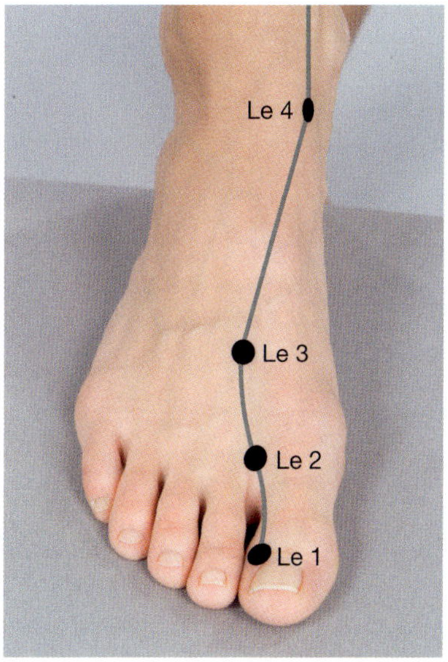


**Abb. 5.164** Le 1–Le 4

**Anmerkung**
Le 1 ist besonders bei Unterbauchbeschwerden hilfreich.

**Tradition**
Dieser Ursprung-*Jing*-Punkt (*Ting*-Punkt) ist dem Holz zugeordnet.
➤ Abb. 5.164

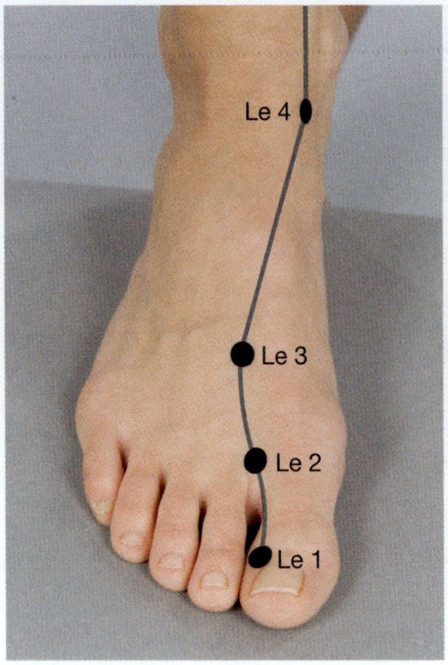


**Abb. 5.165** Le 1–Le 4



## ● Le 2

*Xingjian,* „Wirksamer Intervall"

**Funktion**
Sedativpunkt des Le-Meridians
Spasmolyse-Punkt

**Lokalisation**
In der interdigitalen Hautfalte zwischen der 1. und 2. Zehe, am lateralen Ende des Großzehengrundgelenks

**Punktur**
3–5 *Fen* schräg aufwärts

**Indikation**
**Lokoregional:** Kontrakturen und Muskelspasmen, Entzündungen und Schmerzen des Fußrückens, laterale Ischialgie
**Überregional:** Lichtscheu mit Tränenfluss, alle Augenaffektionen. Krampfhusten mit Brustschmerzen; abnormes Durstgefühl, Diabetes mellitus, alle Hepatopathien, abwechselnd Diarrhö und Obstipation, Darmspasmen, Aufstoßen, Brechreiz. Roemheld-Syndrom, Myokardose durch gestörte Leberfunktion; Menorrhagie, Harninkontinenz, Tenesmen, Sphinkterspasmen, Penisschmerzen, Beschwerden durch Hernien
**Allgemein:** starke spasmolytische Wirkung; Reizbarkeit, cholerisch, zornig, verträgt keinen Widerspruch, Kopfschmerzen, Ohnmacht, Konvulsionen, abnorme Esslust, stoffwechselbedingte abnorme Müdigkeit

**Tradition**
Dieser Quell-*Ying*-Punkt ist dem Feuer zugeordnet.

## ● Le 3

*Taichong,* „Der große Treffpunkt"

**Funktion**
*Yuan*-Quellpunkt, steht in Verbindung zum *Luo*-Durchgangspunkt seines gekoppelten *Yang*-Partners, zum Punkt Gb 37

**Lokalisation**
In einer Vertiefung, im Winkel zwischen dem 1. und 2. Metatarsale (Bifurkation der A. dorsalis pedis – A. metatarsea perforans)

**Punktur**
3–5 *Fen* senkrecht

**Indikation**
Siehe Le 2, zusätzlich Herzschmerzen, Hypertonie, spastische Obstipation, Hämorrhoiden, Mastitis, Menorrhagie, besonders bei Jugendlichen
**Allgemein:** Spasmolyse, allein oder unterstützend zu Le 2

**Anmerkung**
Wegen seiner anatomisch ähnlichen Lokalisation wird er auch „Di 4 des Fußes" genannt.

**Tradition**
Dieser Bach-*Shu*-Punkt ist gleichzeitig *Yuan*-Quellpunkt und der Erde zugeordnet.

## ● Le 4

*Zhongfeng,* „Verschluss, Versiegelung der Mitte"

**Lokalisation**
1 *Cun* vor dem inneren Knöchel in einer Vertiefung zwischen den Mm. extensor hallucis longus und tibialis anterior

**Punktur**
3–5 *Fen* senkrecht

**Indikation**
**Lokoregional:** Muskelkontrakturen und Durchblutungsstörungen im Unterschenkel, die das Gehen behindern, kalte Füße
**Überregional:** Unwohlsein nach dem Essen, Schmerzen und Blähungen, Appetitlosigkeit, Subikterus. Penisschmerzen, Dysurie, Harnverhaltung, Pollutionen, Hernien

**Tradition**
Dieser Fluss-*Jing*-Punkt ist dem Metall zugeordnet.
➤ Abb. 5.165

## Le 5

*Ligou*, „Rinnenende“

**Funktion**

*Luo*-Durchgangspunkt mit Verbindung über das transversale *Luo*-Gefäß zu seinem gekoppelten *Yang*-Partner, dem Gallenblasen-Meridian, und zwar zu dessen *Yuan*-Quellpunkt Gb 40

**Lokalisation**

5 *Cun* oberhalb der Spitze, des inneren Knöchels, an der Innenkante der Tibia

**Punktur**

3 *Fen* senkrecht bis 1 *Cun* schräg

**Indikation**

**Lokoregional:** Schmerzen beim Beugen des Unterschenkels
**Überregional:** Kontrakturen der Rückenmuskulatur, Singultus, Hepatopathien mit zeitweilig hellem Stuhl und Pruritus, Kolitis, Darmspasmen, Cholangiopathien, Flatulenz, Beschwerden durch Hernien. Schmerzen im Unterbauch, Dysurie, Oligomenorrhö, unregelmäßige Menstruation, alle Formen des Fluors; generalisiertes Hautjucken
**Allgemein:** traurige Verstimmung, Angstgefühl, Globusgefühl, Schwindel

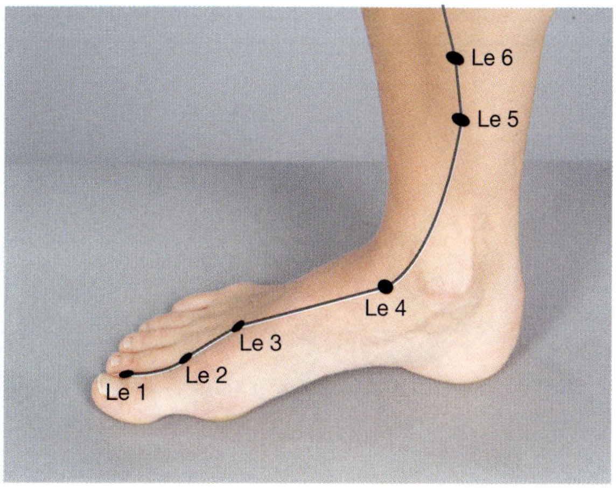


**Abb. 5.166** Le 1–Le 6

## Le 6

*Zhongdu*, „Zentrale Hauptstadt“

**Lokalisation**

7 *Cun* oberhalb der Spitze des inneren Knöchels, knapp hinter dem inneren Tibiarand

**Punktur**

3 *Fen* bis 1 *Cun* senkrecht oder schräg

**Indikation**

**Lokoregional:** Knie- und Knöchelschmerzen
**Überregional:** Menorrhagie, Blutungen post partum, unstillbare Diarrhö, Koliken besonders im Unterbauch, Hernienbeschwerden

➤ Abb. 5.166

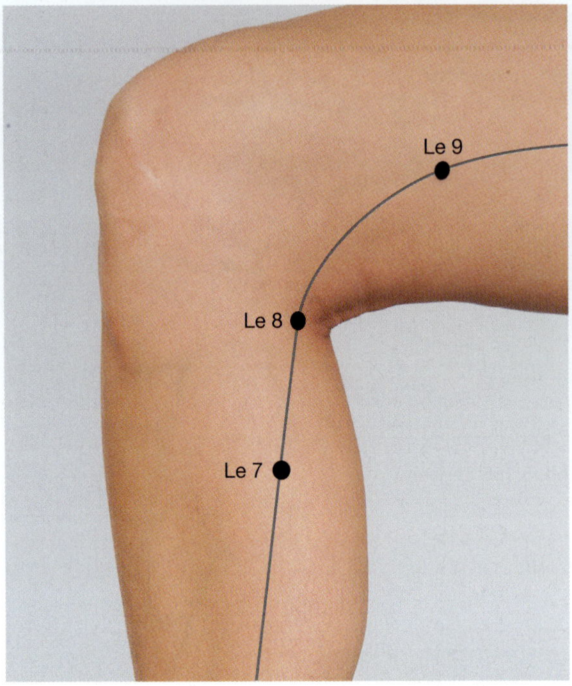


**Abb. 5.167** Le 7–Le 9

## Le 7

*Xiguan,* „Grenze des Knies“

**Lokalisation**

3 *Cun* unter dem medialen Kniegelenksspalt, unter und hinter dem medialen Gelenkkopf der Tibia (1 *Cun* posterior von MP 9)

**Punktur**

5 *Fen* bis 1 *Cun* senkrecht

**Indikation**

**Lokoregional:** Schmerzen an der Innenseite des Kniegelenks, vorwiegend rheumatischer Genese, die das Gehen behindern

## Le 8

*Ququan,* „Quelle an der Biegung“

**Funktion**

Tonisierungspunkt des Le-Meridians
Meer-*He*-Punkt

**Lokalisation**

Bei im 90-Grad-Winkel gebeugtem Knie, am medialen Ende der Kniegelenksfalte, neben dem Innenrand der Tuberositas tibiae, vor der Sehne des M. semimembranosus

**Punktur**

3 *Fen* bis 1 *Cun* senkrecht

**Indikation**

**Lokoregional:** Schmerzen an der Innenseite der Oberschenkel, im Kniegelenk mit Muskelkontrakturen, die die Bewegung erschweren

**Überregional:** Leberinsuffizienz mit Augmentatio hepatis, hellem Stuhl und Pruritus, Cholangiopathien, Ulkuskrankheit, abwechselnd Diarrhö und Obstipation, auch mit Schleim- und Blutbeimengung, Darmspasmen. Dysurie, sexuelle Schwächezustände, Pollutionen, Ejaculatio praecox, Penisschmerzen, Oligospermie; Bindegewebsschwäche im kleinen Becken, Dysmenorrhö, Vaginalschmerz, Pruritis vulvae; Nachtblindheit, allgemeine Sehschwäche

**Allgemein:** Der Punkt wird wegen seiner psychisch und somatisch kräftigenden Wirkung auf den Organismus häufig verwendet, z. B. bei Unruhe, Reizbarkeit, Depressionen, Globusgefühl, allgemeiner Müdigkeit, Schwindel.

**Tradition**

Dieser Meer-*He*-Punkt ist dem Wasser zugeordnet.

## Le 9

*Yinbao,* „Hülle des *Yin*“

**Lokalisation**

5 *Cun* oberhalb der inneren Kniegelenksfalte, in der Mulde, die an der Innenseite des Oberschenkels durch den M. vastus medius und den M. sartorius gebildet wird

**Punktur**

5 *Fen* bis 1 *Cun* senkrecht

**Indikation**

**Lokoregional:** Schmerzen an der Innenseite des Oberschenkels

**Überregional:** LWS- und Steißbeinschmerzen, Lumbago, Dysurie, Harninkontinenz, unregelmäßige Menstruation

➤ Abb. 5.167

## Le 10
*Zuwuli*, „Fünf Gegenden“

**Lokalisation**
1 *Cun* unter der Leistenbeuge, über der A. femoralis

**Punktur**
5 *Fen* bis 3 *Cun* senkrecht (cave Arterie!)

**Indikation**
**Lokoregional:** genitaler Pruritus, Skrotalekzem
**Überregional:** Meteorismus, Harnverhaltung nach sexueller Übererregung
**Allgemein:** übermäßiges Schlafbedürfnis

## Le 11
*Yinlian*, „*Yin*-Einengung“

**Lokalisation**
1 *Cun* unterhalb der Inguinalfalte, über der A. femoralis, die man dort pulsieren fühlen kann (unterhalb der inguinalen Lymphknoten)

**Punktur**
5 *Fen* bis 1 *Cun* senkrecht (cave Arterie!)

**Indikation**
**Lokoregional:** Schmerzen an der Innenseite der Oberschenkel, Durchblutungsstörungen der Beine
**Überregional:** Fluor, Menstruationsirregularität

**Tradition**
Spezialpunkt gegen die Sterilität der Frau; Moxibustion empfohlen.

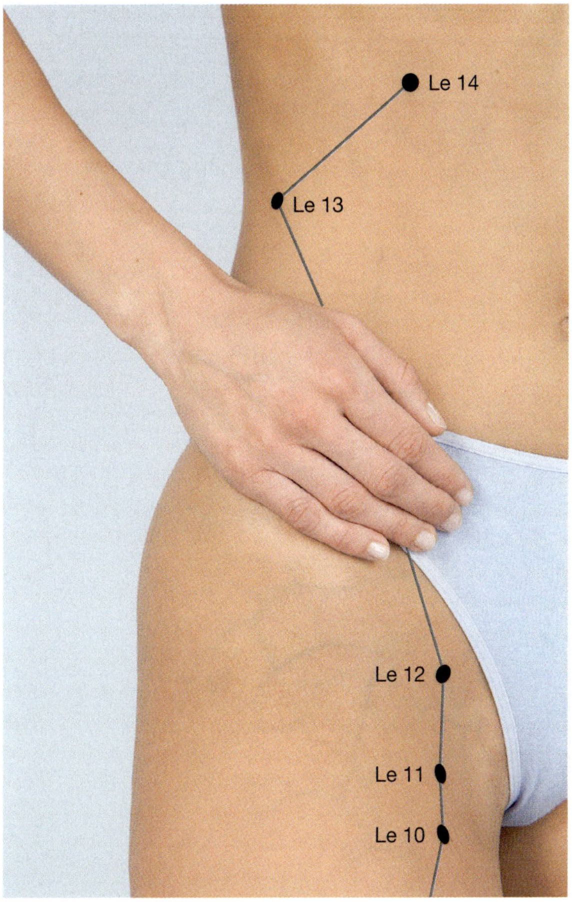


**Abb. 5.168** Le 10–Le 14

## Le 12
*Jimai*, „Rascher Fluss“

**Lokalisation**
2,5 *Cun* lateral der Mitte der Schambeinfuge, praktisch identisch mit der Lokalisation des Leistenkanals

**Punktur**
5 *Fen* bis 1 *Cun* senkrecht (cave Arterie!)

**Indikation**
**Lokoregional:** Schmerzen in der Leistengegend und im anliegenden Teil des Oberschenkels, Penisschmerzen, Deszensus und Prolapsbeschwerden

**Anmerkung**
Le 12 wird in der alten Literatur nicht erwähnt. In der modernen chinesischen Literatur wird nur die Moxibustion des Punktes mit der „Moxazigarre“ für 3–5 Minuten empfohlen.

➤ Abb. 5.168

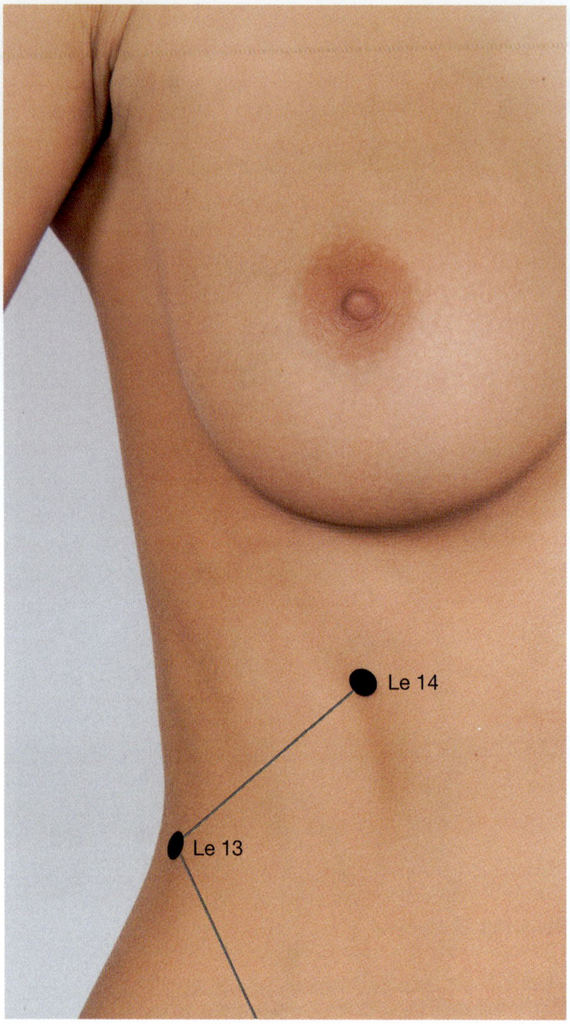


**Abb. 5.169** Le 13–Le 14

## ● Le 13

*Zhangmen,* „Pforte des Obdaches"

**Funktion**

*Mu*-Alarmpunkt des MP-Meridians
Reunionspunkt mit dem Gb-Meridian
Stoffwechselpunkt

**Lokalisation**

Unter dem freien Ende der 11. Rippe, an deren Schnittpunkt mit der Medioaxillarlinie (beim stehenden Patienten zeigt die Ellbogenspitze bei gebeugtem angelegtem Arm auf den Punkt)

**Punktur**

3 *Fen* bis 1 *Cun* senkrecht oder schräg

**Indikation**

**Lokoregional:** Interkostalneuralgie, basale Pleuralgien
**Überregional:** alle Störungen des Verdauungstrakts, bitterer Mundgeschmack, saures und galliges Erbrechen, Anorexie, Hepathopathien, Cholezysto- und Cholangiopathien, Gastroduodenitis, Ulkuskrankheit, Enteritis, Kolitis (besonders Colitis spastica), Anämie, Diabetes mellitus, auch exkretorische Pankreasinsuffizienz, Meteorismus
**Allgemein:** allgemeine Müdigkeit, besonders in der Rekonvaleszenz, Energiemangel

**Tradition**

Ein Konzentrationspunkt für die Energie der 5 Vollorgane (Lu, MP, He, Ni, Le) und der Reserveenergie

## ● Le 14

*Qimen,* „Tor der Zeit, Epoche"

**Funktion**

*Mu*-Alarmpunkt des Le-Meridians
Reunionspunkt mit dem MP-Meridian und dem Haltegefäß des *Yin (Yinweimai)*

**Lokalisation**

Auf der Mamillarlinie, wo diese den 6. ICR schneidet, 4 *Cun* lateral der Medianlinie (KG)

**Punktur**

3 *Fen* bis 1 *Cun* schräg

**Indikation**

**Lokoregional:** Interkostalneuralgie, basale Pleuralgien
**Überregional:** Beklemmungsgefühl und starke Atemnot, Stauungszeichen, der Kranke kann nicht flach liegend schlafen. Leber-, Magen- und Darmstörungen mit Meteorismus, Kopfschmerzen und Müdigkeit nach dem Essen, Diarrhö, unerträgliche Schmerzen im Epigastrium, Erbrechen
**Psyche:** Aggressivität
**Allgemein:** Seekrankheit, Schwangerschaftserbrechen

**Tradition**

Wichtiger Punkt bei schwierigen Geburten sowie für alle Affektionen post partum.

➤ Abb. 5.169

### 5.12.5 Der Funktionskreis Leber aus traditioneller Sicht

➤ Abb. 5.170

#### Die traditionelle Symbolik: Befehlshaber und Richter

Im *Su Wen* (Kap. 8) heißt es: „Die Leber ist der Sitz des Befehlshabers, die erarbeiteten Pläne kommen aus ihr hervor. Die ‚obere Vereinigung des *Qi*' (Punkt KG 17) ist der Sitz der Botschaft des Ministers; die Freude kommt daraus hervor." (Van Nghi 1973).
Die Leber lässt mithilfe ihres *Yang*-Anteils die Bewegungen aus dem Inneren entstehen. Sie erarbeitet verschiedene Pläne, verschiedene Aktionsmöglichkeiten wie ein Generalstab.

#### Blut*(Xue)*-Leere

Erhält die Leber zu wenig Blut, gerät sie in *Yin*-Leere. Es resultiert eine Pseudo-*Yang*-Fülle. Durch das fehlende *Yin* wird das *Yang* nicht mehr gekühlt. Es nimmt einen pathologischen Charakter an und wird nun Leber-Feuer genannt. Aus diesem Leere-Feuer entsteht auch Leere-Wind (auch Leber-Wind genannt). Die *Yin*-Leere verursacht dem Patienten wenig Symptome. Er registriert vielmehr die *Yang*-Fülle und geht deswegen zum Arzt. Folgende Symptome können dabei u. a. auftreten:

- Schwindel
- Schlaflosigkeit
- Trockene Augen, Mund, Lunge (Asthma)
- Trockene, spröde Nägel
- Krampfneigung, Muskelspasmen

Zu einer Leere an Blut*(Xue)* führen:

- ungenügende *Xue*-Bildung durch schlechte und ungenügende Ernährung;
- *Xue*-Verlust, vor allem durch Menstruation und Geburten;
- ungenügende *Xue*-Bildung wegen Schwäche der Nieren, vor allem im Alter.

**Beispiel:** Geburten oder Metrorrhagien führen zu einer Leere an *Xue*. Das beeinflusst die Funktion der Leber, denn sie ist der Blutspeicher. Die Leber hat dann zu wenig *Yin* und die Flüssigkeitsbewegung vom Unteren zum Oberen Erwärmer wird unterbrochen. Die Lunge trocknet aus. Nächtliche Asthmaattacken sind die Folge, zusammen mit trockener Kehle, trockenen Augen und roter Zunge (Hitzesymptome wegen Flüssigkeitsmangel). Der Patient wird sich kaum über den Blutverlust beklagen, sondern über den Husten. Die symptomatische Hustenbehandlung der Schulmedizin bleibt daher erfolglos. Die kausal eingesetzte chinesische Arzneimittel- und Akupunkturtherapie ist hingegen über die Stärkung der Leber, die Behandlung von Blut *(Xue)* und der „Mitte" erstaunlich wirksam.

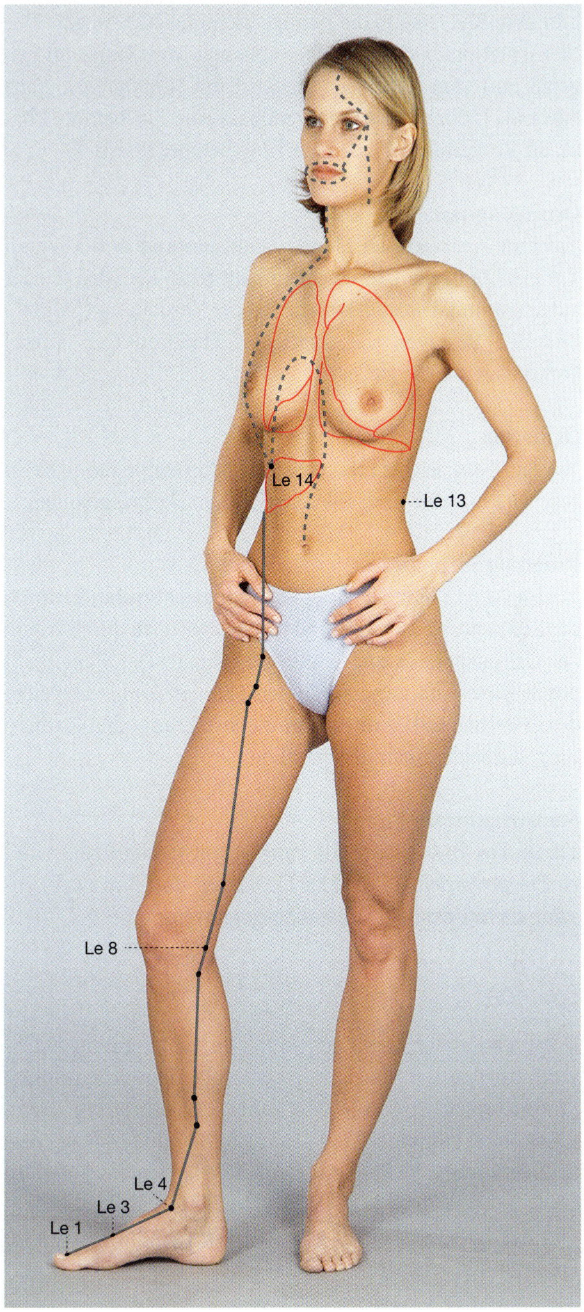


**Abb. 5.170** Der Verlauf des Leber-Meridians

#### Genitalzyklus[1]

##### Menstruationszyklus

Der Menstruationszyklus ist abhängig von einem genügend vorhandenen und einem gut bewegten Blut. Das Leber-*Qi*

[1] *Wir danken Prof. S. Suwanda für seine interessanten Anregungen zum Thema „Genitalzyklus" (verschiedene Vorträge in Davos).*

hilft dem Blut, sich in die richtige Richtung zu bewegen. Der Menstruationszyklus ist ferner abhängig vom Konzeptionsgefäß und vom Gefäß der breiten Bahn (*Chongmai).* Nach Suwanda (2002) ist die Östrogenphase eine *Yin*-betonte Phase, die Progesteron-Phase eine *Yang*-betonte Phase.

**Östrogenphase**

*Yang* im *Yin:* Nach der Menstruationsblutung sind *Xue* und *Yin* erschöpft, die Uterusschleimhaut fehlt. Sie wird wieder aufgebaut mit *Xue* und *Yin,* die aus der Verdauung („Mitte") und den Reserven (Leberspeicher, Funktionskreis Niere) kommen.

**Ovulation**

*Yang* im *Yang:* leichte Erhöhung der Körpertemperatur. Die Eizelle wird mit aller Kraft aus dem Graaf-Follikel ausgestoßen.

**Progesteron-Phase**

*Yin* im *Yang:* Wenn die *Yang*-Bewegung der Ovulation durch die Befruchtung nicht gebunden wird, wird sie durch das in der Östrogenphase aufgebaute *Yin* gekühlt. Das *Yang* fließt durch diese Kühlung nach unten (*Yin* im *Yang* entspricht dem Herbst), es beginnt damit die Struierung, die Verdichtung, die Schleimhautdegeneration.

**Menstruationsblutung**

*Yin* im *Yin:* Das absteigende *Yang* ist vollständig struiert und zu *Yin* geworden. Es wird als Flüssigkeit und Blut *(Xue)* zusammen mit der Schleimhaut ausgeschwemmt.

### Erektion

Die Erektion folgt, mutatis mutandis, dem gleichen *Yin-Yang*-Ablauf: Verschiedene geschlechtsorientierte Impulse *(Yang)* (optische, taktile und Fantasien) führen zu einem Einströmen von Blut *(Xue) (Yang* im *Yin)* in den Penis. Die Ejakulation bewegt das Sperma maximal *(Yang* im *Yang).* In der folgenden Phase (*Yin* im *Yang*) wird das *Yang* abgebaut und das Blut nach innen gebracht (*Yin* im *Yin*), wo es im Funktionskreis Leber gespeichert wird.

### Therapie

*Yin* und *Yang,* Blut *(Xue)* und *Qi* sind die Grundlagen für das Verständnis der Symptome und damit der Pathologie. Die Therapie soll phasengerecht durchgeführt werden.

## Geschmack

Der Geschmack des Holzes ist das Saure. Das Saure wirkt zusammenziehend, adstringierend, aber auch aufrauend, d. h. öffnend. Waschen die Hausfrauen in der Küche mit Essig, wird ihre Haut aufgeraut, aufgedunsen, weiß, weich und öffnet sich. Diese Hinweise sind wichtig für die Diät und für die Arzneimitteltherapie: Ein saurer Geschmack wird beigegeben, wenn eine Stagnation oder Blockierung „aufgeraut", geöffnet werden soll. In der Akupunkturtherapie werden dafür die Windpunkte empfohlen.

Das Holz produziert das Feuer, das Saure produziert das Bittere (die Galle).

## Entsprechung im Gewebe

Muskeln und Sehnen entsprechen dem Holz. Dieses ist damit zuständig für Wachstum, Beweglichkeit, Kraft. Ist genügend Blut *(Xue)* vorhanden, sind Kraft und Ausdauer gut. Fehlt das Blut, werden die Muskeln schwach.

Der Wind als pathologischer Faktor für das Leber-*Qi* bewirkt neben anderen Symptomen Krämpfe in der quergestreiften und glatten Muskulatur.

Die Nägel werden als die äußerste Fortsetzung der Sehnen verstanden.

## Sinnesorgan

Sinnesorgan und gleichzeitig Körperöffnung des Funktionskreises Leber ist das Auge. Der Leber-Meridian fließt mit einem inneren Ast durch das Auge und zum Punkt LG 20. Augenerkrankungen gehen oft mit Störungen im Funktionskreis Leber einher. Bei Kopfschmerzen retrobulbär, in der Schläfe und Stirn ist in der Regel der Gallenblasen-Meridian betroffen (äußere Kopfschmerzen), eventuell unter Beteiligung von Leber und Magen (Kopfschmerzen aus innerem Grund, emotional, Verdauung).

## Farbe

Die Farbe des Holzes ist grün; sie steht für Frühling, Wachstum, Bewegung.

## Psychogramm

Ein harmonisch fließendes Leber-*Qi* erlaubt dem Individuum Kreativität und das Schmieden neuer Pläne. Alle Sinneseindrücke und Emotionen werden durch das *Shen* (Geist), das seinen Sitz im Funktionskreis Herz hat, bewusst. Eine gute Durchblutung ist also – materiell gesagt – die Voraussetzung auch für Empfindungen und Psyche.

### Schwäche

Bei einem schwachen Leber-*Qi* fehlen die Einfälle, die Aktivität, stattdessen herrschen Inaktivität und Kritiklosigkeit vor.

Dagegen bedeutet ein schwaches Gallenblasen-*Qi* Kritiklosigkeit und Zögern in den Entscheidungen, häufig vergesellschaftet mit Furcht und Adynamie. Diese sind durch ein schwaches Nieren-*Yin* („Mutter") bedingt.

## Fülle

Ärger (Le 3) und Aggressivität (Le 14): Starke und negativ empfundene Emotionen – besonders Ärger – führen zu einer *Qi*-Stagnation, dadurch entwickelt sich pathologisches Feuer. Es kommt zu Zornesausbrüchen, d. h. zu unkontrollierter, rascher und kritikloser „Kreativität". Diese Zornesausbrüche sind vergesellschaftet mit nach oben steigendem Leber-*Yang* (Leber-Feuer, innerer Leber-Wind), das heißt Bewegungsdrang, Herzklopfen, Dyspnoe, rotem Kopf usw.

## Die spirituelle Seele *(Hun)*

Die Tradition weist der Leber und der Lunge eine besondere geistige Kraft zu. Die geistige Kraft, die durch die Leber (*Yang* im *Yin*) wirkt, heißt *Hun,* was mit „spiritueller Seele" übersetzt wird. Die geistige Kraft, die durch die Lunge (*Yin* im *Yang*) wirkt, heißt *Po,* was mit „animaler Seele" übersetzt wird. *Hun* ist die aktive und intuitive Seele, das Bewusstsein. Intuitiv deshalb, weil *Hun* mit dem *Shen,* der Geistesenergie des Herzens, „kommt und geht". *Po* ist die Wirkungskraft, die die Materie durchdringt, also Gestalt und Körper prägt und durchgeistigt.

➤ Abb. 5.171

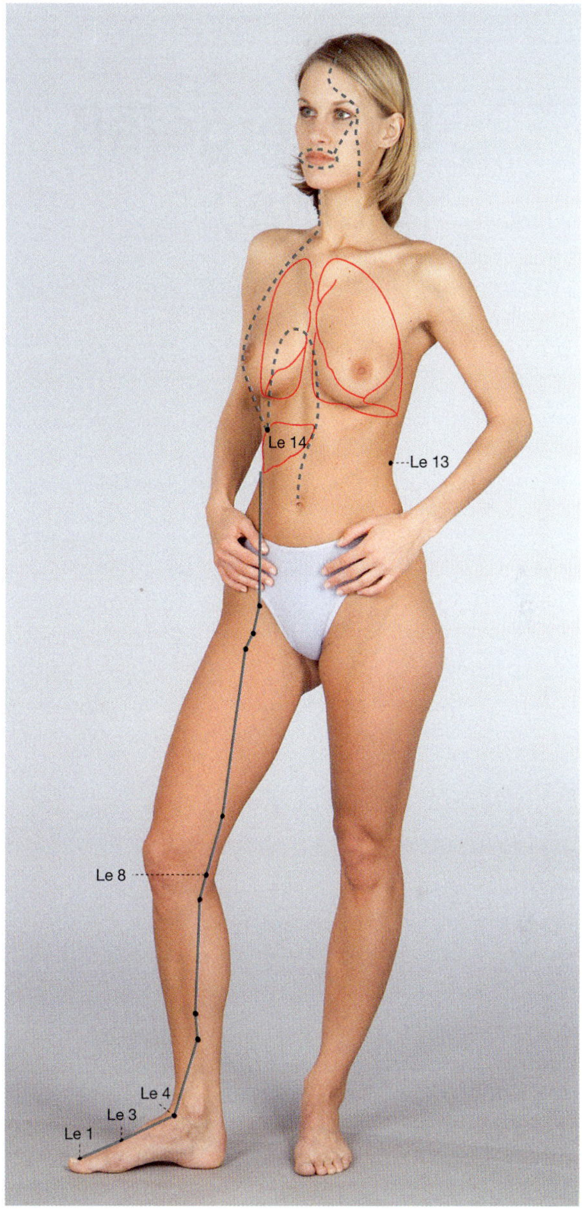


**Abb. 5.171** Der Verlauf des Leber-Meridians



### LENKERGEFÄSS UND KONZEPTIONSGEFÄSS

Die nachfolgenden außerordentlichen Gefäße Lenkergefäß *(Dumai)* und Konzeptionsgefäß *(Renmai)* haben eigene Akupunkturpunkte und werden in der Literatur üblicherweise im Anschluss an die zwölf Hauptmeridiane abgehandelt.
Im Rahmen der außerordentlichen Gefäße erfolgt nochmals die Besprechung dieser beiden Gefäße im Zusammenhang ihrer traditionellen Anwendung.

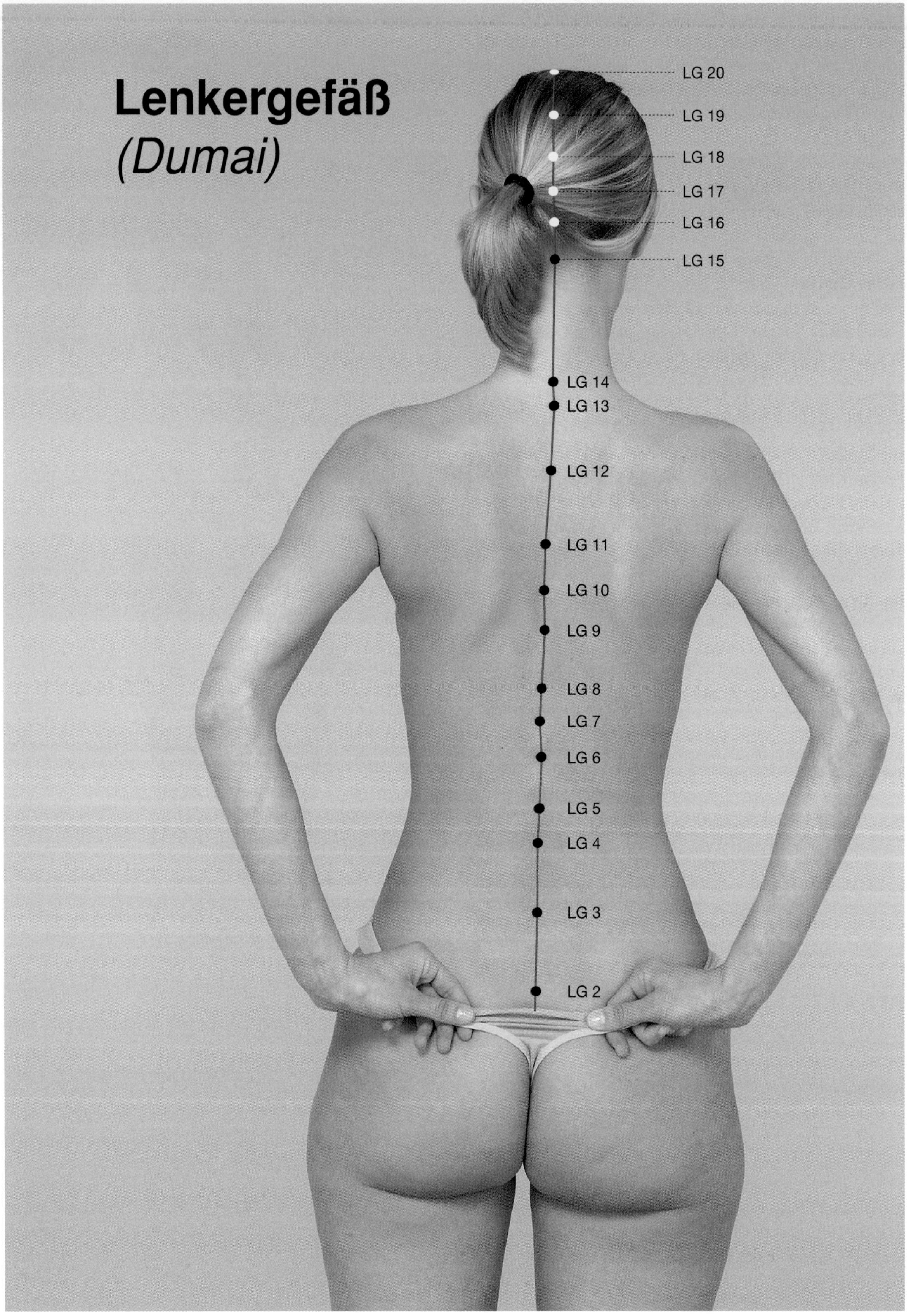
Lenkergefäß
(Dumai)
LG 20
LG 19
LG 18
LG 17
LG 16
LG 15
LG 14
LG 13
LG 12
LG 11
LG 10
LG 9
LG 8
LG 7
LG 6
LG 5
LG 4
LG 3
LG 2

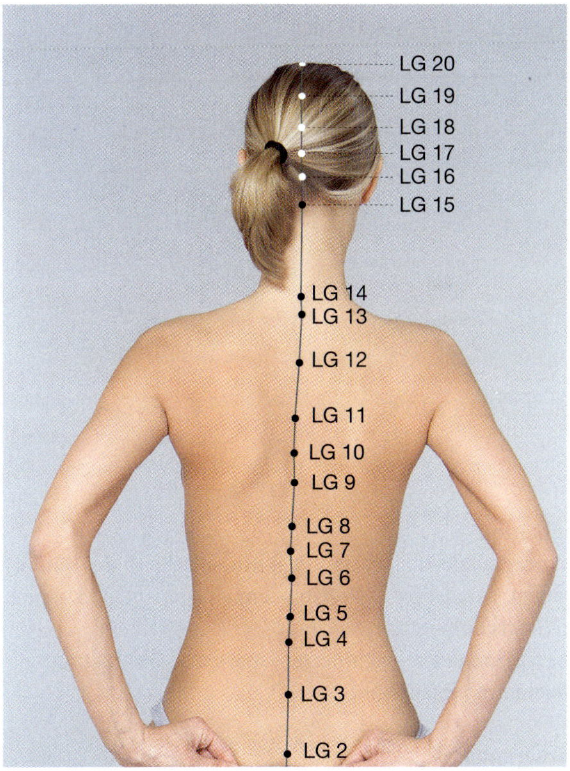


**Abb. 5.172** Verlauf des Lenkergefäßes am Körper

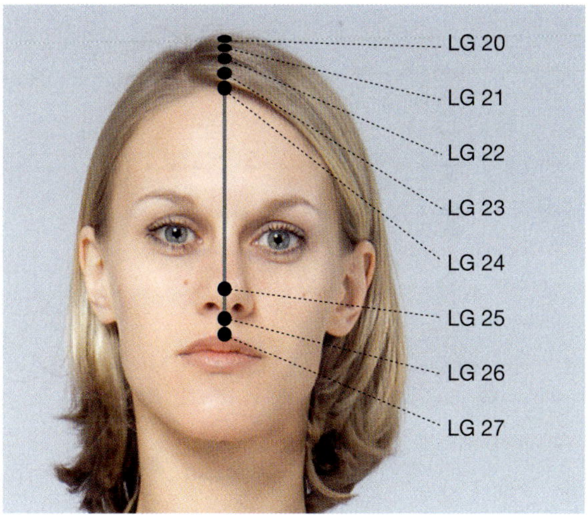


**Abb. 5.173** Verlauf des Lenkergefäßes am Körper

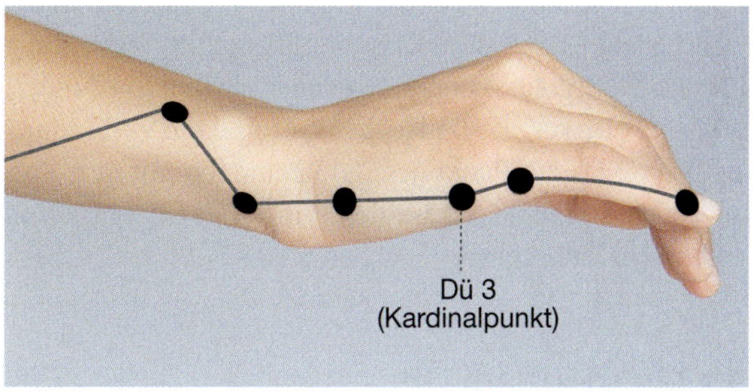


**Abb. 5.174** Der Kardinalpunkt für das Lenkergefäß ist Dü 3

## 5.13 Lenkergefäß *(Dumai)*

### 5.13.1 Das Lenkergefäß = Gouverneurgefäß

➤ Abb. 5.172, ➤ Abb. 5.173, ➤ Abb. 5.174

**Charakteristik**

- **Bezeichnung:** *Dumai,* „Gefäß des Herrschers, des Herrschens“
- **Abkürzungen:** LG (Lenkergefäß), GG (Gouverneurgefäß), VG (Vaisseau Gouverneur), GV (Governing Vessel)
- **Nach internationaler Nomenklatur:** der XIII. Meridian im Energiekreislauf
- **Energieverlauf aufsteigend:** unpaare Leitbahn
- **Optimalzeit zur Tonisierung:** keine
- ***Shu*-Zustimmungspunkt:** Bl 16 = *Tuolu*
- ***Mu*-Alarmpunkt:** keiner
- Der **äußere Verlauf** ist durch 28 Punkte gekennzeichnet.

**Verlauf**

Das LG *(Dumai)* beginnt am Perineum, zwischen Steißbeinspitze und After und zieht nun entlang der dorsalen Medianlinie über die Processus spinosi aufwärts über den Nacken, über die Mittellinie des Kopfes, über das Gesicht und endet am Lippenbändchen der Oberlippe (Reunionszone mit dem Konzeptionsgefäß und dem Magen-Meridian).

**BESONDERE PUNKTE**

**Lenkergefäß** *(Dumai)*

Als Kardinalpunkt für das Lenkergefäß *(Dumai)* gilt: Dü 3

Dieser Meridian zählt zu den acht unpaarigen Leitbahnen *(Chi-ching Pa-Mo)* und wird gleichzeitig als eines der acht außerordentlichen Gefäße bezeichnet. Ihm wird nach der Tradition die Leitung einer bestimmten *Qi*-Form, der ancestralen Energie = Ur-*Qi,* zugesprochen.

Darunter hat man das von Vorfahren ererbte, bei jedem Individuum verschieden große Maß dieses *Qi* zu verstehen. Diese *Qi*-Menge ist unveränderlich und wirkt wie ein Katalysator, sie erschöpft sich jedoch bei schweren, lang andauernden Erkrankungen.

Diese Art des *Qi* unterliegt keinen Tagesschwankungen, daher gibt es auch keine Maximalzeit des Meridians. Als Kardinalpunkt für das Lenkergefäß gilt der Punkt Dü 3, sein *Shu*-Zustimmungspunkt ist der Punkt Bl 16. Für das Lenkergefäß gibt es keinen *Mu*-Alarmpunkt.

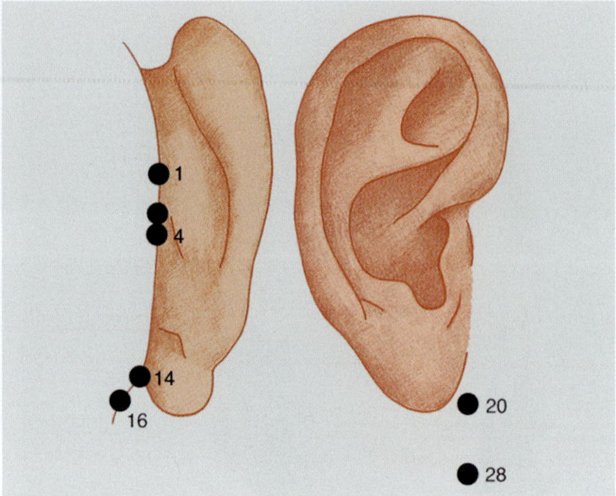


**Abb. 5.175** Der Verlauf des Lenkergefäßes am Ohr



Da das Lenkergefäß über den Rücken, also im *Yang*-Bereich verläuft, steht es mit allen *Yang*-Meridianen in Verbindung und kann als Regulator und Erreger allen aktiven *Qi (Yangqi)* des Körpers wirken. Besonders bekannt sind die Verbindungen, die von LG 20 (Punkt der 100 Reunionen mit dem Beinamen „Meisterpunkt des Geistes") und vom LG 14 (Beinamen „Spinne") ausgehen.

### 5.13.2 Verlauf am Ohr

➤ Abb. 5.175

Der Meridian beginnt mit seinem Punkt LG 1 (Reunionspunkt mit dem Konzeptionsgefäß sowie mit dem Nieren- und Gallenblasen-Meridian) retroaurikulär im oberen Ohrdrittel an der Anwachsungszone zwischen Ohrmuschel und Kopfhaut. Der Verlauf führt entlang dieser Grenzlinie in Richtung auf das Ohrläppchen. Der Endpunkt LG 28 liegt in einer Verlängerung der Anwachsungszone des Ohrläppchens, etwa 2 cm unter dem Ohr.

### 5.13.3 Die Punkte im Einzelnen

#### ● LG 1

*Changqiang,* „Zuwachs der Kraft, Frische"

**Funktion**
Reunionspunkt mit dem Konzeptionsgefäß sowie mit dem Ni- und Gb-Meridian

**Lokalisation**
Auf der Medianlinie, in der Mitte zwischen Steißbeinspitze und Anus

**Punktur**
5 *Fen*–1 *Cun* schräg, etwas aufwärts

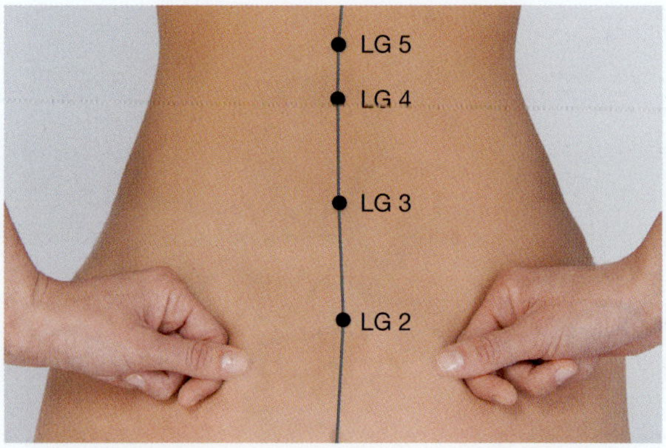


**Abb. 5.176** LG 2–LG 5

**Indikation**
**Lokoregional:** Analprolaps, Proktitis, alle Arten der Hämorrhoiden, Analekzem, Pruritus ani, Vaginismus, Dysurie, Urethritis, Impotenz
**Überregional:** Kreuzschmerzen, spastische Obstipation
**Allgemein:** Sexualpunkt

**Anmerkung**
Der Punkt wird wegen seiner Lokalisation selten verwendet.

#### ● LG 2

*Yaoshu* „*Shu*-Zustimmungspunkt für die Lumbalregion"

**Lokalisation**
Unter dem 4. Sakralwirbel, über dem Gelenkspalt, zwischen Steißbein und Kreuzbein

**Punktur**
2 *Fen*–1 *Cun* schräg, leicht aufwärts

**Indikation**
**Lokoregional:** Ischias, Lumbalgien, vor allem chronische, Hämorrhoiden, Analprolaps, Analekzem
**Überregional:** Menstruationsirregularität, Paresen der unteren Extremitäten

➤ Abb. 5.176

#### ● LG 3

*Yaoyangguan* „Grenze, Barriere des *Yang*"

**Lokalisation**
Unter der Dornfortsatzspitze des 4. LW

**Punktur**
3 *Fen*–1 *Cun* schräg nach aufwärts

**Indikation**
**Lokoregional:** Neuralgien und Schmerzen nach Traumen in der Rücken- und Lendengegend
**Überregional:** Lähmungen und Kontrakturen der unteren Extremitäten. Menstruationsirregularität, Impotenz, nächtliche Pollutionen; Enteritis, Diarrhö
**Allgemein:** nervöse Störungen nach Traumen, Schock

**Anmerkung**
Spezialpunkt gegen Folgezustände nach Commotio cerebri

## ● LG 4

*Mingmen,* „Tor des Glanzes, des Lebens"

**Lokalisation**
Unter der Dornfortsatzspitze des 2. LW

**Punktur**
3 *Fen*–1 *Cun* schräg aufwärts

**Indikation**
**Lokoregional:** Lumbago, regionale Radikulitis
**Überregional:** Impotenz, Frigidität, alle sexuellen Mangelzustände, auch als Folge von Müdigkeit, Erschöpfung, Anämien, Enuresis, Pollutionen, Endo- und Parametritis, Fluor, Pollakisurie, Urethritis. Bauchschmerzen mit Durchfällen, Hämorrhoiden. Alle Konvulsionen bei Kindern, auch epileptiforme Anfälle, allgemeine Erschöpfung, hämmernde Kopfschmerzen, Tinnitus
**Allgemein:** Der wichtigste Sexualpunkt in der Akupunktur. Vermutlich wirksam durch direkte segmentale Einwirkung auf die Nebennierenrinde (LG 4 liegt in derselben Höhe wie Bl 23 und Bl 47, siehe dort).

## ● LG 5

*Xuanshu,* „Hängender Angelpunkt, Drehpunkt"

**Lokalisation**
Unter dem Dornfortsatz des 1. LW (Patienten den Rücken krümmen lassen)

**Punktur**
3 *Fen*–1 *Cun* schräg aufwärts

**Indikation**
**Lokoregional:** Lenden- und Rückenschmerzen
**Überregional:** in die Hüften und Oberschenkel ausstrahlende Schmerzen, auch Sensibilitätsstörungen, Dyspepsie, Enteritis, Durchfälle

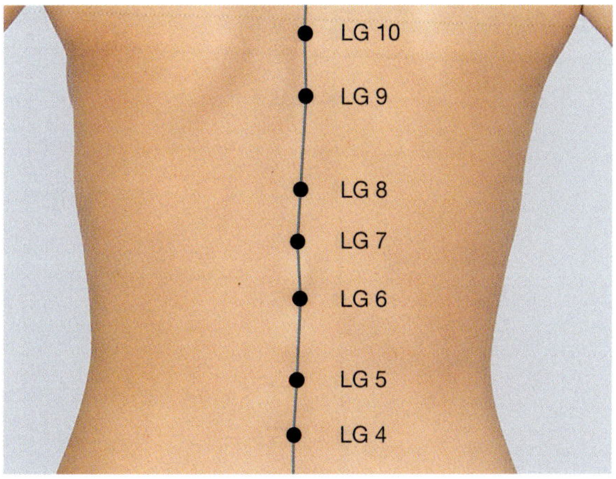


**Abb. 5.177** LG 4–LG 10

## ● LG 6

*Jizhong,* „Zentraler Wirbel des Rückens"

**Lokalisation**
Unter dem Dornfortsatz des 11. BW (in Höhe von Bl 20)

**Punktur**
3 *Fen*–1 *Cun* schräg aufwärts

**Indikation**
**Lokoregional:** Schmerzen und rheumatische Beschwerden in diesem Bereich
**Überregional:** Appetitlosigkeit, Verdauungsstörungen, Durchfälle, Hämorrhoiden, Hilfspunkt bei Ikterus. Entwicklungsstörungen bei Kindern, epileptiforme Anfälle

**Tradition**
Zur Steigerung der Abwehrkraft bei Infekten mit Di 4, Di 11, Ma 36, LG 14

## ● LG 7

*Zhongshu,* „Mittlerer Angelpunkt"

**Lokalisation**
Unter der Dornfortsatzspitze des 10. BW

**Punktur**
3 *Fen*–1 *Cun* schräg aufwärts

**Indikation**
**Lokoregional:** Schmerzen in diesem Bereich
**Überregional:** Magenschmerzen, Appetitlosigkeit, Schmerzen im Rücken, Sehschwäche

LG

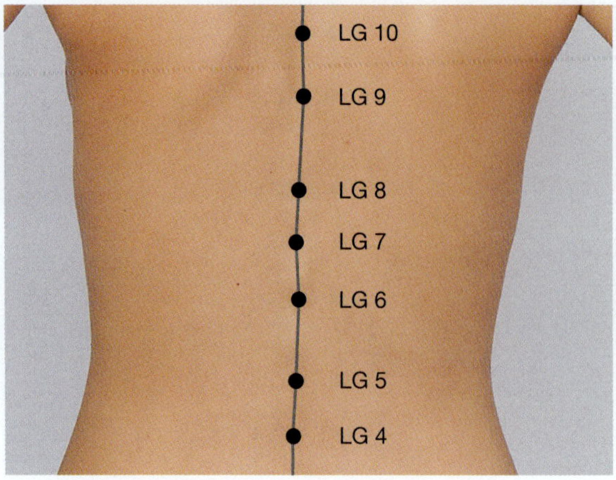


**Abb. 5.178** LG 4–LG 10

**Anmerkung**
In selber Höhe wie der *Shu*-Zustimmungspunkt des Gallenblasen-Meridians (Bl 19) und mit dessen Indikationen; Ähnliches gilt für alle in Höhe eines *Shu*-Zustimmungspunktes lokalisierten Punkte des LG.
➢ Abb. 5.177

## ● LG 8

*Jinsuo;* „Angespannter Muskel"

**Lokalisation**
Unter dem Dornfortsatz des 9. BW

**Punktur**
3 *Fen*–1 *Cun* schräg aufwärts

**Indikation**
**Lokoregional:** Schmerzen im Rücken- und Lendenbereich
**Überregional:** Magenschmerzen, Hilfspunkt bei Herzschmerzen; Neurasthenie, Hysterie, epileptiforme Anfälle

## ● LG 9

*Zhiyang,* „Ankunft des *Yang*"

**Lokalisation**
Unter dem Dornfortsatz des 7. BW

**Punktur**
3 *Fen*–1 *Cun* schräg aufwärts

**Indikation**
**Lokoregional:** Interkostalneuraligie, Lenden- und Rückenschmerzen
**Überregional:** Oberbauchschmerzen, Cholezystopathie, basale Lungenaffektionen, Herzschmerzen

**Tradition**
Zentraler Punkt des Rückens, Konzentration des *Taiyang* = *Qi* des Blasen-Meridians, daher bei allgemeinem *Qi*-Mangel, Asthenia gravis

## ● LG 10

*Lingtai,* „Monument des Geistes, der Seele"

**Lokalisation**
Unter dem Dornfortsatz des 6. BW

**Punktur**
3 *Fen*–1 *Cun* schräg aufwärts

**Indikation**
**Lokoregional:** lokale Rückenschmerzen, Interkostalneuralgie
**Überregional:** Asthma bronchiale, Lungenaffektionen, Magenschmerzen

**Anmerkung**
Gegen Entwicklungsstörungen bei Kindern, auch bei psychischer und physischer Schwäche bei Kindern

**Tradition**
Nach *So Quenn* (Van Nghi 1973) häufig gebrauchter Punkt, der jedoch auf den Bronzestatuen, die erhalten geblieben sind, nicht verzeichnet ist.
LG 10 galt als Spezialpunkt gegen chronischen Husten mit Atembeschwerden, die eine Schlafstörung verursachten.
Seine Punktur war verboten, nur die Moxibustion erlaubt.

## ● LG 11

*Shendao,* „Straße der Vorsehung"

**Lokalisation**
Unter dem Dornfortsatz des 5. BW

**Punktur**
3 *Fen*–1 *Cun* schräg aufwärts

**Indikation**
**Lokoregional:** Interkostalneuralgie, Muskelschmerzen, spondylogene Schmerzen
**Überregional:** Bronchitis, alle Herzerkrankungen, Neurasthenie, Psychasthenie, Angstgefühl, epileptiforme Anfälle

**Tradition**
Spezialpunkt gegen alle Herzaffektionen (vgl. auch Bl 15)
➢ Abb. 5.178

5

## ● LG 12

*Shenzhu,* „Säule des Körpers"

**Lokalisation**

Auf der dorsalen Medianlinie, unter dem Dornfortsatz des 3. BW

**Punktur**

3 *Fen*–1 *Cun* schräg aufwärts

**Indikation**

**Lokoregional:** Rückenschmerzen

**Überregional:** Thoraxschmerzen, Bronchitis, bronchopneumonische Herde; Konvulsionen der Kleinkinder, epileptiforme Anfälle, migränoide Kopfschmerzen, Geisteskrankheiten, Zwangsneurosen, Depressionen, Suizidneigung (mit Bl 13)

**Tradition**

Spezialpunkt gegen Geisteskrankheiten, Hilfspunkt bei Malaria, zur Erleichterung bei Schüttelfrösten

## ● LG 13

*Taodao,* „Straße der Töpfer, Gestalter"

**Funktion**

Reunionspunkt mit dem Bl-Meridian

**Lokalisation**

Unter dem Dornfortsatz des 1. BW

**Punktur**

3 *Fen*–1 *Cun* schräg aufwärts

**Indikation**

**Lokoregional:** Tortikollis, Schulter- und Rückenkontrakturen

**Überregional:** Neurasthenie, nervöse Erschöpfungszustände, Kopfschmerzen, Schwindel, Bergkrankheit, Epilepsie

**Tradition**

Hilfspunkt gegen Malaria und Lungentuberkulose

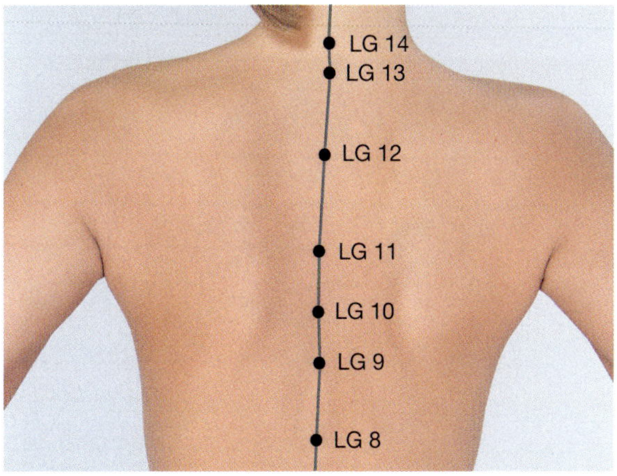


**Abb. 5.179** LG 8–LG 14

## ● LG 14

*Dazhui,* „Großer Wirbel"; auch *Pai-Lao* = „Hundert Mühen, völlige Erschöpfung" genannt

**Funktion**

Wichtiger Reunionspunkt, da er alle *Yang*-Meridiane des Fußes und der Hand vereinigt, auch die „Spinne" genannt

**Lokalisation**

Auf der dorsalen Medianlinie, unter dem Dornfortsatz des 7. HW

**Punktur**

3 *Fen*–1 *Cun* schräg aufwärts

**Indikation**

**Lokoregional:** Hinterkopfschmerzen, Muskelkontrakturen, Zervikalsyndrom, Okzipitalneuralgien, Schulter-Arm-Syndrom; Hilfspunkt bei Paresen der oberen Extremitäten, bei Zuständen nach Kontusionen

**Überregional:** trockener Mund durch Speichelmangel mit KG 23, KG 24. Bronchitis, Völlegefühl in der Brust, Asthma bronchiale; Übelkeit, Aufstoßen; völliger *Qi*-Mangel, Asthenie, Hilfspunkt bei Malaria, Fieber und allen Arten tuberkulöser Erkrankungen; Geisteskrankheiten, Neurasthenie, Hysterie, Epilepsie, nervöse Erschöpfung

**Tradition**

Er gilt als Punkt, von dem aus das gesamte *Yang* beeinflusst werden kann, mit wichtigen Indikationen wie: Wetterfühligkeit (mit 3E 15), Fieber (mit Di 4, Di 11). Daher ist er ein häufig gebrauchter zentraler Punkt bei zahlreichen Punktekombinationen, die wir als „Spinne" bezeichnen. Häufige intensive Moxibustion empfohlen.

➢ Abb. 5.179

LG

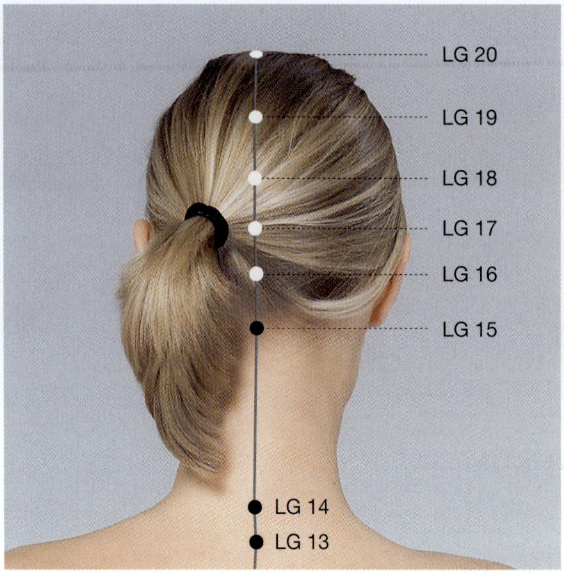


**Abb. 5.180** LG 13–LG 20

### ● LG 15

*Yamen,* „Tor des Schweigens"

**Funktion**
Reunionspunkt mit dem Haltegefäß des *Yang, Yangweimai*

**Lokalisation**
Auf der dorsalen Medianlinie, 3 *Cun* oberhalb von LG 13 (beim Rückwärtsbeugen des Kopfes entsteht eine deutliche Vertiefung an dieser Stelle)

**Punktur**
2 *Fen* senkrecht oder bis 1 *Cun* in Richtung zum Kehlkopf. **Cave!** Kein tiefer Stich mit nach oben gerichteter Nadel: Cysterna!

**Indikation**
**Lokoregional:** Tortikollis, Okzipitalneuralgie
**Überregional:** Zerebrale Insulte und Folgezustände, Konvulsionen, Verwirrtheitszustände, Kopfschmerzen, Schwindel; Epistaxis; Entzündungen der Sublingualregion, die das Sprechen erschweren

**Tradition**
Alle Störungen, die sich aus *Yang*-Fülle ergeben. Schweißmangel bei *Yang*-Symptomatik. Moxibustion nicht angezeigt.

### ● LG 16

*Fengfu,* „Haus, Bezirk des Windes"

**Funktion**
Reunionspunkt mit dem Bl-Meridian und dem Haltegefäß des *Yang, Yangweimai*

**Lokalisation**
Auf der dorsalen Medianlinie, in einer Vertiefung knapp unterhalb Protuberantia occipitalis externa

**Punktur**
3–8 *Fen* senkrecht, tiefer Stich ist zu vermeiden

**Indikation**
**Lokoregional:** steifer Nacken, Okzipitalneuralgie
**Überregional:** zerebrale Insulte, Angst, Verwirrtheit, Kopfschmerzen, meningeale Reizzustände. Angina, Schlundschmerzen, Aphonie, Epistaxis, Zahnschmerzen im Unterkiefer (mit LG 24)
**Allgemein:** Angst vor Kälte, Frösteln, allgemeine Müdigkeit. Moxibustion nicht angezeigt. Mit dem Extrapunkt *Yintang* zusammen zur sogenannten „Längsdurchflutung". Nach der Tradition geht ein innerer Ast des LG von hier zum Gehirn ab.

### ● LG 17

*Naohu,* „Zugang zum Gehirn"

**Funktion**
Reunionspunkt mit dem Bl-Meridian

**Lokalisation**
Auf der dorsalen Medianlinie, oberhalb der Protuberantia occipitalis externa

**Punktur**
3–8 *Fen* schräg

**Indikation**
**Lokoregional:** Kopfschmerzen, Migräne, Epilepsie, Schwindel, Adenitis nuchalis

### ● LG 18

*Qiangjian,* „Ort der Stärke"

**Lokalisation**
1,5 *Cun* oberhalb der Protuberantia occipitalis

**Punktur**
2–8 *Fen* schräg

**Indikation**
**Lokoregional:** Kopfschmerzen, Nackenschmerzen
**Überregional:** Augenflimmern, Schwindel (okulär bedingt, mit Erbrechen)
➤ Abb. 5.180

5

## ● LG 19

*Houding*, „Hinter der Scheitelhöhe". Der Punkt wird so genannt, weil er hinter der höchsten Erhebung des Schädels, die durch LG 20 repräsentiert wird, gelegen ist.

**Lokalisation**

Auf der Medianlinie, in einer deutlichen Vertiefung, am Schnittpunkt der Lambda- und Pfeilnaht, 1,5 *Cun* hinter dem nachfolgenden LG 20

**Punktur**

3–8 *Fen* schräg

**Indikation**

**Lokoregional:** Kopfschmerzen allgemein, besonders aber Hinterkopfschmerzen, Nackenschmerzen

**Überregional:** Sehstörungen, Augenflimmern, zerebrale Kongestionen, Konvulsionen, Epilepsie, Geisteskrankheiten, Schwindel, Migräne, Schlaflosigkeit, Einschlafstörungen; übermäßige Schweißneigung

**Allgemein:** Bei neurovegetativ stigmatisierten Patienten zur Beruhigung, Konzentrationsmangel

**Anmerkung**

Von Bachmann (1980) zusammen mit LG 15 als „Bellergal der Akupunktur" bezeichnet. Man denke an die Tonsur der katholischen Priester in früheren Zeiten, die mit der Lokalisation von LG 19 übereinstimmt. Indikationen dafür beruhen vermutlich auf der sedierenden Wirkung dieser Zone.

## ● LG 20

*Baihui*, „Hundert Reunionen"; wird auch *Wu-Hui* = „5 Reunionen" genannt oder auch „Polarstern" (Beziehung zum Himmel, Gegenpol ist Ni 1)

**Lokalisation**

Auf der Medianlinie, dort, wo sich diese mit einer durch die Ohrmuschelspitze gelegten gedachten Vertikalen trifft, in einem kleinen Grübchen; 1,5 *Cun* frontal von LG 19

**Punktur**

2 *Fen* senkrecht–1 *Cun* schräg; oder Tangentialstechen zu einem Punkt der Punktekombination „Vier Weise, die den Geist erhellen" = EX-HN 1. Um LG 20 zu unterstützen, werden die sogenannten Satellitenpunkte dazu genadelt.

**Indikation**

**Lokoregional:** zerebrale Insulte und deren Folgen, Schwindel, auch menièreform; Unsicherheit beim Gehen, Durchblutungsstörungen des Gehirns, Gedächtnisverlust, Epilepsie, Kopfschmerzen, Migräne, Polydipsie, Diabetes insipidus, Hypersalivation, Parkinsonismus, Geschmackverlust, Anosmie

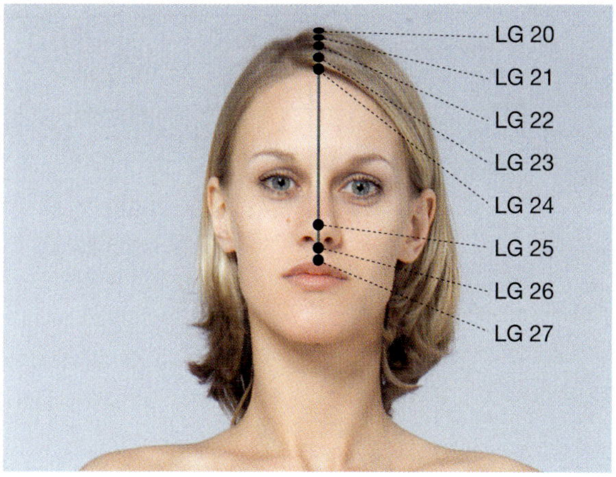


**Abb. 5.181** LG 20–LG 27

**Überregional:** Neurasthenie, Stottern zusammen mit KG 24, Hypakusis, Innenohrschwindel, Tinnitus; Erbrechen, chronische Durchfälle, Rektalprolaps, Hämorrhoiden; Palpitationen, Herzschmerzen; Descensus uteri, Incontinentia urinae, Enuresis, gut geeignet zur psychischen Stabilisierung

**Anmerkung**

Seine anatomische Lage entspricht etwa den obersten Anteilen des Gyrus praecentralis mit dessen Reizarealen. Manche unverständliche Indikation, z. B. Descensus uteri, kann daraus erklärt werden. Auch die um ihn gruppierte Punktekombination „Vier Weise, die den Geist erhellen" mit ihren Indikationen und seine Verwendbarkeit in der Schädelakupunktur ergibt sich aus seiner Lokalisation.

Gute Wirkung gegen Lateralitätsstörungen mit KG 24

Einer der wichtigsten Punkte der Akupunktur – wie auch der Yoga-Lehre („oberstes Chakra")

## ● LG 21

*Qianding*, „Vor der Scheitelhöhe"

**Lokalisation**

1,5 *Cun* anterior LG 20 bis 6,5 *Cun* okzipital vom *Yintang*

**Punktur**

1 *Fen* senkrecht–8 *Fen* schräg

**Indikation**

**Lokoregional:** Scheitelkopfschmerzen, Schwindel, Konvulsionen bei Kindern

**Überregional:** Augenflimmern, ständige starke Rhinorrhö, Epistaxis, behinderte Nasenatmung mit Di 20; Gesichtsödem

➤ Abb. 5.181

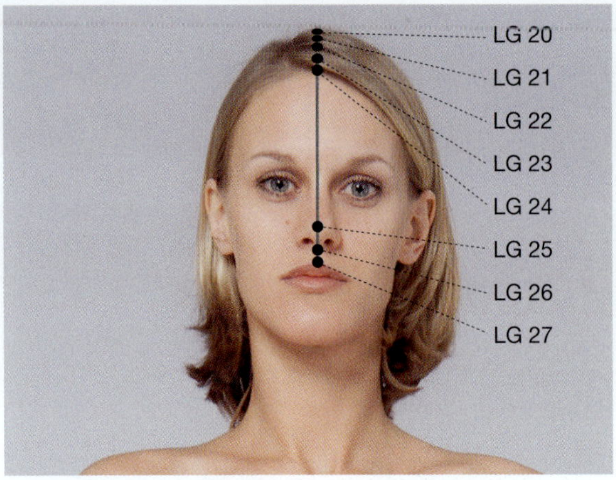


**Abb. 5.182** LG 20–LG 27



## LG 22

*Xinhui,* „Reunion der Stirn“

**Lokalisation**
3 *Cun* anterior von *Baihui* oder 2 *Cun* innerhalb der natürlichen vorderen Haargrenze in einer Vertiefung entsprechend der anterioren Fontanelle

**Punktur**
3–5 *Fen* schräg

**Indikation**
**Lokoregional:** Kopf- und Augenschmerzen, Schwindel, Zustände nach zerebralen Insulten
**Überregional:** Geruchsverlust, Epistaxis, Gesichtsödem, Verwirrtheitszustände

## LG 23

*Shangxing,* „Oberster Stern“; wird auch *Chenn Tang* = „Palast der göttlichen Vorsehung“ genannt

**Lokalisation**
Auf der Medianlinie, 4 *Cun* oberhalb des *Yintang*

**Punktur**
1 *Fen* senkrecht–5 *Fen* schräg nach posterior

**Indikation**
**Lokoregional:** Kopfschmerzen, Kongestionen im Schädelbereich, Kopfschwartenneuralgien durch Wind und Zugluft
**Überregional:** Rhinitis mit ständiger Sekretion und erschwerter Nasenatmung, Nasenbluten, Augenschmerzen und Augenflimmern

## LG 24

*Shenting,* „Göttlicher Bezirk“

**Funktion**
Reunionspunkt mit dem Bl-Meridian

**Lokalisation**
Auf der Medianlinie, 0,5 *Cun* innerhalb der natürlichen Stirnhaargrenze, falls noch vorhanden, bzw. 3 *Cun* oberhalb *Yintang,* der in der Mitte der Augenbrauen auf der Nasenwurzel liegt

**Punktur**
1 *Fen* senkrecht–8 *Fen* schräg nach posterior

**Indikation**
**Lokoregional:** Stirnkopfschmerzen
**Überregional:** Schwindel mit Brechreiz, Schlaflosigkeit aus Angst, Epilepsie, Verwirrtheitszustände; Fieber mit Kopfschmerzen, schleimhautwirksam, Sinusitis frontalis, Rhinitis

**Anmerkung**
Nach neuester Literatur zusätzlich bei Commotio und Contusio cerebri bzw. deren Folgezuständen
➤ Abb. 5.182

## ● EX-HN 3

*Yintang*

Siehe Kap. 7.1.

## ● LG 25

*Suliao,* „Nasenbeingrube“

**Lokalisation**
Oberhalb der Nasenspitze, über der tastbaren Knochen-Knorpel-Grenze

**Punktur**
2–3 *Fen* senkrecht

**Indikation**
**Lokoregional:** verlegte Nasenatmung, Rhinitis, Nasenfurunkel, Epistaxis
**Überregional:** Ohnmacht, Schockzustände

**Anmerkung**
Seine energetische Punktur reizt Betrunkene zum Erbrechen (Ausnüchterungspunkt).

**Tradition**
Moxibustion verboten

## ● LG 26

*Shuigou,* „Mitte der Oberlippe“

**Funktion**
Reunionspunkt mit dem Di- und Ma-Meridian

**Lokalisation**
In der Mitte des Philtrums, am Ende des oberen Drittels der Nasolabialrinne

**Punktur**
3 *Fen* senkrecht–8 *Fen* schräg nach aufwärts

**Indikation**
**Lokoregional:** Fazialisparese, Trismus
**Überregional:** Schock, Ohnmacht, Kollaps, Hitzschlag, zerebrale Insulte, Epilepsie, Konzentrationsmangel, Hysterie; Hilfspunkt bei Diabetes mellitus, gegen das Durstgefühl, Foetor ex ore mit LG 26 und KS 7; Wirbelsäulenschmerzen, besonders durch Verkrümmungen der Wirbelsäule; Lumbago
**Allgemein:** wichtiger Punkt gegen Gesichtsödeme

**Tradition**
Führender „Reanimationspunkt“, häufig mit KS 9, He 9, Ni 1

## ● LG 27

*Duiduan,* „Oberlippenrand“; auch „Vorsprung des Vergnügens“ genannt

**Lokalisation**
In der Philtrummitte, am Oberlippenrand

**Punktur**
1–2 *Fen* schräg

**Indikation**
**Lokoregional:** Lippenspasmen, periorale Ekzeme bei Kindern, Aphthen, Herpes labialis, Zahnschmerzen
**Überregional:** Durstgefühl, Foetor ex ore

## ● LG 28

*Yinjiao,* „Kreuzung der Schleimhaut mit der Gingiva“

**Funktion**
Reunionspunkt mit dem KG *(Renmai)* und dem Ma-Meridian

**Lokalisation**
An der Insertionsstelle des Lippenbändchens am Oberkiefer

**Punktur**
1–3 *Fen* schräg aufwärts

**Indikation**
**Lokoregional:** Karies, Zahnabszesse, Gingivitis, Stomatitis
**Überregional:** ständiger Tränenfluss, Entzündungen im Bereich der inneren Augenwinkel, Nasensekretion, erschwerte Nasenatmung, Polypen

**Tradition**
Gegen Fettsucht, durch „Wohlleben“ bedingt, wurde ein dünner, in Öl getränkter Bambusspan in den Punkt gestoßen und dessen Ende angezündet. Nach eigenen Untersuchungen ist ein Punkt in der Höhe von LG 27, aber auf der Innenseite der Oberlippe gelegen, gegen Esssucht geeigneter, vor allem zur Behandlung mittels Akupressur.

# Konzeptionsgefäß
*(Renmai)*

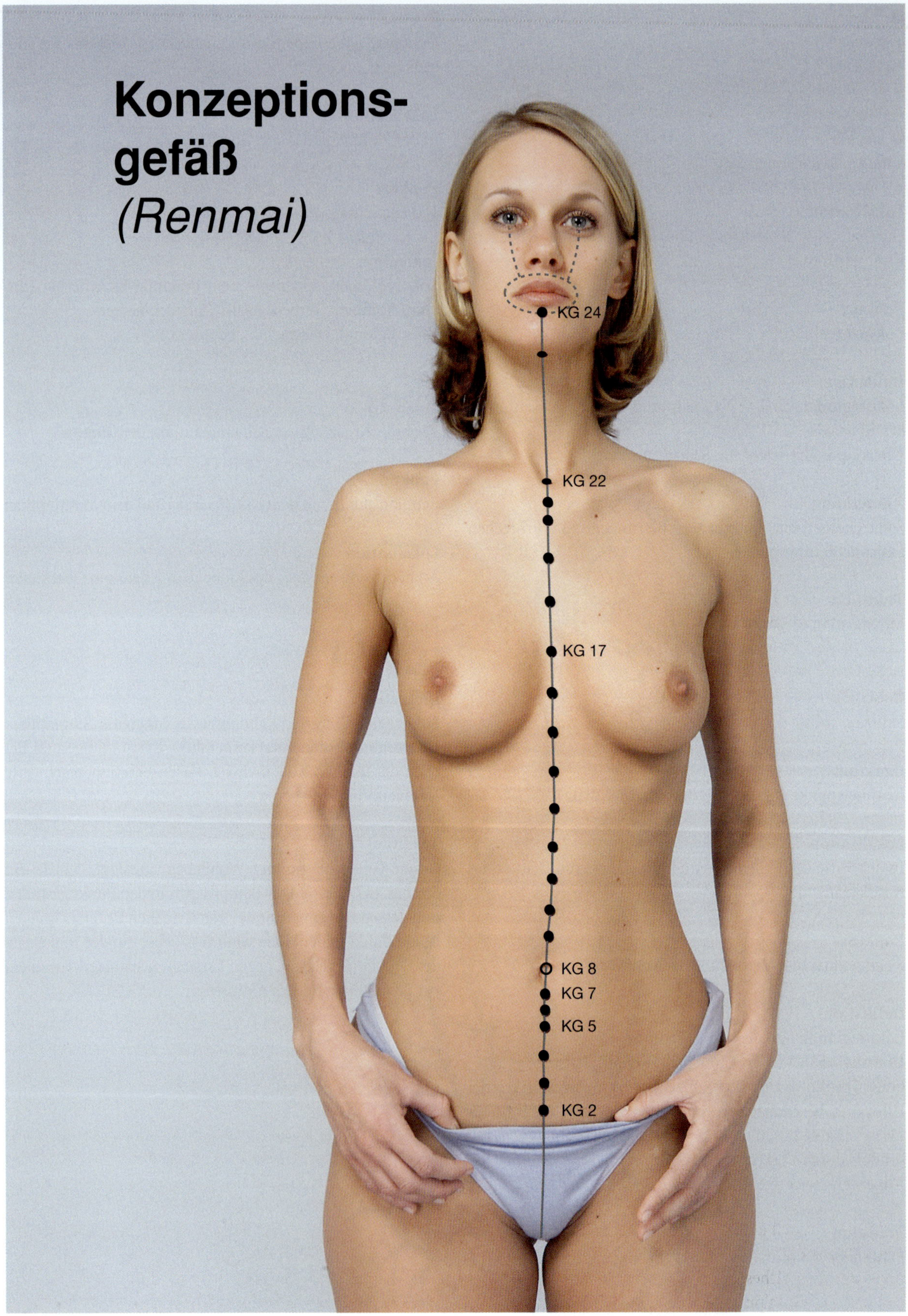

# 5.14 Konzeptionsgefäß *(Renmai)*

## 5.14.1 Das Konzeptionsgefäß

➤ Abb. 5.183, ➤ Abb. 5.184

**Charakteristik**

- **Bezeichnung:** *Renmai,* „Das Gefäß des Empfanges, der Empfängnis"
- **Abkürzungen:** KG (Konzeptionsgefäß), VC (vaisseau conception), CV (conception vessel),
- **Nach internationaler Nomenklatur:** der XIV. Meridian des Energiekreislaufs
- **Energieverlauf aufsteigend:** unpaare Leitbahn
- **Optimalzeit zur Tonisierung:** keine
- ***Shu*-Zustimmungspunkt:** nur für bestimmte Punkte: Bl 24 für KG 6, Bl 26 für KG 4, Bl 17 für KG 17
- ***Mu*-Alarmpunkt:** keiner
- Der **äußere Verlauf** ist durch 24 Punkte gekennzeichnet.

**Verlauf**

Der Meridian beginnt in der Mitte der Perinealregion, steigt von dort über das Genitale zur Schamhaargrenze in der ventralen Medianlinie gerade nach oben, erreicht mit KG 8 den Nabel, mit KG 15 die Schwertfortsatzspitze, mit KG 17 die Mitte des Sternums in Höhe der Brustwarzen und endet mit KG 24 in der Mitte der mentolabialen Furche. Von hier besteht über Sekundärgefäße Verbindung zur Infraorbitalgegend und zu den inneren Augenwinkeln.

**BESONDERE PUNKTE**

**Konzeptionsgefäß** *(Renmai)*

*Mu*-Alarmpunkt des Blasen-Meridians KG 3
*Mu*-Alarmpunkt des Dünndarm-Meridians KG 4
Haupt-*Mu*-Alarmpunkt des 3E-Meridians KG 5
Sexueller *Mu*-Alarmpunkt des 3E-Meridians KG 7
Digestiver *Mu*-Alarmpunkt des 3E-Meridians, außerdem *Mu*-Alarmpunkt des Magen-Meridians KG 12
*Mu*-Alarmpunkt des Herz-Meridians KG 14
Respiratorischer *Mu*-Alarmpunkt des 3E-Meridians, außerdem *Mu*-Alarmpunkt des KS-Meridians KG 17
Kardinalpunkt zur Einschaltung des Konzeptionsgefäßes *(Renmai)* Lu 7

Das Konzeptionsgefäß zählt ebenso wie das LG *(Dumai)* zu den acht außergewöhnlichen Gefäßen. Nach der Tradition wird ihm als „Ur-Meridian" die Leitung des sogenannten Erb-*Qi* (ancestrale Energie) zugesprochen. Diese Art des *Qi* unterliegt keinen Tagesschwankungen, daher gibt es auch keine Maximalzeit des Meridians. Durch den Verlauf des Meridians auf der Vorderseite des Körpers ist er vor allem für den *Yin*-Anteil des Erb-*Qi,* also vor allem den struktiven Anteil, zuständig.
Als außerordentliches Gefäß kann das KG über den Kardinalpunkt (Schlüsselpunkt) Lu 7 eingeschaltet werden.

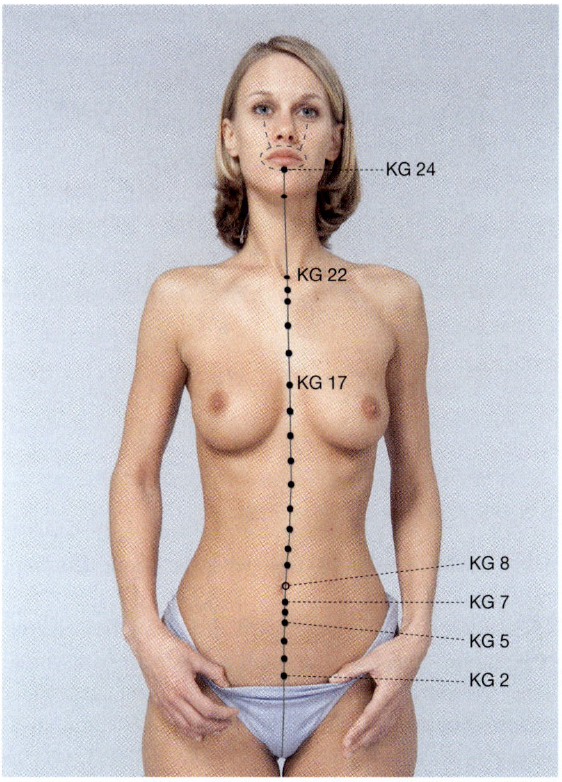


**Abb. 5.183** Verlauf des Konzeptionsgefäßes am Körper. Der Punkt Lu 7 schaltet das Konzeptionsgefäß ein.

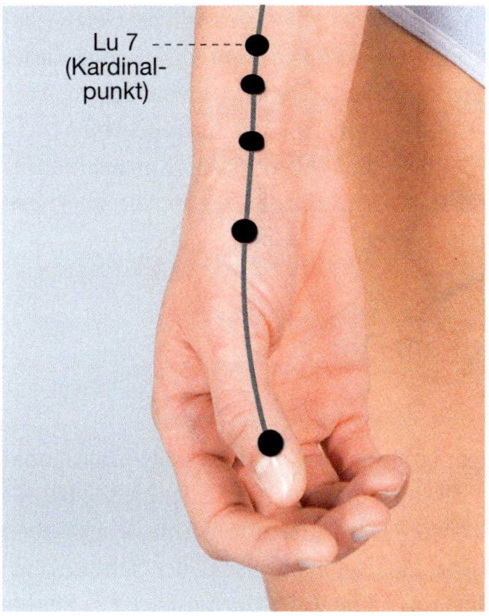


**Abb. 5.184** Der Kardinalpunkt für das Konzeptionsgefäß ist Lu 7.

Da die ventralen Mediane des Körpers eine Art Konzentrationslinie darstellt (dorsal = *Yang,* ventral = *Yin*), steht das KG mit allen *Yin*-Meridianen, aber auch mit den außergewöhnlichen Gefäßen (*Yin Oe* = *Yinweimai* und *Chongmai)* in Verbindung. Deshalb kann das KG als Ausgleichsreservoir und Regulator des gesamten struktiven *Qi* gelten.
Da das weibliche Geschlecht relativ zum männlichen als *Yin* gilt, ergibt sich eine enge Beziehung zwischen KG und dem

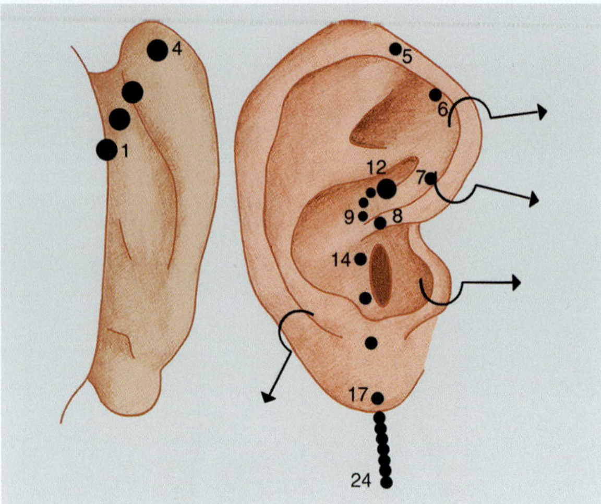


**Abb. 5.185** Das Konzeptionsgefäß am Ohr



gynäkologischen Funktionskreis, daher der Name „Konzeptionsgefäß".
Als Gegenpol zum LG *(Dumai)* wird die Lokalisation zahlreicher Reunions- und *Mu*-Alarmpunkte mit mehr parasympathischer Wirkung auf dem KG verständlich, auch gegenüber der mehr sympathikotonen Wirkung der *Shu*-Zustimmungspunkte.

**Anmerkung**
Das Konzeptionsgefäß (*Renmai)* gehört zu den acht unpaarigen Meridianen, die auch als außerordentliche Gefäße bezeichnet werden. Da *Renmai* und *Dumai* als einzige dieser acht eigene Punkte aufweisen, werden sie von den meisten Autoren zu den zwölf Hauptmeridianen hinzugezählt.
Ihre Aktivierung über die zugehörigen Kardinalpunkte bringt weitere therapeutische Möglichkeiten, die über jene der Punktur einzelner ihrer Punkte hinausgehen.

## 5.14.2 Verlauf am Ohr

➤ Abb. 5.185

Der Meridian beginnt mit seinem Punkt KG 1 (Reunionspunkt mit dem Lenkergefäß sowie mit dem „Gefäß der breiten Bahn") retroaurikulär im oberen Ohrdrittel an der Anwachsungszone zwischen Ohrmuschel und Kopfhaut, also in der Nähe des entsprechenden Punktes LG 1 hinter der Ohrmuschel. Die Punkte KG 2, KG 3 und KG 4 führen in einer geraden Linie retroaurikulär nach oben, im Punkt KG 5 (= Omega 2) wechselt der Meridian auf die Ohrvorderseite und verläuft auf der Innenseite der aufsteigenden Helix bis zum KG 8 (= Nullpunkt). Nach dem Durchlaufen einer Schleife – KG 9 bis KG 13 – wendet sich das Gefäß wieder nach unten, erreicht mit KG 16 das Ohrläppchen, bildet dann mit KG 17 den Omega-Hauptpunkt und läuft mit einer eng aneinanderliegenden Reihe von Punkten bis KG 24 ca. 1,5 cm unter dem Ohr aus.

## 5.14.3 Die Punkte im Einzelnen

### ● KG 1

*Huiyi*, „Treffpunkt des *Yin*"

**Funktion**
Reunionspunkt mit dem LG *(Dumai)* und dem Gefäß der breiten Bahn *(Chongmai)*

**Lokalisation**
Auf der Medianlinie, in der Mitte zwischen Anus und Skrotum bzw. der hinteren Vulvakommissur

**Punktur**
5 *Fen*–1 *Cun* senkrecht

**Indikation**
**Lokoregional:** Schmerzen im Genitale, Vaginitis, Deszensusbeschwerden, Urethritis, Hämorrhoiden
**Überregional:** Zyklusstörungen

**Tradition**
KG 1 beeinflusst nach der Tradition die Leber, daher alle Affektionen der Genitalorgane und jene Schädelpartien, die vom inneren Verlauf der Sekundärgefäße von Gb 1 zu LG 20 erfasst werden.

### ● KG 2

*Qugu*, „Pubisarkade, geschwungener Knochen"

**Funktion**
Reunionspunkt mit dem Le-Meridian

**Lokalisation**
Auf der ventralen Medianlinie, am Symphysenoberrand

**Punktur**
3 *Fen*–1 *Cun* senkrecht

**Indikation**
**Lokoregional:** genitalwirksamer Punkt; Impotenz, besonders nach Exzessen; Urethritis, Miktionsbeschwerden; Fluor jeglicher Genese, Endometritis; Blutungen nach der Entbindung
**Allgemein:** Schmerzen und Krämpfe im Unterbauch

## ● KG 3

*Zhongji*, „Mittlerer Kumulationspunkt"; wird auch *Yu quan* = „Jadequelle" oder *Qi quan* = „Quelle der Energie" genannt

**Funktion**

*Mu*-Alarmpunkt des Bl-Meridians; Reunionspunkt mit dem Ni-, Le- und MP-Meridian

**Lokalisation**

Wenn man die Strecke Symphyse–Nabel in 5 gleiche Teile teilt, liegt KG 3 am proximalen Ende des ersten Fünftels, oberhalb der Symphyse, auf der ventralen Medianlinie.

**Punktur**

0,5–1 *Cun* senkrecht

**Indikation**

**Lokoregional:** Oligospermie, Impotenz nach Exzessen, alle Formen der Urethritis, Reizblase, häufiger Harndrang, Fluor, Pruritus vulvae, Regelstörungen infolge schlechter Blutzirkulation, Beschwerden durch Koitus während der Menstruation, Retroflexio uteri als Sterilitätsursache, Plazentaretention, atonischer Uterus

**Überregional:** Hungergefühl, aber man kann keinen Bissen hinunterwürgen; Aszites, Hernien

**Allgemein:** weibliche Sterilität, allgemeiner *Qi*-Mangel, Müdigkeit

➤ Abb. 5.186

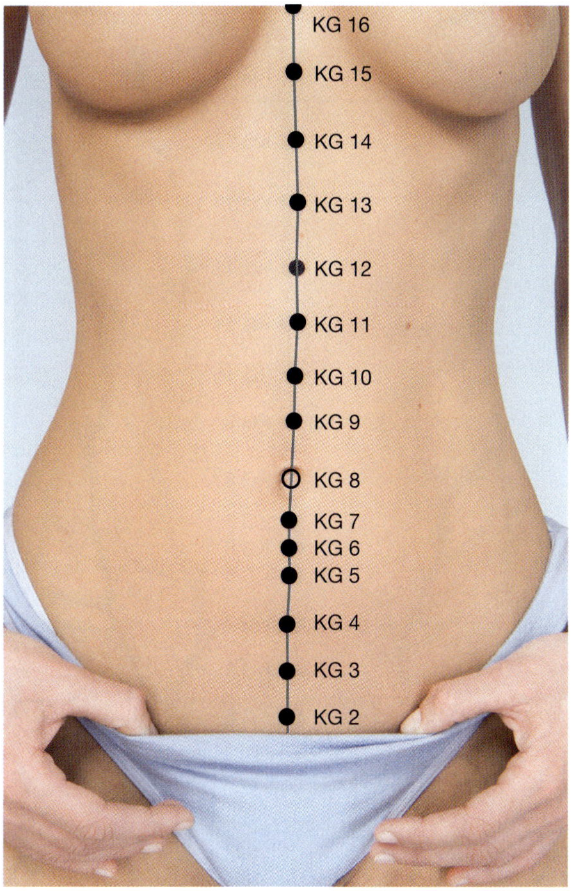


**Abb. 5.186** KG 2–KG 16

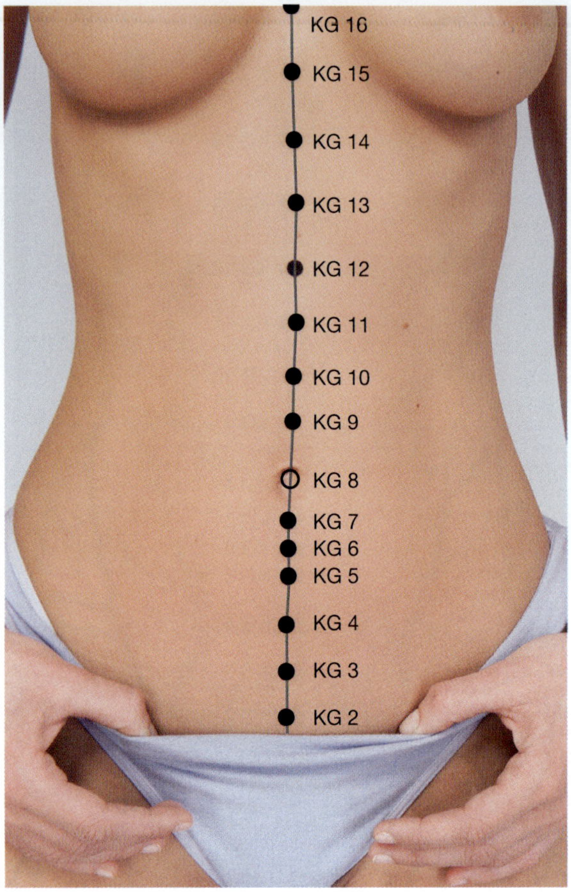


**Abb. 5.187** KG 02–KG 16

## ● KG 4

*Guanyuan,* „Schranke, Eingangstor der Lebenskraft, des vitalen Seins“

### Funktion

*Mu*-Alarmpunkt des Dü-Meridians; Reunionspunkt mit den *Yin*-Meridianen des Fußes MP, Ni und Le

### Lokalisation

Auf der ventralen Medianlinie, 2 Fünftel oberhalb der Symphyse (s. Messung bei KG 3)

### Punktur

0,5–1 *Cun* senkrecht

### Indikation

**Lokoregional:** Impotenz, besonders nach Exzessen; alle Formen der „Urethritis“, Miktionsbeschwerden, Dysurie, Reizblase, Harninkontinenz, Prostatitis, Enuresis; Retroflexio uteri, Fluor mit Schwächezuständen; bei Abortus mit Bl 60 zur Beschleunigung; bei Genitalerkrankungen mit Ohnmachtsneigung und Herzbeschwerden mit Le 1 und Gb 26, mit Anämie zusammen mit KG 6, Bl 17, Bl 43, Bl 40

**Überregional:** Enteritis, Diarrhö, Dysenterie, Spasmen und Koliken im Nabelbereich und Unterbauch, unterstützend bei Darmparasiten, alle Arten Hernien; Kopfschmerzen mit Schwindel, die sich bei Bewegung verschlimmern; seelische Erschöpfung, Ohnmachtsneigung
**Allgemein:** zur Behandlung im Senium, bei Leere und Erschöpfungszuständen

### Tradition

Ist wie KG 5 ein Punkt der Yoga-Praktiken der Taoisten und ist das 2. Chakra in Indien, das sogenannte Sakral-Chakra, auch Nieren- oder Sexual-Chakra genannt (deutliche Übereinstimmung zum chinesischen Namen „Eingangstor“). Soll in der Schwangerschaft nicht verwendet werden!

## ● KG 5

*Shimen,* „Steintor“; wird auch *Dan tian* = „Hymne des Elixiers, des langen Lebens“ genannt

### Funktion

Haupt-*Mu*-Alarmpunkt des 3E-Meridians

### Lokalisation

Auf der ventralen Medianlinie, 3 Fünftel oberhalb der Symphyse

### Punktur

0,5–2 *Cun* senkrecht

### Indikation

**Lokoregional:** Dyspepsie mit bitterem, saurem oder üblem Aufstoßen, Verdauungsinsuffizienz, Meteorismus, abwechselnd Durchfälle und Verstopfung, Appendikopathie, Appetitlosigkeit. Dysurie, Urethritis, imperativer Harndrang, Fluor
**Überregional:** Krampfhusten, Asthma bronchiale, labile Hypertonie und Folgezustände; Entwicklungsstörungen bei Kleinkindern durch Malabsorption; Ödemneigung
**Allgemein:** entspricht dem Omega-2-Punkt der Ohrakupunktur, Punkt der „Umwelt“; Testpunkt für die Vitamine E, $B_1$, $B_3$, $B_6$

### Tradition

Der Punkt gilt in der Yoga-Lehre als Zentrum für Atem- und Konzentrationsübungen.
➤ Abb. 5.187

## ● KG 6

*Qihai,* „Meer der Energie, des *Qi*"

**Lokalisation**

Auf der ventralen Medianlinie, in Höhe des 4. Fünftels oberhalb der Symphyse (entspricht bei schlanken Personen ca. 2 Querfinger unter dem Nabel bzw. 1,5 *Cun* unterhalb des Nabelmittelpunktes)

**Punktur**

0,5–1 *Cun* senkrecht

**Indikation**

**Lokoregional:** Enuresis nocturna, Atonie des Blasensphinkters, alle Formen der „Urethritis"; Fluor, Beschwerden nach Koitus, Menstruationsstörungen, postpartale Blutungen; starker Meteorismus, Bauchschmerzen, Obstipation, Kotsteine, Appendikopathie, alle Hernien

**Allgemein:** wichtiger Punkt bei *Qi*-Mangel durch chronische Erkrankungen, Asthenie, Abmagerung, allgemeine Erschöpfung, Ohnmacht, Schwindel; bei nächtlichen Atembeschwerden zusammen mit KG 6 und KG 21; bei Albträumen mit KG 6, Bl 15 und Ma 44.

**Anmerkung**

Fördert die Potenz und Zeugungsfähigkeit!

**Tradition**

Der Punkt repräsentiert ebenso wie KG 5 „Das Zentrum der Energie des Menschen". Intensive Moxibustion empfohlen.

## ● KG 7

*Yinjiao,* „Kreuzung, Vereinigung des *Yin*"

**Funktion**

Unterer, sogenannter „sexueller" *Mu*-Alarmpunkt des 3E-Meridians. Reunionspunkt mit dem Ni-Meridian und dem Gefäß der breiten Bahn *Chongmai.* Er entspricht in der Ohrakupunktur dem Uteruspunkt.

**Lokalisation**

1 *Cun* unter der Nabelmitte = 1 Querfinger unter dem Nabel

**Punktur**

0,5–1 *Cun* senkrecht

**Indikation**

**Lokoregional:** Schmerzen, die zur Genitalzone ausstrahlen, Hernien; Miktionsstörungen, Harnleiterkolik, Urethritis; Menstruationsirregularität, übermäßig lange Menses, Fluor, Endometritis, Pruritus vulvae, Vaginitis, Sterilität

**Überregional:** Sodbrennen, Aufstoßen, Brechreiz, Angina, Epistaxis; starke belegte, zerklüftete und schmerzhafte Zunge, dann mit KS 6, Le 3 und MP 2

**Allgemein:** nervöse Erkrankungen, Angst, Nymphomanie, Priapismus, „sexuelle Delirien"

## ● KG 8

*Shenque,* „Göttliches Haus"; wird auch „Wohnstätte der Energie" genannt

**Lokalisation**

Im Zentrum des Nabels

**Punktur**

Keine Nadelung, Moxibustion mit lang dauernder, langsamer Hitze (Spezialtechnik)

**Indikation**

**Überregional:** chronische Enteritis, Meteorismus, Schmerzen im Abdomen, Ruhr

**Allgemein:** wirksam gegen Ohnmacht, akute Schwächezustände, aber auch zur Steigerung der sexuellen „Ausdauer" des Mannes (persönliche Mitteilung einer Versuchsperson)

**Tradition**

Der Nabel wurde in der Tradition mit Salz gefüllt und darauf Moxakegel abgebrannt.

## ● KG 9

*Shuifen,* „Verteilung des Wassers"

**Lokalisation**

Wenn man die Distanz Nabel–Xyphoidspitze in 8 gleiche Teile teilt, liegt der Punkt ⅛ oberhalb des Nabels = 1 *Cun* oberhalb des Mittelpunktes des Nabels

**Punktur**

0,5–1 *Cun* senkrecht

**Indikation**

**Lokoregional:** chronische Darmstörungen mit starker Peristaltik und geblähtem Trommelbauch, mit Darmgeräuschen und Flatulenz, Aszites

**Überregional:** Dysurie, „Nierenschmerzen"; Ödeme mit Ni 7, dabei KG 9 moxen; heftiges Nasenbluten

**Allgemein:** Punkt gegen alle eitrigen Prozesse, Furunkulose, Abszesse, auch Knocheneiterungen. Gilt auch als Spezialpunkt gegen Aszites, bei Ödemen mit KG 9, MP 6, Ma 28, Gb 28 und Ni 7

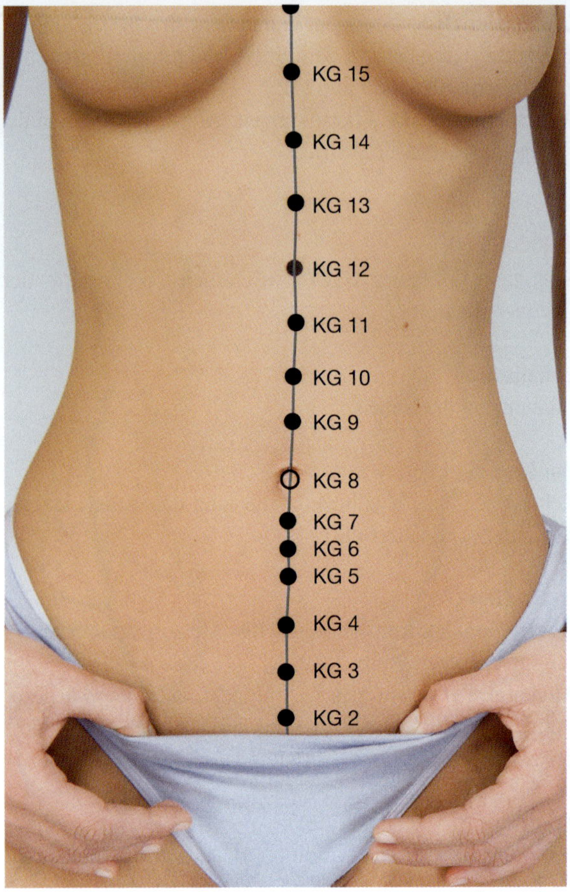


**Abb. 5.188** KG 2–KG 16

**Tradition**
„Verteilung der Flüssigkeit" deswegen, weil er in der Höhe jener Dünndarm-Region gelegen ist, der in der Tradition die Trennung der festen und flüssigen Nahrungsmittel zugesprochen wurde

## ● KG 10

*Xiawan,* „Unterer Magenanteil" (Pars pylorica)

**Funktion**
Reunionspunkt mit dem MP-Meridian

**Lokalisation**
Auf der ventralen Medianlinie, 2 *Cun* oberhalb des Nabels

**Punktur**
8 *Fen*–1 *Cun* senkrecht

**Indikation**
**Lokoregional:** Schmerzen in der Magengegend, auch Spasmen, Dyspepsie, chronische Magen-Darm-Affektionen, Appetitlosigkeit, Brechreiz, Erbrechen
**Überregional:** Abmagerung, Tachykardieneigung

**Tradition**
Moxibustion bei Schwangerschaft verboten.

## ● KG 11

*Jianli,* „Gründung, Aufbau des Hauses"

**Lokalisation**
Auf der vorderen Medianlinie, 3 *Cun* oberhalb des Nabels

**Punktur**
5 *Fen*–1 *Cun* senkrecht

**Indikation**
**Lokoregional:** Gastroduodenitis, Ulkuskrankheit, schlechte Verdauung, Meteorismus, Erbrechen, Appetitlosigkeit, sowohl Durchfälle als auch Obstipation
**Überregional:** Neurasthenie, bei Aszites mit KG 9, generalisierte Ödeme

**Tradition**
Keine Moxibustion bei Frauen im gebärfähigen Alter

## ● KG 12

*Zhongwan,* „Zentrum des Magens"

**Funktion**
Mittlerer „digestiver" *Mu*-Alarmpunkt des 3E-Meridians. Reunionspunkt mit dem Ma-, Dü- und 3E-Meridian. *Mu*-Alarmpunkt des Ma-Meridians.

**Lokalisation**
Auf der ventralen Medianlinie, genau in der Mitte zwischen dem Nabel und der Schwertfortsatzspitze

**Punktur**
0,5–1 *Cun* senkrecht. Es kann auch zu benachbarten Punkten durchgestochen werden, z. B. zu KG 13. Nach der Mahlzeit nicht zu tief stechen!

**Indikation**
**Lokoregional:** Gastroduodenitis, Ulcus ventriculi et duodeni, Magenkrämpfe, hämorrhagische Blutungen, Dyspepsie, Diarrhö, Obstipation, Hepatopathien, Intoxikationsfolgen
**Überregional:** Neurasthenie, Roemheld-Syndrom mit seinen variablen Herzbeschwerden
**Allgemein:** entspricht dem Omega-1-Punkt der Ohrakupunktur, Hinweispunkt auf Quecksilberintoleranz (Amalgam)

**Tradition**
Bei fieberhaften Infektionskrankheiten sowie bei Insuffizienz des Milz-Pankreas-Systems. Gegen *Yang*-Affektionen der

Eingeweide sehr wirksam mit Ma 36 und Le 13. Gegen Erbrechen: KS 6, Le 3, Le 14, KG 12, KG 15, LG 19
➢ Abb. 5.188

## ● KG 13

*Shangwan,* „Oberer Magenabschnitt, Cardia"

**Funktion**
Reunionspunkt mit dem Ma- und Dü-Meridian

**Lokalisation**
⅜ unter der Xyphoidspitze = 5 *Cun* oberhalb des Zentrums des Nabels

**Punktur**
0,5–1 *Cun* senkrecht

**Indikation**
**Lokoregional:** Gastroduodenitis, Ulkuskrankheit, Krämpfe und Koliken, vor allem im Oberbauch, Meteorismus, Erbrechen, Singultus, Intoxikationen, Hepatopathien
**Überregional:** Bronchitis mit übermäßigem Bronchialsekret; Angst, Erregungszustände, epileptiforme Anfälle
**Allgemein:** Spezialpunkt gegen alle krampfartigen Magenstörungen

**Tradition**
Bei Herzerkrankungen mit nicht beeinflussbaren Herzschmerzen sollte KG 13 nicht vergessen werden.

## ● KG 14

*Juque,* „Großartiger Palast"

**Funktion**
*Mu*-Alarmpunkt des He-Meridians

**Lokalisation**
⅛ unter der Xyphoidspitze = 6 *Cun* oberhalb des Nabels

**Punktur**
3 *Fen* senkrecht oder 1 *Cun* schräg

**Indikation**
**Lokoregional:** Magenschmerzen, Erbrechen
**Überregional:** Appetitlosigkeit, Hilfspunkt bei Seekrankheit, Hyperemesis gravidarum; Krampfhusten mit Bronchialsekretion, Präkordialschmerz sowie zum Schulterblatt ausstrahlende Herzschmerzen, Tachykardie mit Beklemmungsgefühl; Angst mit Ohnmachtsneigung, Neurasthenie

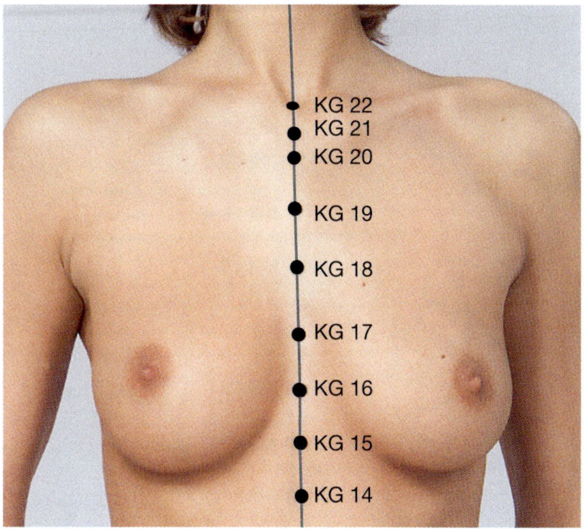


**Abb. 5.189** KG 14–KG 22

## ● KG 15

*Jiuwei,* „Elsternschwanz"; wird auch *Mihi* = „Gebogenes Knochenende" genannt

**Funktion**
*Qi* aus allen *Yang*-Organen, daher ein vitales Zentrum

**Lokalisation**
An der Spitze des Xyphoids (gestreckte Haltung einnehmen lassen)

**Punktur**
3 *Fen*–1 *Cun* schräg abwärts oder aufwärts

**Indikation**
**Lokoregional:** Gastritis, Aerophagie, Singultus, Spasmen
**Überregional:** Angina, Schluckbeschwerden; Husten, der Erbrechen provoziert; Hilfspunkt bei Keuchhusten; Palpitationen, Beschwerden durch pleuroperikardiale Adhäsionen
**Allgemein:** Neurasthenie, innere Spannung, Verwirrtheit, Angstzustände, Konzentrationsmangel, Managerkrankheit; Spezialpunkt gegen Epilepsie; Müdigkeit, Erschöpfung, Asthenie, Verlust der Manneskraft

**Anmerkung**
Zusammen mit LG 19 von Bachmann (1980) als „Bellergal der Akupunktur" bezeichnet. KG 15 allein punktiert wirkt gegen Zorn.
➢ Abb. 5.189

KG

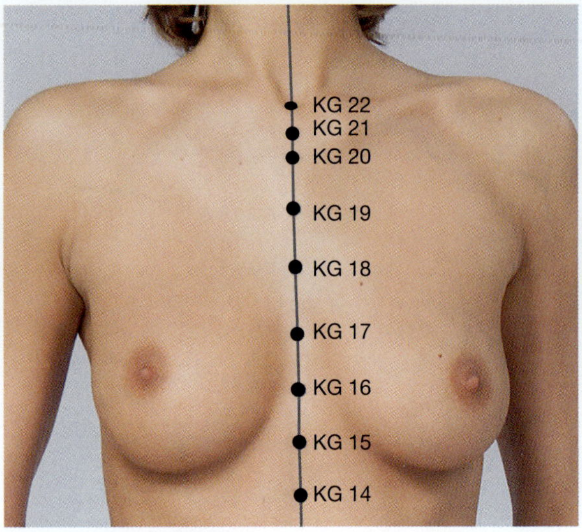


**Abb. 5.190** KG 14–KG 22

5

### ● KG 16

*Zhongting*, „Mittlerer Hof"

**Lokalisation**

In einer Vertiefung, am Übergang vom Corpus sterni zum Processus xyphoideus, 1 *Cun* über KG 15

**Punktur**

3–5 *Fen* schräg

**Indikation**

**Lokoregional:** asthmoide Bronchitis, Brechreiz, Erbrechen, Ösophagusspasmen

### ● KG 17

*Tanzhong*, „Zentrum der Brust"

**Funktion**

Reunionspunkt mit dem MP-, Ni-, Dü- und 3E-Meridian, daher Spezialpunkt der Atemwege. Oberer „respiratorischer" *Mu*-Alarmpunkt des 3E-Meridians und *Mu*-Alarmpunkt des KS-Meridians

**Lokalisation**

Auf der Sternum-Mitte in Höhe des 4. ICR in der Mitte zwischen den Brustwarzen (beim Mann)

**Punktur**

5 *Fen*–1 *Cun* aufwärts. Bei Erkrankungen im Mamma-Bereich in Richtung Brustansatz, bei Asthma bronchiale kann in Richtung zu KG 18 tangential gestochen werden

**Indikation**

**Lokoregional:** Krampfhusten, reichlich schleimiges visköses oder eitriges Sputum, Asthma bronchiale, pneumonische Herde; Interkostalneuralgie, Mastitis, Milchmangel; Beklemmungsgefühl, Roemheld-Syndrom; Angst und Globus hystericus

**Überregional:** 2. Tranquilizerpunkt, entspricht dem Omega-Hauptpunkt der Ohrakupunktur, psychosomatischer Hauptpunkt

**Tradition**

Nach *Nei Jing* konzentriert sich das gesamte *Qi* in diesem Punkt. Er gilt als „Meister der Energie". An ihm wird das Ernährungs-*Qi* = „Energie der Erde" durch das „Himmels-*Qi*" = Atemluft, aktiviert und zum verwendungsfähigen Aufbau-, Erhaltungs- und Abwehr-*Qi* aufbereitet und verteilt.

### ● KG 18

*Yutang*, „Jadepalast"

**Lokalisation**

Medianlinie, in Höhe des 3. ICR, 1,5 *Cun* über KG 17

**Punktur**

3–5 *Fen* schräg

**Indikation**

**Lokoregional:** Asthma bronchiale, Bronchitis, Pleuralgien

**Überregional:** Erbrechen, Schmerzen in der Herzgegend, Beklemmungsgefühl

### ● KG 19

*Zigong*, „Purpurpalast"

**Lokalisation**

Medianlinie, in Höhe des 2. ICR. Bei Lokalisation und Punktur den Kopf nach rückwärts beugen lassen.

**Punktur**

3–5 *Fen* schräg

**Indikation**

**Lokoregional:** Thoraxschmerzen, Bronchitis, Pleuritis, Schluckbeschwerden

**Überregional:** Erbrechen, Schmerzen in der Herzgegend

### KG 20

*Huagai,* „Prunkvoller Kranz"

**Lokalisation**
In Höhe des Ansatzes der 2. Rippe, in einer Vertiefung, in der Mitte des Sternums (Kopf nach hinten beugen lassen)

**Punktur**
3–5 *Fen* schräg

**Indikation**
**Lokoregional:** Thoraxschmerzen, Pharyngitis, Tracheobronchitis, Asthma bronchiale, Schluckbeschwerden
➤ Abb. 5.190

### KG 21

*Xuanji,* „Kostbares Kleinod"

**Lokalisation**
In der Mitte des Manubrium sterni, in Höhe des Ansatzes der 1. Rippe

**Punktur**
3–5 *Fen* schräg

**Indikation**
**Lokoregional:** Angina, Schluckbeschwerden, Krampfhusten mit Atembeschwerden, die beim Sprechen behindern, nervöser Kitzelhusten, Globusgefühl
**Überregional:** Brechreiz, Ösophagusspasmen, Dyspepsie

**Anmerkung**
Spezialpunkt gegen Sodbrennen

### KG 22

*Tiantu,* „Himmlischer Vorsprung"

**Funktion**
Reunionspunkt mit dem Haltegefäß des *Yin (Yinweimai)*

**Lokalisation**
In der Mitte der Incisura jugularis, in Höhe des Ansatzes der Klavikula

**Punktur**
2 *Fen* senkrecht

**Indikation**
Wie KG 21, dazu lokale Lymphadenitis, Strumabeschwerden

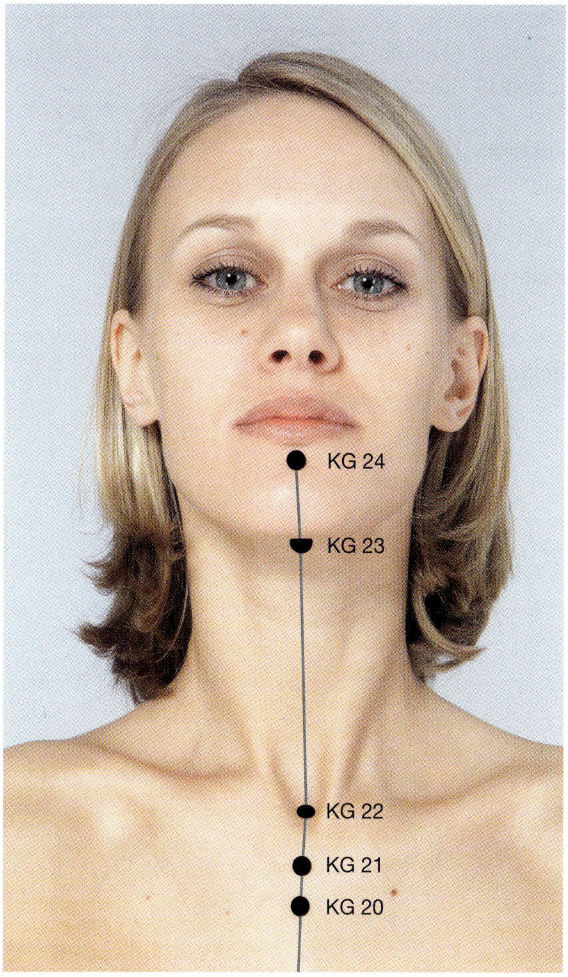


**Abb. 5.191** KG 20–KG 24

### KG 23

*Lianquan,* „Seitliche Quelle"

**Funktion**
Reunionspunkt mit dem Haltegefäß des *Yin (Yinweimai)*

**Lokalisation**
Auf der Medianlinie, im Winkel, wo der Hals in den Kinnbereich übergeht (Incisura thyreoidea cranialis)

**Punktur**
2 *Fen*–1 *Cun* schräg, etwas nach aufwärts

**Indikation**
**Lokoregional:** regulierende Wirkung auf die Thyreoidea, Sodbrennen, Hypersalivation, Tracheitis, Laryngitis, Pharyngitis, Glossitis; bei Heiserkeit, Aphonie mit Ma 10

**Tradition**
Keine Moxibustion

## ● KG 24

*Chengjiang,* „Aufnahme, Zurückhalten der (aus dem Munde rinnenden) Flüssigkeit“

**Funktion**

Reunionspunkt mit dem Ma- und Di-Meridian und dem LG *(Dumai)*

**Lokalisation**

In der Mitte der mentolabialen Furche

**Punktur**

2 *Fen* senkrecht oder bis 5 *Fen* schräg

**Indikation**

**Lokoregional:** periphere oder zentrale Fazialisparese, motorische Aphasie, Trismus. Alveolarpyorrhö, Karies, Zahnneuralgien, Stomatis aphthosa, Hypersalivation. Zusatzpunkt bei Trigeminusneuralgie des 3. Astes

**Überregional:** bei Diabetes mellitus zur Beeinflussung des Durstgefühls; Tortikollis

**Allgemein:** hilft gegen Stottern, zusammen mit LG 20 gegen Lateralitätsinstabilität

**Anmerkung**

Spezialpunkt in der Zahnmedizin gegen Würgereiz

➤ Abb. 5.191

KAPITEL

# 6

Frank Bahr, Franz Jost, Sandi Suwanda und Hans Zeitler (†)

# Außerordentliche Meridiane und Kardinalpunkte

Die acht außerordentlichen Meridiane, auch Wundergefäße oder Wundermeridiane, in der neueren chinesischen Literatur als *Qijing bamai* bezeichnet, wurden erst im 16. Jahrhundert nach traditionellen Angaben zusammengefasst beschrieben und bilden seither einen weiteren Bestandteil des Meridiansystems.

Nach unseren Erfahrungen spielt der Einsatz von Kardinalpunkten (Einschaltpunkte der außerordentlichen Meridiane) bei unserem Krankengut, das zahlreiche Patienten mit chronischen, meist mehrfach vorbehandelten Leiden umfasst, eine bedeutende Rolle. Unsere Ausführungen sollen jenen Kollegen dienen, die sich entweder bisher scheuten, Kardinalpunkte als solche einzusetzen oder dies unbewusst taten und über manche überraschende Wirkung erstaunt waren, die sie in dieser Form nicht erwartet hatten.

## 6.1 Unterschiede zwischen den außerordentlichen Meridianen und den Hauptmeridianen

### 6.1.1 Punkte

Sechs der acht außerordentlichen Meridiane besitzen keine eigenen Punkte. Ihr Verlauf ergibt sich in der Form, dass sie an Punkten teilhaben, die den 12 Hauptmeridianen angehören. Wir gehen dabei von der Voraussetzung aus, dass der Akupunkturpunkt als primäres Element anzusehen ist. Durch ihn wird der oberflächliche Meridianverlauf markiert, der für die Reizsetzung maßgeblich ist.

### 6.1.2 Lenkergefäß und Konzeptionsgefäß

Lenkergefäß *(Dumai)* und Konzeptionsgefäß *(Renmai)* sind jene beiden außerordentlichen Meridiane, die hinsichtlich des oben Gesagten eine Ausnahme bilden.

- Sie waren bereits zeitgleich mit den übrigen Hauptmeridianen bekannt und ebenso wie diese in die Therapie integriert.
- Sie sind ihrer Lage nach jedoch eigenständig, denn sie verlaufen nicht spiegelbildlich bilateral, sondern unilateral dorsal und ventral. *Dumai* und *Renmai* sind dadurch bereits als Potenziale mit überwiegender *Yang*- bzw. *Yin*-Intensität gekennzeichnet, trotzdem wird für beide dieselbe Energieverlaufsrichtung (von kaudal nach kranial) angegeben.
- Da ihr Verlauf außerdem durch eigene Punkte gekennzeichnet ist, wurden und werden sie in der Meridianlehre in der Regel in Zusammenhang mit den 12 Hauptmeridianen abgehandelt. Auch in diesem Buch sind LG und KG bereits in Kap. 5 aufgeführt.

### 6.1.3 Organzuordnung

Die außerordentlichen Meridiane werden im Gegensatz zu den Hauptmeridianen keinem Speicher- oder Hohlorgan zugeordnet. Sie sind daher auch nicht mit der in China üblichen diagnostischen Pulstastung direkt erfassbar.

### 6.1.4 Energiefluss

Die außerordentlichen Meridiane nehmen in der traditionellen Energielehre insofern eine Sonderstellung ein, als sie nicht am ununterbrochenen Energiefluss, wie er für die Meridiane beschrieben wird, teilnehmen. Wie so vieles Wissen der Traditionellen Chinesischen Medizin wird gerade die Energielehre oft belächelt. Zugleich scheut man sich aber nicht, jedem Kenner der Materie bekannte Beobachtungsresultate als „Neuentdeckungen" auf dem Gebiet der Bioklimatik, Chronobiologie, Chronopharmakologie etc. darzustellen.

In der Energielehre gelten die außerordentlichen Meridiane als eine Art Reservespeicher (Ausgleichsreservoir) für die Essenz *(Jing)*. Darunter versteht man eine Form der Energie, die z. T. als angeborene, ererbte Energie aufzufassen ist. Jedes Individuum besitzt diese Energieform im spezifischen Ausmaß und ist daher bei der Realisierung seiner Lebensphänomene und der dadurch bedingten energetischen Funktionen von ihr abhängig. Wir können damit den Begriff „Terrain", den Erbanteil der Anlage zu bestimmten Erkrankungen bzw. das konstitutionell verschiedene Verhalten des Organismus im Krankheitsfall, erklären.

Dieses Energiepotenzial erfährt im Laufe des Lebens insofern eine Wandlung, als im Kindesalter und in der Jugend eine Zunahme stattfindet und ab einem erreichten Höhepunkt eine kontinuierliche, dem Ablauf einer Uhrfeder vergleichbare Abschwächung eintritt. Selbstverständlich sorgt der Organismus ständig für eine Ergänzung der für unsere Existenz notwendigen Energie. Er gewinnt sie – und wir können der Überlieferung auch aus heutiger Sicht zustimmen – aus der Nahrung in Verbindung mit der Atmung und führt sie der Nebenniere (in der Tradition „Feuerniere" genannt) zur Speicherung und zum dosierten Verbrauch zu. Somit ist die zur Verfügung gestellte Quantität weitgehend von der Qualität der angebotenen Nahrung und deren störungsfreier Umsetzung abhängig. Schwere chronische Erkrankungen führen zu einem Mehrverbrauch, der nur dann gedeckt werden kann, wenn die obigen Prämissen gegeben sind. Wenn in alten Zeiten gelehrt wurde, dass diese Energieform die „Wunderorgane" (Nerven, Knochen, Blutkreislauf, Leber-/Gallefunktion, Genitalfunktion) „ernähre", d. h. deren Entwicklung und Funktion entscheidend beeinflusse, so sollten wir uns hüten, darüber vorschnell zu spotten. Das Gleiche gilt für die Annahme, dass diese Energieform wesentlich zur Verstärkung des Abwehr-*Qi (Weiqi)* beitrage und daher auch für die Adaptationsleistung des Individuums verantwortlich sei.

Wir können aus heutiger Sicht davon ausgehen, dass teilweise unser hormoneller Status damit gemeint ist.

### 6.1.5 Tonisierungs- und Sedierungspunkte

Die außerordentlichen Meridiane besitzen **keine** Tonisierungs- und Sedierungspunkte. Ihre Aktivierung erfolgt über die zugehörigen Kardinalpunkte. Diese liegen auf den entsprechenden Hauptmeridianen innerhalb der Regionen der antiken Punkte, also zwischen Fingerspitzen und Ellbogengelenken bzw. zwischen Zehenspitzen und Kniegelenken. Durch ihre Funktionen als *Luo*-Durchgangspunkte und/oder als Spezialpunkte (Meisterpunkte) ragen sie zusätzlich aus dem Punkteensemble heraus.

### 6.1.6 Zeitpunkt der Reizsetzung

Ihre mobilisierende Wirkung auf die Reserven der oben beschriebenen Energieform und ihr jeweiliger gerichteter Einsatz wird offenbar durch den Zeitpunkt der Reizsetzung am zugehörigen Kardinalpunkt innerhalb der Abfolge der Reizeingaben bestimmt. Wenn wir diese Arbeitshypothese gelten lassen, kann es nicht gleichgültig sein, ob ein die Autoregulationsbereitschaft des Organismus unterstützender und lenkender Reiz als Erster gesetzt wird und er damit den zugehörigen außerordentlichen Meridian aktiviert oder ob der gleiche Reiz an beliebiger Stelle im Rahmen eines Reizmusters angeboten wird. Ähnlich dürfte es sich beim Einsatz von zwei Kardinalpunkten, mögen diese demselben Paar (siehe unten) angehören oder nicht, verhalten, sofern dieser zweite Kardinalpunkt als letzter Punkt der Kombination eingesetzt wird.

Bei diesem Vorgehen kann man in der Wertigkeit insofern einen Unterschied beobachten, als der zu Beginn verwendete erste Kardinalpunkt mit seinem Wirkungsbereich gewissermaßen die führende Rolle übernimmt, während der zum Abschluss eingesetzte zweite eine Art zustimmende, ergänzend verstärkende Wirkung aufweist. Diese Erfahrung bedingt, dass bei der Verwendung von zwei nicht demselben Paar angehörenden Kardinalpunkten die möglichst harmonische Ergänzung der dadurch aktivierten außerordentlichen Meridiane angestrebt werden soll. Sollte dies nicht gegeben sein, so ist es besser, nur den nach Indikation erforderlichen außerordentlichen Meridian mit dessen Kardinalpunkt zu verwenden.

Einige wenige Autoren vertreten die Auffassung, dass man die Reizsetzung zeitlich trennen müsse. Dabei sollen zuerst überhaupt nur ein oder zwei Kardinalpunkte therapiert werden und erst nach der Entfernung dieser Nadeln sollten die übrigen geplanten Punkte zum Einsatz kommen. Aufgrund unserer Erfahrungen können wir uns dieser Meinung nicht anschließen, da entsprechende Versuche, abgesehen von der Umständlichkeit des Verfahrens, keineswegs bessere Resultate brachten. Andere Autoren fordern, dass die zusätzliche Reizung an Punkten, die zum entsprechenden außerordentlichen Meridian gehören, vermieden werden müsse. Wir möchten auch diese Ansicht nicht in dieser apodiktischen Form gelten lassen, denn wir haben immer wieder gesehen, dass der zusätzliche Reiz an solchen Punkten zumindest zur Verstärkung ihrer Wirkung im lokoregionalen Bereich beiträgt, wenn sie überlegt und gezielt eingesetzt werden.

### 6.1.7 Indikationen

Bei kritischer Beurteilung der für die einzelnen außerordentlichen Meridiane und die Meridianpaare in der Literatur angegebenen Indikationen ergeben sich insofern Schwierigkeiten, als offensichtlich eine Vermischung der umfangreichen Palette der Punkteindikationen an sich mit den Indikationen ihrer speziellen Wirkung als Kardinalpunkte bestehen. Wenn dies auch nur von theoretischer Wichtigkeit sein mag, so scheint uns doch eine Differenzierung erforderlich zu sein, um die „Wirkung darüber hinaus" erkennbar zu machen, die durch die Aktivierung der außerordentlichen Meridiane erzielbar ist.

## 6.2 Indikationen und traditionelle Charakteristik der außerordentlichen Meridiane

### 6.2.1 Indikationen, die den Einsatz der außerordentlichen Meridiane rechtfertigen

Viele der Indikationsangaben sind bereits in den Indikationen, die den einzelnen Einschaltpunkten zugesprochen werden, enthalten. Dies ergibt sich aus dem großen Innenwert, den die Kardinalpunkte auch als normale Akupunkturpunkte besitzen.

- **MP 4:** „Meisterpunkt" gegen alle Durchfallerkrankungen, Interferon-Wirkung, *Luo*-Durchgangspunkt zu Ma 42
- **KS 6:** *Luo*-Durchgangspunkt zu 3E 4
- **Gb 41:** „Meisterpunkt" gegen Affektionen, die besonders die Gelenke betreffen, Prostaglandin-$E_1$-Wirkung
- **3E 5:** *Luo*-Durchgangspunkt zu KS 7, „Meisterpunkt" gegen alles entzündliche und rheumatische Geschehen, vor allem wenn dabei ebenfalls die Gelenke befallen sind; „Thymus"-Punkt, allgemeiner Anti-Störfeldpunkt
- **Dü 3:** Tonisierungspunkt, allgemeiner Schleimhautpunkt, „Meisterpunkt" zur Spasmolyse, Wirkung auf den Plexus solaris (Schwerpunkt motorisch)
- **Bl 62:** „Meisterpunkt" gegen nervöse Schlaflosigkeit, Hyperemotionen; Punkt der Epiphyse
- **Lu 7:** „Meisterpunkt" gegen Stauungen (auch gegen psychische Blockaden) und gegen alle Affektionen des Respirationstrakts, *Luo*-Durchgangspunkt zu Di 4

- **Ni 6:** „Meisterpunkt" gegen Schlafstörungen und alle Beschwerden, die sich im Zusammenhang mit der Periode verschlimmern, aber auch gegen klimakterische Beschwerden, „Valium"-vergleichbarer Tranquilizerpunkt

### 6.2.2 Traditionelle Charakteristik

- 1. Paar: Gefäß der breiten Bahn (Vater) – Haltegefäß des *Yin* (Mutter): Kardinalpunkte MP 4 bzw. KS 6
- 2. Paar: Gürtelgefäß (Sohn) – Haltegefäß des *Yang* (Tochter): Kardinalpunkte Gb 41 bzw. 3E 5
- 3. Paar: Lenkergefäß (Ehemann) – Aufsteigendes *Yang*-Gefäß (Ehefrau), nicht zu verwechseln mit der Regel Ehemann – Ehefrau beim Einsatz eines Tonisierungs- und Sedierungspunktes der entsprechend zusammengehörigen *Yang*- bzw. *Yin*-Partner: Kardinalpunkte Dü 3 bzw. Bl 62
- 4. Paar: Konzeptionsgefäß (Gastgeber) – Aufsteigendes *Yin*-Gefäß (Gast): Kardinalpunkte Lu 7 bzw. Ni 6

Diese didaktischen Beziehungen haben ihren Ursprung in Zuordnungen von Trigrammen, z. B. des Gefäßes der breiten Bahn *Chongmai* zum Trigramm *Kien* – „Das Schöpferische", andererseits stehen sie in Beziehung zur Stellung der angesprochenen Meridiane innerhalb der Lehre der Entsprechungen. Zur Beurteilung der Wirkbeziehungen der außerordentlichen Meridiane ist es erforderlich, auf die Grundtendenzen jedes Einzelnen einzugehen. Diese obigen Paarungen sind nicht als absolut anzusehen, es gibt durchaus Abweichungen. Üblicherweise wird pro Körperseite immer nur ein Kardinalpunkt gestochen und stimuliert, sehr häufig auch erwärmt. Für den Rechtshänder werden rechts die Punkte KS 6, Gb 41, Dü 3 und Lu 7 gestochen, die dazugehörigen Partner links.

## 6.3 Die 8 außerordentlichen Meridiane aus traditioneller Sicht *(Qijingbamai)*

### 6.3.1 Etymologie

*Jing* heißt Meridian, *Ba* heißt acht und *Mai* bedeutet auch Ader, Gefäß oder Leitbahn. Das erste Wort *Qi* hingegen wird im Englischen mit „odd" übersetzt, das wie das chinesische Ideogramm einen zweifachen Sinn hat:

- sonderbar, seltsam, merkwürdig
- ungerade, einige mehr, etwas darüber, überzählig, restlich, zusätzlich

**Tab. 6.1** Einteilung der außerordenlichen Meridiane und Kardinalpunkte nach Yin und Yang

| ***Yin*** | |
|---|---|
| Blut *(Xue)* | |
| MP 4 | Gefäß der breiten Bahn *(Chongmai)* |
| KS 6 | Haltegefäß des *Yin (Yinweimai)* |
| | |
| Wasser | |
| Ni 6 | Aufsteigendes *Yin*-Gefäß *(Yinqiaomai)* |
| Lu 7 | Konzeptionsgefäß *(Renmai);* Lunge hier in ihrer Eigenschaft als „obere Quelle" (über die Kybernetik von Flüssigkeit/Alveolardruck/Filtrationsdruck) |
| | |
| ***Yang*** | |
| Großes *Yang (Taiyang)* | |
| Dü 3 | Lenkergefäß *(Dumai)* |
| Bl 62 | Aufsteigendes *Yang*-Gefäß *(Yangqiaomai)* |
| | |
| Kleines *Yang (Shaoyang)* | |
| Gb 41 | Gürtelgefäß *(Daimai)* |
| 3E 5 | Haltegefäß des *Yang (Yangweimai)* |

Die Übersetzung „außerordentlich" im Deutschen ist gut gewählt, da diese Leitbahnen durch ihr Verhalten eine Stellung außerhalb der gewohnten Ordnung der 12 Hauptleitbahnen innehaben und in diesem Sinne auch nummerisch wie zusätzlich erscheinen.

### 6.3.2 Einteilung der außerordentlichen Meridiane und Kardinalpunkte

Die außerordentlichen Meridiane und die Kardinalpunkte sind gemäß *Yin* und *Yang* eingeteilt (➤ Tab. 6.1). Je ein Paar hat einen besonderen Bezug zu einer Energieform. Meistens werden sie gemäß dieser Einteilung gestochen.
Auch die Nadelung der Kardinalpunkte erfolgt nach den Gesetzen von *Yin* und *Yang:*

- ein Punkt am Anfang, einer am Ende der Behandlung,
- ein Punkt unten, einer oben,
- ein Punkt links, ein Punkt rechts.

## 6.4 Gefäß der breiten Bahn *(Chongmai)*

➤ Abb. 6.1, ➤ Abb. 6.2

### 6.4.1 Charakteristik

- **Bezeichnungen:** *Chongmai, Ch'ung mo, Tschrong Mo, Tschong Mo*
- **Etymologie:** *Chong* heißt entgegenfließen oder schwer. Das Gefäß der breiten Bahn ist einer Straße mit schwerem Verkehr vergleichbar. Das Schwere, das es hier zu bewegen gilt, ist das Blut *(Xue).*
- **Kardinalpunkt:** MP 4 *Gongsun,* „gerechte Verteilung"

### 6.4.2 Verlauf

**Traditionell**

Dieser Meridian wird auch als „ancestraler Meridian" bezeichnet. Den Kapiteln 38 und 62 des *Nei Jing* („Das Meer der 5 Speicherorgane und der 6 Hohlorgane") kann man entnehmen, dass er dort als Ursprung der 12 Hauptmeridiane angesehen wird.

Wie der Nieren-Meridian entspringt er in den Nieren. Ein Ast zieht schräg über die Innenseite des Oberschenkels, dann weiter zum Knöchel und endet an der großen Zehe. Es ist jene Verzweigung, die die Energie des Gefäßes der breiten Bahn *(Chongmai)* für die Wärme und Durchblutung der unteren Extremitäten bereitstellt.

Der Meridian Gefäß der breiten Bahn passiert auch die Genitalregion, bevor er zum Thorax zieht, wo er sich verteilt. In der Genitalregion tritt er mit dem Punkt Ma 30 (*Qichong* = „Ansturm der Energie") in Beziehung, der über der A. femoralis lokalisiert ist.

**Nach *Su Wen*:** Der Meridian beginnt bei Ma 30, zieht mit dem Nieren-Meridian am Nabel vorbei nach aufwärts und strahlt in die Brust aus.

**Nach *Ling Shu*:** Ein Teil des Meridians verläuft im Inneren dorsal nach aufwärts und bildet das „Meer der Meridiane". Der oberflächliche Teil verläuft auf der ventralen Seite über Abdomen und Thorax auch aufwärts und vereinigt sich in Höhe des Kehlkopfes mit einem tiefen Ast, der im Inneren des Thorax nach kranial zieht. Nach diesem Zusammenschluss umzieht der Meridian netzförmig den Mund.

**Hinweis:** Verlauf seines Partners Haltegefäß des *Yin* in der Halsgegend. Über Ma 30 nimmt die Energie des Gefäßes der breiten Bahn die Gelegenheit wahr, sich des Magen-Meridians im Bereich des Abdomens zur Verteilung zu bedienen. Außerdem besteht über Ma 30 eine Verbindung zum Nieren-Meridian und damit eine Energieversorgung der Oberschenkel.

Aus dieser Beschreibung erkennt man die Ausdehnung des Verlaufs des Gefäßes der breiten Bahn und seine Wichtigkeit,

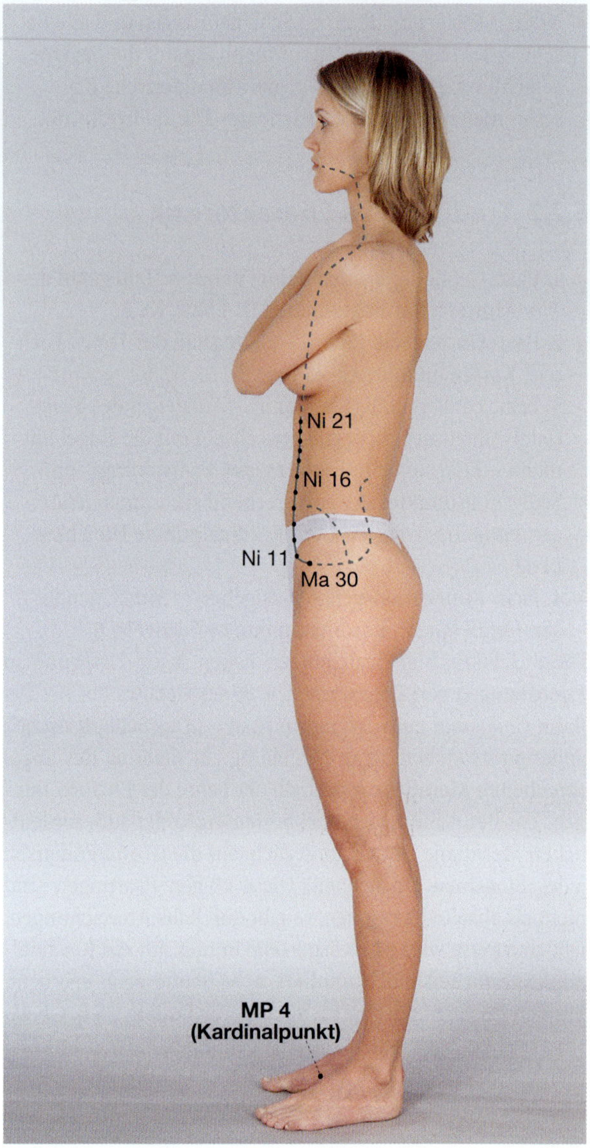


**Abb. 6.1** Gefäß der breiten Bahn *(Chongmai)*

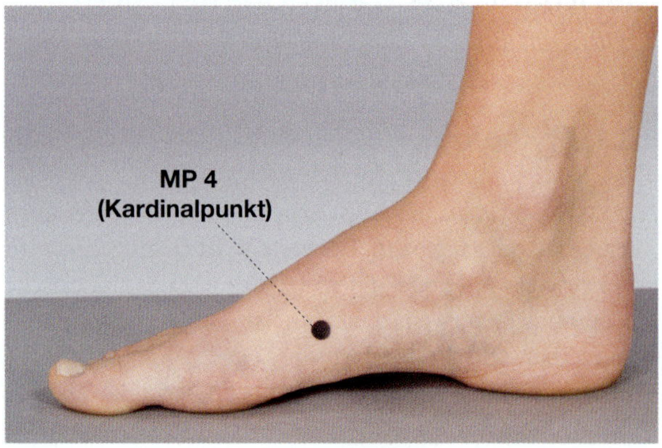


**Abb. 6.2** Gefäß der breiten Bahn *(Chongmai)*

vor allem durch seine Verbindung mit dem Verlauf des Nieren-Meridians.

Seine Effektivität im Bereich der Genitalorgane ergibt sich aus den Punkten Ni 11, Ni 12, Ni 13. Des Weiteren passiert der Meridian Ni 14, Ni 15, Ni 16, Ni 17, Ni 18, Ni 19, Ni 20 und Ni 21.

**Innerer Verlauf:** Er zieht von der Niere zum Punkt KG 1.

**Dorsaler Ast:** Er verläuft von KG 1 nach dorsal an der Wirbelsäule entlang bis zum Kopf. Über den Punkt LG 4 ist er verbunden mit dem Lenkergefäß *(Dumai)* und dem Gürtelgefäß *(Daimai).*

**Ventraler Ast:** Er verläuft von KG 1 nach KG 4 und zu Ni 11, steigt mit dem Nieren-Meridian hinauf bis zum Punkt Ni 27, dann zu KG 23. Von dort umfließt er die Lippen.

An Ni 21 hört nach einigen Autoren das Gefäß der breiten Bahn auf.

Von Ni 11 fließt ein Ast zu Ma 30 und von dort auf der Schiene des Nieren-Meridians nach kaudal zur Ferse und zur großen Zehe, wo das Gefäß der breiten Bahn Verbindung zum Leber- und Milz-Meridian aufnimmt.

**Derzeitige Ansicht**

Nach Ansicht der Mehrzahl der Autoren unserer Zeit, der auch wir zustimmen, beginnt das Gefäß der breiten Bahn am Punkt KG 1, wofür auch seine Verbindungen zu den außerordentlichen Meridianen Konzeptionsgefäß *(Renmai),* Lenkergefäß *(Dumai)* und Gürtelgefäß *(Daimai)* sprechen. Dort teilt sich der Meridian in zwei Äste und zieht zu Ni 11.

Die Verbindungen zum Nierenmeridian ergeben sich durch den Verlauf des Meridians über die Punkte Ni 11–Ni 21. Der Nierenmeridian zieht in diesem Bereich 0,5 *Cun* (transversale Thorax-*Cun;* der Abstand der Mamillarlinien beträgt 8 solcher *Cun*) lateral des Konzeptionsgefäßes aufwärts.

Verbindungen zum Magen-Meridian gehen sowohl über Ma 30 als auch über Ma 42. Der Zusammenhang ergibt sich dadurch, dass der Kardinalpunkt MP 4 zugleich der *Luo*-Durchgangspunkt des Milz-Pankreas-Meridians ist und die Verbindung zum *Yuan*-Quellpunkt seines gekoppelten *Yang*-Partners (Ma 42) herstellt.

Von Ni 21 wird ein Verlauf nach kranial über den Thorax und weiter bis in Kehlkopfhöhe beschrieben, wo eine Verschmelzung der beiden Äste zu einem Energieträger stattfindet, der um den Mund zieht und sowohl Konzeptionsgefäß *(Renmai),* Lenkergefäß *(Dumai)* und die *Yangming*-Meridiane (Magen und Dickdarm) kontaktiert.

Dem Gefäß der breiten Bahn werden in seinem distalen Verlauf Verbindung zu allen *Yin*-Meridianen, im oberen zu allen *Yang*-Meridianen zugeordnet. Diese Angabe muss großzügig ausgelegt werden, da nicht anzunehmen ist, dass die Punktur des MP 4 ohne Wirkung auf den Milz-Pankreas-Meridian bei seinem Verlauf über Abdomen und Thorax bis zu seinem Ende an der seitlichen Brustwand bleibt.

**Punkte im Meridianverlauf:** KG 1, Ma 30, Ni 11, Ni 12, Ni 13, Ni 14, Ni 15, Ni 16, Ni 17, Ni 18, Ni 19, Ni 20, Ni 21.

### Kardinalpunkt MP 4

Der Punkt, der den Meridian „öffnet" (aktiviert), ist MP 4 *(Gongsun).* Er sollte zusammen mit KS 6, dem Kardinalpunkt des Haltegefäßes des *Yin (Yinweimai),* angewendet werden (für den Rechtshänder meist MP 4 links in Gold, KS 6 rechts in Gold).

- Der Funktionskreis Milz-Pankreas verarbeitet die Feuchtigkeit. Er stellt die klaren Säfte zur Verfügung, aus denen im Funktionskreis Lunge die Energien gebildet werden. In diesem Sinne ist die Milz die Wurzel der erworbenen Konstitution.
- Die energetische Bewegung von Milz-Pankreas geht nach oben. MP 4 ist der *Luo*-Durchgangspunkt und bringt Feuchtigkeit zum Magen. Er gilt auch als „Meisterpunkt" gegen Diarrhö. Milz-Pankreas lässt aufsteigen und bewegt die Flüssigkeiten nach oben.
- Aus der Aurikulomedizin ist seine Resonanz mit Interferon bekannt, daher kann man ihn auch als „Meisterpunkt" gegen Infektionskrankheiten bezeichnen. Milz-Pankreas wirkt auf das Lymph- und das Immunsystem.

## 6.4.3 Funktionen



**Traditionell**

Das Gefäß der breiten Bahn *(Chongmai)* wird als Meer der Meridiane bezeichnet, da es mit allen Meridianen verbunden ist: über den dorsalen Ast mit dem Lenkergefäß und damit mit allen *Yang*-Meridianen (über LG 4), über den ventralen Ast mit den *Yin*-Meridianen.

Das Gefäß der breiten Bahn verbindet das Nierensystem mit der „Mitte", also die Wurzel der angeborenen Konstitution mit der Wurzel der erworbenen Konstitution: Es führt die Essenz *(Jing)* und hängt, wie alle außerordentlichen Meridiane, von der Nierenenergie ab. Mit dem Funktionskreis Niere besteht eine sehr enge Verbindung über den inneren und äußeren Verlauf, benützt doch das Gefäß der breiten Bahn auf weiten Strecken den Nieren-Meridian als Schiene.

Die Wurzel der erworbenen Konstitution (die Milz, die „Mitte") wird einbezogen über die Punkte Ma 30 und MP 4.

Das Gefäß der breiten Bahn ist ein Ausgleichsreservoir für Blut *(Xue)* und Lymphe: Es versetzt das *Xue* mit der konstitutionellen Energie und bewegt sie nach oben bis zum Kopf und in alle Meridiane.

Die Leber ist der Blutspeicher. Sie nimmt das Blut gleichmäßig auf und gibt es wieder ab. Das Gefäß der breiten Bahn und auch das Konzeptionsgefäß sind dafür verantwortlich, dass in den „Adern" *(Jingmai:* energetische und blutführende Adern) Blut *(Xue)* richtig bewegt wird und ohne Hindernisse fließen kann.

### 6.4.4 Indikationen

**Traditionell**

**Blut*(Xue)*-Schwäche im oberen Erwärmer, Strukturverlust, *Xue*-Verteilung von KG 23 aus:**
Hitze und *Yang*-Fülle können sich oben entwickeln, wenn das *Yin* schwach ist. Das *Yang* wird vom *Yin* nicht mehr heruntergedrückt, das *Yang* kann nicht mehr ins *Yin* eintauchen.
Mögliche Symptome: Menopausebeschwerden, Schwitzen, Schlaflosigkeit, Kopfschmerzen, trockener Mund, Stomatitis, Parodontose, Zahnveränderungen; degenerative Prozesse mit Strukturverlust wie Gehörverlust im Alter, Lungenemphysem.

**Strukturverlust im unteren Erwärmer, Blut*(Xue)*-Verteilung über KG 4 und Ma 30:**
Mögliche Symptome: Inguinalhernie (Die Akupunktur stärkt die Struktur und ist indiziert, solange die Hernie nicht eine Operationsindikation darstellt.); Amenorrhö (Blut-*(Xue)*-Schwäche im unteren Erwärmer: vgl. Fisch 1983); Menopause (Strukturverlust im unteren Erwärmer mit trockenem, atrophischem Genitale).

**Stase an Blut *(Xue)* im unteren Erwärmer:**
Mögliche Symptome: Dysmenorrhö, Varikose

**Falsche Bewegung des Blutes *(Xue)* im mittleren und unteren Erwärmer:**
Mögliches Symptom: Diarrhö

**Mangelnde Bewegung im Lymphsystem:**
Mögliche Symptome: Lymphödem, Infektion

**Derzeitige Ansicht**

Chamfrault (1964) weist darauf hin, dass über die Verbindung mit Ma 30 (*Qichong* = „Ansturm der Energie") sowohl Einfluss auf die Funktion der Verdauungsorgane besteht als auch die Durchblutung der unteren Extremitäten gefördert wird. Bachmann (1980) empfiehlt den Einsatz des Gefäßes der breiten Bahn bei Erkrankungen, die eine rhythmisch wechselnde Symptomatik aufweisen oder durch anfallartig auftretende Beschwerden gekennzeichnet sind. Krankheiten der Verdauungsorgane und Herz-Kreislauf-Störungen stehen im Vordergrund. Nach unseren Erfahrungen ist die allgemeine Symptomatik durch eine Schwäche des *Yin* im Sinne von hyposthenischen Zuständen charakterisiert, gegen die man diesen außerordentlichen Meridian vorzugsweise einsetzen kann.

**Verdauungstrakt:** adjuvant bei Dyspepsien, Meteorismus, Diarrhö; Leber-Gallen-Störungen, Pankreasaffektionen mit vorwiegend exkretorischer Insuffizienz, Fettunverträglichkeit, Appetitlosigkeit ebenso wie Heißhunger, Verlangen nach Süßigkeiten, stoffwechselbedingte Zephalgien; Aerophagie, Aerogastrie, gastritische Hypotonie und Hyposekretion; Brechreiz (bei Erbrechen sind KS 6 und KG 2 vorteilhafter).
MP 4 also vorwiegend bei Verdauungs- und Stoffwechselstörungen, die durch äußere – meist alimentär bedingte – Schädigungen verursacht werden oder bereits vorgeschädigte Organfunktionen betreffen.

**Herz-Kreislauf:** Meist zusammen mit KS 6, spastische Stenokardien und paroxysmal auftretende Rhythmusstörungen, sofern sie dem Effortsyndrom zuzurechnen sind oder durch ein Roemheld-Syndrom ausgelöst werden. (Bei organisch bedingten Rhythmusstörungen absolut nur adjuvant! Wir konnten von MP 4 keinen wesentlichen Einfluss auf Bradykardien feststellen, eher hingegen bei Verwendung von KS 6 als führenden Kardinalpunkt. Glykosiddosis beachten!)

**Bindegewebsschwäche und Ödemneigung:** Effekt von MP 4 nicht ausgeprägter als bei Einsatz von MP 5 oder MP 6.
Intermittierendes Fieber.
Plazentaretention laut traditioneller Angaben (in der westl. Medizin keine Erfahrungswerte) bzw. Wirkung auf den Menstruationszyklus.

**Psyche:** Die in der Literatur beschriebene Wirkung gegen Phobien können wir nicht bestätigen.

## 6.5 Haltegefäß des *Yin (Yinweimai)*

➤ Abb. 6.3, ➤ Abb. 6.4

### 6.5.1 Charakteristik

- **Bezeichnungen:** *Yinweimai, Yin Oe*
- **Etymologie:** *Wei* heißt „binden, aufrechterhalten, zusammenhalten"
- **Kardinalpunkt:** KS 6 (*Neiguan* = „Innere Barriere")

### 6.5.2 Verlauf

**Traditionell**

Der Meridian nimmt vom Punkt Ni 9 *(Zhubin)* seinen Ausgang. Von dort zieht er über die Innenseite des Unter- und Oberschenkels zum Punkt MP 13 *(Fushe),* der in der Inguinalfalte, 4 *Cun* lateral der vorderen Medianlinie, gelegen ist. Nun zieht er weiter nach kranial über die Punkte MP 15 *(Daheng;* 4 *Cun* lateral vom Nabel) und MP 16 *(Fu'ai;* 3 *Cun* kranial von MP 15) zu Le 14 *(Qimen;* im 6. ICR, unter und etwas lateral der Mamillen). Von dort führt ihn sein Verlauf in einem leicht geschwungenen Bogen nach medial zu KG 22 *(Tiantu),* wo sich seine beiden Äste vereinigen und gemeinsam dem Konzeptionsgefäß *(Renmai)* entsprechend zu KG 23 *(Lianquan;* am Unterkinn-Hals-Winkel) ziehen.
Sein Öffnungs- und Kardinalpunkt ist KS 6 *(Neiguan),* der vorteilhafterweise zusammen mit MP 4 *(Gongsun)* bei entsprechenden Indikationen verwendet werden soll.

**Derzeitige Ansicht**

Beginn an Ni 9 (*Zhubin;* 4 *Cun* kranial von der Spitze des inneren Knöchels und 1 *Cun* posterior von der inneren Tibiakante). Der Meridian steigt dann auf der Innenseite des Unter- und Oberschenkels bis MP 13 (in der Inguinalfalte gelegen) auf und zieht nun im Verlauf des Milz-Pankreas-Meridians, MP 15 und MP 16 passierend, aufwärts zu Le 14. Von hier medianwärts weiter nach oben zu KG 22. Nun entspricht sein Verlauf jenem des Konzeptionsgefäßes *(Renmai)* bis zu seinem Endpunkt KG 23.
**Punkte im Meridianverlauf:** Ni 9. MP 12, MP 13, MP 15, MP 16, Le 14, KG 22, unilateral zu KG 23.

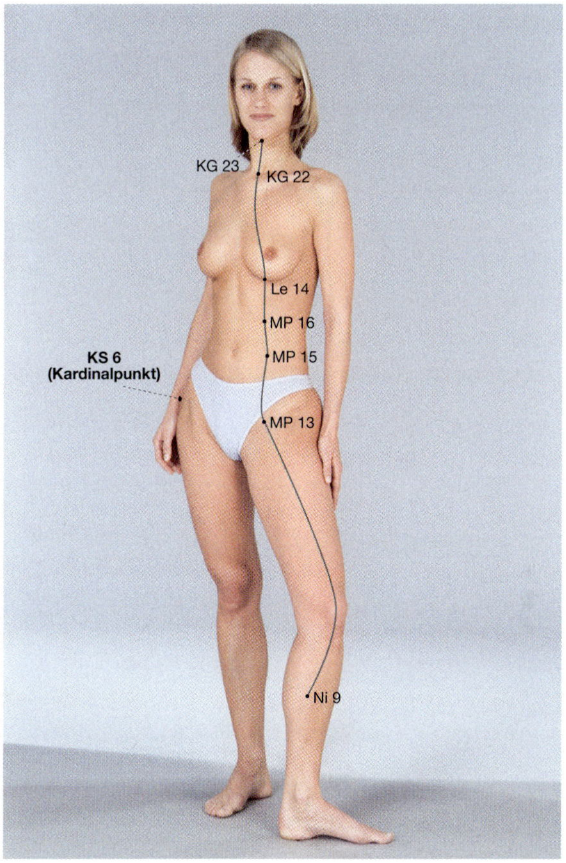


**Abb. 6.3** Haltegefäß des Yin *(Yinweimai)*

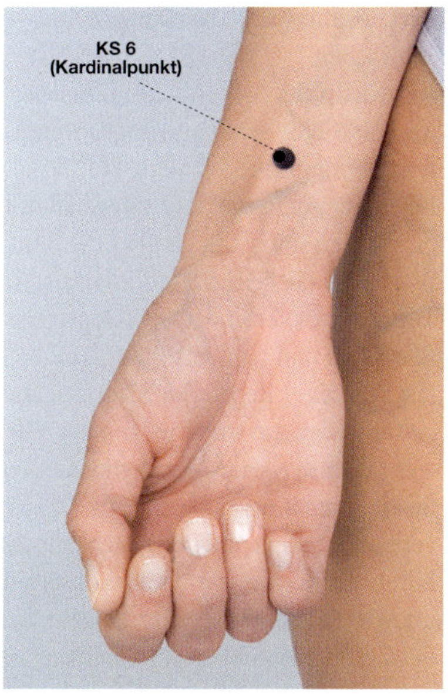


**Abb. 6.4** Haltegefäß des Yin *(Yinweimai)*

#### Kardinalpunkt KS 6

Diese „Schranke des Inneren" hat verschiedene Qualitäten:

- ***Luo*-Durchgangspunkt:** Der hier Kreislauf-Sexualität (KS) genannte Meridian heißt im Chinesischen „Perikard" *(Xinbao)* oder „Meister des Herzens". Das quer verlaufende *Luo* lässt kühlendes *Yinqi* nach außen in die Dreifacher Erwärmer durchtreten. Das längs verlaufende *Luo* wirkt direkt auf den Funktionskreis KS ein im Sinne der Bewegung und Regulation von *Qi* und Blut *(Xue).* Dieses *Luo* kann so eine energetische „Umschnürung" des Herzens durch das Perikard lösen und erlaubt dem Herzen wieder, seine Kohäsionswirkung auf den Gesamtorganismus herzustellen.

6

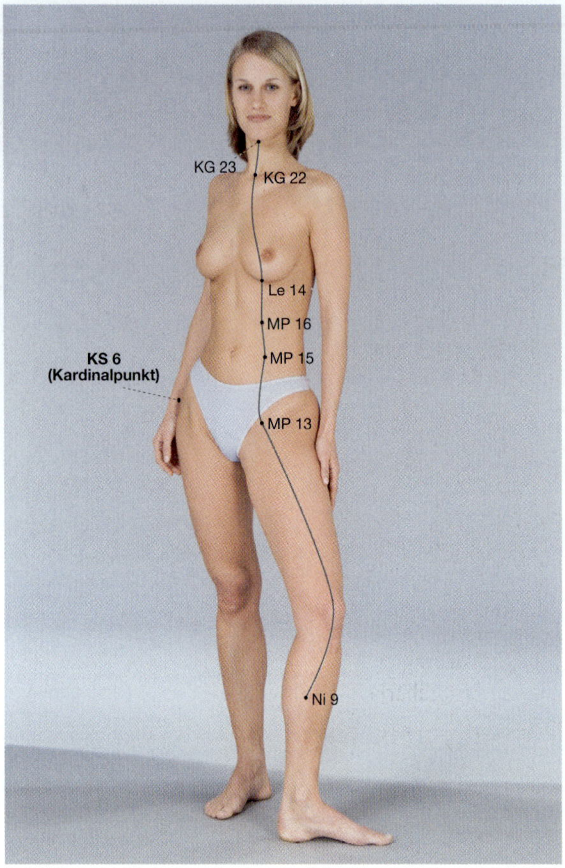


**Abb. 6.5** Haltegefäß des *Yin (Yinweimai)*

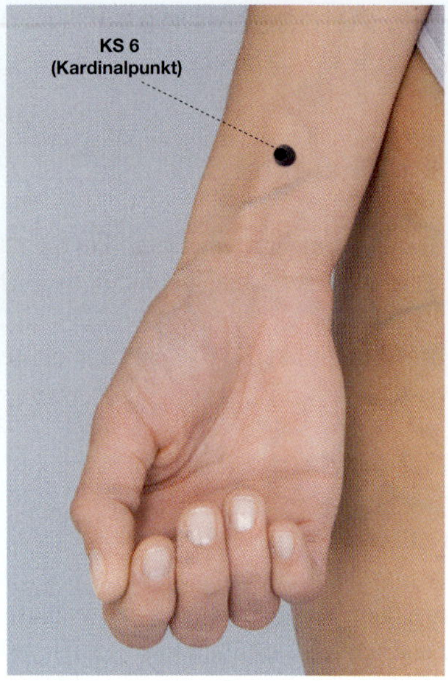


**Abb. 6.6** Haltegefäß des *Yin (Yinweimai)*

- **Psychosomatische Wirkung:** Wirkt gegen emotionelle Schwächen.
- **Kardinalpunkt** des Haltegefäßes des *Yin (Yinweimai):* KS 6 lässt Blut *(Xue)* und angeborenes Vitalpotenzial *(Qi primum)* im Haltegefäß des *Yin* stärker zirkulieren.
- Bestimmt auch, wie das Haltegefäß des *Yin* die *Yin*-Energien halten soll, nämlich über die Blut*(Xue)*-Regulation. Blut *(Xue)* (siehe Herz-Meridian) ist die Grundlage der Kohäsion, es verbindet alle Körperteile miteinander.
- Bewegt *Qi* und reguliert Blut *(Xue)*.
- Die Blut*(Xue)*-Regulation lässt sich auch über die Erkenntnis der Aurikulomedizin begreifen, denn auch sie weist dem Kreislauf-Meridian einen regulierenden Einfluss auf die inneren Organe zu. Der Kreislauf-Meridian verläuft im rechten Ohr in der Sympathikusrinne und hilft mit, über die Sympathikusfasern die inneren Organe und viele andere Systeme zu regeln. Zeuge dafür ist KS 9, der Resonanzpunkt zu Adrenalin.

### 6.5.3 Funktionen

➤ Abb. 6.5, ➤ Abb. 6.6

**Traditionell**

Durch seinen Verlauf verbindet das Haltegefäß des *Yin (Yinweimai)* alle *Yin:*

- **Funktionskreis Niere:** Das Haltegefäß des *Yin* beginnt im Punkt Ni 9, nach anderen Autoren (*Su Wen,* Kap. 41) im Punkt Bl 58, dem *Luo*-Durchgangspunkt.
- Vom Punkt Ni 9 fließt das Haltegefäß des *Yin* nach oben und verbindet sich zuerst mit dem Milz-Pankreas-Meridian und damit auch mit dem Funktionskreis Milz-Pankreas über die Punkte MP 13, MP 15 und MP 16
- **Funktionskreis Leber:** Verbindung über den Punkt Le 14
- **Konzeptionsgefäß** *(Renmai)* über die Punkte KG 22 und KG 23

Das Haltegefäß des *Yin* vermittelt Blut *(Xue)* nach oben und in alle *Yin.* Der letzte Punkt, KG 23 („Seitliche Quelle"), bewegt Blut *(Xue)* in Richtung Kopf. Diese Funktion ist ähnlich derjenigen des Gefäßes der breiten Bahn.

Die Eigenheiten des KS 6 bestimmen noch folgende funktionelle Qualitäten:

KS 6 liegt oben und hat Verbindung zum Dreifacher Erwärmer. Er ist also in Bezug auf Flüssigkeit und Blut *(Xue)* relativ *Yang* und *Qi.* KS 6 vergrößert die *Qi*-Bewegung. Er ist indiziert bei *Qi*-Stase.

**Psychosomatik:** Der Kreislauf ist der Minister des Herzens, er bringt dessen mentale Botschaften in alle Organe. Er organisiert den Ausgleich zwischen Soma und Psyche.

**Derzeitige Ansicht**

Dieser außerordentliche Meridian dominiert das Nähr-*Qi (Yingqi)*. Zwischen Haltegefäß des *Yin* und Gefäß der breiten Bahn besteht insofern eine komplettierende Übereinstimmung, als dem Gefäß der breiten Bahn ein überwiegender Einfluss auf die unteren Anteile des Konzeptionsgefäßes *(Renmai)* zugeschrieben wird, während das Haltegefäß des *Yin* mehr auf die oberen Abschnitte Einfluss nimmt.

## 6.5.4 Indikationen

**Traditionell**

**Blut*(Xue)*-Schwäche im oberen Erwärmer:**

- Blut *(Xue)* wird vom KG 23 aus verteilt, wie auch im Gefäß der breiten Bahn beschrieben. Die Symptome entsprechen denen des „Gefäßes der breiten Bahn".

**Blut*(Xue)*-Schwäche im mittleren Erwärmer:**

- Milchmangel: Das Haltegefäß des *Yin* durchfließt die Mammae und gibt dort Blut *(Xue)* ab.
- Trockener Husten wegen des Flüssigkeitsverlusts

***Qi*-Stase im mittleren und unteren Erwärmer:**

- Prämenstruelles Syndrom, es entsteht durch eine *Qi*-Stase, die auch zu einer Blut*(Xue)*-Stase mit Flüssigkeitsstauung führen kann. KS 6 und das Haltegefäß des *Yin* bewegen *Qi* und Blut *(Xue)*.

**Psychosomatische Beschwerden im Bereich der inneren Organe:**

- Wegen der „Umschnürung des Herzens" durch das Perikard kann das Herz nicht mehr alle Organe verbinden, mit Geist *(Shen)* versorgen und den richtigen *Qi*- und Blut*(Xue)*-Rhythmus aufrechterhalten. Es tritt eine Stase von *Qi* und Blut *(Xue)* auf.
- Wenn es in der Folge dem rascher reagierenden *Yang* nicht mehr möglich ist, ins blockierte *Yin* zurückzufließen, wird es selbstständig, es trennt sich vom *Yin*. Mit der Zeit tritt ein umgekehrter Energiefluss auf. Das *Yang* fließt nach oben, das *Yin* ist blockiert. Später wird das „*yang*lose" *Yin* immer statischer und struktiver. Es besteht eine *Yin*-Fülle (das heißt, dass die *Yin*-Qualitäten überwiegen, also Stase, Kälte, Flüssigkeitsstauung, Struierung, Unbeweglichkeit).
- KS 6 löst die „Umschnürung des Herzens" durch das Perikard, bewegt wieder das *Qi* und bringt Blut *(Xue)* über das Haltegefäß des *Yin* zu den Organen. Damit öffnet sich das *Yin* erneut dem *Yang*, das *Yang* kann ins *Yin* zurückfließen: Die Energie zirkuliert wieder richtig.

**Behandlung ist notwendig bei folgenden Beschwerden:**

- Kopfschmerzen durch *Yang*-Fluss nach oben und *Yang*-Stau oben
- Tachykardie (gleicher Mechanismus)
- psychogene Atemnot oder Asthma, *Qi*-Stase durch Erregung
- „inkohärentes Sprechen und wuterfüllte Beleidigungen" (Herz, *Qi*-Stase, *Yang*-Fülle)
- Nausea mit *Yang*-Stau im Magen und mittleren Dreifachen Erwärmer. Das *Yang* drängt nach außen und oben.
- Traurigkeit, *Yin*-Stase der Lungen

**Derzeitige Ansicht**

Generell kann gesagt werden, dass sowohl durch *Yin*-Schwäche bedingte psychische Insuffizienz als auch Fülle-Zustände (z. B. Beklemmungsgefühl, Herzsensationen, zerebrovaskuläre Kongestionen) im Sinne eines Ausgleichs zu den Indikationen des Haltegefäßes des *Yin (Yinweimai)* gehören:

- Hypotone Kreislaufregulationsstörungen – periphere und zerebrale und deren Begleit- und Folgezustände, zerebralvaskulär bedingter Schwindel, „Ohnmachtsneigung", abnorme Ermüdbarkeit, Antriebslosigkeit, Konzentrationsschwäche, Vergesslichkeit, sexuelle Interesselosigkeit
- Herzdruck und Beklemmung, Blutdrucklabilität, prämenstruelles Spannungsgefühl, klimakterische Beschwerden
- Appetitlosigkeit, Völlegefühl, Obstipationsneigung, Begleiterscheinungen von chronischen Stauungen im Pfortaderbereich. Wenn die oben beschriebenen Beschwerden im Vordergrund stehen, wird es ratsam sein, KS 6 allein als führenden Kardinalpunkt zu verwenden, den man fallweise durch MP 4 komplettierend ergänzt.

Man sollte grundsätzlich beim Einsatz von zwei Kardinalpunkten von der Überlegung ausgehen, welche Krankheitserscheinungen im Vordergrund des therapeutischen Konzepts stehen, und dahingehend die Wahl treffen, welchem man die führende Rolle zuteilt.

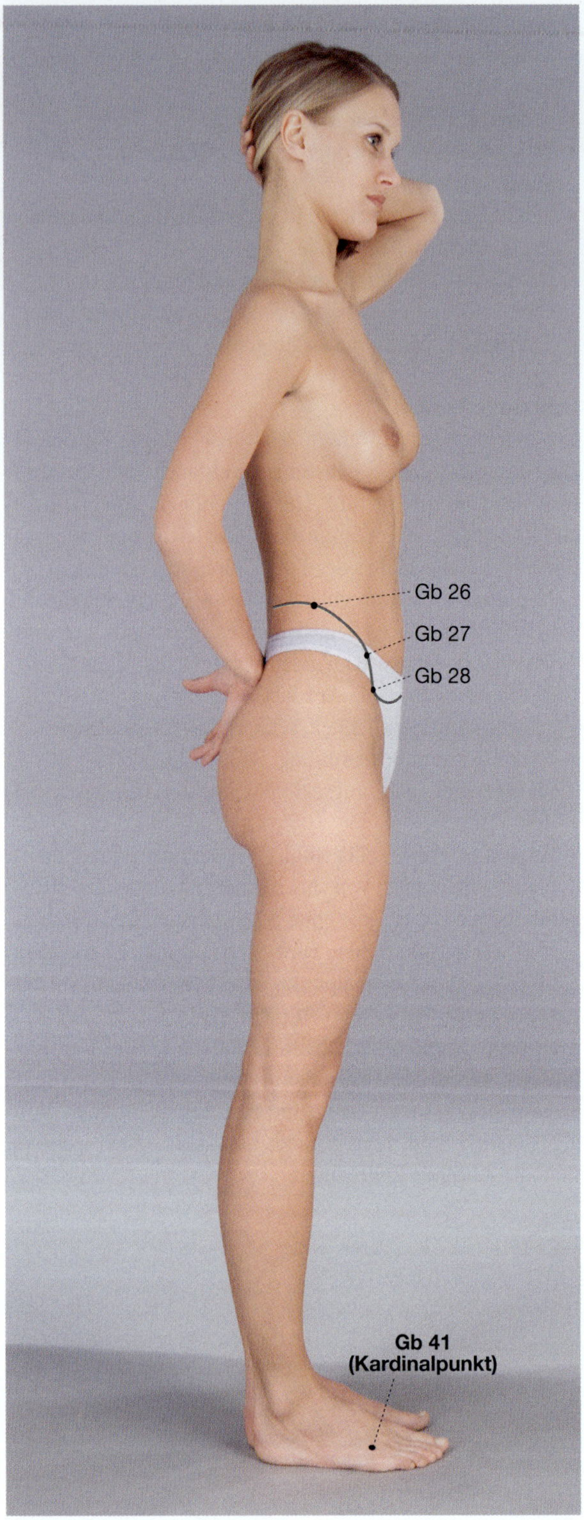


**Abb. 6.7** Gürtelgefäß *(Daimai)*

## 6.6 Gürtelgefäß *(Daimai)*

➤ Abb. 6.7

### 6.6.1 Charakteristik

- **Bezeichnungen:** *Daimai, Taimo*
- **Etymologie:** *Dai* heißt Gürtel oder Zone.
- **Kardinalpunkt:** Gb 41 (*Linqi* = „Wo die Tränen auftreffen")

### 6.6.2 Verlauf

**Traditionell**

Der Meridian beginnt bei Le 13 *Zhangmen,* von wo er gürtelförmig über Gb 26 *(Daimai),* Gb 27 *(Wushu)* zu Gb 28 *(Weidao)* zieht, um dort zu enden.

Der Kardinalpunkt ist Gb 41 *(Linqi).* Gb 41 (beim Rechtshänder rechts in Gold) wird vorteilhaft zusammen mit 3E 5 *(Waiguan),* dem Kardinalpunkt des Partners im Paar (= Haltegefäß des *Yang),* verwendet (links in Gold). Gb 41 gilt als wesentlicher Punkt für die Behandlungen von Störungen im Bereich der 4 Gliedmaßen. Gb 26 und Gb 27 sind wichtige Punkte zur Bekämpfung gynäkologischer Affektionen.

Das Gürtelgefäß *(Daimai)* berührt in seinem Verlauf alle auf Rücken, Bauch und Flanken vertikal verlaufenden Meridiane und deren Verzweigungen und kann deshalb einen Energieausgleich in Höhe der Körpermitte herstellen.

Es gehört wie der außerordentliche Meridian Haltegefäß des *Yang* zum *Shaoyang* (kleines *Yang,* Gb- und 3E-Meridian) mit Beziehungen nach dem 3E-Gesetz zu Holz und Feuer (Frühling – Sommer) im Sinne des Mutter-Sohn-Verhältnisses. In der Tradition wird es auch Sohn-Tochter-Verhältnis genannt, wobei dem „Sohn" (dem Gürtelgefäß) mehr *Yang* zugesprochen wird als der „Tochter" (dem Haltegefäß des *Yang*).

**Derzeitige Ansicht**

Hier wird der gürtelförmige Verlauf ähnlich beschrieben, jedoch nur in Verbindung mit den Punkten Gb 26, Gb 27 und Gb 28. Le 13 wird nicht dem Gürtelgefäß zugerechnet. Der Kontakt mit den aszendierenden *Yin*-Meridianen (Ni, Le, MP) und den 3 deszendierenden *Yang*-Meridianen (Bl, Gb, Ma) ist daher nur durch 3 Berührungen mit der Bauchspirale gegeben. Systembild: Schwäche des *Yang,* ähnliches Bild wie beim aufsteigenden *Yang*-Gefäß *(Yangweimai)*

#### Kardinalpunkt Gb 41

Gb 41 gehört zum Fuß-*Shaoyang.* Das „kleine *Yang*" *(Shaoyang)* hat Scharnierfunktion. Diese energetische Bewegung vermittelt zwischen *Yang* und *Yin* und zwischen außen und innen.

Da die Meridiane des Fuß- und Hand-*Shaoyang* lateral am Körper verlaufen, ist das „kleine *Yang*" auch Scharnier zwischen vorne und hinten. Über das Gürtelgefäß *(Daimai)* ist es Scharnier zwischen oben und unten, denn das Gürtelgefäß erlaubt den Energiedurchfluss von oben nach unten und umgekehrt.

Gb 41 ist der Holzpunkt, mit klimatischem Bezug zum Wind. Als „Element-im-Element"-Punkt bezeichnet man ihn auch als den Punkt Holz im Holz; er gilt daher allgemein als „Meisterpunkt" für rheumatische Gelenkbeschwerden. Er bewegt das *Qi* und soll dadurch das Eindringen von pathologischer Energie verhindern.

In der **Aurikulomedizin** hat Gb 41 Resonanz zu Prostaglandin $E_1$, dies erklärt seine Funktion als „Meisterpunkt der Gelenke".

## 6.6.3 Funktionen

**Traditionell**

Das Gürtelgefäß *(Daimai)* berührt oder umschließt alle vertikal verlaufenden Leitbahnen. Es ist eine Art „Relaisstation" im vertikalen Transfer von *Qi* und Blut *(Xue)*.

Im Systembild bietet sich eine ähnliche Situation der Schwäche des *Yang* wie beim „Aufsteigenden *Yang*-Gefäß" *(Yangqiaomai)*

Die spezifische Funktion des Gürtelgefäßes ist jedoch diejenige, Essenz *(Jing)* und Nieren-*Qi* nach außen ins *Yang* zu bringen, um die Muskulatur (Holz) und die Gelenke (Knochen, Wasser) zu stärken. Als *Yang*-Orbis des Holzes unterhält, koordiniert und verstärkt die Gallenblase die physiologischen Bewegungen aller Funktionskreise. Bevorzugt fördert sie die Bewegung der Muskulatur, da das Holz eine spezifische Aktion auf das Gewebe Muskulatur ausübt.

**Derzeitige Ansicht**

Der außerordentliche Meridian Gürtelgefäß dient weitgehend dem Energieausgleich in Höhe der Körpermitte, da er in seinem Verlauf zirkulär die vertikal angelegten Hauptmeridiane und deren Sekundärgefäße tangiert.

## 6.6.4 Indikationen

Am Beispiel des Gürtelgefäßes können wir besonders deutlich die Vermischung der Indikationen des Punktes Gb 41 mit jenen, die dem außerordentlichen Meridian zugehören, erkennen. Das Gürtelgefäß ist nämlich in erster Linie für Schwächezustände im *Yang*-Bereich, also Funktionsstörungen, die durch Erschöpfung und Leere bedingt sind, zuständig:

**Halte- und Bewegungsapparat:**

Über das Gürtelgefäß wird die Muskulatur besser mit „*Yin*-Nierenwasser" versorgt, das heißt besser ernährt. Zudem wird durch das gestärkte *Yin* der pathologische *Yang*-Einfluss (Wind, Spasmus) verkleinert; Anwendung z. B. bei Spasmen der paravertebralen Muskulatur, Pseudoischialgie durch Kontraktion des M. piriformis, Muskelkontrakturen, Paresen oder Schwäche der Muskulatur, wie sie bei älteren Menschen vorkommen oder nach Ruhigstellung einer Extremität im Gips.

Die aus LG 4 in Zirkulation gebrachte Nierenenergie verbessert gleichzeitig die Knochensituation. Deswegen sind auch spondylogene und arthrotische Schmerzen über Gb 41 zu behandeln.

**Dermatologische Indikationen:**

Pruritus und Urtikaria können auch durch Gb 41 gebessert werden, denn er ist der Holzpunkt. Durch ihn wird das *Qi* bewegt und der pathologische „Wind" verringert oder vernichtet; Pruritus ist der Ausdruck von Wind in der Haut; Urtikaria heißt Stase von *Qi* und Blut *(Xue)* in der Haut.

**Abdominelle Beschwerden, bes. spastischer Art, gynäkologischer Bereich:**

Die zusätzliche Punktur von Gb 26, Gb 27 oder Gb 28 ist je nach Fall empfehlenswert, auch wenn durch Reizsetzung am Punkt Gb 41 diese dem Gürtelgefäß zugehörigen Punkte bereits mit aktiviert wurden.

**Herpes zoster:**

Im Thorax-, Becken- oder Oberschenkelbereich ist der Einsatz von 3E 5 und Gb 41 als Paar durchaus ratsam, da der gegen Herpes zoster als besonders wirksamer Punkt geltende KS 7 eher aufgrund seiner Lokalisation für Beschwerden in der oberen Thoraxregion in Betracht kommt.

**Energieschwäche und Mangelerscheinungen:**

Durch das Einschalten des Gürtelgefäßes über Gb 41 wird der Energie- und Blut*(Xue)*-Fluss von oben nach unten und umgekehrt erleichtert. Es wird zudem Nierenenergie nach außen ins *Yang* gebracht, das *Yang* wird dadurch besser ernährt. Es erstaunt deshalb nicht, dass Gb 41 zusätzlich bei Müdigkeit, Abgeschlagenheit oder Gliederschwäche hilft. Durch den verbesserten vertikalen Fluss können Kopf- und Nackenschmerzen abnehmen, auch Dysmenorrhö oder Schlaflosigkeit. Auch psychische Symptome wie Entschlusslosigkeit werden beeinflusst.

- Bei Mangelerscheinungen: z. B. larvierte Anämien, Folgezustände wie Dysmenorrhö, migränoide Zephalgien, Müdigkeit, Abgeschlagenheit, teigige Schwellungen, Gliederschwäche, bestimmte Formen der Schlaflosigkeit, Entschlusslosigkeit etc.
- Bei Beschwerden im Bereich des Halte- und Bewegungsapparates: spondylogen oder arthralgisch bedingt, Muskelspasmen und Kontrakturen bis zu Kiefer- und Zahnschmerzen.

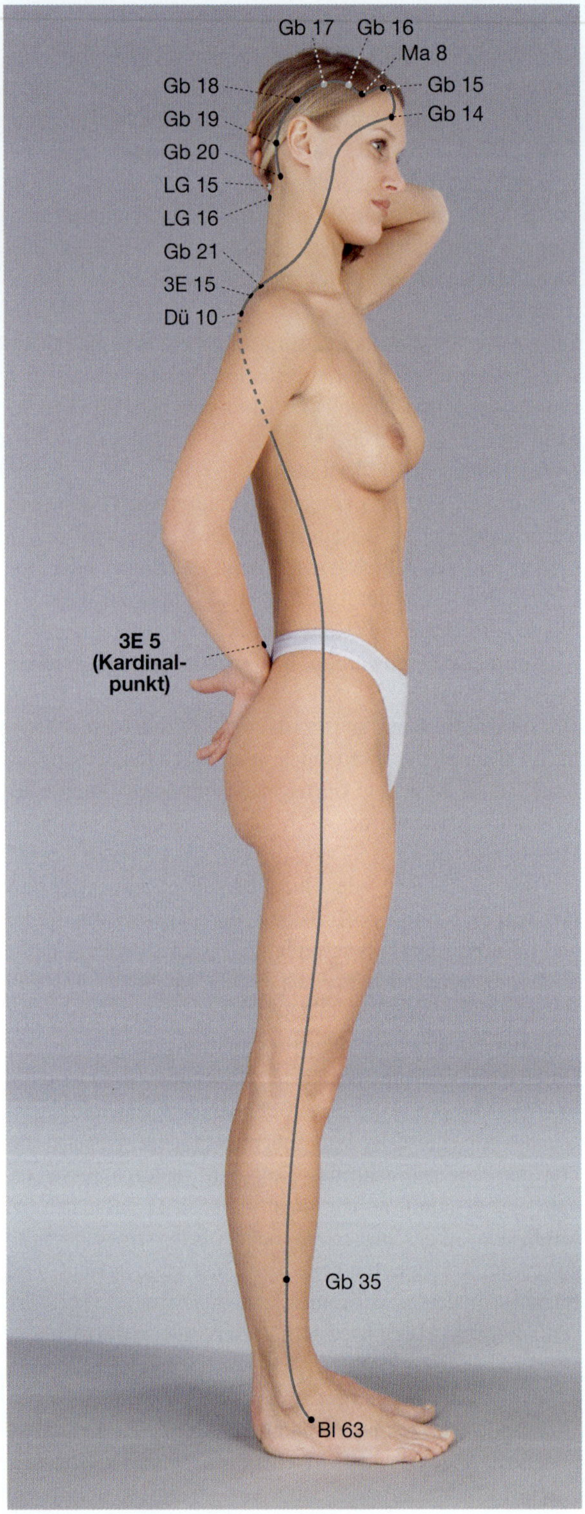


**Abb. 6.8** Haltegefäß des *Yang (Yangweimai)*

## 6.7 Haltegefäß des *Yang (Yangweimai)*

➤ Abb. 6.7

### 6.7.1 Charakteristik

- **Bezeichnungen:** *Yangweimai, Yang Oe*
- **Etymologie:** *Wei* heißt binden, aufrechterhalten, zusammenhalten (s. *Yinweimo*).
- **Kardinalpunkt:** 3E 5 *Waiguan,* Äußere Barriere

### 6.7.2 Verlauf

**Traditionell**

Der Meridian beginnt am Punkt Bl 63 *(Jinmen).* Von hier zieht er über die Außenseite des Unterschenkels nach aufwärts, wobei er den Punkt Gb 35 *(Yangjiao)* passiert, darauf verläuft er über die Außenseite des Oberschenkels. Sodann zieht er, etwa der hinteren Axillarlinie entsprechend, über Flanken und Thorax nach oben und erreicht über die hintere Achselfalte den Oberarm am Punkt Di 14 *(Binao).* Von dort verläuft er über das Schultergelenk zu den Punkten 3E 13 *(Naohui),* 3E 14 *(Jianliao)* und weiter zu Gb 21 *(Jianjing),* um nun im spitzen Winkel zurück zu Dü 10 *(Naoshu)* zu ziehen, worauf er über die lateral-dorsale Halspartie den Punkt Gb 20 *(Fengchi)* erreicht. Im weiteren Verlauf passiert er Punkte des Gb-Meridians in dessen Schädelbereich, und zwar Gb 19 *(Naokong),* Gb 18 *(Chengling),* Gb 17 *(Zhengying),* Gb 16 *(Muchuang),* Gb 15 *(Toulinqi),* Gb 14 *(Yangbai)* und Gb 13 *(Benshen),* an welchem Punkt er endet.

Als Kardinalpunkt gilt 3E 5 *(Waiguan),* der „Thymuspunkt", der bei entsprechenden Indikationen vorteilhafterweise zusammen mit dem Partnerkardinalpunkt Gb 41 verwendet werden soll.

**Derzeitige Ansicht**

Die Angaben in der neueren Literatur unterscheiden sich nur unwesentlich. Es werden lediglich von einigen Autoren die Punkte 3E 15, LG 15 und LG 16 in den Verlauf mit einbezogen und als Endpunkt Ma 1 *(Touwei)* angegeben.

Das Haltegefäß des *Yang (Yangweimai)* steht mit allen *Yang*-Meridianen, aber besonders mit dem Gallenblasen- und Blasen-Meridian in Kontakt, hat Einfluss auf die Regulierung des Umsatzes der aktiven Energien und damit den Abwehr-*Qi*-Adaptionsmechanismen. Die außerordentlichen Meridiane Haltegefäß des *Yin* und Haltegefäß des *Yang* sind aber nicht nur Energiereservoire, sondern sorgen auch für den Energieausgleich zwischen innen und außen.

**Punkte im Meridianverlauf:** Bl 63, Gb 35, 3E 13, 3E 15, Di 14, Gb 21, Dü 10, Gb 20, LG 15, LG 16, Gb 19, Gb 18, Gb 17, Gb 16, Gb 15, Gb 14, Gb 13 und nach manchen Angaben auch Ma 8.

Kardinalpunkt 3E 5

- Als Tor zum Äußeren beherrscht er das ganze *Yangqi*. Er muss aber auch verhindern, dass durch dieses Tor, durch das *Yang*, pathogene Energien von außen eindringen können.
- Er ist der *Luo*-Durchgangspunkt: Das transversale *Luo* sendet seine Energie zum Punkt KS 7, das longitudinale *Luo* sendet seine Energie den Dreifachen Erwärmern. Diese haben die Funktion, in ihren 3 Etagen *Qi* und Blut *(Xue)* zu bewegen.
- Meist verwenden wir 3E 5 als „Meisterpunkt" gegen alle entzündlichen und rheumatischen Geschehen.
- In der **Aurikulomedizin** ist er uns bekannt als Thymuspunkt und als genereller Antistörfeldpunkt.

## 6.7.3 Funktionen

**Traditionell**

Das Haltegefäß des *Yang (Yangweimai)* bringt Blasen-Energie und *Yang*-Nieren-Energie vorwiegend in das *Yang*-Gebiet. Es reguliert den Umsatz aktiver Energie und beherrscht das Abwehr-*Qi (Weiqi)*. Das Abwehr-*Qi (Weiqi)* wird nicht nur in der Lunge, sondern auch in der *Yang*-Niere und der Blase gebildet.

**Derzeitige Ansicht**

Dieser außerordentliche Meridian gilt als Regulationsmeridian für das *Yang*. Er hat nach Porkert (1973) Einfluss auf die Regulierung des Umsatzes von aktiver Energie und bestimmt dadurch das Ausmaß unserer Abwehrmöglichkeiten gegen äußere Einflüsse.

## 6.7.4 Indikationen

Die Indikationen des Haltegefäßes des *Yang* sind vor allem:

- Blockierungen des *Qi* und Stasen des Blutes *(Xue)*,
- Störfelder,
- Schmerzen, z. B. bei Arthritis, Neuritis, Neuralgie,
- Fieber,
- Entzündungen, wie Bronchitiden, Sinusitiden, bei akuten wie chronischen Zuständen, auch bei schubweisem Verlauf,
- Exazerbation chronischer Prozesse.

Diese eigenartigen Indikationen ergeben sich aus der Tatsache, dass durch das Stechen des 3E 5 einerseits die Funktion des Haltegefäßes des *Yang* verbessert, also mehr Abwehr-*Qi* produziert und nach außen gebracht, wird, andererseits die Dreifachen Erwärmer durch ihren *Luo*-Durchgangspunkt aktiviert werden und den Fluss von *Qi* und Blut *(Xue)* dynamisieren.

Der schubweise Verlauf, oft kombiniert mit Fieber oder lokalem Hitzegefühl, ist ein Zeichen von lokaler Blockierung und dysregulativer hepatischer Energie (Inversionen und Störfelder – dabei spielen die 3 energetischen Etagen des Dreifacher Erwärmers, ihre Interaktionen und Möglichkeiten der Beeinflussung eine wichtige Rolle).

Die Blockierung durch Schleim, z. B. bei einer Sinusitis maxillaris, verändert den „weichen" harmonischen, hepatischen Energiefluss, die Leberenergie verläuft erratisch. Zusätzliche pathologische Einwirkungen verstärken die Dysregulation und verschlimmern die vorbestehenden Symptome, der Verlauf ist schubweise, es treten Zweitschläge (nach Bahr) auf.

Der therapeutische Einsatz des Haltegefäßes des *Yang* ist vor allem gegen Erkrankungen angezeigt, die mit inflammatorischen Begleiterscheinungen einhergehen. Ein weiteres Charakteristikum ist der schubweise Verlauf mit Fieber oder mit lokalem Hitzegefühl. Dazu gehören auch Exazerbationen chronischer Prozesse. Wir können derartige Zustandsbilder als überschießende Reaktionen bei gleichzeitig bestehender Schwäche interpretieren. Der Typ des „Arthritikers" ist hierfür ein Beispiel. Diese Patienten sind in den Anfangsstadien ihrer Erkrankung oft reizbar oder abwechselnd cholerisch-melancholisch. Je mehr ihr Leiden fortgeschritten ist, umso geduldiger bzw. „duldender" werden die chronischen Fälle trotz ihrer schweren Deformierungen.

Da sich die Indikationen von 3E 5 und Gb 41 überschneiden, haben wir uns zu entscheiden, welchen der beiden Kardinalpunkte bzw. ob wir beide einsetzen sollten. Unsere Empfehlung ist hier: 3E 5 (Haltegefäß des *Yang*) bei akuten und subakuten Krankheitszuständen, Neuralgien, Neuritiden, Haut- und Schleimhauterkrankungen (z. B. auch bei putriden Bronchitiden). Cave: bei akuter rheumatischer Polyarthitis Laborwerte beachten!

Bei chronisch rezidivierenden Schüben rheumatischer Erkrankungen ist ebenfalls Vorsicht geboten! Der größte Vorteil liegt in der möglichen Reduktion der immer mit Nebenwirkungen belasteten antirheumatischen und analgetischen Medikation, die jedoch anfangs Vorrang hat.

Bei chronischem Verlauf und gegen Spätfolgen, wenn es sich um den rheumatischen Formenkreis handelt, kommt Gb 41 (Gürtelgefäß) zum Einsatz. Meist wird man bei diesen Fällen eine salomonische Entscheidung treffen müssen und das Paar zum Einsatz bringen, wobei sich die Rolle der Punkte (erster oder letzter Punkt der geplanten Kombination) nach den obigen Kriterien richtet.

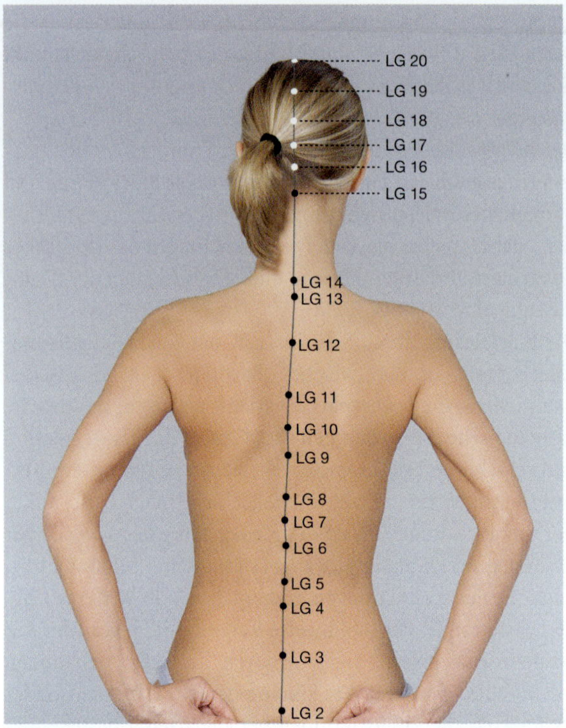


**Abb. 6.9** Lenkergefäß *(Dumai)*

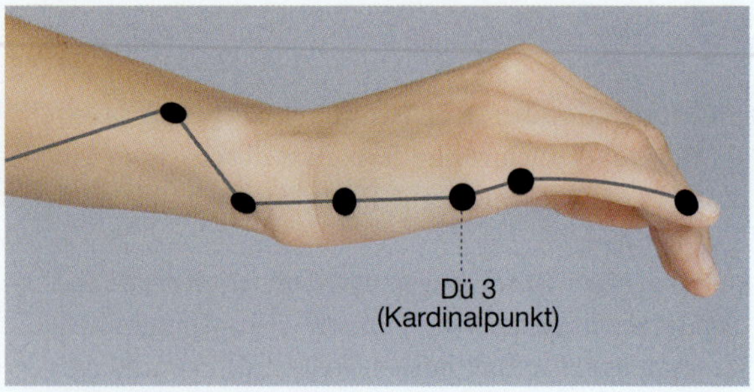


**Abb. 6.10** Lenkergefäß *(Dumai)*

6

## 6.8 Lenkergefäß *(Dumai)*

➤ Abb. 6.9, ➤ Abb. 6.10

### 6.8.1 Charakteristik

- **Bezeichnungen:** *Dumai,* Gouverneurgefäß
- **Etymologie:** Das chinesische Schriftzeichen für *Du* bedeutet: kontrollieren, führen, lenken.
- **Kardinalpunkt:** Dü 3 (*Houxi* = „hintere Talmulde")

### 6.8.2 Verlauf

**Traditionell**

**Verlauf des Hauptastes des Lenkergefäßes:**

- Der Hauptast nimmt seinen Ausgang am Punkt LG 1 *Changqiang* mit einer Verbindung zu KG 1 (Vereinigung des *Yin*) am Perineum. Die Essenz *(Jing)* erreicht diesen Punkt über eine innere Verbindung aus dem Funktionskreis Niere. Diese innere Verbindung geht von den Nieren aus, durchquert das Genitale und erreicht LG 1 am Perineum.
- Diese konstitutionelle Energie steigt vom ersten Punkt des Lenkergefäßes zwischen Anus und Steißbein median über der Wirbelsäule zum Schädel und ins Gehirn. Nach dem Verlauf über das Gesicht erreicht das Lenkergefäß die Oberlippe, wo er am 28. Punkt *(Yinjiao)* in der Mundhöhle im Bereich des Lippenbändchens endet.
- Das Lenkergefäß fließt nach oben, um die angeborene Essenz *(Jing)* aus dem Nierenbereich nach außen und oben, auch ins Gehirn, zu bringen.

**Verlauf der Nebenäste:**

- *Ventraler Ast (Shu Wen):* Er erscheint im Punkt KG 2 und fließt gemeinsam mit dem tendinomuskulären Meridian von Milz-Pankreas zum Punkt KG 8 (Nabel), dringt in Richtung zum Herzen in den Thorax ein, tritt an die Oberfläche im Punkt KG 22, fließt um den Mund, zu den Augen und endet im Punkt Bl 1. Dies erklärt, warum der Punkt Dü 3 nicht nur gegen Krämpfe im Bereich des „Großen *Yang*" *(Taiyang)* und der Muskulatur wirkt, sondern auch Abdominal- und Thoraxorgane beruhigt.
- *Verbindung zwischen LG 9 und KG 22:* Es besteht eine Verbindung zwischen LG 9 und KG 22. Diese verläuft ähnlich wie die aus der Aurikulomedizin bekannte Hauptenergieachse, die aus der Verbindung LG 14 mit KG 21 besteht.
- *Luo-Gefäß des Dumai:* Es fließt vom Punkt LG 1 zum Punkt LG 16.

**Derzeitige Ansicht**

Der Meridian entspringt im Beckeninneren, zieht abwärts und erreicht in der Perinealgegend, zwischen Anus und Steißbeinspitze, die Oberfläche, wo er nun der Punktur zugänglich wird am Punkt LG 1 *(Changqiang).* Er zieht weiter über die Steißbeinspitze und entlang den Dornfortsätzen der Wirbelkörper nach aufwärts, dabei nimmt er in der Lumbalregion über Sekundärgefäße Verbindung mit dem Funktionskreis der Nieren/Nebennieren auf.

Der dorsalen Mediosagittallinie folgend, erreicht er den Schädel, die Stirn, die Nase und Oberlippe, an deren Innenseite er am Punkt LG 28 *(Yinjiao)* endet.

Die unterschiedliche Zahl der Punkte bei verschiedenen Autoren (26–30 Punkte) ergibt sich daraus, dass ein Autor manchen Punkt z. B. mit 6 a statt mit 7 bezeichnet, ein anderer wieder auch Extrapunkte, wie z. B. *Yintang,* in seine Nummerierung mit einbezieht.

Dies ändert jedoch nichts an der Wirkungsweise der Punkte, für die die anatomische Lokalisation und die jeweiligen Indikationen allein maßgebend sind.

#### Kardinalpunkt Dü 3

- Er sammelt das *Yang* und bringt es über die Blase (Fuß-*Taiyang*) ins Nierensystem zurück.
- Er gehört in der Tradition zur Wechselphase Feuer, die den Wind sediert. Er wirkt dadurch generell spasmolytisch.
- Er bringt Geist *(Shen)* aus dem Herzen (*Yang*-Energie) in die Verdauung.

Die Punkte des Lenkergefäßes *(Dumai)* siehe ➤ Kap. 5.13

### 6.8.3 Funktionen

- Das Lenkergefäß ist das Meer des *Yang*. Es steht mit allen *Yang*-Leitbahnen in Verbindung. Das Lenkergefäß ist somit das Ausgleichsreservoir für die *Yang*-Energie.
- Das Lenkergefäß führt die genetische Information, die angeborene Essenz *(Jing)*, nach oben (Kopf, Hirn) und außen (Peripherie). Es ist also generell zuständig für die Verteilung des *Yang*, für den richtigen Einsatz des *Weiqi*, also für die Abwehr nach außen, und für die Bewegung. Es ist Regulator und Erreger aller aktiven Energien *(Yangqi)*.
- Die in der Oberfläche, im Großen *Yang (Taiyang)*, sich sammelnden Energien werden über den Punkt des Hand-*Taiyang*, Dü 3, wieder in die Tiefe geführt.
- Der außerordentliche Meridian Lenkergefäß kann als Regulator und Schrittmacher der aktiven *Yang*-Energie des Körpers angesehen werden. Er ist für die Koordination der angeborenen Essenz *(Jing)* verantwortlich.
- Das Lenkergefäß steht mit allen *Yang*-Meridianen in Verbindung und darüber hinaus mit dem Funktionskreis der Nieren/Nebennieren. Als dem *Yang* zugehörig ist das Lenkergefäß für die segmentalen Beziehungen sowie für die neutralen Funktionen des Rückenmarks und ZNS mitverantwortlich und hat damit Einfluss auf die ekto- und mesodermalen Anlagen des Organismus.

#### Verhältnis Lenkergefäß *(Dumai)* – Aufsteigendes *Yang*-Gefäß *(Yangqiaomai)*

Vor der Besprechung der Indikationen des Lenkergefäßes und des zum Paar gehörenden Aufsteigenden *Yang*-Gefäßes ist die traditionelle Ansicht über das Verhältnis der beiden außerordentlichen Meridiane zueinander von Interesse.

- Lenkergefäß und Aufsteigendes *Yang*-Gefäß *(Yangqiaomai)* gehören zum *Taiyang* (Dü- und Bl-Meridian: über Dü 3, Bl 62) und stehen daher nach der Lehre der Entsprechungen in Opposition (ob davon die didaktische Bezeichnung Ehemann – Ehefrau stammt, wagen wir im Zeitalter der Emanzipation nicht zu behaupten).
- Das Lenkergefäß wird als Lenker oder Herrscher angesehen und ihm wird mehr *Yang* zugeschrieben als dem Aufsteigenden *Yang*-Gefäß, das, immer in Relation gesehen, mehr *Yin* besitzen soll.

### 6.8.4 Indikationen

Indikationen für das Lenkergefäß sind:

- Blockierung der *Yang*-Energie, Schmerzzustände,
- Spasmen, auch Morbus Bechterew,
- zerebral bedingte Veränderungen wie Epilepsie, Paresen,
- Verstärkung des Abwehr-*Qi*, z. B. bei Infektionen,
- lokale Indikationen wie Skoliose, Diskushernie.

Wenn wir die Indikationen dieses außerordentlichen Meridians analysieren, fällt auf, dass seine *Yin*-Komponente *(Yin* im *Yang)* nach kranial abnimmt, eine Feststellung, die auch für das Konzeptionsgefäß *(Yang* im *Yin)* gilt. Wir erkennen daraus, dass, je mehr sich der Verlauf des Lenkergefäßes dem Schädelbereich nähert, Vorgänge beeinflusst werden können, die das Zwischenhirn bzw. Hypophysensystem betreffen. Darüber hinaus ist eine Einwirkung auf bewusste Vorgänge und Reaktionen denkbar.

6

### 6.8.5 Anmerkungen

Die in der Literatur stereotyp wiederholte Formel für die Indikationen des Lenkergefäßes: „Alles, was Kopf, Nacken, Schultern und Wirbelsäule betrifft", erscheint zu nebulös. Wir können zu den allgemeinen Indikationen, wie schon für das Gefäß der breiten Bahn *(Chongmai)* beschrieben, hyposthenische Zustände rechnen.

Im Gegensatz zum Haltegefäß des *Yang (Yangweimai)* stehen nicht so sehr arthralgische Beschwerden im Vordergrund, sondern Verspannungen etc. sowie Krankheitsbilder, die dem Bild „Weichteilrheumatismus" zuzuzählen sind.

Vor allem aber Beschwerden, die nicht allein als rheumatisch/neuralgisch aufzufassen sind, sondern psychosomatische Komponenten enthalten oder auf epileptiformer oder tetanieähnlicher Grundlage beruhen.

Solche Patienten bieten häufig sympathikoton-nervöse Symptome, ja sogar den Eindruck einer Behaftung mit schizoiden Zügen. Im Schädelbereich sind die Verbindungen des Lenkergefäßes mit dem *Taiyang* (Dü, Bl), dem *Shaoyang* (Gb, 3E) und dem *Yangming* (Ma, Di) gegeben. Überdies liegt hier mit LG 20 „der" zentrale Reunionspunkt, woraus sich die Indikationsbreite erkennen lässt.

Wenn wir die Indikationen des Kardinalpunktes Dü 3 (zugleich Tonisierungspunkt seines Meridians und Spezialpunkt – „Meisterpunkt" für Spasmolyse) betrachten, sehen wir, dass ein Teil von ihnen eigentlich seiner Funktion als Kardinalpunkt „entliehen“ wurde, denn ohne die Mithilfe des Lenkergefäßes wäre z. B. eine Beeinflussung zerebral bedingter Tremores, neurasthenischer Übererregbarkeit oder epileptoider Zustandsbilder kaum denkbar.

Da aber Dü 3 zu den sehr häufig verwendeten Punkten gehört, ist seine Stellung innerhalb der Reizeingaben im Hinblick auf die erforderlichen Wirkmechanismen jeweils zu überlegen. Dazu kommt, dass sowohl dem Lenkergefäß *(Dumai)* als auch dem Aufsteigenden *Yang*-Gefäß *(Yangqiaomai)* eine anregende Wirkung auf das *Yang* eigen ist; deren Differenzierung kann man durch den Einsatz beider Kardinalpunkte, Dü 3 bzw. seines Partners Bl 62, ausgleichen.

Bei der Aktivierung des Lenkergefäßes durch Dü 3 erweist sich die zusätzliche Punktur indikationsmäßig ausgewählter Punkte, die ihm angehören, zur Wirkungsverstärkung als vorteilhaft.

## Embryologie und frühkindliche Situation (Suwanda 1993)

Während der embryonalen Entwicklung entstehen die 3 „Urgefäße“, sie bilden den kleinen Kreislauf:

- Konzeptionsgefäß, dem Entoderm vergleichbar;
- Lenkergefäß, dem Ektoderm vergleichbar;
- Gefäß der breiten Bahn, dem Mesoderm vergleichbar.

Dieser fetale Kreislauf entsteht aus dem Funktionskreis Niere, also aus der Essenz *(Jing)*, der Energie *(Qi)* und dem Blut *(Xue)* der Mutter. Die eigenen Lungen erzeugen noch keine Energien.

Im Verlauf des ersten Lebenszyklus, beim Mädchen bis zum 7., beim Jungen bis zum 8. Lebensjahr, entstehen die übrigen Leitbahnen und Foramina. Erst dann ist der große Energiekreislauf ausgebildet, mit dem wir üblicherweise arbeiten. Mit der Ausbildung des großen Kreislaufs fließt die Energie des Lenkergefäßes mit seiner Hauptrichtung nach oben, um möglichst viel Essenz *(Jing)* nach oben und in den Kopf zu bringen.

6

## 6.9 Aufsteigendes *Yang*-Gefäß *(Yangqiaomai)*

➤ Abb. 6.11

### 6.9.1 Charakteristik

- **Bezeichnungen:** *Yangqiaomai, Yang Keo*
- **Etymologie:** Das chinesische Schriftzeichen bedeutet hinaufgehen, die Füße heben, sich auf die Fußspitzen stellen (anatomischer Hinweis auf die Submalleolargrube)
- **Kardinalpunkt:** Bl 62 *(Shenmai* = „Gefäß der *Shen*-Stunde")

### 6.9.2 Verlauf

**Traditionell**

Nach dem *Nei Jing,* Kap. 17, ist der außerordentliche Meridian Aufsteigendes *Yang*-Gefäß ein Annex zum Fuß-*Taiyang* (Blasen-Meridian). Er steht in Verbindung mit der Energie des Kosmos, so wie der Meridian Aufsteigendes *Yin*-Gefäß in Verbindung mit dem Fuß-*Shaoyin* (Nieren), der Energie der Erde, in Zusammenhang steht.

Das Aufsteigende *Yang*-Gefäß *(Yangqiaomai)* ist besonders für das männliche Geschlecht bedeutsam, während das Aufsteigende *Yin*-Gefäß *(Yinqiaomai)* mehr für das Krankheitsgeschehen der Frauen zuständig ist.

Der Meridian beginnt am Punkt Bl 62 *(Shenmai),* dem Punkt der Epiphyse. In seinem Verlauf passiert er dann die Punkte Bl 61 *(Pucan)* und Bl 59 *(Fuyang),* die an der Außenseite des distalen Unterschenkels gelegen sind.

Nun verläuft er weiter über die Außenseite des Unter- und Oberschenkels aufwärts und zieht über die Flanken und den seitlichen Thorax in die Schultergegend zum Punkt Dü 10 *(Naoshu).* Von dort, den außerordentlichen Meridian Haltegefäß des *Yang* kreuzend, erreicht er Di 16 *(Jugou)* und Di 15 *(Jianyu).* Danach verläuft er über die seitliche Halsgegend zur Wange zu den Punkten Ma 4, Ma 3, Ma 1 und Bl 1. Von hier aus erreicht er seinen Endpunkt Gb 20 *(Fengchi).*

**Derzeitige Ansicht**

Der Verlauf gleicht dem traditionellen, lediglich der Punkt Gb 29 *(Juliao)* wird in der neueren Literatur zusätzlich mit einbezogen.

**Punkte im Meridianverlauf:** Bl 62 (gleichzeitig der Einschaltpunkt), Bl 61, Bl 59, Gb 29, Dü 10, Di 16, Di 15, Ma 4, Ma 3, Ma 1, Gb 20.

#### Kardinalpunkt Bl 62

Dieser Kardinalpunkt ist gleichzeitig der Anfangspunkt des Aufsteigenden *Yang*-Gefäßes *(Yangqiaomai).*

In der **Aurikulomedizin** ist Bl 62 der Punkt der Epiphyse.

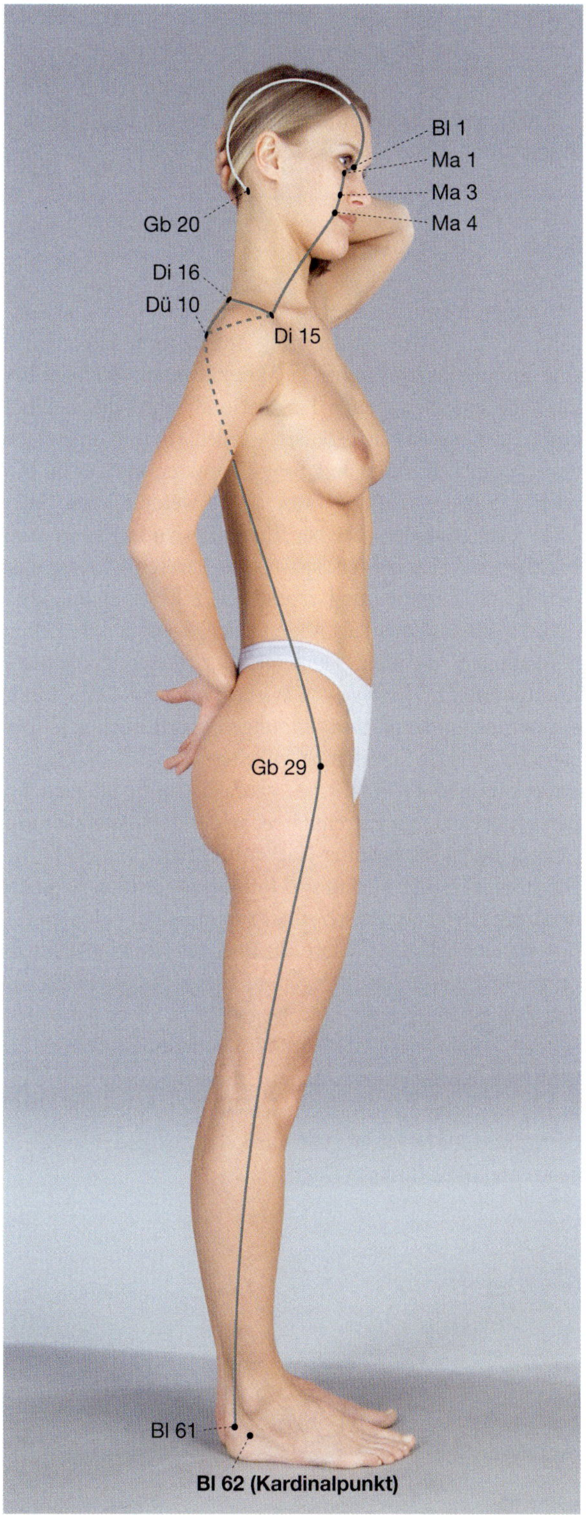


**Abb. 6.11** Aufsteigendes *Yang*-Gefäß *(Yangqiaomai)*

### 6.9.3 Funktionen

Das Aufsteigende *Yang*-Gefäß bildet einen Speicher für die *Yang*-Energie, die es auch verteilt und bewegt. Dies gilt auch für den *Yang*-Anteil der Essenz *(Jing)*.

### 6.9.4 Indikationen

Der außerordentliche Meridian ist eine akzessorische Leitbahn für die Verteilung der *Yang*-Anteile jener Energie, die zum unmittelbaren Einsatz in Aktivität bestimmt ist. Über ihn kann eine bestehende Trägheit und Schwäche, bedingt durch ein *Yang*-Defizit, gebessert werden. Hieraus ergibt sich die anregende Wirkung mit *Yang*-Charakter, mit der im Bereich des Bewegungsapparates agiert werden kann. Dies wirkt sich besonders bei der Therapie schmerzhafter und spastischer Zustände, z. B. spastischer Paresen, günstig aus. Gerade die Formulierung „spastisch“ scheint charakteristisch zu sein und dient als Abgrenzung gegenüber ähnlichen Indikationen, die dem Lenkergefäß zugerechnet werden. Kontrakturen im Gefolge von Wirbelblockaden, akute Lumbagoschmerzen und Verspannungen, Torticollis spasticus etc. sind typische Einsatzmöglichkeiten.

Dazu kommen rheumatische, neuralgische Schmerzen im Bereich der unteren Extremitäten, an der dorsolateralen Rückenregion bis zur Schulter-Nacken-Gegend.

Die immer wieder angeführte Indikation „Schlaflosigkeit“, deren sich Bl 62 als Meisterpunkt rühmt, gilt am ehesten für hyperemotionelle Charaktere, die über gedankliche Konfusionen als Schlafhindernis klagen, hierbei sollte der Punkt für den Rechtshänder links in Gold, rechts in Silber gestochen werden. Zerebrovaskuläre Störungen, migränoide Cephalaeaformen auf vaskulär-spastischer Grundlage sowie neuralgiforme Schmerzen im Schädeldach- und Stirnbereich erfordern zumeist den Einsatz von Dü 3 (Rechtshänder rechts in Gold) und Bl 62 (links in Gold).

Erfahrungen an zahlreichen Fällen mit Lähmungen und zerebralen Insulten, die wir mit einer Kombination Schädel-Körper-Akupunktur behandelt haben, lassen den Schluss zu, dass sich Lenkergefäß und Aufsteigendes *Yang*-Gefäß hierzu am besten eignen, besonders wenn es sich um spastische Paresen handelt.

**Merkhilfe:** *yang qiao* = Yang-Ferse (außen), *yin qiao* = Yin-Ferse (innen), *mai* = Gefäß, Meridian.

**Länger dauernde Blockierung des *Yang*, vorwiegend im durchflossenen Gebiet:**

Die klinischen Symptome sind Schmerzen, Paresen, Arthrosen.

Wenn sich auf diese *Yang*-Blockierung ein Agens aufpfropft, ergeben sich folgende Symptome: spastische Schmerzen (mit Wind), spastische Paresen (mit Wind), Arthritis (mit Kälte, Feuchtigkeit oder Wärme), Neuralgien (bes. mit Wind: Trigeminusneuralgie).

Es werden vor allem die Gelenke beeinflusst, die vom Meridian durchflossen werden, also Hüfte, Schulter, Nacken und Kiefer. So können Fehler in Kiefer- und Zahnstellung beispielsweise Gelenkschmerzen verursachen.

Länger dauernde *Yang*-Blockierung und *Yang*-Fülle im Kopf führen zu folgenden klinischen Symptomen: Kopfschmerzen, psychische Erregung, Schlaflosigkeit.

***Yang*-Leere:** Damit verbunden ist das Symptom Dysmenorrhö: Das *Yin* entwickelt sich, weil es vom *Yang* zu wenig bewegt wird, kaum nach unten. Bl 62 gibt den Anstoß zur Bewegung des *Yin* im *Yang* (zusammen mit Le 3, MP 6, KS 6, evtl. auch mit Gallenblasenpunkten).

#### Therapie

Die Anfangs- und Endpunkte des Aufsteigenden *Yang*-Gefäßes sind Bl 62 und Gb 20. Diese Punkte beruhigen durch Herabziehen und Ausgleichen des *Yang* vom vorletzten Punkt Bl 1 (Wirkung auf die Augen, „Augenschließer“).

## 6.10 Konzeptionsgefäß *(Renmai)*

➤ Abb. 6.12, ➤ Abb. 6.13

### 6.10.1 Charakteristik

- **Bezeichnungen:** *Renmai*
- **Etymologie:** *Ren* heißt: Gewicht, tragen, Amt, Verantwortung, Verantwortung tragen. Die Bezeichnung „Konzeptionsgefäß" (KG) hat sich eingebürgert, obwohl sie ein Pars-pro-toto-Begriff ist. Dieser Meridian ist auch – aber nicht nur – für die Konzeption zuständig. Er trägt die Verantwortung für das gute Funktionieren aller Funktionskreise.
- **Kardinalpunkt:** Lu 7 *(Lieque* = „Vorbei an den Engen")

### 6.10.2 Verlauf

**Traditionell**

Der innere Ast zieht vom Nierensystem durch das Genitale zum Punkt KG 1 am Perineum. Dieser Verlauf ist gleich dem beim Gefäß der breiten Bahn. Von dort fließt das Gefäß in der Mittellinie bis zum Punkt KG 24 in der Kinngrube. Ein innerer Ast umspült den Mund und vereinigt sich mit dem Punkt Ma 1 unter den Augen.

Nach *Su Wen,* Kap. 60, beginnt der Meridian in der Mitte des Unterbauches, innerhalb der Schambehaarung, unter dem Punkt KG 3 *(Zhongji).* Er steigt nun vertikal in der vorderen Mediosagittallinie nach aufwärts über das Abdomen, die Brust, die Kehle bis zu den Schneidezähnen des Unterkiefers. In dieser Region hat er Verbindung mit dem Magen-Meridian. Als Endpunkt wird KG 24 *(Chengjiang)* angegeben.

Im *Nei Jing,* Kap. 10, werden zahlreiche Verbindungen über Sekundärgefäße, die vom Konzeptionsgefäß ausgehen oder zu dessen Punkten ziehen, beschrieben. Ähnliches gilt auch für das Lenkergefäß.

**Derzeitige Ansicht**

Das Konzeptionsgefäß beginnt in der Mitte der Dammgegend zwischen Anus und Skrotum bzw. hinterer Vulvakommissur mit dem Punkt KG 1 *(Huiyin).* Von dort zieht er, der vorderen Medianlinie folgend, über das Abdomen und den Thorax aufwärts, weiter über die Hals- und Kinnregion, wo er in der Mitte der mentolabialen Furche endet. Dem Meridian werden 24 Punkte zugeschrieben.

#### Kardinalpunkt Lu 7

- *Luo*-Durchgangspunkt: Das quer verlaufende *Luo* lässt über den Punkt Lu 7 die im System Lunge gebildete Energie nach außen austreten in den Punkt Di 4. Das längs verlaufende *Luo* bringt die Energie direkt in die Lunge.

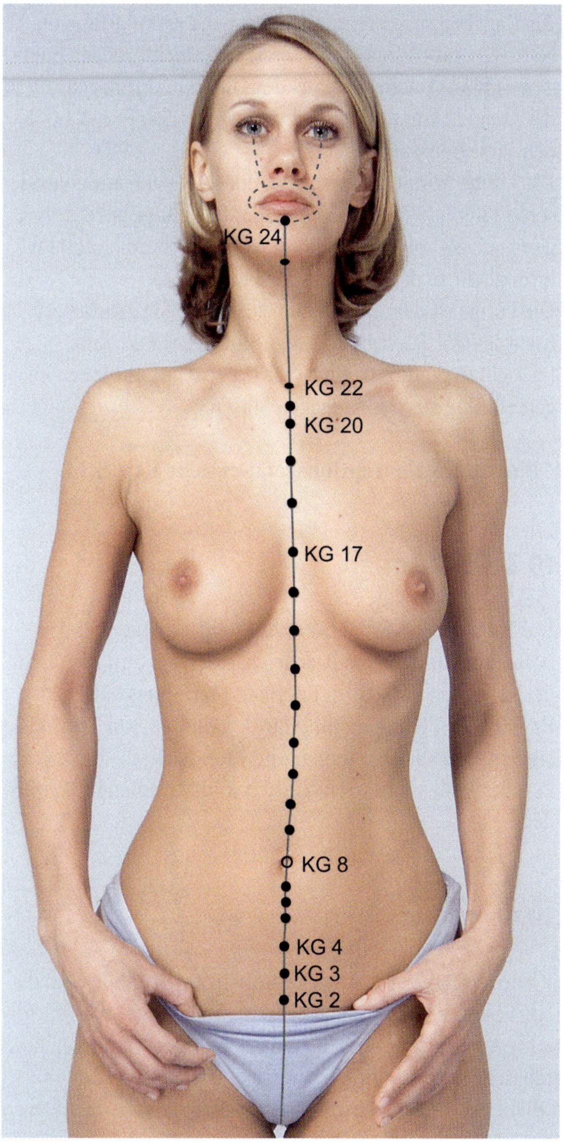


**Abb. 6.12** Konzeptionsgefäß *(Renmai)*

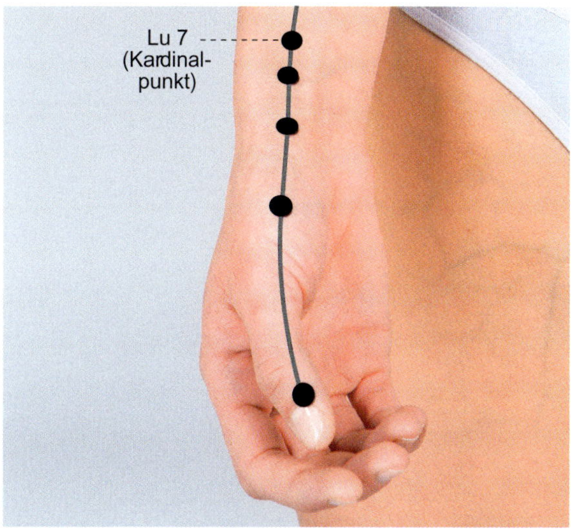


**Abb. 6.13** Konzeptionsgefäß *(Renmai)*

- Als Kardinalpunkt ermöglicht Lu 7 die Zirkulation von Nähr-*Qi* und Essenz *(Jing)* sowie den Rückfluss der Energien (Flüssigkeiten), die aus dem *Renmai* diffundierten, in die Lungen; von dort erreichen sie über den Punkt LG 4 den Funktionskreis Niere.
- Die Lunge bringt das frisch gebildete *Qi* nach außen und senkt Flüssigkeit ab in die Nieren. Die Lunge wird deswegen auch als „obere Quelle des Wassers“ bezeichnet. Lu 7 ermöglicht so den Kreislauf des *Yin.*
- Die Lunge ist der „Meister der Energie“. Sie produziert Energie *(Qi).* Dieses *Qi* bewegt Blut *(Xue)* und Säfte.
- Lu 7 gilt in der kontrollierten Körperakupunktur deswegen als „Meisterpunkt“ gegen Stasen.

**Die Punkte des Konzeptionsgefäßes siehe Kap. 5.14.**

### 6.10.3 Funktionen

- Das Konzeptionsgefäß *(Renmai)* wird als Meer des *Yin* bezeichnet und gilt als Ausgleichsreservoir und Regulator der gesamten struktiven Energien (*Yin*-Energien).
- Es trägt die Verantwortung für den Zufluss von *Yin*-Flüssigkeiten zu allen Systemen und Meridianen.
- Es ist mit allen Funktionskreisen und Meridianen verbunden.

6

### 6.10.4 Indikationen

Das Konzeptionsgefäß trägt Verantwortung für alle Meridiane, insbesondere ist es der Zusammenfluss aller *Yin*-Meridiane, als Ausdruck dafür mit zusätzlichen Verbindungen zum Gefäß der breiten Bahn und zum Haltegefäß des *Yin.*
Er dient als Ausgleichsreservoir des gesamten struktiven Energiepotenzials. Dadurch wird verständlich, dass Schwächezustände allgemein oder speziell das Atmungs-, Verdauungs- und Urogenitalsystem betreffend beeinflusst werden können. Hierzu beachte man die auf dem Konzeptionsgefäß gelegenen *Mu*-Alarmpunkte (KG 3, KG 4, KG 5, KG 7, KG 12, KG 14, KG 17) und deren Indikationen.
Lu 7 *(Lieque),* der Kardinalpunkt, zugleich *Luo*-Durchgangspunkt des Lungen-Meridians mit Verbindung zum *Yuan*-Quellpunkt Di 4 und außerdem „Meisterpunkt“ für alles Geschehen im Thoraxraum und gegen Stauungen, beeinflusst Erkrankungen des gesamten Respirationstrakts. Darüber hinaus wirkt er aber auch auf Zustände, die durch mangelhafte Sauerstoffversorgung bzw. Utilisation entstanden sind, und antidepressiv (in der Tradition entspricht Lunge der Traurigkeit).
Eine weitere Domäne von Lu 7 sind Erkrankungen mit Beteiligung der Schleimhäute durch Förderung der Ausscheidung, sekretolytisch im Bereich der Atemwege, entzündungshemmend den Magen-Darm- und Urogenitaltrakt betreffend.
Da die Funktionskreise Lunge und Dickdarm mit der Haut als Ausscheidungsorgan in Beziehung stehen, erklären sich die Einflüsse von Lu 7 auf Hauterkrankungen und hier wieder besonders im Bereich des Gesichtsschädels (Verlauf von Di- und Ma-Meridian *Yangming* im Gesichtsbereich).
Außerdem wirkt Lu 7 als Kardinalpunkt gegen Schwächezustände des *Yin,* was sich aus der Aktivierung des Konzeptionsgefäßes mit seinen Beziehungen zum Gefäß der breiten Bahn und zum Haltegefäß des *Yin* ergibt.
Lu 7 (rechts in Gold) ist daher allein bzw. zusammen mit seinem Partnerkardinalpunkt Ni 6 (links in Gold) besonders für die Behandlung chronischer Schwächezustände prädestiniert.
Dieser definierte Wirkungsbereich des außerordentlichen Meridians sollte bei den therapeutischen Überlegungen Beachtung finden.

# 6.11 Aufsteigendes *Yin*-Gefäß *(Yinqiaomai)*

➤ Abb. 6.14

## 6.11.1 Charakteristik

- **Bezeichnungen:** *Yinqiaomai, Yin Keo*
- **Etymologie:** *Qiao* heißt: hinaufgehen, die Füße heben, sich auf die Fußspitzen stellen, Submalleolargruben.
- **Kardinalpunkt:** Ni 6 *(Zhaohai* = „Erleuchtetes Meer"; wegen der Wirkung auf Augen und Hirn)

## 6.11.2 Verlauf

**Traditionell**

Der Meridian nimmt vom Punkt Ni 2 *(Rangu)* seinen Ausgang. Von dort passiert er Ni 6 *(Zhaohai),* den Kardinalpunkt des Aufsteigenden *Yin*-Gefäßes, und steigt an der Innenseite des Unterschenkels zu Ni 8 hoch. Der weitere Verlauf führt ihn über die mediale Region des Unter- und Oberschenkels sowie die Leistengegend zum Abdomen. Nunmehr zieht er über das Abdomen, die Brust (zu Ma 12 und Ma 9) und den Hals verlaufend zur Wangenregion, passiert diese und endet an Bl 1 *(Jingming).* Hier verbindet er sich mit dem Blasen-Meridian und über diesen mit dem Funktionskreis der Nieren.

**Derzeitige Ansicht**

Der Verlauf des Aufsteigenden *Yin*-Gefäßes *(Yinqiaomai)* beginnt laut offizieller chinesischer Lehrmeinung am Punkt Ni 6 *(Zhaohai),* dem „Valium"-vergleichbaren Punkt (Beginn bei den meisten westlichen Autoren an Ni 2). Nun zieht er dorsal den inneren Knöchel umrundend aufwärts zu Ni 8 *(Jiaoxin),* von dort direkt weiter nach oben entlang dem mediopsterioren Anteil der Innenfläche des Oberschenkels zu den äußeren Genitalien. Von hier über Abdomen und Thorax in die Fossa supraclavicularis und nun weiter über den Hals, vorbei am Schildknorpel, über die Wangengegend zum inneren Augenwinkel mit Bl 1 *(Jingming).*

**Punkte im Meridianverlauf:** (Ni 2), Ni 6, Ni 8, Bl 1

### Kardinalpunkt Ni 6

- Als Punkt des Nieren-Meridians bewegt er Nieren-*Qi* nach oben.
- Als Kardinalpunkt bewegt er Nieren-Essenz nach oben, sammelt nicht gebrauchte Nieren-Essenz aus dem Gewebe und bringt sie zurück in die Nieren.

In der Praxis sind allerdings diese Funktionen nicht zu trennen.

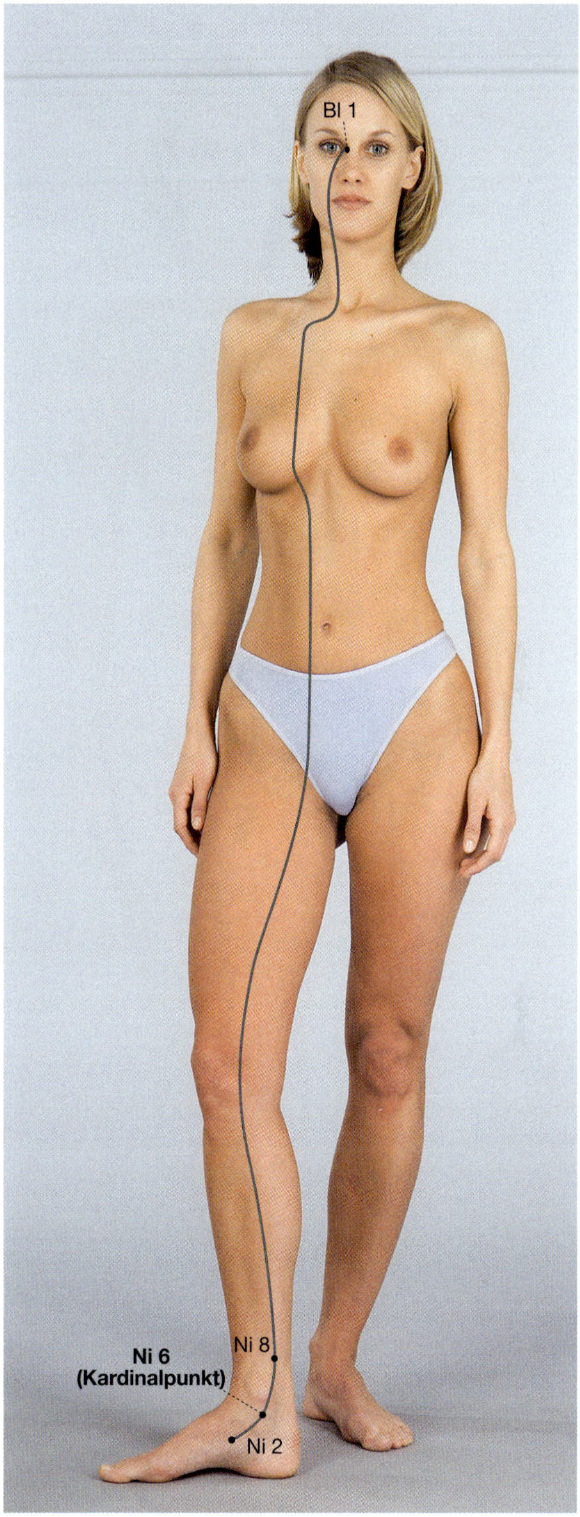


**Abb. 6.14** Aufsteigendes *Yin*-Gefäß *(Yinqiaomai)*

In der **Aurikulomedizin** ist Ni 6 der „Meisterpunkt" gegen nervöse Schlaflosigkeit sowie der Resonanzpunkt zu Tranquilizer, Typ Valium.

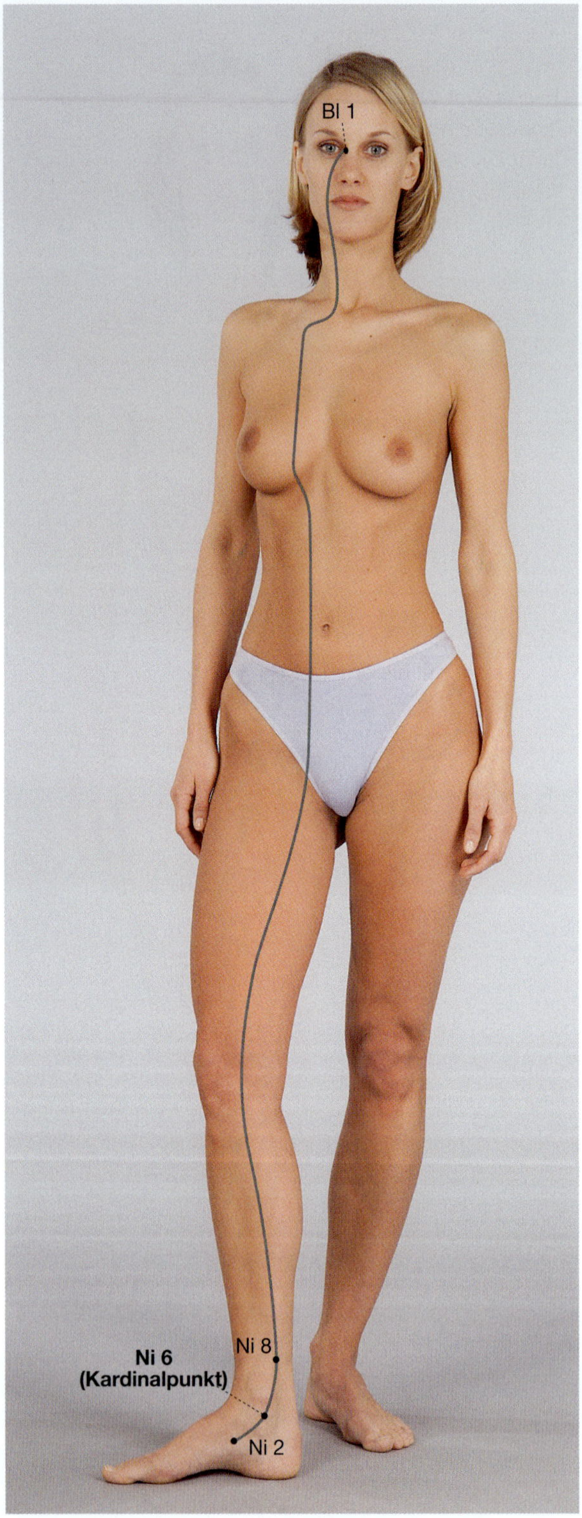


**Abb. 6.15** Aufsteigendes *Yin*-Gefäß *(Yinqiaomai)*

### 6.11.3 Funktionen

- Das Aufsteigende *Yin*-Gefäß verteilt Nierenessenz (Nieren-*Jing*) nach oben.
- Es füllt *Yin*-Leere mit Nierenwasser auf und wirkt gegen *Yang*-Fülle, aber auch gegen Schwächezustände des *Yang*, wenn sich dieses wegen des fehlenden *Yin* nicht mehr ernähren kann.

### 6.11.4 Indikationen

➤ Abb. 6.15

Dieser außerordentliche Meridian stellt eine akzessorische Leitbahn für die Verteilung des aus dem Organkreis Nieren/Nebennieren bereitgestellten Energiepotenzials dar. Sein Einsatz wird bei einer Stagnation des *Yin*, also der struktiven Funktionen der Organe, die durch eine Abgespanntheit auch des *Yang* (der aktiven Funktionen) verstärkt wird, angezeigt sein. Durch diese Beziehungen zum Funktionskreis Nieren/Nebennieren ist eine enge Verbindung zu den Genitalorganen gegeben, ähnlich jener, die diesbezüglich dem Gefäß der breiten Bahn *(Chongmai)* und dem Konzeptionsgefäß *(Renmai)* zugeschrieben wird.

Die Indikationen des Punktes Ni 6 weisen ebenfalls in diese Richtung. Weiter können wir aus heutiger Sicht annehmen, dass jene Gewebe, auf deren Wichtigkeit im Hinblick auf den Wasser- und Salzgehalt hinzuweisen ist (Vorniere), beeinflusst werden können. Daher zählen Leiden, die im Gefolge einer derartigen Gewebsüberlastung auftreten und die wir z. T. der harnsauren dystonischen Diathese zurechnen, sowie jene, die durch mangelhafte Eliminierung von Abfallstoffen unseres intermediären Stoffwechsels bedingt sind, und deren Folgezustände zu den häufigsten Indikationen, um das Aufsteigende *Yin*-Gefäß über Ni 6 zu aktivieren.

Aus dieser Sicht werden die überlieferten Indikationen, wie rheumatoide Gelenkserkrankungen mit teigigen Schwellungen, Schwäche der motorischen Funktionen und Sensibilitätsstörungen, abnormes Schlafbedürfnis, generalisierte Ödemneigung usw. besser verständlich. Diese Betrachtungsweise erleichtert außerdem die Auswahl zwischen Ni 6 oder Lu 7 als führenden Kardinalpunkt unter dem Aspekt, dass beiden außerordentlichen Meridianen eine anregende Wirkung auf das *Yin*-Energiepotenzial gemeinsam ist und sie sich daher vor allen anderen zum Einsatz gegen schwere chronische, durch Schwäche bedingte Zustände eignen.

*Yin*-Leere im oberen Erwärmer:
- Schwindel, psychoorganisches Syndrom, Gedächtnisstörungen, Schlaflosigkeit
- Augenstörungen degenerativer Art wie Katarakt.

*Yin*-Leere im unteren Erwärmer:
- Periodenunregelmäßigkeiten – zum Aufbau der Schleimhaut und der Ovulation wird *Yin* gebraucht
- Erektionsstörung, klimakterische Atrophie und Trockenheit des Genitales

*Yang*-Schwäche:
- Kraftlosigkeit, Abspannung, Verminderung der aktiven Funktionen

## 6.12 Allgemeine Hinweise zur Anwendung der Kardinalpunkte

Einige praktische Hinweise sollen unsere persönlichen Erfahrungen zum Thema aufzeigen.
- Um eine Aktivierung eines außerordentlichen Meridians im Sinne des vorher Gesagten zu erreichen, sollte nach der Tradition dessen Kardinalpunkt als erster Punkt einer Therapiekombination punktiert werden. Damit hat man bereits einen Anstoß für die Aktivierung des außerordentlichen Meridians und für alle in seinem Verlauf gelegenen Punkte gegeben.
  **Beispiel:** Gb 41 (Kardinalpunkt des Gürtelgefäßes) aktiviert, als erster Punkt eingesetzt, das Gürtelgefäß *(Daimai)* mit dessen Indikation und Gb 26, Gb 27, Gb 28 als in seinem Verlauf gelegene Punkte. Will man darüber hinaus einen dieser Punkte zusätzlich hervorheben, kann man diesen, falls man ihm eine besondere Wichtigkeit im Therapiekonzept zumisst, zusätzlich nadeln.
- Es empfiehlt sich bei Einsatz von 2 Kardinalpunkten, ein zusammengehöriges Paar zu wählen, z. B. Gb 41 und 3E 5. Der indikationsmäßig führende Punkt wird dann als erster Punkt der Kombination eingesetzt, der ergänzende, verstärkende zweite Kardinalpunkt als letzter. Nur ausnahmsweise wird der Einsatz zweier Kardinalpunkte, die verschiedenen Paaren angehören, erforderlich sein, z. B. Dü 3 (Lenkergefäß) und 3E 5 (Haltegefäß des *Yang*).
- Man informiere sich über Verlauf und jene Punkte, die an und für sich auf dem außerordentlichen Meridian gelegen sind.
- Der Einsatz der außerordentlichen Meridiane erfolgt in der neueren chinesischen Literatur keineswegs mehr nach den bei uns üblichen Kriterien der Chronizität eines Leidens oder der mangelhaften Wirkung des normal üblichen Vorgehens. Übermäßige Scheu ist sicher auch nicht am Platz, trotzdem halte ich es für falsch, ohne Überlegung und allzu forsch Kardinalpunkte einzusetzen (ähnlich Antibiotikamissbrauch bei einer blanden Rhinitis oder simplen Bronchitis). Andererseits kann deren Einsatz auch bei der ersten Behandlung, gerade bei unseren mit chronischen Leiden behafteten Patienten, gerechtfertigt sein.
- So wie die Akupunktur überhaupt mit allen üblichen Behandlungsmethoden kombinierbar ist, gilt dies selbstverständlich auch für den Einsatz der außerordentlichen Meridiane, zumeist sogar in erhöhtem Maße, weil gerade chronische Erkrankungen nicht monoman behandelt werden sollen. Bei der Anwendung der Schädelakupunktur, z. B. bei Lähmungen nach zerebralen Insulten, ist es vorteilhaft, die Behandlung mit dem vorgesehenen Kardinalpunkt, meist wird es Dü 3 sein, zu beginnen und erst dann die kontralaterale Motorikzone zu nadeln, evtl. darauf weitere indizierte Körperpunkte einzusetzen und schließlich mit Bl 62 (Dü 3 ergänzend) die Punktur zu beenden.
- Gold und Silber oder Stahlnadeln? Untersuchungen nach den Kriterien der kontrollierten Körperakupunktur mithilfe des Nogier-Reflexes ermöglichen es, über die Wahl des Nadelmetalls konkrete, für den jeweiligen Fall zutreffende Angaben zu erhalten. Für jene Kollegen, die sich noch nicht mit dieser Methodik befassen, bleibt als passable Alternativlösung die Verwendung von Stahlnadeln zur Reizsetzung. Die Auslösung einer *De-Qi*-ähnlichen Sensation ist hilfreich.
- Die im Handel befindlichen Akupunktur-Lasergeräte können ebenfalls zur Reizeingabe an Kardinalpunkten verwendet werden. Abgesehen von einer möglichst optimalen Kohärenz ist die Variationsmöglichkeit der Frequenzen zu fordern, die – ähnlich der Metallwahl – eine zunehmende Bedeutung im Hinblick auf einen differenzierten Reiz erlangen wird. Eine Kombination von Laser und Nadeln ist möglich, z. B. Nadelung des oder der Kardinalpunkte, Lasereinsatz im Schädelbereich bzw. an sonstigen vorgesehenen Punkten.

## 6.13 Beispiele aus der neuen chinesischen Literatur

Die Liste der Indikationen für den Einsatz von Kardinalpunkten reicht in der Literatur von der Alopecia areata über Malaria, Typhus abdominalis bis zur Urämie! Dies mag für medizinisch unterversorgte Gebiete Geltung haben und berechtigt sein. Wir müssen jedoch dafür dankbar sein, dass wir an fortschrittlichen Entwicklungen unserer modernen Medizin aktiv teilhaben können und deren Ergebnissen sind daher in der Diagnostik und Therapie absoluter Vorrang einzuräumen.
Wenn wir trotzdem oder gerade deswegen für die Traditionelle Chinesische Medizin und Akupunktur eintreten, so deshalb, weil wir glauben, dass ein sinnvoller Einsatz beider Methoden dem ärztlichen Handeln am besten gerecht wird.

So gesehen wäre der adjuvante Einsatz der Akupunktur auch bei den folgenden Indikationen gerechtfertigt, wenn wir die Grenzen kennen und uns nicht dazu verleiten lassen, ihren Stellenwert zu überschätzen, selbst dann nicht, wenn wir mit Kardinalpunkten außerordentliche oder „Wunder"-Meridiane aktivieren.
Im Folgenden soll an einigen Beispielen aufgezeigt werden, wie schwierig es für den nicht versierten Leser ist, sich ohne Kommentar Angaben zu Kardinalpunkten zurechtzufinden.

## Angina pectoris

- KS 6, MP 4
- KS 6, He 7
  - Das erstgenannte Beispiel zeigt, dass zur Theorie des Herzschmerzes (wobei die Diagnose sicher großzügig ausgelegt werden muss) überhaupt nur die Kardinalpunkte des 1. Paares der außerordentlichen Meridiane verwendet werden. Wie wir aus deren umfassenden Indikationen wissen, ist darin das Roemheld-Syndrom genauso wie psychische Komponenten mit einbezogen.
  - Das zweite Beispiel agiert ebenfalls über das Haltegefäß des *Yin* und verwendet den Sedativ- und *Yuan*-Quellpunkt des Herz-Meridians, dessen psychisch ausgleichende Wirkung (Erwartungsangst etc.) wir kennen. Auf die mehr gastrokardialen Komponenten vom MP 4 wird verzichtet.
  - Sosehr die sparsame Verwendung von Nadeln anstrebenswert ist und zu Recht als „meisterlich" gilt, ist es doch akzeptabel, diese Behandlung mit einem Sicherheitsnetz durch zusätzliche Punkte zu ergänzen, wie es im folgenden Beispiel mit der Punktur des *Mu*-Alarmpunktes des Herzens und der *Shu*-Zustimmungspunkte für KS, He und Ma geschieht. Bl 21 agiert hier als Spezialpunkt für Oberbauchbeschwerden.
- **KS 6,** KG 14, Bl 14, Bl 15, Bl 21, **MP 4**
  - Dabei ist beachtenswert, dass keiner der „Sicherheitspunkte" den beiden außerordentlichen Meridianen angehört.
- **KS 6,** He 5, He 9, KG 15, LG 19, Ma 36, **MP 4**
  - zeigt uns, dass über den Herzschmerz hinaus die psychische Alteration im Vordergrund der therapeutischen Überlegungen steht.
- **KS 6,** He 9, KG 14, LG 20, Ma 36, **Dü 3**
  - Abgesehen davon, dass Dü 3 als nicht demselben Paar angehörig zur Unterstützung von KS 6 als dem führenden Kardinalpunkt eingesetzt wird, aktiviert er das Lenkergefäß und damit auch LG 20. Es erschien offenbar wichtig, diesen Punkt herauszuheben und die von ihm zu erwartende Wirkung zusätzlich zu verstärken. MP 4 hätte in dieser relativ selten vorgeschlagenen Kombination sicher nicht die antispastische Komponente von Dü 3 ersetzen können, dessen zusätzliche Aktion gegen depressive Syndrome mit jener des KS 6 gegen „mentale" Depressionen übereinstimmt.

## Rheumatische Beschwerden

- **3E 5,** Di 11, LG 14, Ma 36, Bl 40, **Gb 41**
  - Der aufmerksame Leser bezieht diese Kombination auf relativ akut auftretende Rheumaschmerzen allgemein, jedoch vornehmlich die Gliedmaßen betreffend.
- **Gb 41,** Le 2, Le 8, MP 9, Bl 40, Gb 34, Ma 35, EX-LE 4, **3E 5**
  - richtet sich gegen ein eher chronisches Geschehen im Bereich der Kniegelenke.
- **Gb 41,** Gb 31, Le 3, Le 8, LG 2, **Bl 62**
  - ist schwierig zu kommentieren. Gb 31 („Stadt des Windes") wird gegen Beschwerden, die sich bei Witterungseinflüssen verschlimmern, gegen laterale Ischialgien (N. cutaneus femoris lateralis), Meralgia paraesthetica sowie gegen Hüft- und Kniegelenkbeschwerden empfohlen. Le 3 (*Yuan*-Quellpunkt) und Le 8 (Tonisierungspunkt) tonisieren den Leber-Meridian zur Kräftigung des Muskel-Sehnen-Apparates, regional wirkt Le 3 auf die Zehengrundgelenke, Le 8 auf die Kniegelenke.
  - LG 2 gilt als Hilfspunkt für die Lumbalregion und wird bei Lumbalgien und Ischialgien mitverwendet. Bl 62 aktiviert, wie wir uns erinnern, das Aufsteigende *Yang*-Gefäß und bekämpft rheumatisch-neuralgische Schmerzen mit spastischen Begleiterscheinungen hier in der dorsolateralen Rückenregion, Hüft- und Lumbalgegend. Dies ist der Grund, warum nicht, wie zu erwarten, 3E 5 als der im Paar zu Gb 41 passende Kardinalpunkt gewählt wurde, was außerdem darauf schließen lässt, dass es sich um kein typisch inflammatorisches rheumatisches Krankheitsbild handelt.
- **Dü 3,** Gb 20, LG 14, LG 16, LG 20, Gb 21, Le 2, KG 24, **Bl 62**
  - Wir erkennen auf den ersten Blick, dass es sich um eine Kombination gegen spastische Komponenten im Nacken-Schulter-Bereich handelt. KG 24 weist uns zusätzlich den Weg zur Diagnose: Torticollis spasticus.
  - Im Zeitalter des „Haltungszerfalles" werden wir zunehmend mit Rückenschmerzen und Kontrakturen konfrontiert, sei es, dass unsere Patienten unter dem Druck, sich „behaupten" zu müssen, „halsstarrig" wurden oder ihren „Halt" verloren haben und über Beschwerden im Bereich der Brustwirbelsäule klagen oder gar auf übergroße Anforderungen mit chronischen Kreuzschmerzen reagieren. Bei allen diesen Fällen erweist sich das Paar Dü 3–Bl 62 als hilfreich.

## Bronchitis – Husten

- **Lu 7,** Lu 1, KG 17, Bl 13, Bl 17, **Ni 6**
  - ist eine allgemeine Standardkombination gegen chronischen Husten, bei Reizhusten ergänzt durch KG 22, bei reichlicher Expektoration durch Ma 40, bei nächtlichen Beschwerden durch Lu 5, bei subfebrilen Temperaturen und eitrigem Auswurf durch Di 4, Di 11, 3E 5; wenn allergisch-asthmoid: Ni 27, evtl. Ma 13 (Atemtor), Bl 23, Ma 36.

## Obstipation

- **Ni 6,** MP 6, KG 4, Ma 25, Bl 25, Bl 27, 3E 6, Di 4, **Lu 7**
  - Für eine Sitzung zu viele Nadeln! 3E 6, der „Universalpunkt“ gegen Obstipation mit in die Flanken ausstrahlenden Schmerzen, gibt uns den Hinweis, dass es sich um eine chronische Obstipation handelt und zugleich Laxanzienabusus vorliegen dürfte.

## Stillschwäche

- **Lu 7,** Dü 1, KS 7, KG 17, Ma 36**, Ni 6**
  - bei Muttermilchmangel, Stillschwäche, dazu evtl. bei allgemeiner Adynamie Bl 43 und KG 6.

## Miktionsbeschwerden – Harnverhaltung

- **Ni 6,** MP 6, MP 9, MP 11, KG 3, Le 3, Bl 28, **Lu 7**

## Rhinitis

- **Lu 7,** Di 4, Di 20, Extrapunkt *Yintang* (EX-HN 3), LG 24, 3E 17, **Ni 6**
  - ist eine gegen chronische Rhinitis mit Niesreiz und erschwerter Nasenatmung gerichtete Kombination.

KAPITEL

# 7

Frank Bahr und Hans Zeitler (†)

# Die wichtigsten Extrapunkte

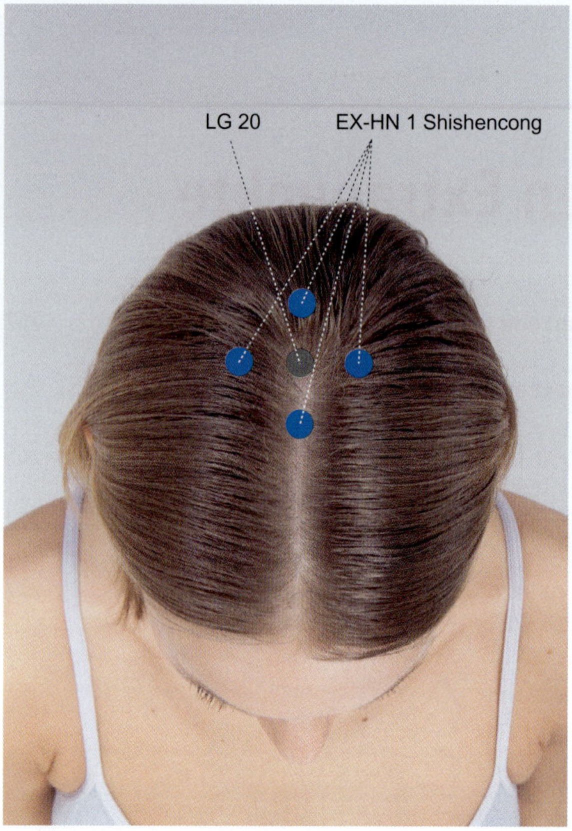


Abb. 7.1 EX-HN 1

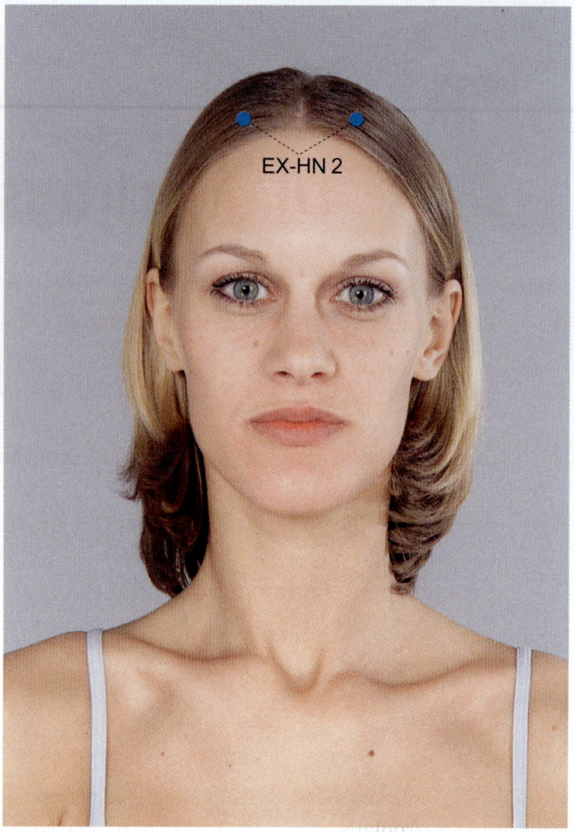


Abb. 7.2 EX-HN 2

Neueren chinesischen Angaben folgend werden die wichtigsten Extrapunkte beschrieben. Die in der täglichen Praxis (und auch für die Akupunkturprüfung) essenziellen Punkte heben wir durch **halbfetten** Druck hervor.

**Bemerkung zur Nomenklatur:** Die Angaben in Englisch entsprechen einer Empfehlung der Weltgesundheitsorganisation. Die Abkürzung EX bedeutet Extra-Punkt, also Punkt außerhalb eines Meridians.

Es wurde die chinesische Nomenklatur der Extrapunkte verwendet, außer dieser ist im deutschen Sprachraum auch die Nomenklatur nach Zeitler verbreitet. Die Angaben nach Zeitler sind praktisch selbsterklärend, da ein Extrapunkt nach seiner Nähe zu einem klassischen Akupunkturpunkt bezeichnet wird. Üblicherweise wird der klassische Akupunkturpunkt mit seiner Kurzbezeichnung angeführt und gleich anschließend mit einem Bindestrich die Zahl 1 (oder falls mehrere Extrapunkte in der Nähe eines klassischen Punktes liegen, auch die Zahlen 2, 3 oder 4).

## 7.1 Extrapunkte im Kopf- und Halsbereich (EX-HN, head and neck)

➤ Abb. 7.1, ➤ Abb. 7.2

### ● EX-HN 1

*Sishencong,* „Vier Weise, die den Geist erhellen"

**Lokalisation**

Eine Gruppe von 4 Punkten am Scheitelpunkt, 1 *Cun* nach hinten, nach vorne und beiderseitig lateral von LG 20

**Indikation**

Kopfschmerz, Schwindelgefühl, Schlaflosigkeit, schlechtes Erinnerungsvermögen, allgemein unterstützend zu dem wichtigen Punkt LG 20

**Punktur**

0,5 *Cun,* Moxibustion ist anwendbar.

## EX-HN 2

*Dangyang*, „Oberhalb vom *Yang*"

**Lokalisation**
Genau über der Pupille, knapp oberhalb der Haargrenze

**Punktur**
2–3 *Fen* senkrecht

**Indikation**
Zephalia, Rhinitis, Konjunktivitis, Vertigo

## EX-HN 3

*Yintang*, „Dekorierte Halle", „Weg, Spur, Fährte der Stirn"; auch als „point curieux en dehors des méridiens Nr. 29" und als „extraordinary point Nr. 1" bezeichnet

**Lokalisation**
Auf der Medianlinie, am Nasenrücken, dort, wo die Augenbrauen tatsächlich oder gedacht zusammenstoßen, Mittelpunkt zwischen den beiden Augenbrauen

**Indikation**
**Lokoregional:** Stirnkopfschmerzen, Kopfschwere, Nasenbluten, Sinusitis frontalis, Rhinitis, Meisterpunkt der Nase, seine Stimulation macht die Nasenatmung frei; Augenschmerzen, Sehstörungen
**Überregional:** Schwindel mit Brechreiz, Schlaflosigkeit
**Allgemein:** Spezialpunkt gegen Konvulsionen bei Kindern; Hinweispunkt für Oszillation (Diagnosehindernis); Schlaflosigkeit, allgemeiner *Yin*-Mangel

**Anmerkung**
Wichtiger vorderer Messpunkt in der Schädelakupunktur (1 persönliches sagittales *Cun* am Schädel entspricht einem Zwölftel der Entfernung zwischen LG 16 und *Yintang*). Er bildet mit Bl 2 das sogenannte vordere „magische Dreieck" und dient zur „Längsdurchflutung" des Schädels mit LG 16.
Wichtiger energetischer Punkt sowohl der Akupunktur als auch der Yoga-Lehre („6. Chakra"), wird in Indien und Sri Lanka oft farbig markiert, vor allem früher aus religiösen Gründen

**Punktur**
0,3–0,5 *Cun* subkutan, Moxibustion ist anwendbar. Längsfalte bilden und die Nadel von oben schräg in Richtung auf den Punkt einführen, 5 *Fen*.

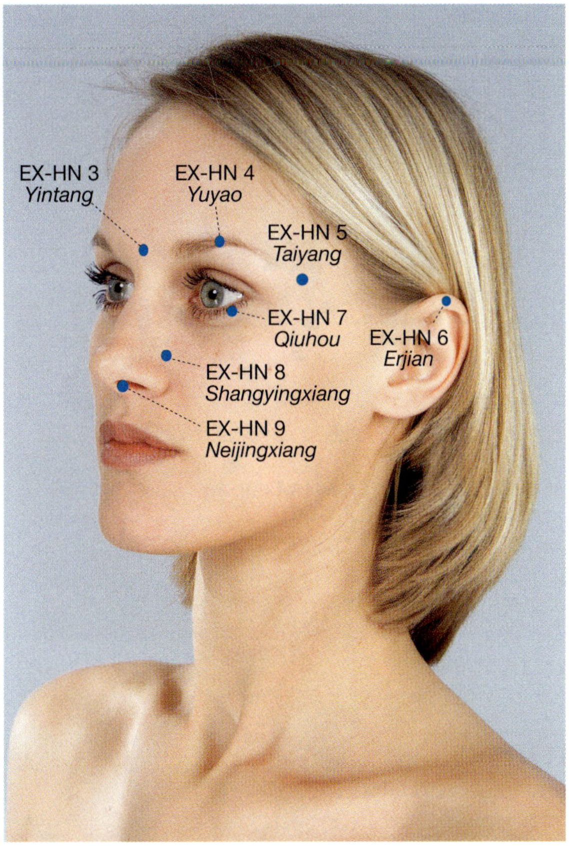


**Abb. 7.3** EX-HN 3–EX-HN 9

## EX-HN 4

*Yuyao*, „Fischrücken"

**Lokalisation**
In der Mitte der jeweiligen Augenbraue

**Indikation**
Schmerz über der Augenhöhle, nervöses Muskelzucken der Lider, Oberlidlähmung, Rötung, Schwellung und Schmerzen der Augen

**Punktur**
0,3–0,5 *Cun* subkutan, Moxibustion ist anwendbar.
➤ Abb. 7.3

7

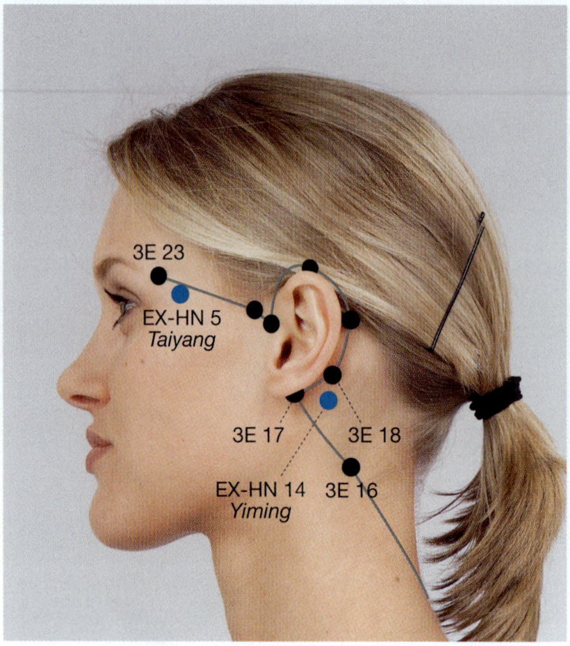


**Abb. 7.4** EX-HN 5

## ● EX-HN 5

*Taiyang,* „Leuchtendes *Yang*"

**Lokalisation**

In einer Vertiefung, 1 *Cun* hinter dem Mittelpunkt zwischen dem äußeren Augenwinkel und dem lateralen Ende der Augenbraue

**Indikation**

Kopfschmerzen, Augenkrankheiten, Fehlhaltung von Mund und Augen

**Punktur**

0,3–0,5 *Cun* senkrecht, evtl. etwas bluten lassen.

➢ Abb. 7.4

## ● EX-HN 6

*Erjian,* „Ohrenspitze"

**Funktion**

Allergiepunkt

**Lokalisation**

Der Punkt befindet sich an der Spitze der äußeren Ohrmuschel, wenn man diese umknickt.

**Indikation**

Geschwollene und schmerzende Augen, Fieber, Anti-Histaminwirkung

**Punktur**

0,1–0,2 *Cun* senkrecht, evtl. etwas bluten lassen, Moxibustion ist anwendbar.

## ● EX-HN 7

*Qiuhou,* „Hinter und unter der Orbita" (der Punkt darf nur von Augenärzten gestochen werden).

**Lokalisation**

Auf der Strecke des unteren Orbitarandes gelegen; bei Vierteilung dieser Strecke ¼ vom äußeren und ¾ vom innernen Augenwinkel entfernt, in der Augenhöhle gelegen

**Indikationen**

Augenkrankheiten

**Punktur**

Gefühlvolles Drücken des Augapfels nach oben, senkrechte Nadelung, 0,5–1,2 *Cun* entlang dem Rand der Augenhöhle, ohne zu ziehen, zu rotieren oder zu verdrehen

## EX-HN 8

*Shangyingxiang,* „Oberer *Yingxiang* oder freie Nase“

**Lokalisation**

Am Rand der Nasolabialfalte, ganz oben

**Indikation**

Alle Nasen- und Nasennebenhöhlenerkrankungen, Teilwirkung auch auf die Augen

**Punktur**

Sehr subkutane Nadelführung vom Punkt Di 20 aus nach oben

## EX-HN 9

*Neiyingxiang,* „Innerer *Yingxiang* oder freie Nase“

**Lokalisation**

Vom Nasenloch aus innen, ein wenig innerhalb der Schleimhaut

**Indikation**

Augen-, Nasen- und Schlunderkrankungen

**Punktur**

Vorsichtige Nadelung, evtl. etwas bluten lassen.

➤ Abb. 7.5

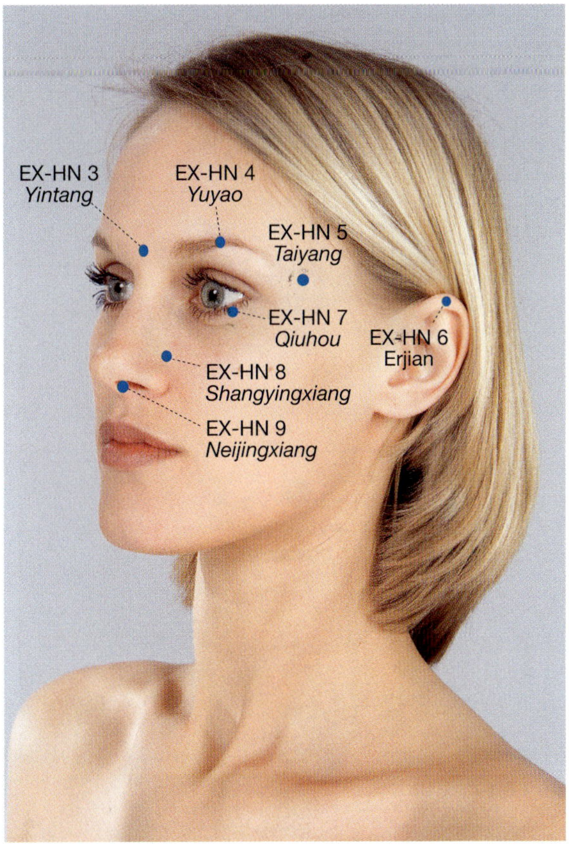


**Abb. 7.5** EX-HN 3–EX-HN 9

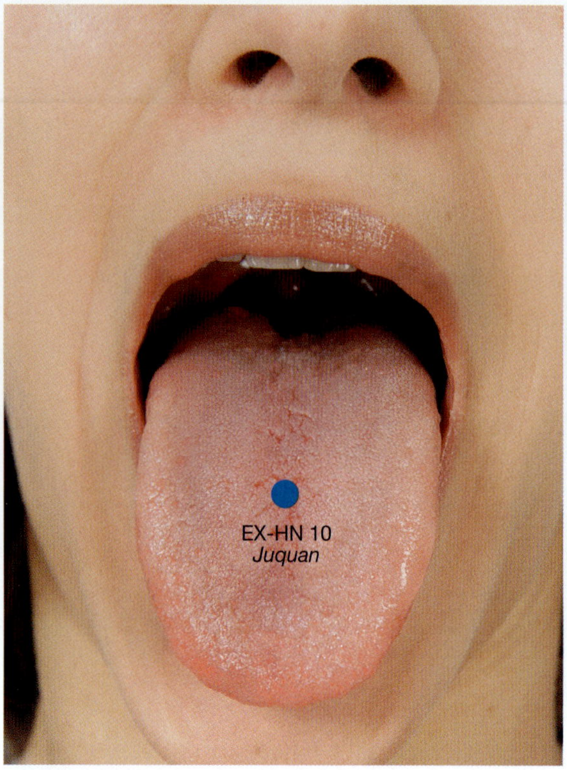


**Abb. 7.6** EX-HN 10

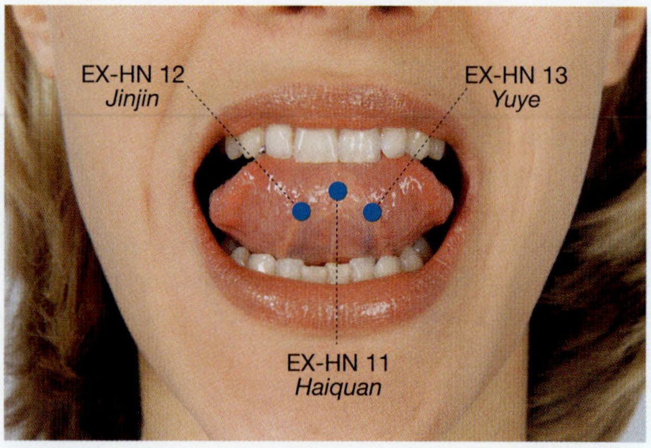


**Abb. 7.7** EX-HN 11–EX-HN 13

## ● EX-HN 10

*Juquan,* „Zusammenfließende Quelle"

**Lokalisation**
Gegenüber dem Punkt EX-HN 11 *(Haiquan)* in der Zungenmitte

**Indikation**
Lähmung der Zunge, respiratorische Störungen

**Punktur**
0,3–0,4 *Cun;* Stimulation mit dem Akupunktur-Laser
➤ Abb. 7.6

## ● EX-HN 11

*Haiquan,* „Quelle des Wassers"

**Lokalisation**
Auf der Zungenunterseite in der Mitte des Zungenbändchens

**Indikation**
Entzündungen im Bereich der Zunge

**Punktur**
Vorsichtige Nadelung, evtl. etwas bluten lassen. Stimulation mit dem Akupunktur-Laser.

## ● EX-HN 12

*Jinjin,* „Goldene Flüssigkeit"

**Lokalisation**
An der rechten Seite des Zungenbändchens auf der Ader

**Indikation**
Schwellung der Zunge, Erbrechen, Sprachstörungen mit Zungenstarre

**Punktur**
Vorsichtige Nadelung, evtl. etwas bluten lassen. Stimulation mit dem Akupunktur-Laser.

## ● EX-HN 13

*Yuye,* „Jade-Flüssigkeit"

**Lokalisation**
Spiegelbildlich links, wie EX-HN 12 *(Jinjin)*

**Indikation und Punktur**
Wie EX-HN 12 *(Jinjin)*
➤ Abb. 7.7

7

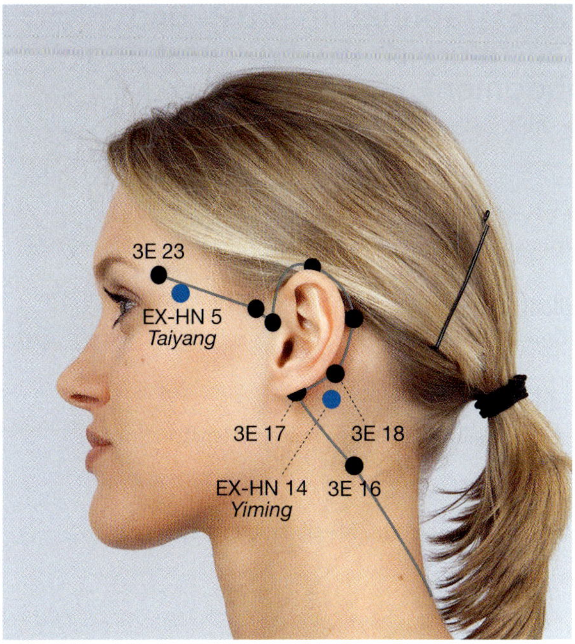


**Abb. 7.8** EX-HN 14

## ● EX-HN 14

*Yiming,* „Auge erhellen"

**Lokalisation**

1 *Cun* hinter dem Punkt 3E 17 *(Yifeng)*

**Indikation**

Augenkrankheiten, Tinnitus, Schlaflosigkeit

**Punktur**

0,5–0,8 *Cun* senkrecht

➢ Abb. 7.8

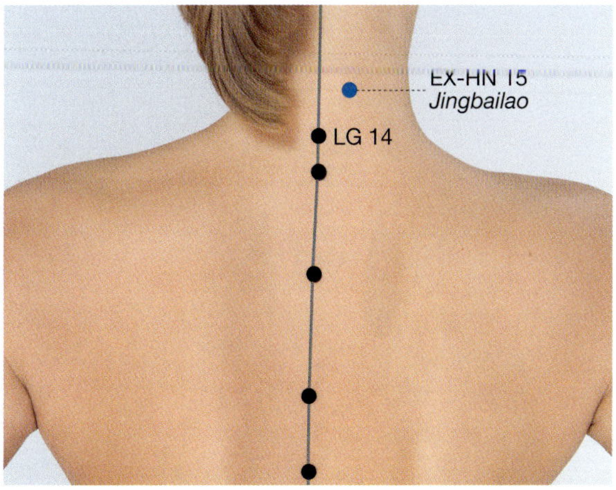


**Abb. 7.9** EX-HN 15

## ● EX-HN 15

*Jingbailao,* „Zervikaler Tuberkulose-Punkt"

**Lokalisation**

2 *Cun* über LG 14, 1 *Cun* seitlich zur Mittellinie

**Indikation**

Lymphknotentuberkulose, Keuchhusten, Nackensteifigkeit, Asthma

**Punktur**

0,3–0,5 *Cun* senkrecht, Moxibustion ist anwendbar.

➢ Abb. 7.9

7

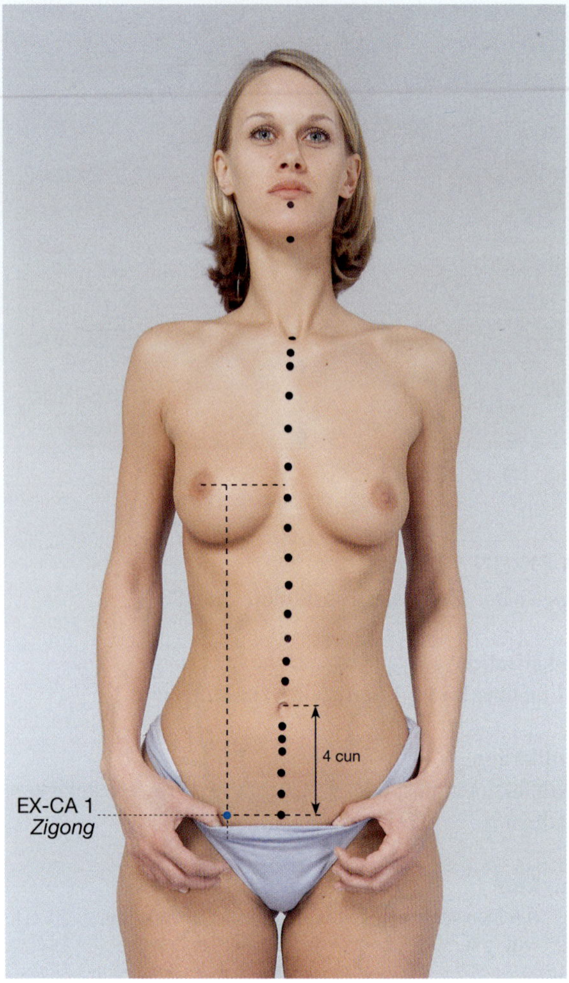


**Abb. 7.10** EX-CA 1

## 7.2 Extrapunkt im Brust- und Bauchbereich (EX-CA, chest and abdomen)

➤ Abb. 7.10

### ● EX-CA 1

*Zigong*, „Uterus“

**Lokalisation**

3 *Cun* seitlich von KG 3

**Indikation**

Prolaps des Uterus, unregelmäßige Menstruation

**Punktur**

0,8–1,2 *Cun* senkrecht, Moxibustion ist anwendbar.

## 7.3 Extrapunkte im Bereich des Rückens (EX-B, back)

➤ Abb. 7.11

### ● EX-B 1

*Dingchuan,* „Asthma beruhigen“

**Lokalisation**
0,5 *Cun* seitlich vom LG 14

**Indikation**
Asthma, Husten Nackensteifigkeit, Schulter- und Rückenschmerzen, Röteln (lokal)

**Punktur**
0,5–0,8 *Cun* senkrecht, Moxibustion ist anwendbar.

### ● EX-B 2

*Huatuojiaji,* „Beidseits der Wirbelsäule“ (auch nur *Jiaji* genannt)

**Lokalisation**
Eine Gruppe von 34 Punkten an beiden Seiten der Wirbelsäule, 0,5 *Cun* seitlich der Mittellinie, vom 1. BW bis zum 5. LW

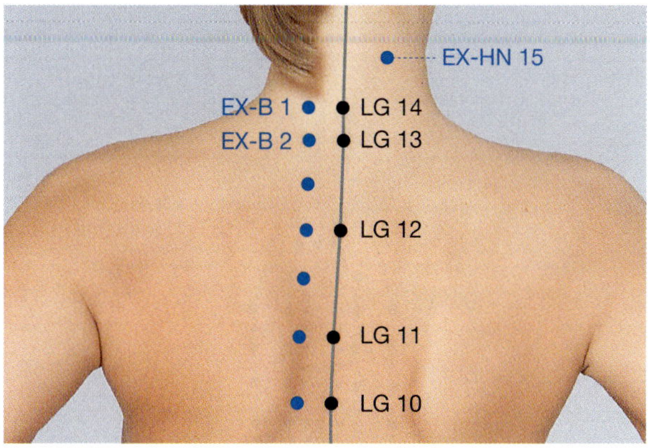


**Abb. 7.11** EX-B 1 und EX-B 2

**Indikation**
Schmerzen in den oberen und unteren Extremitäten, in der Brust- und Bauchregion

**Punktur**
0,5–1,0 *Cun* senkrecht in der Brustregion, 1,0–1,5 *Cun* in der Lendenregion, Moxibustion ist anwendbar.

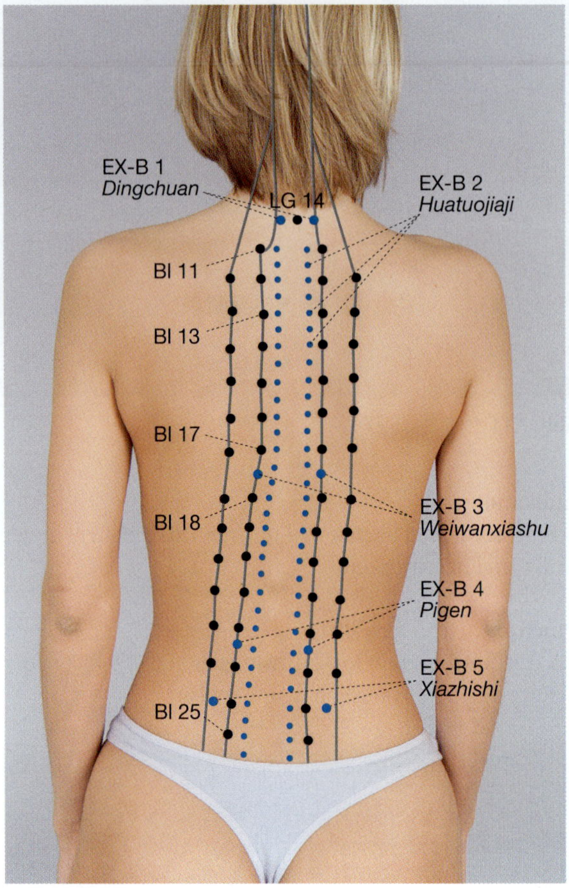


**Abb. 7.12** EX-B 1–EX-B 5

## ● EX-B 3

*Weiwanxiashu,* „*Shu*-Zustimmungspunkt des unteren Magenkanals"

**Lokalisation**

1,5 *Cun* seitlich der unteren Grenze des Processus spinosus des 8. BW

**Indikation**

Erbrechen, Schmerz im Brust-, Bauchbereich und im Hypochondrium

**Punktur**

0,5–0,7 *Cun,* schräg, Moxibustion ist anwendbar.

## ● EX-B 4

*Pigen,* „Völle mildernder Punkt"

**Lokalisation**

1,5 *Cun* seitlich der unteren Grenze des Processus spinosus des 1. LW

**Indikation**

Lendenschmerzen, Leber- und Milzaffektion

**Punktur**

0,5–0,8 *Cun* senkrecht, Moxibustion ist anwendbar

## ● EX-B 5

*Xiazhishi,* „Unterer *Shu*-Zustimmungspunkt"

**Lokalisation**

1 *Cun* lateral von Bl 24

**Indikation**

Schmerzen und Entzündungen in diesem Bereich

**Punktur**

Etwa 1 *Cun*

➤ Abb. 7.12

## ● EX-B 6

*Yaoyi,* „Lumbago-Punkt“

**Lokalisation**

3 *Cun* seitlich von der unteren Grenze des Pocessus spinosus des 4. LW

**Indikation**

Schmerzen in der Region

**Punktur**

1–2 *Cun*

## ● EX-B 7

*Yaoyan,* „Auge im Lendenbereich“

**Lokalisation**

3,5 *Cun* seitlich der unteren Grenze des Processus spinosus des 4. LW, in Bauchlage findet man diesen Punkt in einer Vertiefung.

**Indikation**

Lendenschmerzen, unregelmäßige Menstruation, häufiger Harndrang

**Punktur**

0,8–1,2 *Cun* senkrecht, Moxibustion ist anwendbar

## ● EX-B 8

*Shiqizhui,* „17. Wirbelkörper“

**Lokalisation**

Unterhalb des Processus spinosus des 5. LW

**Indikation**

Lendenschmerzen, Schenkelschmerzen, Menstruationsstörungen

**Punktur**

0,8–1,2 *Cun*

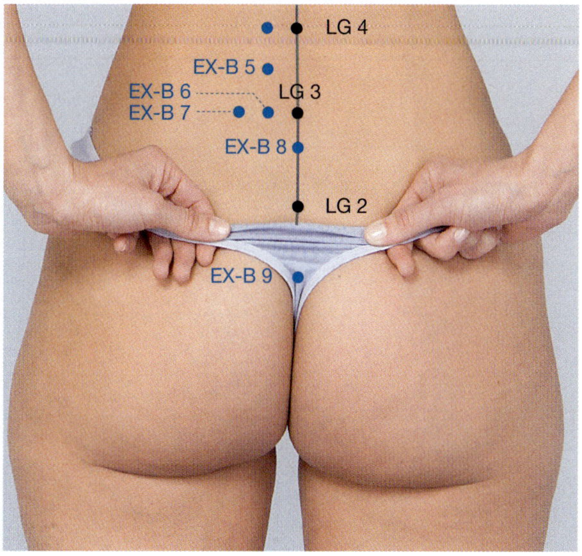


**Abb. 7.13** EX-B 5–EX-B 9

## ● EX-B 9

*Yaoqi,* „Wunderbarer Lumbalpunkt“

**Lokalisation**

2 *Cun* oberhalb der Spitze des Steißbeins

**Indikation**

Kopfschmerz, Schlaflosigkeit, Verstopfung

**Punktur**

1,0–2,0 *Cun,* unter der Haut aufwärts, Moxibustion ist anwendbar.

➤ Abb. 7.13

7

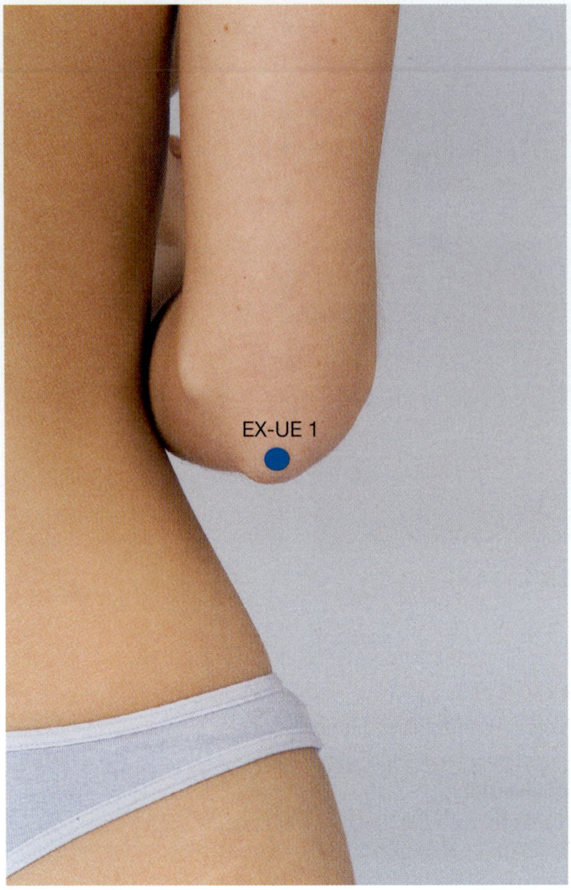


**Abb. 7.14** EX-UE 1

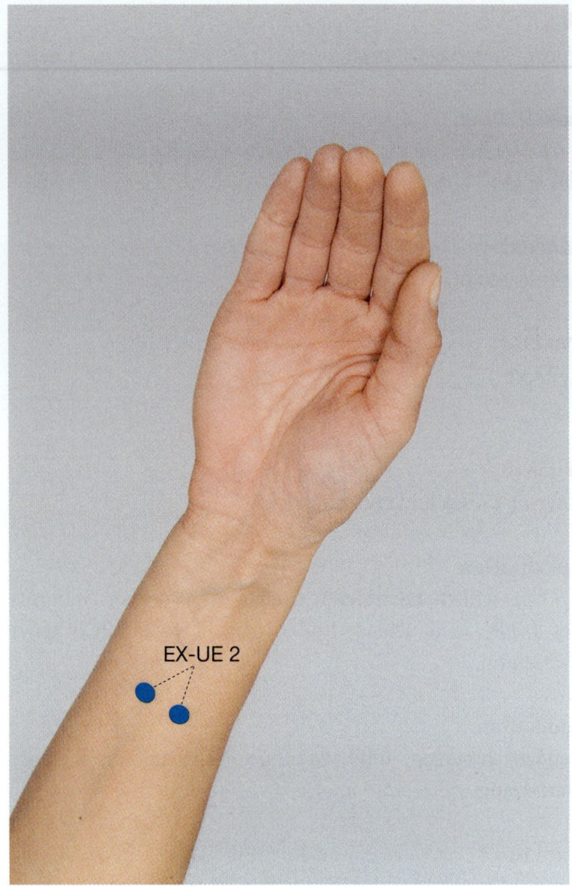


**Abb. 7.15** EX-UE 2



## 7.4 Extrapunkte der oberen Extremität (EX-UE, upper extremities)

### ● EX-UE 1

*Zhoujian,* „Ellenbogenspitze"

**Lokalisation**

Am Rand des Olekranons, wenn der Ellbogen abgebeugt ist, etwas nach ulnar.

**Indikation**

Regionale Schmerzen

**Punktur**

Hauptsächlich Moxibustion

➤ Abb. 7.14

### ● EX-UE 2

*Erbai,* „Zwei weiße Punkte"

**Lokalisation**

Auf den beiden Seiten der Sehne des M. flexor carpi radialis, 4 *Cun* oberhalb der Handgelenksquerfalte

**Indikation**

Hämorrhoiden, Rektumprolaps

**Punktur**

0,5–1 *Cun,* Moxibustion möglich

➤ Abb. 7.15

## EX-UE 3

*Zhongquan*, „Dorsale Quelle"

**Lokalisation**
In einer Vertiefung zwischen Di 5 *(Yangxi)* und 3E 4 *(Yangchi)*

**Indikation**
Beklemmungsgefühl, Magenschmerzen

**Punktur**
0,3–0,5 *Cun*

## EX-UE 4

*Zhongkui*, „Mittlere Prominenz"

**Lokalisation**
Ziemlich genau in der Mitte des Mittelfingers dorsal

**Indikation**
Brechreiz, Erbrechen, Aufstoßen

**Punktur**
Moxibustion wird empfohlen.

## EX-UE 5

*Dagukong*, „Gelenk des großen Fingers"

**Lokalisation**
Dorsal an der Mitte des Interphalangealgelenks des Daumens

**Indikation**
Spezialpunkt für die Augen

**Punktur**
Moxibustion wird empfohlen.

## EX-UE 6

*Xiaogukong*, „Gelenk des kleinen Fingers"

**Lokalisation**
Dorsal, etwas ulnar von der Mitte des proximalen Interphalangealgelenks des kleinen Fingers

**Indikation**
Schmerzen im lokalen Bereich, Augenerkrankungen

**Punktur**
Moxibustion wird empfohlen.

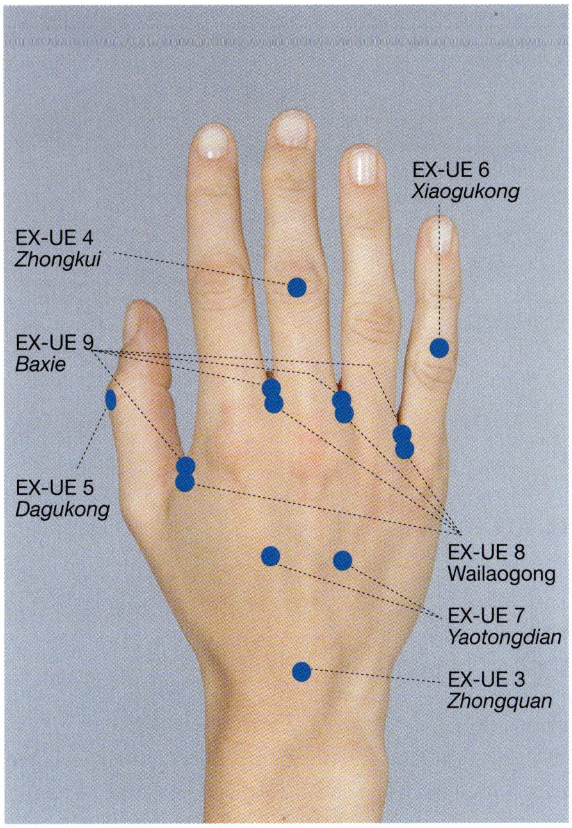


**Abb. 7.16** EX-UE 3–EX-UE 9

## EX-UE 7

*Yaotongdian*, „Lumbago-Punkte"

**Lokalisation**
Am Handrücken in der Mitte zwischen dem 2./3. Metakarpale und 4./5. Metakarpale

**Indikation**
Akute Lumbalschmerzen

**Punktur**
0,5 *Cun*
➤ Abb. 7.16

7

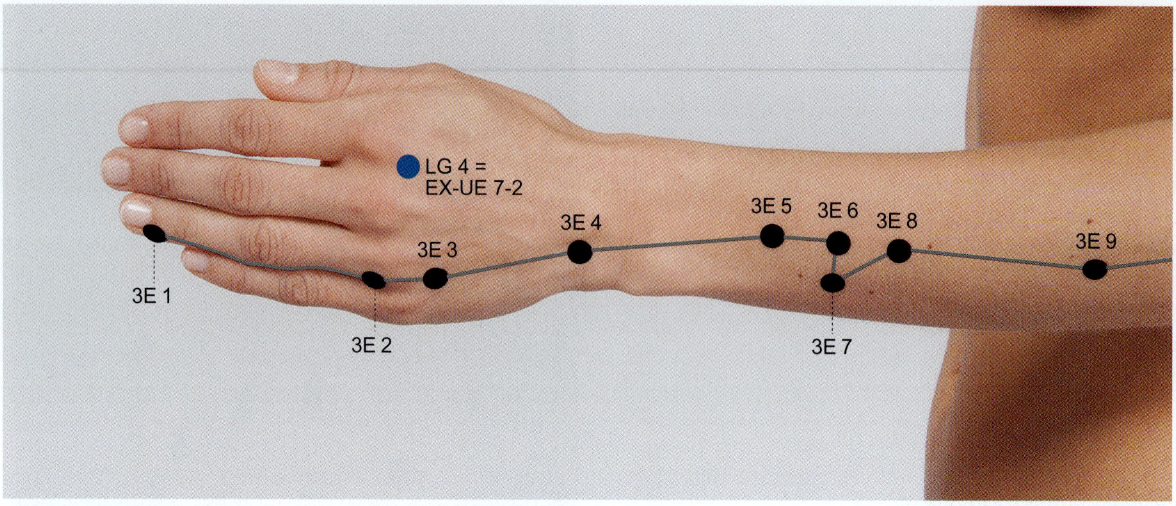


**Abb. 7.17** EX-UE 7–2

## ● EX-UE 7–2

*Lenkergefäß 4,* „der Hand"

### Lokalisation

Der Punkt der Handakupunktur LG 4 liegt am Handrücken in der Mitte zwischen dem 2./3. Metakarpale etwa 1 Querfinger distal vom inneren Punkt EX-UE 7 *(Yaotongdian)*

### Indikation

Akute und chronische Lumbalschmerzen, *Yang*-Schwäche, besonders der Niere

### Punktur

Fast tangential 1 *Cun* in Auffädelungstechnik der proximal gelegenen Handpunkte LG 5, LG 6 LG 7

➢ Abb. 7.17

## ● EX-UE 8

*Wailaogong*, „Steifer Nacken“

**Lokalisation**

5 *Fen* oberhalb ulnar vom Baxie *(EX-UE 9)*

**Indikation**

Regionale Schmerzen und Entzündungen, Zustand nach Lähmung in diesem Bereich

**Punktur**

3–5 *Fen*

## ● EX-UE 9

*Baxie*, „Acht Schläge/Acht Punkte, die Pathogene vertreiben“

**Lokalisation**

Am Handrücken proximal der Schwimmhautfalte zwischen den Metakarpalköpfchen

**Indikation**

Übermäßige Hitze, Fingertaubheit, Spasmen und Kontrakturen der Finger, Rötung und Schwellung des Handrückens

**Punktur**

0,3–0,5 *Cun* etwas schräg, evtl. bluten lassen, Moxibustion ist möglich

➤ Abb. 7.18

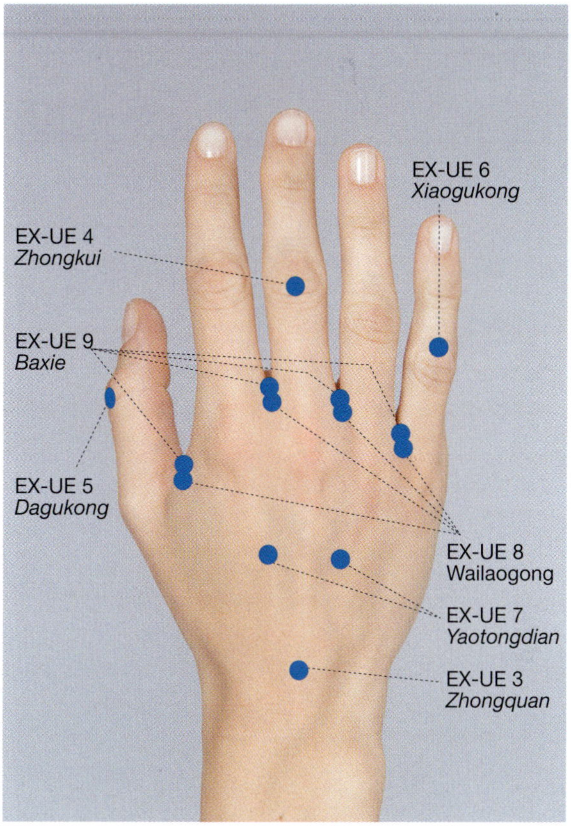


**Abb. 7.18** EX-UE 3–EX-UE 9

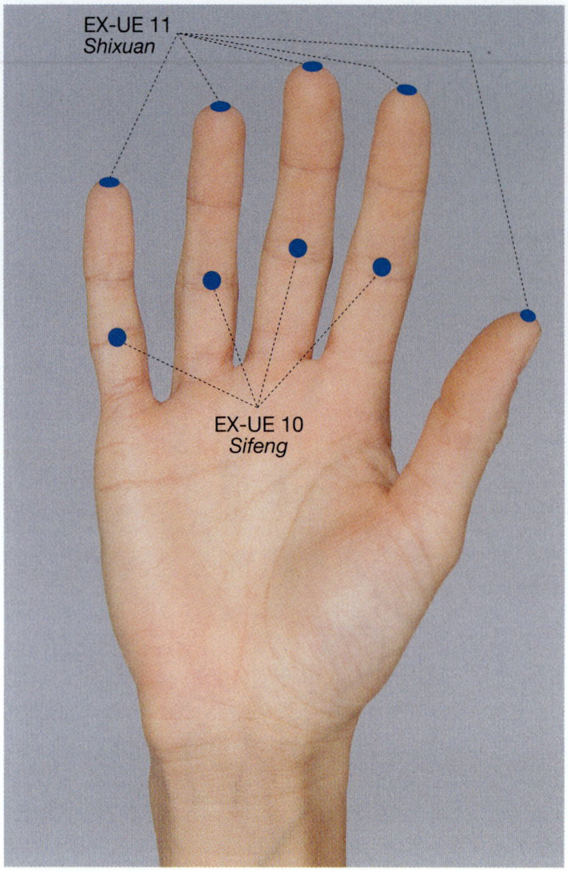


**Abb. 7.19** EX-UE 10–EX-UE 11

## ● EX-UE 10

*Sifeng*, „Vier Falten"

**Lokalisation**

Auf der palmaren Seite des 2.–5. Fingers in der proximalen Interphalangealsgelenksfalte

**Indikation**

Ernährungsstörungen bei Kindern, Keuchhusten

**Punktur**

Punkt zum Bluten bringen

## ● EX-UE 11

*Shixuan*, „Zehn zerstreuende Punkte"

**Lokalisation**

Am Ende aller 10 Fingerspitzen

**Indikation**

Apoplex, Koma, hohes Fieber, akute Tonsillitis, Krämpfe bei Kindern, Taubheit der Fingerspitzen

**Punktur**

1–2 *Fen* oberflächlich oder zum Bluten bringen

➤ Abb. 7.19

7

## 7.5 Extrapunkte der unteren Extremität (EX-LE, lower extremities)

➤ Abb. 7.20

### ● EX-LE 2

*Heding,* „Kranich Kopf/Kniespitze“

**Lokalisation**
In der Vertiefung oberhalb der Mitte der oberen Kante der Patella

**Indikation**
Knieschmerzen, Schwäche von Bein und Fuß, Lähmung

**Punktur**
0,3–0,5 *Cun,* Moxibustion ist möglich.

### ● EX-LE 4

*Neixiyan,* „Mediales Knieauge“

**Lokalisation**
In der Ansatzstelle des Lig. patellae

**Indikation**
Knieschmerzen – vor allem wenn der Schmerz vorne sitzt, Schwäche der unteren Extremität

**Punktur**
5 *Fen*

### ● EX-LE 5 (auch Ma 35–2 genannt)

*Xiyan,* „Knieauge“

**Lokalisation**
In einer Vertiefung, auch „Knieauge“ genannt, am Innenrand des Ligamentum patellae, medial (lateral liegt an spiegelbildlicher Stelle der Punkt Ma 35), gut am gebeugten Knie zu tasten

**Indikation**
Schmerzen im gesamten Bereich

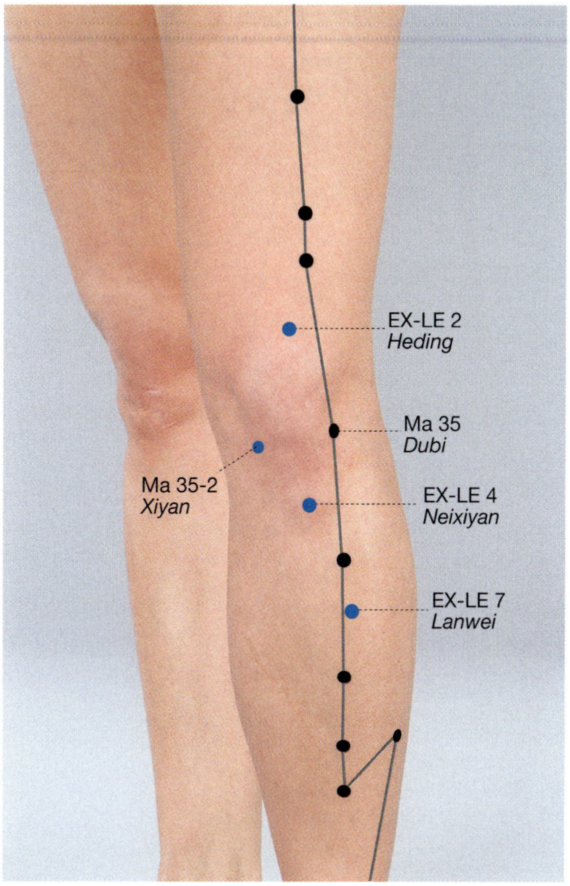


**Abb. 7.20** EX-LE 2, EX-LE 4, EX-LE 7

**Punktur**
7–9 *Fen*

**Bemerkung**
Ma 35 *(Dubi)* ist das „äußere Knieauge“, EX-LE 5 *(Xiyan)* das innere Knieauge. In der Therapie wird häufig die Akupunktur von EX-LE 2 (oberhalb der Patella) und von beiden Knieaugen („kleine Kniezange“) empfohlen. Eine gute Ergänzung, vor allem bei Schmerzen und Schwellung, ist die Kombination der Nadelung von Gb 34 und MP 9 („große Kniezange“).

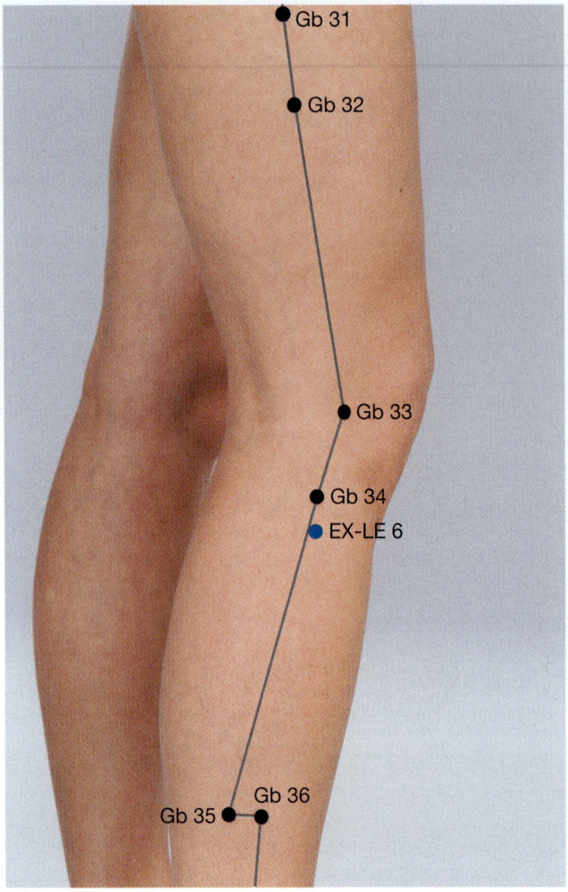


**Abb. 7.21** EX-LE 6

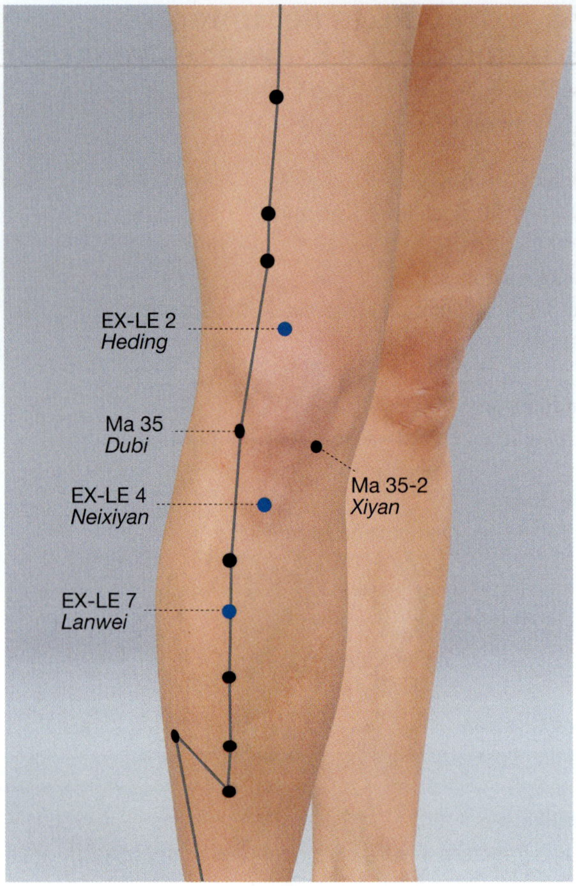


**Abb. 7.22** EX-LE 2, EX-LE 4, EX-LE 7

## ● EX-LE 6

*Dannang,* „Gallenblase"

**Lokalisation**

1 *Cun* unterhalb vom Punkt Gb 34 an einer druckempfindlichen Stelle

**Indikation**

Alle Beschwerden der Gallenblase und Gallenwege, er wird von manchen Autoren sogar dem Punkt Gb 34 vorgezogen.

**Punktur**

1 *Cun* schräg (nur rechts)

➢ Abb. 7.21

## ● EX-LE 7

*Lanwei,* „Appendix"

**Lokalisation**

2 *Cun* unterhalb des Ma 36 an einer Stelle, die besonders bei akuter oder chronischer Appendizitis druckempfindlich ist.

**Indikation**

Diagnosepunkt bei Appendizitis, wird in Notfällen in China auch therapeutisch eingesetzt, Verdauungstörungen, Lähmungen.

**Punktur**

1–1,2 *Cun* schräg (nur rechts)

➢ Abb. 7.22

## ● EX-LE 10

➢ Abb. 7.23

*Bafeng*, „Acht Wind-Punkte"

**Lokalisation**

Proximal der Schwimmhautfalte am Fußrücken zwischen den Zehen

**Indikation**

Schmerz, Entzündung mit Rötung und Schwellung am Fußrücken

**Punktur**

0,5–0,8 *Cun* schräg, Moxibustion ist möglich.

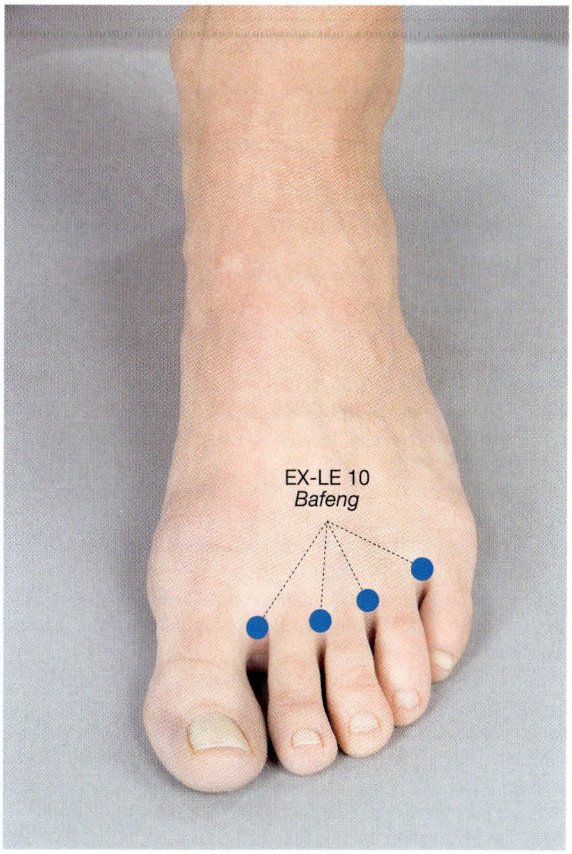


**Abb. 7.23** EX-LE 10

## LITERATUR ZU DEN MERIDIANEN UND EXTRAPUNKTEN

Akademie für traditionelle Medizin Peking: An Outline of Chinese Acupuncture, 1975.

Bachmann G. Die Akupunktur – eine Ordnungstherapie, 3. Aufl. Heidelberg: Haug, 1980.

Bahr F. Ohrlokalisationen im Cavum conchae. Der Akupunkturarzt/Aurikulotherapeut. 1992; (2):3–6

Bahr F, Jost F, Ledergerber P. Die Projektion des Magen-Meridians auf die Ohrmuschel. Der Akupunkturarzt/Aurikulotherapeut. 1991; (2):3–4

Borsarello J. Alde-mémoire du practicien acupuncture. College Park, MD: Maisonneuve 1974.

Chamfrault A. Traité de médicine chinoise. Charente: Coquemard, 1981.

Cheng Xinnong. Chinese Acupuncture and Moxibustion. Beijing: Foreign Languages Press, 1989.

Fisch G. Der Nierenmeridian. Jouxtens-Mezery: Verlag Tung Ch'uan Yi, 1983.

Fuye R. de la. Traité de l'acupuncture. Paris: Librairie La Françoise, 1956.

Hempen C-H. Der orbis stomachi (Funktionsbereich des „Magens"). Chinesische Medizin 1992; (1):12–14

Hempen C-H. Darstellung der einzelnen orbes („Funktionsbereiche") in der chinesischen Medizin (Teil 2: der orbis pulmonalis). Chinesische Medizin 1991; (3):6–8

Homann R. Die wichtigsten Körpergottheiten im Huang-t'ing ching. Göppingen: Alfred Kümmerle, 1971.

Hoang Ti, Nei King, So Quenn: Hoang Ti, Nei King, So Ouenn, Bd.1. Übersetzt von N. van Nghi. Uelzen: Medizinisch Literarische Verlagsges. 1996

Jost F. Die Funktionskreise Leber und Gallenblase aus traditioneller Sicht. Der Akupunkturarzt/Aurikulotherapeut 1994; (4):18–27

Lefebre B. Therapievorschläge. Meridiens 1979; (47–48)

Li T, Lachner A. Wortschatz Chinesische Medizin. München: Elsevier, 2005.

Meng Chao-lai, Zeitler H. Die Akupunkturtherapie im heutigen China. 2. Aufl. Heidelberg: Haug, 1981.

Nogier P. Lehrbuch der Aurikulotherapie. College Park, MD: Maisonneuve, 1969.

o. V. Chinese Acupuncture and Moxibustion. Beijing: Foreign Languages Press, 1987.

o. V. Essentials of Chinese Acupuncture, 1. Aufl. Beijing: Foreign Languages Press, 1980.

Petricek E, Völkel U. Die Akupunktur in der zahnärztlichen Praxis und ergänzende Therapieformen. Heidelberg: Haug, 1998.

Porkert M. Die theoretischen Grundlagen der chinesischen Medizin. Wiesbaden: Franz Steiner, 1973.

Porkert M, Hempen C-H. Systematische Akupunktur. München: Urban & Schwarzenberg, 1985.

Scharf-Mayweg S. Die Projektion des Dickdarm-Meridians auf die Ohrmuschel. Der Akupunkturarzt/Aurikulotherapeut 1988; (1–2): 14–15.

Schmidt H. Konstitutionelle Akupunktur. Stuttgart: Hippokrates, 1997.

Strittmatter B. Enterale Allergien – Möglichkeiten der RAC-kontrollierten Testung und Therapieansätze. Der Akupunkturarzt/Aurikulotherapeut 1994; (2):10–26.

Suwanda S. Vorträge beim Expertenkurs Akupunktur. Davos, März 1993

Yang Li. Theorie und praktische Anwendung der Unterscheidung von „Öffnendem", „Schließendem" und „Angelpunktartigem". Chinesische Medizin 1987; (4):13–18

Zeitler H. Die chinesische Intensiv-Akupunkturtherapie. Heidelberg: Haug, 1980.

Zeitler H, Bahr F. Außerordentliche Meridiane und Kardinalpunkte in Körperakupunktur für mäßig Fortgeschrittene. Skriptum. Eigenverlag München 1995, 98–107.

Zhou Liang. Die Behandlung von humor pituitae im o. pulmonalis. Chinesische Medizin 1992; (1):15–18.

KAPITEL

# 8

Frank Bahr und Bernd Ramme

# Topografische Darstellung der Akupunkturpunkte

Um die behandlungsbedürftigen Akupunkturpunkte zu finden, verwendet man die „Da-Wo's-Methode". Bei Schmerzsyndromen lässt man sich vom Patienten die Stelle zeigen, wo es ihm wehtut. Evtl. kann man sich dies auch an einer Akupunkturpuppe zeigen lassen. Man prüft dann anhand der topografischen Darstellung der Akupunkturmeridiane, welcher Meridian direkt betroffen ist oder welcher der nächstliegende Meridian ist. Sogenannte persönliche Akupunkturpunkte (*A-shi*-Punkte), die außerhalb eines Meridians liegen, kann man mit einer lokalen Nadelung zusätzlich zum hauptsächlich betroffenen Meridian mit behandeln.

Der Begriff der Meridiane stammt aus einer gewissen Ähnlichkeit mit den Meridianlinien eines Globus. Denn auch am Körper verlaufen diese Akupunktur-Leitbahnen von oben nach unten bzw. beim Gürtelgefäß auch horizontal.

Alle anatomischen Abbildungen dieses Kapitels stammen aus: Sobotta: Atlas der Anatomie des Menschen, Bd. 1 und 2; 22. Aufl. Urban & Fischer 2006, dadurch können die Punkte sehr exakt lokalisiert werden.

## 8.1 Kopf von vorn

➤ Abb. 8.1, ➤ Abb. 8.2, ➤ Abb. 8.3

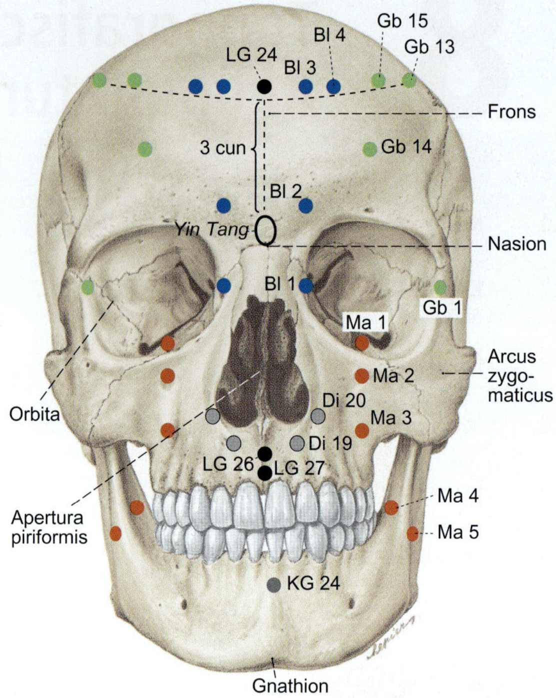


**Abb. 8.1**

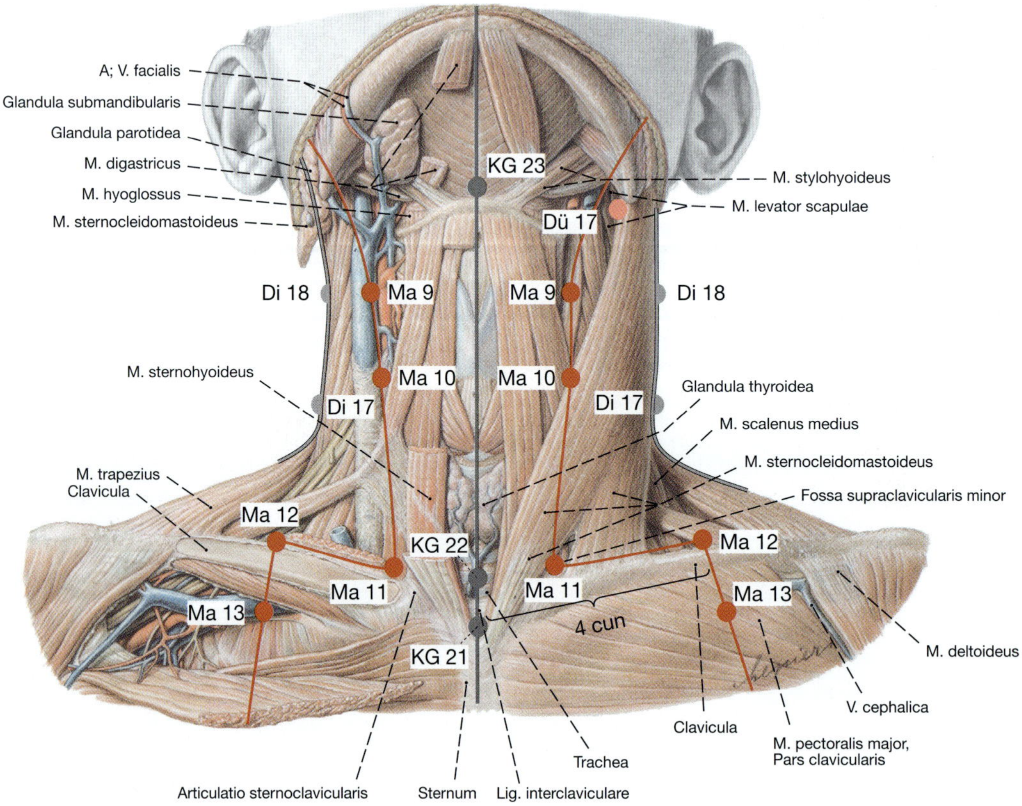


**Abb. 8.2**

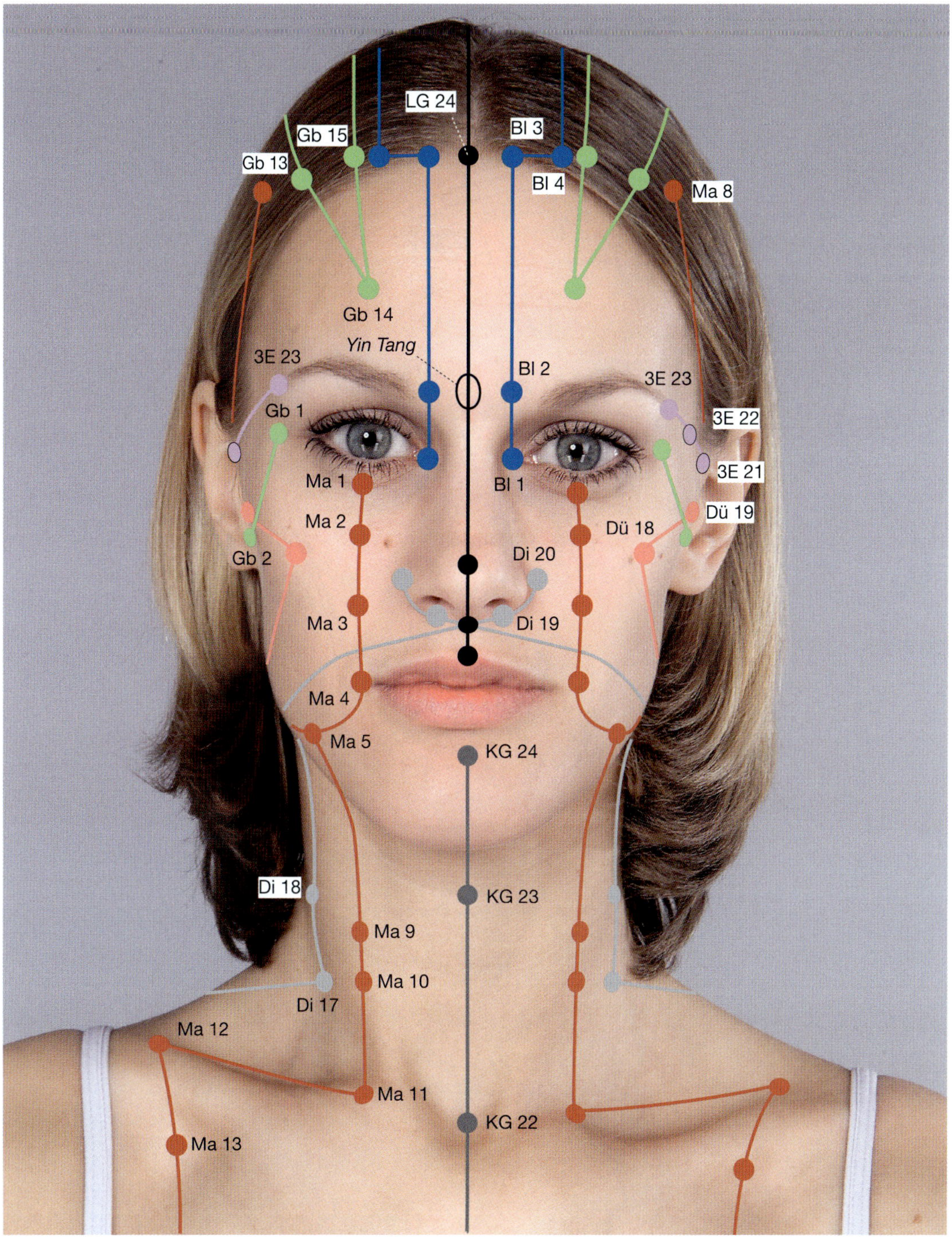
LG 24
Gb 15
Bl 3
Gb 13
Bl 4
Ma 8
Gb 14
Yin Tang
3E 23
Bl 2
3E 23
Gb 1
3E 22
3E 21
Ma 1
Bl 1
Ma 2
Dü 19
Dü 18
Gb 2
Di 20
Ma 3
Di 19
Ma 4
Ma 5
KG 24
Di 18
KG 23
Ma 9
Ma 10
Di 17
Ma 12
Ma 11
KG 22
Ma 13

Abb. 8.3

## 8.2 Kopf und Hals von der Seite

➤ Abb. 8.4, ➤ Abb. 8.5

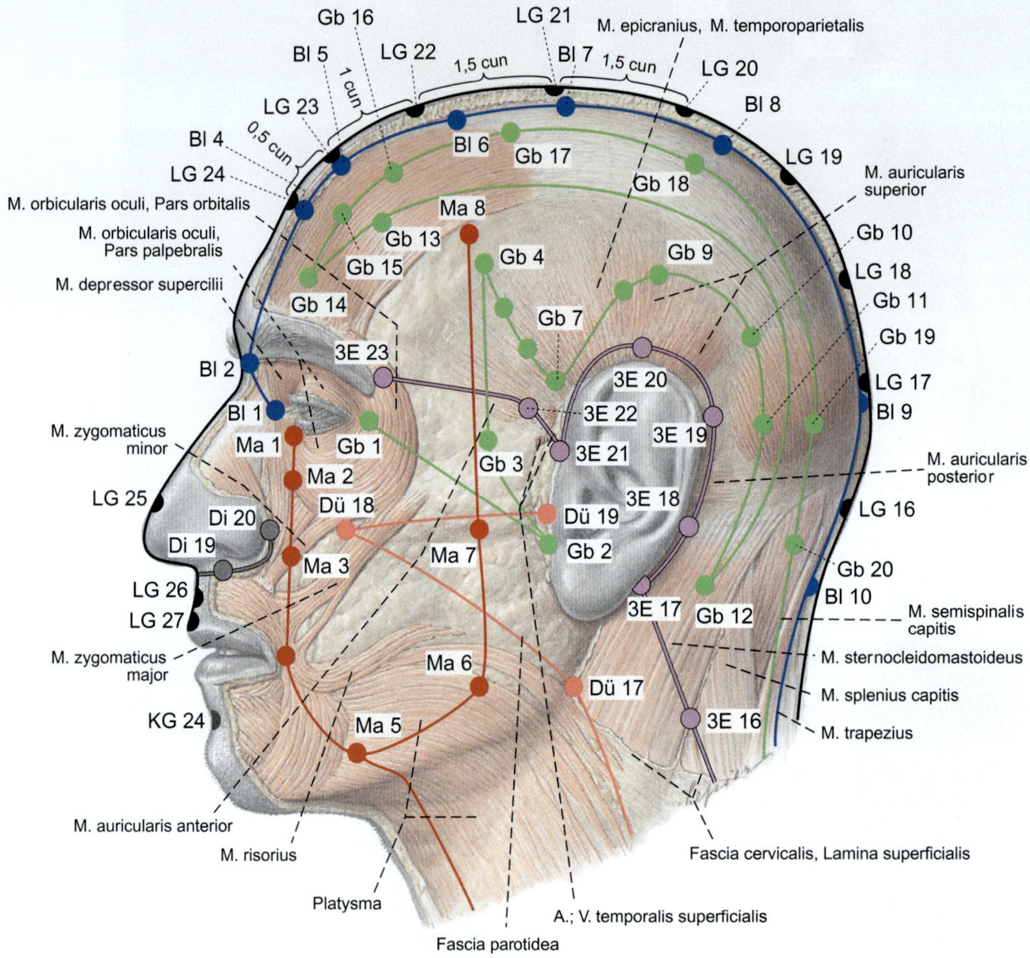


**Abb. 8.4**

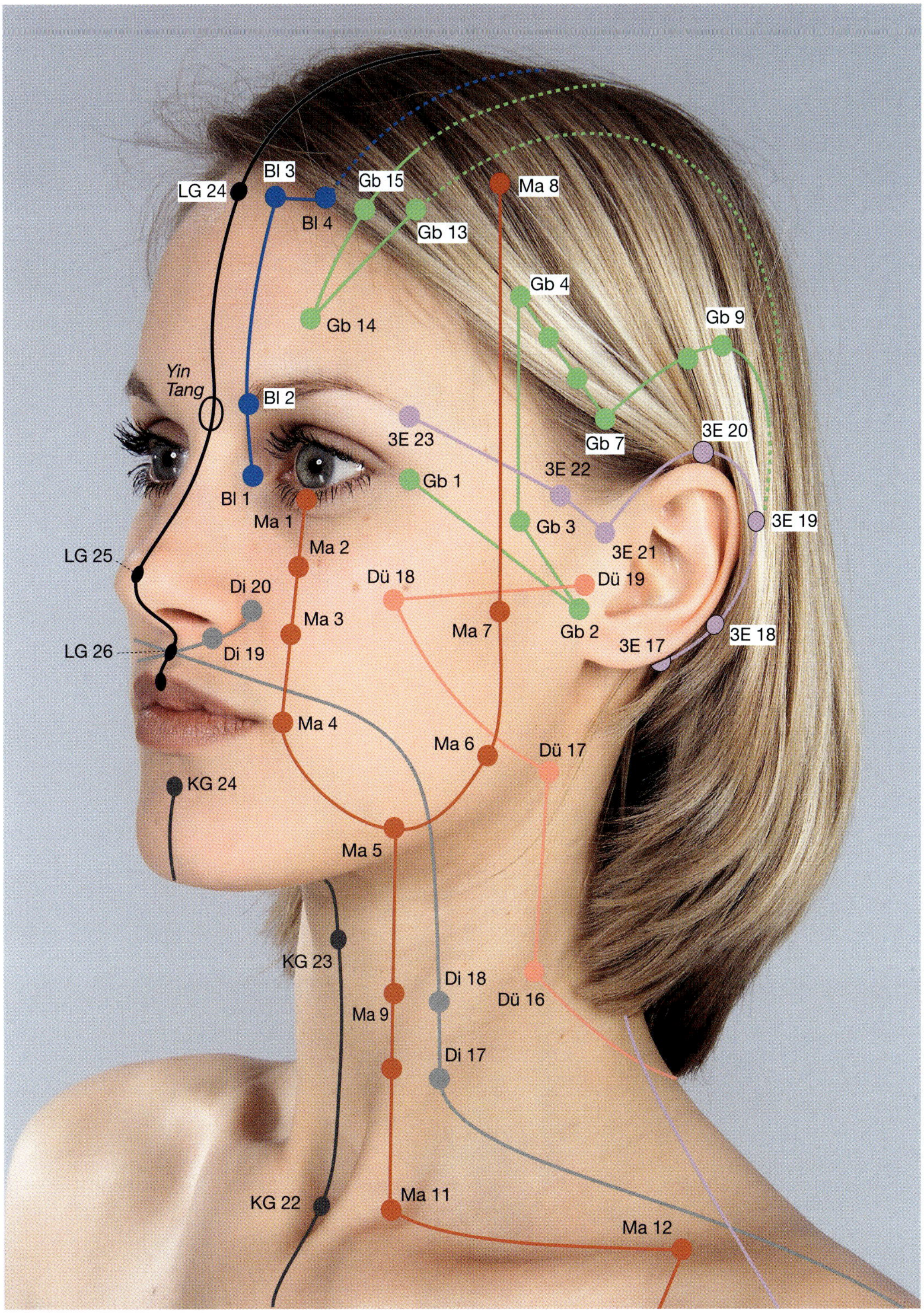
LG 24
Bl 3
Bl 4
Gb 15
Gb 13
Ma 8
Gb 14
Gb 4
Gb 9
Yin Tang
Bl 2
3E 23
Gb 7
3E 20
3E 22
Gb 1
Bl 1
Ma 1
Gb 3
3E 19
3E 21
Ma 2
LG 25
Di 20
Dü 18
Dü 19
Ma 3
Ma 7
Gb 2
3E 18
3E 17
LG 26
Di 19
Ma 4
Ma 6
Dü 17
KG 24
Ma 5
KG 23
Di 18
Dü 16
Ma 9
Di 17
Ma 11
KG 22
Ma 12

Abb. 8.5

## 8.3 Kopf von oben

➤ Abb. 8.6, ➤ Abb. 8.7

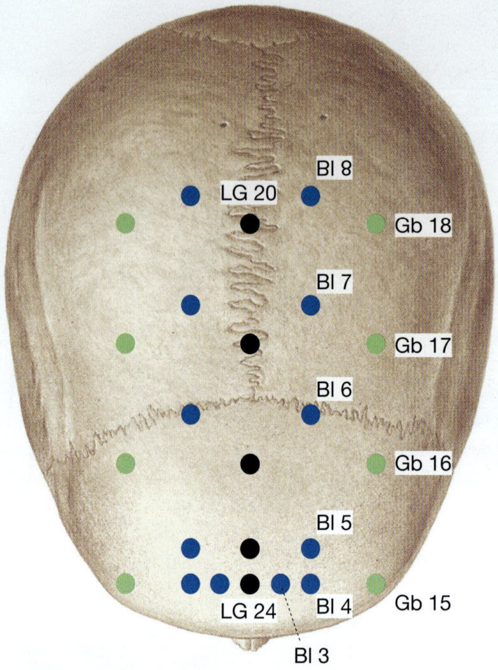


**Abb. 8.6**

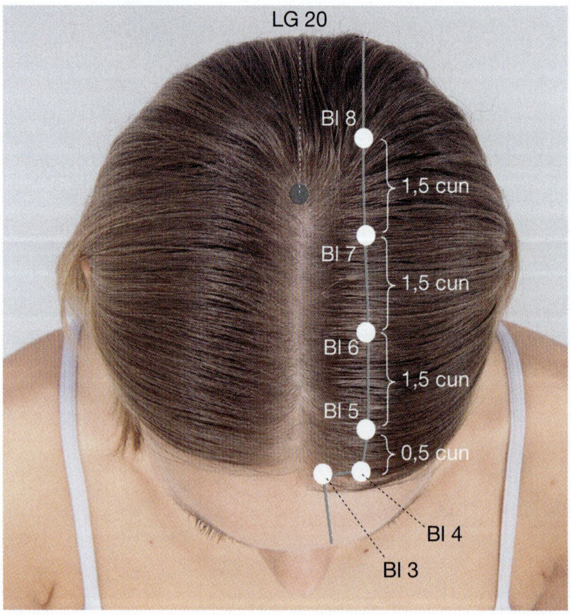


**Abb. 8.7**

## 8.4 Nacken

➤ Abb. 8.8, ➤ Abb. 8.9

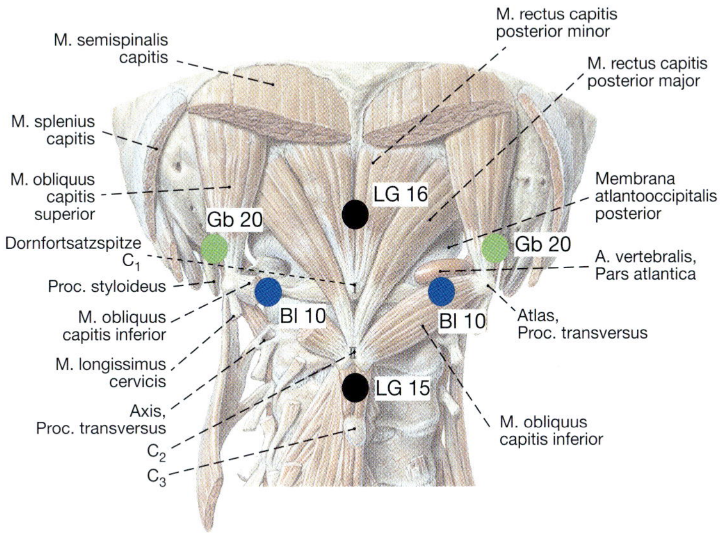


**Abb. 8.8**

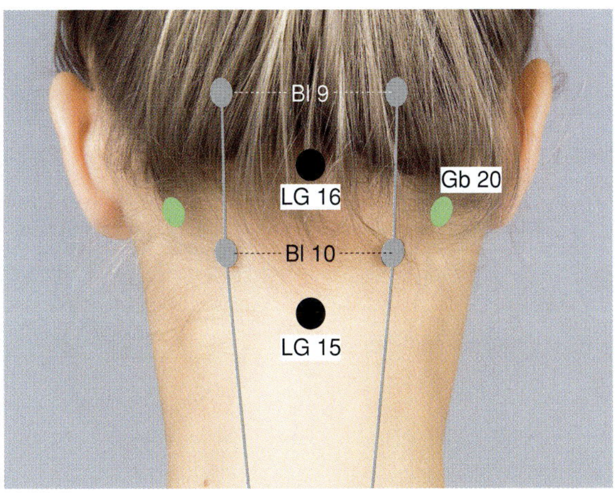


**Abb. 8.9**

## 8.5 Brust- und Bauchbereich

➤ Abb. 8.10, ➤ Abb. 8.11, ➤ Abb. 8.12, ➤ Abb. 8.13, ➤ Abb. 8.14, ➤ Abb. 8.15

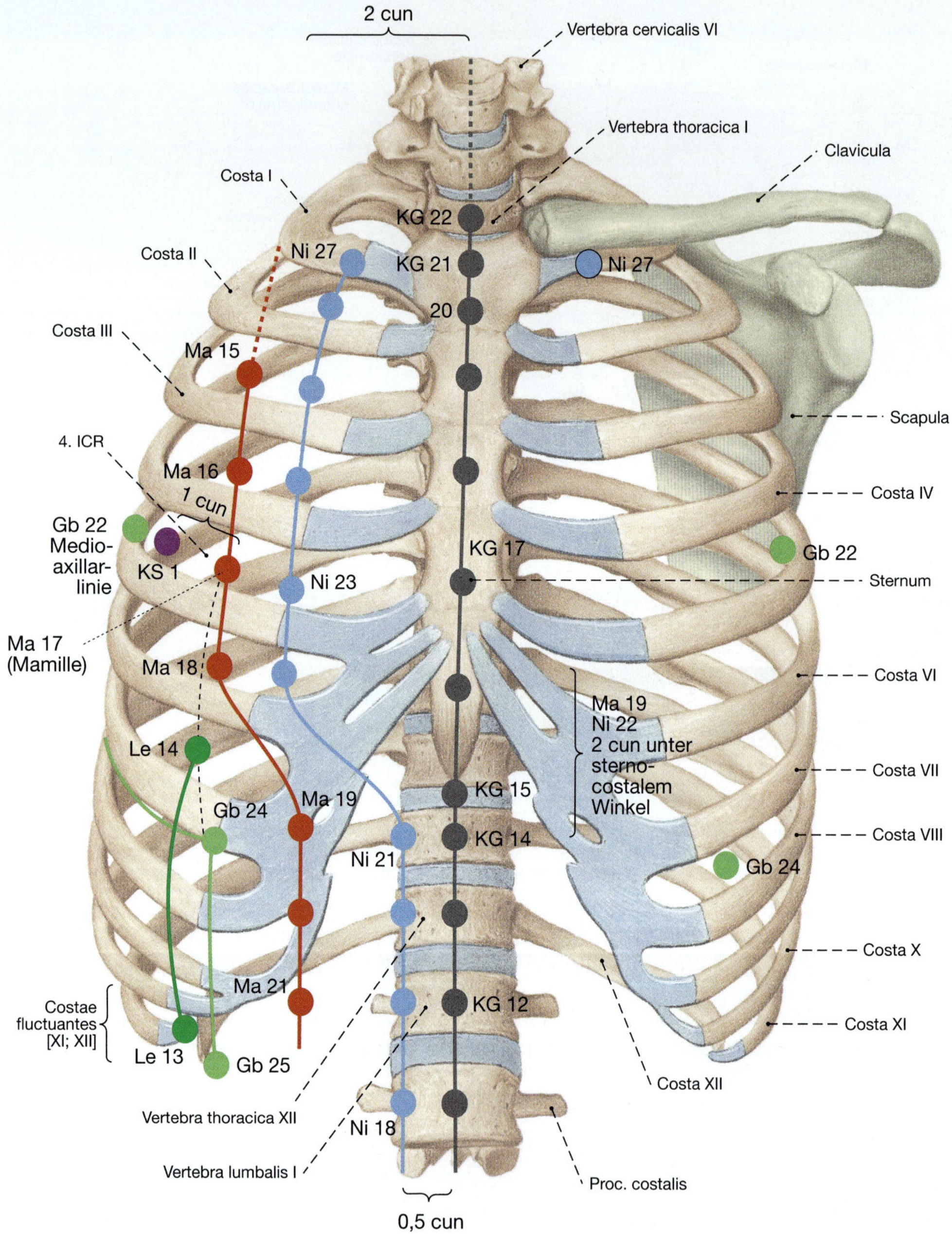


**Abb. 8.10**

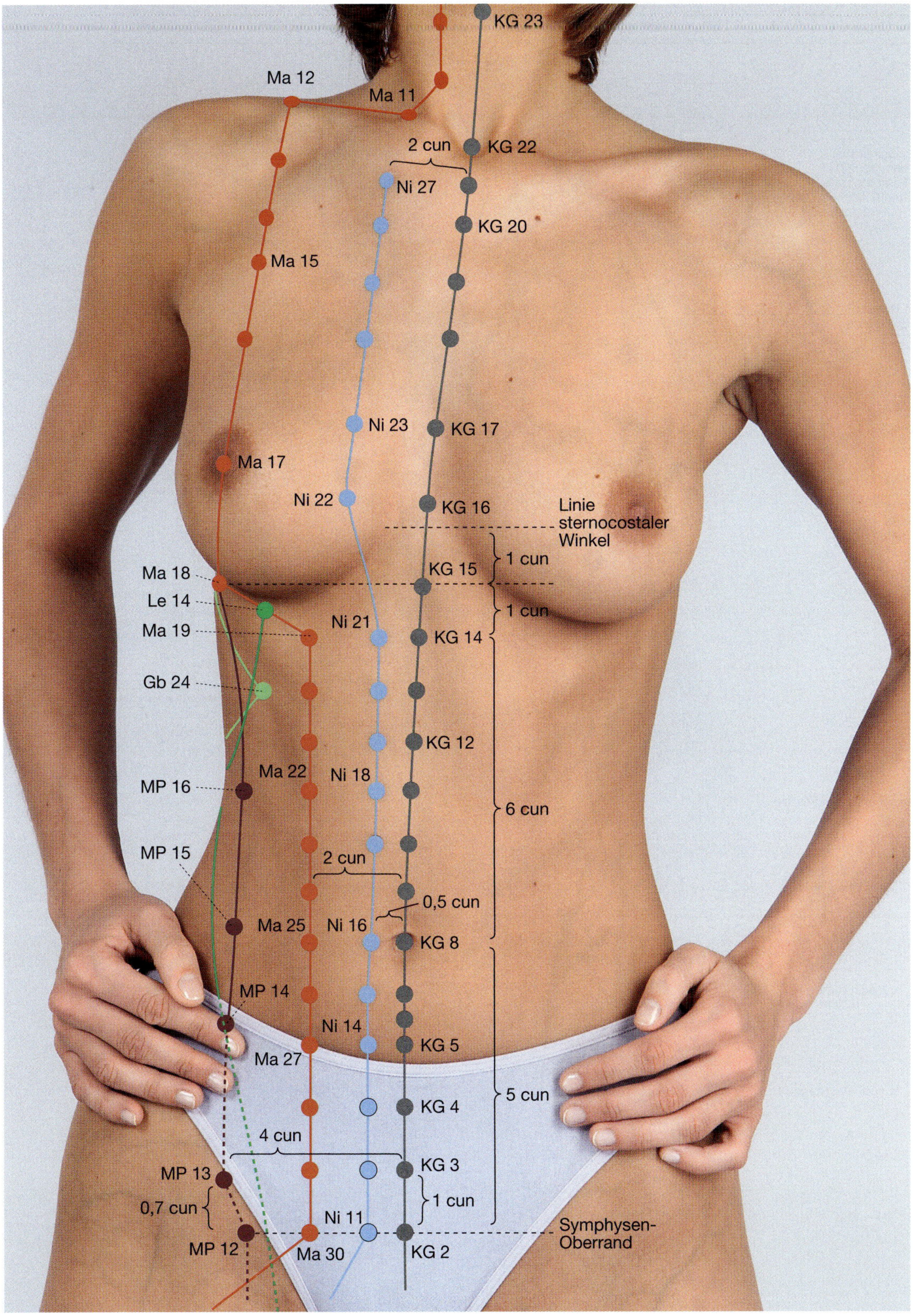
KG 23
Ma 12
Ma 11
2 cun
KG 22
Ni 27
KG 20
Ma 15
Ni 23
KG 17
Ma 17
Ni 22
KG 16
Linie
sternocostaler
Winkel
1 cun
Ma 18
KG 15
Le 14
1 cun
Ma 19
Ni 21
KG 14
Gb 24
KG 12
Ma 22
Ni 18
MP 16
6 cun
MP 15
2 cun
0,5 cun
Ma 25
Ni 16
KG 8
MP 14
Ni 14
KG 5
Ma 27
KG 4
5 cun
4 cun
KG 3
MP 13
1 cun
0,7 cun
Ni 11
Symphysen-
Oberrand
MP 12
Ma 30
KG 2

Abb. 8.11

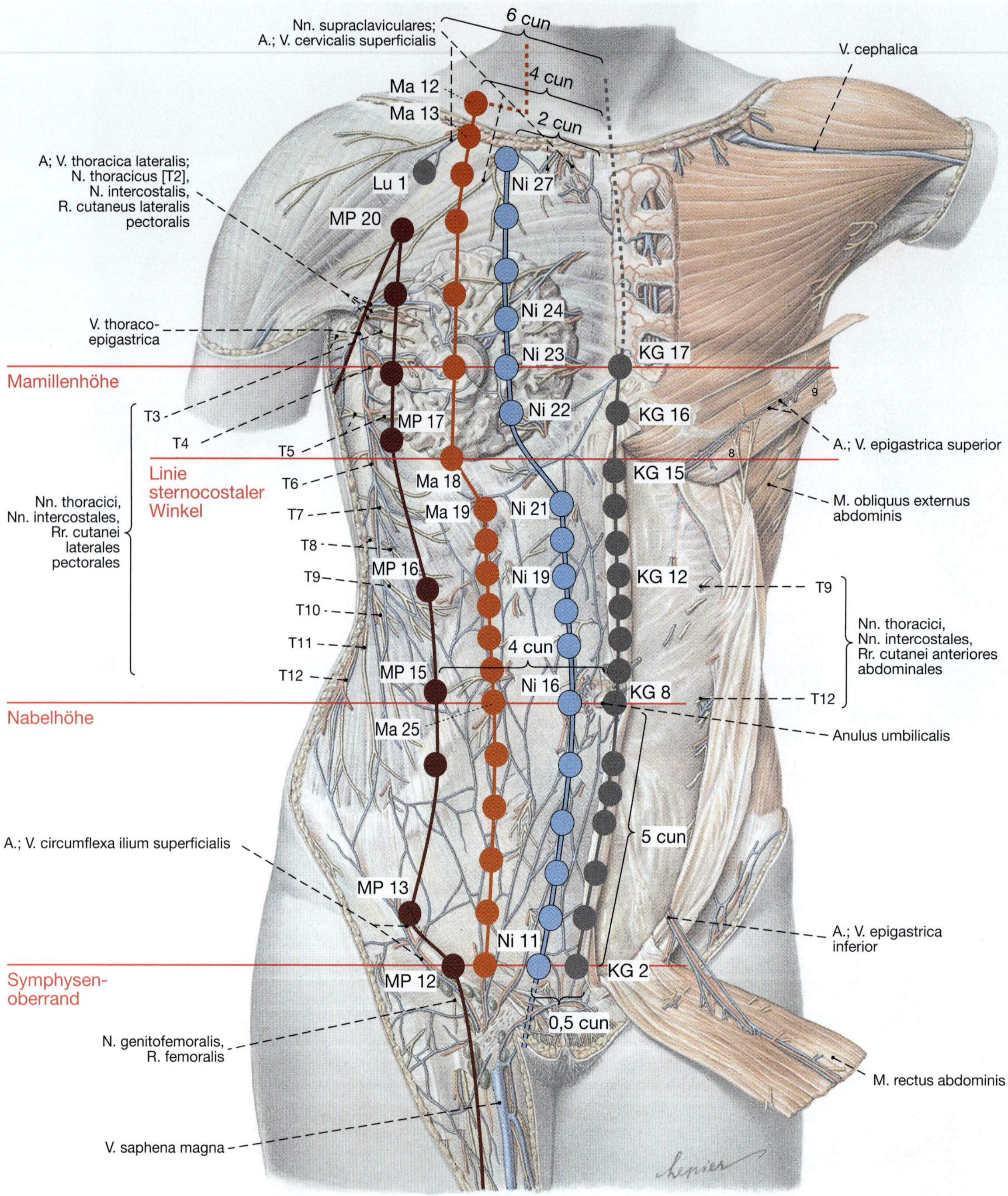
Nn. supraclaviculares;
A.; V. cervicalis superficialis
6 cun
4 cun
2 cun
V. cephalica
Ma 12
Ma 13
A; V. thoracica lateralis;
N. thoracicus [T2],
N. intercostalis,
R. cutaneus lateralis
pectoralis
Lu 1
Ni 27
MP 20
V. thoraco-
epigastrica
Ni 24
Ni 23
KG 17
Mamillenhöhe
T3
T4
MP 17
Ni 22
KG 16
A.; V. epigastrica superior
T5
Linie
sternocostaler
Winkel
T6
Ma 18
KG 15
M. obliquus externus
abdominis
Nn. thoracici,
Nn. intercostales,
Rr. cutanei
laterales
pectorales
T7
Ma 19
Ni 21
T8
T9
MP 16
Ni 19
KG 12
T9
T10
T11
4 cun
Nn. thoracici,
Nn. intercostales,
Rr. cutanei anteriores
abdominales
T12
MP 15
Ni 16
KG 8
T12
Nabelhöhe
Ma 25
Anulus umbilicalis
5 cun
A.; V. circumflexa ilium superficialis
MP 13
A.; V. epigastrica
inferior
Ni 11
Symphysen-
oberrand
MP 12
KG 2
0,5 cun
N. genitofemoralis,
R. femoralis
M. rectus abdominis
V. saphena magna

**Abb. 8.12**

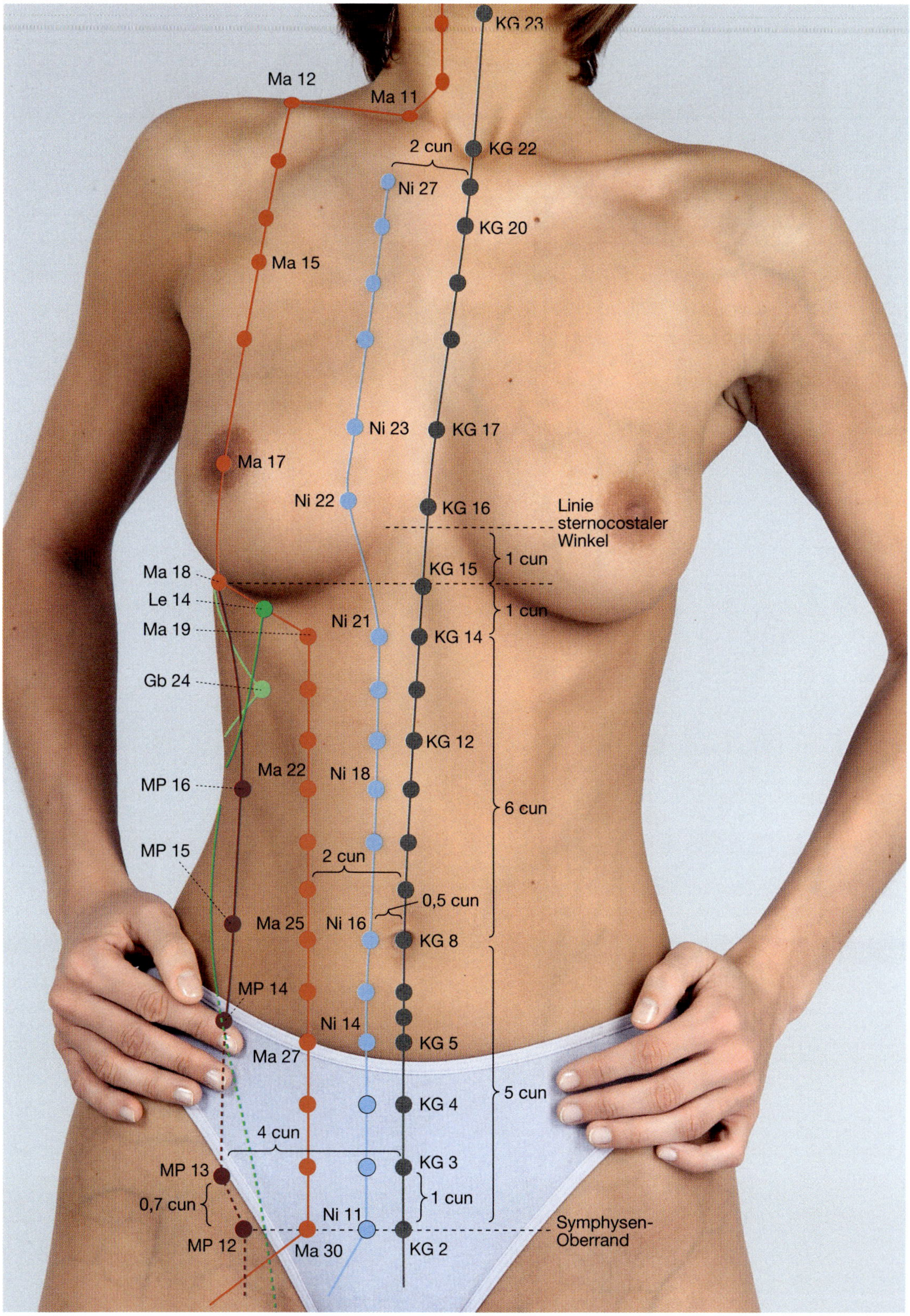
KG 23
Ma 12
Ma 11
2 cun
KG 22
Ni 27
KG 20
Ma 15
Ni 23
KG 17
Ma 17
Ni 22
KG 16
Linie sternocostaler Winkel
1 cun
Ma 18
KG 15
Le 14
1 cun
Ma 19
Ni 21
KG 14
Gb 24
KG 12
Ma 22
Ni 18
MP 16
6 cun
MP 15
2 cun
0,5 cun
Ma 25
Ni 16
KG 8
MP 14
Ni 14
KG 5
Ma 27
KG 4
5 cun
4 cun
KG 3
MP 13
1 cun
0,7 cun
Ni 11
Symphysen-Oberrand
MP 12
Ma 30
KG 2

Abb. 8.13

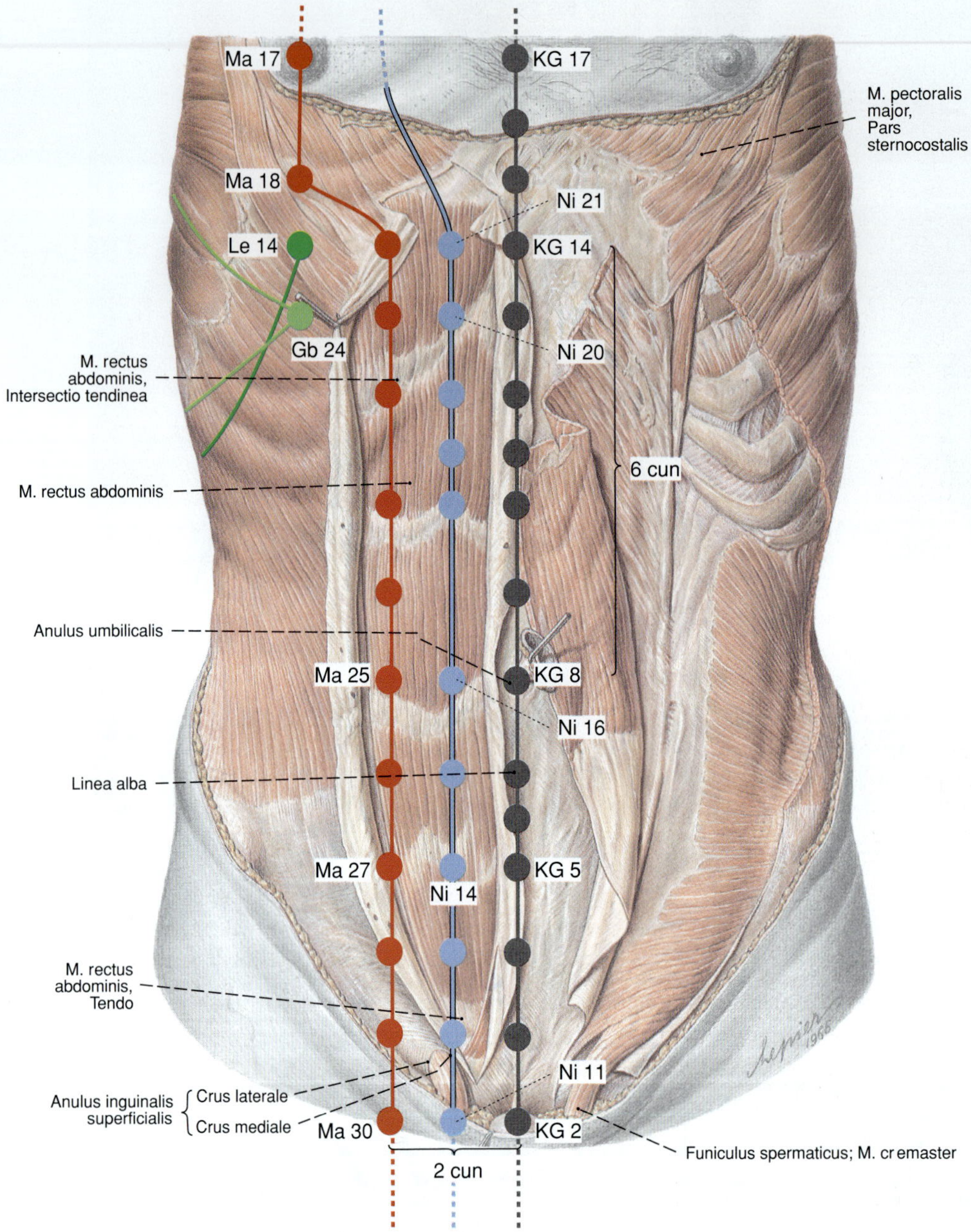

Ma 17
KG 17
M. pectoralis major, Pars sternocostalis
Ma 18
Ni 21
Le 14
KG 14
Gb 24
Ni 20
M. rectus abdominis, Intersectio tendinea
6 cun
M. rectus abdominis
Anulus umbilicalis
Ma 25
KG 8
Ni 16
Linea alba
Ma 27
KG 5
Ni 14
M. rectus abdominis, Tendo
Ni 11
Anulus inguinalis superficialis
Crus laterale
Crus mediale
Ma 30
KG 2
Funiculus spermaticus; M. cremaster
2 cun


Abb. 8.14

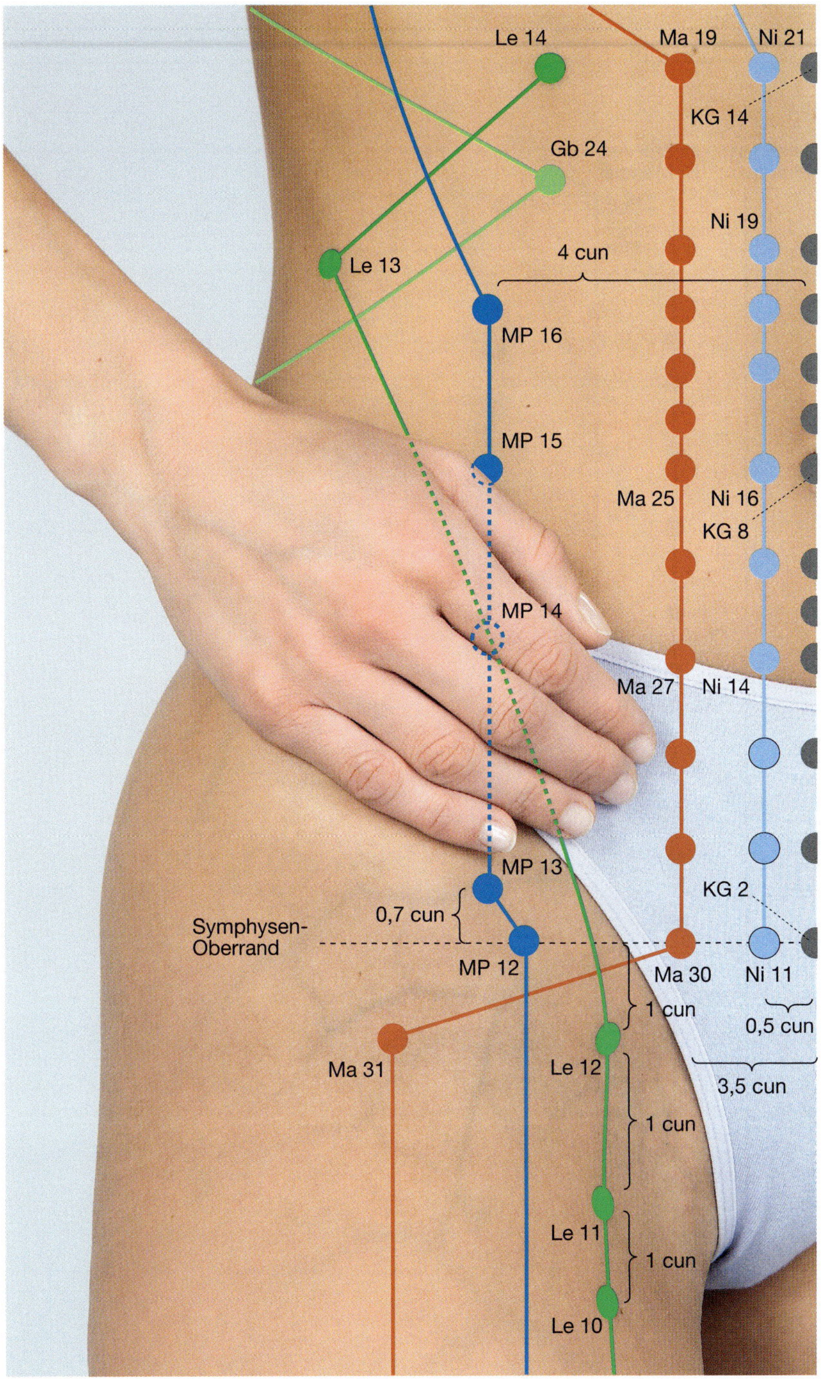
Le 14
Ma 19
Ni 21
KG 14
Gb 24
Ni 19
4 cun
Le 13
MP 16
MP 15
Ma 25
Ni 16
KG 8
MP 14
Ma 27
Ni 14
MP 13
KG 2
0,7 cun
Symphysen-
Oberrand
MP 12
Ma 30
Ni 11
1 cun
0,5 cun
Ma 31
Le 12
3,5 cun
1 cun
Le 11
1 cun
Le 10

**Abb. 8.15**

## 8.6 Rücken und Becken

➤ Abb. 8.16, ➤ Abb. 8.17, ➤ Abb. 8.18, ➤ Abb. 8.19, ➤ Abb. 8.20, ➤ Abb. 8.21

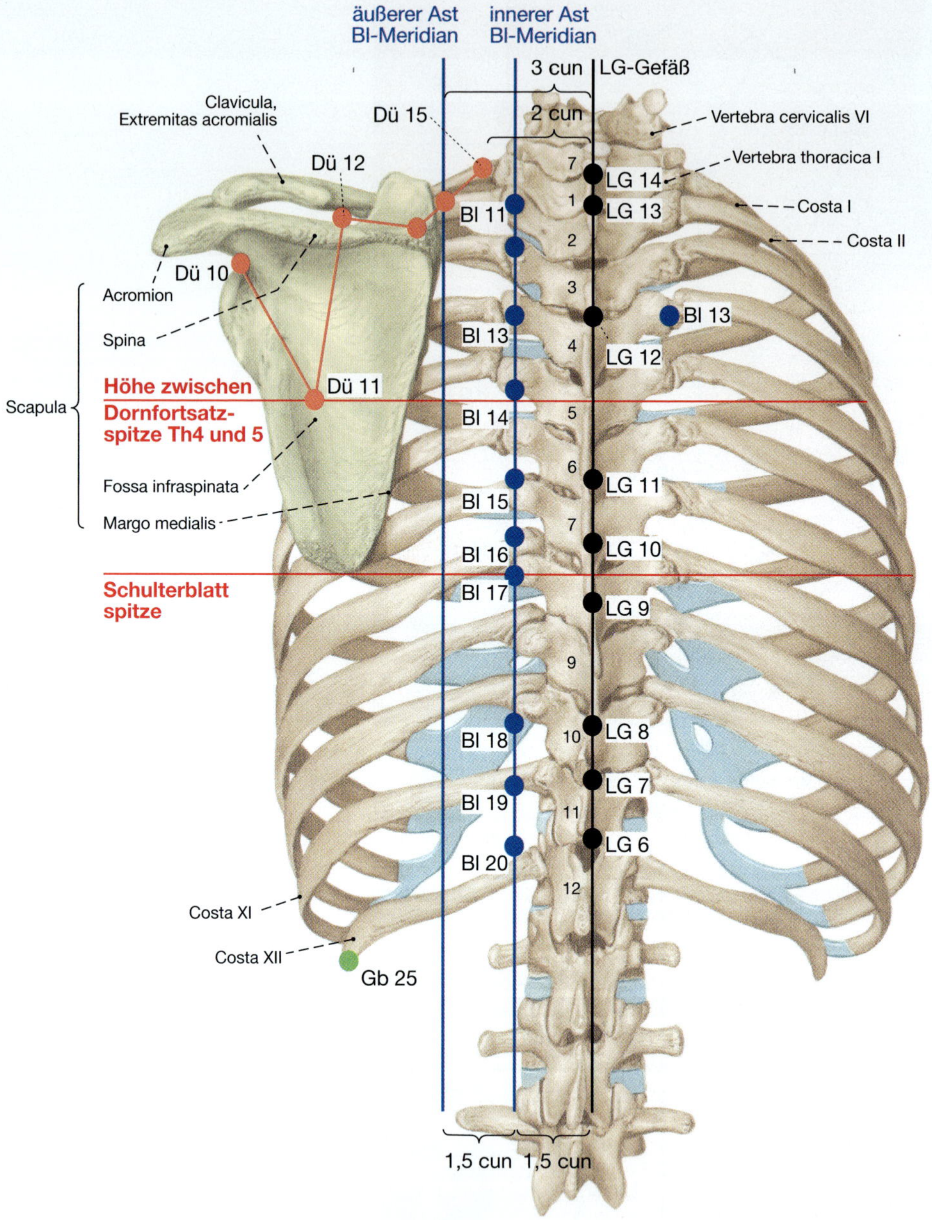


**Abb. 8.16**

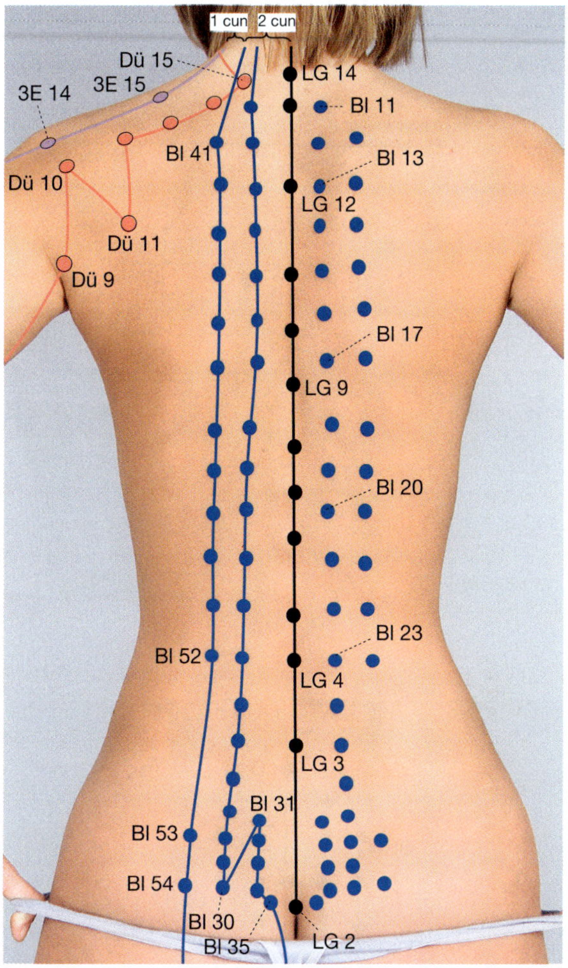
1 cun
2 cun
Dü 15
3E 14
3E 15
LG 14
Bl 11
Bl 41
Bl 13
Dü 10
LG 12
Dü 11
Dü 9
Bl 17
LG 9
Bl 20
Bl 23
Bl 52
LG 4
LG 3
Bl 31
Bl 53
Bl 54
Bl 30
Bl 35
LG 2

Abb. 8.17

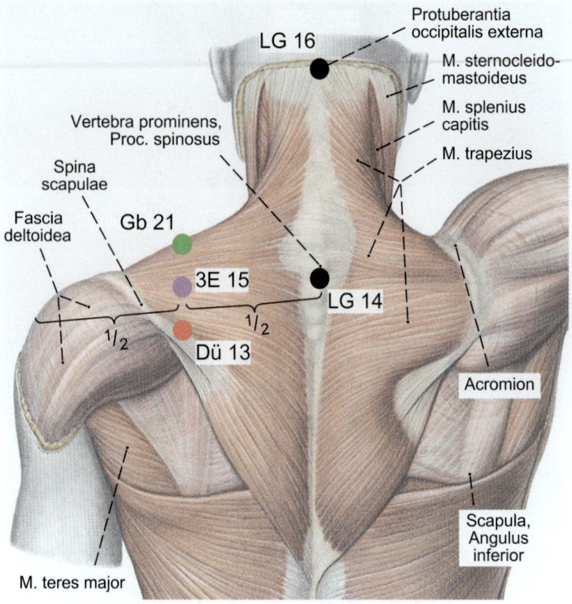


Abb. 8.18

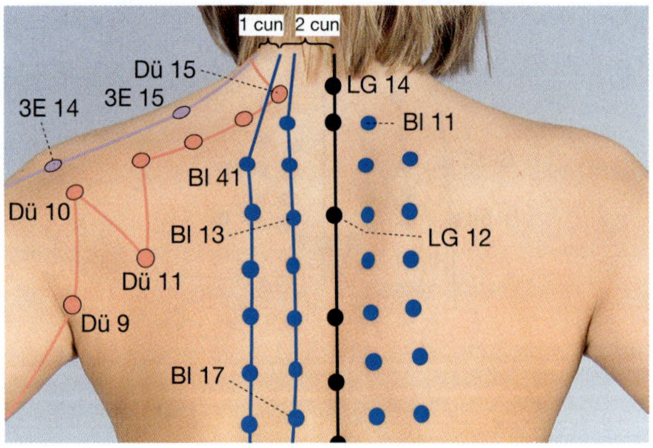


Abb. 8.19

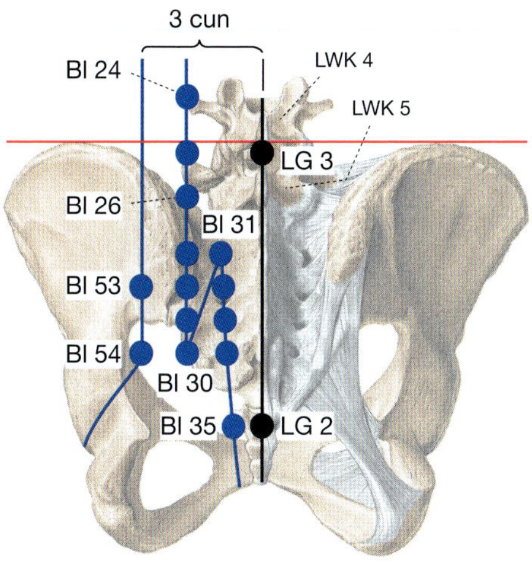


**Abb. 8.20**

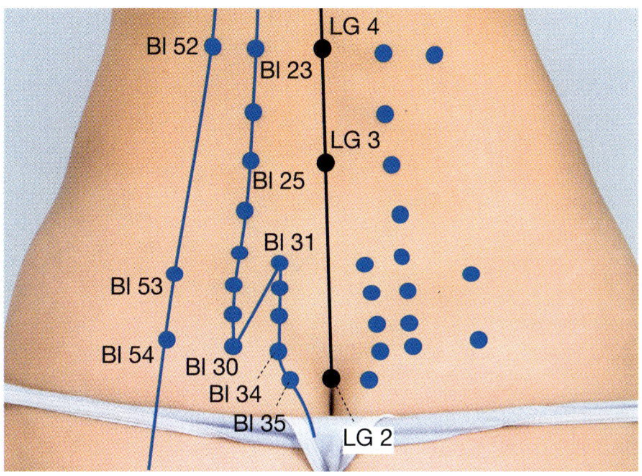


**Abb. 8.21**

## 8.7 Schulter und Arme von hinten und von der Seite

➤ Abb. 8.22, ➤ Abb. 8.23, ➤ Abb. 8.24, ➤ Abb. 8.25, ➤ Abb. 8.26, ➤ Abb. 8.27, ➤ Abb. 8.28

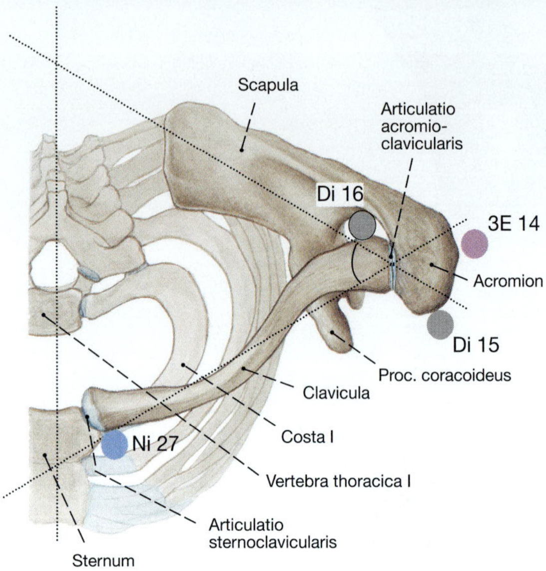


**Abb. 8.22**

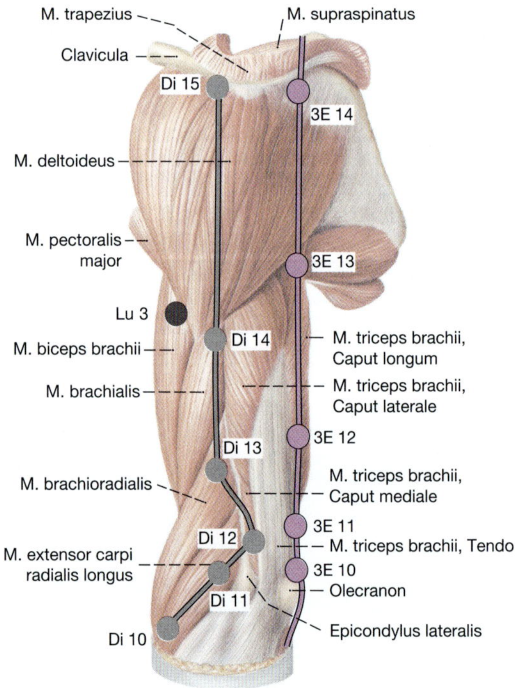


**Abb. 8.23**

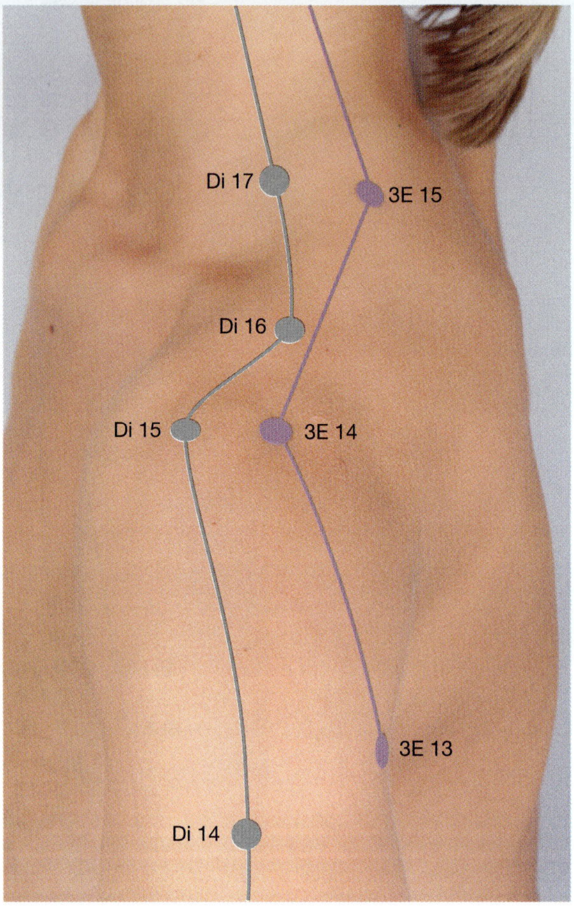


**Abb. 8.24**

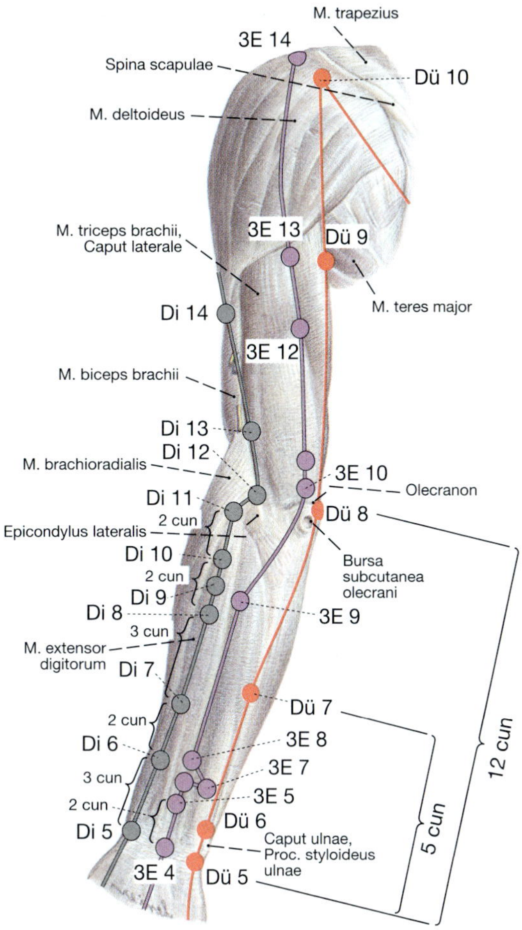


Abb. 8.25

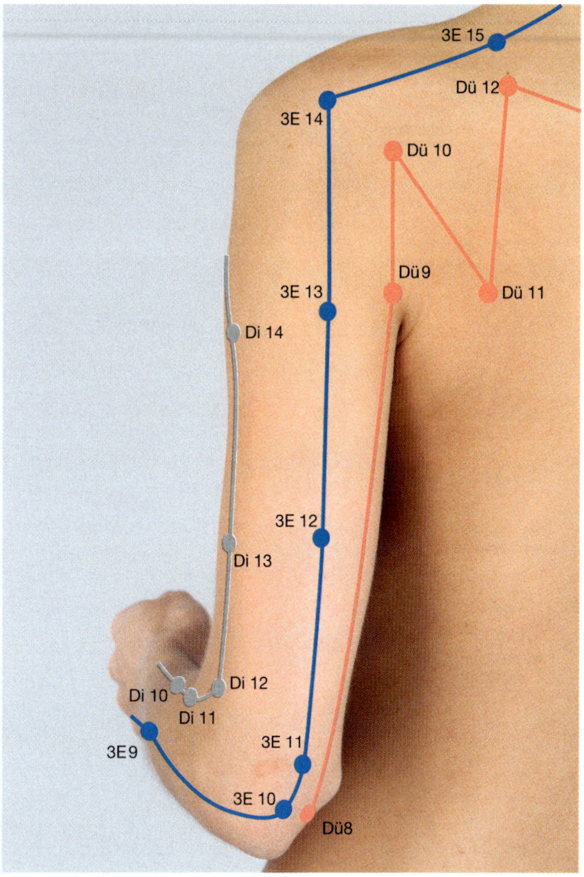


Abb. 8.26

8

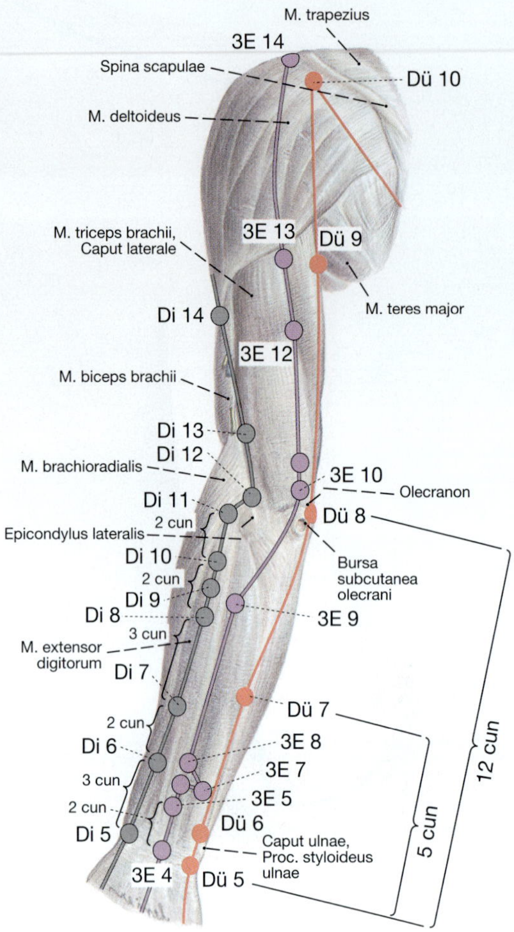


Abb. 8.27

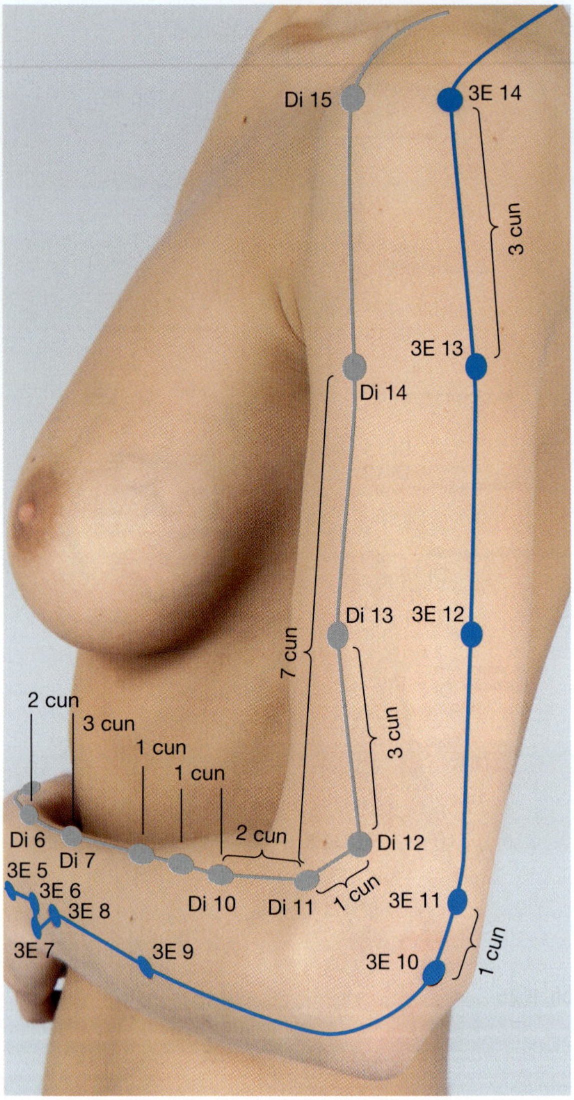


Abb. 8.28

## 8.8 Handrücken

➤ Abb. 8.29, ➤ Abb. 8.30, ➤ Abb. 8.31

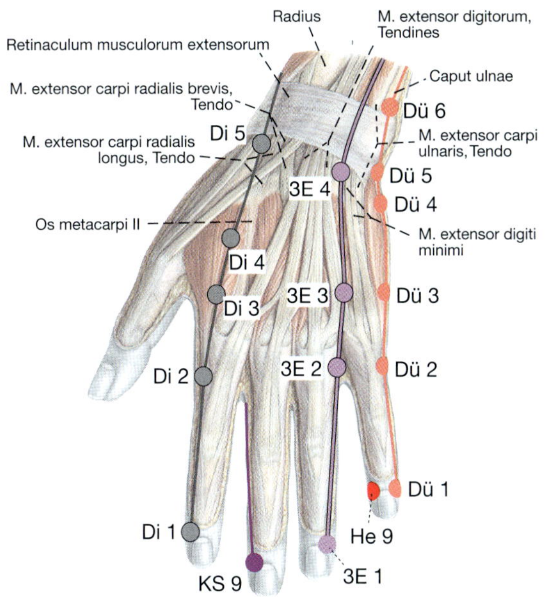


Abb. 8.29

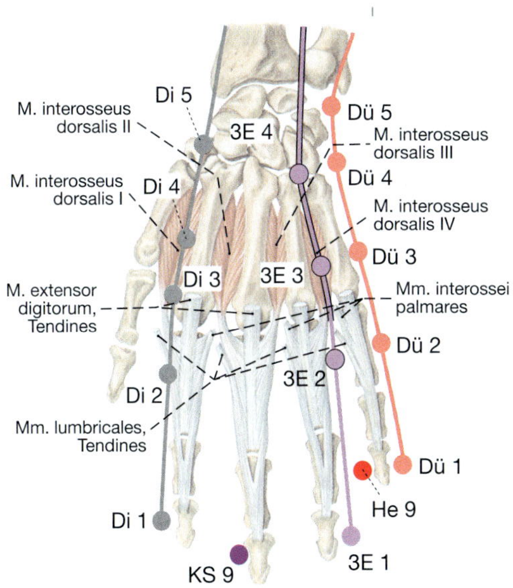


Abb. 8.30

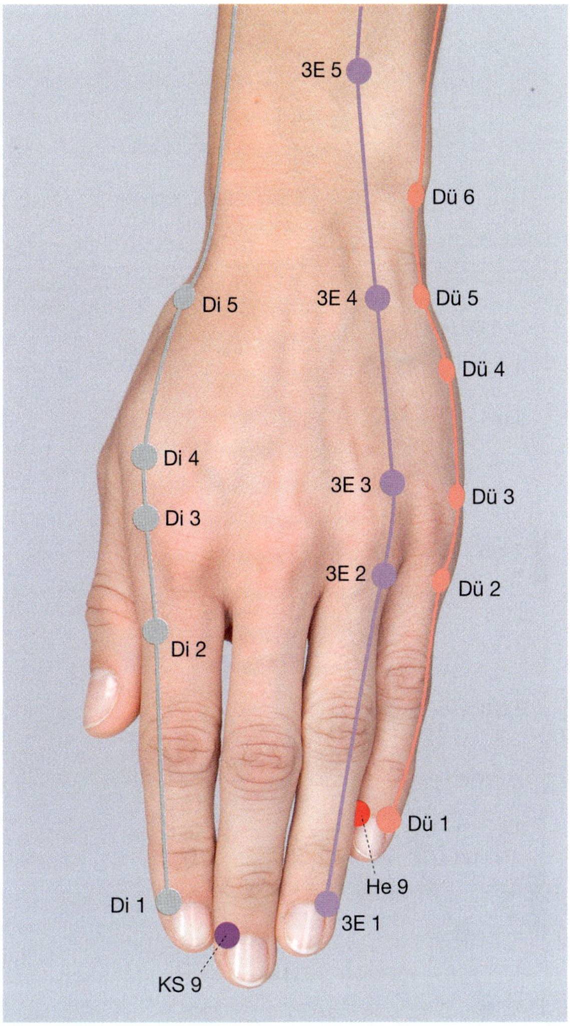


Abb. 8.31

8

## 8.9 Schulter und Arme von vorn

➤ Abb. 8.32, ➤ Abb. 8.33, ➤ Abb. 8.34, ➤ Abb. 8.35

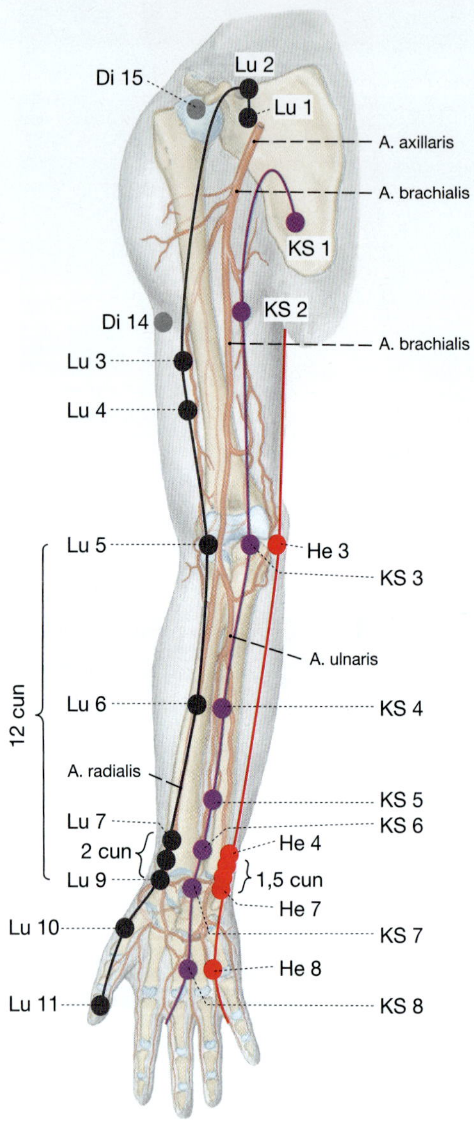


**Abb. 8.32**

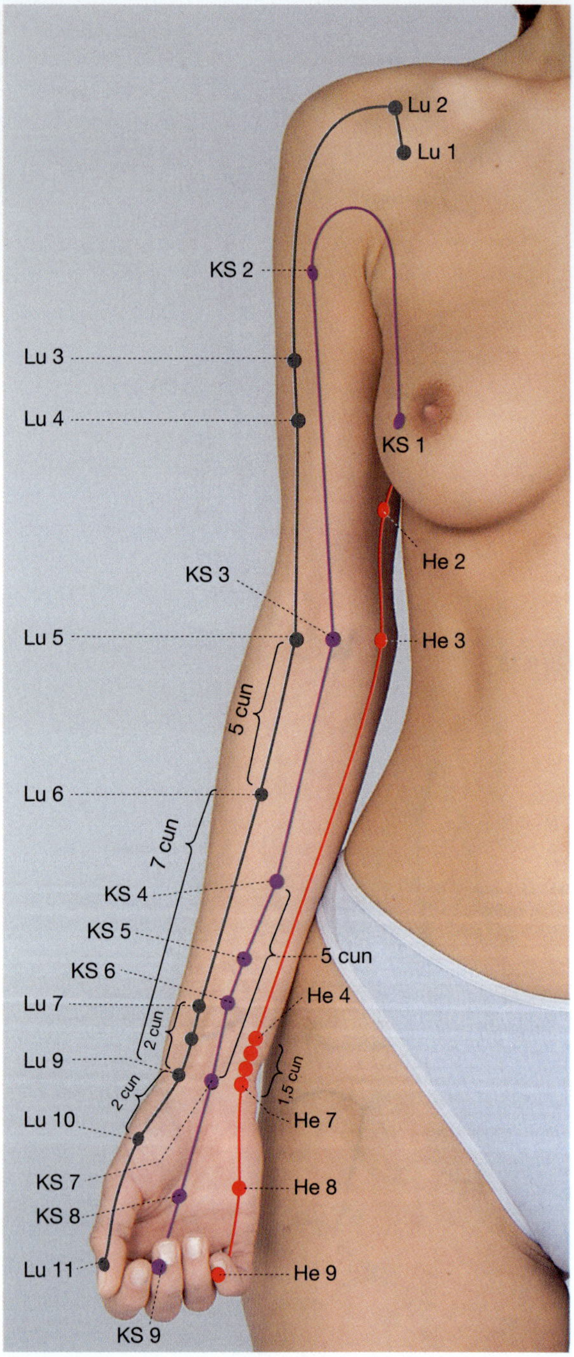


**Abb. 8.33**

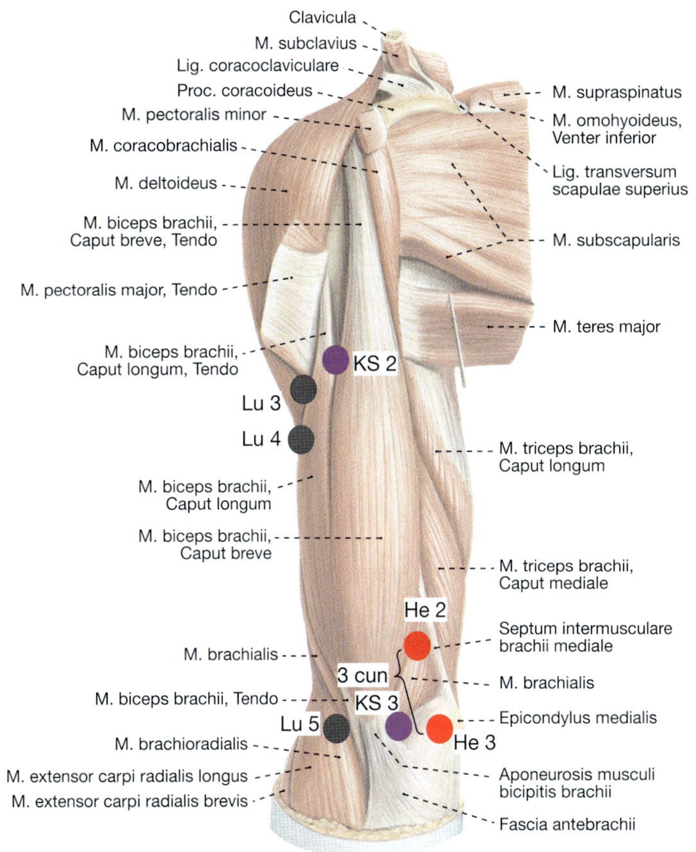


Abb. 8.34

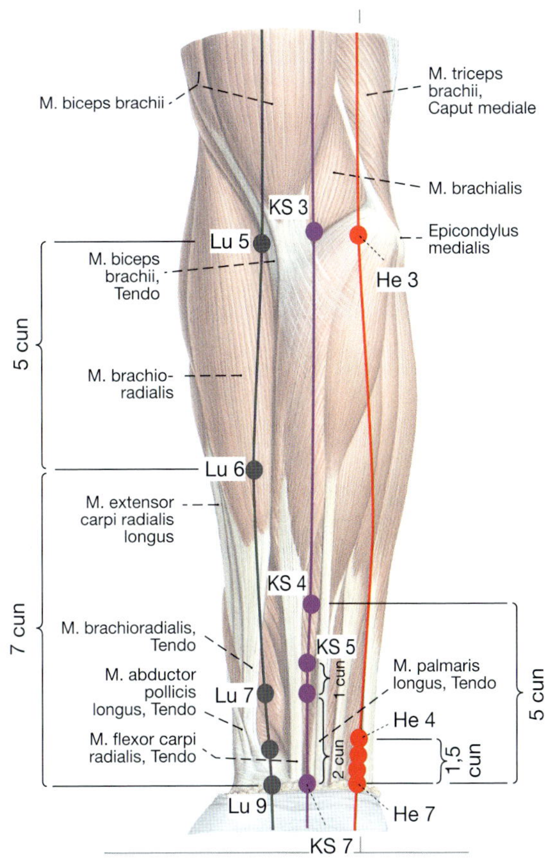


Abb. 8.35

## 8.10 Handinnenfläche

➤ Abb. 8.36, ➤ Abb. 8.37, ➤ Abb. 8.38

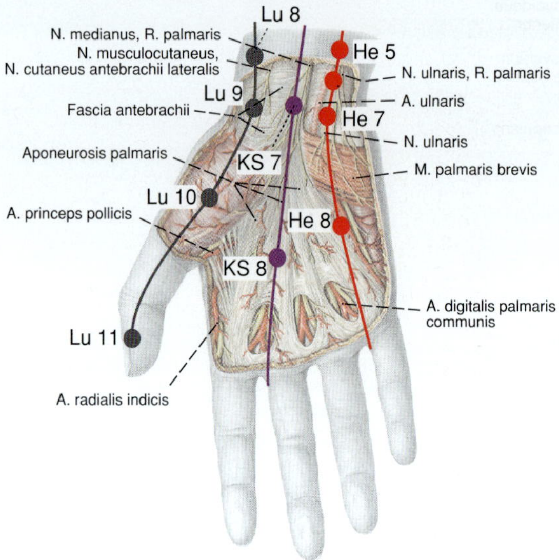


**Abb. 8.36**

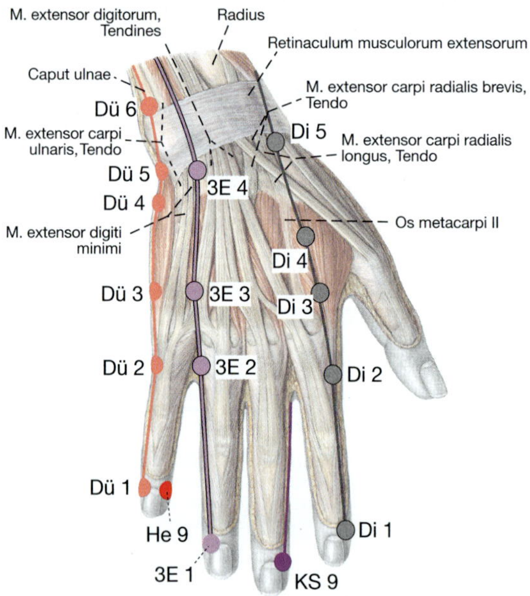


**Abb. 8.37** Seitliche Hand/Handrücken: Dünndarm-Meridian

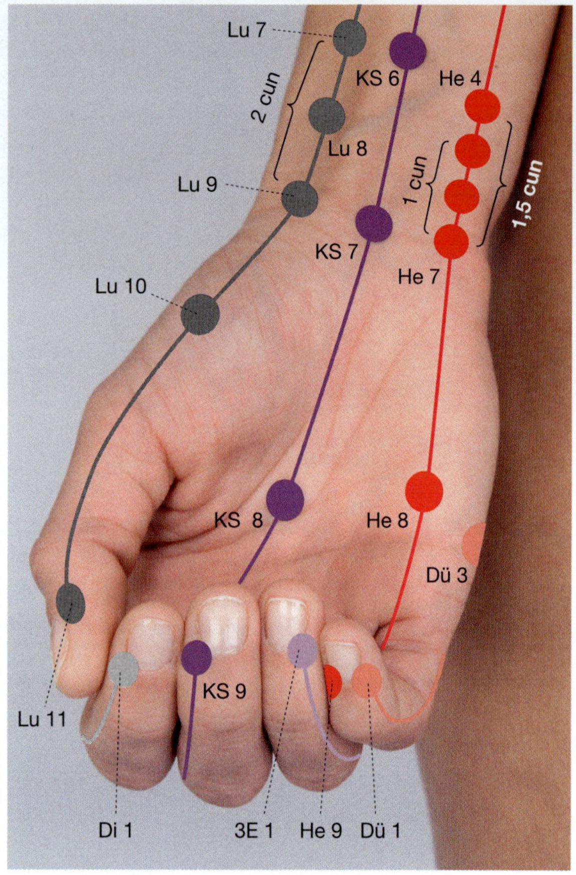


**Abb. 8.38**

## 8.11 Beinvorderseite mit Hüfte

➤ Abb. 8.39, ➤ Abb. 8.40, ➤ Abb. 8.41, ➤ Abb. 8.42, ➤ Abb. 8.43

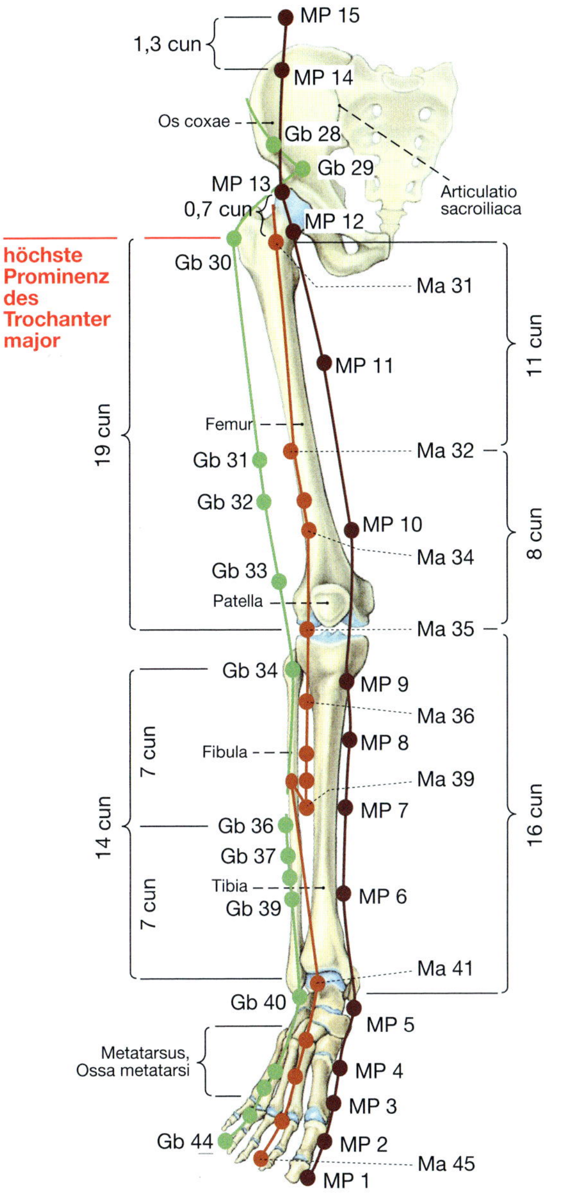


Abb. 8.39

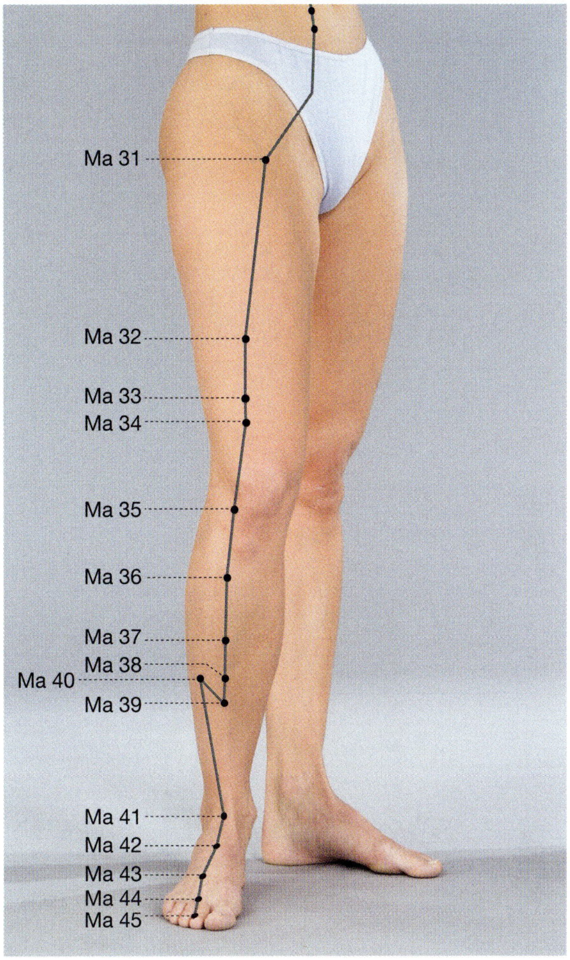


Abb. 8.40

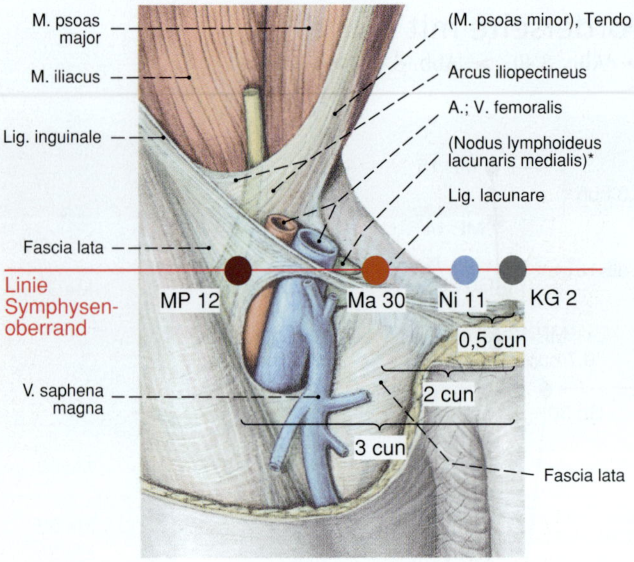


Abb. 8.41

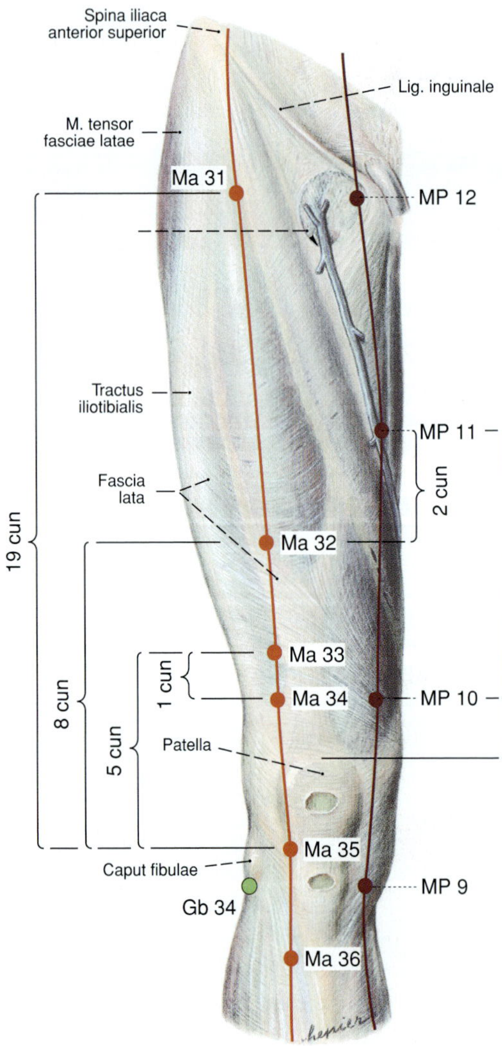


Abb. 8.42

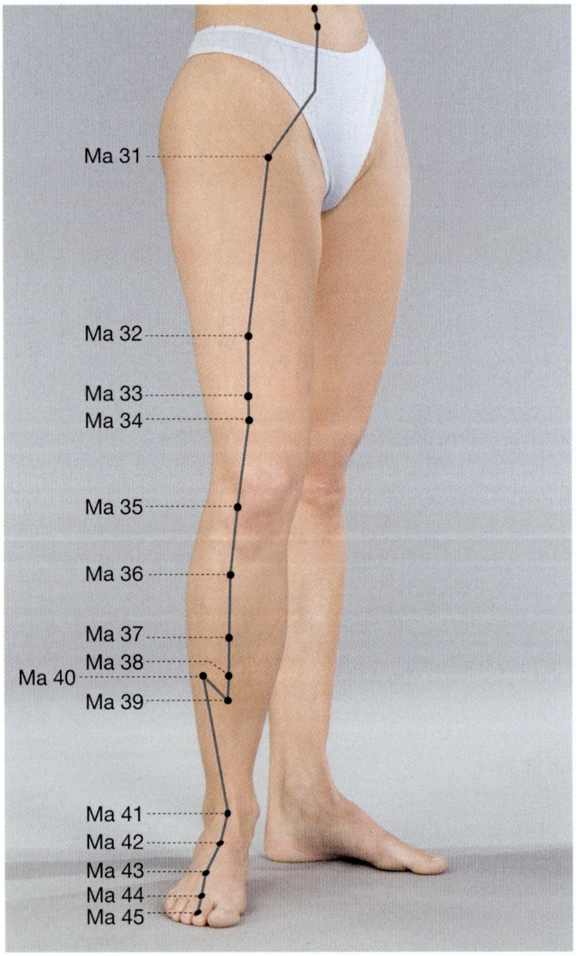


Abb. 8.43

8

## 8.12 Beininnenseite

➤ Abb. 8.44, ➤ Abb. 8.45, ➤ Abb. 8.46

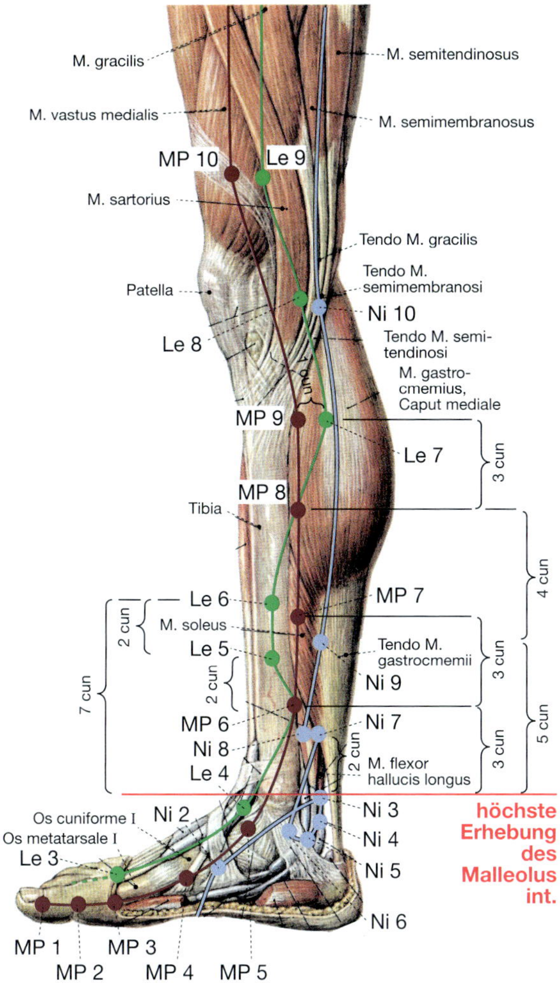


**Abb. 8.44**

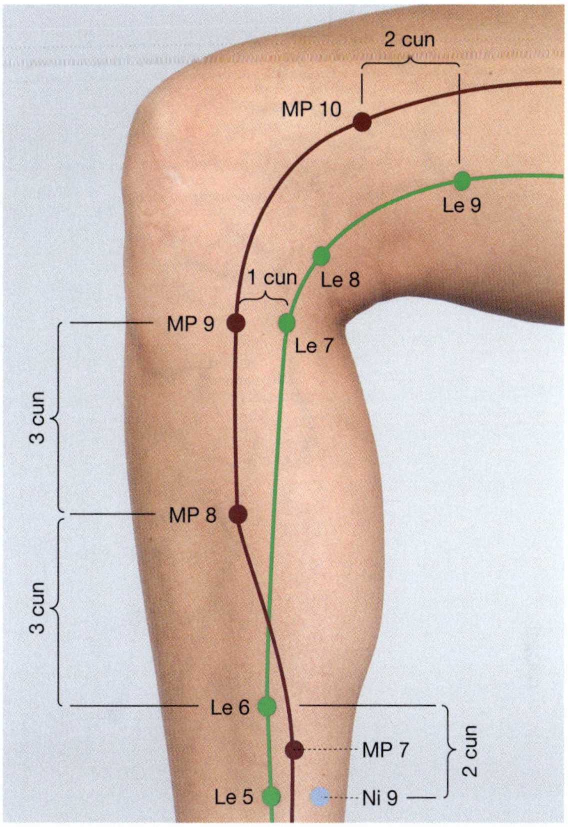


**Abb. 8.45**

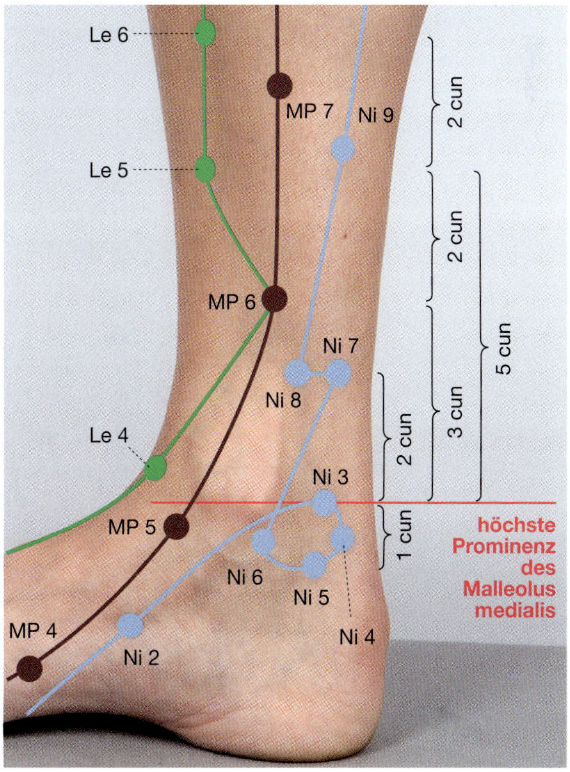


**Abb. 8.46**

## 8.13 Fußaufsicht

➤ Abb. 8.47, ➤ Abb. 8.48

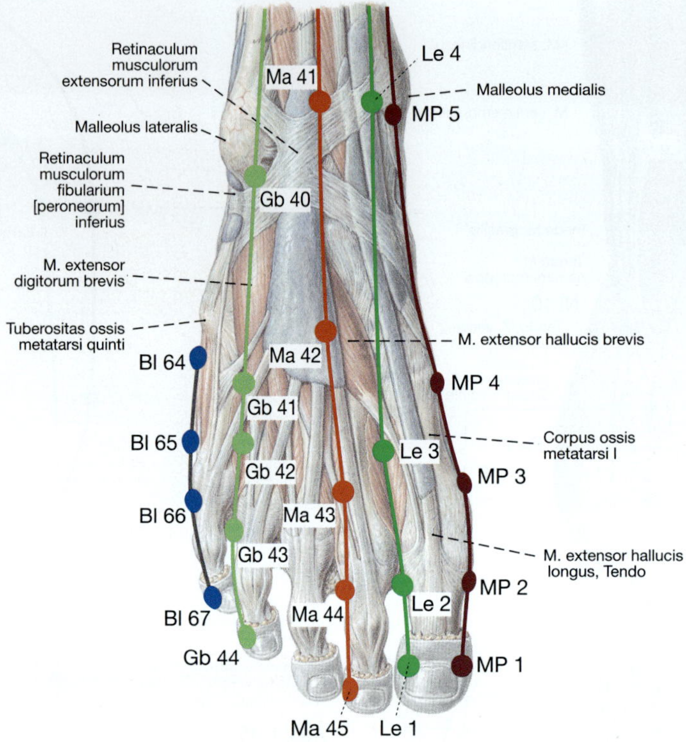


**Abb. 8.47**

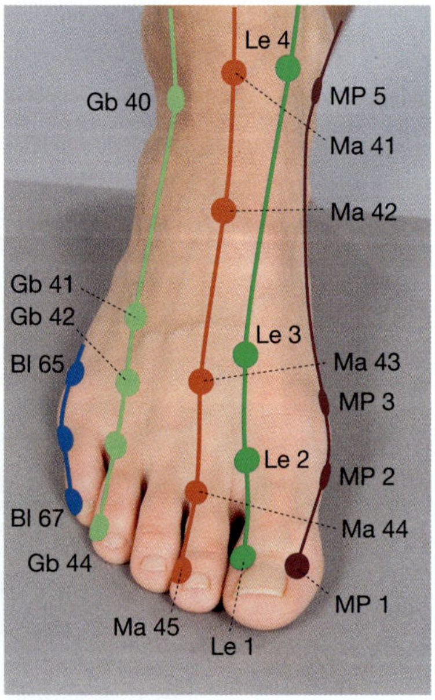


**Abb. 8.48**

## 8.14 Fußinnenseite

➤ Abb. 8.49, ➤ Abb. 8.50

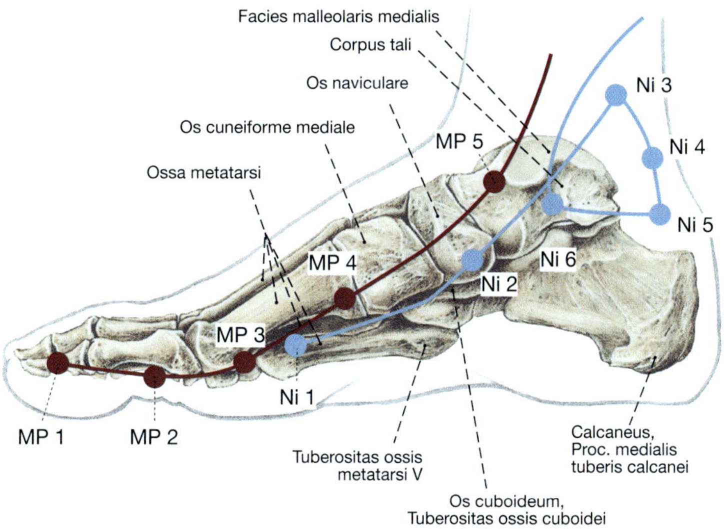


**Abb. 8.49**

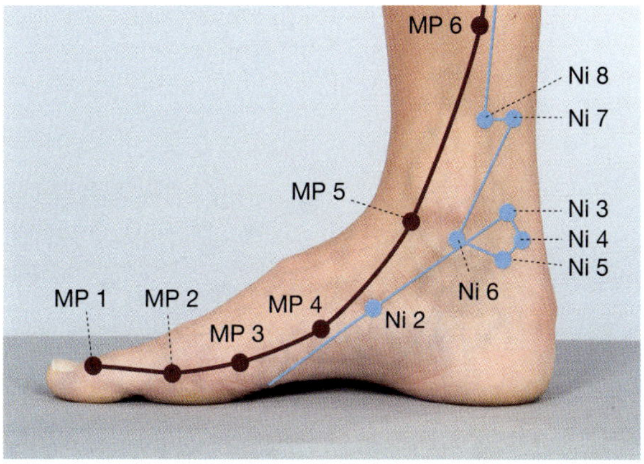


**Abb. 8.50**

8

## 8.15 Fußaußenseite

➤ Abb. 8.51, ➤ Abb. 8.52

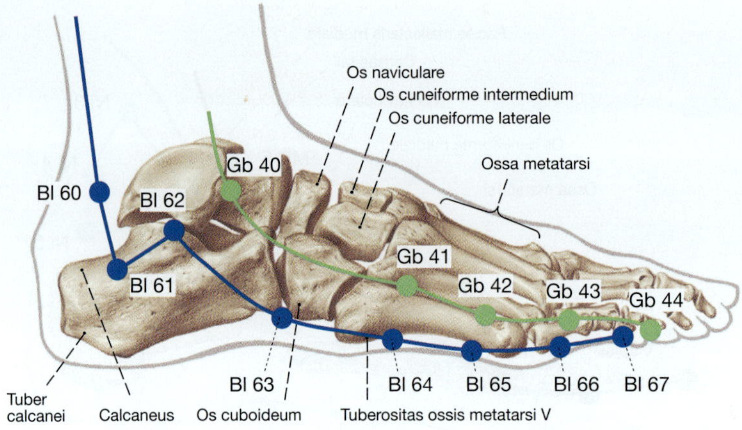


**Abb. 8.51**

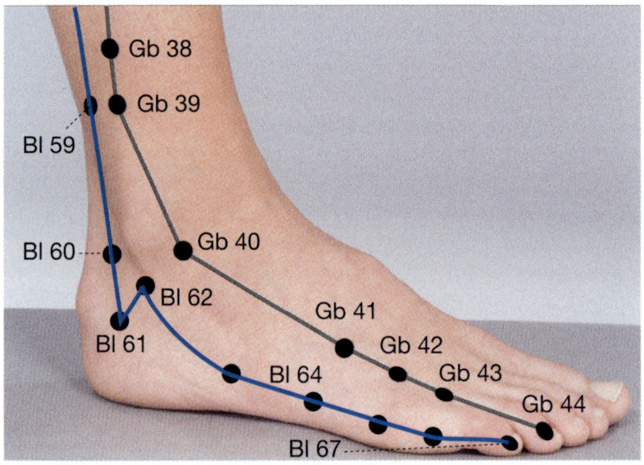


**Abb. 8.52**

KAPITEL

# 9 Einführung in die Akupunkturpraxis

## 9.1 Grundsätzliche Überlegungen

Leopold Dorfer unter Mitarbeit von Frank Bahr, Franz Jost, Manfred Reininger, Sandi Suwanda

### 9.1.1 Vorbemerkung

Akupunkturregeln gibt es viele, doch wann werden welche angewendet? Punkte gibt es noch viel mehr. Doch wie baut man, ausgehend von einer klaren Diagnose, eine rationelle Therapie auf? Diese Fragen stellen sich dem Akupunkteur in seiner täglichen Praxis. Ein klares Schema als Grundlage der strategischen Überlegungen bei der Analyse eines Krankheitsbildes und für den Therapieaufbau ist daher wünschenswert. Auch werden die im Folgekapitel empfohlenen Punktkombinationen („Rezepte") erst durch die Kenntnis der wichtigsten chinesischen Regeln verständlich.

**Gold/Silber-Angaben:** Üblicherweise werden die Akupunkturpunkte in China mit dünnen Stahlnadeln gestochen. In Europa werden aber auch für eine tonisierende Wirkung Goldnadeln bzw. für einen sedierenden Effekt Silbernadeln verwendet. Die Angabe „Gold" im Text steht also für „tonisierendes" Stechen. Dies kann auch erreicht werden, indem eine verwendete Stahlnadel zur Verstärkung der Wirkung erhitzt wird. Die Angabe „Silber" im Text bedeutet, dass man eine sedierende Technik bei der Nadelung anwendet – dabei lässt man die Nadel eher länger als üblich in situ und lässt absichtlich am Einstichloch eine Nachblutung (Mikroblutung) zu oder forciert das sogar durch eine Art „Prick"-Technik.

### 9.1.2 Das „strategische Schema"

Um entscheiden zu können, welche Therapie bei einem Patienten angewendet werden und welche Punktkombination gestochen werden soll, ist zunächst folgende Frage zu klären: Handelt es sich um

1. eine *YIN-Qi/YANG-Qi*-Störung oder
2. eine Störung in einem Funktionskreis?

Es liegt eine *YIN-Qi/YANG-Qi*-Störung vor
➤ Abb. 9.1, ➤ Abb. 9.2

*Qi, Yin* und *Yang* sind oft als Begriffe im Gebrauch, die **exakter** als in den meisten Lehrwerken verwendet werden sollten. Besonders die Lebensenergie *Qi* ist nicht einfach dem *Yang*-Aspekt zuzurechnen – wie es häufig fälschlicherweise gemacht wird, sondern man muss sich schon die Mühe machen und genau analysieren, um welchen Typ es sich handelt: um *YANG-Qi* oder *YIN-Qi*. Dies ist für den Behandlungserfolg wichtig. Beispiel Niere: Bei Schwäche des *YIN-Qi* verwendet man die Punkte Ni 3 und Ni 6, bei Schwäche des *YANG-Qi* stimuliert man die Punkte LG 4 und Bl 23 und schließlich kann bei beiden Problemen der Tonisierungspunkt Ni 7 dazugenommen werden, da dieser *Yin-* und *Yang*-Charakter in sich vereint (in der Tradition Wasser- und Feuerniere). Besonders geeignet, um energetische Ungleichgewichte bezüglich des *Yin-* und *Yang*-Aspekts auszugleichen, sind die Gruppen-*Luo*-Punkte – siehe dort.

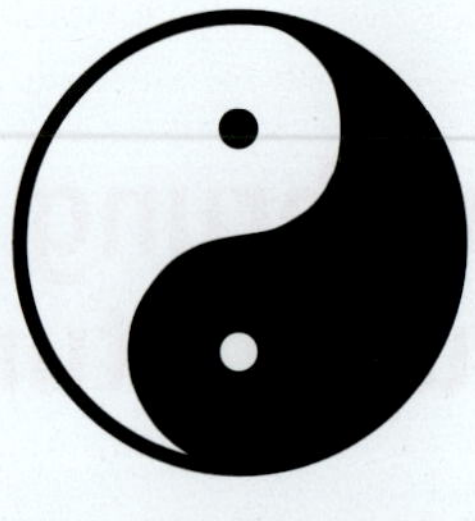

**Abb. 9.1** *YIN-Qi/YANG-Qi* normal

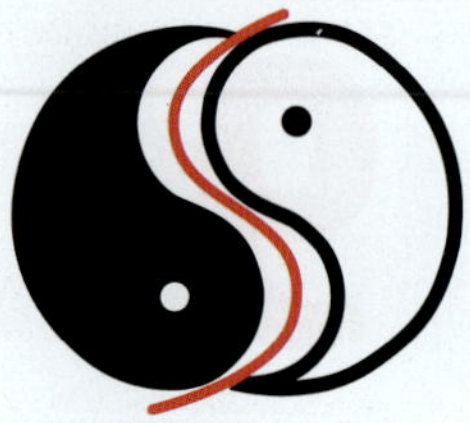

**Abb. 9.2** *YIN-Qi/YANG-Qi* gestört

Es gibt 6 Möglichkeiten einer Störung der *YIN-Qi/YANG-Qi*-Homöostase:

#### 1. *YANG-Qi*-Schwäche, „der träge Apathiker"

*YANG-Qi*-Schwäche bedeutet, dass der aktive Anteil der Lebensenergie, das *YANG-Qi,* reduziert ist, während das *YIN-Qi* normal oder nur wesentlich weniger reduziert ist. *YIN-Qi* überwiegt also bei diesem Patienten, er hat demnach viel Substanz und wenig Funktion. Klinisch zeigt er etwa folgendes Bild: Er ist blass, füllig, ödematös, bewegungsarm, kraftlos. Er hat kalte Extremitäten, ist müde, interesselos und in seiner Aktivität eingeschränkt. Sämtliche Körperfunktionen sind reduziert, die Stimme leise, die Aufmerksamkeit und das Denken gebremst. Klinisches Beispiel: chronische Glomerulonephritis.

**Was ist zu tun?** Therapeutisch empfehlen sich alle Maßnahmen, die Energie zuführen und vor allem die Aktivität anregen können: Wärmezufuhr, warme Getränke und Speisen und Aktivierung durch sanfte Bewegung.

Der Akupunkturarzt verwendet vor allem die *Yang*-Gruppen-*Luo*-Punkte 3E 8 und Gb 39 bds. in Gold.

Daneben können allgemein tonisierende Punkte verabreicht werden: KG 4/6/8 Moxa, Bl 23 re Go, Gb 25 re Si, Ma 36 re Go, 3E 6 li Go (Wirkung auf die Schilddrüse nach Bahr), LG 4 Go, LG 14 Go, LG 20 Go.

#### 2. *YIN-Qi*-Schwäche, „das Strohfeuer"

*YIN-Qi*-Schwäche heißt, dass die materielle Substanz reduziert ist und im **relativen** Verhältnis das *YANG-Qi* überwiegt. Nachdem aber eine Schwäche vorliegt, ist das *YANG-Qi* nicht wirklich kraftvoll und beständig, man spricht daher von „unechter Hitze". Dieser Patient ist unruhig, aktiv und begeisterungsfähig, doch er ermüdet sehr rasch, hat aber trotzdem Schlafstörungen. Er ist durstig, bevorzugt aber (im Unterschied zur *YANG-Qi*-Fülle) eher warme Getränke, die er langsam trinkt. Diesem Mensch fehlt die Basis: Er ist mager bis kachektisch, schwach, kraftlos, aber dennoch unruhig bis hektisch. Er leidet an brennenden Fußsohlen, profusem nächtlichem Schwitzen, Hitzewallungen, teilweise an subfebrilen Temperaturen. Wegen seiner reduzierten Widerstandskraft neigt er zu häufigen Infekten. Er ist unruhig und will aktiv sein, doch bereits nach kurzer Zeit erschöpft sich seine Kraft. Klinisches Beispiel: Tbc.

**Was ist zu tun?** Die *YIN-Qi*-Basis des Organismus muss gestärkt werden. Das kann durch die Gabe der *Yin*-Gruppen-*Luo*-Punkte MP 6 und KS 5 bds. in Gold erreicht werden. Auch das Meer des *YIN-Qi*, der Punkt *Yintang*, sollte tonisiert werden. Die *Yin*-Kardinalpunkte und die Quellpunkte haben auch eine starke *YIN-Qi*-hebende Wirkung. Dazu kommen Punkte, die in ihrem Indikationsspektrum einen intensiven Bezug zum *YIN-Qi* haben: Ni 3 und Ni 7 re Go, Ni 6 li Go, Bl 23 re Go und Gb 25 re Si.

#### 3. *YIN-Qi*- und *YANG-Qi*-Schwäche, „der präfinale Verfall"

Sowohl die materielle Substanz (*Yin*-Charakter) als auch die Funktion der Organsysteme (*Yang*-Charakter) sind reduziert, es liegt ein massiver Energiemangel vor. Klinisches Beispiel: Präfinalstadium einer konsumierenden Erkrankung.

**Was ist zu tun?** Die Traditionelle Chinesische Medizin arbeitet in diesen Fällen mit der internen Therapie durch Kräuter und mineralischen Substanzen. Die Akupunktur hat in diesem Stadium nur unterstützende Wirkung, denn wo kaum mehr Energie vorhanden ist, kann sie auch nicht kybernetisch gelenkt werden.

#### 4. *YANG-Qi*-Fülle, „der magere Hektiker"

Diese Patienten erscheinen als ausdrucksstarke hyperthyreote Energiebündel. Sie neigen zu Spasmen und deutlichem Dermografismus. Sie sind unruhig, ständig unter Druck. *YIN-Qi* ist **relativ** zum erhöhten *YANG-Qi* reduziert, dies drückt sich in der mageren Statur und im Säftemangel, in Durst mit Verlangen nach kalten Getränken und Rötung verschiedener Körperstellen aus, oft auch in subfebrilen Temperaturen. Zudem bestehen Kopfschmerzen und Reizbarkeit.

**Was ist zu tun?** Das *YIN-Qi* ist zu tonisieren, damit wird automatisch ein Ausgleich des relativen *YANG-Qi*-Überwiegens erreicht. Zur Stärkung des *YIN-Qi* verwendet man Punkte, die bereits unter „*YIN-Qi*-Schwäche" angeführt wurden: *Yintang*, *Yin*-Gruppen-*Luo*-Punkte, Quellpunkte, *Yin*-Kardinalpunkte und spezielle-*Yin*-Tonisierungspunkte. Zusätzlich empfiehlt sich der Punkt LG 14, der in **sedierender** Technik (am besten Mikroblutungen erzeugen) eine *Yang*-harmonisierende Wirkung entfaltet. Gleichzeitig ist das zu starke *YANG-Qi* abzuleiten mit Le 3 re Si, Le 2 re Si, Ni 3 und Gb 20 re Go. Auch kann man an die Punkte Ma 36 li Go und Ni 6 li Go denken.

#### 5. *YIN-Qi*-Fülle, „der pausbäckige Genießer"

Bei einer *YIN-Qi*-Fülle ist der Mensch den irdischen Genüssen zugetan. Er isst zu viel, bevorzugt dabei Süßes und Fettes, neigt zudem zum Alkoholismus. Dadurch wird der Körper mit dem *Yin*-Faktor Feuchtigkeit übermäßig belastet, zusätzlich bildet sich aufgrund der Milz-Überlastung intern Schleim. Diese Patienten weisen pastöses Bindegewebe auf, Ödeme und Verschleimungen. Sie zeigen verminderte Aktivität bis zur Apathie, sind vor allem nach der Nahrungsaufnahme sehr müde. Die geistige Leistung ist eingeschränkt, sie leiden unter Verdauungsstörungen, Durchfällen und einem andauernden Kältegefühl.

**Was ist zu tun?** Das übermäßige *YIN-Qi* muss ausgeleitet werden mit Ma 40 re Go und Ni 7 re Go, die beide eine Reduktion der Flüssigkeit bewirkten. Außerdem sollte das *YANG-Qi* tonisiert werden, um dem Patienten wieder Dynamik zu geben. Es empfehlen sich die *Yang*-Gruppen-*Luo*-Punkte, allgemeine Erwärmung, warme Getränke und Speisen sowie Aktivierung durch sanfte Bewegung. Folgende Punkte wirken speziell tonisierend auf das *YANG-Qi:* 3E 6 li Go (Schilddrüsenwirkung), Ma 36 re Go, LG 4/14/20 Go. Zusätzlich können *Yang*-Kardinalpunkte eingesetzt werden (siehe auch *YANG-Qi*-Schwäche).

#### 6. *YIN-Qi* und *YANG-Qi*-Fülle, „zum Platzen voller Energie"

Dieser Zustand wird unter physiologischen Umständen nur in der Gravidität erreicht, wenn sowohl die Substanz als auch die Aktivität einer Frau gleichzeitig erhöht sein können. Ansonsten ist dieser Zustand typisch für das Doping, wo ein Sportler sowohl Masse als auch Leistung künstlich steigert. Dieser hoch gefährliche Zustand birgt die Gefahr in sich, dass es zu einer konsekutiven Dekompensation mit *YIN-Qi*-Schwäche oder *YANG-Qi*-Schwäche kommt.

**Was ist zu tun?** Aus der Sicht der Akupunktur wird abgewartet und bei beginnender Dekompensation in Richtung einer Schwäche sofort therapeutisch eingegriffen.

### Es liegt eine Störung in einem Funktionskreis vor

In dem häufigeren Fall, in dem sich eine Erkrankung vorzugsweise in einem Funktionskreis manifestiert, hat der Arzt die Aufgabe, diesen Funktionskreis zu finden und zielgerichtet zu behandeln. Für das Auffinden des betroffenen Funktionskreises stehen ihm mehrere Hilfsmittel zur Verfügung:

#### Das Entsprechungssystem der Funktionskreise

Die Entsprechungen der Funktionskreise sind eine große Hilfe, bei nicht völlig offensichtlicher Zuordnung von Beschwerden zu einem Meridian oder Funktionskreis die richtige Lösung zu finden. So kann aus dieser Tabelle z. B. entnommen werden, dass Hauterkrankungen in den Funktionskreis Lunge fallen, Erkrankungen des Urogenitaltrakts in den Funktionskreis Niere (➤ Tab. 9.1).

#### Das pathologische Agens

Auch das Agens, das die Beschwerden ausgelöst hat, kann uns den Weg zum richtigen Funktionskreis zeigen. Die entsprechenden Zuordnungen ergeben sich großteils aus Tabelle 9.1, im Folgenden werden aber die fünf äußeren und sieben inneren pathologischen Agenzien kurz abgehandelt (➤ Tab. 9.2 und ➤ Tab. 9.3).

**Tab. 9.1** Funktionskreiszuordnungen, modifiziert nach Suwanda, Jost und Bahr (persönliche Mitteilungen)

| Funktionskreis | Leber/Gallenblase | Herz/Dünndarm | Milz-Pankreas/Magen | Lunge/Dickdarm | Niere/Blase |
|---|---|---|---|---|---|
| **Wandlungsphase** | Holz | Feuer | Erde | Metall | Wasser |
| **Klima** | Wind/Sturm | Wärme/Hitze | Feuchtigkeit | Trockenheit | Kälte |
| **Jahreszeit** | Frühling | Sommer | Spätsommer | Herbst | Winter |
| **Wichtigste Funktionen** | Dynamik, Aktivität, Blutspeicher | Persönlichkeit, Wesen, richtungweisender Einfluss, Kreativität | Zentrum der erworbenen Konstitution, Energieaufbau, Verdauungssystem | rhythmische Ordnung, Energieaufbau | angeborene Konstitution, Basis des *YIN-Qi* und *YANG-Qi*, Energiespeicher |
| **Gewebeschicht** | Sehnen, Muskel | Gefäßschicht | „Fleisch" (Subkutis, Fettgewebe) | Haut | Zähne, Knochen, Knochenmark, ZNS |
| **Körperlicher Zuständigkeitsbereich** | Mesenchym | Gefäß-Kreislaufsystem | Verdauungstrakt | Atemtrakt | Urogenitaltrakt |
| **Geschmack** | sauer | bitter | süß | scharf | salzig |
| **Stimmlicher Ausdruck** | rufen | lachen | singen | weinen | stöhnen |
| **Farbe** | grün-blau | rot | gelb | weiß | schwarz |
| **Emotionen** in Fülle | Zorn/Ärger, Wut, Spannung (Choleriker) | Lust, Freude bis Manie (Psychose) | Ideenjagen, Hin-und-hergerissen-Sein (Exaltation) | Aufzwingen von Rhythmus, Egoismus (Despotie) | Selbstüberschätzung, Überheblichkeit (Psychopath) |
| **Emotionen** in Schwäche | Pessimismus, Mangel an Entschlusskraft, Entlastungsdepression, Sorgen | Depression, Sinnkrise, Intuitionsverlust | Nachdenken, Grübeln, Eintrübung der Denkfähigkeit, Ängstlichkeit | Traurigkeit, Anpassungsschwäche, Kummer | Furcht, Schreckhaftigkeit, Existenzangst |

**Tab. 9.2** Äußere pathologische Agenzien

| Äußere Agenzien | Funktionskreis |
|---|---|
| **Wind** – Wind, Zugluft | **Le-Gb** |
| **Hitze** – Hitze, direkte Sonnenbestrahlung | **He-Dü** |
| **Feuchtigkeit** – Schwüle, Nässe | **MP-Ma** |
| **Trockenheit** – trockene Luft, austrocknende Substanzen | **Lu-Di** |
| **Kälte** – Kühle, Kälte | **Ni-Bl** |

### Die Art der Erkrankung

In der TCM ist sowohl der Auslöser einer Erkrankung als auch die Art, wie sich eine Krankheit präsentiert, für die Bezeichung des Zustandsbilds verantwortlich. Eine „Trockenheit-Erkrankung" z. B. kann sowohl durch Trockenheit ausgelöst sein als auch durch trockene Symptome imponieren. Eine durch Zugluft ausgelöste Erkrankung wird genauso als „Wind-Erkrankung" bezeichnet wie Symptome, die rasch ihre Form und ihren Ort wechseln, z. B. Exantheme bei der Urtikaria oder rheumatische Erscheinungen. Dementsprechend führt uns nicht nur der Auslöser bzw. die Ursache einer Erkrankung zum betroffenen Funktionskreis, sondern auch die Art der Erkrankung. Dabei gelten die in der ➤ Tab. 9.4 aufgeführten Zuordnungen.

### Die Physiologie der Organe aus der Sicht der TCM

Das Wissen um die physiologische Bedeutung der einzelnen Organe aus der Sicht der TCM ist unumgänglich für eine korrekte Bestimmung des betroffenen Organs, Meridians bzw. Funktionskreises. Es sollen im Folgenden zur raschen Übersicht nur kurz und in tabellarischer Form die wichtigsten Funktionen der Organe bzw. Funktionskreise zusammengefasst werden (➤ Tab. 9.5).

### Diagnostische Möglichkeiten der TCM

**Sehen:** Die Betrachtung des gesamten Körpers, die Beobachtung des Geistes, der Bewegungen und der Haltung geben Hinweise auf den betroffenen Funktionskreis. Im Besonderen wird die Zunge zur Diagnostik herangezogen. Dabei wird einerseits die Beschaffenheit des Zungenkörpers analysiert und andererseits der Status des Zungenbelags. Als einfache Basis für die Verwertung eines Zungenbefunds können die in ➤ Tab. 9.6 aufgeführten Zuordnungen angegeben werden. Außerdem ist es bei der Zungendiagnostik wichtig, auf Zahneindrücke zu achten, die häufig durch einen „queren" Angriff von Leber/Galle auf Milz/Pankreas/Magen entstehen (Ödem der Zunge).

Tab. 9.3 Innere pathologische Agenzien

| Innere Agenzien | Funktionskreis |
|---|---|
| **Aggression/Spannung** – Zorn, Wut, Ärger und Stressbelastung behindern den weichen Fluss des *Qi,* führen zu Stauungen oder zum unkontrollierten Aufsteigen der Leberdynamik. | **Le-Gb** |
| **Lust/Depression** – Lust lässt das Feuer des Herzens übermäßig lodern, Depression nimmt dem Organismus die Kraft und reduziert die Funktion der Organe, vor allem schwächt sie die Mitte. | **He** |
| **Grübeln** – Nachdenken, „In-sich-Hineinfressen" überlastet die Assimilationsfähigkeit der Mitte und blockiert ihre Funktion. | **MP-Ma** |
| **Trauer** – blockiert den Energieumsatz im oberen Dreifachen Erwärmer, den Eigenrhythmus und die Kommunikationsfähigkeit. | **Lu** |
| **Angst** – blockiert bei leichteren Formen (Ängstlichkeit, Phobie) den Rhythmus, wirft aus der gewohnten Bahn (Lu), paralysiert bei intensiver Ausprägung (Existenzangst, Todesangst) die grundlegendsten Lebensvorgänge (Ni) | **Lu, Ni** |
| **Schreck/Schock** – blockiert den *Qi*-Fluss und das Wechselspiel zwischen Feuer/*YANG-Qi* (He) und Wasser/*YIN-Qi* (Ni) | **He, Ni** |
| **Sorge** – blockiert den Eigenrhythmus des Organismus (Lu) und die Fähigkeit, anzupacken, umzusetzen, zu realisieren (Gb). | **Lu, Gb** |

Tab. 9.4 Zuordnung typischer Beschwerdemuster zu den einzelnen Funktionskreisen

| Funktionskreis | Typische Art der Beschwerden |
|---|---|
| **Le-Gb** | stürmisch, intensiv, pochend, juckend, wechselnde Intensität und wechselnder Ort, Stau, Krampf, neuralgiform |
| **He-Dü (KS-3E)** | rot, unruhig, rasch, wechselhaft, mit geistiger Verwirrung einhergehend |
| **MP-Ma** | träge, schwer, geschwollen, feucht, ödematös, langsam, zäh, klebrig, gelblich, müde |
| **Lu-Di** | trocken, gereizt, juckend, schuppig, weiß, scharf, oberflächlich, mit mangelnder Abwehrenergie einhergehend |
| **Ni-Bl** | kalt, tief innen, besonders tiefgehend, zusammengezogen, blockiert, blass oder dunkel, langsam, mit massiver Energieschwäche einhergehend |

**Hören und Riechen:** Beobachtet werden die Stimme, der Atem, eventuell vorhandenes Husten und der Körpergeruch.

**Befragen/Anamnese:** Bei diesem zentralen Diagnoseschritt achten die chinesischen Kollegen neben der Erhebung der Beschwerden und ihrer Modalitäten vor allem auf folgende Angaben: Kältegefühl, Hitzegefühl, Fieber, Schweiß, Geschmack, Appetit, Stuhl, Harn, Schlaf, Leistung der Sinnes-

Tab. 9.5 Zentrale physiologische Aufgaben der einzelnen Funktionskreise

| Funktionskreis | Zentrale Funktionen |
|---|---|
| **Leber** | • steuert die Dynamik des Organismus<br>• steuert den „weichen Fluss des *Qi*" (wirkt Staus, Blockierungen und Spannung entgegen)<br>• speichert das Blut (*Xue*)<br>• beherrscht die Sehnen und Muskeln<br>• beherrscht die Augen<br>• steuert die Fähigkeit der Stressverarbeitung, des Spannungsaufbaus und der Entspannung, die Planungsfähigkeit, den Elan |
| **Gallenblase** | • steuert den Mut, die Umsetzungsfähigkeit, die Durchschlagskraft |
| **Herz** | • bildet und verteilt das Blut *(Xue)*<br>• bringt „Feuer" in den Organismus<br>• beherbergt das *Shen* (Persönlichkeit, Seele, Gemüt, Bewusstsein, Kreativität, konstellierende Kraft)<br>• steuert den Schlaf<br>• steuert Zunge und Sprache |
| **Dünndarm** | • hilft der Verdauung, reguliert den Säftehaushalt<br>• löst Spasmen<br>• steuert mit der Blase die Oberflächenschicht *Tai Yang* |
| **Kreislauf** | • schützt das Herz<br>• steuert die Kreislauffunktion |
| **Dreifacher Erwärmer** | • steuert und koordiniert den Flüssigkeitshaushalt<br>• steuert und koordiniert den Energiehaushalt<br>• verteilt die Erbenergie aus der Niere an die anderen Funktionskreise<br>• unterstützt mit seinen drei Etagen die Funktion der inneren Organe |
| **Milz-Pankreas** | • Grundlage der erworbenen Konstitution<br>• beherrscht die Verdauung (Klärung, Aufnahme, Assimilation)<br>• Verteilung der Flüssigkeiten und Säfte<br>• wandelt Feuchtigkeit und Schleim um<br>• beherrscht das „Fleisch"<br>• Bereitstellung der Ausgangsstoffe für die Blutbildung<br>• beherrscht den Mund und den Geschmackssinn<br>• steuert das klare Denken, die Konzentration, das Problemverarbeiten, filtert und klärt geistige Einflüsse |
| **Magen** | • steuert die Aufbereitung der Nahrung<br>• Ursprung der Säfte |
| **Lunge** | • Grundlage der *Qi*-Produktion<br>• Steuerung der Oberfläche und der Abwehrenergie<br>• steuert den Rhythmus<br>• hilft in der Steuerung des Flüssigkeitshaushalts<br>• beherrscht die Luftwege und die Atmung<br>• beherrscht die Haut und das Körperhaar<br>• beherrscht die Nase und den Geruchssinn<br>• Ausscheidung und Auswurf von Schleim<br>• steuert die Selbstständigkeit des Denkens, das Sich-abgrenzen-Können, den Eigenrhythmus |

**Tab. 9.5** Zentrale physiologische Aufgaben der einzelnen Funktionskreise *(Forts.)*

| Funktions-kreis | Zentrale Funktionen |
|---|---|
| **Dickdarm** | • Klärung und letzte Instanz der Resorption<br>• Ausscheidung der Nahrungsreststoffe und Schleim |
| **Niere** | • Sitz der Erbenergie, der Energiereserven (Essenz und eigentliche Erbenergie), steuert die Fortpflanzung und die Entwicklung des Individuums<br>• Wurzel des *YIN-Qi* und *YANG-Qi* und damit Basis des Gesamtorganismus<br>• beherrscht den Urogenitaltrakt und die Nebenniere<br>• steuert die „unteren Körperöffnungen"<br>• beherrscht die Wasserverteilung und -ausscheidung<br>• beherrscht die Knochen, die Zähne, das Haupthaar<br>• beherrscht das Innenohr, das Mark, das ZNS<br>• steuert die Entwicklung des ZNS, zeigt sich in Gedächtnis, sachlichem Intellekt, Wille und Durchhaltevermögen |
| **Blase** | • hilft bei der Wasser- und Giftausscheidung<br>• hilft bei der Verteidigung des Organismus *(Tai Yang)* |

**Tab. 9.6** Grundlegende Kriterien für die Zungendiagnostik

| | Zungenkörper | Zungenbelag |
|---|---|---|
| **Fülle** des *YANG-Qi* | rot, gut durchblutet, groß | dick |
| **Schwäche** des *YANG-Qi* | blassrosa bis anämisch klein, zittrig | dünn, evtl. nicht vorhanden |
| **Hitze** | intensiv rot, trocken | gelb bis bräunlich, trocken, evtl. körnig |
| **Kälte** | blass, geschwollen, feucht | weiß |

organe, Durst und Schmerzen. Bei Frauen wird intensiv nach der Menstruation gefragt, nach Ausfluss, Schwangerschaften, Geburten.

**Tasten am Puls:** Eine Spezialität der ostasiatischen Medizin ist die Pulsdiagnostik, die in der klassischen Form äußerst schwer zu erlernen und zu reproduzieren ist. Sie könnte prinzipiell eine wertvolle Ergänzung für die Diagnostik sein, erfordert aber jahrelange Beschäftigung mit dieser Thematik. Da fortgeschrittene Akupunkteure ohnehin bei allen Patienten mit dem Puls in Kontakt treten, um den Nogier-Reflex (RAC) zu fühlen, sollte aber eine Basisanalyse des Pulses doch routinemäßig durchgeführt werden. Bereits ein kurzer Griff kann schon einige wichtige Differenzialdiagnosen ermöglichen (➤ Tab. 9.7).

**Tasten an den Akupunkturpunkten – Prüfung der Drucksensibilität:** Ein Akupunkturpunkt zeichnet sich unter anderem durch eine besondere Druckempfindlichkeit aus, die sich verstärkt, wenn die Krankheitszeichen zunehmen. Demnach besteht eine direkte Korrelation zwischen der Empfindlichkeit eines Punktes und dem Akutheitszustand der Erkrankung. Die Methode des Punktepalpierens war wohl einer der ersten diagnostischen Zugänge der Chinesen zu einem kranken Körper und hat letztlich zur Entdeckung der Akupunkturpunkte geführt.

**Tab. 9.7** Grundlegende Kriterien für die chinesische Pulsdiagnostik

| Diagnose | Puls |
|---|---|
| Fülle | kräftig, voll, schwer unterdrückbar |
| Schwäche | weich, zart, leer, leicht unterdrückbar |
| Hitze | schnell |
| Kälte | langsam |
| innere Erkrankung | tiefer Puls = Pulsmaximum bei intensivem Aufdruck der palpierenden Finger |
| äußere Erkrankung | oberflächlicher Puls = Pulsmaximum bereits bei leichtem Aufdruck der Finger |

Immer noch können wir wertvolle Daten zur Analyse eines krankhaften Geschehens aus der Beobachtung, welche Punkte auffällig druckschmerzhaft sind und welche nicht, ziehen. Punkte, die einen intensiven Schmerz des Patienten auslösen, vielleicht sogar spontan schmerzhaft sind, nennen wir aktive Punkte. Nur diese sind für die Therapie wertvoll, ein nicht aktiver Punkt wird keine Wirkung bringen können. Wie eine Telefonleitung nur dann Tonsignale übertragen kann, wenn sie aktiviert ist, überträgt sich die Akupunkturstimulation nur von aktiven Punkten in das Innere des Organismus.

Das Palpieren der Punkte lässt uns nicht nur die Punkte feststellen, die wir in der Folge therapeutisch verwenden werden, sondern hilft uns auch, den pathologischen Meridian oder Funktionskreis zu finden. Nicht selten ist auch der erfahrenere Kollege in seiner theoretischen Überlegung nicht ganz sicher und kann durch einen Griff auf zentrale Punkte eines Meridians eine differenzialdiagnostische Abklärung herbeiführen.

Wir prüfen in diesem Zusammenhang vor allem die Alarmpunkte *(Mu)*, die bereits durch ihre Bezeichnung auf Drucksensibilität im Krankheitsfall hindeuten. Im Falle eines auffälligen *Mu*-Punktes sollen zugehörige *Shu*-Punkte immer zum energetischen Ausgleich mitbehandelt werden. Ergänzend kommen oft die Tonisierungspunkte und die Quellpunkte dazu.

**Sondertechnik für Fortgeschrittene – die Diagnostik durch die Pulstastung des Nogier-Reflexes:** Die eleganteste und aussagekräftigste Suche nach aktiven Punkten ist mithilfe des Nogier-Pulsreflexes möglich, weil einige Punkte – wie der 3E 5 oder der LG 4 – sehr selten wirklich druckschmerzhaft reagieren. Zudem können das Nadelmaterial, die Seitenlokalisation u. v. a. mithilfe dieser Pulsdiagnostik bestimmt

**Tab. 9.8** Typische Unterscheidungskriterien zwischen Inneren und äußeren Erkrankungen

| Innere Erkrankung | Äußere Erkrankung |
|---|---|
| • Störung von Organfunktionen (Atemstörung, Kreislaufstörung, Verdauungsstörung, Durchfälle, Appetitlosigkeit, Brechreiz, Störungen der Funktion des Urogenitaltrakts)<br>• Schmerzen innerer Organe<br>• hohes Fieber<br>• eher chronischer Verlauf<br>• trockener Mund<br>• meist dicker, gelber Zungenbelag<br>• tiefer Puls | • Schmerzen von Sehnen, Bändern, Muskeln und der Gelenke<br>• Kopfschmerz<br>• leichtes Fieber, Schüttelfrost<br>• meist dünner Zungenbelag<br>• oberflächlicher Puls |

werden. Ganz zu schweigen von den grundlegenden analytischen Daten, die die Voruntersuchung und die Störherddiagnostik nach Bahr liefern.

Auch bei dieser Technik empfiehlt es sich, für die Analyse des betroffenen Funktionskreises auf die oben genannten Punkte zu achten. Außerdem ist zu klären, ob Sedierung oder Tonisierung notwendig ist, welches Nadelmaterial und welche Seitenlokalisation gefunden werden.

### Innere oder äußere Erkrankung?

Die Unterscheidung zwischen einer inneren und einer äußeren Erkrankung ist für die Auswahl des Therapieschemas und des zu behandelnden Meridians von entscheidender Bedeutung. Innere Erkrankungen sind Störungen von Organfunktionen, Störungen in einem Funktionskreis und konstitutionelle Disharmonien. Äußere Erkrankungen sind Beschwerden im Stützapparat und am Kopf. Die Frage „**Wo** sitzt die Erkrankung?" weist uns den Weg zur Beantwortung der für die Therapie entscheidenden Frage: „**Wo** setzen wir mit unserer Therapie an, **wo** muss gestochen werden?"

Prinzipiell werden innere Erkrankungen häufiger durch Emotionen, seltener durch das Eindringen äußerer Agenzien in die inneren Sphären des Organismus hervorgerufen.

Klassische Symptome unterscheiden diese zwei Erkrankungstypen, müssen aber natürlich nicht vollzählig bei einem Patienten gefunden werden. (➤ Tab. 9.8)

**Therapeutische Konsequenzen** Sobald die Differenzierung erfolgt ist, ergeben sich daraus die in ➤ Tab. 9.9 aufgeführten therapeutischen Konsequenzen.

**Tab. 9.9** Therapeutische Konsequenzen aus der Unterscheidung innere bzw. äußere Erkrankung

| Innere Erkrankung *(Li)* | Äußere Erkrankung *(Biao)* |
|---|---|
| • bevorzugter Einsatz der *Yin*-Meridiane<br>• primär energetischer Aufbau<br>• begleitende Behandlung des pathologischen Agens | • bevorzugter Einsatz der *Yang*-Meridiane und TMM-Meridiane<br>• ausleitende Therapie, Zerstreuung der pathologischen Agenzien<br>• erst in zweiter Linie energetischer Aufbau |
| **Schema:** | **Schema:** |
| 1. Lokale Punkte:<br>– *Shu*-(Zustimmungs-)Punkt<br>– *Mu*-(Alarm-)Punkt<br>2. Fernpunkte:<br>– Tonisierungspunkt<br>– Quellpunkt<br>– *He*-Punkt oder Punkt mit *He*-Funktion (die Klassik bevorzugt bei Hohlorganen die Kombination *Mu*- und *He*-Punkt, bei Vollorganen *Shu*- und Quellpunkt)<br>3. Allgemeine Punkte:<br>– psychisch wirksame Punkte<br>– Meisterpunkte<br>4. Punkte mit überragender energetischer Bedeutung nehmen in diesem Fall eine zentrale Stellung im Therapiekonzept ein:<br>– Kardinalpunkte<br>– Hauptenergiepunkte | 1. Lokale Punkte:<br>– Triggerpunkt<br>– nächstgelegener Meridianpunkt<br>– Zangenpunkt<br>2. Tonisierungspunkt, evtl. mit Quellpunkt<br>– Reunionspunkte<br>– Punkte am korrespondierenden Meridian (3E-Gb, Di-Ma, Dü-Bl)<br>3. Allgemeine Punkte<br>– Meisterpunkte<br>– Fernpunkte (mit besonderer Wirkung auf den Schmerz, die Psyche, das kortikotrope System, auf Spasmen usw.)<br>4. Punkte mit überragender energetischer Bedeutung werden, wenn überhaupt, erst in zweiter Linie eingesetzt:<br>– Kardinalpunkte<br>– Hauptenergiepunkte |

### Fülle- oder Schwächezustand?

Diese Frage geht der Art der Erkrankung nach. Sie will klären, **wie** eine Erkrankung ist. Diese Differenzierung erlaubt es uns zu entscheiden, **wie** wir stechen und den Punkt stimulieren müssen.

- Nachdem wir festgelegt haben, welcher Funktionskreis von der Erkrankung hauptsächlich betroffen ist und welchen *Yang*- oder *Yin*-Meridian wir entsprechend dem obigen Schema behandeln wollen, müssen wir uns fragen, ob der hauptsächlich betroffene Meridian in Fülle oder Schwäche ist. Hier ist nochmals zum allgemeinen Verständnis auf den Beginn dieses Kapitels mit den Absätzen zum Thema „Entgleisungen der *YIN-Qi/YANG-Qi*-Homöostase" zu verweisen.

Zur Differenzialdiagnose stehen uns einige leicht anwendbare Kriterien zur Verfügung:

- In der Praxis sehen wir in etwa 80 Prozent Schwächezustände. Der Grund dafür liegt darin, dass Patienten mit einem Füllezustand häufig die üblichen medizinischen Einrichtungen aufsuchen, während erst chronische, verzweifelte Fälle, denen niemand sonst helfen konnte, den Weg zum Akupunkteur finden.
- Wichtig ist in diesem Zusammenhang auch die Feststellung, dass sich Füllezustände sogar auf dem Boden einer Schwäche entwickeln können – und umgekehrt! Ein völlig gesunder Mensch wird die meisten pathologischen Agenzien ohne große Mühe abwehren. Erst wenn er allgemein oder in einem Meridian eine grundlegende Schwäche aufweist, kann das Agens seinen krank-

machenden Einfluss entfalten. Demnach müssen wir zwar im akuten Füllestadium sedierend einwirken, wenige Stunden oder Tage danach präsentiert sich uns aber meist die zugrunde liegende Schwäche, die einer Tonisierung bedarf.

- Ein Blick in die physikalische Medizin macht dieses Umschlagen von einem Zustand in den anderen sehr deutlich: Ein Patient mit Gonarthrose erfährt durch Wärmeanwendungen (Tonisierung) bedeutende Linderung. Exazerbieren seine Beschwerden z. B. durch körperliche Überlastung oder durch klimatische Einflüsse, führt das zu einer Entzündung des Kniegelenks, die eventuell sogar mit einem Erguss einhergeht. In diesem Zustand wäre die Wärmeanwendung absolut kontraindiziert, Eis (Sedierung) kann aber eine sinnvolle Therapie darstellen. Einige Tage nach dem akuten Schub klingen die akuten Fülle-Beschwerden ab und es kann wieder Wärme angewendet werden.

**Therapeutische Konsequenz** Aus der Analyse der genannten Kriterien soll differenziert werden, ob ein Meridian, Organ bzw. Funktionskreis in Fülle oder Schwäche ist bzw. in welchem Status der gesamte Patient ist. Nach diesem Befund wird die Intensität der Nadelstimulation ausgerichtet.

### Hitze- oder Kälteerkrankung?

Eine weitere Differenzierung einer Funktionskreis-Erkrankung betrifft die Frage, ob es sich um eine Hitze- oder Kälteerkrankung handelt. Dabei ist unbedeutend, ob die Erkrankung durch eine Hitze- oder Kälteschädigung ausgelöst wurde oder ob das klinische Bild wie Hitze oder Kälte imponiert. Die Beantwortung dieser Frage gibt wieder vor, wie die Akupunkturpunkte stimuliert werden müssen. Dabei leitet sich das Verständnis dieser Zusammenhänge wieder aus der physikalischen Medizin ab: Bei Hitze muss Kälte angewendet werden, bei Kälteerkrankungen hingegen Wärme (Moxa). Daraus folgt, dass die Moxibustion von Akupunkturnadeln sicherlich eine sehr sinnvolle Vorgangsweise ist, aber nicht unreflektiert angewendet werden darf, wie wir auch nicht unüberlegt bei allen Patienten Moorpackungen verschreiben würden.

Die Differenzierung beruht auf den in ➤ Tab. 9.10 aufgeführten Unterscheidungskriterien.

Diese offensichtlich unterschiedlichen Zustandsbilder verlangen eine abgestimmte Therapie. Dabei gelten die in ➤ Tab. 9.11 genannten Richtlinien.

**Tab. 9.10** Typische Unterscheidungskriterien zwischen Hitze und Kälte

| Hitze | Kälte |
|---|---|
| 1. Lokal:<br>– Rötung<br>– Hitzegefühl<br>– Entzündungszeichen<br>– heftige, brennende Schmerzen | 1. Lokal:<br>– Blässe<br>– Kältegefühl<br>– Steifigkeit<br>– Durchblutungsstörungen<br>– dumpfe Schmerzen |
| 2. Allgemein:<br>– Unruhe<br>– Durst<br>– Verlangen nach kalten Getränken<br>– spärlicher, dunkler Urin<br>– Obstipation<br>– Zungenkörper: rot, trocken, klein<br>– Zungenbelag: dick, gelb bis bräunlich<br>– Puls: schnell | 2. Allgemein:<br>– großes Ruhebedürfnis<br>– Müdigkeit<br>– Wärmebedürfnis<br>– Blässe<br>– reichlich Auswurf<br>– reichlicher, klarer Urin<br>– Durchfälle<br>– fehlender Durst<br>– Zungenkörper: blass, anämisch, geschwollen, feucht, groß<br>– Zungenbelag: weiß, feucht, fett, dünn<br>– Puls: langsam |

**Tab. 9.11** Therapeutische Konsequenzen aus der Unterscheidung zwischen Hitze und Kälte

| Hitze | Kälte |
|---|---|
| • keine Moxibustion,<br>• allgemeine und lokale Kälteanwendungen,<br>• Wasserpunkt des betroffenen Meridians,<br>• Stärkung des *YIN-Qi* (s. unter *YIN-Qi*-Schwäche). | • Moxa<br>• allgemeine und lokale Wärmeanwendungen,<br>• Feuerpunkte,<br>• Stimulation der Nierenenergie durch<br>– LG 4 Go,<br>– Ni 3 re Go,<br>– Ni 7 re Go,<br>– Bl 23 re Go (Angaben für den Rechtshänder) |

### Gibt es weitere Unterstützungsmöglichkeiten für den kranken Funktionskreis?

Die Meridiane stehen nicht beziehungslos nebeneinander, sondern sind innig miteinander vernetzt. Daher bieten die Regeln, die mit ihren Verknüpfungen arbeiten, einen besonders eleganten Weg für eine ganzheitliche und intensive Anwendung der Akupunktur. In diesem Abschnitt wollen wir uns kurz vor Augen führen, mit welchen meridianübergreifenden Techniken wir einen schwachen Funktionskreis oder ein schwaches Organ zusätzlich unterstützen können. Es sollen die verschiedenen Möglichkeiten und ihre Vorzüge nur so weit erwähnt werden, dass ein grober Überblick gewonnen werden kann.

**1. Das transversale *Luo***

Bei der Anwendung des transversalen *Luo* wird überschüssige Energie eines Meridians in seinen gekoppelten Meridian verlagert. Diese „Energieschleuse" wird durch die Gabe des *Luo*-Punkts des Füllemeridians und des Quellpunkts des energieschwachen Meridians aktiviert. Wie in einer Einbahnstraße fließt die Energie nur in einer Richtung.

- Der Vorteil gegenüber dem Einsatz des Sedierungspunkts besteht darin, dass dieser die überschüssige Energie in das Gesamtsystem ableitet, während der Einsatz des transversalen *Luo* die Energie im Funktionskreis hält.

9

- Ein Beispiel soll diesen Vorteil erläutern: Wenn ein Patient sehr stressanfällig ist und in spannungsgeladenen Situationen immer wieder mit Kopfschmerzen reagiert, liegt eine chronische Schwäche des Funktionskreises Leber/Gallenblase zugrunde. Die Leber ist für Entspannung und Stressverarbeitung zuständig. Im akuten Anfall liegt nun eine Fülle des Gallenblasen-Meridians vor, die über den Sedierungspunkt Gb 38 auf das Gesamtsystem verteilt oder über den *Luo*-Punkt Gb 37 in Richtung Leber (konkret Richtung Le 3) abgeleitet werden kann. Im zweiten Fall kommt somit die pathologische Fülle der Galle indirekt der Leber zugute, tonisiert sie und wirkt somit prophylaktisch einem weiteren Anfall entgegen.
- Wenn wir die überschüssige Energie eines Meridians im Funktionskreis halten wollen, müssen wir den *Luo*-Punkt gegenüber dem Sedierungspunkt bevorzugen.

**2. Die drei Umläufe der Energie**

Jeweils vier Meridiane bilden, bildlich gesprochen, eine Meridianfamilie: zwei *Yang*-Brüder und zwei *Yin*-Schwestern, die sich wechselseitig unterstützen können. Somit trachten wir danach, die Schwäche eines Meridians auch unter Ausnutzung dieser Beziehung zu beheben. Ein häufiges Beispiel leitet sich aus der vorderen Meridianfamilie ab („vorderer Umlauf der Energie" – Lu/Di/Ma/MP): Hauterkrankungen (Einflussbereich der Lunge) heilen meist erst aus, wenn gleichzeitig die Verdauungsfunktion (Ma/MP/Di) mitberücksichtigt und in Ordnung gebracht wird. Gleiches gilt für Erkrankungen der Nasennebenhöhlen (Einflussbereich des Dickdarms), die sich ebenfalls erst nach Behandlung der drei anderen Meridiane des vorderen Umlaufs nachhaltig verbessern.

## Zusammenfassung

Zusammenfassend kann gesagt werden, dass ein Akupunkturpunkt nicht nur seinen eigenen Meridian, sondern auch die drei anderen Meridiane seiner Familie beeinflusst.

**3. Die fünf Wandlungsphasen**

Die Regel von den fünf Wandlungsphasen oder fünf Elementen zeigt äußerst interessante Zusammenhänge zwischen den einzelnen Meridianen und daraus abgeleitete Therapiemöglichkeiten auf. Über diese Zusammenhänge ist eine intensive Tonisierung und eine ausgeprägte Sedierung einer Wandlungsphase möglich. Die Mutter-Kind-Regel ist der prominenteste Teil dieses Systems, der die Möglichkeit zur Stärkung eines schwachen Funktionskreises durch Tonisierung seines Mutterelements aufzeigt. Neben diesem fördernden oder hervorbringenden Zyklus erfüllt der kontrollierende Zyklus eine besonders wertvolle Aufgabe für die kybernetische Steuerung des Organismus und ist für die Therapie dementsprechend wertvoll.

**Die Regel „Mittag – Mitternacht" – traditionelle und neuere Aspekte** Die Lebensenergie durchfließt in einem zirkadianen Rhythmus ständig alle Organe und Hauptmeridiane im Sinne einer Sinuskurve. Dabei weist ein Organ innerhalb eines Tages ein energetisches Maximum von 2 Stunden und dazu um 12 Stunden verschoben, ein energetisches Minimum auf. Ein probater Vergleich dafür ist die La-Ola-Welle in einem Stadion, wo zwar ein ständiger Grundpegel an Energie vorhanden ist, die Energie jedoch innerhalb einer Besuchergruppe ein Maximum erfährt, wenn die La-Ola-Welle gerade diese erfasst.

**Das 24-Stunden-Schema:** Beide nach dieser Regel zusammengehörende Meridiane unterscheiden sich in ihrem energetischen Maximum um 12 Stunden. Es steht ein Yin-Meridian mit einem Yang-Meridian in Verbindung. Ein Meridian zieht über die obere, der andere über die untere Extremität (➤ Abb. 9.3):

Die Verbindung wird durch die sogenannten Durchgangs- oder *Luo*-Punkte hergestellt, wobei diese auch am besten diagonal gegeben werden sollten. Bei dieser Technik entsteht in der Körperakupunktur eine „dynamische Diagonale", dabei ist für eine Wirkungsverstärkung zusätzlich die Behandlung des Punktes KG 12 empfehlenswert. Der Energiefluss ist im Gegensatz zum transversalen *Luo*-Gefäß im Sinne einer energetischen Zweibahnstraße, ermöglicht also einen Energiefluss in beide Richtungen. Durch die Anwendung dieser Regel wird, wie später dargestellt, nicht nur ein exzellenter *YIN-Qi/YANG-Qi*-Ausgleich hergestellt, sondern auch massiv Einfluss auf den *Qi*-Fluss ausgeübt. Die Indikationen für deren Anwendung sind mannigfaltig und beschränken sich meines Erachtens nicht nur auf Probleme, die an bestimmte Tages- oder Nachtzeiten gebunden sind, sondern sind beinahe als ubiquitär anzusehen. Ihre wichtige kybernetische Aufgabe besteht darin, die *Qi*-Zirkulation von oben nach unten und umgekehrt reibungslos zu gestalten.

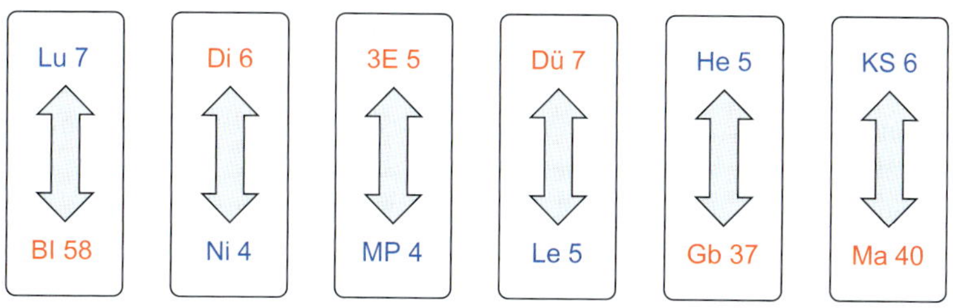


**Abb. 9.3** *YIN-Qi/YANG-Qi*-Ausgleich

Folgende angeführte Möglichkeiten sind nur als Beispiele zu werten und ließen sich problemloslos um viele Anwendungsmöglichkeiten erweitern.

**Lunge 7 – Blase 58**
Maximalzeiten: Lunge 3–5 Uhr und Blase 15–17 Uhr.

Die Ausscheidungsfunktion der Blase kann durch die Punkte Bl 58 (*Luo*-Punkt Blase) und Lu 7 (*Luo*-Punkt Lunge) verbessert werden. Lunge 7 hat eine vorwiegend absenkende energetische Richtung und kann dadurch die Miktion, z. B. bei Restharnbildung, unterstützen. Des Weiteren findet diese Punktekombination häufig auch bei Rückenproblemen Anwendung („Gram gebeugt"), wenn diese im Rahmen einer depressiven Verstimmung oder von Schuldgefühlen auftreten. Auch bei einem Lungen-*YANG-Qi*-Mangel anderer Genese finden sich oft Probleme im Bereich der Wirbelsäule, sprich Blasen-Meridian. Rezidivierende Cystitis kann u. a. aufgrund eines Mangels an Abwehrenergie auftreten, für deren Bereitstellung letztendlich wiederum die Lunge zuständig ist. Auch auffallende Energielosigkeit zur Zeit der Blase (15–17 Uhr) kann ihre Ursache in einer Lungenproblematik haben.

**Dickdarm 6 – Niere 4**
Maximalzeiten: Dickdarm 5–7 Uhr und Niere 17–19 Uhr.

Allergien (z. B. Heuschnupfen, Asthma, allergische Ekzeme) erklären sich häufig auch aus einem Mangel an Erbenergie im oberen Erwärmer. Durch die Anwendung der Punktekombination kann Erbenergie von der Niere direkt in den oberen Erwärmer gebracht werden. Gerade anhand dieses Beispiels sieht man die Bedeutung von KG 12 (Alarmpunkt des mittleren Erwärmers): Wir wissen, dass KG 12 häufig durch eine Quecksilberbelastung blockiert wird. So wird verständlich, dass besonders bei einer solchen Belastung die Erbenergie nur ungenügend zum Dickdarm- und dadurch in weiterer Folge zum Lungen-Meridian hochsteigen kann. Würde man nun den Bereich des *YANG-Qi* der Niere stimulieren, ohne die Mitte zu öffnen, wäre das gleichbedeutend mit dem Einheizen in einem Zimmer bei geschlossener Türe, wobei das andere Zimmer natürlich nicht warm werden kann.

Die Niere kontrolliert die unteren Körperöffnungen (Urethra und Anus), den Anus über die energetische Kurzschlussverbindung der Mittag-Mitternacht-Regel zum Dickdarm. Gerade morgendliche Durchfälle können in die Richtung eines Nieren-*YANG-Qi*-Mangels deuten. Der Dickdarm ist auch für eine morgendliche Befreiung von sowohl materiellem als auch immateriellem Ballast erforderlich und wird in dieser Funktion von einer guten Nierenfunktion unterstützt. Sehr belastende Ereignisse, über die man oft nicht gerne spricht (nicht loslassen können), Ereignisse, die sprichwörtlich „an die Niere gehen", können durch die Behandlung über diese Punktekombination in ihrer Negativwirkung abgemildert werden. Übermäßige Sparsamkeit, Habgier, Geiz, aber auch Verschwendungssucht sind auf eine Disharmonie im Dickdarm zurückzuführen und können damit auch auf eine Nierenpathologie hinweisen.

**Magen 40 – Kreislauf 6**
Maximalzeiten: Magen 7–9 Uhr und Kreislauf 19–21 Uhr.

Asthma mit ausgeprägter Bronchospastik macht häufig die Anwendung dieser Punktekombination (und so wie immer auch KG 12) erforderlich: Magen 40 ist der Beta-2-Mimetikum-Punkt mit daraus resultierender bronchospasmolytischer Wirkung, während Kreislauf 6 *Qi*-Stagnationen im Thorax auflösen kann. Kreislauf 6 unterstützt den Magen auch in seiner verdauenden Wirkung (senkt rebellierendes Magen-Qi) und hilft damit, „schwer Verdauliches" besser verarbeiten zu können. Bekanntermaßen besitzt eben Kreislauf 6 auch ausgeprägte psychosomatische Wirkung.

**Milz/Pankreas 4 – 3-Erwärmer 5**
Maximalzeiten: Milz/Pankreas 9–11 Uhr und 3-Erwärmer 21–23 Uhr.

Wir kennen die Verbindung Interferon (= MP 4) und Thymuspunkt (= 3E 5) als zentrale Punkte der Immunachse in der Aurikulomedizin. Durch den klassischen Hintergrund der Mittag-Mitternacht-Regel wird diese enge energetische Verbindung verständlich. Gerade bei immunologischen Problemen, wie Morbus Crohn, Colitis ulcerosa oder auch multiple Sklerose, ist diese Punktekombination sehr hilfreich. Die Milz ist für die Trennung von Reinem (oder auch Wichtigem) und Unreinem (oder auch Unwichtigem) sowohl in materieller als auch immaterieller Sicht hauptverantwortlich. Somit ist die Zeit der Milz die Zeit, in der wir am besten lernen, uns konzentrieren und aufnehmen können. Dabei hat der 3-Erwärmer vernetzende Funktion von Körper, Seele sowie Geist und ist damit unabdingbarer Bestandteil eines funktionierenden Verdauungssystems für materielle, emotionale und geistige Nahrung. Die verschiedenen, durch die Funktion der Milz aufgebauten und regenerierten Energieformen müssen besonders zur Maximalzeit des 3-Erwärmers durch diesen optimal verteilt werden. Bei (Ein-)Schlafstörungen zu dieser Zeit deshalb immer auch an die Funktionen der Milz und des 3-Erwärmers denken.

**Herz 5 – Gallenblase 37**
Maximalzeiten: Herz 11–13 Uhr und Gallenblase 23–1 Uhr.

Erlöschendes Herzfeuer (Herz-*YANG-Qi*-Mangel) lässt einen Menschen nach der 12-Stunden-Regel im ungünstigen Fall mut- und strukturlos werden, denn diese Eigenschaften werden der Galle zugeordnet. Lodert Herzfeuer andererseits jedoch übermäßig, kann sich leicht Übermut, Ungeduld oder Aggression breitmachen, was zu falschem „Timing" oft an sich guter Ideen führen kann. Eine gute Gallenblasenfunktion ermöglicht erst, dass die Ideen und Innovationen des Herzens mit entsprechendem Mut zum richtigen Zeitpunkt umgesetzt werden und wir auch zu unseren Entscheidungen stehen können. „Wut im Bauch" (*Yang*-Emotion der Galle) raubt uns oft den Schlaf, weil das *Shen* des Herzens durch das pathologische *YANG-Qi* der Galle (Wut) „aufgewühlt" wird.

**Dünndarm 7 – Leber 5**

Maximalzeiten: Dünndarm 13–15 Uhr und Leber 1–3 Uhr.

Bei Entscheidungen helfen uns nicht immer nur Vernunftargumente. Die alleinige Vernunft hilft deshalb oft nicht so richtig weiter, weil es für alles ein Pro und Kontra gibt. Der Dünndarm in seiner Funktion des Trennens des Reinen und Guten vom Trüben und Schlechten („Bauchgefühl") wird dabei von der Dynamik der Leber unterstützt. Auffällige Unsicherheit eines Menschen ist deshalb häufig auf ein mangelndes Zusammenwirken der Funktionen von Dünndarm und Leber zurückzuführen. Bei Leber-*Qi*-Stagnation (eine der häufigsten in unserer Zeit vorkommenden Pathologien) bis hin zum „Leber-Burn-out" ist man gerade im Nacken und Schultergürtelbereich (dem Meridiangebiet des Dünndarms zugeordnet) verspannt, wobei sich dieser Muskelspasmus über die Kurzschlussverbindung von Dünndarm und Leber über die Mittag-Mitternacht-Regel erklären lässt.

**Fazit:** Die in ➤ Abb. 9.3 angegebenen *Luo*-Punkte sind als „dynamische Diagonale" (rechts – links/oben – unten) häufig zusammen mit dem Punkt KG 12 als „Brückenpunkt der Mitte" für eine elegante und wirkmächtige Behandlung sehr zu empfehlen.

**Die Regel „Ehemann – Ehefrau"** Besonders effektiv und elegant sind Methoden, bei denen die Energielage mehrerer Meridiane gleichzeitig behandelt wird, indem Verknüpfungen der Meridiane untereinander ausgenutzt werden. Damit kann ein Energieungleichgewicht kybernetisch-ganzheitlich ausgeglichen und ein besonders harmonischer Zustand erreicht werden. Diese Methoden haben den zusätzlichen Vorteil, dass der Patient aufgrund der Nadeleinsparung weniger Nadeleinstiche hinnehmen muss.

Grundlagen der „Ehemann-Ehefrau-Regel": Wir erreichen einen Energieausgleich innerhalb des *YIN-Qi* oder innerhalb des *YANG-Qi*, weil jeweils zwei *Yang*- oder zwei *Yin*-Meridiane einander zugeordnet sind. Bei Anwendung dieser Regel wird immer ein Tonisierungspunkt des einen Meridians mit einem Sedierungspunkt des Partnermeridians kombiniert. Die dahinterliegende therapeutische Idee leitet sich vom äußerst streng-patriarchalischen Gesellschaftssystem des alten chinesischen Reichs ab, bei dem der Ehemann unumschränkter Herr über seine Gattin war. Dementsprechend besagt die Regel, dass die Stärke des Ehemanns entscheidend für die Kontrolle der Ehefrau ist. Je stärker und dominanter der Ehemann wird, umso kontrollierter – im pathologischen Fall unterdrückter – wird die Ehefrau. Umgekehrt kann aber die Ehefrau dagegen „rebellieren" – vor allem, wenn man sie über den Tonisierungspunkt stärkt – und so kann die Ehefrau ausgleichend auf den Ehemann (Stechen des Sedierungspunktes) wirken. Wie über eine Wippschaukel (➤ Abb. 9.4) stehen die jeweiligen Partner in einer reziproken Wechselwirkung und beeinflussen die Energielage des Gegenüber.

Die vorgegebenen Paarungen leiten sich von der Fünf-Elementen-Lehre ab, indem der kontrollierende Kreislauf (also nicht der fördernde Kreislauf!) nachempfunden wird; die üblicherweise verwendeten Paarungen sind:

**YANG-Partner**

- Dünndarm kontrolliert Dickdarm, umgekehrt „Rebellion" möglich
- Gallenblase kontrolliert Magen, umgekehrt „Rebellion" möglich
- Blase kontrolliert 3-Erwärmer, umgekehrt „Rebellion" möglich

**YIN-Partner**

- Herz kontrolliert Lunge, umgekehrt „Rebellion" möglich
- Leber kontrolliert Milz/Pankreas, umgekehrt „Rebellion" möglich
- Niere kontrolliert Kreislauf, umgekehrt „Rebellion" möglich

**Anwendung der Regel:** Wie bereits erwähnt, wird jeweils ein Partner dieser Paarung mit seinem Tonisierungspunkt tonisiert, dem anderen Partner wird über seinen Sedierungspunkt Energie entzogen. Diese Regel hat eine große therapeutische Wichtigkeit aus zwei Gründen:

1. Pathologische Fülle breitet sich aus dem Gesichtspunkt der fünf Wandlungsphasen vor allem entlang des kontrollierenden Kreislaufs aus. Dadurch wird die **zweitfolgende Phase** massiv geschwächt, es liegt also folgende Situation vor: Fülle „des Großvaters/der Großmutter" und Übergreifen der Pathologie auf „den Enkel/die Enkelin" mit Hemmung derselben. Mit Kenntnis dieser Regel kann nun der Entgleisung massiv entgegengewirkt werden, indem die eine Seite tonisiert und die andere sediert wird.
2. Aus schulmedizinischer Sicht sind die Paarungen, wie die folgenden Beispiele zeigen werden, sehr gut nachvollziehbar und häufig. Dementsprechend empfiehlt sich die Anwendung dieser Regel bei vielen Fällen von organischem Leiden.

**Beispiele aus der Praxis:**

Stressgastritis: Durch Spannung, Ärger und Zorn baut sich eine Fülle der Gallenblase auf, die entlang des kontrollieren-

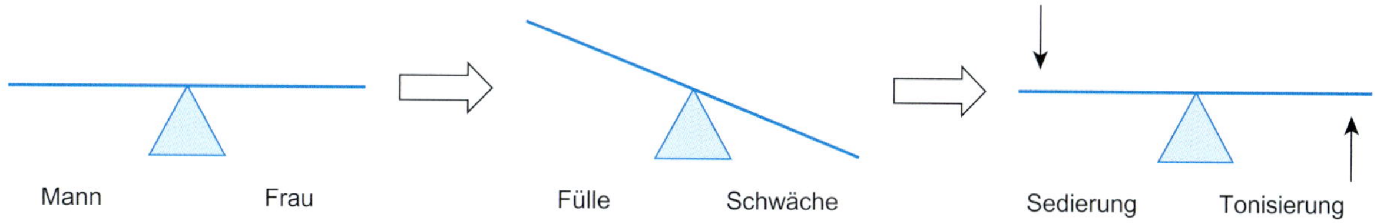


**Abb. 9.4** Wippschaukel

9

den Kreislaufs in den Magen eindringen kann. Als Folge bildet sich eine Stressgastritis aus.

Therapie im Sinne der „Rebellion“: Ma 41 li Go und Gb 38 re Si.

Verdauungsstörungen unter Stress: Stress, Spannung und Zorn können aber auch zu einer Fülle der Leber führen, die wiederum entlang des Kontrollzyklus in die Mitte (Milz/Pankreas) eindringt. Dann zeigen sich Symptome wie Durchfälle, Bauchschmerzen, Verdauungsinsuffizienz und Appetitverlust.

Therapie im Sinne der „Rebellion“: MP 2 li Go und Le 2 re Si.

### 4. Antike Punkte und ihr therapeutischer Einsatz

*Manfred Reininger*

**Allgemeine Vorbemerkungen**

Die Antiken Punkte waren die ursprünglichsten Punkte eines Meridians. Sie liegen zwischen den Fingerspitzen und Ellbogen bzw. zwischen den Zehenspitzen und Kniegelenken. Jeder Meridian hatte in den Urzeiten der Akupunktur in diesem Abschnitt jeweils fünf Punkte aufgewiesen. In den Anfängen der Akupunktur ging man davon aus, dass alle Punkte distal von Ellbogen und Kniegelenk liegen, damit die damaligen Heiler auch Frauen am Hof des Kaisers behandeln konnten. Der komplette Körper einer Frau durfte nicht angesehen werden, sondern nur die distalen Abschnitte der Arme und Beine. Diese wurden durch die Öffnung in einem Vorhang hervorgestreckt. Damit konnten der Puls getastet und die Punkte genadelt werden.

Um die Energetik der Antiken Punkte besser verstehen zu können, werden diese mit fünf Stationen eines Flusslaufs verglichen. Unabhängig davon, ob es sich um einen *Yin*- oder *Yang*-Meridian der oberen oder unteren Extremität handelt, ist der Großteil des Energiestroms immer vom distalsten Punkt eines Meridians nach proximal gerichtet: Der Fluss entspringt am distalsten Punkt des Meridians, diesen Punkt bezeichnen wir als Ursprungs-*Jing*-Punkt.

Nach proximal hin wird aus dem Ursprung eine Quelle, diese Station wird durch den zweitdistalsten Punkt des Meridians markiert und wird als Quell-*Ying*-Punkt bezeichnet. Die Quelle schwillt an zu einem Bach, der dritte Punkt des Meridians, und heißt Bach-*Shu*-Punkt. Zwischen dem Bach-*Shu*-Punkt und dem nächstfolgenden Antiken Punkt, dem Fluss-*Jing*-Punkt, wurden in späterer Zeit der eine oder andere Punkt eingefügt, sodass der Fluss-*Jing*-Punkt nicht immer der vierte Punkt von distal ist! Schließlich mündet der Strom im Ellbogen- bzw. Kniegelenksbereich in das Meer. Dieser Punkt wird als Meer-*He*-Punkt bezeichnet (➤ Tab. 9.12).

**NOMENKLATUR**

1. Antiker Punkt: Ursprungs-*Jing*-Punkt (früher: Ting-Punkt)
2. Antiker Punkt: Quell-*Ying*-Punkt (früher: Yong-Punkt)
3. Antiker Punkt: Bach-*Shu*-Punkt (früher: Yü-Punkt)
4. Antiker Punkt: Fluss-*Jing*-Punkt (früher: King-Punkt)
5. Antiker Punkt: Meer-*He*-Punkt (früher: Ho-Punkt)

**Wirkung der Antiken Punkte:**

Der Meridianverlauf im Streckenabschnitt der Antiken Punkte liegt wesentlich oberflächlicher als der Rest des Meridians. Daraus können im Wesentlichen zwei Folgerungen abgeleitet werden:

- Die Antiken Punkte verfügen über eine wesentlich *dynamischere Wirkung* als die übrigen Meridianpunkte.
- Die Antiken Punkte sind sehr umweltexponiert und stehen deshalb mit den äußeren pathogenen Faktoren in Verbindung.

**Dynamischer Aspekt der einzelnen Antiken Punkte:**

**Ursprungs-*Jing*-Punkt:** Der peripherste Punkt des Meridians, der Ursprung. Am Ursprungs-*Jing*-Punkt liegt der Meridian am oberflächlichsten und ist am zartesten konfiguriert. Seine Energie ist deshalb noch sehr labil, leicht und rasch beeinflussbar, die Wirkung akut. Die energetische Richtung ist zentrifugal. Mit den Ursprungs-*Jing*-Punkten gelingt es unter Ausnutzung der zentrifugalen energetischen Richtung, rasch äußere pathogene Faktoren auszuleiten (siehe auch unten). Die Ursprungs-*Jing*-Punkte gelten als Einschaltpunkte der sogenannten tendinomuskulären Meridiane (TMM), ein oberflächliches, den Körper schützendes Meridiansystem (beinhaltet in erster Linie Abwehrenergie).

**Quell-*Ying*-Punkt:** Der zweite Punkt des Meridians von distal, die Quelle. Die Quell-*Ying*-Punkte wirken allgemein, unabhängig ob im Yin- oder Yang-Bereich, gut Hitze ausleitend. Dazu weiter unten. Weiter besitzen sie eine ausgesprochene Dynamik und Kraft mit Beschleunigung und Aktivierung der Meridianenergie. Diese Wirkung kann sehr vorteilhaft mit der zentrifugalen energetischen Richtung des Ursprungs-*Jing*-Punktes der Meridianachse zur Beschleunigung des *Qi*-Flusses bei *Qi*-Stagnationen (Schmerz) und damit zur Ausleitung pathogener Faktoren innerhalb der Achse genutzt werden. Durch den Einsatz über die gesamte Meridianachse – und nicht nur über den Meridian hinweg – erhöht sich wesentlich der dynamische Effekt (➤ Abb. 9.5, ➤ Abb. 9.6).

**Tab. 9.12** Antike Punkte

| | *Yin*-Meridiane | *Yang*-Meridiane |
|---|---|---|
| Ursprungs-*Jing*-Punkt | Lu 11, M/P. 1, He 9, Ni 1, KS 9, Le 1 | Di 1, Ma 45, Dü 1, Bl 67, 3E 1, Gb 44 |
| Quell-*Ying*-Punkt | Lu 10, M/P. 2, He 8, Ni 2, KS 8, Le 2 | Di 2, Ma 44, Dü 2, Bl 66, 3E 2, Gb 43 |
| Bach-*Shu*-Punkt | Lu 9, M/P. 3, He 7, Ni 3, KS 7, Le 3 | Di 3, Ma 43, Dü 3, Bl 65, 3E 3, Gb 41(!) |
| Fluss-*Jing*-Punkt | Lu 8, M/P. 5, He 4, Ni 7, KS 5, Le 4 | Di 5, Ma 41, Dü 5, Bl 60, 3E 6, Gb 38 |
| Meer-*He*-Punkt | Lu 5, M/P. 9, He 3, Ni 10, KS 3, Le 8 | Di 11, Ma 36, Dü 8, Bl 40, 3E 10, Gb 34 |

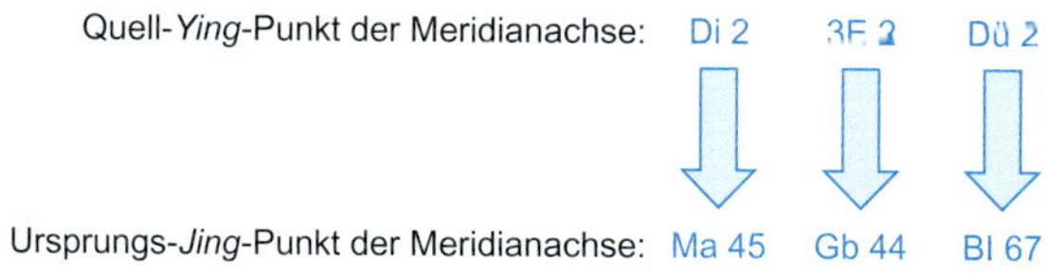


**Abb. 9.5** Die Meridianachsen im *Yang*-Bereich: von oben nach unten

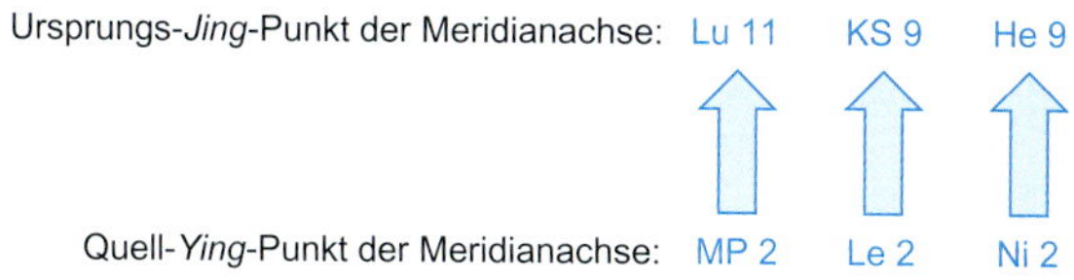


**Abb. 9.6** Die Meridianachsen im *Yin*-Bereich: von unten nach oben

**Beispiele:**

Migräne: Durch das Eindringen von Wind besteht eine *Qi*-Stagnation in der 3-Erwärmer-Gallenblase-Achse (*Shaoyang*-Achse). Eine Akutbehandlung kann durch den Quell-*Ying*-Punkt der Achse (3E 2; ➤ Abb. 9.7) gemeinsam mit dem Ursprungs-*Jing*-Punkt, Gb 44 (➤ Abb. 9.8), erfolgen.

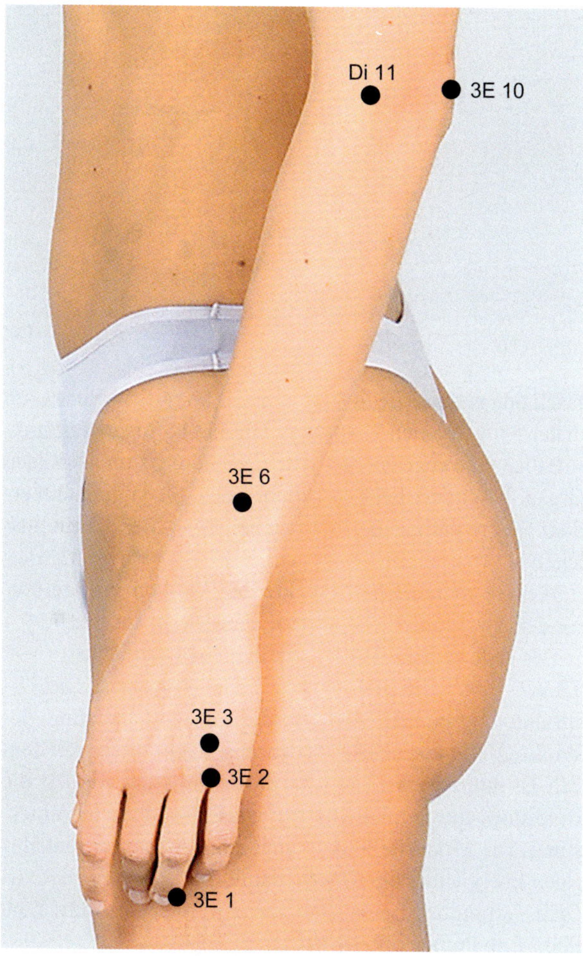


**Abb. 9.7**

Lumbago: Wind und Kälte blockieren den Blasen-Meridian und verursachen eine *Qi*-Stagnation und damit Schmerz in der Lumbalregion. Die betroffene Achse ist die Dünndarm-Blase-Achse *(Taiyang)*. Eine Behandlung könnte somit über die Punkte Dü 2 (➤ Abb. 9.9) und Bl 67 (➤ Abb. 9.10) erfolgen.

Schulter-Arm-Syndrom: Durch Zuglufteinwirkung ist das Nachvornheben des Armes schmerzhaft. Die betroffene Achse ist somit die Magen-Dickdarm-Achse (*Yangming*-Achse). Die *Qi*-Stagnation kann durch den Quell-*Ying*-Punkt Di 2 (➤ Abb. 9.11) und den Ursprungs-*Jing*-Punkt Ma 45 (➤ Abb. 9.12) behoben werden.

Kälte blockiert den Leber-Meridian: Schmerzen an der Innenseite des Oberschenkels mit Ausstrahlung in die Leiste und den Genitalbereich. Die betroffene Achse ist die Leber-Kreislauf-Achse *(Jueyin)*. Das *Qi* im Leber-Meridian wird durch Kälte blockiert. Ausleitung des pathogenen Faktors Kälte und Auflösung der *Qi*-Stagnation mit den Punkten Le 2 (➤ Abb. 9.13) und KS 9 (➤ Abb. 9.14).

**Bach-*Shu*-Punkt:** Der dritte Punkt des Meridians von distal. Der Bach-*Shu*-Punkt ist mit einem kleinen Wasserfall vergleichbar, wo die Kraft bereits ausreicht, äußere pathogene Faktoren tiefer in den Meridian zu verschleppen (transportieren = *Shu)*. Hier ergießt sich die Energie. Im Bereich

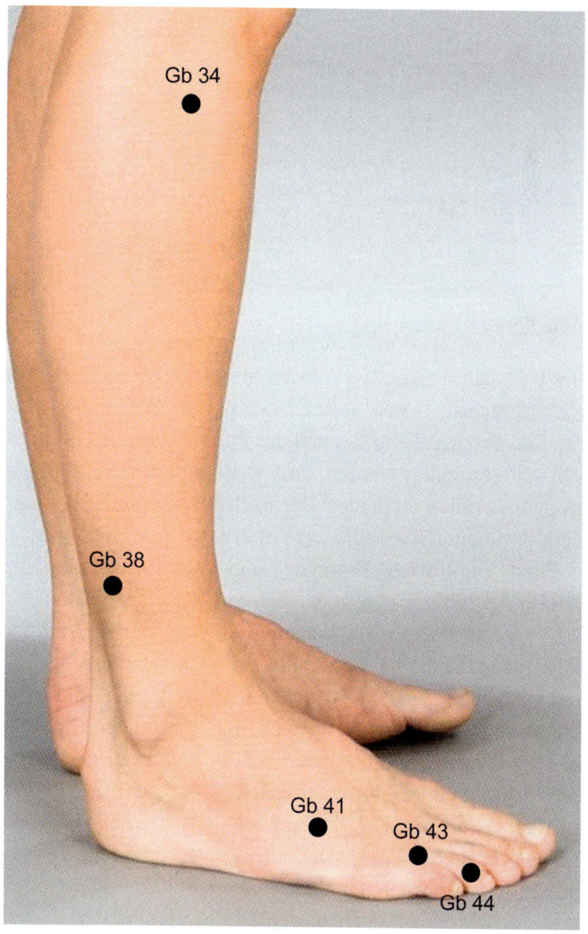


**Abb. 9.8**

9

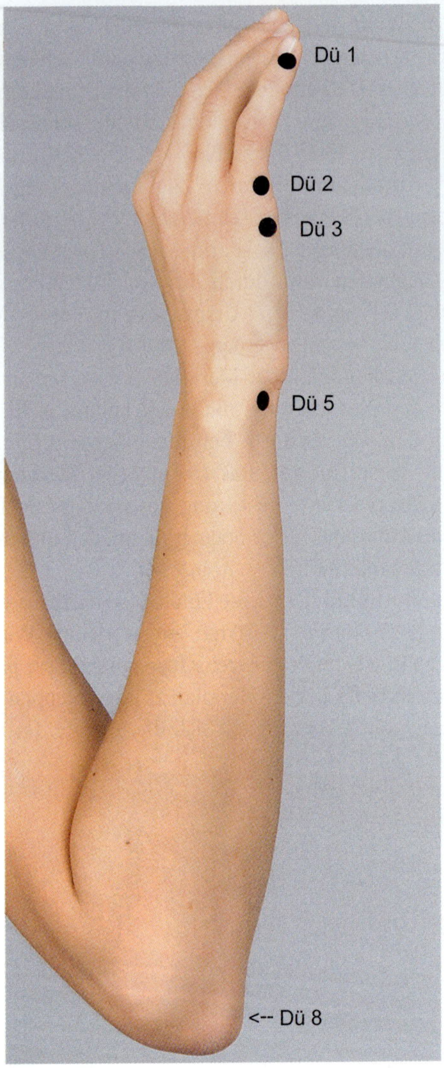


Abb. 9.9

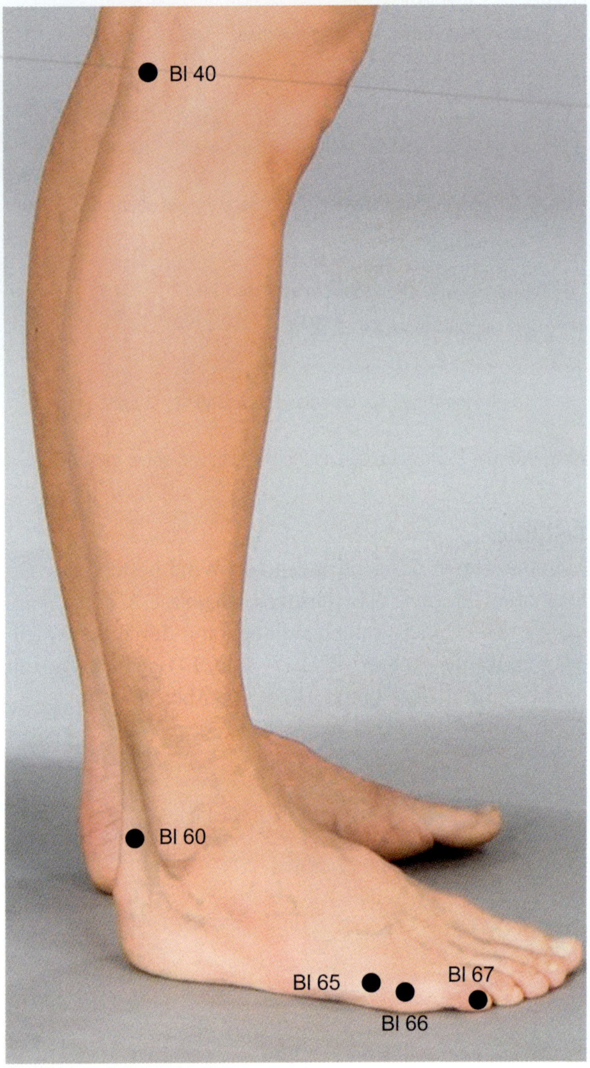


Abb. 9.10

9

des Bach-*Shu*-Punktes ist Abwehrenergie angehäuft, um dies zu verhindern. Durch Stechen des Bach-*Shu*-Punktes wird die Abwehrenergie im Bereich des Punktes gestärkt und damit soll verhindert werden, dass weitere pathogene Energie in den Meridian eindringt. Der Bach-*Shu*-Punkt ist bei den *Yin*-Meridianen mit dem Quellpunkt identisch.

**Fluss-*Jing*-Punkt:** Zwischen dem Bach-*Shu*- und dem Fluss-*Jing*-Punkt wurden in späteren Zeiten verschiedene weitere Meridianpunkte eingefügt, sodass der Fluss-*Jing*-Punkt meist nicht der vierte Punkt von distal ist. *Jing* bedeutet „ausleiten", „ausbooten". Über den Fluss-*Jing*-Punkt wird die in einen *Yin*-Meridian eingedrungene pathogene Energie in den benachbarten Gewebebereich, in Richtung von Gelenken, Knochen und Sehnen „ausgeleitet".

**Meer-*He*-Punkt:** Der Antike Punkt, der im Ellbogen- bzw. Kniegelenksbereich liegt. Die nach innen gerichtete, zentripetale Bewegung des *Qi* in diesem Bereich führt den peripher gelegenen Meridiananteil in den tiefer verlaufenden proximalen Meridiananteil. Die Wirkung ist wesentlich weniger rasch und entsprechend langsamer als beispielsweise wie am distalsten gelegenen Ursprungs-*Jing*-Punkt. Meer-*He*-Punkte haben eine enge energetische Verbindung zum jeweiligen Organ, besonders bei den Hohlorganen. Sie können außerdem äußere pathogene Faktoren aus *Yang*-Meridianen ausleiten.

Weitere **dynamische Aspekte der Antiken Punkte:** Besonders zwei zusätzliche Aspekte sind erwähnenswert:

Der erste Aspekt ist die Richtung des Energieflusses von *YANG*- bzw. *YIN-Qi* innerhalb eines Meridians: Die Ursprungs-*Jing*-Punkte sind für die Einwärtsbewegung des *YANG-Qi* von essenzieller Bedeutung, damit dieses mit dem *YIN-Qi* interferieren kann. In dieser Funktion werden die Ursprungs-*Jing*-Punkte von den Quell-*Ying*-Punkten unterstützt. Die Meer-*He*-Punkte hingegen steuern den zentrifugalen Energiefluss des *YIN-Qi,* damit dieses mit dem *YANG-Qi* in Verbindung treten kann. Darin werden diese durch die Fluss-*Jing*-Punkte unterstützt.

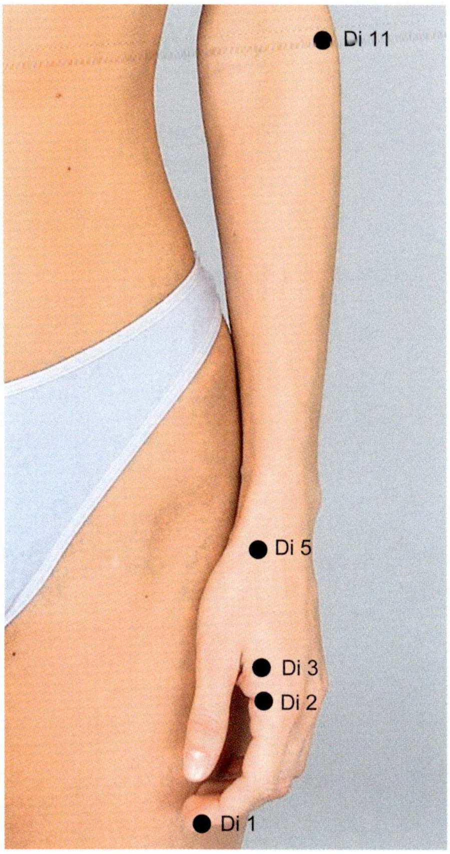


**Abb. 9.11**

Der zweite Aspekt betrifft die Ableitung der wichtigsten Steuerungspunkte, nämlich des Tonisierungs- bzw. des Sedierungspunktes aus den Antiken Punkten: Dazu sollte die Zuordnung der Antiken Punkte zu den Wandlungsphasen (Elementen) bekannt sein (siehe unten). Die Tonisierungspunkte sind besonders das konstitutionelle *YANG-Qi,* die Sedierungspunkte das konstitutionelle *YIN-Qi* betreffende Punkte. Um die Tonisierungs- und Sedierungspunkte ableiten zu können, müssen wir den Begriff des *„Element-im-Elemente-Punktes"* (E. i. E.-Punkt) näher definieren: Der Element im Elemente-Punkt ist jener Antike Punkt, der demselben Element (Wandlungsphase) zugeordnet ist, wie der gesamte Meridian.

**Beispiele:**

- Der Element-im-Elemente-Punkt der Milz: Die Milz ist dem Element Erde zugeordnet. Der Antike Punkt im *Yin*-Bereich, der dem Element Erde zugeordnet ist, ist der Bach-*Shu*-Punkt (3. Antiker Punkt). Somit ist der Bach-*Shu*-Punkt der Milz, MP 3 (➤ Abb. 9.15), der Element im Elemente-Punkt der Milz.
- Der Element-im-Elemente-Punkt der Blase: Die Blase ist dem Element Wasser zugeordnet. Der Antike Punkt im *Yang*-Bereich, der dem Element Wasser zugeordnet ist, ist der Quell-*Ying*-Punkt. Somit ist der Quell-*Ying*-Punkt, Bl 66 (➤ Abb. 9.10), der Element-im-Elemente-Punkt der Blase.

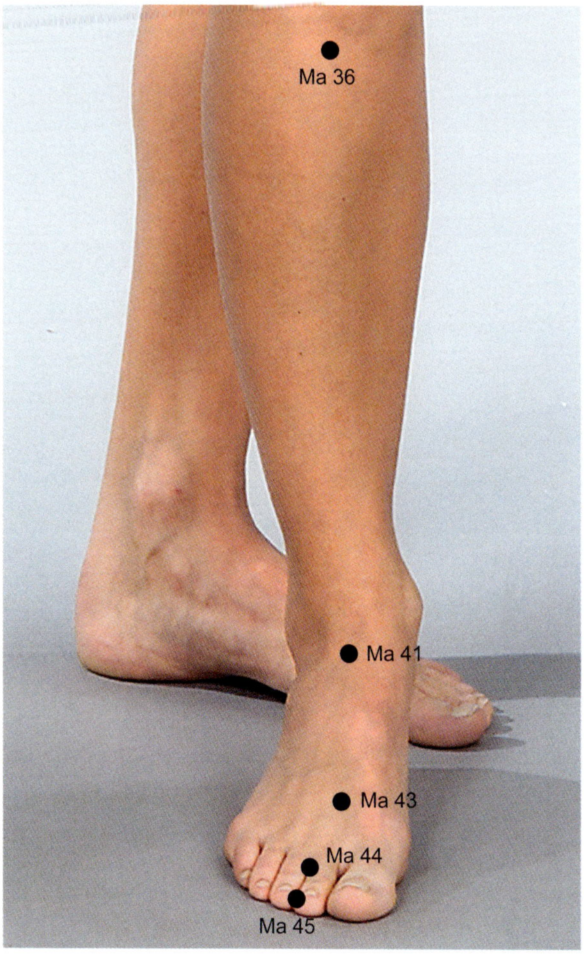


**Abb. 9.12**

Die Ableitung der Tonisierungs- und Sedierungspunkte erfolgt jeweils in zwei Schritten:

*Tonisierungspunkte:*

1. Element-im-Elemente-Punkt
2. Mutterpunkt des Element-im-Elemente-Punktes (= der dem E. i. E.-Punkt in der Mutter-Kind-Regel vorangehende Antike Punkt) = Tonisierungspunkt

*Sedierungspunkte:*

1. Element-im-Elemente-Punkt
2. Kindpunkt des Element-im-Elemente-Punktes (= der dem E. i. E.-Punkt in der Mutter-Kind-Regel nachfolgende Antike Punkt) = Sedierungspunkt

Beachten Sie bitte die unterschiedliche Zuordnung der Antiken Punkte zu den Elementen im *Yin-* und *Yang*-Bereich. Diese wird später ausführlich erläutert. Jeweils zwei Beispiele für den *Yin-* und den *Yang*-Bereich sollen dies veranschaulichen:

- Der Tonisierungspunkt der Niere:
  1. Schritt: Element im Elemente-Punkt: Die Niere ist dem Wasser zugeordnet. Der Antike Punkt im *Yin*-Meridianbereich, der dem Wasser zugeordnet ist, ist der Meer-*He*-Punkt. Der Meer-*He*-Punkt Ni 10 (➤ Abb. 9.15) ist der E. i. E.-Punkt.

9

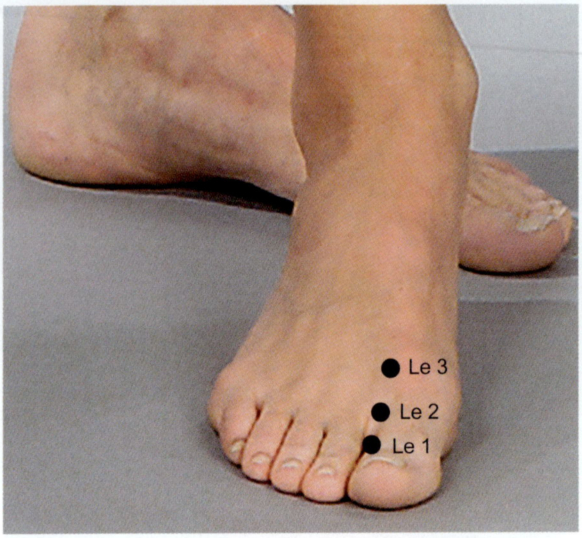


Abb. 9.13

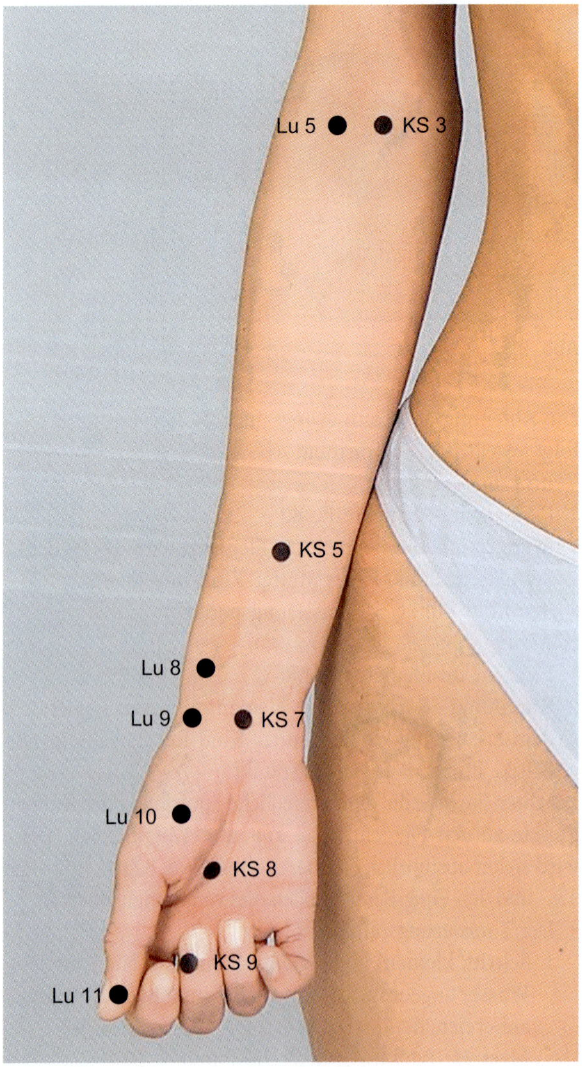


Abb. 9.14

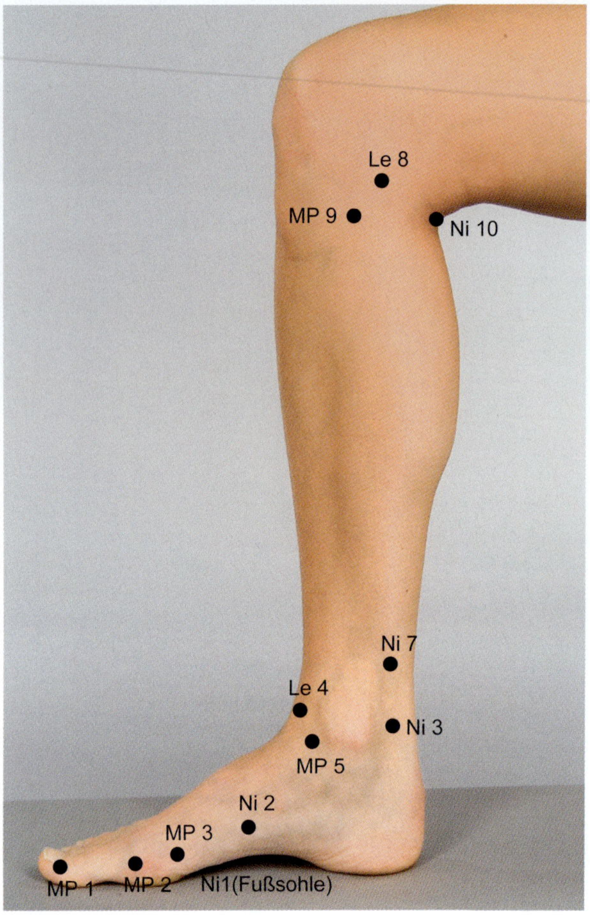


Abb. 9.15

2. Schritt: Ableitung des Mutterpunktes = Tonisierungspunkt: Der Antike Punkt, der dem Meer-*He*-Punkt in der Mutter-Kind-Regel vorangeht, ist der Fluss-*Jing*-Punkt. Dieser ist somit der Tonisierungspunkt der Niere (Ni 7; ➤ Abb. 9.15).

- Der Sedierungspunkt des Kreislaufs:
  1. Schritt: Element im Elemente-Punkt: Der Kreislauf ist dem Feuer zugeordnet. Der Antike Punkt im *Yin*-Meridianbereich, der dem Element Feuer zugeordnet ist, ist der Quell-*Ying*-Punkt (= E. i. E.-Punkt = KS 8; ➤ Abb. 9.14).
  2. Schritt: Ableitung des Kindpunktes = Sedierungspunkt: Der Antike Punkt, der dem Quell-*Ying*-Punkt in der Mutter-Kind-Regel nachfolgt, ist der Bach-*Shu*-Punkt. Der Bach-*Shu*-Punkt ist somit der Sedierungspunkt des Kreislaufs (KS 7; ➤ Abb. 9.14).
- Der Tonisierungspunkt des Magens:
  1. Schritt: Element im Elemente-Punkt: Der Magen ist der Erde zugeordnet. Der Antike Punkt im *Yang*-Meridianbereich, welcher der Erde zugeordnet ist, ist der Meer-*He*-Punkt. Der Meer-*He*-Punkt Ma 36 (➤ Abb. 9.12) ist der E. i. E.-Punkt.

2. Schritt: Ableitung des Mutterpunktes = Tonisierungspunkt: Der Antike Punkt, der dem Meer-*He*-Punkt in der Mutter-Kind-Regel vorangeht, ist der Fluss-*Jing*-Punkt. Der Fluss-*Jing*-Punkt ist somit der Tonisierungspunkt des Magens (Ma 41; ➤ Abb. 9.12).

- Der Sedierungspunkt der Gallenblase:
  1. Schritt: Element im Elemente-Punkt: Die Gallenblase ist der Wandlungsphase Holz zugeordnet. Der Antike Punkt im *Yang*-Meridianbereich, der dem Holz zugeordnet ist, ist der Bach-*Shu*-Punkt (Gb 41; ➤ Abb. 9.8).
  2. Schritt: Ableitung des Kindpunktes = Sedierungspunkt: Der Antike Punkt, der dem Bach-*Shu*-Punkt in der Mutter-Kind-Regel nachfolgt, ist der Fluss-*Jing*-Punkt. Dieser ist somit der Sedierungspunkt der Gallenblase (Gb 38; ➤ Abb. 9.8).

Zur **umweltexponierten Lage** der Antiken Punkte und damit zur **Verbindung mit den äußeren pathogenen Faktoren:**

Aus diesem Umstand sind drei Folgerungen ableitbar:

- Ausleitung pathogener Faktoren aus Meridianen/Meridianachsen
- Richtungsweisende Wirkung für die Bewegung des *YANG-* und des *YIN-Qi* zwischen oben und unten
- Eine der Charakteristik des pathogenen Faktors entsprechende Wirkung

Zum besseren Verständnis sollte die Zuordnung der Wandlungsphasen und bioklimatischen Faktoren zu den Antiken Punkten bekannt sein:

Die Zuordnung der Wandlungsphasen und bioklimatischen Faktoren ist im *Yin*-Bereich eine andere als im *Yang*-Bereich.

Zuordnung im *Yin*-Bereich: Die Zuordnung beginnt beim „weichen" Holz; der Ursprungs-*Jing*-Punkt ist dem Holz/Wind zugeordnet. Die anderen Antiken Punkte folgen dem Mutter-Kind-Zyklus (➤ Abb. 9.16).

Zuordnung im *Yang*-Bereich: Die Zuordnung beginnt beim „harten" Metall; der Ursprungs-*Jing*-Punkt ist dem Metall/Trockenheit zugeordnet. Die Antiken Punkte folgen dem Mutter-Kind-Zyklus (➤ Abb. 9.17).

**Richtungsweisende Wirkung für die Bewegung des *YANG-* und des *YIN-Qi*:**

Beim *YANG-Qi*-Mangel: Der Feuerpunkt des betreffenden Meridians kann dabei das Absenken des *YANG-Qi* von oben nach unten dynamisieren, damit eine Interferenz des *YANG-Qi* mit dem *YIN-Qi* stattfinden kann. In dieser Funktion wird er vom Windpunkt des Muttermeridians doppelt unterstützt: Zum einen ist der Windpunkt der Mutterpunkt des Feuerpunktes, zum anderen liegt der unterstützende Feuerpunkt auf dem Muttermeridian. Zusätzlich wird dieser Vorgang vom Wasserpunkt des Großmuttermeridians „kontrolliert". Auch hier liegt wieder Kontrolle im doppelten Sinn vor: Der Wasserpunkt kontrolliert den Feuerpunkt, wobei eben der Wasserpunkt am kontrollierenden Großmuttermeridian liegt.

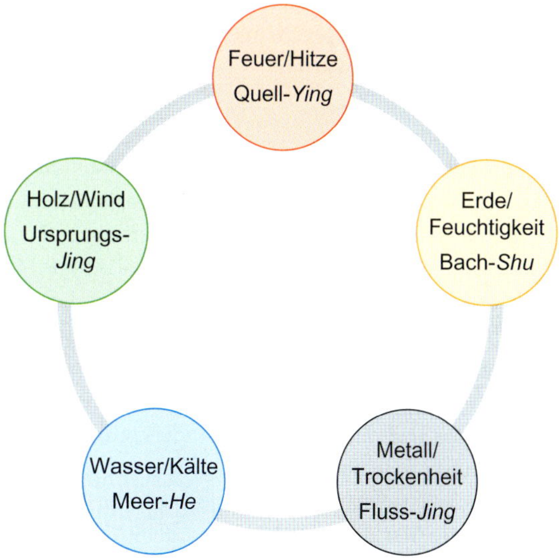


**Abb. 9.16** Zuordnung im *Yin*-Bereich

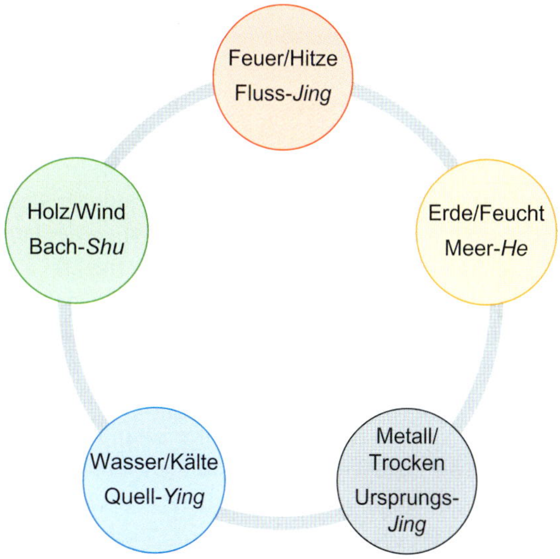


**Abb. 9.17** Zuordnung im *Yang*-Bereich

Ähnliches, nur mit umgekehrten Vorzeichen kann man beim *YIN-Qi*-Mangel finden: Der Wasserpunkt des betroffenen Meridians/Organs kann dabei das Aufsteigen des *YIN-Qi* von unten nach oben dynamisieren, damit wiederum eine Interferenz mit dem *YANG-Qi* vonstattengehen kann. In dieser Funktion wird dieser vom Metallpunkt des Muttermeridians unterstützt. Die Unterstützung ist dabei wieder doppelter Natur: Der Metallpunkt ist der Mutterpunkt des Wasserpunktes und zudem liegt der Metallpunkt auf dem Muttermeridian. Auch hier haben wir wieder Kontrolle vom Erdepunkt ausgehend (dieser ist der Großmutterpunkt des Wasserpunktes), zudem liegt dieser auf dem Großmuttermeridian.

Des Weiteren ist auch eine der **Charakteristik des pathogenen Faktors entsprechende Wirkung** seitens der Antiken Punkte zu erwarten:

- **Yin-Bereich:**
  Ursprungs-*Jing*-Punkt: Er ist der Wandlungsphase Holz/Wind zugeordnet. Deshalb ist es nur allzu verständlich, dass gerade die Ursprungs-*Jing*-Punkte der *Yin*-Meridiane besonders dynamisierend und Wind zerstreuend (spasmolytisch) wirken. Beispiele: Lu 11 (➤ Abb. 9.14) wirkt rasch Hitze und Wind ausleitend aus dem Lungen-Meridian. Dies wird zur schnellen Fiebersenkung und Schmerzlinderung bei Angina tonsillaris genutzt. KS 9 (➤ Abb. 9.14) wirkt rasch bei Kollapszuständen und Le 1 (➤ Abb. 9.13) als Fernpunkt bei Winderkrankungen und Spasmen. Die Wind ausleitende Wirkung von Le 1 ist leicht nachvollziehbar, weil er der Element-im-Elementepunkt seines Meridians ist. Ni 1 (➤ Abb. 9.15) unterdrückt Wind, beispielsweise bei Epilepsie; MP 1 (➤ Abb. 9.15) zerstreut Blutstase im Uterus.
  Quell-*Ying*-Punkt: Er ist der Wandlungsphase Feuer/Hitze zugeordnet. Die Quell-*Ying*-Punkte wirken sehr gut Hitze ausleitend, müssen aber dazu sedierend gestochen werden. Besonders wichtig sind die Quell-*Ying*-Punkte demzufolge bei *Yin*-Organen, die zu einer pathogenen *YANG-Qi*-Fülle im Sinne von Hitze neigen: Bei Fülle-Hitze des Herzens (aufloderndes Herzfeuer) He 8 (➤ Abb. 9.18), bei Fülle-Hitze der Leber (aufloderndes Leberfeuer) Le 2 (➤ Abb. 9.13), bei Fülle-Hitze der Lunge (Wind und Hitze in der Lunge, fieberhafter Infekt) Lu 10 (➤ Abb. 9.14) oder auch bei Fülle-Hitze der Milz (Nässe und Hitze in der Milz) MP 2 (➤ Abb. 9.15). Auch bei Mangelhitze (= Pseudohitze) von *Yin*-Organen, wo ein *YIN-Qi*-Mangel zu einem relativen Überwiegen des *YANG-Qi* führt und angedeutete Hitzezustände zur Folge hat, sind die Quell-*Ying*-Punkte eine therapeutische Option: *YIN-Qi*-Mangel der Leber, des Herzens, der Lunge oder der Niere (Ni 2; ➤ Abb. 9.15). Umgekehrt kann bei einem *YANG-Qi*-Mangel in einem Organ durch die tonisierende Behandlung und Moxibustion der Quell-*Ying*-Punkte Wärme eingebracht und damit das *YANG-Qi* gestärkt werden. Dasselbe ist in einem Organ vonnöten, wenn durch das übermäßige Einwirken des *Yin*-Pathogens Kälte die Funktion eines Organs in Mitleidenschaft gezogen wird. Beispiele für Pseudokälte (= *YANG-Qi*-Mangel) in einem Organ: Herz-*YANG-Qi*-Mangel, Milz-*YANG-Qi*-Mangel, Nieren-*YANG-Qi*-Mangel, Lungen-*YANG-Qi*-Mangel. Beispiele für *Yin*-Fülle (*YANG-Qi*-Unterdrückung) in einem Organ: Nässe und Kälte in der Milz, Wind und Kälte in der Lunge.
  Bach-*Shu*-Punkt: Er ist der Wandlungsphase Erde/Feuchtigkeit zugeordnet. Die Bach-*Shu*-Punkte haben deshalb erdende als auch Feuchtigkeit und Schleim ausleitende Wirkung. Erstere Wirkung ist wichtig bei Organen, deren *YANG-Qi* stark nach oben strebt, wie Leber und Herz. Le 3 (➤ Abb. 9.13) senkt das *YANG-Qi* der Leber, He 7 (➤ Abb. 9.18) wirkt dämpfend bei psychischer Rastlosigkeit, wenn also das Herz-*YANG-Qi* nach oben lodert. Die Feuchtigkeit und Schleim ausleitende Wirkung ist wichtig bei MP 3 („Feuchtigkeit in Feuchtigkeit“; ➤ Abb. 9.15), Lu 9 (➤ Abb. 9.14) zur Schleimausleitung aus der Lunge, Ni 3 (➤ Abb. 9.15) zur Schleimausleitung aus der Niere (Nierensteine) und KS 7/He 7 (➤ Abb. 9.14/➤ Abb. 9.18) bei bestimmten psychischen Erkrankungen, bei denen Schleim die Herzöffnungen verlegt.
  Fluss-*Jing*-Punkt: Er ist der Wandlungsphase Metall/Trockenheit zugeordnet. Metall steht stellvertretend für Verfestigung. Der wichtigste Fluss-*Jing*-Punkt im *Yin*-Bereich ist der Punkt MP 5 (➤ Abb. 9.15), der Meisterpunkt bei Bindegewebsschwäche. Daraus erklärt sich der scheinbare Widerspruch der das Bindegewebe verfestigenden Wirkung von MP 5, obwohl dieser eigentlich der Sedierungspunkt der Milz ist. Ein weiterer wichtiger Fluss-*Jing*-Punkt ist der Punkt Ni 7 (➤ Abb. 9.15), der Tonisierungspunkt der Niere. Er wirkt verfestigend beispielsweise bei Bein- und Knöchelödemen. Auch der Fluss-*Jing*-Punkt der Lunge, Lu 8 (➤ Abb. 9.14), hat diesbezüglich eine ähnliche Indikation: Bei Lungen-*YANG-Qi*-Mangel kann es durch

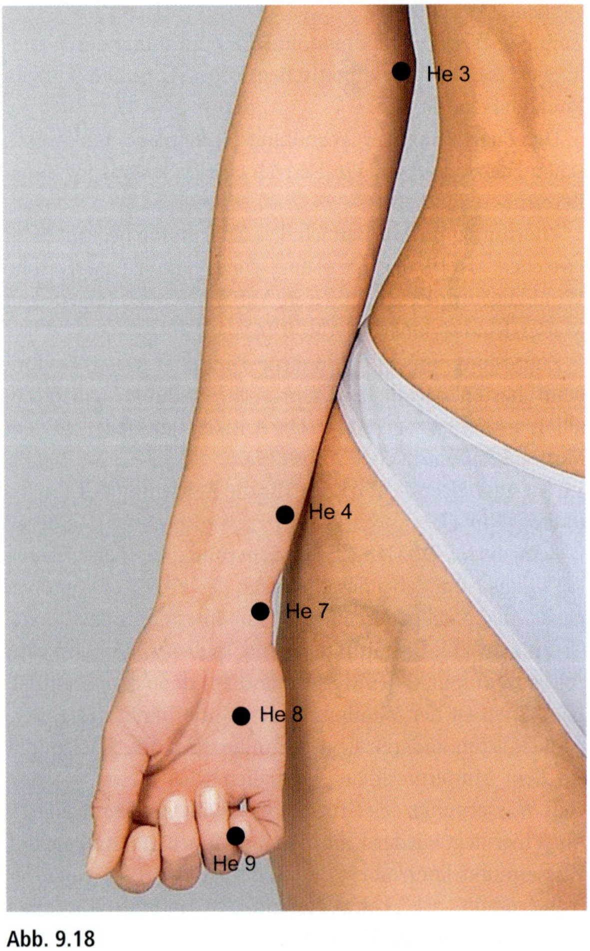


**Abb. 9.18**

die Interferenz mit dem pathogenen Faktor Kälte/Wind zu einer oberflächlichen Verteilungsstörung von Körperflüssigkeit kommen (gemeinsam mit einer Verteilungsstörung von Abwehrenergie), woraus „Ödeme" im Gesichtsbereich resultieren können.
Meer-*He*-Punkt: Er ist der Wandlungsphase Wasser/Kälte zugeordnet. Die Meer-*He*-Punkte haben deshalb kühlende und befeuchtende Wirkung, die wiederum bei Organen mit Fülle- als auch Mangel-Hitzezuständen wichtig sind: Leber (auflodderndes Leberfeuer, Leber-*YIN-Qi*-Mangel, Le 8; ➤ Abb. 9.15), Herz (aufloderndes Herzfeuer, Herz-*YIN-Qi*-Mangel, He 3; ➤ Abb. 9.18), Lunge (Wind und Hitze in der Lunge, Lungen-*YIN-Qi*-Mangel, Lu 5; ➤ Abb. 9.14) und Niere (*YIN-Qi*-Mangel der Niere, Ni 10; ➤ Abb. 9.15).

- **Yang-Bereich:** Die Zuordnungen und die sich daraus ableitenden Wirkungen sind im *Yang*-Bereich nicht von dieser Wichtigkeit wie im *Yin*-Bereich.
Ursprungs-*Jing*-Punkt: Er ist der Wandlungsphase Metall/Trockenheit zugeordnet. Beispiel: Bl 67 (➤ Abb. 9.10) mit Wirkung bei Blasenatonie, Harninkontinenz und Sphinkterschwäche.
Quell-*Ying*-Punkt: Er ist der Wandlungsphase Wasser/Kälte zugeordnet. Die Quell-*Ying*-Punkte im *Yang*-Bereich haben deshalb kühlende und „bewässernde" Wirkung. Diese Eigenschaften sind besonders beim Magen (Ma 44, Magenfeuer; ➤ Abb. 9.12), Dickdarm (Di 2 bei Trockenheit im Dickdarm mit schwer absetzbarem Stuhl häufig im Rahmen eines allgemeinen *YIN-Qi*-Mangels; ➤ Abb. 9.11) und Blase (Bl 66, Hitze und Feuchtigkeit in der Blase – Cystitis; ➤ Abb. 9.10) wichtig.
Bach-*Shu*-Punkt: Er ist der Wandlungsphase Holz/Wind zugeordnet. Wind zerstreut *Yang*-Ansammlungen, deshalb haben die Punkte aus dieser Gruppe spasmolytische Eigenschaft: Dü 3 (➤ Abb. 9.9) und Gb 41 („Wind im Wind"; ➤ Abb. 9.8). Ma 43 (➤ Abb. 9.12), als Bach-*Shu*-Punkt des Magen-Meridians auch Schleim ausleitend, wird bei rheumatoiden, wandernden (windähnlich) und mit Schwellung einhergehenden Gelenksaffektionen eingesetzt. Des Weiteren dient Ma 43 wie auch Di 3 (➤ Abb. 9.11) zur Windausleitung aus dem Magen-Meridian bei Fazialisparese und Trigeminusneuralgie. Fehlen von Bewegung (Parese) als auch neuralgischer Schmerz sind typische Windsymptome.
Fluss-*Jing*-Punkt: Er ist der Wandlungsphase Feuer/Hitze zugeordnet. Sie bringen bei tonisierender Stichtechnik Wärme in den jeweiligen Meridian bzw. das Organ. Diese Wirkung ist z. B. beim Blasen-Meridian erwünscht, weil dieser gegenüber Kälte sehr empfindlich ist. Der Fluss-*Jing*-Punkt Bl 60 (➤ Abb. 9.10) ist der Meisterpunkt für Schmerzen im Meridianverlauf. Ma 41 (Tonisierungspunkt des Magens, ➤ Abb. 9.12) ist ein die Mitte wärmender Punkt. Er wirkt dem Ingwer vergleichbar. Di 5 (➤ Abb. 9.11) als Feuerpunkt seines Meridians wirkt bei tonisierender Stichtechnik Kälte „erwärmend" (Kälte befällt den Dickdarm), hingegen bei sedierender Stichtechnik Hitze ausleitend (Hitze des Dickdarms).
Meer-*He*-Punkt: Er ist der Wandlungsphase Erde/Feuchtigkeit zugeordnet. Diese Punkte wirken im *Yang*-Bereich deshalb erdend und Schleim ausleitend. Bl 40 (➤ Abb. 9.10, ➤ Abb. 9.19) leitet Feuchtigkeit aus der Blase aus und ist deshalb bei einer Cystitis mit trübem Harn indiziert. Ma 36 (➤ Abb. 9.12) als Punkt „Mitte in Mitte" hat psychisch eine ausgesprochen starke Wirkung und „bringt uns wieder in die Mitte". Gb 34 (➤ Abb. 9.8) kann bei Gallensteinen (Schleim in der Gallenblase) eingesetzt werden. Zudem erdet der Punkt beispielsweise bei Migräne aufsteigendes pathogenes *YANG-Qi*. 3E 10

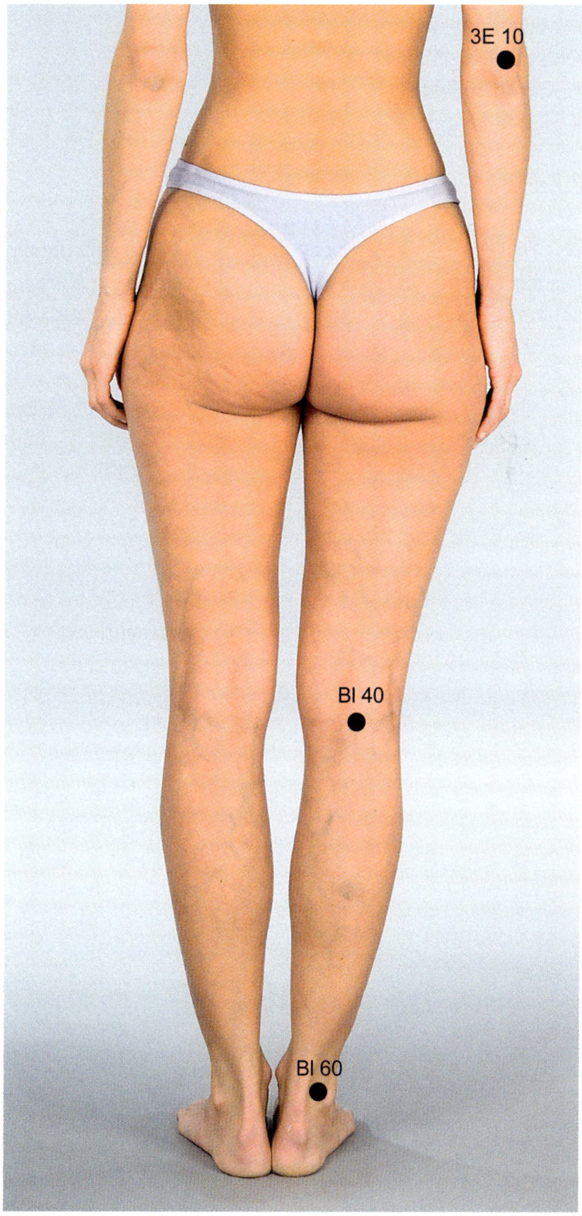


Abb. 9.19

9

(➤ Abb. 9.7, ➤ Abb. 9.19) löst Nässe und Schleim auf (z. B. bei Lymphknoten- und Tonsillenschwellung).

**5. Zusätzlich allgemeine Punkte**

Zur Abrundung einer Therapie sollen je nach individueller Situation Punkte ergänzt werden, die entweder auf die Ursache der Krankheit einwirken oder eine konstitutionelle Wirkung entfalten. Das Ziel dieser Punktgabe soll eine optimale Stabilisierung des Gesamtorganismus sein, eine ganzheitliche Tonisierung. Dadurch wird die Effizienz der Therapie weiter gesteigert und einem Rückfall bereits prophylaktisch begegnet. Wieder kommt eine ganze Reihe von Punktekategorien zum Einsatz, im Meridianteil dieses Buches sind jeweils bei den Punktbeschreibungen die folgenden Einsatzmöglichkeiten beschrieben:

- Meisterpunkte
- Psychische Punkte
- Kardinalpunkte
- Hauptenergiepunkte

## Zusammenfassung

Dieser Artikel bietet ein strategisches Konzept für die Diagnostik und Therapie. Die gute Anwendung der Körperakupunktur erfordert einen gewissen Minimalaufwand, ein Durchgehen mehrerer Schritte und ein Berücksichtigen vieler verschiedener Einzelfaktoren. Der erhöhte Aufwand einer Diagnostik und Therapie in dem umfassenden Sinn, wie er dargestellt wurde, macht sich aber spätestens dann bezahlt, wenn sich Erfolge einstellen, die ohne diese differenzierte Vorgangsweise nicht möglich gewesen wären.

LITERATUR

[1]. Bahr F, Dorfer L, Suwanda S, Zeitler H. Klassisch-chinesische Akupunktur für mäßig Fortgeschrittene (Stufe 2). Scriptum im Eigenverlag 2008.
[2]. Dorfer L. Die 5 Wandlungsphasen aus klassischer Sicht. Der Akupunkturarzt und Aurikulotherapeut 1996, 23(1): 30–33; 1996; 23(2):13–18; 1996; 23(3): 10–16. München: MMV Medizin Verlag, 1996.
[3]. Essentials of Chinese Acupuncture. Beijing: Foreign Languages Press 1980.
[4]. Hempen C.-H. DTV-Atlas zur Akupunktur. München: DTV, 1995.
[5]. Jost F. Artikelserie über die Funktionskreise. Skriptum der Körperakupunktur Stufe 3. Scriptum im Eigenverlag 2000.
[6]. Maciocia G. The Foundations of Chinese Medicine. Edinburgh, London, Melbourne und New York: Churchill Livingstone, 1989.
[7]. o. V. Acupuncture. A conprehensive Text. Übersetzung ins Englische von O'Connor und Bensky. Seattle: Eastland Press, 1996.
[8]. Stux G, Stiller N, Pomeranz B. Akupunktur – Lehrbuch und Atlas. Heidelberg: Springer, 1989.
[9]. Suwanda S. Persönliche Mitteilungen.

9

## 9.2 Akupunkturempfehlungen für die Praxis

### 9.2.1 Akupunktur in der Praxis

Olivia Pojer

Ein gut erstelltes Akupunkturpunkteprogramm ist die Basis jeder erfolgreichen Akupunktursitzung. Dabei ist es wichtig, vor Behandlungsbeginn einige wesentliche praktische Überlegungen anzustellen, um die Theorie auch erfolgreich in der Praxis umsetzen zu können.

#### Nadelauswahl

Die meisten heute gebräuchlichen Akupunkturnadeln sind sogenannte filiforme Nadeln aus chirurgischem Stahl. Eine solche Nadel besteht aus fünf Teilen:

**Nadelgriff:** Das ist der Teil, den der Akupunkteur in Händen hält, er kann aus Metall oder Plastik sein. Die Art des Nadelgriffs ist wichtig: Möchte man die Nadel mit Moxa erwärmen, über der Nadel Feuerschröpfen oder Elektrostimulation ausführen, so muss die ausgewählte Nadel einen Metallgriff haben. Ein Plastikgriff ist leichter und so ist eine dünne Nadel mit Plastikgriff geeigneter, um sie oberflächlicher einzustechen, ohne dass die Nadel sich unter dem Gewicht des Griffs biegt.

**Nadelendstück:** Das Ende des Nadelgriffs hatte früher, als Nadeln noch einzeln gefertigt wurden, mehr Relevanz. Heute ist die einzige Überlegung diesbezüglich, eventuell auf dem Endstück Moxa zu applizieren zu können. Sehr viele Akupunkturnadeln haben aber kein definiertes Endstück mehr.

**Nadelspitze:** Die Nadelspitze – der spitze Teil der Nadel, der zum Einführen der Nadel dient, spielt eine entscheidende Rolle in der Wahrnehmung bzw. Schmerzhaftigkeit der Akupunktur. Die meisten modernen Akupunkturnadeln haben eine zentrale Spitze.

**Nadelkörper:** Er liegt zwischen Griff und Spitze und ist der Teil, der ins Gewebe des Patienten mehr oder weniger tief versenkt wird. Der Nadelkörper kann mit Silikon überzogen (beschichtet) sein, was ein schmerzloseres Einführen der Nadel gewährleistet, den Therapeuten aber weniger mit dem Gewebe in Kontakt treten lässt. Im Fall von zusätzlichem Erwärmen der Nadel empfiehlt sich eine unbeschichtete Akupunkturnadel, da sonst das Silikon ins Gewebe geschmolzen wird.

**Nadelwurzel:** Sie sitzt zwischen Griff und Nadelkörper, quasi das Verbindungsstück der beiden. Eine Akupunkturnadel darf nie komplett bis zur Wurzel ins Gewebe versenkt werden, es muss immer ein kleiner Teil des Nadelkörpers aus der Haut ragen, für den seltenen Fall, dass die Nadel bricht

**Nadelgröße**

Die heutigen Akupunkturnadeln sind in verschiedenen Größen erhältlich. Die Nadelgröße ergibt sich aus Länge mal Stärke (Dicke) der Nadel.

Die Stärke einer Akupunkturnadel variiert von 0,16–0,30 mm, sie hat eine besondere Relevanz in Bezug auf die Anatomie des Akupunkturgebiets. So werden im Gesicht tendenziell dünnere Nadeln verwendet, während in muskelreichen Körperregionen dickere Nadeln eingesetzt werden (➤ Tab. 9.13).

Dickere Nadeln können deutlichere Sensationen hervorrufen, verletzen Gewebe aber mehr, was beispielsweise im Gesicht zu Hämatomen führen kann. Dünnere Nadeln können schwieriger einzustechen sein, da sie sich leichter biegen. Zudem haben sie einen weniger deutlichen Kontakt mit dem Gewebe um den Akupunkturpunkt und führen zu dezenteren Sensationen.

Unter Nadellänge versteht man die Länge des Nadelkörpers (➤ Tab. 9.14): Standardisiert man ca. 1 cun mit 25 mm, variiert die Nadellänge von ca. ½ cun (15 mm) bis ca. 4,5 cun (115 mm).

Das Hauptaugenmerk bei der Auswahl der Nadelgröße liegt in der Anatomie der zu akupunktierenden Region!

#### Lagerung des Patienten

Je nach Auswahl der Akupunkturpunkte, die man verwenden möchte, erfolgt die Lagerung des Patienten. Es ist notwendig, sich vor der Insertion der ersten Nadel im Klaren über die Lagerung des Patienten zu sein, da es äußerst schmerzhaft ist, einen Patienten mit liegenden Nadeln umzulagern!

Die gängigste Art ist die **Rückenlage**. Damit die Wirbelsäule entspannt bleibt, sollte eine Knierolle oder ein zusammengerolltes Handtuch unter die Knie des Patienten gelegt werden, der Kopf sollte auf einem Kissen liegen bzw. wie so

**Tab. 9.13** Stärke der Nadel

| Nummerierung | 26 | 27 | 28 | 29 | 30 | 31 | 32 | 33 |
|---|---|---|---|---|---|---|---|---|
| **Durchmesser in mm** | 0,45 | 0,42 | 0,38 | 0,34 | 0,32 | 0,30 | 0,28 | 0,26 |

**Tab. 9.14** Länge der Nadel

| Größe | ½ | 1 | 1½ | 2 | 2½ | 3 | 4 | 5 | 6 |
|---|---|---|---|---|---|---|---|---|---|
| **Länge des Nadelkörpers in mm** | 15 | 25 | 40 | 50 | 65 | 75 | 100 | 125 | 150 |

9

hoch gelagert werden, wie es der Patient als angenehm empfindet. Der Nachteil der Rückenlage ist, dass Punkte auf der Körperrückseite nicht oder nur mühsam mithilfe spezieller Tricks akupunktiert werden können. Sie ist beispielsweise ungeeignet für eine Shu-Mo-Behandlung.

Patienten mit Rückenschmerzen werden gern in **Bauchlage** behandelt. Auch hier ist eine wirbelsäulenentlastende Lagerung wichtig. Hierfür verwendet man beispielsweise eine zusammengefaltete Decke unter dem Bauch bzw. unter den Schultern und jedenfalls eine Erhöhung/Stütze für die Unterschenkel. Diese Lagerung ist ideal um die Rücken-*Shu*-Punkte zusätzlich zu schröpfen oder zu moxen.

Die **Seitenlage** ist oft der Kompromiss, wenn sowohl Akupunkturpunkte auf der Körperrück- als auch auf der Vorderseite zum Einsatz kommen sollen. Geburtsvorbereitende Akupunktur sollte in Hinblick auf ein Cava-Kompressionssyndrom jedenfalls in Seitenlage erfolgen. Auch hier gilt es, den Patienten bequem zu betten und allenfalls „auszupolstern".

Auch gebeugte Sitzhaltungen und ein zurückgebeugtes Sitzen sind möglich, wobei hier studienbelegt der Entspannungseffekt niedriger ausfällt als bei Akupunktur im Liegen.

## Nadelhaltetechnik

Prinzipiell sollte vor jeder Akupunkturbehandlung das theoretisch erstellte Punktkonzept auf Drucksensibilität überprüft werden. Ist ein Akupunkturpunkt gar nicht druckdolent, sollte man seine Verwendung infrage stellen oder die exakte Lokalisation des Punktes revidieren.

Hat man sich für ein Nadelmaterial und eine Nadelgröße entschieden, die Druckdolenz der Akupukturpunkte überprüft, so geht es ans Einstechen. Um die Nadel jedoch elegant und möglichst schmerzfrei einstechen zu können, braucht man eine optimale Nadelhaltung.

Hier helfen die drei „s": sanft, sicher und stabil! So sollte eine Nadel in der Hand gehalten werden.

Für das Halten der Nadel in der Hand gibt es grundsätzlich zwei verschiedene Varianten:

- Halten der Nadel mit zwei Fingern (Daumen und Zeigefinger)
- Halten der Nadel mit drei Fingern (Daumen, Zeigefinger und Mittelfinger)

Letztere hat den Vorteil, dass es speziell bei der Verwendung langer, dünner Nadeln mehr Stabilität für den Einstich gibt, und wird deshalb von vielen bevorzugt.

## Einstich

Auch hier gibt es mehrere Optionen, im Wesentlichen unterscheidet man zwischen:

- **„Freihändigem Einstich"**
- **Einstich mit Führungsröhrchen**
  - Einstechen mit einer Hand
  - Technik unter Verwendung beider Hände

Die Erfindung der Führungsröhrchen verdanken wir einem blinden japanischen Akupunkteur, der dieses Hilfsmittel zum sanften Einstich im 17. Jahrhundert kreiert hat. Das Führungsröhrchen respektive die sogenannte „Klopfnadel" ermöglicht ein rasches, nicht zu tiefes Einstechen und wird von vielen Akupunkturanfängern favorisiert.

Die Alternative dazu ist das freihändige Einstechen, also ohne Verwendung eines Führungsröhrchens. Dieses Prozedere mag etwas schwieriger erscheinen, hat man doch zum sanften Durchstechen der Haut kein Hilfsmittel, außerdem kann der Nadelschaft sich leichter krümmen. Es kommt also auf einen gefühlvollen, nicht zu tiefen Einstich an. Gefühlvolles Einstechen ist das Wesentliche, viel wichtiger als nur rasch durch die Haut zu stechen.

**Einhändiges Einstechen:** Hierbei wird die Nadel in einer Hand gehalten und der gesamte Vorgang des Einstechens erfolgt ausschließlich mit dieser einen Hand. Daumen und Zeigefinder der sogenannten „nadelnden Hand" halten die Nadel, während der Mittelfinder neben den Akupunkturpunkt aufgesetzt wird (ohne den bereits desinfizierten Punkt direkt zu berühren) und somit die Einstichrichtung anzeigt. Diese Technik wird häufig für kurze Nadeln verwendet oder wenn man eine freie Hand braucht, um ein Körperteil des Patienten zu halten/stützen, Kleidung wegzuhalten oder einen Nachbarpunkt zu akupressieren.

**Beidhändiges Einstechen:** Hier unterstützt die nicht nadelnde (auch nicht führende Hand genannt) die aktiv nadelnde Hand. Typisches Beispiel hierfür ist das Einstechen mit Führungsröhrchen, bei der die nicht führende Hand das Röhrchen hält, während die nadelnde Hand die Nadel durch die Haut klopft.

Prinzipiell ist es sinnvoll, die nicht führende Hand zu Hilfe zu nehmen, sei es um den Hautbereich um den Akupunkturpunkt zu dehnen wie bei Bauchpunkten häufig sinnvoll, da das Gewebe sehr verschieblich ist. Oder aber um Hautfalten zu erzeugen, wie beim Punkt Yintang üblich, um den Einstich zu erleichtern oder ihn gegenüber unerwünschten Gewebepenetrationen abzusichern, wie beim Punkt Lunge 1.

### Einstichwinkel

Gemeint ist hier der Winkel, den die Nadel beim Einstich mit der Haut bildet.

Es gibt drei Arten von Einstichwinkeln:

- **Senkrechtes Einstechen (90°):** Diese häufige Art des Einstechens kann für die meisten Akupunkturpunkte am Körper verwendet werden.
- **Schräges Einstechen (45°):** Die Nadel wird von Beginn an schräg in die Haut einführt, meist in einem Winkel von 45° zwischen Nadel und Haut. Diese Technik wird bei Akupunkturpunkten verwendet, die über wichtigen darunterliegenden Organen liegen, die es zu schonen gilt, oder jenen, die auf wenig Körpergewebe liegen, um nicht zu tief einzudringen.

- **Horizontales Einstechen (15–20°):** Hier wird mit einem geringen Winkel zwischen Haut und Nadel eingestochen. Verwendet wird diese Art, um Akupunkturpunkte in Regionen mit sehr dünnen Muskelschichten zu behandeln oder um Punkte auf der Kopfhaut zu nadeln. Auch können so benachbarte Akupunkturpunkte mit der chinesischen Auffädelungstechnik erreicht werden. Weit fortgeschrittene Akupunkteure verwenden diese Technik auch, um unter Kontrolle der dynamischen Pulstastung (RAC) eine Nadel bei besonderer Stagnation des *Qi* je nach Einzelfall in oder gegen die Meridianrichtung einzustechen.

### Stichtiefe

Die Eindringtiefe der Nadel orientiert sich im Wesentlichen an folgenden Aspekten:

- Alter des Patienten: flach bei Kindern und alten Menschen.
- Konstitution: Je schwächer die Konstitution, desto flacher sollte genadelt werden.
- Region: Punkte an den Extremitäten, an Bauch- und Hüftregion sollten tiefer gestochen werden, während Punkte an Kopf, Brust und Rücken eine geringere Stichtiefe erfordern.
- Pathologische Bedingungen: Akute Erkrankungen und *Yang*-Syndrome sollten eher flach genadelt werden, während chronische Erkrankungen und *Yin*-Syndrome tief genadelt werden sollten.

Die Stichtiefe wird, wie so vieles in der chinesischen Medizin, in drei Bereiche unterteilt – tief, mittel und oberflächlich.

Es ist äußerst hilfreich, sich einen kurzen wiederholenden Überblick über die Gewebeschichten zu verschaffen, um ein Verständnis für die Strukturen, in welche die Akupunkturnadel eindringt, zu erhalten.

Die **oberflächliche Schicht** beginnt an der Hautoberfläche und reicht bis zur tiefen Faszienschicht. Hier kommen wir in Kontakt mit dem *Weiqi* (Abwehr-*Qi*) und den eher oberflächlicheren Leitbahnen (TMM) und *Luo*-Gefäßen der 12 Hauptmeridiane. Hautprobleme und Probleme mit den Abwehrkräften des Körpers werden grundsätzlich auf dieser Ebene behandelt.

Die **mittlere Schicht** besteht aus Muskelschicht und den begleitenden Faszien. Der Übergang von oberflächlicher in mittlere Schicht ist gut spürbar, weil man hier die Resistenz der Faszie an der Muskeloberfläche beim Durchstechen spürt. Auf dieser Ebene bekommen wir Kontakt mit den Hauptmeridianen und dies wird deshalb am häufigsten gewählt.

Die **tiefe Schicht** beginnt mit der Faszienschicht unterhalb des Muskels. Je nach Anatomie kommt man hier an einen tieferen Muskel oder geradewegs zum Periost und Knochen.

### *De-Qi*

Das Nadelgefühl – *De-Qi* – wird übersetzt mit „Ankunft des *Qi*". Es wird oft beschrieben als Enge oder Schwere um die Nadel herum, wie ein Fisch, der an der Angel hängt und auf und nieder hüpft. Der Moment, bei dem der Akupunkteur merkt, dass das *Qi* angekommen ist, fühlt sich an, als ob der Fisch an der Angel anbeißt, die Akupunkturnadel wird quasi vom Punkt angesogen. Es braucht etwas Übung, um als Therapeut diesen Moment zu erkennen. Der Patient spürt das *De-Qi* als dumpfe Sensation oder aber als elektrisierendes Gefühl. Die Reaktion des Patienten auf das *De-Qi* kann schwach oder stark ausfallen, die Reaktion kann langsam oder schnell erfolgen.

Man sagt, dass ein rasch eintretendes *De-Qi* auch einen raschen Behandlungserfolg verspricht, während ein langsames Ankommen des *Qi* oder gar ein Ausbleiben eine langwierige oder gar frustrane Behandlung andeuten kann. Natürlich kann ein Ausbleiben des *De-Qi* auch ein „User-Fehler" sein, also ein Therapeutenfehler. Es ist auch wichtig, zwischen der Reaktion auf den Einstich durch die Haut und dem *De-Qi*-Gefühl zu unterscheiden. Eine *De-Qi*-Sensation fühlt sich niemals spitz an, das Treffen auf oberflächliche Hautnerven sehr wohl.

Die Gefühlssensation des *De-Qi* auszulösen ist bei jedem Punkt notwendig, erst danach können weitere Nadelungstechniken wie z. B. Tonisierung oder Sedierung des Punktes erfolgen.

Akupunktur ist wie ein Gespräch zwischen Behandler und seiner Nadel und dem Körper des Patienten. Jedes konstruktive Gespräch beginnt mit der Begrüßung, mit der man sich der Aufmerksamkeit seines Gegenübers versichert. Genauso ist das *De-Qi*, das Ankommen des *Qi*, an jedem Punkt, den man behandeln will, zu verstehen. Erst nach der Ankunft des *Qi* am Punkt kann man dem *Qi* eine Richtung geben, kann man tonisierende oder sedierende Stichtechniken verwenden.

Erst wenn der Körper aufmerksam ist, kann die Therapie und somit eine Veränderung am System beginnen.

Um das *De-Qi* auslösen zu können, gibt es zahlreiche Techniken, die dabei helfen können, die gewünschte Reaktion auszulösen. Die beiden grundlegendsten sind:

**Rotation der Nadel:** Diese Technik wird am häufigsten verwendet, um das *De-Qi*-Gefühl auszulösen. Hierbei wird die Nadel im Gewebe rotiert, aber niemals nur in eine Richtung, sonst wickeln sich die Fasern um die Nadel auf; dies ist sehr unangenehm für den Patienten und kann dazu führen, dass die Nadel im Gewebe feststeckt. Die Nadel muss immer vor- und zurückrotiert werden, also in entgegengesetzte Richtungen.

**Heben und Senken der Nadel:** Hier wird die Nadel eingestochen, in die gewünschte Gewebetiefe gesenkt und wieder zurück bis unter die Hautoberfläche gezogen; das wird wiederholt, bis sich das *De-Qi* einstellt.

### Tonisieren und Sedieren

Diese speziellen Nadelmanipulationstechniken – *bu* und *xie* – werden im Anschluss an das *De-Qi* angewandt.

Ob ein Punkt tonisiert werden soll oder sediert, hängt von der Art der Pathologie ab. Akute Erkrankungen sind oft Fülle (Überschuss-)Erkrankungen, die durch die Invasion eines pathogenen Faktors entstehen, während chronische Erkrankungen vielfach durch einen Mangelzustand gekennzeichnet sind. Im *Nei Jing* steht bezüglich der Therapieempfehlung ganz simpel geschrieben: „Bei Mangel füge zu, bei Überschuss entferne." Somit ist klar, dass bei Mangelzuständen tonisiert werden kann/sollte, während bei Überschuss/Fülle sedierend genadelt werden sollte. Mithilfe der tonisierenden Technik kräftigt man den Patienten, wohingegen mit der sedierenden Technik der Überschuss und der pathogene Faktor ausgeleitet werden. Beide Methoden zielen auf eine Wiederherstellung der Harmonie und Balance des Körpers ab.

**Tonisieren:** Hierfür gibt es verschiedene Leitsätze und Techniken, die auch kombiniert angewendet werden können.

**Heben und Senken:** Um zu stärken, muss man etwas in den Körper einbringen, deshalb liegt der Fokus bei der tonisierenden Stichtechnik auf das langsame Eindringen der Nadel in die Tiefe, während sie schnell wieder zurückgezogen wird und dann gefühlvoll und langsam wieder in die Tiefe geleitet wird. Das wird mehrere Male wiederholt. Das *Qi* folgt der Nadel in die Tiefe, weil *Qi* eher den langsamen Bewegungen folgt, so kann es in der Tiefe verbleiben und stärken.

**Rotation der Nadel im Uhrzeigersinn:** Wird die Nadel im Uhrzeigersinn rotiert, wie man eine Schraube eindreht, erzielt man eine tonisierende Wirkung. Dabei nicht zu viel drehen, sonst wickeln sich die Fasern um die Nadel auf, das ist sehr unangenehm für den Patienten.

**Richtung der Nadelspitze/Nadelwinkel:** Zeigt die Nadelspitze in Meridianflussrichtung, tonisiert man, zeigt die Spitze gegen den Meridianverlauf, sediert man. Hier helfen uns unsere nummerierten Punkte am Meridian: im Fluss heißt somit immer zum Punkt mit der höheren Nummer hin (z. B. Leber 3 in Richtung Leber 8 stechen …).

## Optimale Anzahl der Nadeln

Diese Frage ist ein großer Streitpunkt in China! Die Verfechter der Vielnadeltechnik unterstellen ihren Kollegen, die lieber wenige Nadeln stechen, über mangelndes theoretisches Punktewissen zu verfügen, während jene den Vielnadelbenutzern unterstellen, die Punkte nicht ordentlich lokalisieren zu können und deshalb so viele Nadeln verwenden zu müssen.

Wie auch immer, folgt man dem Grundprinzip, dass jede eingestochene Nadel wie eine Weiche wirkt, die es zu stellen gilt, dann unterbrechen zu viele Weichen den freien *Qi*-Fluss. Somit ist die allgemeine Empfehlung, nicht mehr als 8–10 Nadeln zu verwenden. Laut *Ling Shu* stellen zu viele Nadeln in einer Behandlung eine unnötige Belastung des *Qi* dar und können die Wirkung der Behandlung deutlich verschlechtern.

## Liegedauer der Nadeln

Im Allgemeinen lässt man die Nadeln umso kürzer im Körper verweilen, je mehr man tonisieren möchte, maximal 20 Minuten lang. Eine längere Liegedauer der Nadeln hat einen sedierenden Effekt. Durch taoistische Meditationstechniken wurde herausgefunden, dass sich *Qi* und *Xue* (Blut) mit einer Geschwindigkeit von 6 cun pro komplettem Atemzyklus (Ein-und Ausatmung) durch die Meridiane bewegen. Alle Meridiane und Verbindungsgefäße zusammen haben eine Gesamtlänge von 1620 cun, somit dauert es 270 Atemzüge, um *Qi* und *Xue* einmal durch den gesamten Körper zu bewegen. Bei einer durchschnittlichen Atemfrequenz von 18/Minute ergibt das 15 Minuten Umlaufdauer, die das *Qi* und *Xue* brauchen, um einmal durch den Körper zu zirkulieren. Möchten wir Blockaden lösen, sprich Weichen stellen, damit *Qi* und *Xue* wieder ungehindert im Körper fließen können, so empfiehlt sich abzuwarten, bis diese einmal durch den Körper zirkuliert sind und auch die ehemaligen Blockadezonen erfolgreich überwunden haben.

## Offenlassen oder Schließen der Punktöffnung beim Nadelentfernen

Jede Öffnung in unserem Körper, auch jene die beim Nadelentfernen entsteht, kann zum Austreten von *Qi* führen. Das kann im Falle eines Überschusses gewollt sein, weil so auch Pathogene entweichen können, während bei Mangelzuständen kein zusätzliches Entweichen von *Qi* erlaubt ist. Somit hat das Offenlassen und teilweise auch gewolltes Nachblutenlassen eines Akupunkturpunktes nach Nadelentfernung sedierenden Charakter, während das rasche Verschließen mit Finger oder Tupfer unmittelbar nach der Nadelentfernung das *Qi* bewahrt und somit tonisierend wirkt.

## Akupunkturfrequenz

Prinzipiell gilt der Leitsatz, Akutes häufig zu behandeln, also in kurzen Abständen, und chronische Erkrankungen mit längeren Abständen. In China werden akute Erkrankungen zumindest jeden 2. Tag behandelt, eine Frequenz, die bei uns auch wünschenswert wäre, aber aus Sicht der Patientenressourcen kaum durchführbar ist. In Anlehnung an die Auffassung, dass die Akupunktur eine Mikrowunde im Einstichkanal verursacht, die histologisch noch eine Zeit lang nachzuweisen ist und dadurch eine entsprechende Nachwirkung zeigt, hat sich bei uns im Westen eine Behandlung einmal pro Woche bei akuten Erkrankungen und ein zweiwöchiger Behandlungsabstand bei chronischen Erkrankungen eingebürgert.

## Adjuvante Techniken

Außer der Behandlung eines Akupunkturpunktes mittels einer Akupunkturnadel gibt es noch andere Techniken, mit denen ein Punkt behandelt werden kann. Auch eine Kombination diverser adjuvanter Techniken mit der klassischen Nadelakupunktur wird in der Praxis häufig verwendet.

### Schröpfen

Das klassische Werkzeug zum Schröpfen ist das Schröpfglas, in China werden traditionell Bambusbecher verwendet. Beim Schröpfen wird mithilfe verschiedenster Methoden Druck oder Unterdruck erzeugt. Beide sind allgemein ordnende, anregende und regulierende Phänomene: Druck ist bei Schwächezuständen im Meridian indiziert, Unterdruck hingegen bei Fülle.

Die Wirkung des Schröpfens ist wissenschaftlich betrachtet eine lokale Hyperämie, Aktivierung des Zellstoffwechsel und über kutiviszerale Reflexbahnen eine Wirkung auf erkrankte Organe. Damit eignet sich Schröpfen besonders zum:

- Ableiten von Fülle
- Auflösen von Stau und Blockierungen
- Ausleitung exogener, pathogener Faktoren – z. B. Wind, Kälte
- Reizung von Akupunkturpunkten

Die klassischen Indikationen für Schröpfen als zumeist adjuvante Methode sind:

- Rückenschmerzen, Verspannungen, HWS-Syndrom, Lumboischialgie
- Arthrosen, Rheuma
- Spasmen aller Art, Paresen, Parästhesien
- Neuralgien
- Erkrankungen innerer Organe über den Rücken-*Shu*-Punkten

Die verschiedenen Arten des Schröpfens werden je nach Indikation gewählt. Bei den klassischen Indikationen wird meist ein Schröpfkopf mit Feuer erwärmt und somit ein Sog erzeugt, was über die Wärme einen zusätzlichen muskelentspannenden Effekt hat und vorwiegend über den Rücken-*Shu*-Punkten und somit der paravertebralen Muskular bei Verspannungen der Wirbelsäule verwendet wird. Ein Sog – allerdings ohne die zusätzliche therapeutische Wärme – kann auch durch einen Ballon am Schröpfglas erzeugt werden.

Dieser kann zudem zur Schröpfmassage mit einem passenden Öl genutzt werden. Seltener verwendet in unseren Breiten, jedoch extrem effektiv bei Verspannungen ist das sogenannte blutige Schröpfen, bei dem lokale Füllezustände z. B. an Verquellungszonen im Nackenbereich durch einen Einstich mit einer Lanzette abgeleitet werden. Blutenlassen ist hier die therapeutische Methode der Wahl und oft bei Füllezuständen effizienter als die Nadelung.

### Moxen

Wenn man das chinesische Zeichen für Akupunktur 针灸 (*zhēn jiˇu*) korrekt übersetzt, dann wird man erstaunt sein, dass es sich aus 2 Wörtern zusammensetzt, nämlich = „Nadel/stechen" und „Moxibustion". Das beschreibt die Bedeutung des Moxens in China sehr gut, hier ist nämlich das Moxen der Akupunktur als Behandlungsmethode gleichgestellt. Genauer gesagt wählt man aus diesen beiden Hauptbehandlungsmethoden die für den jeweiligen Akupunkturpunkt und die jeweilige Indikation passendere Therapiemethode aus.

Moxen bedeutet für uns oft automatisch eine Behandlung mit Beifuß, dem klassischen Moxakraut. Dieses gibt es in unterschiedlichen „Werkzeugformen", traditionell in Form einer Moxazigarre, aber auch als Moxakegel, Moxahütchen, Moxakisten, loses Moxakraut usw. Was hier aber oft vergessen wird, dass Moxatherapie eigentlich Wärmetherapie meint und somit die Behandlung eines Punktes mit einer Wärmelampe, einem Wärmekissen oder auch einer Wärmeflasche ebenfalls zur Kategorie der Moxatherapie gehört. Dennoch wird das Erwärmen mithilfe von Moxakraut auch bei uns am häufigsten therapeutisch verwendet.

Das klassische Moxakraut (chinesischer Beifuß) ist ein chinesisches Kraut, das eine wesentliche Rolle in der traditionellen Pharmakologie spielt. Es ist charakterisiert durch folgende Eigenschaften:

- Wärmt die Meridiane
- Zerstreut Kälte
- Unterstützt den *Qi*-Fluss
- Stoppt Schmerzen
- Fördert den Blutfluss

Daraus ergeben sich auch die gängigsten Indikationen für eine Moxabehandlung:

- *Qi*-Mangel
- *YANG-Qi*-Mangel
- Eindringen des äußeren pathogenen Faktors Kälte
- Krankheiten des Bewegungsapparats
- Intestinale Erkrankungen
- „Kälte im Unterleib"
- Ödembildung
- Durchblutungsstörungen
- Krankheitsvorbeugung

**Kontraindikationen für Moxen sind:** Hitze-Syndrom: *YANG-Qi*-Fülle (Fieber usw.), akutes Entzündungsgeschehen und Punkte im Gesicht und bei den Sinnesorganen.

Ein **Leitspruch** in der TCM-Gynäkologie lautet: Moxa fürs Ungeborene, Nadeln für die Schwangere („moxa for the baby, needles for the mother"); bestes Beispiel ist hier das Moxen des Punktes Blase 67 bei Beckenendlage des Fötus.

Dieser Spruch ist ein gutes Beispiel dafür, dass die Wirkung von Moxatherapie viel tiefer wirkt als die der Nadel und somit alle Pathologien der sogenannten Blutschicht, also sehr tiefgehende Krankheitsbilder, eigentlich mit Moxa behandelt werden müssten.

### Blutenlassen

Mikroaderlass hat in China eine lange Tradition, ist jedoch bei uns im Westen nicht so häufig verbreitet, obwohl diverse Krankheitsbilder dieser Therapiemethode bedürfen würden. Speziell die *Ting*-Punkte, also die Endpunkte eines Meridians, eignen sich für den Mikroaderlass, um pathogene Faktoren oder Füllezustände im Meridian abzuleiten. Beispielsweise ist der Punkt Lunge 11 als Endpunkt des Lungenmeridians der bekannte Meisterpunkt gegen Halsschmerzen. Halsschmerzen zeigen meist Hitze (als ein entzündliches Geschehen) und somit ein Füllezustand. Folglich kann der Punkt Lunge 11 seine Meisterpunktwirkung am besten entfalten, wenn er blutig gestochen wird, also mit einer Lanzette ein paar Tropfen Blut abgelassen werden. So können die Fülle und die Hitze abgeleitet werden und die Halsschmerzen bessern sich sehr rasch.

#### Laserakupunktur

Die Laserakupunktur kann ebenso als zusätzliches Werkzeug zur klassischen Nadeltherapie verwendet werden oder die Nadel bei besonders schmerzempfindlichen Patienten und speziell bei Kindern ganz ersetzen. Bei der Kombinationsmethode aus Nadelakupunktur und Laserakupunktur wird gern der Laser beispielsweise auf entzündete Regionen aufgebracht. Das hat den Vorteil, dass auch entzündungshemmende und schmerzstillende Frequenzen über den Laser aufgebracht werden können. Der Laser eignet sich zudem hervorragend zur Wundbehandlung wie bei Ulcera oder Brustwarzenrhagaden als Add-on zur klassischen Nadelung oder exzellent zur Narbenentstörung. Die Laserakupunktur ist mittlerweile ein großes Teilgebiet der Akupunktur und mit all ihren Möglichkeiten, Frequenzen und Behandlungsoptionen Gegenstand umfassender Fachbücher. Dies würde den Rahmen dieses Kapitels aber bei Weitem sprengen.

#### Elektrostimulationsakupunktur (EA)

Diese Methode zur Nadelstimulation wird immer zusätzlich zur klassischen Nadelakupunktur während einer Akupunktursitzung benutzt (nicht zu verwechseln mit der Elektroakupunktur nach Voll). Die Elektrostimulationsakupunktur wurde in den 1950er-Jahren in China populär, hauptsächlich zum Nutzen der Akupunkturanalgesie bei Operationen. Hier mussten die Nadeln ja ständig rotiert und damit stimuliert werden, das Elektroakupunkturgerät übernimmt diese Dauerstimulation. Die klassischen Akupunkturnadeln aus Stahl werden auch dabei manuell eingebracht, dann mit den Klemmen des Elektrostimulationsgeräts verbunden und über dieses Gerät wird dann ein elektrischer Impuls und somit Stimulus kontinuierlich über die Körperakupunkturnadel appliziert. Am EA-Gerät können unterschiedliche Frequenzen und Intensitäten eingestellt werden, zu unterscheiden sind niedrigfrequente Einstellungen (1–4 Hz) und hochfrequente Einstellungen (50–200 Hz). Besonders geeignet und wissenschaftlich untersucht ist die Elektroakupunktur zur Schmerzbehandlung, Anästhesie, bei neurologischen Indikationen, zur Förderung des Blutflusses zu den Ovarien und zur Behandlung von chemotherapieinduzierter Übelkeit.

## 9.2.2 Die Punktprogramme

Frank Bahr

**SYMBOLERKLÄRUNG**

Kardinalpunkt: **(K)**
Tonisierungspunkte: **(+)**
Sedierungspunkte: **(–)**
*Luo*-Durchgangspunkte: **(Luo)**
Quellpunkte: **(Q)**
Organzugehöriger „Meer"-Punkt **(He)**
„Meisterpunkte": **(M)**
Reunionspunkte: **(R)**
Alarmpunkte: **(Mu)**
Zustimmungspunkte: **(Shu)**
Spaltpunkt **(Xi)**

### Allergien

Vorausbemerkung: Der Dreifache-Erwärmer-Meridian spielt die wichtigste Rolle bei allen allergischen Erkrankungen, da sein Tonisierungspunkt 3E 3 direkte Resonanz auf Cortison zeigt. Meist ist das Meridian-*Qi* blockiert, daher muss therapeutisch in diesem Fall der Punkt 3E 3 tonisiert und als „Gegenpunkt" der 3E 22 sediert werden (am besten Mikroblutungen erzeugen). Zusatzpunkt ist sowohl bei „echten" Allergien wie bei Pseudoallergien (Unverträglichkeiten) der Kardinalpunkt 3E 5.

Alle erwähnten Punkte sind meist auf der nichtdominanten Seite zu behandeln.

#### Asthma bronchiale

Man kennt bei Asthma bronchiale drei Formen: a: vorwiegend allergisch, b: nichtallergisch, c: Mischformen.

**Allgemein:** Man unterscheidet das allergische (extrinsische) Asthma vom nichtallergischen (intrinsischen). In Reinform kommen diese jedoch nur bei etwa zehn Prozent der Patienten vor, bei der Mehrheit werden Mischformen beobachtet. Während bei Kindern das allergische Asthma häufiger ist, findet man im Alter mehr die nichtallergische Form.

**Punktkombinationen bei a) vorwiegend allergischem Asthma bronchiale:**

- 3E 3 (+): besonders links als Cortisonpunkt – am besten mit Erhitzen der Nadel
- 3E 22: Spezialpunkt mit Autoimmunbezug – bes. links sedierend zu stechen, evtl. bluten lassen
- **Lu 7** (K, Luo, M): generell bei Asthma bronchiale, für alle Geschehen im Thoraxraum, Kardinalpunkt für das KG
- KG 17 (respiratorischer *Mu* des 3E, R): ergänzt optimal Lu 7.

**Punktkombinationen bei b) nichtallergischem Asthma bronchiale:**

- Hier ist außer **Lu 7** der **MP 4** der führende Kardinalpunkt *(Chongmai)* mit seiner die „Mitte" stärkenden Funktion und als Antientzündungspunkt
- KG 17 (respiratorischer *Mu* des 3E, R): ergänzt optimal Lu 7

- Ma 40: Spezialpunkt zur Unterstützung der Expektoration mit betamimetischer Wirkung
- Ma 36: *He*-Punkte des Magens
- KG 6: „Meer der Energie“
- Bei Pseudoallergien (Unverträglichkeiten auf z. B. Raumspray, Reinigungsmittel, Nahrungsmittel, Medikamente) der Kardinalpunkt **3E 5**

**Punktkombinationen bei c) Mischformen:**
Nun zu den Punkten, die **allgemein,** also für alle Asthma-Formen außer den oben geschilderten spezifischen Punkten, zu beachten sind:

- **Dü 3** (+, M, K): Meisterpunkt für die Spasmolyse, anfallsartiger Krampfhusten mit Auswurf, Kardinalpunkt für das LG;
- **Bl 62** (M, K): besonders für das Asthma bei Kindern und bei Krisen am Tag, Kardinalpunkt für das „Aufsteigende *Yang*-Gefäß“ *(Yangqiaomai),* Partnerpunkt zu Dü 3;
- **Ni 6** (M, K): bei nächtlichen Krisen, denn er ist der Meisterpunkt gegen Schlafstörungen. Links gestochen, hat er Tranquilizer-Wirkung. Als Kardinalpunkt des aufsteigenden *Yin*-Gefäßes *(Yangqiaomai);* Wirkung auf Asthma, Emphysem, chronische Bronchitis.

Dorsale Punkte:

- LG 11: bei „tetaniformen“ Hustenanfällen
- LG 14 (R): Reunionspunkt aller *Yang*-Meridiane, völliger Energiemangel, Erschöpfungszustände, Fieber, lokoregionale Wirkung auf Bronchien und Lunge;
- Bl 13 (Shu): Zustimmungspunkt der Lunge;
- Bl 15 (Shu): Zustimmungspunkt des Herzens;
- Bl 17 (Shu): Zustimmungspunkt des Zwerchfells;
- Bl 43: Erschöpfung bei chronischen Leiden, bei Spasmen, Krämpfen, spastischem Husten, Zustimmungspunkt „der Lebenszentren“;
- Dü 14: lokoregionale Wirkung.

Ventrale Punkte:

- KG 15 (R, M): Meisterpunkt der vitalen *Yang*-Energie, Ausgleichsfunktion;
- Ni 27: Asthmatherapie lokoregional und psychogene Faktoren;
- Lu 1 (Mu): Alarmpunkt der Lungen, Punkt der „Sorge“.

Fernpunkte:

- Di 4 (Q, M), Di 11 (+), 3E 5: während einer Krise;
- Lu 9 (Q, +, M) und Di 11 (+): eher im Intervall;
- Ma 36 (M): sedierend, fördert den Auswurf;
- Ma 40 (Luo): bei reichlichem Auswurf;
- Ma 44: sedierend.

Evtl. bei allen Allergieformen zur Anregung der Nebennierenfunktion:

- Ni 7 (+): adjuvant zur Steigerung der Nebennierenfunktion;
- Bl 23 (Shu) Zustimmungspunkt der Nieren und Nebennieren, kortikotropher Punkt;
- Bl 40 Allergie = Histaminpunkt, links stimulieren;

Zur Hebung des Allgemeinzustands Moxa auf:

- Bl 17 (Shu, M), Bl 21 (Shu, M), Bl 23 (Shu), Bl 25 (Shu).

Moxa ergibt bei der Therapie des Asthma bronchiale generell bessere Resultate als die Akupunktur alleine.

Psychisch sind die meisten Asthmatiker gekennzeichnet durch eine ängstliche Grundhaltung mit hypochondrischen Zügen. Sie leiden häufig an einem Konflikt mit den Gefühlen, „zu etwas gezwungen zu werden; es werde ihnen etwas vorenthalten“. Dabei sind sie nicht fähig, die Sachlage zu ändern oder sie wollen dies gar nicht.

Die Atmung spiegelt emotionale und affektive Vorgänge deutlicher wider als andere vegetativ gesteuerte Funktionen. Durch neurotische Mechanismen kann eine Veränderung der Atmung z. B. Krampfatmung und Husten, verstärkt und aufrechterhalten werden.

## Hautallergie – Ekzem – Nesselsucht

### Hautallergie – Nesselsucht

Der Körper reagiert, welcher Art die angreifende Noxe auch sei, mit Abwehrmaßnahmen, die in bestimmten Fällen ein spezifisches Krankheitsbild darstellen können. Die Allergie zählt zu den Adaptationskrankheiten.

Auch psychische Faktoren können die Resistenz gegenüber Allergenen herabsetzen.

Nach chinesischer Anschauung ist bei einer allergischen Krise die Abwehrreaktion (*Wei*-Energie) abhängig von der Persönlichkeit (Erbfaktor) und dem Agens, das als „Aggressor“ auftritt, wonach sich dann auch die Lokalisation richten kann.

**Therapie**

Besonders gegen Pruritus:

- 3E 22: Spezialpunkt mit Autoimmunbezug – bes. links sedierend zu stechen, evtl. bluten lassen;
- 3E 3 (+): besonders links als Cortisonpunkt – am besten mit Erhitzen der Nadel;
- **Gb 41** (K, M, Prostaglandin-$E_1$-Punkt): Gb 41 ist der Kardinalpunkt des *Daimai,* der eine Beziehung zu Stoffwechselfunktionen hat und vor allem die Entgiftungstätigkeit des Körpers anregt. Gute Wirkung deshalb beim hepatogenen Pruritis.

Gegen alle entzündlichen Hautleiden besonders im Schädelbereich:

- **3E 5** (K, Luo, M, Thymuspunkt). 3E 5 schaltet den Partner des *Daimai,* den *Yangweimai,* ein. Dieser steht mit allen *Yang*-Meridianen in Verbindung, besonders aber mit dem Blasen- und Gallenblasenmeridian. Eine seiner wesentlichen Indikationen sind Hautkrankheiten.

Gegen Ekzeme jeglicher Genese und Pruritus:

- **Lu 7** (K, Luo, M) Einschaltpunkt des KG;

Dorsale Punkte:

- Bl 13 (Shu) Allergie, Dermatosen, Lunge als Ausscheidungsorgan;
- Bl 23 (Shu) regt Nebennierenfunktion an;
- Bl 52 ebenso;
- LG 4 (M) komplettiert die Wirkung von Bl 23 und Bl 52.

- Dazu lokale Punkte, je nach Lokalisation und adjuvant bei Schwellungen, Ödem, aber auch bei Cellulitis: MP 9 (M).

Fernpunkte:

- Di 4 (Q, M): besonders für den Gesichtsbereich;
- Di 11 (+): gegen alle Dermatosen, adjuvant gegen Quincke-Ödem;
- Bl 40 (M): gegen alle Hautleiden, aber besonders gegen chronisch rezidivierende Eruptionen;
- Bl 40: entspricht dem Histaminpunkt der Aurikulomedizin. In der kontrollierten Körperakupunktur ist er ein Hinweispunkt auf ein aktives Störfeld. Er kann vor allem bei allergisch bedingten Dermatitiden eingesetzt werden.
- Lu 5 (–): gegen nächtliche Pruritus und Gesichtsakne;
- Le 5 (Luo): gegen Pruritis, Quincke-Ödem;
- Ni 2 (–) und Ni 3 (Q): gegen übermäßiges Schwitzen;
- Ni 7 (+) und Ni 10: Anregung der Nebennierenfunktionen, gegen alle Allergieformen, auch schweißregulierend;
- MP 6 (Gruppen-Luo): gegen alle Dermatosen;
- Di 4 (Q, M), MP 10, Bl 23 (Shu): eher gegen trockene Dermatosen;
- Di 11 (+), MP 6 (Gruppen-Luo), Bl 52: eher gegen feuchte Dermatosen.

Die genannten Fernpunkte haben überwiegend ausscheidungsanregende und stoffwechselaktivierende Funktionen.

- Ma 15, KG 22 (gewisse Wirkung auf den Thymus, in der Tradition „Himmelsfenster") und Dü 18 können als Alternative zu den oben erwähnten Punkten gelten.

Bei der Therapie der Hautkrankheiten kommt es wesentlich darauf an, die Funktion der Ausscheidungsorgane zu verstärken und den Stoffwechsel anzuregen. Deshalb befinden sich viele empfohlene Punkte auf den Meridianen der Lunge, des Dickdarms, der Niere und Blase sowie auf dem Lebermeridian.

## Heuschnupfen

### Therapie

- **Lu 7** (K, Luo, M): gegen Rhinitis, Sinusitis, Allergiefolgen; hier generell als Kardinalpunkt des KG mit ausgeprägter Wirkung auf Erkrankungen des Respirationstrakts;
- 3E 22: Spezialpunkt mit Autoimmunbezug – bes. links sedierend zu stechen, evtl. bluten lassen;
- 3E 3 (+): besonders links als Cortisonpunkt – am besten mit Erhitzen der Nadel;
- 3E 5 (Luo, M): bei akuten Exazerbationen;
- 3E 5: Kardinalpunkt des *Yangweimai,* der als Regulationsmeridian des *Yang* vor allem gegen Erkrankungen eingesetzt wird, die durch „Wind-Kälte" verursacht werden und die äußeren Körperschichten betreffen, Wirkung auf den Thymus.

Dorsale Punkte:

- Bl 13 (Shu): Zustimmungspunkt des Lungenmeridians;
- Bl 18 (Shu): Zustimmungspunkt der Leber, der hier vor allem eingesetzt werden kann, wenn die Augen betroffen sind, da die Leber auch das Auge „regiert";
- Bl 23 (Lu): Zustimmungspunkt der Nieren, hier als kortikotropher Punkt eingesetzt;
- LG 4 (M): der auf gleicher Höhe mit Bl 23 liegt und segmental Bl 23 unterstützt;
- 3E 17: der sofort die Nasenatmung erleichtert, besondere Wirkung gegen Tubenkatarrh;
- LG 14: „die Spinne", wichtiger zentraler Punkt, von dem aus das gesamte *Yang* beeinflusst werden kann.

Große Bedeutung haben die lokoregionalen Punkte: beim Heuschnupfen vor allem das Dreieck Bl 2 rechts und links und *Yintang,* der auch als Meisterpunkt der Nase gilt: außerdem Di 19, Di 20, LG 20, LG 24 als Zusatzpunkte Ma 3, Bl 3 und Bl 4.

Fernpunkte:

- Di 4 (Q, M): sehr wirksamer Punkt bei Schnupfen, von dem aus ein akuter Schnupfen kupiert werden kann;
- Di 11: Tonisierungspunkt des Di-Meridians, unterstützt die Wirkung des Quellpunktes
  - besonders gegen Niesreiz: Bl 2, Bl 3, Bl 66
  - gegen Neigung zu Epistaxis: Bl 40
  - zur Nebennierenanregung: Ni 3 (Q), Ni 7 (+), Bl 23 (Shu)
- Ni 3: Quellpunkt des Nierenmeridians;
- Ni 7: Tonisierungspunkt;
- Bl 23: Zustimmungspunkt der Niere und Nebenniere verstärken sich hier gegenseitig.

Zur Hebung der Abwehrfunktion:

- Le 8 (+): Tonisierungspunkt des Le-Meridians mit psychisch und somatisch kräftigender Wirkung auf den Organismus, *He*-Funktion auf die Leber.
- Le 13 (Mu, M, R): wichtiger Stoffwechselpunkt, Alarmpunkt des MP-Meridians, Wirkung auf ACTH.
- Gb 39: Gruppen-*Luo*-Punkt der 3 *Yang*-Meridiane des Fußes (Ma-Bl-Gb)
- Ma 36 (M): *He*-Punkt des Ma-Meridians.

Anosmie:

- Di 20: Endpunkt des Di-Meridians, Reunionspunkt mit dem Ma-Meridian, Hauptpunkt zur Behandlung der Nase;
- *Yintang:* bildet mit Bl 2 zusammen das „magische Dreieck", das vor allem zur Behandlung der Nase eingesetzt wird.
- Bl 7: seine Lokalisation 1,5 *Cun* lateral des LG 20 weist auf eine Vielzahl von lokoregionalen Indikationen, zu denen auch die Anosmie gehört.
- Bl 10 (R): hat ebenfalls die Anosmie unter der breiten Palette der Anwendungsmöglichkeiten dieses wichtigen Punktes mit vagotoner Wirkung.
- Bl 18 (Shu): Zustimmungspunkt der Leber;
- Bl 23 (Shu): Zustimmungspunkt der Nieren/Nebennieren;
- Di 4 (Q, M): der Quellpunkt mit Verbindung zu Lu 7, zugleich Stoffwechselpunkt mit Allgemeinwirkung, wird gegen akute und chronische Affektionen des Nasen-Rachen-Raums eingesetzt;
- Lu 9 (+, M): der Quellpunkt und zugleich Tonisierungspunkt seines Meridians steht in Verbindung zu Di 6, gilt als Spezialpunkt gegen Gefäßkrankheiten.

**Achtung Störfeldproblematik.** Die Akupunktur hat bei der Behandlung des Heuschnupfens hervorragende Resulte. Eine Ausnahme davon liegt nur bei Vorhandensein eines Störfeldes, insbesondere eines Amalgamstörfeldes, vor. Hinweispunkt darauf ist in der kontrollierten Körperakupunktur der Punkt KG 12. Auch muss auf NNH-Störfelder geachtet werden.

## Atemwege

### Bronchitis (chronische)

Die chronische Bronchitis entsteht durch eine lang anhaltende Störung der Lungenenergie, die meistens durch nicht vollständig therapierte Affektionen der äußeren klimatischen Einflüsse verursacht wird. Gleichzeitig liegt oft eine Nieren-Schwäche vor.

**Therapie**

Allgemein:

- **Lu 7** (K, Luo, M): ist Meisterpunkt für alles Geschehen im Thoraxraum.
- Ni 6 (K, M): zusammen mit Lu 7 aktiviert er das 4. Paar der außerordentlichen Meridiane *Renmai* und *Yinqiaomai.* Sie sind besonders für chronische Schwächezustände des *Yin* wirksam.
- Dü 3 (K, +, M): Der Einsatz von Dü 3 ist durch seine antispastische, spasmolytische Wirkung zu erklären, besonders bei Krampfhusten.

Lokale Punkte:

- Lu 1 (Mu): Alarmpunkt der Lunge, vor allem bei akutem und subakuten Geschehen;
- Ma 15 und Ma 16: lokale Wirkung;
- Ni 27: außer seiner lokoregionalen Wirkung wirkt er besonders gegen chronische Schwächezustände des *Yin.* Bei Rechtshändern wird er oft links in Gold gestochen.

Technik „Vorne-Hinten“:

Vorne:

- KG 15 (R): sedierend und Einfluss auf Roemheld-Syndrom.
- KG 17 (Mu): respiratorischer Alarmpunkt des Dreifachen Erwärmers.
- KG 22: hier lokal besonders gegen quälenden Reiz- und Kitzelhusten.

Hinten:

- LG 11: bei „tetaniformen“ Hustenanfällen;
- LG 14 (R): generell bei Erschöpfungszuständen und bei Fieber;
- Bl 13 (Shu): Zustimmungspunkt der Lunge;
- Bl 38: Erschöpfungszustände bei chronischen Leiden, sekundäre Anämie;
- Bl 17 (Shu, M): Wirkung auf Zwerchfell, Bronchien und Lungenparenchym, mit Bl 52 auch unterstützend bei Hämoptysen und Begleitanämien.

Fernpunkte:

- Lu 5 (–): Sedativpunkt der Lunge gegen nächtlichen Hustenreiz und Dyspnoe (unterstützend bei Pertussis);
- Ma 40 (Luo): Schleim ist Ansammlung von „pathologischen Energien“ des Milz-Pankreas-Systems. Durch Punktur vom *Luo*-Punkt des gekoppelten Ma-Meridians wird die Schleimansammlung zerstreut.
- Lu 9 (+, M): Tonisierungspunkt der Lunge, eher bei Tracheobronchitis mit dünnflüssigem Sputum;
- 3E 10 (–): Die entzündliche Erkrankung der Atmungsorgane verursacht Hitzeaffektion im Bereich des oberen Dreifachen Erwärmers. Als Sedativpunkt des Meridians wirkt er dagegen.
- Di 4 (Q, M) und Di 11 (+): Die Kombination Lu 7, Di 4, Di 11 ist indiziert bei chronischer Erkrankung und verzögerter Rekonvaleszenz.

## Bewegungsapparat

### Hüftgelenkschmerzen

Schmerzhafte Zustände des Hüftgelenks sind gewöhnlich mit Energiestörungen im Gallenblasenmeridian vergesellschaftet, durch energetische Verbindungen zum Blasenmeridian treten auch in diesem Schwächen auf. Bei allen Hüftgelenksbeschwerden muss untersucht werden, ob der Patient tonsillektomiert ist. Durch beherdete Tonsillektomienarben kann es zu energetischen Störungen kommen, die für jede Akupunktur als Therapiehindernis wirken. Natürlich können auch andere Störfelder sich negativ auf das Hüftgelenk auswirken.

**Therapie**

Rheumatisches Geschehen, Kontrakturen:

- **Bl 62** (K, M): Kardinalpunkt des *Yangqiaomai,* der gegen alle motorischen Bewegungsstörungen und muskuläre Ausfallerscheinungen eingesetzt wird.

Affektionen der großen Gelenke:

- **Gb 41** (K, M): „Meisterpunkt“ gegen rheumatische Beschwerden der großen Gelenke, hier eingesetzt als Einschaltpunkt des *Daimai,* des Gürtelgefäßes, mit dessen Hilfe alle Schmerzen im Bereich des Bewegungsapparates therapiert werden können; Prostaglandin-$E_1$-Wirkung.

Gegen alle rheumatische Geschehen:

- **3E 5** (K, Luo, M): Hauptpunkt und Meisterpunkt zur Rheumabehandlung, *Luo*-Punkt mit Verbindung zu KS 7, Einschaltpunkt des *Yangweimai,* der gegen alle „rheumatischen, arthritischen und neuritischen Schmerzen“ mit Verschlimmerung durch Witterungseinflüsse eingesetzt werden kann; als „Thymuspunkt“ gegen alle Störfelder wirksam.

Lokale Punkte:

- Gb 31: bei Rheumatismus der Hüft- und Kniegelenke, Gb 30, Gb 29;
- dazu Bl 27 bis Bl 31 (M) – Verbindung zu Gb 30.

9

Fernpunkte:
- Gb 34 (M): *He*-Punkt des Meridians, Meisterpunkt der Muskulatur;
- Gb 39 (Gruppen-Luo): Reunionspunkt für das Knochenmark, Gruppen-*Luo*-Punkt der drei *Yang*-Meridiane des Fußes, wird gegen rheumatische Gelenkschmerzen eingesetzt, die mal dieses, mal jenes Gelenk befallen;
- Bl 40 (M): Stoffwechselpunkt, Antihistaminpunkt mit lokoregionaler Wirkung bei Gonarthrosen und Koxarthrosen;
- MP 6 (Gruppen-Luo): Kreuzungspunkt der drei *Yin*-Meridiane des Fußes mit stark durchblutungsfördernder Wirkung auf das gesamte Becken und auch auf das Hüftgelenk;
- Le 11, evtl. auch Le 12: lokoregionale Wirkung.

**Programmvorschlag:** Gb 41 (M), Gb 39 (Gruppen-Luo), MP 6 (Gruppen-Luo), Gb 34 (M), Gb 29, Gb 30, Gb 31, Le 11, Bl 62 (M).

## Kniegelenkschmerzen

Der Hauptmeridian des Magens korrespondiert mit den Schmerzen in der anteroexterioren Region des Gelenks, der tendinomuskuläre mehr oberflächlich mit dem äußeren Rand des Gelenks.

Der Hauptmeridian der Gallenblase steht mit der Außenfläche und den Ligamenten in Verbindung. Der tendinomuskuläre Meridian zieht um die Patella.

Der Hauptmeridian der Blase erfasst die Kniekehle, ähnlich auch der tendinomuskuläre Meridian.

Der MP-Meridian korrespondiert mit der Innenfläche des Gelenks und erfasst einen Teil der Muskulatur mit, die an der medialen Ligamenteninsertionsstelle ansetzt.

Der Leber-Meridian hat über Le 3 (Q, M) und Le 8 (+) eine besonders weit reichende Wirkung auf die Innenseite des Gelenks.

Der Nieren-Meridian agiert über Ni 7 (+) und Ni 10 entsprechend dem Meridianverlauf. Außerdem gilt Ni 7 in der Tradition als Tonisierungspunkt der „Feuerniere“, womit die Nebenniere gemeint ist.

Die Beeinflussung der anterioren Seite geht über Le 8 (+), MP 6 (R, Gruppen-Luo), MP 9 (He), Ma 35, die der posterioren Seite über: Bl 40 (M), Bl 60 (M), Ma 35, MP 6 (Gruppen-Luo), MP 9 (He), Gb 34 (M).

### Therapie

Übergeordnete Hauptpunkte gegen Kniegelenkschmerzen:
- **Gb 41** (K, M) und **3E 5** (K, Luo, M): schalten hier das 2. Paar der außerordentlichen Meridiane, den *Daimai* (Gürtelgefäß) und den *Yangweimai,* ein, wobei das Gürtelgefäß in Führung geht mit seiner schon oft erwähnten Wirkung gegen alle „rheumatischen, arthritischen und neuralgischen“ Beschwerden der großen Gelenke. Nach neueren Untersuchungen ist der Gb 41 der Prostaglandin-$E_1$-Punkt, der 3E 5 als Thymuspunkt ein allgemeiner Antistörfeldpunkt.

Bei chronischen Schmerzen wichtig dazugeben:
- Ni 3 (Q): Quellpunkt des Ni-Meridians steht in Verbindung mit dem Bl-Meridian und wird mit Ni 7 zusammen vorwiegend zur Rheumabehandlung eingesetzt;
- Bl 60 (M): Meisterpunkt gegen alle Schmerzen im Verlauf des Bl-Meridians; Prostaglandin-$E_2$-Punkt.

Bei erschwerter Beugung Punkte um den Gelenkspalt bevorzugen:
- Ma 35: das „äußere Knieauge“, weil in einer Vertiefung lateral vom Ligamentum patellae gelegen, ist ebenso wie
- Extrapunkt EX-LE 5 = Ma 35–02: der „inneres Knieauge“ genannte Punkt außerhalb der Meridiane, der in einer Vertiefung medial des Lig. patellae liegt, Teil einer allgemein gegen Gonarthralgien angegebenen Punktkombination;
- Ma 36 (M), Gb 34 (M), Bl 40 (M), MP 9 (M): haben wegen ihrer Lage enge Beziehungen zum Kniegelenk.

Bei erschwerter Streckung sind die Punkte oberhalb des Gelenks vorteilhafter:
- Ma 32, Ma 34, Gb 31, Gb 33, Bl 38, Bl 39. Diese genannten Punkte werden alle lokoregional eingesetzt.

Adjuvant bewähren sich:
- Bl 23 (Shu): Zustimmungspunkt der Niere und Nebenniere wird wegen seiner kortikotropen Wirkung eingesetzt;
- Bl 31 (R, M): wirkt als Reunionspunkt mit dem Gallenblasenmeridian und als Meisterpunkt des Klimakteriums allgemein stimulierend;
- Bl 58 (Luo): der *Luo*-Punkt mit Verbindung zu Ni 3 wirkt durchblutungsfördernd auf die unteren Extremitäten, aber auch auf Muskelkrämpfe, Kontrakturen und auf arthritische bzw. arthrotische Veränderungen;
- Bl 60 (M): beeinflusst als Meisterpunkt allen schmerzhaften Geschehens im Meridianverlauf rheumatische und arthritische Beschwerden sowie Muskelkontrakturen; Prostaglandin-$E_2$-Punkt.

## Schulter-Arm-Schmerzen

Wie bei allen Schmerzzuständen immer nach einem Störfeld suchen:
- **3E 5** (K, Luo, M): allgemeiner, übergeordneter Störfeldpunkt – insbesondere bei rheumatisch-entzündlicher Komponente (Thymuspunkt);
- **Gb 41** (K, M): Prostaglandin-$E_1$-Punkt in Kombination mit 3E 5 (Luo, M) bei Wetterfühligkeit;
- Bl 62 (K, M): bei muskulären Verspannungen und Schmerzen;
- Di 15 (M): führender Schulterpunkt, meist in Kombination mit Dü 9 und Di 14, eventuell lokale Punkte in Nähe von He 1;
- 3E 14, 3E 15 (M);
- Di 15: wirkt auch als zonendominanter Punkt für das ganze Mesoderm (Ohrakupunktur)

Weitere dorsale Punkte:
- Bl 10 (R), Bl 11, Bl 12;
- LG 14 (R): wichtiger Punkt für die gesamte obere Wirbelsäule;
- Dü 10, Dü 12.

Fernpunkte:
- Di 1 (M), Di 4 (Q, M, allgemeiner Analgesiepunkt), Di 11 (+), Di 14, Dü 4 (Q), Dü 8 (–), 3E 10 (–), Lu 5 (–), Ni 4 (Luo), Gb 34 (M).
- In China wird beim akuten Schulterschmerz von Ma 38 zu Bl 57 durchgestochen oder Ma 38 stark stimuliert.

### Tennis-Ellbogen

Entzündung des Epicondylus lateralis humeri, aber auch nach traumatischen Läsionen, z. B. nach Frakturen.

**Therapie**
- **3E 5** (K, Luo, M): allgemeiner Antistörfeldpunkt, lokale Schmerzpunkte (A-Shi-Punkte) immer mit einbeziehen;
- Di 12: moxibustieren, dann die Meridianpunkte in ihrer lokoregionalen Bedeutung;
- Lu 5 (–), Di 11 (+), KS 3, He 3 (M), Dü 8 (–), 3E 10 (–), dazu vorteilhaft vier Nadeln rechts und links im gleichen Abstand zwischen Bl 10 (R) und Bl 11 oder Bl 10–1 (Neupunkt).

Gegen eher arthritische Beschwerden:
- 3E 3 (+), **3E 5** (K, Luo, M, allgemeiner Antistörfeldpunkt), He 4, Dü 4 (Q). Ruhigstellung!

Hier kann der Laser mit der gefundenen Frequenz (meist C) auf den Schmerzarealen mit gutem Erfolg eingesetzt werden.

### Wirbelsäulenschäden

Immer wichtig: Auf Inversion (Blockade der 1. Rippe) achten! Außerdem sollte man auch psychosomatische Störungen nicht übersehen! Als Beispiele können hier genannt werden:
- HWS: Überforderung und Verstimmung – Halsstarrigkeit.
- BWS: drückt „Haltung“ und „Stimmung“ aus („Er hat den Halt verloren“).
- LWS: Beziehung zur Sexualsphäre, Unsicherheit wird durch übertrieben steife Haltung kompensiert. Patienten, die unter der Last ihres Lebens leiden und ihren Widerstand dagegen aufgegeben haben.

**Therapie**

Zervikalgien:
- Locus-dolendi-Punkte im Halsbereich stechen und auf Wirbelblockaden achten.
- **Dü 3** (K, +, M), LG 14 (R), Gb 20 (R), Bl 13 (Iu), Bl 10 (R), Bl 11;
- **3E 5** (K, Luo, M): allgemeiner Antistörfeldpunkt;
- Bl 60 (M, Prostaglandin $E_2$): allgemeiner Punkt für Schmerzen im Bereich der gesamten Wirbelsäule.

Bei tortikollisähnlichen Beschwerden:
- Dü 7 (Luo): kontralateral, dazu KG 24 (R);
- evtl. alternierend: 3E 14, Dü 9, Dü 10, Gb 21 (R). Diese Punkte können auch bei Schmerzen, die vom Hals in die Schulter ziehen, eingesetzt werden.

Dorsalgien:
- Je nach Art der Beschwerden *Hua-Tuo*-Punkte (Extrapunkte zwischen Wirbelkörper und Blasenmeridian) oder druckdolente Punkte entlang dem Bl-Meridian stechen, dazu **Dü 3** (K, +, M).
- Akut: *Hua-Tuo*-Punkte;
- Subakut: Punkte auf dem Bl-Meridian behandeln und Bl 60 (Prostaglandin $E_2$) einsetzen;
- Eher chronisch: dann kann zusätzlich der äußere Verlauf des Bl-Meridians mit verwendet werden.
- Schmerzpunkte auf der Wirbelsäule und zusätzlich noch Bl 60 (M, Prostaglandin $E_2$), Gb 30 (R), 3E 3 (+).

Lumbalgien:
- **Gb 41** (K, M): antirheumatischer Schmerzpunkt (Prostaglandin $E_1$), dazu Bl 60 (M, Prostaglandin $E_2$);
- Bl 62 (M) dazu Bl 21 (Shu) bis Bl 26 (Shu), Bl 50, Bl 51, Bl 52, MP 4 (Luo, M), LG 2, LG 3, LG 4 (M), LG 5, Gb 30 (R), Ni 4 (Luo).

Sakralgien:
- Bl 62 (M), Bl 27 (Shu) bis Bl 34, Bl 60 (M), LG 2

Sakroiliakale Beschwerden:
- Bl 62 (M), Gb 41 (M), Bl 26 (Shu), Bl 27 (Shu), Bl 28 (Shu), Bl 31 (M), Bl 60 (M)

Kokzygodynie mit anorektalen Beschwerden:
- Bl 62 (M), Bl 35, Bl 60 (M), LG 2.

## Gastroenterologie

### Aerophagie-Singultus

Gemütsstörungen und/oder schwache Magenenergie verursachen Luftansammlungen in der Mitte des Leibes. Hier sind die Funktionskreise Herz, Leber und Magen betroffen.

**Therapie**

Allgemein:
- He 3, He 5, KG 6, KG 12, KG 15, Le 14.
- He 3 (M) und He 5 (Luo): regulieren den Herzmeridian;
- KG 6 (M, R): „Meer der Energie“;
- KG 12 (Mu, M, R): Alarmpunkt des Magens;
- KG 15 (M, R): Meisterpunkt der vitalen *Yang*-Energie;
- Le 14 (Mu): Alarmpunkt der Leber;
- evtl. zusätzlich alternierend: Di 4 (Q, M), Ma 36 (M), Le 3 (Q, M);

und nach der Technik „Vorne-Hinten“ (Mu-Shu):
- KG 17 (Mu, R) – Bl 17 (Shu, M).
- Di 4, Le 3 und Ma 36 wirken psychisch beruhigend.

- KG 17 – Bl 17: *Mu-Shu*-Technik für den oberen Dreifachen Erwärmer;
- KG 12 – Bl 21: *Mu-Shu*-Technik für den Magen;

Lokale Punkte:
- Ma 21 bis Ma 25;
- 4 lokale Zusatzpunkte, je 0,5 *Cun* oberhalb, unterhalb, rechts und links von KG 12.

Bei begleitenden Pankreasstörungen:
- Bl 20: *Shu*-Punkt von Pankreas.

Bei begleitenden Magenproblemen:
- Bl 21: Zustimmungs- und Meisterpunkt des Magens.

Bei Blähungen und Tympanismus:
- Ma 41 (+): Anregung der Magenfunktion;
- Di 3: Meisterpunkt für den Stoffwechsel.

Bei zusätzlich bestehender Obstipation:
- MP 3: Quellpunkt, Verbindung zum Ma 40, *Luo*-Punkt des Magens.

Bei überwiegend psychosomatischer Ursache:
- Di 4 (Q): Meisterpunkt des Stoffwechsels;
- Le 3 (Q): Meisterpunkt für alle Spasmen.

Bei Ösophagusreflux:
- Di 4 (Q, M) und Le 3 (Q, M): bei überwiegend psychosomatischer Ursache;
- KG 12 (Mu, M, R) und Bl 21 (Shu, M): *Mu-Shu*-Technik des Magens;
- KG 14 (Mu): Alarmpunkt des Herzens;
- KG 21: gegen Spasmus im Mediastinumbereich;
- Ma 21: lokale Wirkung;
- Bl 17 (Shu, M): Meisterpunkt des Zwerchfells.

## Appendizitis

Akupunktur ist bei Appendizitis aus forensischen Gründen bei uns grundsätzlich nicht zu empfehlen, höchstens bei chronischen Reizformen. In China ist die Akupunktur nur bei gegebener Operationsbereitschaft indiziert. Gute Erfolge auch bei „neurogenen Formen" und postanginös.

Folgende Maßnahmen sind unbedingt zu beachten:
1. Die Fälle müssen 24 Stunden nach Beginn der Beschwerden eingewiesen sein.
2. Temperatur rektal unter 38 Grad.
3. Leukozyten unter 12.000, davon polymorphkernige unter 80 %.
4. McBurney-Punkt: Druck mit Schmerzbesserung gilt als prognostisch günstig bzw. nach Beginn der Therapie als erstes Zeichen eines Erfolges.

Nur kurze Beobachtung! Wenn sich die Symptome nach der Nadelung nicht bessern, sofortige Operation, eine Leukozytenzählung ist alle 3 bis 6 Stunden notwendig.

### Therapie

Verwendet wird der Punkt *Lanwei* = Ma 37–1 = EX-LE 7: 2 *Cun* unter Ma 36, etwas näher zu Ma 37. Er ist meist rechts deutlich dolent. Sind Ma 36 und Ma 37 empfindlich, dann werden diese beiden Punkte benützt. Wir beginnen immer zuerst rechts mit der Nadelmanipulation, dann erst links.

Gestochen wird mit der Sedativ-Methode: langsamer Einstich, rasches Zurückziehen, wieder langsames Vorschieben der Nadel usw.

Die Nadeln werden alle 30 Minuten 1–2 Minuten manipuliert und bleiben in China bis zu 2 Stunden je Behandlung liegen. Etwa 1.000 Fälle wurden nach chin. Angaben in dieser Weise pro Jahr behandelt (persönliche Erfahrung an der NUTCM).

Folgende Punkte können noch eingesetzt werden:
- MP 14: enterokolitische Schmerzen, hier lokoregional eingesetzt;
- Ma 25 (Mu): Alarmpunkt des Dickdarms;
- KS 6 (Luo): bei Übelkeit und Erbrechen;
- Di 11 (+): bei Fieber.
- zusätzlich günstig: den MP 4 links als Interferonpunkt stimulieren (persönliche Erfahrung).

## Appetitlosigkeit

Die Ursachen einer Appetitlosigkeit sind häufig Störungen im Bereich der Herz- und Magen- sowie Milzmeridiane.

### Therapie

Völlige Appetitlosigkeit:
- Di 4 (Q, M), Ma 25 (Mu), Le 13 (Mu, M, R);
- KG 15 (M, R) und LG 19 (R): beruhigend;
- He 9 (M) und He 5 (Luo): regulieren den Herzmeridian;
- Ma 36 (M), Ma 41 (+), KG 12 (Mu, M, R): unterstützen den Magenmeridian;

Evtl. alternierend:
- Di 4 (Q, M) und Ma 25 (Mu): regen die Darmtätigkeit an;
- Le 13 (Mu, M, R): ist der Alarmpunkt des MP-Meridians;
- Kardinalpunkte mit einbeziehen: **KS 6,** die oben erwähnten Punkte, **MP 4.**

Durch das Einschalten des Paares *Yinweimai* und *Chongmai* kann man chronische Leiden des Abdomens günstig beeinflussen.

Bei Schwäche:
- Di 11 (+): Unterstützung des Stoffwechsels durch Tonisierung des Dickdarms.

Bei Anspannung:
- Ma 45 (–): Durch Sedierung des Magens wird eine Hypermotilität gebremst.

Bei massiver Inappetenz:
- Ma 42 (Q): Anregung der Magenfunktion durch Verbindung zu seinem gekoppelten Meridian (MP 4, Luo).

Bei Dyspepsien:
- MP 2 (+), **MP 4** (K, Luo), MP 6 (Gruppen-Luo): nach Tonisierung mit MP 2 wird die Energie über MP 4, dem *Luo*-Punkt, zum gekoppelten Magenmeridian gelangen;
- als Gruppen-*Luo*-Punkt der drei *Yin*-Meridiane der Füße unterstützt MP 6 den MP-Meridian.

Bei Blähungen, Tympanismus:
- zusätzlich Ma 41 (+).

Bei Spasmen:
- Le 3 (Q, M): Meisterpunkt gegen Spasmen.

Bei Affektionen des Magens und Duodenums:
- **MP 4** (K, Luo, M), Ma 36 (M), KG 6 (M, R), KG 12 (Mu, M, R), Di 10, KS 6 (Luo).

## Brechreiz – Reisekrankheit

Brechreiz ist ein Ausdruck der Dysregulation der Energieausbreitung in den Funktionskreisen Magen und Milz-Pankreas. Bei der Reisekrankheit spielt außerdem ein psychovegetativer Faktor eine gewisse Rolle.

### Therapie

Allgemein:
- KS 6 (K, Luo): Kardinalpunkt des *Yinweimo* gegen Übelkeit, Erbrechen; wirkt kreislaufregulierend;
- KG 12 (Mu, R): Alarmpunkt des Magens;
- Le 13 (Mu, R): Alarmpunkt des MP-Systems;
- Le 14 (Mu): Alarmpunkt der Leber, reguliert wie Le 13 Stoffwechselfunktionen, dazu Seekrankheit;
- Ma 44, als „Wasser-Punkt" (der 2. antike Punkt) des Ma-Meridians beseitigt er Angstgefühl und Albträume;
- MP 4 (Luo, M): Kardinalpunkt des *Chongmai* gegen Verdauungsstörungen alimentärer Natur.

Bei überwiegend psychovegetativer Ursache:
- Di 4 (Q, M), Le 3 (Q, M), Bl 10 (R), Gb 20 (R), KG 15 (M, R), LG 20 und 4 Satellitenpunkte knapp daneben.

Schädelakupunktur:
- Innenohr-, Hör- und Schwindelzone;
- Di 4 und Le 3: antispastisch, beruhigend;
- Bl 10 und Gb 20: Parasympathikus – Sympathikus harmonisierend;
- KG 15: Meisterpunkt der vitalen *Yang*-Energie;
- LG 20–1–4 Extrapunkte: „4 Weise, die den Geist erhellen", allgemein beruhigend.

## Diarrhö, Enteritis, Kolitis

Die Ursachen dieser Erkrankungen können alimentärer oder infektiöser Natur sein, wobei es zum Auftreten akuter Symptome kommt, oder es liegen tief greifende Stoffwechselstörungen mit chronischem Verlauf vor. Es kommt zu Energiestörungen in den Meridianen, die der Ausscheidung und Verstoffwechslung dienen.

### Therapie

Durchfälle allgemein:
- **MP 4** (K, Luo, M): Meisterpunkt gegen alle Durchfälle und Kardinalpunkt des *Chongmai,* der eine starke Wirkung auf Erkrankungen im abdomialen Bereich hat. Als *Luo*-Punkt aktiviert er den gekoppelten Magen-Meridian;
- Le 3 (Q, M): allgemein spasmolytische Wirkung;
- Le 8 (+): Tonisierungspunkt des Leber-Meridians;
- Ma 25 (Mu): Alarmpunkt des Di-Meridians, hat eine Wirkung bei allen chron. Erkrankungen des Magen-Darm-Trakts und wird bei Durchfällen durch Fermententgleisung eingesetzt;
- KG 4 (Mu, R): Alarmpunkt des Dü-Meridians, hat als Reunionspunkt mit den *Yin*-Meridianen des Fußes Wirkung auf MP, Le und Ni;
- Ma 37: *He*-Funktion auf den Dickdarm;
- Ma 39: *He*-Funktion auf den Dünndarm;
- **Dü 3** (K, +, M): Kardinalpunkt des LG, Tonisierungspunkt des Dü-Meridians und allgemeiner Schleimhautpunkt mit stark spasmolytischer Wirkung.

Mit Übelkeit und Erbrechen:
- **KS 6** (K, Luo): Kardinalpunkt des *Yinweimai,* der auf *Yin*-Affektionen des Abdomens wirkt, evtl. an Stelle von **Dü 3** (K, +, M). Zusammen mit MP 4 schaltet er das Paar *Chongmai* und *Yinweimai* ein, das gemeinsam eine das *Yin* stärkende Wirkung bei *Yin*-Erkrankungen des Abdomens hat.
- KG 12 (Mu, M): „digestiver" Alarmpunkt des 3E, der vor allem die Energie der Körpermitte reguliert, Meisterpunkt des Magens und Reunionspunkt mit Ma-, Dü- und 3E-Meridian. Erscheint er bei der kontrollierten Körperakupunktur als energieschwacher Punkt, so ist nach Amalgambelastung zu fahnden.
- Di 4 (Q, M).

Lokale Punkteauswahl:
- Ma 24: Wirkung auf den Dünndarm bei akuten und chron. Entzündungen;
- Ma 25 (Mu);
- Ma 26: Wirkung auf den Dickdarm, vor allem bei Spasmen;
- KG 4 (Mu, R);
- KG 6 (M, R): „Meer der Energie", wichtiger Punkt bei Energieleere durch chron. Krankheiten;
- KG 12 (Mu, M, R);
- KG 13 (M): Spezialpunkt gegen alle krampfartigen Magenstörungen;
- Ni 14 und Ni 20: sind Reunionspunkte mit dem *Chongmai* und verstärken das *Yin.*

Paravertebrale Punkte:
- Bl 17 (Shu, M): Zustimmungspunkt des Zwerchfells – wichtig auch bei Singultus
- Bl 18 (Shu): Zustimmungspunkt der Leber;
- Bl 19 (Shu): Zustimmungspunkt der Gallenblase mit Wirkung bei Brechreiz, Erbrechen und Verdauungsstörungen;
- Bl 20 (Shu): Zustimmungspunkt des MP-Meridians;
- Bl 21 (Shu, M): Zustimmungspunkt und „Meisterpunkt des Magens";
- Bl 25 (Shu): Zustimmungspunkt des Dickdarms;
- Bl 27 (Shu): Zustimmungspunkt des Dünndarms;

Bei Enterokolitis:

- Le 2 (–, M): Sedativpunkt des Lebermeridians mit stark spasmolytischer Wirkung.

Bei Diarrhö mit Abdominalspasmen:

- Le 3 (Q, M): wie Le 2 ein Meisterpunkt der Spasmolyse. Als Quellpunkt steht er in Verbindung mit dem Gallenblasenmeridian und dient dem Energieausgleich in beiden Meridianen.

Bei Koliken mit Tympanismus:

- MP 3 (Q): hat als Quellpunkt Verbindung mit dem Ma-Meridian. Er wird bei exkretorischer und inkretorischer Pankrasinsuffizienz eingesetzt.

Gegen Koliken bei Kolitiden:

- MP 9 (M): *He*-Punkt des MP-Meridians.

Kurzkombination gegen gastrointestinale Störungen:

- **KS 6** (K, Luo), KG 12 (Mu, M) und Ma 36 (M);
- MP 6: Gruppen-*Luo*-Punkt der drei *Yin*-Meridiane der Füße (Le, Ni, MP), gleicht *Yin*-Schwächezustände aus;
- Ma 36: wirkt auf den Ma-Meridian und psychisch ausgleichend;
- KS 6: Kardinalpunkt des *Yinweimai,* wirkt *Yin*-Schwächen entgegen;
- 3E 6: hat als Indikation den Flankenschmerz, vor allem auch bei Pleuritis, kann aber bei gastrointestinalen Störungen, die mit Durchfällen einhergehen, höchstens sedierend verwendet werden, da er nach neuerer chinesischer Literatur tonisierend bei Obstipation eingesetzt wird.

## Gallen-Funktionsanregung

- Gb 34–1 = Extrapunkt *Dannang* (Ex-LE 6) ca. 1 *Cun* unterhalb Gb 34, Sonderpunkt gegen Dyskinesie der Gallenwege;
- Gb 34 (He): bei Affektionen der Gallenwege;
- **Gb 41** (K, Prostaglandin-$E_1$-Punkt, M): als Kardinalpunkt verwendet, schaltet er das Gürtelgefäß *Daimai* ein und wirkt dadurch auf die „Mitte";
- Gb 43 (+): Der Tonisierungspunkt soll erst eingesetzt werden, wenn feststeht, dass kein Füllezustand vorliegt, besser zunächst Le 3 (Q), den „Ärgerpunkt", stechen mit seiner spasmolytischen Wirkung;
- **MP 4** (K, Luo, M): Cholezystopathien, Pankreopathien;
- KS 6 (K, Luo): Verdauungsstörungen mit Übelkeit, Brechreiz;
- **MP 4:** wird hier als *Luo*-Punkt des MP-Meridians (zu Ma 42) und auch als Kardinalpunkt des *Chongmai* eingesetzt.
- KS 6: findet hier Anwendung als Kardinalpunkt des *(Yinweimai).*

Dorsale Punkte:

- Bl 18 (Shu): Zustimmungspunkt der Leber;
- Bl 19 (Shu): Zustimmungspunkt der Gallenblase;
- Bl 20 (Shu): Zustimmungspunkt von Milz und Pankreas;
- Bl 21 (Shu, M): Zustimmungspunkt des Magens.

Es muss je nach Einzelfall eine Auswahl getroffen werden. Nicht mehr als zwei dorsale Punkte nadeln.

Ventrale Punkte:

- KG 12 (Mu, R): Alarmpunkt des Magens und sogenannter digestiver Alarmpunkt des 3E-Meridians, Reunionspunkt mit dem Magen-Dünndarm und 3E-Meridian. Als Punkt Omega-1 auch ein vegetativer Punkt und Hinweispunkt auf Quecksilber (Amalgam-Intoleranz).
- KG 13 (M): Meisterpunkt gegen alle krampfartigen Oberbauchbeschwerden.
- KG 15 (R, M): vitales Zentrum mit Verbindungen zu allen *Yang*-Organen (auch die Gallenblase entspricht dem *Yang*).
- Le 13 (Mu, R, M): Alarmpunkt des MP-Meridians und Reunionspunkt mit dem Gb-Meridian; zählt als Meisterpunkt des Stoffwechsels mit Beeinflussung des hypophysären Bereichs.
- Le 14 (Mu): Alarmpunkt des Le-Meridians; zugleich Reunionspunkt mit dem MP-Meridian und dem *Yinweimai;*
- Gb 24 (Mu): Hauptalarmpunkt des Gb-Meridians; zugleich Reunionspunkt mit dem MP-Meridian und dem *Yangweimai*

Es muss auch bei den ventralen Punkten eine Auswahl je nach Einzelfall getroffen werden, es sollen nicht mehr als zwei Punkte gestochen werden.

Fernpunkte:

- Gb 38 (–): als Sedativpunkt nur bei „Fülle" zu verwenden;
- Gb 40 (Q): bei Cholezystopathien, auch bei Affektion der Gallenwege.

Mögliche adjuvante Punkte:

- Le 3 (Q, M): bei Koliken, auch Leberkapselschmerzen;
- MP 2 (+), MP 3 (Q): Begleitpankreopathien;
- Le 8 (+): bei Begleithepatopathien;
- Le 3 (Q, M), Gb 43 (+): bei hepatobiliären Stauungen.

Cholezystolithiasis allgemein:

- **MP 4** (K, Luo, M), KG 13 (M), KG 15 (R, M), nur rechts Le 13 (M, Mu, R), Gb 24 (Mu), Bl 18 (Shu), Bl 19 (Shu), Bl 20 (Shu), Bl 21 (Shu, M), Bl 25 (Shu);
- und evtl. zusätzlich oder alternierend: Le 3 (Q, M), MP 2 (+), Gb 34 (He), evtl. auch die Leber-Gallenzone der Schädelakupunktur bzw. Gb 13, Gb 14.

Auch müssen die Emotionen „Wut" oder bei anderem Menschentyp „Sorge" zusätzlich berücksichtigt werden. Gegen „Wut" empfiehlt es sich, Le 3 (Q, M) besonders rechts zu sedieren und Ni 6 (K, M) links zu tonisieren. Bei „Sorge" empfiehlt sich, Lu 1 (Mu) links zu sedieren und Ni 6 (K, M) links zu tonisieren.

## Gallenkolik – Notfalleinsatz

- **MP 4** (K, Luo, M): bei Cholezystitis und Cholelithiasis;
- **KS 6** (K, Luo): bei zusätzlicher Übelkeit und Erbrechen.

Dorsale Punkte:

- Bl 18 (Shu): Zustimmungspunkt der Leber;
- Bl 19 (Shu): Zustimmungspunkt der Gallenblase;

- Bl 23 (Shu): Zustimmungspunkt der Nieren-Nebennieren, kortikotrop;
- Bl 25 (Shu): Zustimmungspunkt des Dickdarms;
- LG 9: bei beginnendem Ikterus, Schmerzen, „wie bei einem Dolchstoß in den Rücken".

Ventrale Punkte:

- KG 12 (Mu, M): digestiver Alarmpunkt des 3E und Alarmpunkt des Magens. Ferner Meisterpunkt gegen Magen- und Oberbaucherkrankungen. Vegetativer Punkt und Hinweispunkt auf Quecksilberbelastung (Amalgam).
- KG 13 (M): Meisterpunkt gegen krampfartige Oberbauchschmerzen.
- KG 15 (M, R): Meisterpunkt der vitalen *Yang*-Energie (der Gallenblasenmeridian ist ein *Yang*-Meridian).
- Le 13 (Mu, M, R): Alarmpunkt des Milz-Pankreas-Systems, Meisterpunkt des Stoffwechsels. Als Reunionspunkt Verbindung zum Gb-Meridian, Stress = ACTH-Punkt.
- Gb 24 (Mu 2) rechts: zweiter Alarmpunkt des Gb-Meridians, Fettunverträglichkeit; wird immer rechts gestochen.

Fernpunkte:

- Gb 14, Gb 13 bzw. Leber-Gallen-Zone der Schädelakupunktur;
- Gb 34 (M) oder *Danang* = Gb 34–1, Ma 36 (M), Le 3 (Q, M);
- Di 11 (+) und Gb 34 (M) bei allen Affektionen der Gallenwege.
- Gb 34–1: Der Extrapunkt Gb 34–1 liegt 1 *Cun* unterhalb von Gb 34 und ist ein Sonderpunkt gegen Gallenwegsdysdyskinesien.
- Ma 36: *He*-Punkt des Ma-Meridians. Wirkt ausgleichend auf den Allgemeinzustand, auf den Magen-Darm-Trakt, sorgt für Entspannung und Beseitigung von Ängsten;
- Le 3 (Q, M): Meisterpunkt für Spasmen;

Bei starken, in die Flanken ausstrahlenden Schmerzen:

- 3E 7 (Xi).

## Gastralgien – Ulkuskrankheiten

**Therapie**

- **KS 6** (K, Luo): Bei Übelkeit, Erbrechen, aber auch bei vorwiegend neurovegetativ bedingten Störungen, denn er ist der Kardinalpunkt zum Einschalten des „Haltegefäßes des *Yin*" *(Yinweimai);*
- zusammen mit **MP 4** (Luo, M) als Kardinalpunkt zum Einschalten des „Gefäßes der breiten Bahn" *(Chongmai)* hat dieses Paar starken Einfluss bei abdominalen Krämpfen und allgemeinem Stau im Abdomen. MP 4 wirkt außerdem auf die Hypersekretion, Ulkuskrankheit, Aerogastrie, Dyspepsie, Brechreiz. Er ist der Meisterpunkt für alle Durchfälle, Interferonwirkung.
- **Dü 3** (K, M): Kardinalpunkt zum Einschalten des LG. Meisterpunkt für Spasmolyse, also bei Spasmen und Algien, auch im Ösophagusbereich;
- **3E 5** (K, Luo, M): Kardinalpunkt für das „Haltegefäß des *Yang*" *(Yangweimai);*
- zusammen mit **Gb 41:** als Kardinalpunkt für das Gürtelgefäß. Dieses Paar wirkt besonders bei hämorrhagischer Gastritis und Blutungen. Gb 41 wird außerdem bei gehäuftem Erbrechen eingesetzt.

Ventrale Punkte:

- Ma 21: Gastralgien, Ulkus, Magenneurose, besondere Wirkung auf die Kardia, ebenso Ni 20 und Ni 21;
- Ma 23: vorwiegend auf den Oberbauch wirkend;
- Ma 25: bei allen Erkrankungen des Magen-Darm-Traktes; Alarmpunkt des Dickdarms;
- MP 17: Wirkung auf die unteren Ösophagusabschnitte;
- Le 13: Alarmpunkt des MP, Meisterpunkt zur Stoffwechselaktivierung, alle Störungen des Verdauungstraktes, ACTH-Beeinflussung;
- KG 10: bei Störungen im Pylorusbereich;
- KG 12 (Mu, M, R): digestiver Alarmpunkt des 3E, gegen Magen- und Oberbaucherkrankungen, Erbrechen, Dyspepsie, Meteorismus, Singultus;
- KG 15 (M, R): Wirkung auf die Kardia;
- KG 22: obere Ösophagusabschnitte.

Dorsale Punkte:

- Bl 17: bei hämorrhagischer Diathese, Ösophagus;
- Bl 19 (Shu): Zustimmungspunkt der Gallenblase;
- Bl 20 (Shu): Zustimmungspunkt des MP. Gastritis, Ulkus;
- Bl 21 (Shu): Zustimmungspunkt und Meisterpunkt des Magens.

Fernpunkte:

- Di 10: Verdauungsstörungen des Hypo-Typs;
- Ma 36: Verdauungsstörungen allgemein;
- Ma 39: Dünndarm-Wirkung;
- Ma 41 (+): Blähungen, Tympanismus, Aerogastrie;
- Ma 42 (Q): Inappetenz;
- Ma 45 (–): Verdauungsstörungen des Hyper-Typs;
- Le 3 (Q, M): Spasmen, Erbrechen, Haematemesis.

Beispiele für Basispunkte bei Affektionen des Ösophagus-Magen-Duodenums:

- MP 6 (Gruppen-Luo) und Ma 36;
- **MP 4** (K, Luo, M) und Ma 36 (M);
- KS 8 und Ma 36 (M);
- **KS 6** (K, Luo) und Ma 36 (M);

Erbrechen:

- **KS 6** (K, Luo), Le 3 (Q, M), KG 6 (R, M), KG 12 (Mu, M, R).

## Leberfunktionsanregung (z. B. Fettleber)

Es ist selbstverständlich, dass etwa bei einer alkoholbedingten Fettleber zunächst der Alkoholkonsum möglichst eingestellt werden soll. Dafür kann das aus der Ohrakupunktur her bekannte Suchtprogramm sehr hilfreich sein.

**Therapie**

- Le 8 (+, He): hier als Tonisierungspunkt wie auch als *He*-Punkt, mit Wirkung auf das Leber-Parenchym einzusetzen.

9

- **MP 4** (K, Luo, M): Kardinalpunkt zum Einschalten des „Gefäßes der breiten Bahn" *(Chongmai).* Überregional wirkt MP 4 bei alimentären Verdauungsstörungen, Pankreasinsuffizienz, allen Formen von Hepatopathien, Interferon-wirksamer Punkt bei Z. n. Hepatitiden.
- **KS 6** (K, Luo): Kardinalpunkt für das „Haltegefäß des *Yin*" *(Yinweimai).* Das Paar „Haltegefäß des *Yin*" und „Gefäß der breiten Bahn" wird für das abdominale Gebiet eingesetzt bei allen Beschwerden, die aus der Ansammlung und mangelnden Ausscheidung von Gasen resultieren; KG 6 insbesondere bei abnormer Müdigkeit, Übelkeit und Brechreiz.

Ventrale Punkte:

- Le 13 (Mu, R, M): Alarmpunkt des MP-Meridian, wichtiger Stoffwechselpunkt, Wirkung auf ACTH-Ausschüttung;
- Le 14 (Mu): Alarmpunkt des Le-Meridians. Reguliert wie Le 13 Stoffwechselfunktionen;
- KG 12 (Mu, M, R): ist der Alarmpunkt des Magens und digestiver Alarmpunkt des 3E-Meridians; Hinweispunkt auf Quecksilberintoleranz;
- KG 13 (M): Meisterpunkt gegen alle krampfartigen Oberbauchbeschwerden;
- KG 15 (M, R): lokoregional bei Gastritis, Singultus, Spasmen;
- Ma 21: gastrointestinale Störungen;
- Ma 23: wie Ma 21;
- Ma 25 (Mu): Alarmpunkt des Di-Meridians. Wirkt lokoregional bei: Übelkeit, Gastritis, Enteritis, Meteorismus, Fermententgleisung, Darmspasmen.

Dorsale Punkte:

- Bl 18 (Shu): Zustimmungspunkt der Leber;
- Bl 19 (Shu): Zustimmungspunkt der Gallenblase;
- Bl 20 (Shu): Zustimmungspunkt von Milz-Pankreas;
- Bl 21 (Shu, M): Zustimmungspunkt des Magens;
- Bl 23 (Shu): Zustimmungspunkt der Niere (Niere als „Mutter" der Leber);
- Bl 25 (Shu): Zustimmungspunkt des Dickdarms;
- LG 9: überregional bei Cholezystopathie und Oberbauchschmerzen.

Fernpunkte:

- Di 4 (Q, M): hier auch als Meisterpunkt des Stoffwechsels;
- Di 10: unterstützt Di 4, wirkt gegen Koliken;
- Le 3 (Q, M): Meisterpunkt der Spasmolyse; wird bei Durchfall und Abdominalspasmen eingesetzt, als „Ärgerpunkt" bekannt; Koliken, Leberkapselschmerzen;
- Le 8 (+): Tonisierungspunkt des Le-Meridians, hier in der klassischen Kombination mit Le 3: Tonisierungspunkt und Quellpunkt;
- Gb 34 (M, He): hier überregional eingesetzt mit Wirkung auf Begleitcholezystopathien und Obstipation;
- Gb 39 (Gruppen-Luo): zeigt allgemeine Wirkung bei der psychischen Verfassung „ständig cholerisch oder schlecht aufgelegt", als Gruppen-*Luo*-Verbindung zu den Meridianen Blase, Magen und Galle;
- Ma 36 (M): wirkt überregional bei Erbrechen, Magenschmerzen, Verdauungsstörungen, gastrointestinalen Spasmen und Aszites;
- Ma 41 (+): Tonisierungspunkt des Magens;
- MP 2 (+): Tonisierungspunkt des Meridians Milz-Pankreas;

Überregional bei verschiedenen Oberbauchbeschwerden:

- MP 6 (Gruppen-Luo): Kreuzungspunkt der Meridiane MP, N, Le;
- Eventuell Tonisierung des Nierenmeridians als „Mutterelement für die Leber" im Sinne der Wandlungsphasen über: Ni 3 (Q), Ni 7 (+), Bl 23 (Shu).

## Meteorismus – Darmaffektionen

Die Störungen liegen im Bereich des Magens und des Dickdarms, und zwar im Sinne einer Energiestörung. Als Ursache kommen sowohl anatomische als auch spastische Komponenten infrage.

**Therapie**

Allgemein:

- **KS 6** (K, Luo): hier als Kardinalpunkt von *Yinweimai,* wirkt adjuvant für den Verdauungstrakt, besonders gegen Brechreiz und spastische Obstipation;
- **Gb 41** (K, M): hier wird er als Kardinalpunkt des Gürtelgefäßes für Abdominalschmerzen, besonders für Koliken mit geblähtem Abdomen eingesetzt. Wirkt auch gegen atonische Obstipation;
- **MP 4** (K, Luo, M): hier sowohl als Kardinalpunkt des *Chungmo* gegen Verdauungsstörungen alimentärer Natur einzusetzen als auch als *Luo*-Punkt zum gekoppelten, gestörten Ma-Meridian. Bei der Behandlung der Obstipation wird er mit Gb 34 (M) kombiniert.

Lokale Punkte:

- Ma 24, Ma 25 (Mu), Ma 26, Ni 14 gegen Koliken und Blähungen.

Dorsale Punkte:

- Bl 17 (Shu, M): wird hier mehr für lokale Wirkung des Zwerchfells verwendet;
- Bl 19 (Shu): Zustimmungspunkt der Gallenblase;
- Bl 21 (Shu, M): Zustimmungspunkt des Magens;
- Bl 25 (Shu): Zustimmungspunkt des Dickdarms;
- Bl 27 (Shu): Zustimmungspunkt des Dünndarms.

Fernpunkte:

- Di 3 (M): ein Stoffwechselpunkt; gegen Koliken, Blähungen;
- Di 4 (Q, M): als Quellpunkt des Dickdarms wirkt er gegen alle Darmaffektionen;
- Di 11 (+): Tonisierungspunkt, Di 4 unterstützend;
- Ma 36 (M): *He*-Punkt des Magens;
- Ma 37: *He*-Funktion auf den Dickdarm, Kolitiden;
- Ma 39: *He*-Funktion auf den Dünndarm, Enteritiden;
- MP 3 (Q): Quellpunkt des MP-Systems;
- Le 3 (Q, M): Meisterpunkt gegen Spasmen, besonders spastische Obstipation;

9

- Le 8 (+): Tonisierungspunkt der Leber, hier für atonische Obstipation;
- **Dü 3** (K, +, M): allgemeiner Schleimhautpunkt, Meisterpunkt für Spasmolyse.

### Obstipation

Es gibt zwei Hauptarten der Obstipation: die atonische Obstipation und die spastische Obstipation.

1. atonische Obstipation:
Die Akupunkturempfehlungen für die atonische Obstipation gehen aus von:
- Di 11 (+, He): Tonisierungspunkt des Dickdarmmeridians; dazu
- Di 4 (Q): als Quellpunkt (hier nicht als Analgesiepunkt eingesetzt);
- Ma 37 (He-Funktion): spezielle regulierende Eigenschaft auf den Dickdarm;
- Bl 25 (Shu): Zustimmungspunkt des Dickdarms, oft zusammen mit Ma 25 (Mu), dem Alarmpunkt des Di-Meridians:
- Gb 34, Gb 34–1, Gb 43 (+): verhelfen über eine bessere Gallenfunktion zu einer Anregung der Peristaltik.

Dabei ist auch die Dickdarmzeit von 5–7 Uhr früh zu beachten.
**Allgemein:** Psychische Punkte müssen oft mit eingebaut werden; auch bei der Obstipation ist es notwendig, auf Störfelder über die entsprechenden Hinweispunkte zu achten.

2. spastische Obstipation:
Führend für die Lösung der Spastik sind folgende Punkte:
- Le 2/3: beide Punkte ergänzen sich in der spasmolytischen Eigenschaft;
- **Dü 3** (K, +): allgemein antispastische Wirkung;
- Ma 36, Ni 6: psychisch entspannend, Ni 6 bes. links;
- Bl 25 und Ma 25: als *Mu-Shu*-Stechen allgemein regulierend, also auch für die spastische Obstipation geeignet.

### Pankreopathien

Die Pankreopathien werden verursacht durch Störungen der Funktionskreise Milz-Pankreas, Leber, Gallenblase und Magen.

**Therapie**
**Allgemein:**
Ventrale Punkte:
- KG 12 (Mu, M, R): Alarmpunkt des Magens;
- KG 13 (M): Meisterpunkt gegen krampfartige Oberbauchbeschwerden;
- KG 15 (M, R): Meisterpunkt der vitalen *Yang*-Energie;
- Le 13 (Mu, R, M): Alarmpunkt des MP-Symstems, besonders Pankreasinsuffizienz;
- Le 14 (Mu): Alarmpunkt der Leber;
- Gb 24 (Mu): Alarmpunkt der Gallenblase, besonders gegen Fettunverträglichkeit.

Dorsale Punkte:
- Bl 18 (Shu): Zustimmungspunkt der Leber;
- Bl 19 (Shu): Zustimmungspunkt der Gallenblase;
- Bl 20 (Shu): Zustimmungspunkt des MP-Systems;
- Bl 21 (Shu, M): Zustimmungspunkt des Magens.

Fernpunkte:
- Di 11 (+): hier besonders bei entzündlichen Gallenwegen;
- MP 2 (+) und MP 3 (Q): tonisieren des MP-Meridians;
- MP 5 (–): hier wird der Sedierungspunkt zur Ausleitung von pathologischer Zusammenballung des *Yin* des MP-Systems in Leibesmitte bestimmt.

Exkretorische Pankreasinsuffizienz:
- **MP 4–KS 6:** Das Einschalten vom 1. Paar der außerordentlichen Meridiane *Chongmai* und *Yinweimai* hat sich für die Behandlung der Pankreopathien bewährt, besonders für exkretorische Pankreasinsuffizienz, Fettunverträglichkeit, Übelkeit und Brechreiz.

Inkretorische Pankreasinsuffizienz: **Lu 7** (K, Luo): bei inkretorischer Insuffizienz, die einem Schwächezustand des *Yin* entspricht, wirkt der Lu 7 als Kardinalpunkt des KG *(Renmai)* unterstützend, das wirksam ist als Ausgleichsreservoir der gesamten *Yin*-Energie.

MP 6 (Gruppen-Luo): als Gruppen-*Luo*-Punkt der drei *Yin*-Meridiane der Füße, wirkt der *Yin*-Schwäche entgegen.

## Gynäkologie, Andrologie

### Hormonelle Störungen (weibliche)

Die Genitalsphäre ist mit zwei Aspekten, endokrin und neurovegetativ, weitgehend dem psychosomatischen Verhalten der Frau unterstellt.

Dabei scheint jedes Hormon eine spezifische Wirkung auf dieses psychosomatische Verhalten auszuüben. Wenn die auf diese Weise geweckten Triebe nicht innerhalb der entsprechenden Phase durch erotische oder mütterliche Betätigung befriedigt werden, bleiben Spannungen zurück, die den harmonischen Ablauf des Zyklus stören.

Es entsteht eine hormonelle Gleichgewichtsstörung, die den psychosomatischen Circulus vitiosus aufrechterhält.

Beispiel aus der Psychosomatik ist die sogenannte „wechselseitige Bestrafung“ in der Ehe: Der bedrückte Ehemann redet immer weniger mit seiner Frau. Die „verletzte“ Frau verliert ihre erotische Reagibilität, sie „schweigt mit ihrem Körper“. Die Frau leidet „augenfällig“. Sie formuliert ihren Protest organisch – sie geht zum Gynäkologen.

Die Dysmenorrhö kann auf ein gestörtes Sexualleben hinweisen, besonders die habituelle Form ist meist eine Folge innerer Konflikte, die bei Frauen, die sexuelle Kontakte bewusst fürchten, betrifft.

Bei prämenstruellen Störungen wie Spannungsgefühl, Zephalgien, spastischer Obstipation, Anorexie ist ein infrequenter Sexualakt die häufigste Ursache – ein „Geheimnis“, das von der Patientin fast immer verschwiegen wird.

**Therapie**

Dysmenorrhö eher der Mädchen, sexuelle Exzitationen, aber auch Frigidität, Metrorrhagie, Sterilität:

- **Ni 6** (K, M): Einschaltpunkt des *Yinqiaomai,* der gegen alle Störungen im gynäkologischen und geburtshilflichen Bereich eingesetzt werden kann (valiumvergleichbarer Punkt, besonders links zu stimulieren).

Dysmenorrhö der Frauen, Hypermenorrhö, Vaginismus, Pruritus vulvae, Sterilität:

- **Gb 41** (K, M): Kardinalpunkt des Gürtelgefäßes *(Daimai),* das seine Wirkung auch im gynäkologischen Bereich ausübt; Prostaglandin-$E_1$-Wirkung.

Schmerzhafte Regel von besonders langer Dauer, prämenstruelle Mammaschmerzen:

- **Lu 7** (K, Luo, M): schaltet das KG ein, zu dessen Indikationen Krankheiten des weiblichen Genitale gehören;
- **Bl 62** (K, M): Einschaltpunkt des *Yangqiaomai,* Punkt der Epiphyse.

Dorsale Punkte:

- Bl 27 (Shu) bis Bl 34: wirken auf das innere Genitale;
- Bl 26 (Shu für KG 4): Östrogenproduktion;
- Bl 18 (Shu);
- Bl 23 (Shu);
- LG 4 (M).

Ventrale Punkte:

- KG 2 bis KG 7 (Mu): Wirkung auf Genitalsphäre;
- Ma 28: Ovarien;
- Ma 29: Adnexe;
- Ma 30: Wirkung auf das gesamte Genitale; Frigidität, Unterfunktion;
- MP 13: Adnexe.

Fernpunkte:

- Extrapunkte *Taiyang, Yintang* und LG 16 und LG 20 (R, M) sind gemeinsam hypophysär wirksam;
- Di 4 (Q, M): Amenorrhö;
- Di 11 (+): Affektionen des Uterus und der Adnexe;
- MP 6 (Gruppen-Luo): Dysmenorrhö, Frigidität, Vaginitis, Pruritus vulvae;
- Le 3 (Q, M): Dysmenorrhö, Schmerzen im kleinen Becken;
- Le 8 (+): Vulvovaginitis, Pruritus;
- Ma 36: Amenorrhö, Hypomenorrhö.

Klimatische Beschwerden – immer notwendig:

- Bl 31 (M): Reunionspunkt mit dem Gallenblasen-Meridian, „Meisterpunkt" des Klimakteriums; oder
- Bl 32: wird in der chinesischen Literatur fast ausschließlich für die Indikationen eingesetzt, für die wir auch den Bl 31 verwenden.
- MP 6 (Gruppen-Luo): vereinigt die drei *Yin*-Meridiane des Fußes (Ni-MP-Le), beeinflusst die Durchblutung des kleinen Beckens. Ein bes. wichtiger Punkt im Klimakterium, „konsolidiert das Altern".
- evtl. zur Anregung KG 5 (Mu, R): Haupt-Alarmpunkt des 3E, der in allen diesem zugeschriebenen Indikationen wirkt, Resonanzpunkt von Vitamin E und der Vitamine $B_1$, $B_3$, $B_6$.
- KG 4 das „Tor der Lebenskraft" ist zugleich ein Reunionszentrum der *Yin*-Meridiane der Beine und der Alarmpunkt des Dünndarms;
- LG 4 (M).

Zum psychischen Ausgleich:

- He 5 (Luo): *Luo*-Punkt zum gekoppelten Dü-Meridian. Er kann die Verbindung zu den *Yang*-Emotionen herstellen und dadurch ausgleichend wirken;
- He 9 (+): Der Tonisierungspunkt hat eine direkte Einwirkung auf die Psyche.

## Prostatitis, Prostataschmerz

**Therapie**

- **Ni 6** (K, M): Hauptpunkt bei Prostataaffektionen, Orchitis, Epididymitis, Impotenz;
- **3E 5** (K, Luo, M): bei akuter Entzündung, übergeordneter Punkt zur Störfeldbehandlung.

Lokale Punkte:

- Ni 11, Ma 30, KG 2, KG 3 (Mu, R), KG 5 (R, Mu, entspricht dem Omega 2), dorsal Bl 26 (Shu), Bl 27 (Shu), Bl 28 (Shu), Bl 32, LG 4 (M).

Fernpunkte:

- MP 6 (Gruppen-Luo): gegen alle Affektionen des Genitales;
- MP 9 (M): unterstützt die Wirkung von MP 6 (Gruppen-Luo);
- Bl 31 (M) bis Bl 34: haben ebenfalls Einfluss auf die Genitalsphäre;
- Le 3 (Q, M), Di 4 (Q, M): wirken sedierend und spasmolytisch in Verbindung mit Ma 36 (M), LG 4 (M) und Bl 31 (M) – hormonell ausgleichend, bei „Stauungsprostatitis".

Bei Harnretention:

- KG 3 (Mu, R), KG 4 (Mu), MP 6 (Gruppen-Luo);
- MP 9 und LG 20 (R, M): mit Einfluss auf den Sphinkter über die Schädelakupunktur.

Bei chronischer Prostatitis sollten immer psychische Punkte mit eingesetzt werden wie He 9 (+, antidepressiv wirksam), Ni 6 (Valiumpunkt), KG 17 (Omega-psychosomatischer Hauptpunkt), diese bringen in der Regel gute Resultate.

## Sexualsphäre-Funktionsanregung

### 1. Leber-Meridian

Der Meridian durchzieht nach seinem Punkt Le 12 den männlichen Genitialbereich, hat dann Verbindung zum KG 2 und zieht weiter zum Punkt Le 13.

Bei Impotenz durch Leberinsuffizienz über Le 8 (+) tonisieren. Dabei unterscheidet man zwei Formen, wobei das Agieren über *Luo*-Gefäße wichtig ist:

- Galle in „Fülle", Leber in „Leere" = Er will, aber er kann nicht! Bei Galle in „Fülle": Gb 37 (Luo) und Le 3 (Q, M);
- Galle in „Leere", Leber in „Fülle" = Er kann, aber er will nicht! Bei Leber in „Fülle": Le 5 (Luo) und Gb 40 (Q).

9

Die Leber ist also zuständig für das „Ausführenkönnen".

- Le 8 (+) wird unterstützt von Le 3 (Q), Le 11, 12, Le 13 (Wirkung auf Hypophyse) und Le 14 (Mu).
- Le 2 (–) gegen Exzesse, aber auch gegen Vaginismus.

2. Nieren-Meridian

Die Niere regiert auch auf die Sexualität. Ihre „Leere" manifestiert sich in der Entschlusslosigkeit.

**Ni 6** (K, M) besonders mit **Lu 7** (K, Luo, M) allgemein gegen Impotenz vor allem psychosomatisch verursacht.

Ni 7 (+) tonisiert den Willen, die Entschlusskraft, wirkt auch auf die Nebenniere.

Ni 10 (He) gegen Impotenz, Oligospermie.

3. MP-Meridian

MP steht für die Realisation der Sexualität; gemeint ist damit, der Meridian fördert Periode oder Gravidität.

- MP 6 (Gruppen-Luo): ist daher der Schlüsselpunkt für die Therapie als Spezialpunkt des inneren Genitales; sowohl für die „genitale Energie" der Frau wie auch für funktionelle Altersbeschwerden des Mannes;
- MP 9 (M, He) und MP 10: unterstützen ihn;
- Ma 30: regionale Wirkung, vergrößert die Freude am Sex;
- Ma 36: baut die Hemmungen ab.

4. KS-Meridian

Meridian der „Freizeit und der Lust", wirkt auf das Endokrinium, bei Frigidität, Impotenz.

- KS 6 (Luo) zu 3E 4 (Q): allgemein gegen Impotenz.

5. Herz-Meridian

Der Meridian fördert die Kommunikation gegen falsche Scham etc., besonders He 5 (Luo), He 4, He 9 (+, Antidepression).

6. Lungen-Meridian

Der Lungen-Meridian regiert die Haut-Berührung, er macht aber auch selbstgefällig (Kleidung)!

- **Lu 7** (K, Luo, M): nicht vergessen, bei Impotenz auch immer an eine Depression denken;
- KG 5 (Mu, R, Omega 2) mit Ni 6 (M, Valium) in Kombination mit LG 4 (M) und Dü 3 (+, M);
- Bl 31 (M), Bl 32, MP 6 (Gruppen-Luo), KG 4 (Mu, R): besonders einsetzen gegen Insuffizienz im Klimakterium, auch virile.

7. Lenkergefäß

LG 4, der wichtigste Sexualpunkt in der Akupunktur! Vermutlich wirksam durch direkte segmentale Einwirkung; wird in Kombination mit verschiedenen oben angeführten Punkten eingesetzt.

8. Konzeptionsgefäß

Die Punkte KG 2, KG 3, KG 4, KG 5, KG 6, KG 7 sind alle für die Sexualsphäre von Bedeutung. In der kontrollierten Akupunktur für Fortgeschrittene kann der jeweils wichtigste bestimmt werden.

## Hals, Nase, Ohren

### Laryngitis – Heiserkeit

Hier handelt es sich meist um Folge oder Begleitsymptom von Erkältungskrankheiten, um allergische Noxen oder Überlastung bei Sängern und Rednern. Durch die Akupunktur kann meist gut geholfen werden.

**Therapie**

Pharyngitis, Laryngitis, Aphonie – bei Erkältungskrankheiten, aber auch bei Allergien:

- **Lu 7** (K, Luo, M): ist der Meisterpunkt allen Geschehens im Thoraxraum, zu dem, wenn er als Kardinalpunkt des KG verwendet wird, auch noch die obersten Abschnitte des Respirationstraktes kommen;
- dazu: **Dü 3** (K, +, M): Tonisierungspunkt des Meridians, ein Hauptpunkt der Spasmolyse.

Dorsale Punkte:

- Bl 10 (R);
- evtl. 3E 17.

Lokale Punkte:

- Ma 9, Ma 10, Di 17 (Heiserkeit der Redner und Sänger).

Fernpunkte:

- KG 17 (Mu, R), KG 22: zur Stärkung der Stimmkraft;
- Bl 10: ist einer der wichtigsten Punkte mit vagotoner Wirkung; sehr wirksamer Punkt bei Schleimhautaffektionen des oberen Respirationstraktes;
- Ma 10: ist der wichtigste der genannten lokalen Punkte; er gilt als Spezialpunkt der Redner und Sänger;
- Di 1 (M): der Meisterpunkt gegen Zahnschmerzen wirkt auch bei Schleimhautaffektionen des oberen Respirationstraktes und sollte mit Di 4 zusammen verwendet werden;
- Di 4 (Q, M): einer der am häufigsten indizierten Punkte überhaupt, hat auch eine Wirkung bei entzündlichen Kehlkopfaffektionen;
- Di 11 (+): unterstützt als Tonisierungspunkt;
- Lu 10: wird zusammen mit Di 4, Di 11 und LG 14 vor allem bei fieberhaften Halskrankheiten eingesetzt, da er in obiger Kombination eine fiebersenkende Wirkung hat;
- Lu 11 (M): ist der Meisterpunkt der Halskrankheiten, besonders bei Tonsillitis. Wir bevorzugen die original-chinesische Lokalisation am äußeren Nagelfalzwinkel des Daumens;
- 3E 3 (+) und **3E 5** (K, Luo, M): wirken als Tonisierungspunkt bzw. als Thymuspunkt;
- KG 17: ist Reunionspunkt mit dem MP, N, Dü und 3E-Meridianen sowie der obere „respiratorische" Alarmpunkt des 3E. Er gilt auch als Spezialpunkt der Atemwege;
- KG 22: hat lokale Wirkung.

9

### Ohren-Funktionsanregung

Die Behandlung von Ohrenerkrankungen ist in der Körperakupunktur nicht sehr erfolgversprechend, trotzdem kann der Versuch gemacht werden.

**Therapie**

- 3E 5 (K, Luo, M): Otalgien, Schwerhörigkeit, Tinnitus;
- Dü 3 (K, +, M): Hypakusis, dadurch bedingte Emotionen, Misstrauen, depressive Verstimmung.

Lokale Punkte:

- 3E 21 (M), Gb 2, Dü 19, 3E 17, 3E 18, 3E 19, Ma 7, LG 20 (R).

Fernpunkte:

- 3E 3 (+), KS 7 (Q, –, M)

Programmvorschlag zur Behandlung des Tinnitus und der Hypakusis:

- 3E 3 (+), Di 4 (Q, M), Di 11 (+), 3E 17, 3E 21 (M), Gb 2, LG 20 (R), Dü 3 (+, M, K).

Die Tinnitusbehandlung ist nicht sehr erfolgversprechend, ein Versuch sollte trotzdem unternommen werden.

Bei Hypotonikern mit Hörverschlechterung können folgende Punkte eingesetzt werden:

- Ni 3 (Q), Ni 7 (+), Bl 23 (Iu), 3E 3 (+), KS 9 (+) sowie lokale Punkte.

### Heuschnupfen (siehe Allergie)

## Herz, Kreislauf und Durchblutungsstörungen

### Durchblutungsstörungen der Extremitäten

Aus Sicht der Akupunktur ist nur eine Durchblutungsstörung vasospastischer Art kausal behandelbar. Gegen andere Arten der Durchblutungsstörungen wie z. B. Arteriosklerose usw. ist nur eine symptomatische, lokoregionäre Wirkung zu erzielen.

#### 1. Angioneuropathien (nach TCM Uni-Klinik Nanjing)

Es handelt sich um *Yin*-Typen mit Mangel an allgemeinem *Qi,* mit ständig kalten Händen und Füßen, vasomotorischer Cephalaea, Hypotonie, chronischer Obstipation.

**Therapie**

- Zuerst: **KS 6** (K, Luo), KG 6 (M, R), KG 12 (Mu, R, M), Ma 25 (Mu);
- dann: Le 3 (Q, M), MP 2 (+), MP 6 (Gruppen-Luo).

Lokal für die Arme und Hände:

- Di 4 (Q, M), Di 11 (+).

Lokal für die Extremitäten:

- Bl 58 (Luo, M), Bl 60 (M), Ma 36 (M);
- KS 6: Der *Yinweimai* wirkt besonders ausgleichend bei hypotonen Kreislaufregulationsstörungen;
- KG 6: „Meer der Energie oder *Qi*";
- KG 12: Alarmpunkt des Magens zur Unterstützung der Produktion des *Qi;*
- Ma 25: Alarmpunkt des Dickdarms zur Unterstützung der Verteilung des *Qi;*
- Le 3: Meisterpunkt der Spasmolyse, besonders der glatten Muskulatur;
- MP 2: Tonisierung des MP-Systems zur Unterstützung der *Qi*-Produktion;
- MP 6: „Herr des Blutes", wirkt durchblutungsregulierend;
- Di 4 und Di 11: lokoregionale Wirkung der oberen Extremität;
- Bl 58, Bl 60, Ma 36: lokoregionale Wirkung der unteren Extremität.

#### 2. Durchblutungsstörungen der Arme und Hände

**Therapie**

Generell (auch gegen Endarteriitis Buerger):

- KS 6 (K, Luo), 3E 5, Dü 3;
- 3E 5 (K, Luo, M): als *Luo*-Punkt mit Verbindung zum gekoppelten KS-Meridian; lokoregionale analgetische Wirkung;
- Dü 3 (K, +, M): antispastische Wirkung lokoregional.

Symptomatisch bei arteriosklerotischer Ursache:

- KS 6 (Luo), Di 4 (Q, M), Di 11 (+), MP 6 (Gruppen-Luo).

Programmvorschlag für lokoregionale Wirkung:

- KS 6 (Luo);
- 3E 3 (+, M): Tonisierungspunkt;
- Di 4 (Q, M) und Di 9;
- Di 11 (+);
- Lu 9 (+): Tonisierungspunkt, spezieller Punkt gegen Gefäßkrankheiten;
- 3E 5 (Luo, M).

Bei intensiven Schmerzen: AKU-Injektion oder noch besser Moxibustion vor allem für 3E 5 und Di 11.

**Hinweis:** Regionale Laserbestrahlung mit der Frequenz B ist zusätzlich empfehlenswert.

#### 3. Durchblutungsstörungen der Beine und Füße, Wadenkrampf

**Therapie**

Allgemein:

- **Gb 41:** Analgetische lokoregionale Wirkung und Kardinalpunkt;
- MP 6 (Gruppen-Luo): gegen Durchblutungsstörungen der unteren Extremitäten (lokoregional);
- Ma 41 (+): lokoregionale Wirkung (anatomische Lokalisation: nahe der a. dorsalis pedis);
- Ma 36 (M): lokoregionale Wirkung „Drei Entfernungen";
- Gb 39 (Gruppen-Luo): analgetische lokoregionale Wirkung;
- **Ni 6** (K, M): lokoregionale Wirkung, besonders bei Ödemen und als Kardinalpunkt.

Claudicatio intermittens:

- **Ni 6** (K, M), MP 6 (Gruppen-Luo), Bl 40 (M), Bl 58 (Luo), Gb 39 (Gruppen-Luo): lokoregionale Wirkung;

- MP 2 (+) und MP 3 (Q): Tonisierung des MP-Systems, Verstärkung des Bindegewebes;
- Le 3 (Q, M) und Le 8 (+): Tonisierung der Leber, Stärkung der Muskulatur.

Thrombosen (auch postoperativ):

- Ni 6 (M), Ma 36 (M), Ma 40 (Luo): wirken lokoregional
- MP 2 (+): Bindegewebeverstärkung.
- Le 3 (Q, M) und Gb 34 (M): Stärkung der Muskulatur.
- 3E 5 (K, M): als *Luo*-Punkt mit Verbindung zum gekoppelten KS-Meridian.

Wadenkrämpfe bei varikösem Symptomenkomplex:

- MP 5 (–): Meisterpunkt für alle „bindegewebigen Schwächen“ wie Varizen, Hämorrhoiden etc.;
- MP 6 (Gruppen-Luo): lokoregional gegen Wadenkrämpfe und Durchblutungsstörungen der unteren Extremitäten;
- MP 9 (M): *He*-Punkt mit direkter Einwirkung auf den Funktionskreis;
- Le 2 (–, M): spasmolytisch, lokoregional.

Wadenkrämpfe allein:

- Bl 57: hier lokale Wirkung;
- Le 3 (Q, M): spasmolytisch.

**Hinweis:** Regionale Laserbestrahlung mit der Frequenz B ist zusätzlich empfehlenswert.

## Durchblutungsstörungen des Gehirns

Auf arteriosklerotischer Basis – allgemein:

- Di 4 (Q, M) und Di 11 (+): wirken hier überregional auf die Hirngefäße;
- Bl 10 (R) und Gb 20 (R): lokoregionaler Einfluss auf die Schädeldurchblutung;
- MP 6 (Gruppen-Luo): „Herr des Blutes“; wirkt durchblutungsregulierend.

Lokale Punkte:

- Extrapunkt *Yintang* und LG 16: „Längsdurchflutung“;
- Extrapunkt *Taiyang* bds.: „Querdurchflutung“;
- LG 20 (R): „Hundert Reunionen“, lokoregional für zerebrale Durchblutungsstörungen.

Bei zerebralen Kongestionen zusätzlich:

- KS 8: der „Feuer-Punkt“ (der 2. antike Punkt) des KS-Meridians. Seine Punktur harmonisiert den Hitzebefund im Kopfbereich.

Bei arterieller Hypertonie zusätzlich:

- He 7 (–, Q): Sedativpunkt, besonders bei psychischen Komponenten;
- KS 7 (–, Q, M): regulierende Wirkung auf das zirkulatorische Geschehen, besonders bei Hypertonie;
- Ni 2(–): der „Feuer-Punkt“ (der 2. antike Punkt) des Nierenmeridians. Seine Punktur harmonisiert den Hitzebefund im Kopfbereich.

Bei „Lebermitbeteiligung“ mit Wut- und asthmatischer Symptomatik:

- Le 3 (Q, M): Ärgerpunkt;
- MP 2 (+): durch Tonisierung des MP-Systemes wird der nutritive Zustand des Gehirnes verbessert; er ist ein wichtiger Punkt gegen mangelnde Konzentrationsfähigkeit;
- Ni 10 (He): als *He*-Punkt hat er direkte Einwirkung auf den Funktionskreis Niere, der wiederum über die Regel „Mutter-Sohn“ das *Yin* der Leber unterstützt.

Gegen Vergesslichkeit und Konzentrationsschwäche:

- MP 2 (+);
- MP 6 (Gruppen-Luo): allgemein regulierend auf die Durchblutung; „Herr des Blutes“;
- KS 7 (Q, –, M): regulierende Wirkung auf das zirkulatorische Geschehen, besonders bei Hypertonie;
- Di 4 (Q, M): hier als Meisterpunkt des Stoffwechsels;
- LG 20 (M, R): fördert lokoregionale Durchblutung des Gehirns.

Bei hypotonen Asthenikern: zusätzlich Hypotonie behandeln!

**Hinweis:** Heute wird im Rahmen der Schädelakupunktur besonders der Infrarotlaser mit der Frequenz B (= nutritive Frequenz) bei Durchblutungsstörungen angewendet.

## Herzklopfen – Cor nervosum

Hier treten Störungen vor allem in *Yin*-Meridianen auf, wobei es sowohl zu *Yin*-Schwäche als auch zu *Yin*-Füllezuständen kommen kann. Die energetische Ausgangssituation muss hier sorgfältig beachtet und die Punkte entsprechend eingesetzt werden.

**Therapie**

Psychische Störungen mit Palpitationen:

- He 9 (+), **MP 4** (K, Luo, M) und **KS 6** (K, Luo): MP 4 und KS 6 schalten das Paar *Chongmai* und *Yinweimai* ein, dessen gemeinsame Indikationen Beschwerden in der Herzgegend sowie Druckgefühl und Atembeschwerden sind.

Bei chronischen psychischen und physischen Erschöpfungszuständen:

- **Lu 7** (K, Luo, M) und **Ni 6** (K, M): schalten das Paar KG und *Yinqiaomai* ein, das für die Verteilung des aus dem Organkreis Niere-Nebenniere bereitgestellten Energiepotenzials zuständig ist.

Lokale Punkte, die meist nur linksseitig punktiert werden:

- Ni 22 bis Ni 27, Ma 14, Ma 15, Lu 1 (Mu).

Ventrale Punkte:

- KG 14 (Mu), KG 15 (R), KG 17 (Mu, R), MP 19.

Dorsale Punkte:

- Bl 10 (R), Gb 20 (R), Bl 14 (Shu), Bl 15 (Shu).

Fernpunkte:

- Dü 3 (K, +, M): gegen Oppressionsgefühl;
- He 9 (+); Hypotonie, Herzangst, Arrhythmien;
- KS 7 (Q, –, M): RR-Labilität, Tachykardieneigung;
- He 3 (M): Angstgefühl mit Tachykardieneigung;
- Ni 2 (–): Cor nervosum, Angst allgemein;
- Ma 36 (M): psychisch sedierend;
- LG 19 (R): psychisch sedierend.

Zusätzlich evtl.:
- KG 14: Alarmpunkt des Herzens; der häufig mit
- Bl 15: dem Zustimmungspunkt des Herzens, verwendet wird (*Shu-Mu*);
- Ma 15: links dient nur als lokaler Punkt;
- Ma 36: seine Beinamen „asiatische Ruhe" oder „göttlicher Gleichmut" weisen schon auf die psychisch ausgleichende Wirkung dieses wichtigen Punktes hin;
- KG 15: empfängt Energie aus allen *Yang*-Organen und wird mit LG 19 zusammen wegen seiner vegetativ ausgleichenden Wirkung verwendet.

### Herzschwäche – unterstützend zur Glykosidtherapie

Die an **koronarer Herzkrankheit** leidenden Patienten zeigen sehr häufig Persönlichkeitszüge, die durch äußere Beherrschung, Ehrgeiz, Neigung zur Vorausplanung, Übergewissenhaftigkeit gekennzeichnet sind, gleichzeitig aber auch durch mangelnde Fähigkeit, innere Spannungen, Angst und Aggressionen zu lösen oder zum Ausdruck zu bringen. Diese Patienten haben oft einen „Hang nach oben", dem sie alle anderen Antriebsbereiche, Bedürfnisse und Gefühle unterordnen.

Bei an **essenzieller Hypertonie** leidenden Patienten findet man häufig den Zustand einer dauernden psychischen Spannung, die sich auf keine andere Weise zu äußern vermag und sich deshalb am Vasokonstriktorensystem auswirkt. Man könnte die essenzielle Hypertonie dieser Patienten auch fast als „Suchtkrankheit" bezeichnen, wobei das Suchtziel emotionale Bedürfnisse sind, nicht materielle, wie dies eher beim Trinker oder Raucher der Fall ist.

**Therapie**
- **KS 6** (K, Luo): auch gegen Stenokardien;
- **MP 4** (K, Luo, M): bradykarde Störungen, Extrasystolien, auch gegen Mutlosigkeit und Schlafstörungen im Senium, dazu Crataegus und kleine Digitalisdosen;
- Gb 41 (K, M): Angina pectoris.

Zu beachten sind außerdem folgende Faktoren:
1. **Gefäßfaktor:** Der morphologische Zustand der Koronargefäße kann durch konservative Therapie nicht entscheidend verändert werden. Bestenfalls können arteriosklerotische Frühveränderungen in ihrer Progredienz gehemmt werden.
2. **Myocardfaktor:** Eine Hypertrophie der gesunden Herzmuskelzellen gleicht in gewissem Umfang allfällige Verluste aus. Aber auch diese Zellen benötigen Sauerstoff, sodass jeder Versorgungsmangel diesen Prozess stört.
3. **Periphere Entlastung** bedeutet eine therapeutische Regulierung:
   a. Senkung der Druck- und Volumenbelastung;
   b. Reduktion einer ständig erhöhten Herzfrequenz, nicht aber Senkung der normalen Frequenz!
   c. Verringerter Blutbedarf an der Peripherie und mehr Angebot an das Herz.
4. **Blutfaktoren:** Blutviskosität, Sauerstoffverbindungsvermögen, Strömungsgeschwindigkeit, Zustand der Strombahnen.
5. **Tagesschwankungen:** Daher sollte ein Kontroll-Belastungs-EKG immer nur zur gleichen Tageszeit durchgefürt werden. Die Belastbarkeit ist nach Mahlzeiten geringer: schlechteste Werte nach dem Frühstück (8 Uhr), beste um 11 Uhr.
6. **Risikofaktoren:** Nikotin, Übergewicht, Diabetes mellitus, Hypertonie, Hyperlipidämie, Bewegungsmangel etc., auch psychischer Ausgleich!

Positiv wirken sich aus: Atemgymnastik, sinnvolles Körpertraining, Diät, sinnvolle Medikation.

### Akupunktur als adjuvante Therapie

Bei den nachfolgend besprochenen Krankheitsbildern handelt es sich nicht um psychische oder funktionelle Störungen, sondern um Herz- oder Gefäßerkrankungen mit morphologischen Veränderungen.

Es kommt nicht nur zu *Yin*-Schwächezuständen, sondern auch zu Energiestörungen im *Yang*, weshalb auch dessen Meridiane zur Therapie eingesetzt werden.

#### Arteriosklerose allgemein:

Keine Akupunktur, stattdessen Risikofaktoren ausschalten, Ernährung umstellen und Hypertonie behandeln.

#### Hypertonie:

- He 7 (Q, –): nur mild sedieren, KS 7 (Q, –, M), Di 11 (+), Gb 20 (R), Ma 36 (M), Ni 2 (–).
- He 7 (Q, –): sediert den Herzmeridian. Bei ernsthaften Herzerkrankungen soll man eher den KS-Meridian verwenden als den Herz-Meridian. Das Herz als Organ soll auch nur selten sediert werden nach der Regel, dass immer erst Schwächezustände aufgefüllt werden sollen, bevor man eine „Organfülle" abbaut. Bei Hypertonie und Angstzuständen jedoch ist dieser Punkt gut einsetzbar, und zwar mehr als Quellpunkt und weniger als Sedativpunkt.
- Gb 20 (R): wichtiger Punkt mit ausgleichender Wirkung auf den Sympathikus.
- Ni 2 (–): der 2. Sedativpunkt des Nierenmeridians hat evtl. eine Wirkung bei der renalen Hypertonie.

#### Hypotonie:

- **KS 6** (K, Luo): Kardinalpunkt des *Yinweimai* wirkt bei tiefgreifenden *Yin*-Affektionen des Herzens;
- KG 6 (R, M): wichtiger Punkt bei Energieleere, „Meer des *Qi*";
- LG 4 (M);
- Bl 23 (Shu): der Zustimmungspunkt der Niere, wird hier gegen Hypotonie eingesetzt;
- Ni 3 (Q): als Quellpunkt wird meist zusammen mit Ni 7 (+) gegen allgemeine Schwächezustände und Müdigkeit verwendet. Die Punktur der beiden Punkte verstärkt die Nierenenergie;

- He 9 (+): stärkt die Energie im Herz-Meridian und wirkt nicht nur bei Herzschwäche und hypotonen Kreislaufsituationen, sondern auch bei Angst und psychischen Schwächezuständen.

Myokardiopathie:
- **KS 6** (Luo);
- He 7 (Q, –);
- **Lu 7** (K, Luo, M): ist Meisterpunkt für alle Geschehen im Brustkorb und schaltet, als Kardinalpunkt verwendet, das KG ein, mit seiner das *Yin* stärkenden Wirkung;
- KG 14 (Mu): Alarmpunkt des Herzens;
- Bl 15 (Shu): Zustimmungspunkt des Herzens.

Cor pulmonale:
- **Lu 7** (K, Luo, M);
- Bl 13 (Shu): Zustimmungspunkt der Lunge;
- Bl 15 (Shu): Zustimmungspunkt des Herzens;
- KG 17 (R): oberer „respiratorischer" Alarmpunkt des 3E, Reunionspunkt mit dem MP-, Ni-, Dü- und 3E-Meridian, Spezialpunkt der Atemwege;
- KG 22: Reunionspunkt mit dem *Yinweimai.*

Angina pectoris:
- **KS 6** (K, Luo), He 7 (Q, –), KG 14 (Mu), Bl 15 (Shu), Bl 17 (Shu, M), Ma 36 (M), MP 6 (Gruppen-Luo), Ni 2 (–).
- Bl 17 (Shu, M): Zustimmungspunkt des Zwerchfells mit Wirkung bei Herzschmerzen und Herzschwäche;
- Ma 36 (M): psychisch ausgleichender Punkt;
- MP 6 (Gruppen-Luo): vereinigt die drei *Yin*-Meridiane des Fußes und wirkt *Yin*-Schwächen entgegen.

Herzschmerzen, die am Schlafen hindern:
- MP 4 (K, Luo, M), Lu 9 (+, M), MP 6 (Gruppen-Luo), Bl 13 (Shu), Ma 36 (M).
- MP 4 (K, Luo, M): Kardinalpunkt des *Chongmai,* hier wegen seiner Wirkung bei funktionell-spastischen Stenokardien eingesetzt;
- Lu 9 (+, M): bei Erregungszuständen mit Schlaflosigkeit.

Herzschmerzen bei *Yin*-Symptomatik:
- **KS 6** (K, Luo) und MP 4 (K, Luo, M): schalten das Paar *Chongmai* und *Yinweimai* ein, wobei die Indikationen bzgl. des Herz-Kreislauf-Systems des *Yinweimai* führend sind;
- He 7 (–, Q): Sedativpunkt des He-Merdians;
- Di 11 (+): Tonisierungs- und *He*-Punkt des Di-Meridians, durch Anregung der Dickdarmfunktion hat er eine Wirkung gegen das Roemheld-Syndrom;
- KG 12 (Mu, M): der „digestive" Alarmpunkt des 3E hat eine Wirkung bei Herzbeschwerden, die in Zusammenhang mit einem Roemheld-Syndrom auftreten;
- Bl 14 (Shu): Zustimmungspunkt des KS-Meridians.

Herzschmerzen (allgemein)
- **KS 6** (K, Luo): Stenocardia vera et spuria. Hier als Kardinalpunkt zum Einschalten des „Haltegefäßes des *Yin*" (*Yinweimai*), reguliert die Zirkulation;
- **Dü 3** (K, +, M): Oppression, herzbezogen, Kardinalpunkt für LG, Meisterpunkt der Spasmolyse;
- **Bl 62** (K, M): emotionell bedingte Palpitationen, Kardinalpunkt des „Aufsteigenden *Yang*-Gefäßes". Meisterpunkt gegen nervöse Schlafstörungen (links);
- **MP 4** (K, Luo, M): Extrasystolie, eher bradykarde Rhythmusstörungen;
- Kardinalpunkt des „Gefäßes der breiten Bahn" *(Chongmai),* das auch das „Attackengefäß" genannt wird;
- Gb 41 (K, M): Stenocardia vera et spuria.

Dorsale Punkte:
- LG 14 (R): bei ausstrahlenden Schmerzen;
- Bl 14 (Shu): Zustimmungspunkt des KS;
- Bl 15 (Shu): Zustimmungspunkt des Herzens.

Ventrale Punkte:
- KG 14 (Mu), KG 15 (M, R) sowie Punkte, die nur links als lokoregionale Punkte gestochen werden: Ma 15, Ni 24 und Lu 1 (Mu).
- KG 14 (Mu): Alarmpunkt des He-Meridians; in der Technik „Vorne-Hinten" mit Bl 15 zusammen;
- KG 15 (M, R): Meisterpunkt der vitalen *Yang*-Energie.

Fernpunkte:
- He 7 (Q, –): bei Palpitationen mit Tachykardieneigung;
- He 5 (Lo): bei Bradykardie mit Palpitationen;
- KS 4 (Xi): Tachykardie;
- Lu 9 (+, Q, M): gegen Arrhythmien, Stauungssymptome;
- He 8: allgemein gegen Präkordialschmerzen bei vegetativ stigmatisierten Patienten;
- Ni 2 (–): gegen Cor nervosum und labile Hypertonie;
- KG 17 (Mu, R) und KS 4 (Xi): gegen Aortalgie;
- Le 3 (Q, M) und Bl 18 (Shu): bei Leberstauung.

### Konzentrationsstörungen und Vergesslichkeit

Lokale Punkte:
- EX-HN 1 „Vier Weise, die den Geist erhellen": Diese auch als LG 20–1 bis LG 20–4 bezeichneten Punkte verstärken die Wirkung von LG 20. Er ist der Punkt der „Hundert Reunionen", wirksam zur Wiederherstellung des Gleichgewichtes, gibt Willen und Gedächtnis zurück, lokoregional für zerebrale Durchblutungsstörungen.
- LG 16 und *Yintang:* Längsdurchflutung;
- Gb 17: lokoregional bei zerebraler Minderleistung;
- **KS 6** (K, Luo): wird hier zum Einschalten des „Haltegefäßes des *Yin*" *(Yinweimai)* eingesetzt, und wirkt damit gegen die *Yin*-Schwäche: schlechtes Gedächtnis, Verlangsamung bei geistigen Handlungen;
- **Lu 7** (K, Luo, M): als Kardinalpunkt zum Einschalten des KG, der „Mutter der *Yin*-Meridiane" eingesetzt; Auch hier

wird die *Yin*-Schwäche behandelt. Lu 7 hat außerdem eine günstige Wirkung auf die Vergesslichkeit.
Ventrale Punkte:
- KG 6 (R, M): „Meer der Energie“: Meisterpunkt für Erschöpfungszustände, auch zerebraler Art;
- KG 12 (M, Mu, R): hier eingesetzt wegen seiner Wirkung auf das vegetative Gleichgewicht „Mitte stärken“. Er ist der *Mu*-Punkt des Magens und Reunionspunkt mit dem Ma-, Dü- und 3E-Meridian.

Dorsale Punkte:
- Bl 15 (Shu): Zustimmungspunkt des Herzens;
- Bl 18 (Shu): Zustimmungspunkt der Leber;
- Bl 23 (Shu): Zustimmungspunkt der Niere;
- LG 4 (M): hier als Punkt bei allgemeiner Erschöpfung zu sehen;
- Bl 31 (M): allgemein tonisierend, Meisterpunkt des Klimateriums;
- Bl 43: Zustimmungspunkt der „Lebenszentren“.

Fernpunkte:
- He 3 (M): allgemein bei Gedächtnisschwund, Meisterpunkt für die Lebensfreude;
- He 7 (Q, –): beeinflusst die psychischen Komponenten wie Angst, Unruhe etc.;
- He 9 (+): stimuliert die Intelligenz, He 9 ist der Antidepressionspunkt;
- MP 2 (+): hat eine überregionale Wirkung auf mangelhafte Konzentration und Wirkung gegen die Angst.

Bei retardiertem Begriffsvermögen:
- Bl 15 (Shu), LG 20–1, –4, MP 2 (+).

Bei älteren Patienten zusätzlich:
- Di 4 (Q, M): ist überregional auf die Hirndurchblutung wirksam, hat vitalisierenden Effekt, ist ferner ein Meisterpunkt des Stoffwechsels. Als Quellpunkt steht er in Verbindung mit dem *Luo*-Punkt seines *Yin*-Partners, dem Punkt Lu 7 (siehe oben, Lokale Punkte).
- MP 6 (Gruppen-Luo): „Herr des Blutes“, regt die Durchblutung an, „konsolidiert das Altern“;
- Bl 31 (M).

9

## Nervensystem und psychische Störungen

### Angstzustände

Sie entstehen meist als Summationseffekt allgemeiner und spezieller Faktoren.
Allgemeine Faktoren:
- Störungen des Tag-Nacht-Rhythmus (Wach-Schlaf-Rhythmus),
- gesteigertes, aufgezwungenes Lebenstempo,
- Reizüberflutung,
- zunehmender Idealverlust, Materialismus.

Spezielle Faktoren:
- finanzielle Sorgen,
- Isolierung, Kontaktmangel, Entwurzelung,
- Liebes-, Sexual-, Anerkennungskonflikte,
- Überforderung im Beruf, Haushalt, Kinder,
- Konflikte in der Berufsphäre, Versagen.

Das retikuläre System kann die geforderten Adaptationsleistungen nicht mehr erbringen und es erfolgt eine Dekompensation in zwei Phasen:
1. Vegetativ-affektives Syndrom mit gereizter Stimmung; gespannte Vitalität (*Yang*-Komponente).
2. Erschöpfungssyndrom mit Müdigkeit, Erschöpfung und Depression (*Yin*-Komponente).

**Erklärung:** Als Folge von Dekompensationen kann ein Zustand der *Yin*-Leere entstehen. Es überwiegt zunächst die *Yang*-Komponente. Im Extremfall wird anschließend ein Zustand der *Yang*-Leere erreicht. Es kommt zu einem Erschöpfungssyndrom.

**Therapie**

Furcht und Angstzustände allgemein:
- **KS 6** (K, Luo): schaltet den außerordentlichen Meridian *Yinweimai* ein, um die durch psychische Insuffizienz bedingte *Yin*-Schwäche hier auszugleichen;
- **Dü 3** (K, M, +): ist der Kardinalpunkt des LG und aktiviert damit auch LG 19, beide zusammen verstärken sich in ihrer antispastischen Wirkung;
- KG 15 (M, R) und LG 19 (R): beruhigende Wirkung;
- He 5 (Luo) und He 7 (Q, –): wirken ausgleichend auf den He-Meridian durch Ableitung der überschüssigen *Yang*-Komponente;
- Dü 7 (Luo): als *Luo*-Punkt des gekoppelten Meridians hält er das Gleichgewicht zwischen He- und Dü-Meridian.
- Ma 36 (M): wirkt psychisch harmonisierend.

Dazu evtl. alternativ:
- Gb 37 (Luo) und He 5 (Luo): über die Regel „Mittag-Mitternacht“;
- Le 2 (–, M): Meisterpunkt für Spasmen aller Art;
- Ni 2: aktiviert den Energiedurchfluss des Ni-Meridians, um der Energieschwäche der Niere bei konstitutioneller Ängstlichkeit entgegenzuwirken;
- Bl 13 (Shu): *Shu*-Punkt der Lunge (gehört zur Emotion „Depression“).

Angst, besonders in der Nacht:
- KS 9 (+): Reunionspunkt für Kollaps, Angst;
- Ma 36 (M): wirkt psychisch ausgleichend;
- Ma 44: gegen Albträume;
- LG 20 (R, M): „Treffpunkt aller *Yang*-Meridiane“, den Funktionskreis Herz stützend.

Neuropathien, besonders der Frauen:
- Bl 31 (M): Meisterpunkt des Klimakteriums;
- He 9 (+): Tonisierungspunkt des He-Meridians;
- KG 15 (M, R): Meisterpunkt der vitalen *Yang*-Energie.

Angst mit Globusgefühl zusätzlich:
- KG 21 und Ni 27: haben lokale antispastische Wirkum im Mediastinum.

## Depressionen

Depressive Verstimmungen reagieren gut auf die Akupunktur, besonders dann, wenn sie noch nicht allzu lange bestehen. Die Akupunkturbehandlung erlaubt jedoch nicht, eine vom Psychiater vorgeschriebene Therapie zu ändern oder abzusetzen! Bei bestimmten Fällen ist es sinnvoller, nicht zu akupunktieren, obwohl gerade Depressive sich zu dieser Behandlung drängen.

**Leitsatz:** Man soll nie eine Depression weiterbehandeln, bei der sich nach der 6. Behandlung keine Besserung abzeichnet. Die Ursachen sind primär eine Schwäche von Herz- und Milz-Pankreas-System. Durch eine fehlgeleitete Emotion von innen wie „zu viel Nachdenken, Grübeln“ usw. entsteht eine Zusammenballung der pathologischen Energie und es kommt zu einer Einstauung der physiologischen Energie im mittleren Dreifachen Erwärmer. Im weiteren Verlauf kann sich aus dieser Stauung ein Hitze-Befund im Bereich der Leber entwickeln, der auf das Herz- und KS-System übergreift.

### Therapie

Allgemein:

- **KS 6** (K, Luo): Als *Luo*-Punkt des Meridians entlastet er Störungen im Herz- und KS-System; allgemein gegen depressive Verstimmung;
- He 9 (+);
- **MP 4** (K, Luo, M): als *Luo*-Punkt des MP-Meridians leitet er die Ansammlung von pathologischer Energie im System ab; besonders bei Phobien einzusetzen;
- **KS 6** (K, Luo) und **MP 4** (K, Luo, M): zusammen für das Paar *Chongmai* und *Yinweimai* verstärken sie sich in ihrer Wirkung, um der physischen und psychischen Insuffizienz entgegenzuwirken;
- **Lu 7** (K, Luo, M): als Meisterpunkt für alles Geschehen im Thoraxraum und gegen Stauungen; er wirkt besonders gegen Depression und Traurigkeit;
- **Gb 41** (K, M): als Kardinalpunkt des *Daimai* dient er dem Energieausgleich in Höhe der Körpermitte, also Entstauung im mittleren Dreifachen Erwärmer.

Gegen depressive Verstimmungen:

- **KS 6** (K, Luo);
- He 9 (+): Tonisierungspunkt, „Freudepunkt“;
- KG 6 (R, M): „Meer der Energie“, Meisterpunkt gegen Erschöpfungs- und Mangelzustände;
- KG 15 (R, M) und LG 19 (R): zur Beruhigung;
- He 5 (Luo) und Gb 37 (Luo): Interaktionen über die Regel „Mittag-Mitternacht“.

Bei Angstzuständen:

- Ma 14: gegen leichte unbestimmte Angstzustände und Beklemmungsgefühl, eher lokoregionale Wirkung
- Ni 2 (–), Ni 4 (Luo), Bl 13 (Shu der Lunge): bei Nieren- und Lungen-Schwäche-bedingten Angstzuständen.

Bei psychischer Erschöpfung:

- Dü 3 (+, M): *Dumai* als Regulator der *Yang*-Energie wird eingeschaltet, unterstützt die Wirkung von LG 4;
- LG 4 (M): „Tor des Lebens“, mobilisiert die *Yang*-Energie der Niere.
- MP 6 (Gruppen-Luo): als Gruppen-*Luo* der drei *Yin*-Meridiane der Beine wirkt er *Yin*-unterstützend als komplementäre Behandlung der oben genannten Punkte.

Gegen intellektuelle Müdigkeit:

- MP 2 (+): im MP-System wird „Bauenergie“ produziert, die bei vermehrter Hirntätigkeit mehr verbraucht wird;
- LG 20 (R): Verbesserung der Gehirndurchblutung.

Gegen wechselhafte Stimmung:

- Bl 10 (R): (parasympathikoton) und Gb 20 (R) (sympathikoton): als vegetativer Ausgleich.

Gegen schlechte Laune:

- Le 2 (–, M) und Le 5 (Luo): harmonisierend auf die Leber (Zorn gehört als Emotion zur Leber);
- Gb 39 (Gruppen-Luo): wird allgemein verwendet bei Cholerikern und gegen schlechte Laune;
- Gb 20 (R): Sympathikuswirkung.

Programmvorschläge:

a) Bei Patienten mit Hyperemotionen:
   - **Dü 3** (K, +, M), He 5 (Luo), He 7 (–, Q), KS 7 (Q, –, M), Dü 7 (Luo), 3E 10 (–), **Bl 62** (K, M). Dazu alternierend:
   - KG 15 (R), LG 19 (R), Ma 36 (M);
   - He 5, He 7: den Funktionskreis Herz ausgleichend;
   - Dü 7: Unterstützung des He-Meridians durch den gekoppelten Meridian;
   - 3E 10: Sedativpunkt des Meridians bei Fülle-Zustand durch Energiestauung im mittleren Dreifachen Erwärmer.

b) Allgemein mit psychosomatischer Symptomatik:
   - KS 6 (Luo) und MP 4 (Luo, M): zusammen für das Paar *Chongmai* und *Yinweimai* verstärken sie sich in ihrer Wirkung, um der physischen und psychischen Insuffizienz entgegenzuwirken;
   - KG 15 (R) und LG 19 (R): zur Beruhigung;
   - KG 6 (R), MP 6 (Gruppen-Luo), Gb 37 (Luo);
   - Ma 36 (M), He 9 (M, +), He 5 (Luo);
   - Ni 3 (Q): als Quellpunkt der Niere zur Unterstützung des *Yin* (allgemein) gegen ständiges Gähnen und Seufzen.

c) Bei Neurasthenie-Psychasthenie:
   - LG 11 als Spezialpunkt, unterstützt Bl 15 (*Shu* des Herzens).

## Dystonie (vegetative)

Die vegetative Dystonie oder Disharmonie ist ein Sammelbecken für eine Vielzahl psychischer, neurasthenischer und körperlicher Symptome, für die sich keine Ursache finden lässt. Wenn ein Patient mit seiner „vegetativen Dystonie“ von Arzt zu Arzt wandert, ohne Hilfe zu finden, steckt meist ein unerkanntes Störfeld hinter dem Geschehen. Bei den Befindensstörungen im Rahmen der vegetativen Dystonie können Energieblockaden oder -schwächen in allen Meridianen auftreten.

**Therapie**

Bei depressiven Zuständen, Willensschwäche, Entschlusslosigkeit:

- **KS 6** (K, Luo): Kardinalpunkt des *Yinweimai,* der die durch psychische Belastung auftretende *Yin*-Schwäche ausgleicht.

Bei chronischen Erschöpfungszuständen:

- **Lu 7** (K, Luo, M): Einschaltpunkt des KG, der gegen alle Schwächezustände, seien sie im Bereich der Atmung, der Verdauung, im sexuellen Bereich oder allgemein, eingesetzt wird;
- evtl. mit **Ni 6** (K, M): Kardinalpunkt des *Yinqiaomai,* der Krankheitsbilder beeinflusst, die auf einer mangelhaften *Yang*-Zirkulation bei gleichzeitiger *Yin*-Überforderung beruhen; wird besonders links stimuliert als sogenannter Valium-vergleichbarer Punkt.

Werden Lu 7 und Ni 6 gemeinsam eingesetzt, so verstärkt sich die Wirkung durch Einschalten des Paares KG – *Yinqiaomai,* dabei wird der Punkt Lu 7 rechts stimuliert (oder Goldnadel), Ni 6 links (Angabe für Rechtshänder).

Bei Überreiztheit, quälenden Gedanken und Emotionen:

- **Bl 62** (K, M): Kardinalpunkt des *Yangqiaomai;* Punkt der Epiphyse = innere Uhr; Stimulation meist links notwendig;
- **Dü 3** (K, M): Kardinalpunkt des LG.

Durch das LG erfolgt eine Hebung der psychischen Energie. Der *Yangqiaomai* steht in komplementärer Wechselbeziehung zum *Yinqiaomai* und ist deshalb bei Spannungszuständen einzusetzen, die durch eine Übererregung des *Yang* bei gleichzeitiger Schwäche des *Yin* auftreten. Gemeinsame Indikationen des Paares LG und *Yangqiaomai* sind psychische Übererregungen, Neurasthenie, depressive Zustandsbilder und Schlafstörungen durch Hyperemotionen.

Bei zusätzlicher Appetitlosigkeit und Phobien:

- **MP 4** (K, Luo, M): Kardinalpunkt des *Chongmai,* der als Ausgleichsreservoir für die Energie der Meridiane und für die gesamte individuelle Energie gilt, mit enger Verbindung zum Nieren- und Magenmeridian.

Bei vorwiegend körperlicher Erschöpfung:

- **Gb 41** (K, Prostaglandin-$E_1$-Punkt): Meisterpunkt zur Behandlung des rheumatischen Geschehens vor allem im Bereich der großen Gelenke. Als Kardinalpunkt verwendet, schaltet er das Gürtelgefäß *Daimai* ein. Das Gürtelgefäß berührt in seinem Verlauf alle am Bauch, an den Flanken und am Rücken gelegenen Meridiane, verbindet also *Yang*- und *Yin*-Meridiane und dient vorwiegend zur Behandlung von Erschöpfungszuständen des *Yang.*

Punkte gegen totale psychische und physische Asthenie:

- LG 4 (M): wirkt allgemein tonisierend und gilt als Meisterpunkt zur Behandlung sexueller Asthenien;
- LG 14 (R): vereinigt alle *Yang*-Meridiane des Fußes und der Hand. Von ihm aus kann deshalb das gesamte *Yang* beeinflusst werden. Häufig gebrauchter zentraler Punkt bei allen Punktekombinationen, die als „Spinne“ bezeichnet werden.
- LG 20 (R, M): nimmt die Energie aller Sekundärgefäße auf, die von den *Yang*-Meridianen der Hände und Füße kommen. Er ist einer der wichtigsten Akupunkturpunkte und zur Wiederherstellung des energetischen Gleichgewichts von allergrößter Bedeutung.
- KG 4 (Mu): er ist ein Reunionspunkt mit den drei *Yin*-Meridianen der Füße = MP, Le und Ni, über ihn können wahrscheinlich die Abwehrkräfte gefördert werden;
- KG 6 (M, R): repräsentiert das „Zentrum der Energie des Menschen“, ist bei allen Energieleerezuständen durch chronische erschöpfende Krankheiten indiziert;
- Di 4 (Q, M): kann mit seinem breiten Indikationsgebiet bei fast allen Krankheiten zur Erzielung einer vitalisierenden Wirkung verwendet werden;
- KS 6 (K, Luo): übt eine regulierende Wirkung auf den Kreislauf aus und hat auch noch eine deutliche hormonelle Wirkung;
- He 7 (Q, –): wirkt als Quellpunkt des Meridians besonders gut bei allen neurasthenischen Syndromen;
- Le 2 (M, –): Meisterpunkt der Spasmolyse, Wirkung bei stoffwechselbedingter abnormer Müdigkeit;
- MP 6 (Gruppen-Luo): Gruppen-*Luo*-Punkt, Kreuzungspunkt der drei *Yin*-Meridiane des Fußes mit einer starken Wirkung auf *Yin*-Schwächen, besonders im Bereich der unteren Körperhälfte;
- Ma 36 (M): hat eine allgemein roborierende und psychisch ausgleichende Wirkung;
- Bl 13 (Shu): Zustimmungspunkt der Lunge, der außer bei Lungenaffektionen vor allem bei seelischen Störungen nach Aufregungen und Kummer eingesetzt werden kann;
- Bl 43: heißt „Zustimmungspunkt der Lebenszentren“; er wird als allgemein tonisierender Punkt verwendet.

Gegen Angst, Pessimismus, Kummer:

- KG 12 (Mu, M): als „digestiver“ Alarmpunkt des 3E und Meisterpunkt für alle Oberbauchaffektionen wird vor allem bei gastrointestinalen Störungen eingesetzt, aber auch bei seelischen Störungen, die mit einer Irritation des Magen-Meridians einhergehen („Alles schlägt auf den Magen“).

Gegen Konzentrationsschwäche:

- Ni 21, Reunionspunkt mit dem *Chongmai;*
- MP 2 (+) Tonisierungspunkt des MP-Meridians, der vor allem bei chronischen, auch angstbetonten Erschöpfungszuständen eingesetzt wird,
- und LG 20 (R, M).

Gegen Sorgen:

- Lu 1: Punkt der Sorge.

Beim Gefühl ständiger Erschöpfung:

- KS 6 (K, Luo), KG 6, (R, M), MP 2 (+), Ma 36 (M), Gb 37 (Luo), Bl 43, He 9 (M).

Gegen Willensschwäche und Entschlusslosigkeit:

- KS 6 (Luo);
- Gb 37: *Luo*-Punkt des Meridians mit Verbindung zu Le 3;
- He 9: Tonisierungspunkt des He-Meridians;
- KS 9 (+): Tonisierungspunkt des KS-Meridians;

- KG 15 (R, M) und LG 19 (R): „Bellergal der Akupunktur";
- Ni 7 (+): Tonisierungspunkt der „Feuerniere", also der Nebenniere, deshalb ein Punkt, über den eine belebende Wirkung ausgeübt werden kann.

## Nervosität und Reizbarkeit

Gegen Aggressionen:

- Le 2 (–);
- Le 3 (Q): der Punkt hat den Beinamen „Ärgerpunkt";
- Le 14: Aggressionspunkt (besonders immer rechts beruhigen!);
- **Ni 6** (links) und **Lu 7** (rechts): Kardinalpunktepaar.

Weitere Punkte siehe im Abschnitt „Schlafstörungen".

## Neuritis und Neuralgia N. ischiadici

Je nach dem Ausbreitungsgebiet der Schmerzen können hier Energiestörungen im LG und vor allem im Blasen- und Gallenblasenmeridian festgestellt werden, bei „lateraler" Ischialgie auch im Magenmeridian.

**Therapie**

Einer der Hauptpunkte, auch bei spondylogener Radikulitis:

- **Dü 3** (K, M, +): Tonisierungspunkt des Dü-Meridians, schaltet hier als Kardinalpunkt das LG ein, das Steifigkeit und Schmerzen der ganzen Wirbelsäule als Indikation hat.

Ebenso, besonders bei „dorsaler Ischialgie":

- **Bl 62** (K, M): Kardinalpunkt des *Yangqiaomai,* dessen Hauptindikationen alle motorischen Bewegungsstörungen und alle Sensibilitätsstörungen und sensiblen Ausfallserscheinungen vor allem der unteren Extremität sind.

Dazu :

- Bl 23 (Shu): sowohl als lokoregionaler Punkt bei „hoher Ischialgie" als auch als kortikotroper Punkt einsetzbar;
- Bl 31 (M): mit lokaler und hormoneller Funktion, steht außerdem in Verbindung zu Gb 30, einem der wichtigsten Punkte der Ischiasbehandlung;
- LG 4 (M): hier lokoregional wirksam;
- Bl 36: ebenfalls lokal wirksamer Punkt;
- Bl 40 (M): Stoffwechselpunkt, Antihistaminpunkt;
- Bl 57: wichtiger lokaler Punkt;
- MP 6 (Gruppen-Luo): Vereinigungspunkt der 3 *Yin*-Meridiane des Beines, wirkt durchblutungsfördernd und schmerzlindernd auf alle Geschehen im Bereich des Beckens.

Laterale Ischialgie (N. tibialis anterior):

- **Bl 62** (K, M) und **Gb 41** (K, M): hier werden Kardinalpunkte benutzt, die nicht demselben Paar angehören. Bl 62, der führend ist, schaltet den *Yangqiaomai* ein, Gb 41 das Gürtelgefäß *(Daimai),* das aufgrund seines Verlaufs vor allem gegen lumbale Schmerzzustände chronischer Art verwendbar ist.

Adjuvant:

- Bl 23 (Shu): Zustimmungspunkt von Niere/Nebenniere;
- Bl 31 (M, R): Reunionspunkt mit Gb 30;
- Gb 30: lokal wg. lateraler Lokalisation;
- LG 4 (M): allgemeiner Punkt gegen Lumbago und allgemeiner Energiepunkt;
- Gb 34 (M): lokal und als Meisterpunkt der Muskulatur;
- Ma 36 (M): lokal und gegen Schmerzen im Verlauf des Magen-Meridians;
- Bl 58 (Luo): *Luo*-Punkt zu Ni 3 und antirheumatischer Stoffwechselpunkt und zusätzlich als lokaler Punkt;
- Le 3 (Q, M): hier als Entspannungspunkt in Bezug auf muskuläre Verkrampfungen.

Neuralgia nervi cutanei femoris lateralis:

- **Gb 41** (K, M): entzündungs- und schmerzhemmend über Prostaglandin-$E_1$-Wirkung.

Adjuvant:

- Gb 30 (M): Reunionspunkt mit dem Bl-Meridian über Bl 31, lokoregionaler Punkt, vor allem bei Ischiasschmerzen, die sich in Ruhe sowie bei Feuchtigkeit und Kälte verschlimmern;
- Gb 31: sein Name „Ort des Windes" weist darauf hin, dass er vor allem bei Beschwerden eingesetzt wird, die sich durch Zugluft oder Wind verschlimmern; außerdem lokoregional bei Ischias;
- Gb 33: nur lokal wirksamer Punkt;
- Ma 32, Ma 34 und Ma 35: sind lokale Punkte, die aber eher bei Kniegelenkschmerzen eingesetzt werden;
- Bl 31 (M);
- LG 4 (M).

Oberschenkel-Innenseite (N. obturatorius):

- **MP 4** (Luo, M): Einschaltpunkt des *Chongmai.*

Adjuvant:

- MP 9 (M): *He*-Punkt des MP-Meridians, wirkt auf Schmerzen im Bereich des Kniegelenks;
- MP 12: als lokaler Punkt bei Schmerzen der Oberschenkel-Innenseite und -Vorderseite;
- Ni 10: *He*-Punkt seines Meridians, wesentlicher Punkt bei Schmerzen an der Innenseite des Oberschenkels;
- Le 8 (+): Tonisierungspunkt und *He*-Punkt des Le-Meridians, hier auch als regionaler Punkt;
- Le 10: lokoregionaler Punkt.

Unterschenkel-Innenseite:

- MP 4 (K, Luo, M).

Adjuvant:

- MP 6 (Gruppen-Luo);
- MP 9;
- Ni 7 (+): Tonisierungspunkt des Nierenmeridians, wirkt hier lokoregional;
- Ni 10;
- Le 3 (Q, M): Quellpunkt des Leber-Meridians wird hier eingesetzt, weil er allgemein muskelentkrampfend wirkt;
- Le 8 (+): Tonisierungspunkt seines Meridians, hier auch lokoregional eingesetzt.

### Schlafstörungen

In der Regel lassen sich Schlafstörungen gut durch Akupunktur behandeln. Eine exakte Abklärung der Schlafstörungen ist dabei wichtig, vor allem sollten sämtliche Hinweispunkte auf ein Störfeld oder auf eine larvierte Depression überprüft werden.

**Therapie**

- **KS 6** (K, Luo): bei emotional bedingten Schlafstörungen, vegetativ stigmatisierter Patienten mit Albträumen;
- **MP 4** (K, Luo, M): Schlafstörungen durch Phobien, aber auch durch Herzangst, Roemheld-Syndrom etc.;
- **Ni 6** (K, M): gegen Schlaflosigkeit trotz Schlafbedürfnis (links in Gold gestochen), Tranquilizerpunkt;
- **Lu 7** (K, M) (rechts in Gold gestochen): ergänzt stark den Punkt Ni 6;
- **Bl 62** (K, M): Wirkung auf die innere Uhr-Epiphyse; links in Gold stechen;

Dazu sollen gegeben werden:

- Ma 36 (M) links;
- Ni 3 (Q): bei Einschlafstörungen;
- Ma 21: bei Durchschlafstörungen, zusätzlich evtl. Le 3 (Q), Le 8 (+);
- He 7 (Q, –), Ma 14: bei „zerhacktem" Schlaf.

Alternativ:

- He 7 (Q, –), MP 6 (Gruppen-Luo) und KS 6 (Luo): als prinzipielle Punkte und
- Lu 1 (Mu, hier als Sorgepunkt) und Lu 9 (Q, +): wenn Atem- und Herzbeschwerden den Schlaf behindern;
- Ni 16, Ma 14, 3E 16: Schlaflosigkeit aus Angst, wirre Träume;
- He 7 (Q, –), LG 20 (R, M) und KS 6 (Luo): Angst hindert am Einschlafen.

Programmvorschläge:

Nervöse Schaflosigkeit:

- KS 6 (K, Luo), MP 6 (Gruppen-Luo), Bl 10 (R), Gb 20 (R), LG 20 (R), MP 4 (K, Luo, M).

Schlaflosigkeit, durch Sorgen bedingt:

- KS 6 (K, Luo), He 7 (Q, –), Lu 7 (Luo, M), Lu 1 (Mu und Sorgepunkt) links in Silber geben, Di 4 (Q, M), KG 15 (R, M), LG 20 (R), MP 4 (Luo, M).
- Le 2 (–, M): gegen Wut und Tränen;
- He 9 (+) oder KS 9 (+): gegen Angst, Furcht und Schrecken;
- Dü 3 (K, +, M): gegen Gewissensbisse.

### Schwindel

**Therapie**

Vor der Therapie sollte zuerst die Ursache des Schwindels gefunden werden, um die Therapie darauf abgestimmt zu gestalten:

- **Dü 3** (+, M, K): antispastischer Punkt;
- **KS 6** (Luo, K): Der Punkt mit dem Beinamen „Innere Barriere" wirkt regulierend auf den Kreislauf;
- **Bl 62** (M, K): Wirkung über das außerordentliche Gefäß *Yangqiaomai.*

Lokale Punkte:

- LG 16, LG 20 (R, M) bzw. EX-HN 1, Ma 1, *Taiyang* („Querdurchflutung"), dazu evtl. die Innenohr-Schwindelzone und Kleinhirnzone der Schädelakupunktur.

Fernpunkte:

- KG 6 (R, M), KG 12 (Mu, M, R).

Bei hypotonen Zuständen:

- KS 9 (+), KG 4 (Mu, R), KG 6 (R, M), He 9 (+, Antidepressionspunkt), LG 20 (R, M), evtl. Bl 23 (Shu).

Bei Spasmen der Hirngefäße:

- Le 3 (Q, M), MP 6 (Gruppen-Luo), Gb 21 (R) und Schädelakupunktur.

Allgemein:

- Dü 3 (+, M, K), He 7 (Q, –), EX-HN 1, LG 3, MP 2 (+), KG 6 (R, M), KS 6 (Luo, K).

### Stottern

Akupunkturtherapie wird hier sinnvoll kombiniert mit logopädischer und evtl. psychotherapeutischer Behandlung. In diesem Falle ist es besser, die Schädelakupunktur einzusetzen und mit dem Laser Frequenz F die motorische Sprachzone beidseits zu behandeln.

Auch Atem- und Konzentrationsübungen sowie Beeinflussung über das Schreibzentrum erwägen. Lateralität beachten und über LG 20, KG 24, Di 1–1 (beim Rechtshänder rechts in Gold) therapieren.

Zusatzpunkte:

- KG 15 (M, R), LG 19 (R), He 5 (Luo), Ma 36 (M).

Bei Entwicklungsstörungen der Kinder zusätzlich:

- LG 6 (in Höhe von Bl 20, unter 11. BWD), LG 10 (unter 6. BWD); evtl. zusätzlich KG 23.

## Schmerztherapie

### Kopfschmerz – Migräne

Die Migräne umfasst etwa 15 % aller „Kopfschmerzen", wobei ca. 7 % der Bevölkerung von diesem Leiden befallen sind.

Die systematische Untersuchung der Patienten mit Kopfschmerzen ergibt häufig einen Zusammenhang zwischen den Schmerzattacken und typischen Episoden, die sich in der Umwelt der Patienten abspielen. Das Aufdecken evtl. organischer Ursachen führt häufig nicht zum gewünschten Erfolg – das Problem bleibt weiter ungelöst.

Trotzdem müssen vor einer Akupunktur die notwendigen schulmedizinischen Abklärungen erfolgt sein, besonders sorgfältig bei Kopfschmerzen mit Schwindel, nach Commotio, bei arterieller Hypertonie u. a.

**Psychosomatik:** Die psychosomatische Betrachtungsweise versucht, die Hintergründe des Kopfschmerzes mit in die

Behandlung einzubeziehen. Es werden sowohl die psychischen als auch die physischen Gegebenheiten berücksichtigt und man versucht, über die reine Symptomatik hinweg, die Ursachen und Auslöser des Kopfschmerzes festzustellen.

Ein Beispiel dafür ist die Feststellung, dass Patienten, die an Migräne leiden, oft eine überdurchschnittliche Intelligenz aufweisen („Er zerbricht sich den Kopf").

Besonders häufig werden Kopfschmerzen auch bei Patienten mit seelischen Störungen beobachtet:

a. Bei Patienten mit Erschöpfungsdepressionen, als Folge länger dauernder affektiver Belastung.
b. Bei seelischen Fehlentwicklungen mit Verdrängung ins Unbewusste, als psychosomatische Erkrankung im engeren Sinne.
c. Bei psychopathischen Persönlichkeiten im Rahmen von Verstimmungszuständen und belastenden Situationen.

Es ist daher völlig verfehlt, Kopfschmerzen bei seelischen Erkrankungen allein mit Analgetika zu behandeln!

Welches Problem der Kopfschmerz schon immer dargestellt hat, zeigen die zahlreichen variablen Therapievorschläge in der Akupunkturliteratur, von denen einige Indikationen aufgeführt werden. Dabei wird deutlich, dass die Akupunktur versucht, die einzelnen Faktoren wie Ursache, Lokalisation, Schmerzpropagierung, Schmerzdifferenzierung, Zeitrhythmen, biologische Rhythmen etc. zu berücksichtigen. Zwischen den daraus resultierenden Kategorien gibt es mitunter starke Überschneidungen, also Mischformen.

Die Beachtung der vorherrschenden Lokalisation hat eine Bedeutung in Hinblick auf den jeweiligen Meridianverlauf:

- Schläfenkopfschmerz (hauptsächlich Verlauf des Gallenmeridians mit Druck hinter dem Auge).
- Scheitelkopfschmerz (hauptsächlich Verlauf des Blasenmeridians).
- Schmerzen, die in das Gehirn lokalisiert werden (Lenkergefäß, Gallenmeridian).
- Sonderformen/wechselnde Lokalisationen/Mischformen: Kopfschmerzen mit Schwindel, nach Commotio, bei arterieller Hypertonie u. a.

Einige *Grundpunkte* sind für alle Kopfschmerzarten immer zu beachten, die Punkte nach kausaler Überlegung kommen dazu:

- LG 20 „Hundert Reunionen" und die Satellitenpunkte EX-HN 1: Kopfschmerz ist meistens eine *Yang*-Fülle, daher muss das Areal um den wichtigen *Yang*-Punkt LG 20 gedämpft werden. Dafür verwenden wir Stahlnadeln und außer der normalen Akupunktur verursachen wir mit dünnen Nadeln in einer Art Prick-Technik Mikroblutungen in diesem Bereich. Dadurch verliert das *Yang* sofort die „Fülle", und damit lässt der Schmerz nach.
- Di 4 (Q, M): Meisterpunkt des Stoffwechsels, überregional bei der Migräne als „Thalamuspunkt", als allgemein analgetischer Punkt wirksam. Hier als Quellpunkt in Verbindung zu Lu 7 von besonderer Bedeutung, der ebenfalls gestochen werden muss.
- Lu 7 (K, Luo, M): bringt als *Luo*-Punkt zu Di 4 diesem zusätzliches *Qi* und als Kardinalpunkt zum Einschalten des KG, der „Mutter der *Yin*-Meridiane", ist Lu 7 wichtig zur Behandlung der *Yin*-Schwäche.

Die **kausalen Punkte** bestimmen sich nach Ursachenhäufigkeit bzw. Auslöser:

a. Alimentäre Kopfschmerzen (sogenannte Gallenmigräne, folgt weitgehend dem Meridianverlauf);
b. Psychisch verursachte Kopfschmerzen, meist stressbedingt: „Spannungskopfschmerz";
c. Psychisch verursachte Kopfschmerzen bei depressiver Verstimmung;
d. Nackenkopfschmerz, begleitendes HWS-Syndrom;
e. Hormonelle Migräne;
f. „Wettermigräne", „Föhnmigräne";
g. Erbmigräne = konstitutionelle Anlage durch Erbfaktoren (meistens eine Mischform);
h. Ophthalmische Migräne;
i. Kopfschmerzen aus unbekannter Ursache (z. B. Kiefergelenk, ausstrahlende Zahnprobleme, Störherde u. a.).

Die wichtigen kausalen Punkte:

**a. Alimentäre Kopfschmerzen:**

Sogenannte Gallenmigräne, folgt weitgehend dem Meridianverlauf; Auslöser im psychischen Bereich sind oft Ärger, unbewältigter Stress, alimentär Alkohol, Schokolade – eigentlich alles, was für die Galle schwerverdaulich ist. Beginn oft nachts/früh morgens (chin. Gallezeit nach der Organuhr).

- EX-LE 6 (Extrapunkt *Dannang*): ca. 1 *Cun* unterhalb Gb 34, Sonderpunkt gegen Dyskinesie der Gallenwege;
- Gb 34 (He): bei Affektionen der Gallenwege;
- **Gb 41** (K, Prostaglandin-$E_1$-Punkt, M): Als Kardinalpunkt verwendet, schaltet er das Gürtelgefäß *(Daimai)* ein und wirkt dadurch auf die „Mitte";
- Gb 43 (+): Der Tonisierungspunkt soll erst eingesetzt werden, wenn feststeht, dass kein Füllezustand vorliegt, besser zunächst Le 3 (Q), den „Ärgerpunkt", stechen mit seiner spasmolytischen Wirkung;
- Ma 36 (M, He): zur Beruhigung des Magens;
- **MP 4** (K, Luo, M): Cholezystopathien, Pankreopathien;
- KS 6 (K, Luo): Verdauungsstörungen mit Übelkeit, Brechreiz;
- MP 4: wird hier als *Luo*-Punkt des MP-Meridians (zu Ma 42) und auch als Kardinalpunkt des *Chongmai* eingesetzt;
- KS 6: findet hier Anwendung als Kardinalpunkt des *Yinweimai*.

Dorsale Punkte:

- Bl 18 (Shu): Zustimmungspunkt der Leber;
- Bl 19 (Shu): Zustimmungspunkt der Gallenblase;
- Bl 20 (Shu), Bl 21 (Shu, M);

Weitere Punkte: siehe Abschnitt „Gallefunktionsstörung".

**b. Psychisch verursachte Kopfschmerzen:**

Meist stressbedingt, „Spannungskopfschmerz". Die oben erwähnten Grundpunkte sind immer zu beachten!

9

Bei chronischen Erschöpfungszuständen:

- **Lu 7** (K, Luo, M) : Einschaltpunkt des KG, der gegen alle Schwächezustände, seien sie im Bereich der Atmung, der Verdauung, im sexuellen Bereich oder allgemein, eingesetzt wird, dazu oft KG 17, der immer sehr effektiv den Punkt Lu 7 ergänzt.
- evtl. mit **Ni 6** (K, M): Kardinalpunkt des *Yinqiaomai,* der Krankheitsbilder beeinflusst, die auf einer mangelhaften *Yang*-Zirkulation bei gleichzeitiger *Yin*-Überforderung beruhen; wird besonders links stimuliert als sogenannter Valium-vergleichbarer Punkt.

Werden Lu 7 und Ni 6 gemeinsam eingesetzt, so verstärkt sich die Wirkung durch Einschalten des Paares KG – *Yinqiaomai,* dabei wird der Punkt Lu 7 rechts stimuliert (oder Goldnadel), Ni 6 links stimuliert (Angabe für Rechtshänder).

- **KS 6** (K, Luo): Kardinalpunkt des *Yinweimai,* der die durch psychische Belastung auftretende *Yin*-Schwäche ausgleicht.

Bei Überreiztheit, quälenden Gedanken und Emotionen:

- **Bl 62** (K, M): Kardinalpunkt des *Yangqiaomai;* Punkt der Epiphyse = innere Uhr; Stimulation meist links notwendig;
- **Dü 3** (K, M): Kardinalpunkt des LG. Durch das LG erfolgt eine Hebung der psychischen Energie. Der *Yangqiaomai* steht in komplementärer Wechselbeziehung zum *Yinqiaomai* und ist deshalb bei Spannungszuständen einzusetzen, die durch eine Übererregung des *Yang* bei gleichzeitiger Schwäche des *Yin* auftreten. Gemeinsame Indikationen des Paares LG und *Yangqiaomai* sind psychische Übererregungen, Neurasthenie, depressive Zustandsbilder und Schlafstörungen durch Hyperemotionen.

Weitere Punkte: siehe Abschnitt „Dystonie“.

**c. Psychisch verursachte Kopfschmerzen bei depressiver Verstimmung:**

Die oben erwähnten Grundpunkte sind immer zu beachten! Eine eingehende Diagnostik ist unbedingt zu beachten. Außerdem sollte ein Psychiater hinzugezogen werden!

- **KS 6** (K, Luo);
- He 9 (+): Tonisierungspunkt, „Freudepunkt“;
- KG 6 (R, M): „Meer der Energie“, Meisterpunkt gegen Erschöpfungs- und Mangelzustände;
- KG 15 (R, M) und LG 19 (R): zur Beruhigung;
- He 5 (Luo) und Gb 37 (Luo): Interaktionen über die Regel „Mittag-Mitternacht“.

Bei Angstzuständen:

- Ma 14: gegen leichte unbestimmte Angstzustände und Beklemmungsgefühl; eher lokoregionale Wirkung
- Ni 2 (–), Ni 4 (Luo), Bl 13 (Shu der Lunge): bei Nieren- und Lungen-Schwäche-bedingten Angstzuständen.

Bei psychischer Erschöpfung:

- Dü 3 (K, +, M): *Dumai* als Regulator der *Yang*-Energie wird eingeschaltet, unterstützt die Wirkung von LG 4;
- LG 4 (M): „Tor des Lebens“, mobilisiert die *Yang*-Energie der Niere;
- MP 6 (Gruppen-Luo): als Gruppen-*Luo*-Punkt der drei *Yin*-Meridiane der Beine wirkt er *Yin*-unterstützend als komplementäre Behandlung der oben genannten Punkte.

Weitere Punkte: siehe Abschnitt „Depressionen“.

**d. Nackenkopfschmerz, begleitendes HWS-Syndrom:**

Die oben erwähnten Grundpunkte sind immer zu beachten!

- Klassische Punkte im Bereich des Blasenmeridians und Locus-dolendi-Punkte im Halsbereich stechen und Wirbelblockaden prüfen;
- **Dü 3** (K, +, M), LG 14 (R), Gb 20 (R), Bl 13 (Shu), Bl 10 (R), Bl 11;
- **3E 5** (K, Luo, M): allgemeiner Antistörfeldpunkt und Wirkung auf alle Gelenke;
- Bl 60 (M, Prostaglandin $E_2$): allgemeiner Punkt für Schmerzen im Bereich der gesamten Wirbelsäule.

Die folgenden Punkte können bei Schmerzen, die in den Kopf ausstrahlen bzw. vom Hals in die Schulter ziehen, eingesetzt werden:

- Dü 7 (Luo), dazu KG 24 (R);
- evtl. alternierend: 3E 14, Dü 9, Dü 10, Gb 21 (R).

Weitere Punkte: siehe Abschnitt „Wirbelsäule“.

**e. Hormonelle Migräne:**

Die oben erwähnten Grundpunkte sind immer zu beachten!

Hier ist unbedingt eine enge Zusammenarbeit mit einem Frauenarzt notwendig. Häufig ist eine hormonelle Kontrazeption umzustellen. Falls der Zusammenhang zur Periode eindeutig ist, kann das Auftragen einer kleinen Menge Progesteronsalbe im Nackenbereich bereits kurz vor der Periode zusätzlich zur Akupunktur helfen.

- **Ni 6** (K, M): Einschaltpunkt des *Yinqiaomai,* der gegen alle Störungen im gynäkologischen und geburtshilflichen Bereich eingesetzt werden kann (Valium-vergleichbarer Punkt, besonders links zu stimulieren).
- **Gb 41** (K, M): Kardinalpunkt des Gürtelgefäßes *(Daimai),* das seine Wirkung auch im gynäkologischen Bereich ausübt; Prostaglandin-$E_1$-Wirkung.
- **Lu 7** (K, Luo, M): schaltet das KG ein, zu dessen Indikationen Krankheiten des weiblichen Genitales gehören;
- **Bl 62** (K, M): Einschaltpunkt des *Yangqiaomai,* Punkt der Epiphyse.

Dorsale Punkte:

- Bl 27 (Shu) bis Bl 34: wirken auf das innere Genitale;
- Bl 26 (Shu für KG 4): Östrogenproduktion;
- Bl 18 (Shu), Bl 23 (Shu), LG 4 (M).

Ventrale Punkte:

- KG 2 bis KG 7 (Mu): Wirkung auf Genitalsphäre, besonders KG 4, das „Tor der Lebenskraft“, ist zugleich ein Reunionszentrum der *Yin*-Meridiane der Beine und der Alarmpunkt des Dünndarms.
- Ma 28: Ovarien;
- Ma 29: Adnexe;
- Ma 30: Wirkung auf das gesamte Genitale, Frigidität, Unterfunktion;
- MP 13: Adnexe.

Zum psychischen Ausgleich:

- He 5 (Luo): *Luo*-Punkt zum gekoppelten Dü-Meridian. Er kann die Verbindung zu den *Yang*-Emotionen herstellen und dadurch ausgleichend wirken;
- He 9 (+): der Tonisierungspunkt hat eine direkte Einwirkung auf die Psyche.

Weitere Punkte: siehe Abschnitt „Hormonelle Störungen".

**f. „Wettermigräne", „Föhnmigräne":**

Die oben erwähnten Grundpunkte sind immer zu beachten!

Lokale Punkte:

- Extrapunkt *Yintang* und LG 16: werden gemeinsam für die „Längsdurchflutung" gestochen;
- zusätzlich Extrapunkt *Taiyang* auf beiden Seiten für die „Querdurchflutung".

Zu beachten ist ferner, dass ein Gesunder nicht so wetterempfindlich ist, dass er allein durch einen Wetterwechsel Kopfschmerzen bekommen würde. Vielmehr muss man Ursachenforschung betreiben, ob es sich um einen Mischkopfschmerz handelt (siehe die anderen kausalen Aspekte) bis hin zum Störherdgeschehen.

**g. Erbmigräne = konstitutionelle Anlage durch Erbfaktoren (meistens eine Mischform):**

Die oben erwähnten Grundpunkte sind immer zu beachten!

Bei der Erbmigräne handelt es sich meist um eine alimentäre (Gallen-)Migräne oder um psychisch verursachte Kopfschmerzen. Ursächlich kann auch die hormonelle Migräne eine Rolle spielen.

Durch eine exakte Anamneseerhebung wird man beim Nachfragen in Bezug auf die Eltern rasch die Ursache eruieren. Ein Hinweis ist dabei oft der Kopfschmerzbeginn schon im Kindesalter.

Die Behandlung ist kausal, wie bei den einzelnen Kopfschmerzarten beschrieben. Allenfalls kann man den „Sonderpunkt der Konstitution", der sich 5 *Cun* dorsal der Handgelenksfalte auf dem 3E-Meridian befindet (kein üblicher Meridianpunkt), links mitnadeln.

**h. Ophtalmische Migräne:**

Zunächst muss der Patient vom Augenarzt sorgfältig untersucht werden! Bei Anomalien oder Störungen im Augenbereich sollte am besten ein Augenarzt, der zugleich Akupunkteur ist, die Behandlung übernehmen. Die Behandlung ist kausal, die oben erwähnten Grundpunkte können je nach Einzelfall dem Patienten begleitend helfen.

Von dieser Kopfschmerzart ist die sogenannte Gallenmigräne zu unterscheiden, denn bei dieser ist die Augenbeteilung nicht primär, sondern sekundär, da der innere Verlauf des Gallen-Meridians vom seitlichen Punkt Gb 1 durch das Auge nach hinten zieht und der Patient dadurch oft einen Schmerz als Druck hinter dem Auge schildert.

**i. Kopfschmerzen aus unbekannter Ursache**

(z. B. Kiefergelenk, ausstrahlende Zahnprobleme, Störherde u. a.)

Bei unbekannter Ursache muss man regelrechte Detektivarbeit leisten. Am Schluss findet man dann häufig einen Störherd, meist aus dem Bereich der Zähne oder des Kiefergelenks. Die Behandlung ist kausal, die oben erwähnten Grundpunkte können je nach Einzelfall dem Patienten begleitend helfen.

### Phantomschmerz – Schmerzausschaltung

Entsprechende Abschnitte der Sensibilitätszonen der Schädelakupunktur, die dem vom Patienten gefühlsmäßig lokalisierten Schmerzbereich entsprechen, werden kontralateral genadelt. Dazu lokal Locus dolendi Akupunktur und Technik à l'opposé an der gesunden Extremität und vegetative Sedierung. Besonders bei schweren und lang andauernden Schmerzzuständen an Störfelder denken und KG-Punkte überprüfen wie KG 17 (Omega-Hauptpunkt; psychosomatischer Punkt), KG 12 (Omega 1), KG 5 (Omega 2; Hinweispunkt auf Störfelder). Häufig muss man auch direkt antidepressive Punkte stechen.

Für die allgemeine Schmerztherapie empfehlen sich die Analgesiepunkte:

für die obere Extremität:

- Di 4 (Q, M), KS 6 (Luo).

für die untere Extremität:

- MP 6 (Gruppen-Luo), Ma 36 (M), Ma 39, Ma 40, Le 3 (Q, M), Le 5 (Luo).

## Urogenitaltrakt

### Enuresis

Gilt in der chinesischen Medizin als psychosomatisches Leiden, wobei als somatischer Faktor ein *Qi*-Mangel in den Funktionskreisen Niere und Blase besteht.

**Therapie**

**Ni 6** (K, Mu) ist für die Enuresis-Therapie ein besonders wichtiger Punkt!

Der außerordentliche Meridian *Yinqiaomai* stellt eine akzessorische Leitbahn für die Verteilung der aus dem Funktionskreis Nieren bereitgestellten Energiepotenziale dar. Durch das Stechen seines Kardinalpunktes Ni 6 wird eine bessere Verteilung der Energiepotenziale für den Funktionskreis Niere und Blase erzielt.

Zwei alternierende Programme:

- Ni 6, Le 3 (Q, M), KG 3 (Mu, R), KG 4 (Mu, R), Ma 36 (M), LG 20 (R, M).
- Ni 6, Bl 23 (Shu), Bl 28 (Shu), KG 3 (Mu, R), MP 6 (Gruppen-Luo), Ma 36 (M), LG 20 (R, M).
- Le 3: Meisterpunkt gegen Spasmen;
- KG 4: hier als Reunionspunkt für Energie-Leere und Erschöpfungszustände;
- Ma 36: wirkt psychisch ausgleichend;
- LG 20: hat Einfluss auf Blasensphinkter;

- Bl 28 und KG 3: *Mu-Shu*-Methode für die Blase;
- MP 6: hier als Spezialpunkt für alle Erkrankungen im kleinen Becken.

Die Punkte EX-HN 1, „Vier Weise, die den Geist erhellen", unterstützen LG 20 (R). Die Eltern des betroffenen Kindes sollten mitbehandelt werden!

## Harnblasenstörungen – bes. Entzündungen

Ursachen der Harnwegserkrankungen sind vor allem Nieren-Schwäche und Funktionsstörung im Bereich des unteren Dreifachen Erwärmers bzw. der Blase.

**Therapie**

Allgemein:

- **Ni 6** (K, M): gegen Nieren-, Nierenbeckenaffektionen und Zystitis, als Kardinalpunkt des *Yinqiaomai* bei Nieren-Schwäche.
- **MP 4** (K, Luo): Interferonpunkt, schaltet das Gefäß der breiten Bahn *(Chongmai)* (wichtig auch lokoregional) ein.

Lokale Punkte:

- Gb 25 (Mu): Alarmpunkt der Niere, besonders zur Unterstützung der *Yin*-Komponente;
- Gb 27, Ma 28 und evtl. Ma 30: hier als lokale Punkte gegen Affektionen der Harnleiter und der Harnblase.

Adjuvant:

- KG 3 (Mu, R): Alarmpunkt des Bl-Meridians;
- KG 4 (Mu, R): Reunionspunkt gegen Leere und Erschöpfungszustände („Eingangstor des Lebens");
- KG 5 (Mu, R): Hauptalarmpunkt des Dreifachen Erwärmers;
- KG 6 (M, R): Meisterpunkt gegen Erschöpfungszustände und Mangelzustände („Meer der Energie").

Dorsale Punkte:

- Bl 23 (Shu): Zustimmungspunkt der Niere;
- Bl 28 (Shu): Zustimmungspunkt der Blase;
- Bl 31 (M) bis Bl 34: Wirkung auf ableitende Harnwege und Blase.

Fernpunkte:

- Lu 9 (+, M): Meisterpunkt für Gefäßkrankheiten, hier als Punkt gegen Inkontinenz;
- MP 6 (Gruppen-Luo): als Gruppen-*Luo*-Punkt *Yin*-Niere unterstützend;
- MP 9 (M): *He*-Punkt („Wasser"-Punkt) des MP-Meridians, unterstützt die Wirkung von MP 6;
- Lu 9, MP 6, und MP 9: werden häufig bei Harninkontinenz und Oligurie angewendet;
- Ni 2 (–): hier wird wohl der Ni 2 und als 2. Punkt der 5 antiken Punkte zu verstehen sein. Als „Feuer-Punkt" des Ni-Meridians wird er besonders bei Kälte-Erkrankung der Niere angewendet.
- Le 8 (+): als Tonisierungspunkt der Leber wirkt er allgemein kräftigend und entgiftend.

Allgemein zur Behandlung von Affektionen des Urogenitaltraktes:

- Bl 31 (M) bis Bl 34: lokale Wirkung auf die Blase;
- Ma 28: lokale Wirkung auf die Blase und Ureteren;
- KG 3 (Mu, R): Alarmpunkt der Blase;
- KG 4 (Mu, R): Reunionspunkt gegen Leere und Erschöpfungszustände;
- KG 6 (M, R): „Meer der Energie" gegen Erschöpfungszustände;
- MP 6 (Gruppen-Luo): Gruppen-*Luo*-Punkt der *Yin*-Meridiane; *Yin*-Niere unterstützend;
- 3E 6: wirkt gegen Verhalten im unteren Dreifachen Erwärmer, gegen Urin- und Stuhlverhaltung.

Gegen Reizblase:

- KG 3 (Mu, R), KG 6 (M, R), Ma 28;
- Ma 36 (M): psychisch ausgleichend;
- Le 3 (Q, M): Meisterpunkt gegen alle Spasmen;
- LG 20: sedativ und zugleich Blasensphinkter tonisierend.

## Nierenfunktionsanregung

- **Ni 6** (K, M): Nierenaffektionen, Albuminurie, Hämaturie. Kardinalpunkt des „Aufsteigenden *Yin*-Gefäßes" *(Yinqiaomai).*

Dorsale Punkte:

- Bl 23 (Shu): Zustimmungspunkt der Nieren;
- Bl 28 (Shu): Zustimmungspunkt der Harnblase.

Ventrale Punkte:

- Gb 25 (Mu): Alarmpunkt des Nierenmeridians;
- KG 9: Oligurie, Ödeme.

Tonisierung des Nierenmeridianes:

- Ni 3 (Q) und Ni 7 (+), dazu evtl. Ni 10.

Generell:

- **Ni 6** (K, M), Ni 7 (+), Lu 9 (Q, +, M), Di 11 (+), Bl 23 (Shu), Gb 25 (Mu), Le 8 (+), Gb 34 (M).

## Nierenkolik – Notfalleinsatz

- Le 3 (Q, M): Meisterpunkt für Spasmen aller Art;
- **Ni 6** (K, M): Nierenaffektionen, Hämaturie. Als Kardinalpunkt des „Aufsteigenden *Yin*-Gefäßes" *(Yinqiaomai)* bei Nieren-Schwäche.

Dorsale Punkte:

- Bl 23 (Shu): Zustimmungspunkt der Nieren-Nebennieren;
- Bl 28 (Shu): Zustimmungspunkt der Harnblase;
- Bl 31 (M), Bl 52: Wirkung auf die ableitenden Harnwege.

Ventrale Punkte:

- Gb 25 (Mu): Alarmpunkt des Nierenmeridians;
- Gb 26: Affektionen im kleinen Becken;
- Ma 25 (Mu): Alarmpunkt des Dickdarms, Einfluss im Abdominalbereich;
- Ma 28 bei kolitischen Schmerzen.

Fernpunkte:

- MP 6 (Gruppen-Luo): Spezialpunkt gegen alle Erkrankungen im kleinen Becken;
- Ni 3 (Q) und Bl 23 (Shu): bei Schmerzen in den Nierenlagern;
- MP 10 und Bl 28 (Shu): zusätzlich bei Hämaturie;
- **3E 5** (K, Luo, M) und LG 14 (R): bei Fieber zusammen mit dem Interferonpunkt **MP 4** (links zu stimulieren).

## Zähne und Mundhöhle

### Mundschleimhautentzündung – Stomatis

**Therapie**

- **KG 6** (K, Luo): Pyorrhö, Affektionen der Mundhöhle;
- **Dü 3** (K, +, M): Affektionen der Mundhöhle, auch Odontalgien;
- **3E 5** (K, Luo, M): entzündliche Affektionen allgemein, er ist der „Thymuspunkt";
- **Lu 7** (K, Luo, M): Affektionen der Mundhöhle und der Zunge.

Lokale Punkte bei Mundhöhlenerkrankungen:

- LG 26 (R), KG 24 (R), Ma 2, Ma 3, Ma 7;
- Dü 17: bei Speicheldrüsenaffektionen;
- 3E 21: bei Beteiligigung des Kiefergelenkes und zum Ohr ausstrahlenden Schmerzen.

Fernpunkte:

- Di 1 (M): Zahnschmerzen, Stomatitis;
- Di 4 (Q, M): Mundhöhlenerkrankungen;
- Di 11 (+): Mundhöhlenerkrankungen;
- Ma 36 (M): auch Zungenaffektionen, unterstützend bei Affektionen der Speicheldrüsen;
- Ni 3 (Q): knöcherner Zahnhalteapparat;
- Gb 38 (–): Geschmacksstörungen;
- Ma 41 (+): Subazidität, und wenn Verdauungsstörungen die Ursache sind.

### Zahnschmerzen

Zunächst sollte man den Patienten einem Zahnarzt vorstellen, zur Unterstützung der entsprechenden Behandlung eignen sich aber trotzdem folgende Punkte und -kombinationen.

- Di 1 (M): ist der Meisterpunkt gegen Zahnschmerzen;
- **Dü 3** (K, +, M): als antispastischer Punkt generell geeignet;
- KG 12: wird immer bei einem Amalgamstörfeld gefunden und auch nach entsprechender Entfernung desselben gestochen;
- **3E 5** (K, Luo, M): bei entzündlichen Affektionen (hier kann zusätzlich der Laser mit der Frequenz A lokal am Zahn eingesetzt werden).

Lokale Punkte:

- *Taiyang* für den Oberkiefer (bekannt für Migräne mit Stirnkopfschmerzen);
- 3E 21 (M): gegen zum Ohr ausstrahlende Schmerzen;
- Ma 7: für den Ober- und Unterkiefer sowie das Kiefergelenk;
- Dü 18: Oberkiefer;
- Ma 6: Unterkiefer;
- Dü 3 (K, +, M) und Ma 4: gegen Kieferklemme.

Fernpunkte:

- Ni 3 (Q): Prozesse mit Knochen- und Periostaffektionen;
- Di 1 (M) und Di 4 (Q, M): entspricht dem Thalamuspunkt in der Ohrakupunktur und ist der wichtigste allgemeine Analgesiepunkt; dazu Ma 44.

Weitere lokale Hilfspunkte:

- LG 26 (R), Dü 17: gegen Schwellungen der Lymphknoten am Unterkiefer, auch post extractionem zur Abschwellung.

Trigeminusneuralgien besonders des 2. und 3. Astes gehören häufig in das Gebiet der Zahnschmerzen. Bei dieser Erkrankung können lokale Punkte gute Resultate erzielen wie 3E 21, Di 18, Ma 6, Ma 4 und als Fernpunkt Di 4; alle Punkte, außer Di 4, eventuell auf der kontralateralen Seite stechen.

KAPITEL

# 10

Frank Bahr

# Prüfungsfragen

Mittlerweile liegen Erfahrungen mit den Prüfungen für die Zusatzbezeichnung Akupunktur bei den einzelnen Ärztekammern vor. Man kann die üblichen Fragen in etwa einteilen in Fragen zur Lokalisation und Anwendung einzelner Punkte, dabei halten sich die Prüfer weitgehend an das (Muster-)Kursbuch der Bundesärztekammer. Daneben werden auch Fragen generell zu Akupunkturindikationen und auch zu Kontraindikationen gestellt sowie zum Verständnis und zur Akupunkturpraxis. Deshalb folgt dem Abschnitt zur Prüfung der Punktlokalisationen ein Abschnitt mit allgemeinen Fragen zum Verständnis der klassischen Akupunktur.

## 10.1 Prüfungsfragen an der „Akupunktur-Puppe"

Das für die Aufnahmen in diesem Kapitel verwendete Akupunktur-Modell der Firma asia-med weist als Besonderheit auf, dass die Meridianverläufe jeweils nur auf einer Seite eingezeichnet sind. Damit kann man beim Eigenstudium oder in Supervisions- und Qualitätszirkeln mit einem (abwaschbaren) Farbstift die Punkte auf der Seite ohne Meridianverläufe selbst einzeichnen und anschließend mit den markierten Punkten der kontralateralen Seite vergleichen. Der Lernerfolg ist auf diese Weise deutlich größer als beim reinen Betrachten der Punkte.

Dem gleichen Zweck dienen die Fotos der folgenden Seiten. Zweckdienlich ist es, auf dem Foto diejenige Seite der Puppe abzudecken, auf der die Meridiane bereits eingezeichnet sind. So kann man versuchen, die zu identifizierenden Punkte sowohl einem Meridian zuzuordnen als auch die entsprechende Nummer im Meridianverlauf anzugeben.

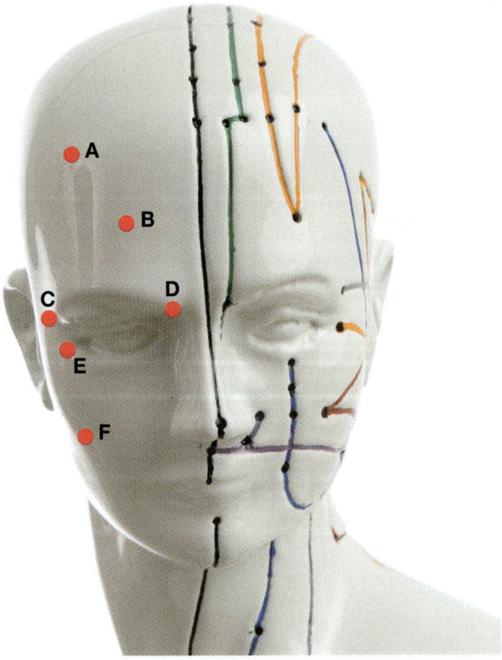

Abb. 10.1

Auflösung der Fragen ➤ 10.2.

**Frage 1:** Welcher der Akupunkturpunkte A–F ist
3E 23?
Bl 2?
Dü 18?
Gb 1?
Gb 14?
Ma 8?
➤ Abb. 10.1

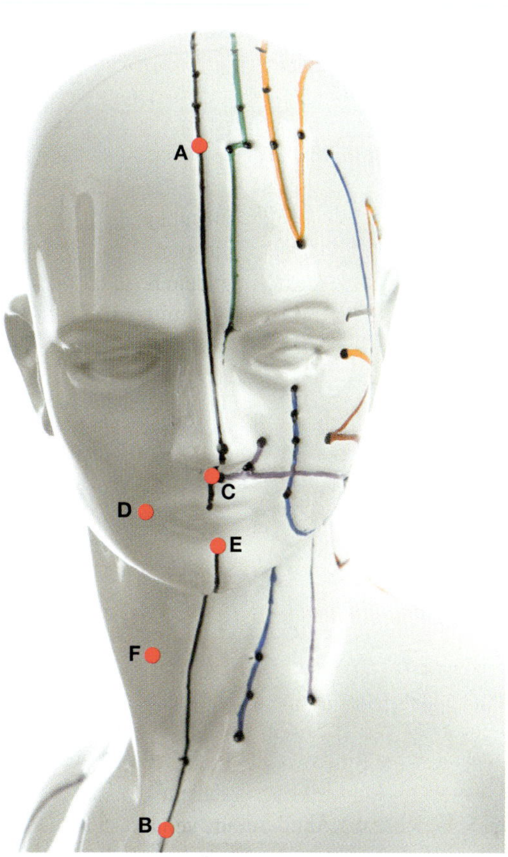


Abb. 10.2

**Frage 2:** Welcher der Akupunkturpunkte A–F ist
KG 21?
KG 24?
LG 26?
LG 24?
Ma 10?
Ma 4?
➤ Abb. 10.2

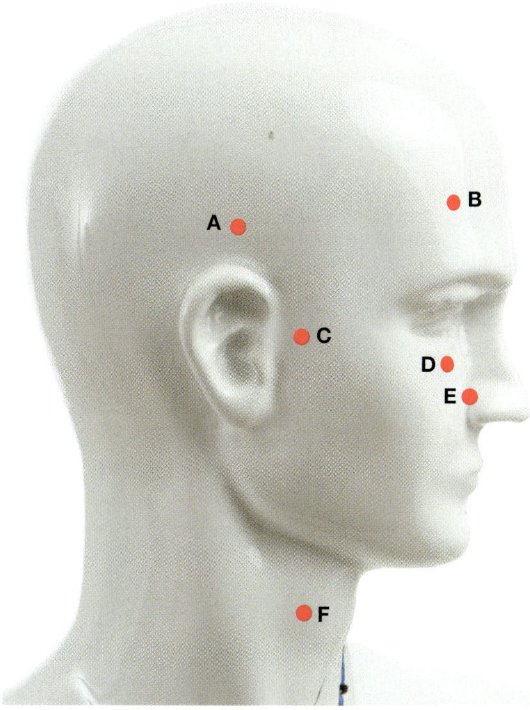


Abb. 10.3

**Frage 3:** Welcher der Akupunkturpunkte A–F ist
Di 20?
Gb 14?
Gb 3?
Gb 8?
Ma 10?
Ma 2?
➤ Abb. 10.3

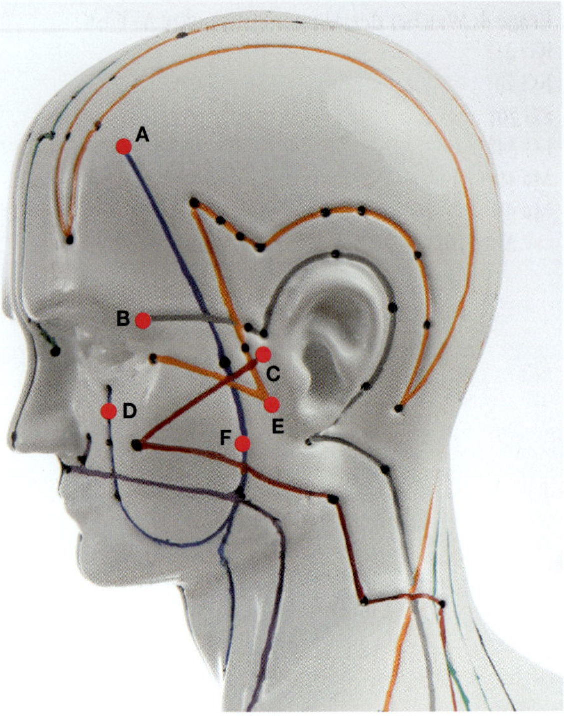


Abb. 10.4

**Frage 4:** Welcher der Akupunkturpunkte A–F ist
3E 23?
Dü 19?
Gb 2?
Ma 2?
Ma 6?
Ma 8?
➢ Abb. 10.4

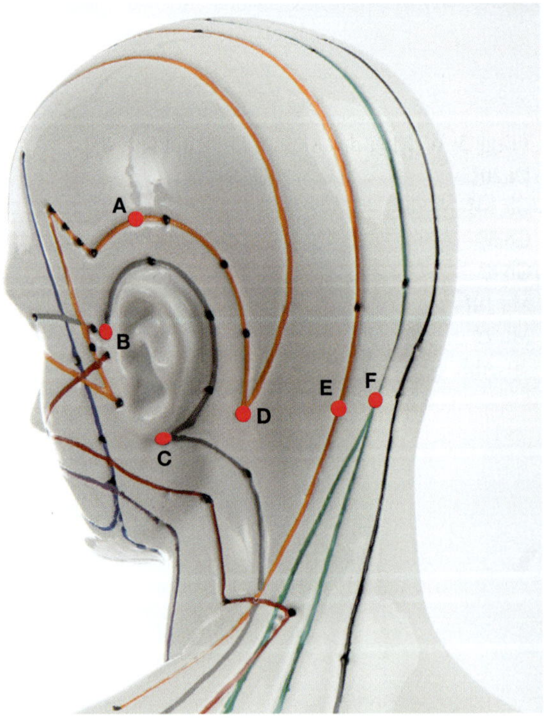


Abb. 10.5

**Frage 5:** Welcher der Akupunkturpunkte A–F ist
3E 17?
3E 21?
Bl 10?
Gb 12?
Gb 20?
Gb 8?
➢ Abb. 10.5

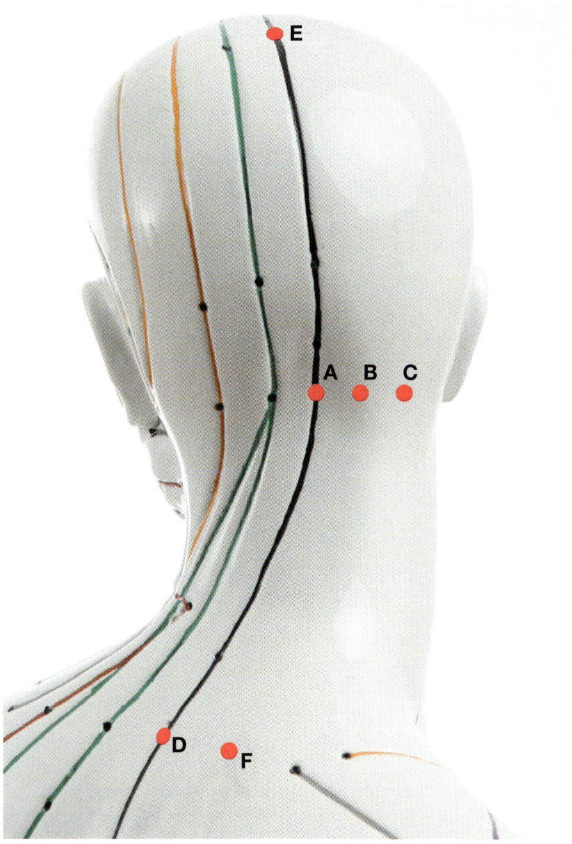


Abb. 10.6

**Frage 6:** Welcher der Akupunkturpunkte A–F ist
Bl 10?
Bl 11?
Gb 20?
LG 14?
LG 16?
LG 19?
➤ Abb. 10.6

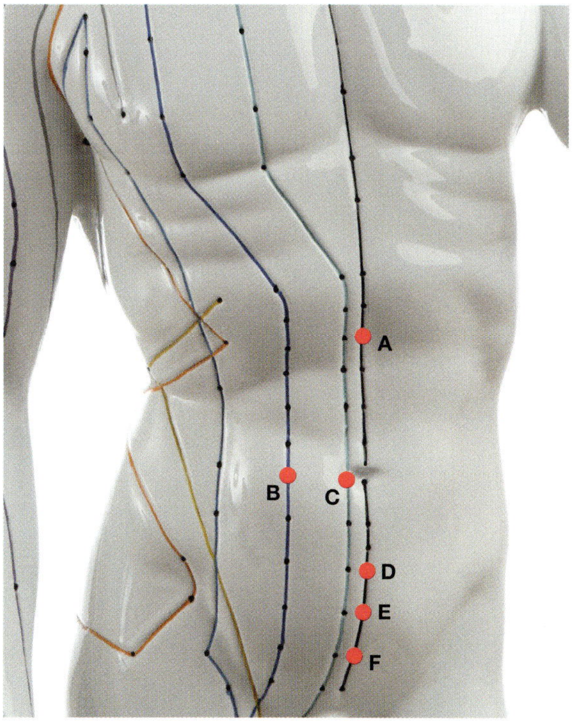


Abb. 10.7

**Frage 7:** Welcher der Akupunkturpunkte A–F ist
KG 12?
KG 3?
KG 4?
KG 5?
Ma 25?
Ni 16?
➤ Abb. 10.7

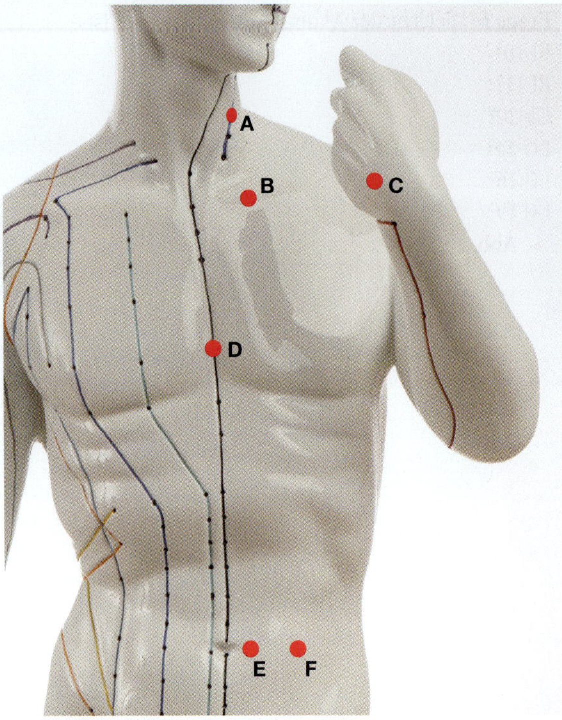


Abb. 10.8

**Frage 8:** Welcher der Akupunkturpunkte A–F ist
3E 3?
KG 17?
Ma 10?
Ma 25?
Ni 16?
Ni 27?
➤ Abb. 10.8

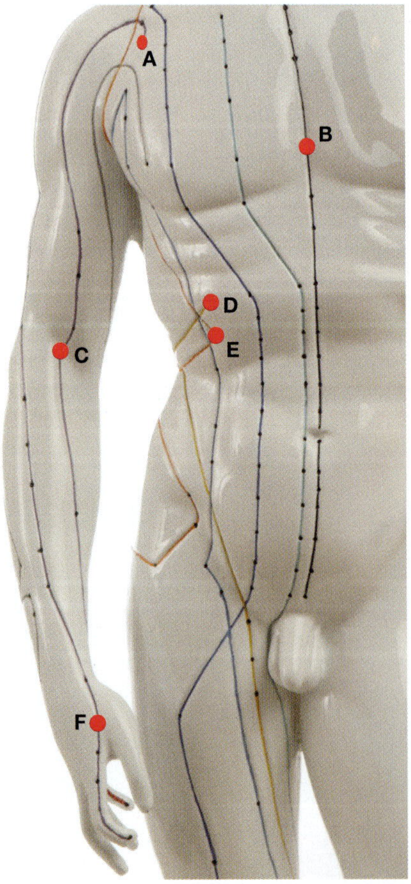


Abb. 10.9

**Frage 9:** Welcher der Akupunkturpunkte A–F ist
Di 4?
Gb 24?
KG 17?
Le 14?
Lu 1?
Lu 5?
➤ Abb. 10.9

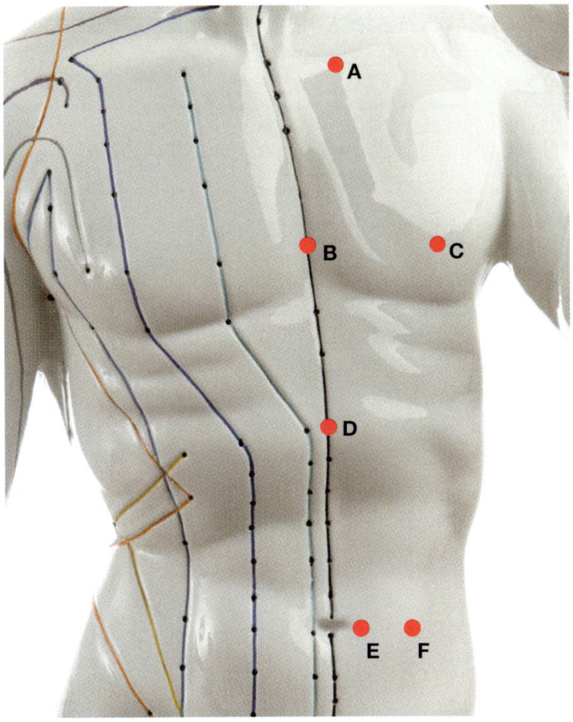


Abb. 10.10

**Frage 10:** Welcher der Akupunkturpunkte A–F ist
KG 14?
KG 17?
Ma 17?
Ma 25?
Ni 16?
Ni 27?
➤ Abb. 10.10

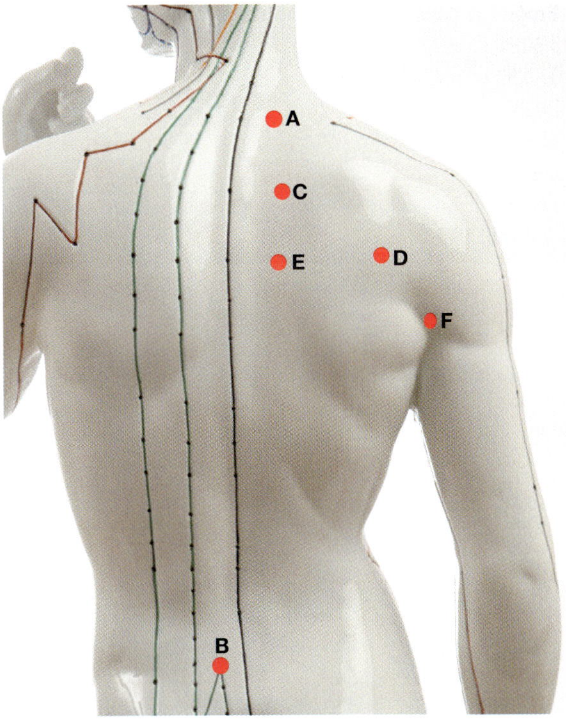


Abb. 10.11

**Frage 11:** Welcher der Akupunkturpunkte A–F ist
Bl 11?
Bl 13?
Bl 15?
Bl 31?
Dü 9?
Dü11?
➤ Abb. 10.11

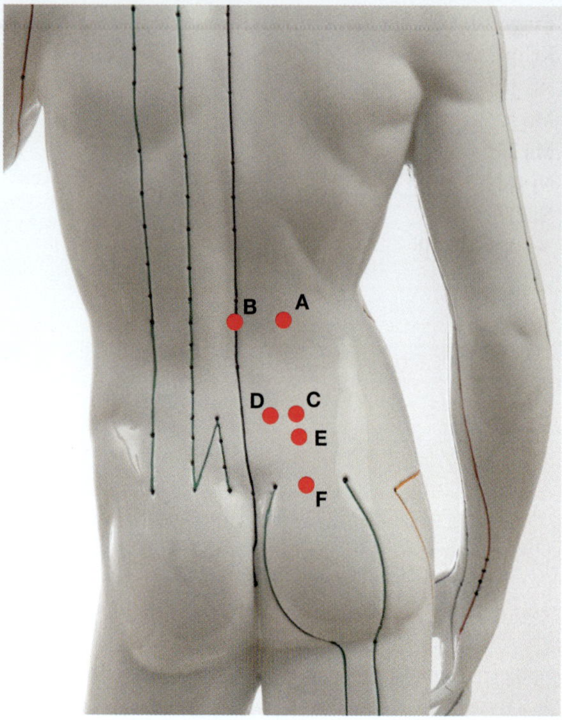


Abb. 10.12

**Frage 12:** Welcher der Akupunkturpunkte A–F ist
Bl 23?
Bl 27?
Bl 28?
Bl 30?
Bl 31?
LG 4?
➢ Abb. 10.12

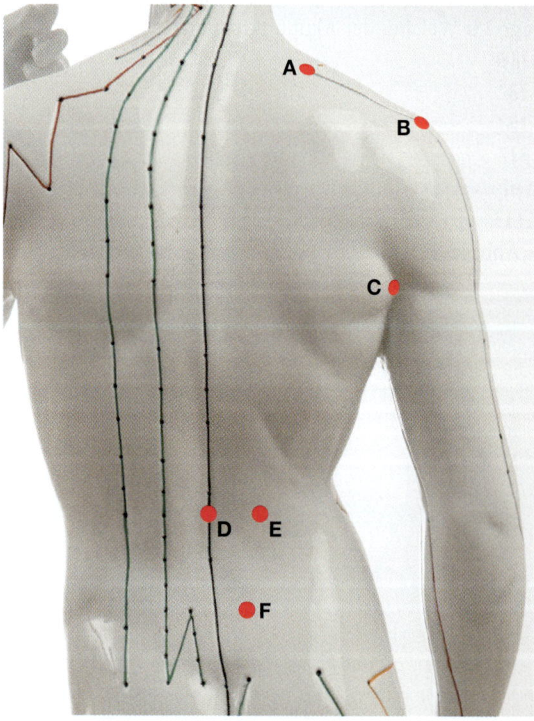


Abb. 10.13

**Frage 13:** Welcher der Akupunkturpunkte A–F ist
3E 14?
3E 15?
Bl 23?
Bl 31?
Dü 9?
LG 4?
➢ Abb. 10.13

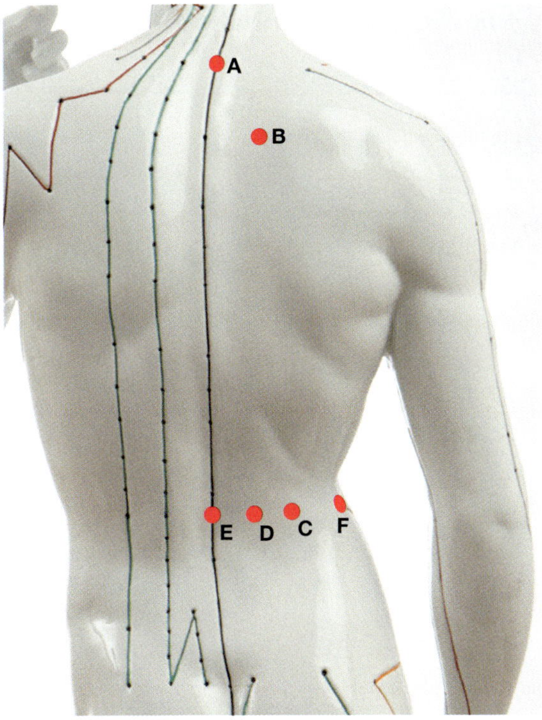


Abb. 10.14

**Frage 14:** Welcher der Akupunkturpunkte A–F ist
Bl 13?
Bl 22?
Bl 52?
Gb 25?
LG 14?
LG 4?
➤ Abb. 10. 14

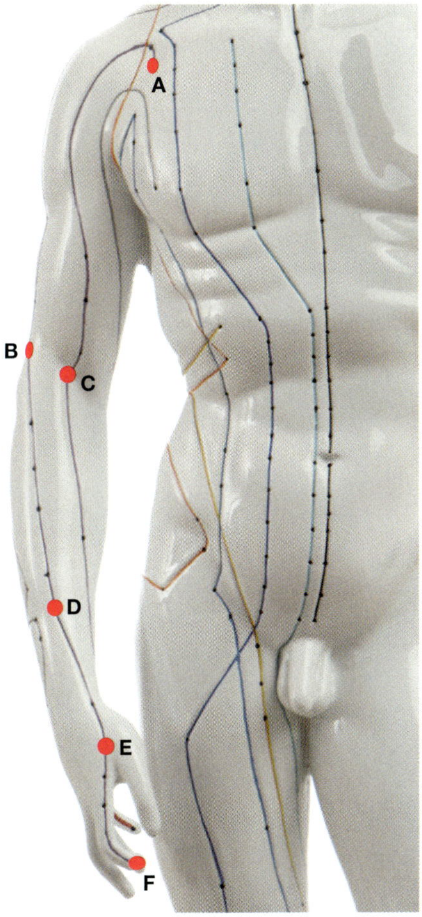


Abb. 10.15

**Frage 15:** Welcher der Akupunkturpunkte A–F ist
Di 1?
Di 11?
Di 4?
Di 6?
Lu 1?
Lu 5?
➤ Abb. 10.15

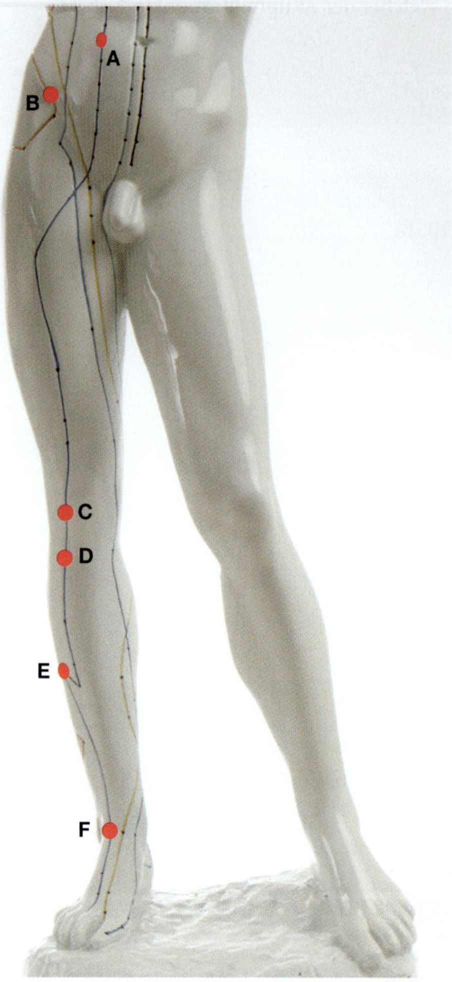


Abb. 10.16

**Frage 16:** Welcher der Akupunkturpunkte A–F ist
Gb 27?
Ma 25?
Ma 35?
Ma 36?
Ma 40?
Ma 41?
➢ Abb. 10.16

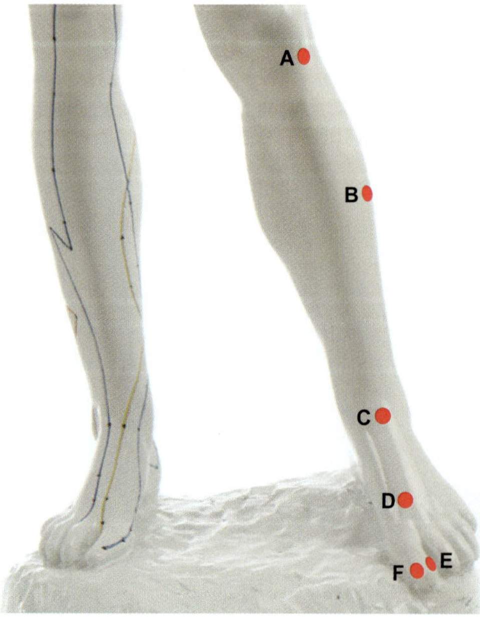


Abb. 10.17

**Frage 17:** Welcher der Akupunkturpunkte A–F ist
Le 1?
Le 3?
Ma 35?
Ma 40?
Ma 41?
MP 1?
➢ Abb. 10.17

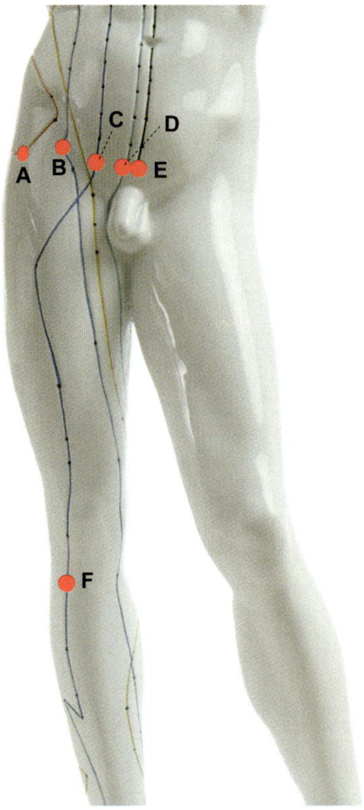


Abb. 10.18

**Frage 18:** Welcher der Akupunkturpunkte A–F ist
Gb 29?
KG 2?
Ma 30?
Ma 36?
MP 13?
Ni 11?
➤ Abb. 10.18

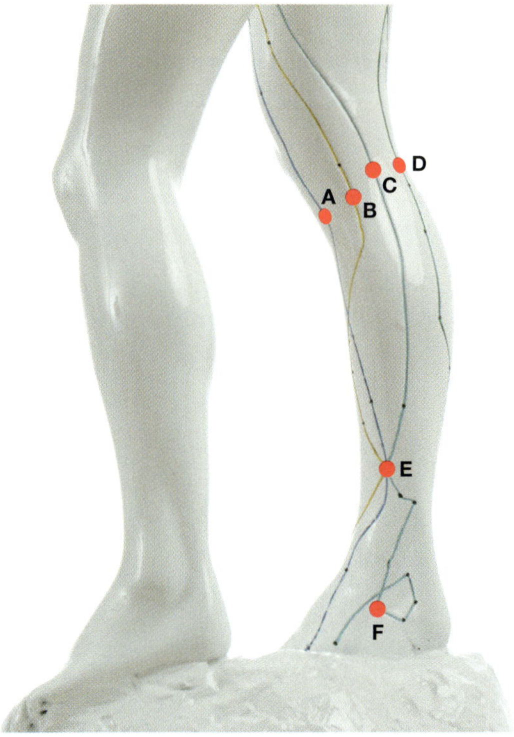


Abb. 10.19

**Frage 19:** Welcher der Akupunkturpunkte A–F ist
Bl 40?
Le 8?
MP 6?
MP 9?
Ni 10?
Ni 6?
➤ Abb. 10.19

**Frage 20:** Welcher der Akupunkturpunkte A–F ist
Le 8?
MP 6?
MP 9?
Ni 3?
Ni 6?
Ni 7?
➢ Abb. 10.20

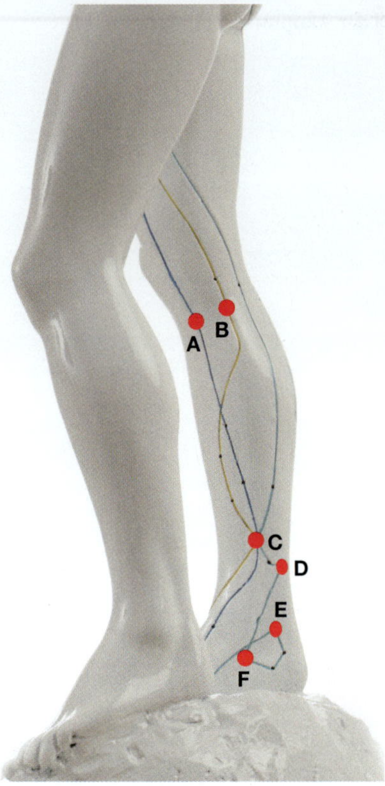


**Abb. 10.20**

**Frage 21:** Welcher der Akupunkturpunkte A–F ist
Gb 30?
Gb 31?
Gb 34?
Ma 35?
Ma 36?
Ma 40?
➢ Abb. 10.21

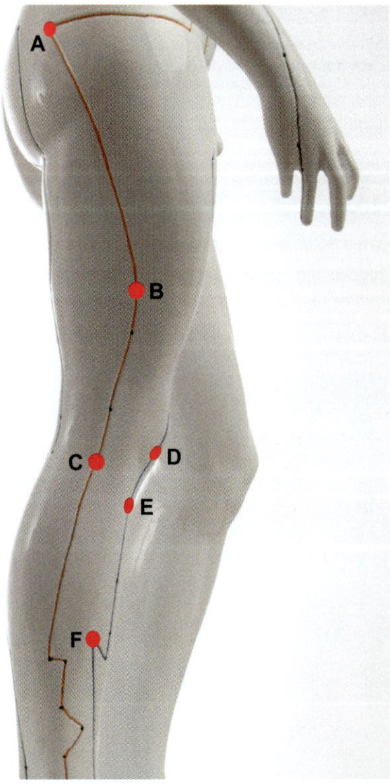


**Abb. 10.21**

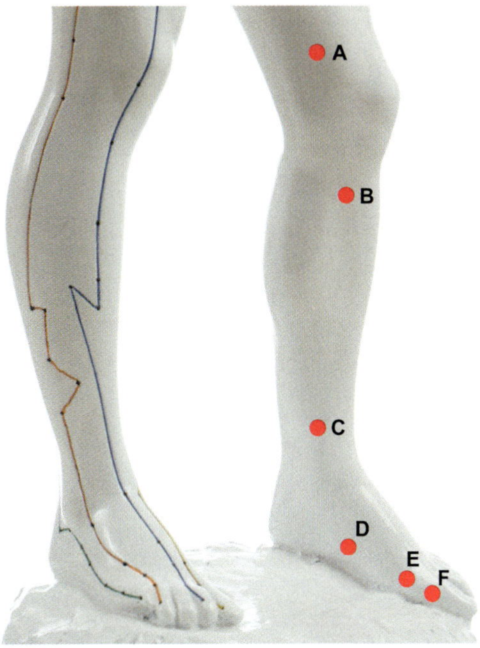


Abb. 10.22

**Frage 22:** Welcher der Akupunkturpunkte A–F ist
MP 10?
MP 2?
MP 3?
MP 4?
MP 6?
MP 9?
➢ Abb. 10.22

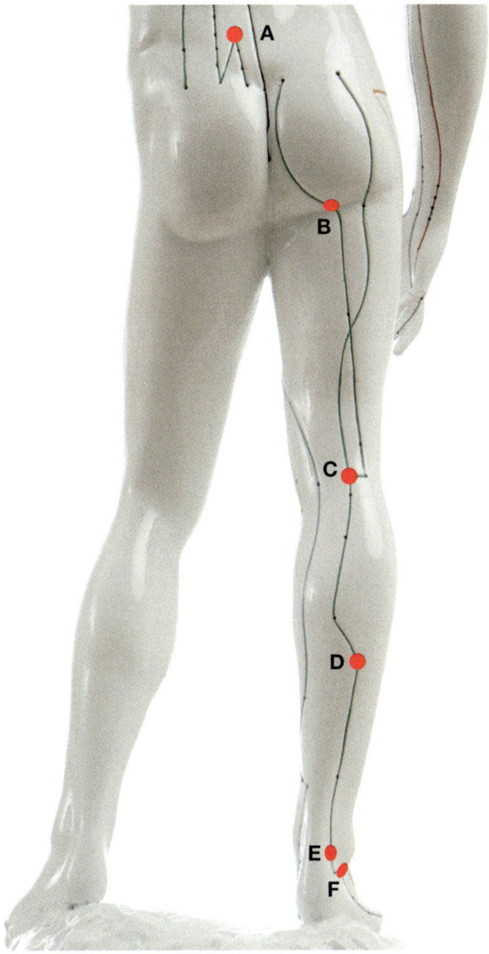


Abb. 10.23

**Frage 23:** Welcher der Akupunkturpunkte A–F ist
Bl 31?
Bl 36?
Bl 40?
Bl 58?
Bl 60?
Bl 62?
➢ Abb. 10.23

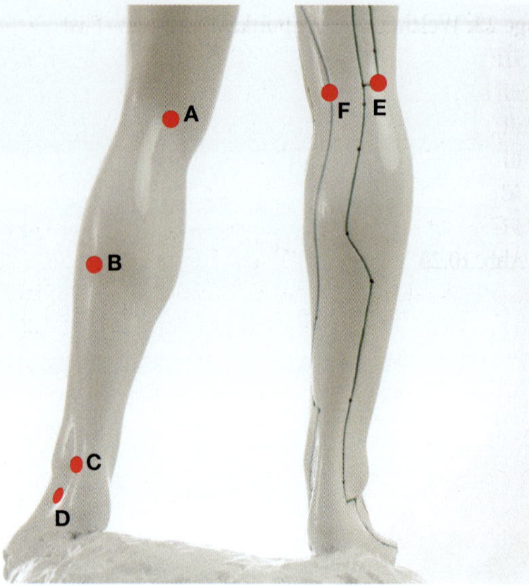


Abb. 10.24

**Frage 24:** Welcher der Akupunkturpunkte A–F ist
Bl 39?
Bl 40?
Bl 58?
Bl 60?
Bl 62?
Ni 10?
➢ Abb. 10.24

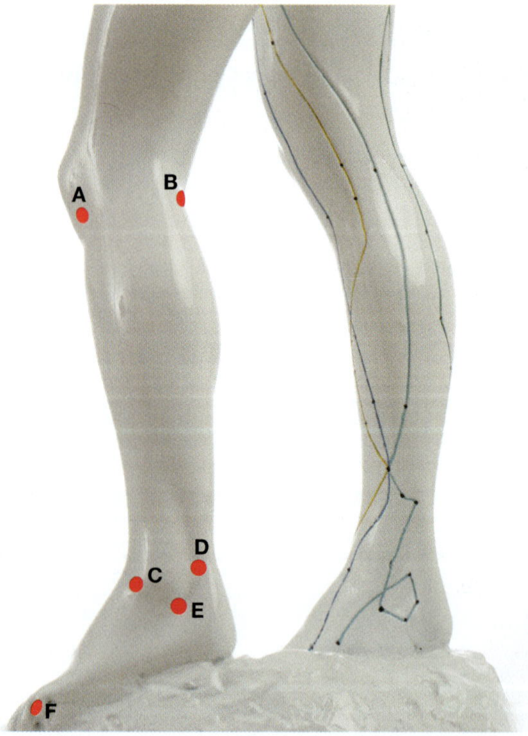


Abb. 10.25

**Frage 25:** Welcher der Akupunkturpunkte A–F ist
Bl 40?
Bl 60?
Bl 62?
Bl 67?
Gb 40?
Ma 35?
➢ Abb. 10.25

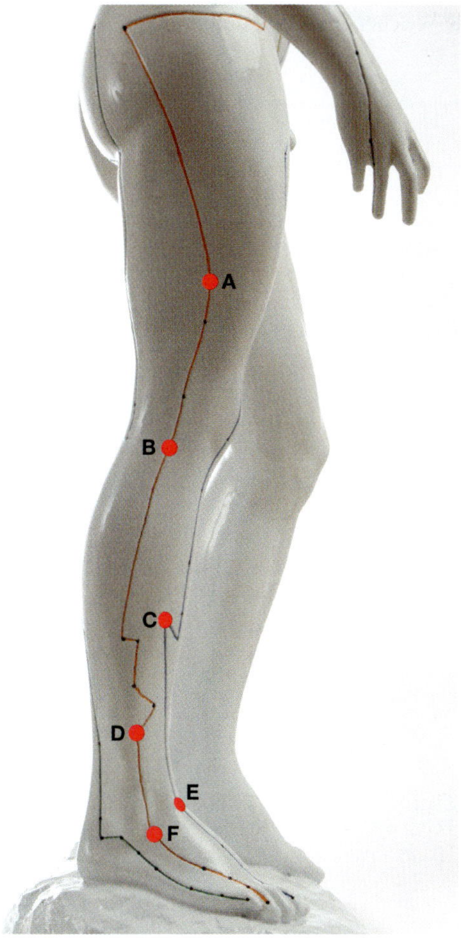


Abb. 10.26

**Frage 26:** Welcher der Akupunkturpunkte A–F ist
Gb 31?
Gb 34?
Gb 39?
Gb 40?
Ma 40?
Ma 41?
➤ Abb. 10.26

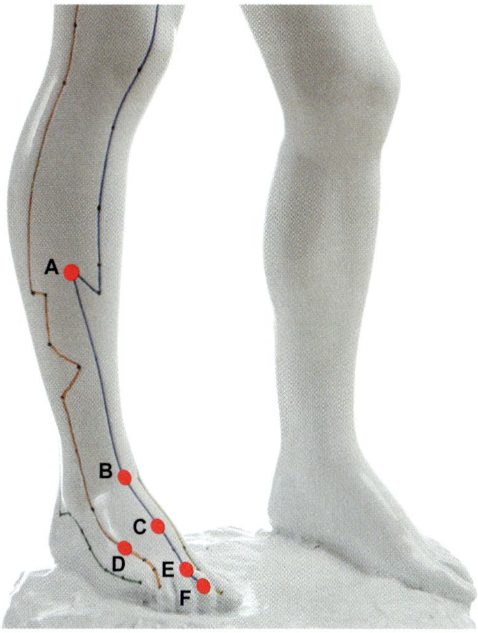


Abb. 10.27

**Frage 27:** Welcher der Akupunkturpunkte A–F ist
Gb 41?
Ma 40?
Ma 41?
Ma 42?
Ma 44?
Ma 45?
➤ Abb. 10.27

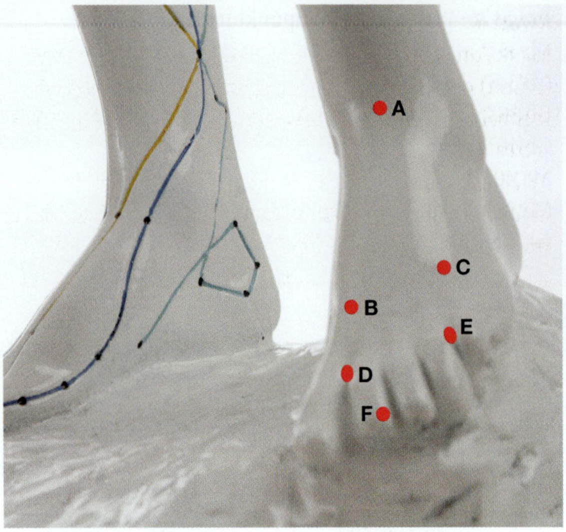


Abb. 10.28

**Frage 28:** Welcher der Akupunkturpunkte A–F ist
Gb 41?
Gb 43?
Le 2?
Le 3?
Ma 41?
Ma 45?
➢ Abb. 10.28

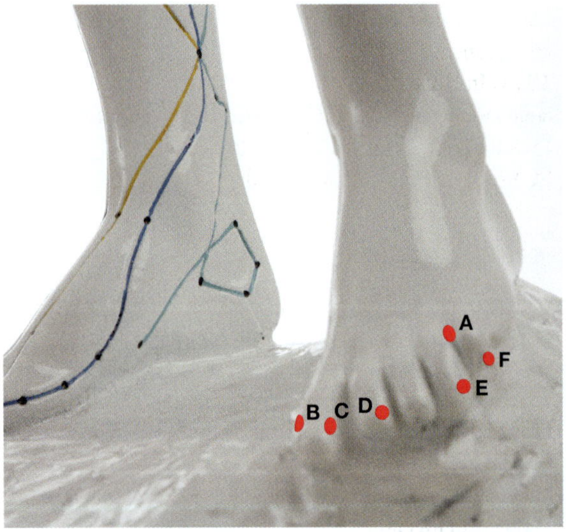


Abb. 10.29

**Frage 29:** Welcher der Akupunkturpunkte A–F ist
Bl 67?
Gb 43?
Gb 44?
Le 1?
Ma 45?
MP 1?
➢ Abb. 10.29

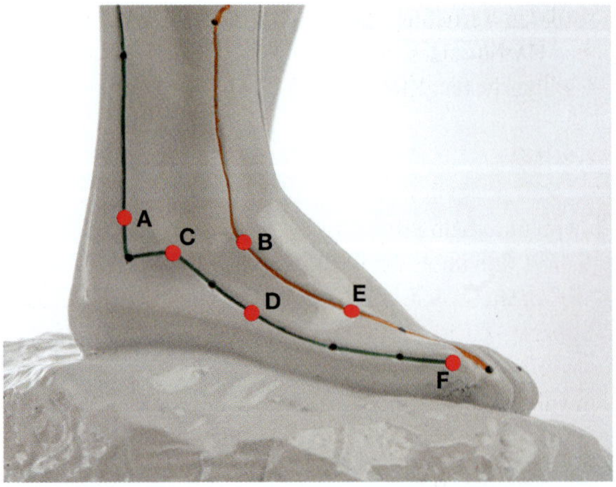


Abb. 10.30

**Frage 30:** Welcher der Akupunkturpunkte A–F ist
Bl 60?
Bl 62?
Bl 64?
Bl 67?
Gb 40?
Gb 41?
➢ Abb. 10.30

## 10.2 Antworten „Akupunktur-Puppe"

**Antwort 1**

A **Ma 8:** Am oberen Rand der Schläfengrube, 4 Querfinger (3 *Cun*) oberhalb und 1 Querfinger hinter des Orbital-Jochbein-Winkels, am Winkel des Schläfen-Stirnhaar-Ansatzes

B **Gb 14:** Beim Blick geradeaus genau über der Pupille, 1 *Cun* über der Mitte der Augenbraue

C **3E 23:** Am äußeren Ende der Augenbraue, in einem Grübchen (über ein Sekundärgefäß Verbindung zu Gb 1)

D **Bl 2:** Am medialen Ende der Augenbraue, in den Foramina supraorbitalia

E **Gb 1:** 5 *Fen* seitlich des äußeren knöchernen Orbitalwinkels

F **Dü 18:** Am Schnittpunkt einer durch den äußeren Augenwinkel gedachten Vertikalen mit dem Unterrand des Jochbeins, am Vorderrand des Ansatzes des M. masseter, in einem Grübchen

**Antwort 2**

A **LG 24:** Auf der Medianlinie, ½ *Cun* innerhalb der natürlichen Stirnhaargrenze, falls noch vorhanden, bzw. 3 *Cun* oberhalb des P. d. M. *Yintang,* der in der Mitte der Augenbrauen auf der Nasenwurzel liegt

B **KG 21:** In der Mitte des Manubrium sterni, in Höhe des Ansatzes der 1. Rippe

C **LG 26:** In der Mitte des Philtrums, am Ende des oberen Drittels der Nasolabialrinne

D **Ma 4:** 1 Querfinger (0,4 *Cun*) neben dem Mundwinkel

E **KG 24:** In der Mitte der mentolabialen Furche

F **Ma 10:** Am Vorderrand des M. sternocleidomastoideus, in Höhe des unteren lateralen Randes des Kehlkopfknorpels, in der Mitte der Strecke Ma 9–Ma 11

**Antwort 3**

A **Gb 8:** 1,5 *Cun* über der Ohrmuschelspitze in einem Knochengrübchen

B **Gb 14:** Beim Blick geradeaus genau über der Pupille, 1 *Cun* über der Mitte der Augenbraue

C **Gb 3:** Am oberen Rand des Arcus zygomaticus, in einer Vertiefung, die sich beim Öffnen des Mundes formt, etwas vor und unter 3E 22, direkt über Ma 7

D **Ma 2:** In dem Grübchen, das dem Foramen infraorbitale entspricht

E **Di 20:** In einer Vertiefung seitlich neben dem unteren Rand des Nasenflügels

F **Ma 10:** Am Vorderrand des M. sternocleidomastoideus, in Höhe des unteren lateralen Randes des Kehlkopfknorpels, Mitte der Strecke Ma 9–Ma 11

**Antwort 4**

A **Ma 8:** Am oberen Rand der Schläfengrube, 4 Querfinger (3 *Cun*) oberhalb und 1 Querfinger hinter dem Orbital-Jochbein-Winkel, am Winkel des Schläfen-Stirnhaar-Ansatzes

B **3E 23:** Am äußeren Ende der Augenbraue, in einem Grübchen (über ein Sekundärgefäß Verbindung zu Gb 1)

C **Dü 19:** Bei geöffnetem Mund in einer Vertiefung zwischen Tragus und Mandibulargelenk, über der A. temporalis superficialis

D **Ma 2:** In dem Grübchen, das dem Foramen infraorbitale entspricht

E **Gb 2:** In Höhe der Incisura intertragica, am hinteren Rand des aufsteigenden Mandibulaastes, in einer Vertiefung, die entsteht, wenn man den Mund weit öffnet

F **Ma 6:** Am Unterkieferwinkel, am Ansatz des M. masseter an der oberen Mandibulakante (Mund öffnen lassen)

**Antwort 5**

A **Gb 8:** 1,5 *Cun* über der Ohrmuschelspitze in einem Knochengrübchen

B **3E 21:** In Höhe der Incisura tragica superior, im Grübchen zwischen Helix und Tragus, in einer Vertiefung, die bei leicht geöffnetem Mund entsteht

C **3E 17:** In einer Vertiefung, vor der Spitze des Processus mastoideus, hinter dem Ohrläppchen. (Bei stärkerem Druck auf 3E 17 verspürt man einen leichten Schmerz im Ohr.)

D **Gb 12:** In einer Delle am Hinterrand der Mastoidspitze, dort, wo sich der Ansatz des M. sternocleidomastoideus befindet (zur leichteren Lokalisation Kopf nach vorne beugen lassen)

E **Gb 20:** Am unteren Okzipitalrand, hinter dem Mastoid in einer Vertiefung lateral des Ansatzes des M. trapezius. Wenn man auf den Punkt Gb 20 klopft, spürt man die Reperkussion im Ohr.

F **Bl 10:** 1 *Cun* unter der Protuberantia occipitalis und 1,5 *Cun* lateral der dorsalen Medianlinie, in einer deutlich tastbaren Vertiefung (ca. 0,5 *Cun* oberhalb des natürlichen Haaransatzes, etwa in Höhe von Gb 20, typischer, unwillkürlicher „Kratzpunkt")

**Antwort 6**

A **LG 16:** Auf der dorsalen Medianlinie, in einer Vertiefung, knapp unterhalb Protuberantia occipitalis externa

B **Bl 10:** 1 *Cun* unter der Protuberantia occipitalis und 1,5 *Cun* lateral der dorsalen Medianlinie, in einer deutlich tastbaren Vertiefung (ca. 0,5 *Cun* oberhalb des natürlichen Haaransatzes, etwa in Höhe von Gb 20, typischer, unwillkürlicher „Kratzpunkt")

C **Gb 20:** Am unteren Okzipitalrand, hinter dem Mastoid in einer Vertiefung lateral des Ansatzes des M. trapezius. Wenn man auf den Punkt Gb 20 klopft, spürt man die Reperkussion im Ohr.

D **LG 14:** Auf der dorsalen Medianlinie, unter dem Dornfortsatz des 7. Halswirbels
E **LG 19:** 1,5 *Cun* hinter dem LG 20
F **Bl 11:** 1,5 *Cun* lateral vom unteren Rand des 1. Brustwirbeldornfortsatzes

**Antwort 7**
A **KG 12:** Auf der ventralen Medianlinie, genau in der Mitte zwischen dem Nabel und der Schwertfortsatzspitze
B **Ma 25:** 2 *Cun* seitlich der ventralen Medianlinie in Nabelhöhe (in derselben Höhe von medial nach lateral: KG 8, Ni 16, Ma 25)
C **Ni 16:** 0,5 *Cun* seitlich des Nabels (KG 8)
D **KG 5:** Auf der ventralen Medianlinie, 3 Fünftel oberhalb der Symphyse
E **KG 4:** Auf der ventralen Medianlinie, 2 Fünftel oberhalb der Symphyse (siehe Messung bei KG 3)
F **KG 3:** Wenn man die Strecke Symphyse–Nabel in fünf Teile teilt, liegt KG 3 am proximalen Ende des ersten Fünftels, oberhalb der Symphyse, auf der ventralen Medianlinie

**Antwort 8**
A **Ma 10:** Am Vorderrand des M. sternocleidomastoideus, in Höhe des unteren lateralen Randes des Kehlkopfknorpels, Mitte der Strecke Ma 9–Ma 11
B **Ni 27:** Am Sternalrand, am unteren Anteil des Sternoklavikulargelenks, auf Höhe von KG 21
C **3E 3:** Auf dem Handrücken, zwischen dem 4. und 5. Os metacarpale, auf gleicher Höhe wie Dü 3, 1 *Cun* proximal von 3E 2 (leichter Faustschluss ist zum Aufsuchen vorteilhaft)
D **KG 17:** Auf der Sternum-Mitte in Höhe des 4. ICR in der Mitte zwischen den Brustwarzen (beim Mann)
E **Ni 16:** 0,5 *Cun* seitlich des Nabels (KG 8)
F **Ma 25:** 2 *Cun* seitlich der ventralen Medianlinie in Nabelhöhe (in derselben Höhe von medial nach lateral: KG 8, Ni 16, Ma 25)

**Antwort 9**
A **Lu 1:** 1 *Cun* unterhalb der Klavikula und 6 *Cun* seitlich der ventralen Mediosagittallinie, in Höhe von KG 21; über eine gedachte Vertikale, die 2 *Cun* lateral der Mamille verläuft, findet man 1 *Cun* unter dem Unterrand der Klavikula den Punkt Lu 1
B **KG 17:** Auf der Sternum-Mitte in Höhe des 4. ICR in der Mitte zwischen den Brustwarzen (beim Mann)
C **Lu 5:** In der Mitte der Ellbogenfalte, an der radialen Seite der Bizepssehne
D **Le 14:** Auf der Mamillarlinie, wo diese den 6. ICR schneidet, 4 *Cun* lateral der Medianlinie
E **Gb 24:** Auf der vertikalen Mamillarlinie, im 7. ICR
F **Di 4:** Etwas distal vom Winkel zwischen Metakarpale I und II, näher an Metakarpale II (gut zu tasten, da der Punkt drucksensibel ist; am besten, wenn der Daumen wie ein „L" stark abgespreizt wird)

**Antwort 10**
A **Ni 27:** Am Sternalrand, am unteren Anteil des Sternoklavikulargelenks, in einer Höhe mit KG 21
B **KG 17:** Auf der Sternum-Mitte in Höhe des 4. ICR in der Mitte zwischen den Brustwarzen (beim Mann)
C **Ma 17:** Im Zentrum der Brustwarzen
D **KG 14:** ⅛ unter der Xyphoidspitze, 6 *Cun* oberhalb des Nabels
E **Ni 16:** 0,5 *Cun* seitlich des Nabels (KG 8)
F **Ma 25:** 2 *Cun* seitlich der ventralen Medianlinie in Nabelhöhe (in Höhe von medial nach lateral: KG 8, Ni 16, Ma 25)

**Antwort 11**
A **Bl 11:** 1,5 *Cun* lateral vom unteren Rand des 1. Brustwirbeldornfortsatzes
B **Bl 31:** Im 1. Sakralloch, in dessen distalem, medialem Quadranten
C **Bl 13:** 1,5 *Cun* seitlich des unteren Randes des 3. BWD. (Suchtipp: Der Patient legt seine Hand über die kontralaterale Schulter am Nackenansatz, die Mittelfingerspitze zeigt dann auf Bl 13)
D **Dü 11:** In der Mitte der Fossa infraspinata, in einer Mulde oder in der Höhe von LG 11 (5. Brustwirbeldornfortsatz); Dü 11 bildet mit Dü 10 und Dü 9 ein Dreieck
E **Bl 15:** 1,5 *Cun* seitlich des unteren Randes des 5. BWD
F **Dü 9:** 1 *Cun* oberhalb des Endes der dorsalen Achselfalte (bei herabhängendem Arm) in einer deutlich tastbaren Vertiefung

**Antwort 12**
A **Bl 23:** 1,5 *Cun* lateral des unteren Randes des 2. LWD
B **LG 4:** Unter der Dornfortsatzspitze des 2. Lumbalwirbels
C **Bl 27:** 1,5 *Cun* seitlich der dorsalen Medianlinie, in Höhe des 1. Sakralloches in der Vertiefung, die zwischen dem Os sacrum und der Spina iliaca posterior superior sichtbar und tastbar ist, in gleicher Höhe wie Bl 31
D **Bl 31:** Im 1. Foramen sacrale, in dessen distalem, medialem Quadrante
E **Bl 28:** 1,5 *Cun* seitlich der dorsalen Medianlinie, in Höhe des 2. Sakralloches
F **Bl 30:** 1,5 *Cun* lateral der Medianen, in Höhe des 4. Sakralloches (in dieser Höhe liegen auch LG 2, Bl 34 und Bl 49)

**Antwort 13**
A **3E 15:** In der Mitte zwischen Gb 21 und Dü 13 am oberen Trapeziusrand in der Schultermitte; oft deutlich druckempfindlich (Myogelose)
B **3E 14:** Am hinteren Rand des Akromions in einer Vertiefung bei gehobenem Arm, Mitte der Strecke Di 15–Dü 10

C **Dü 9:** 1 *Cun* oberhalb des Endes der dorsalen Achselfalte (bei herabhängendem Arm) in einer deutlich tastbaren Vertiefung
D **LG 4:** Unter der Dornfortsatzspitze des 2. Lumbalwirbels
E **Bl 23:** 1,5 *Cun* lateral des unteren Randes des 2. LWD
F **Bl 31:** Im 1. Foramen sacrale, in dessen distalem, medialem Quadranten

**Antwort 14**
A **LG 14:** Auf der dorsalen Medianlinie, unter dem Dornfortsatz des 7. Halswirbels
B **Bl 13:** 1,5 *Cun* seitlich des unteren Randes des 3. BWD. (Suchtipp: Der Patient legt seine Hand über die kontralaterale Schulter am Nackenansatz, die Mittelfingerspitze zeigt dann auf Bl 13)
C **Bl 52:** 3 *Cun* seitlich der Spitze des 2. LWD
D **Bl 23:** 1,5 *Cun* lateral des unteren Randes des 2. LWD
E **LG 4:** Unter der Dornfortsatzspitze des 2. Lumbalwirbels
F **Gb 25:** Am freien Ende der 12. Rippe (wenn man sich 1,5 *Cun* oberhalb des Nabels eine Horizontale denkt, schneidet diese den Punkt Gb 25)

**Antwort 15**
A **Lu 1:** 1 *Cun* unter der Klavikula und 6 *Cun* seitlich der ventralen Mediosagittallinie, in einer Höhe mit KG 21. Über eine gedachte Vertikale, die 2 *Cun* lateral der Mamille verläuft, findet man 1 *Cun* unter dem Unterrand der Klavikula den Punkt Lu 1
B **Di 11:** Bei rechtwinklig gebeugtem Arm, am äußersten lateralen Ende der Ellbogenquerfalt
C **Lu 5:** In der Mitte der Ellbogenfalte, an der radialen Seite der Bizepssehne
D **Di 6:** An der Außenseite des Unterarmes, 3 *Cun* über der Handgelenksfalte, distal vom Radiusköpfchen; (Suchtipp: Beim Kreuzen der Daumen – siehe Lu 7 – zeigt die Spitze des gestreckten Zeigefingers der oberen, an die Außenseite des Radius angelegten Hand, auf den Punkt.)
E **Di 4:** Etwas distal vom Winkel zwischen Metakarpale I und II, näher an Metakarpale II (gut zu tasten, da der Punkt drucksensibel ist, am besten, wenn der Daumen wie ein „L" stark abgespreizt wird)
F **Di 1:** 1 *Fen* proximal und lateral vom äußeren (daumenseitigen) Nagelfalzwinkel des Zeigefingers

**Antwort 16**
A **Ma 25:** 2 *Cun* seitlich der ventralen Medianlinie in Nabelhöhe (in derselben Höhe von medial nach lateral KG 8, Ni 16, Ma 25)
B **Gb 27:** 3 *Cun* unter Gb 26, auf der Höhe der Spina iliaca anterior superior (7 *Cun* lateral von KG 4 [*Jenn Mo* 4])
C **Ma 35:** Bei gebeugtem Knie in einer Mulde, lateral vom Lig. patellae (der Name „Äußeres Knieauge" zeigt die Verbindung zum Extrapunkt, EX-LE 4 „Inneres Knieauge" in der spiegelbildlichen Mulde an der Knieinnenseite)
D **Ma 36:** 3 *Cun* unter der Patellaunterkante, distal vom „Äußeren Knieauge" (Ma 35), zwischen den Mm. tibialis anterior und flexor digitorum communis
E **Ma 40:** Am Vorderrand der Fibula, 2 *Cun* lateral des Vorderrandes der Tibia, in der Mitte der Strecke zwischen Malleolus externus und Ma 35 am Rande des M. peronaeus
F **Ma 41:** In der Mitte der Fußwurzel (vordere Sprunggelenksquerfalte), am unteren Tibiarand, in einer deutlich tastbaren Vertiefung, zwischen den Sehnen der Mm. extensor hallucis longus und extensor digitorum longus

**Antwort 17**
A **Ma 35:** Bei gebeugtem Knie in einer Mulde, lateral vom Lig. patellae (der Name „Äußeres Knieauge" zeigt die Verbindung zum Extrapunkt, EX-LE 4 „Inneres Knieauge" in der spiegelbildlichen Mulde an der Knieinnenseite)
B **Ma 40:** Am Vorderrand der Fibula, 2 *Cun* lateral des Vorderrandes der Tibia, in der Mitte der Strecke zwischen Malleolus externus und Ma 35 am Rande des M. peronaeus
C **Ma 41:** In der Mitte der Fußwurzel (vordere Sprunggelenksquerfalte), am unteren Tibiarand, in einer deutlich tastbaren Vertiefung, zwischen den Sehnen der Mm. extensor hallucis longus und extensor digitorum longus
D **Le 3:** In einer Vertiefung, im Winkel zwischen dem 1. und 2. Metatarsale (Bifurkation der Aa. dorsalis pedis und metatarsea perforans)
E **Le 1:** 2 mm proximal und lateral vom kleinzehseitigen Nagelfalzwinkel der Großzehe
F **MP 1:** 2 mm proximal und seitlich des medialen Nagelfalzwinkels der Großzehe

**Antwort 18**
A **Gb 29:** Bei gebeugtem Oberschenkel am äußeren Ende der Inguinalfalte bzw. in der Mitte einer Verbindungslinie zwischen der Spina iliaca anterior superior und dem erhabensten Punkt des Trochanter major
B **MP 13:** 4 *Cun* lateral der vorderen Medianlinie in der Inguinalfalte in Höhe von KG 3
C **Ma 30:** Am oberen Schambeinrand, 2 *Cun* seitlich der ventralen Medianlinie, in Höhe von KG 2 und Ni 11
D **Ni 11:** Am Oberrand des Os pubis, 0,5 *Cun* (transversale *Cun* für Thorax und Abdomen!) neben der ventralen Medianlinie in Höhe von KG 2
E **KG 2:** Auf der ventralen Medianlinie, am Symphysenoberrand
F **Ma 36** 3 *Cun* unter der Patellaunterkante, distal vom „Äußeren Knieauge" (Ma 35), zwischen den Mm. tibialis anterior und flexor digitorum communis

**Antwort 19**
A **MP 9:** An der Innenseite des Kniegelenks, in einer Vertiefung am Unterrand des Condylus medialis, in Höhe der

Tuberositas tibiae (spiegelbildlich zum Punkt Gb 34 liegt auf der Innenseite ganz ähnlich der Punkt MP 9)

B **Le 8:** Am medialen Ende der Kniegelenksfalte, neben dem Innenrand der Tuberositas tibiae, vor der Sehne des M. semimembranosus

C **Ni 10:** Bei gebeugtem Knie am medialen Ende der Kniegelenksquerfalte, jedoch noch in der Kniebeuge, zwischen den Sehnen der Mm. semimembranosus und semitendinosus, in Höhe von Bl 40

D **Bl 40:** In der Mitte der Kniegelenksquerfalte und damit in einer meist tastbaren Vertiefung in der Mitte der Kniekehle, über der A. poplitea

E **MP 6:** 3 *Cun* (Handbreit) oberhalb der Spitze des Malleolus medialis, am Hinterrand der Tibia, 1 *Cun* kranial von Ni 8

F **Ni 6:** 1 Querfinger (0,4 *Cun*) direkt unter dem inneren Knöchel in einer Vertiefung, unter der ein kleiner, aber deutlicher Knochenvorsprung tastbar ist

**Antwort 20**

A **MP 9:** An der Innenseite des Kniegelenks, in einer Vertiefung am Unterrand des Condylus medialis, in Höhe der Tuberositas tibiae (spiegelbildlich zum Punkt Gb 34 liegt auf der Innenseite ganz ähnlich der Punkt MP 9)

B **Le 8:** Am medialen Ende der Kniegelenksfalte, neben dem Innenrand der Tuberositas tibiae, vor der Sehne des M. semimembranosus

C **MP 6:** 3 *Cun* (Handbreit) oberhalb der Spitze des Malleolus medialis, am Hinterrand der Tibia, 1 *Cun* kranial von Ni 8

D **Ni 7:** 2 *Cun* oberhalb des inneren Knöchels, von dessen höchster Stelle aus gerechnet, und ½ Querfinger hinter dem posterioren Tibiarand, über der A. tibialis posterior, hinter dem M. flexor digitorum longus

E **Ni 3:** Der Punkt liegt über dem Kalkaneus, 0,5 *Cun* hinter dem inneren Knöchel auf der halben Strecke zur Achillessehne in einer Vertiefung, in der man das Pulsieren der A. tibialis posterior tasten kann. Der Punkt Ni 3 auf der Innenseite liegt praktisch gegenüber von Bl 60 auf der Außenseite.

F **Ni 6:** 1 Querfinger (0,4 *Cun*) direkt unter dem inneren Knöchel in einer Vertiefung, unter der ein kleiner, aber deutlicher Knochenvorsprung tastbar ist

**Antwort 21**

A **Gb 30:** Bei stehenden Patienten etwas hinter dem vorspringenden Punkt des Trochanter major in einer Vertiefung. In Seitenlage mit gestrecktem unterem Bein, beugt man das obere Bein mit der linken Hand, tastet nun den Punkt Gb 30 hinter dem Trochanter major in einer Vertiefung, entsprechend dem Spalt des Koxofemoralgelenks.

B **Gb 31:** An der Außenseite des Oberschenkels, 6 *Cun* oberhalb der Kniegelenksfalte oder dort, wo in „Habt-acht"-(„Stillgestanden"-)Stellung, die Mittelfinger den Oberschenkel berühren

C **Gb 34:** In der Vertiefung, die bei gebeugtem Knie vor und unter dem Fibulaköpfchen tastbar ist

D **Ma 35:** Bei gebeugtem Knie in einer Mulde, lateral vom Lig. patellae (der Name „Äußeres Knieauge" zeigt die Verbindung zum Extrapunkt, EX-LE 4 „Inneres Knieauge" in der spiegelbildlichen Mulde an der Knieinnenseite)

E **Ma 36:** Drei Möglichkeiten der Lokalisation:
- 3 *Cun* unter der Patellaunterkante, distal vom „Äußeren Knieauge" (Ma 35), zwischen den Mm. tibialis anterior und flexor digitorum communis
- 2 Querfinger unterhalb des Fibulaköpfchens und 1 Querfinger lateral der Tibiakante
- Der Patient legt seine rechte Hand auf sein rechtes Kniegelenk so, dass die Palma manus über der Patella liegt, der Zeigefinger auf der Tibiakante, nun erreicht die Spitze seines maximal nach lateral und unten gestreckten Mittelfingers den Punkt Ma 36.

F **Ma 40:** Am Vorderrand der Fibula, 2 *Cun* lateral des Vorderrandes der Tibia, in der Mitte der Strecke zwischen Malleolus externus und Ma 35 am Rande des M. peronaeus

**Antwort 22**

A **MP 10:** 3 *Cun* oberhalb der Kniegelenksfalte, an der Innenseite des Oberschenkels; wenn man bei gebeugtem Knie die Handfläche der rechten Hand über das linke Knie des Patienten legt, so lokalisiert die Daumenspitze den MP 10.

B **MP 9:** An der Innenseite des Kniegelenks, in einer Vertiefung am Unterrand des Condylus medialis, in Höhe der Tuberositas tibiae (spiegelbildlich zum Punkt Gb 34 liegt auf der Innenseite ganz ähnlich der Punkt MP 9)

C **MP 6:** 3 *Cun* (Handbreit) oberhalb der Spitze des Malleolus medialis, am Hinterrand der Tibia, 1 *Cun* kranial von Ni 8

D **MP 4:** An der Innenseite des Fußes, am inneren Rand des Gelenks, zwischen Os metatarsale I und Os cuneiforme mediale (an der „Grenze zwischen rotem und weißem Fleisch")

E **MP 3:** Am inneren Fußrand, in einem Grübchen, etwas hinter dem Großzehengrundgelenk auf der Sehne des M. adductor hallucis

F **MP 2:** An der medialen Seite der Großzehe, in einem Grübchen, am proximalen Ende der Grundphalanx (an der „Grenze zwischen rotem und weißem Fleisch")

**Antwort 23**

A **Bl 31:** Im 1. Foramen sacrale, in dessen distalem, medialem Quadranten

B **Bl 36:** In der Mitte der Glutäalquerfalte (identisch mit dem Valley-Druckpunkt)

C **Bl 40:** In der Mitte der Kniegelenksquerfalte und damit in einer meist tastbaren Vertiefung in der Mitte der Kniekehle, über der A. poplitea
D **Bl 58:** 7 *Cun* oberhalb von Bl 60, am lateralen Rand des M. gastrocnemius, bzw. in der Mitte der Strecke zwischen äußerem Knöchel und Kniegelenksspalt, an der äußeren hinteren Seite des M. gastrocnemius.
E **Bl 60:** In der Mitte einer gedachten horizontalen Linie zwischen der Spitze des äußeren Knöchels und der Achillessehne bzw. in einer Vertiefung zwischen Achillessehne und äußerem Knöchel, oberhalb des Fersenbeines
F **Bl 62:** In einer Vertiefung, unterhalb des äußeren Knöchels, 1 *Cun* von der Knöchelspitze aus gemessen, an der „Grenze zwischen rotem und weißem Fleisch"

**Antwort 24**
A **Bl 40:** In der Mitte der Kniegelenksquerfalte und damit in einer meist tastbaren Vertiefung in der Mitte der Kniekehle, über der A. poplitea
B **Bl 58:** 7 *Cun* oberhalb von Bl 60, am lateralen Rand des M. gastrocnemius, bzw. in der Mitte einer Linie vom äußeren Knöchel zum Kniegelenksspalt, an der äußeren hinteren Seite des M. gastrocnemius.
C **Bl 60:** In der Mitte einer gedachten horizontalen Linie zwischen der Spitze des äußeren Knöchels und der Achillessehne bzw. in einer Vertiefung zwischen Achillessehne und äußerem Knöchel, oberhalb des Fersenbeins
D **Bl 62:** In einer Vertiefung unterhalb des äußeren Knöchels, 1 *Cun* von der Knöchelspitze aus gemessen, an der „Grenze zwischen rotem und weißem Fleisch"
E **Bl 39:** An der lateralen Seite der Kniegelenksfalte, 2 *Cun* neben Bl 40, an der Innenseite der dort deutlich tastbaren lateralen Sehne
F **Ni 10:** Bei gebeugtem Knie, am medialen Ende der Kniegelenksquerfalte, jedoch noch in der Kniehöhle, zwischen den Sehnen der Mm. semimembranosus und semitendinosus, in derselben Höhe wie Bl 40

**Antwort 25**
A **Ma 35:** Bei gebeugtem Knie in einer Mulde, lateral vom Lig. patellae (der Name „Äußeres Knieauge" zeigt die Verbindung zum Extrapunkt, EX-LE 4 „Inneres Knieauge" in der spiegelbildlichen Mulde an der Knieinnenseite)
B **Bl 40:** In der Mitte der Kniegelenksquerfalte und damit in einer meist tastbaren Vertiefung in der Mitte der Kniekehle, über der A. poplitea
C **Gb 40:** Am Fußrücken, über dem Kalkaneokuboidgelenk, am vorderen unteren Anteil des äußeren Knöchels, in einem Grübchen
D **Bl 60:** In der Mitte einer gedachten horizontalen Linie zwischen der Spitze des äußeren Knöchels und der Achillessehne, oder: in einer Vertiefung zwischen Achillessehne und äußerem Knöchel, oberhalb des Fersenbeins
E **Bl 62:** In einer Vertiefung, unterhalb des äußeren Knöchels, 1 *Cun* von der Knöchelspitze aus gemessen, an der „Grenze zwischen rotem und weißem Fleisch"
F **Gb 43:** An der Vereinigung Zehe 4/5, näher an Zehe 4

**Antwort 26**
A **Gb 31:** An der Außenseite des Oberschenkels, 6 *Cun* oberhalb der Kniegelenksfalte bzw. dort, wo in „Habt-acht"- bzw. „Stillgestanden"-Stellung die Mittelfingerspitze den Oberschenkel berühren
B **Gb 34:** In der Vertiefung, die bei gebeugtem Knie vor und unter dem Fibulaköpfchen tastbar ist
C **Ma 40:** Am Vorderrand der Fibula, 2 *Cun* lateral des Vorderrandes der Tibia, in der Mitte der Strecke zwischen Malleolus externus und Ma 35 am Rande des M. peronaeus
D **Gb 39:** 3 *Cun* oberhalb des äußeren Knöchels, am Hinterrand der Fibula
E **Ma 41:** In der Mitte der Fußwurzel (vordere Sprunggelenksquerfalte), am unteren Tibiarand, in einer deutlich tastbaren Vertiefung, zwischen den Sehnen der Mm. extensor hallucis longus und extensor digitorum longus
F **Gb 40:** Am Fußrücken, über dem Kalkaneokuboidgelenk, am vorderen unteren Anteil des äußeren Knöchels, in einem Grübchen

**Antwort 27**
A **Ma 40:** Am Vorderrand der Fibula, 2 *Cun* lateral des Vorderrandes der Tibia, in der Mitte der Strecke zwischen Malleolus externus und Ma 35 am Rande des M. peronaeus
B **Ma 41:** In der Mitte der Fußwurzel (vordere Sprunggelenksquerfalte), am unteren Tibiarand, in einer deutlich tastbaren Vertiefung, zwischen den Sehnen der Mm. extensor hallucis longus und extensor digitorum longus
C **Ma 42:** Am höchsten Punkt des Fußrückens, knapp neben der A. dorsalis pedis, über dem Gelenk des Os naviculare mit dem Os cuneiforme 2 und 3
D **Gb 41:** Dorsal, im Winkel zwischen den Metakarpalia IV und V, in einer Mulde (kleine Zehe nach außen ziehen)
E **Ma 44:** 5 *Fen* oberhalb der Interdigitalfalte, zwischen den Grundgelenken der 2. und 3. Zehe, näher jenem der 2. Zehe
F **Ma 45:** 1 *Fen* proximal und lateral vom fibularen Nagelfalzwinkel der 2. Zehe

**Antwort 28**
A **Ma 41:** In der Mitte der Fußwurzel (vordere Sprunggelenksquerfalte), am unteren Tibiarand, in einer deutlich tastbaren Vertiefung, zwischen den Sehnen der Mm. extensor hallucis longus und extensor digitorum longus
B **Le 3:** In einer Vertiefung im Winkel zwischen dem 1. und 2. Metatarsale (Bifurkation der Aa. dorsalis pedis und metatarsea perforans)

C **Gb 41:** Dorsal, im Winkel zwischen den Metakarpalia IV und V, in einer Mulde (kleine Zehe nach außen ziehen)
D **Le 2:** In der interdigitalen Hautfalte zwischen der 1. und 2. Zehe, am lateralen Ende des Großzehengrundgelenks
E **Gb 43:** An der Vereinigung der 4. und 5. Zehe, im Spatium interdigitale, näher dem Metatarsophalangealgelenk der 4. Zehe
F **Ma 45:** 1 *Fen* proximal und lateral vom fibularen Nagelfalzwinkel der 2. Zehe

**Antwort 29**
A **Gb 43:** An der Vereinigung der 4. und 5. Zehe, im Spatium interdigitale, näher dem Metatarsophalangealgelenk der 4. Zehe
B **MP 1:** 2 mm proximal und seitlich des medialen Nagelfalzwinkels der Großzehe
C **Le 1:** 2 mm proximal und lateral vom kleinzehseitigen Nagelfalzwinkel der Großzehe
D **Ma 45:** 1 *Fen* proximal und lateral vom fibularen Nagelfalzwinkel der 2. Zehe
E **Gb 44:** 1 *Fen* proximal und lateral vom äußeren Nagelfalzwinkel der 4. Zehe
F **Bl 67:** 1 *Fen* proximal und lateral vom äußeren Nagelfalzwinkel der kleinen Zehe

**Antwort 30**
A **Bl 60:** In der Mitte einer gedachten horizontalen Linie zwischen der Spitze des äußeren Knöchels und der Achillessehne bzw. in einer Vertiefung zwischen Achillessehne und äußerem Knöchel, oberhalb des Fersenbeins
B **Gb 40:** Am Fußrücken, über dem Kalkaneokuboidgelenk, am vorderen unteren Anteil des äußeren Knöchels, in einem Grübchen
C **Bl 62:** In einer Vertiefung, unterhalb des äußeren Knöchels, 1 *Cun* von der Knöchelspitze aus gemessen, an der „Grenze zwischen rotem und weißem Fleisch"
D **Bl 64:** Am äußeren Fußrand, hinter der proximalen Tuberositas des Os metacarpale V
E **Gb 41:** Dorsal, im Winkel zwischen den Metakarpalia IV und V, in einer Mulde (kleine Zehe nach außen ziehen)
F **Bl 67:** 1 *Fen* proximal und lateral vom äußeren Nagelfalzwinkel der kleinen Zehe

## 10.3 Prüfungsfragen zum Verständnis der klassischen Akupunktur

**Frage 1:** Welche Zuordnung ist richtig?
a. Zungenspitze – Niere
b. Zungenmitte – Milz und Magen
c. Zungenrand – Leber und Gallenblase
d. Zungenwurzel – Herz
e. Die Antworten b und c sind richtig.

**Frage 2:** Welche Hinweise (allgemein oder im Hinblick auf pathogene Faktoren) erhalten Sie bei folgendem Zungenbefund: purpurrote Färbung, Steifigkeit mit Abweichung nach links sowie Gedunsenheit des Zungenkörpers?
a. Wind
b. Schleim
c. Feuer
d. Achtung: erhöhte Wahrscheinlichkeit des Auftretens eines Apoplex
e. Alle oben genannten Punkte treffen zu.

**Frage 3:** Sie finden bei einem Patienten bei der Inspektion der Zunge folgenden Befund: roter Zungenkörper mit dickem gelbem Belag. Welche Aussage ist richtig?
a. Der Patient könnte an einer Pneumonie leiden.
b. Es handelt sich um ein Fülle-Zeichen
c. Es handelt sich um ein Hitze-Zeichen.
d. Es handelt sich um eine schwere Erkrankung.
e. Alle Antworten sind richtig

**Frage 4:** Welche Zuordnung der Zustimmungs-Punkte und deren Lokalisation ist korrekt?
a. Lunge – Bl 12–1,5 *Cun* lat. Dornfortsatz Th 2
b. Leber – Bl 18–1,5 *Cun* lat. Dornfortsatz Th 9
c. Milz – Bl 21–1,5 *Cun* lat. Dornfortsatz Th 12
d. Niere – Bl 23–1,5 *Cun* lat. Dornfortsatz L 4
e. Alle Antworten sind falsch.

**Frage 5:** Welche der genannten ist eine äußere Erkrankung?
a. Chronische Diarrhö
b. Obstipation
c. Fazialisparese
d. Schlafstörung

**Frage 6:** Welcher Punkt ist der Meisterpunkt für den Knochen?
a. Bl 12
b. Gb 34
c. Bl 11
d. Gb 39
e. KG 12

**Frage 7:** Der Akupunkturpunkt Lunge 9 ist der Meisterpunkt für
a. Muskeln
b. Atmungsorgane
c. Knochenmark
d. Blutgefäße

**Frage 8:** Um das *Yang* im Körper zu stärken, sind folgende Therapieprinzipien möglich:
a. Nadelung von Akupunkturpunkten des LG-Meridians entgegen der Meridianrichtung
b. Nadelung von Akupunkturpunkten des LG-Meridians in der Meridianrichtung
c. Nadelung von Ni 3
d. Nadelung von Ni 6
e. Nadelung von KG 3

**Frage 9:** Welcher der folgenden Punkte ist bei aufsteigendem Leber-*Yang* angezeigt?
a. Bl 17
b. LG 4
c. KG 17
d. Le 2
e. Le 13

**Frage 10:** Der Punkt MP 6 ist ein sogenannter Kreuzungspunkt.
a. Es kreuzen die Meridiane MP/Gb/Bl.
b. Es kreuzen die Meridiane MP/Ma/Ni.
c. Es kreuzen die Meridiane MP/Bl/Le.
d. Es kreuzen die Meridiane MP/Ni/Le.
e. Alle Antworten sind falsch.

**Frage 11:** Welcher Akupunkturpunkt ist der wichtigste Punkt um Schleim auszuleiten?
a. MP 6
b. MP 10
c. Ni 3
d. Ma 40
e. Keine Antwort ist richtig.

**Frage 12:** Welcher der folgenden Punkte ist der *Mu*-Punkt (Alarmpunkt) der Leber?
a. Le 13
b. Le 14
c. KG 17
d. Gb 25
e. Le 3

**Frage 13:** Welches Organ ist die Mutter des Herzens (Mutter-Sohn-Regel)?
a. Niere
b. Lunge
c. Dünndarm
d. Leber
e. KS

**Frage 14:** Welche Störungsmuster im Fließen des *Qi* sind bekannt?
a. Stagnation von *Qi* in den Meridianen
b. Fülle von *Qi* in den Organen
c. Schwäche von *Qi* in den Organen
d. Gegenläufige Richtung von *Qi* beim Verlassen des zugehörigen Organs („Rebellion")
e. Alle Antworten sind richtig.

**Frage 15:** Ihr Patient klagt über Aufstoßen, Übelkeit, Erbrechen und Singultus. Bei welchem der folgenden Organe liegt ein rebellierendes *Qi* (umgekehrte Flussrichtung des *Qi*) vor?
a. Milz
b. Magen
c. Dünndarm
d. Leber
e. Lunge

**Frage 16:** Das *Qi* welcher Organe fließt physiologisch nach oben?
a. Lunge
b. Milz
c. Magen
d. Alle Antworten sind falsch.

**Frage 17:** Welche der Behandlungsmöglichkeiten des Ursprungs-*Qi* ist richtig?
a. Nadeln der Quellpunkte der 12 Leitbahnen und evtl. der Kardinalpunkte
b. Akupunktur besonderer Punkte des KG, z. B. KG 6
c. Akupunktur und/oder Moxibustion auf LG 4 (Ursprungsort des Ursprungs-*Qi*)
d. Alle oben genannten Aussagen sind richtig.

**Frage 18:** Das Syndrom welches Meridians wird hier dargestellt: Schmerzen im Nacken und im Ellbogen, steifer Nacken, Schmerz entlang der lateralen Seite von Arm und Skapula?
a. Blase
b. Leber
c. Dickdarm
d. Dünndarm
e. Niere

**Frage 19:** Welche Punkte eignen sich besonders um Wind auszuleiten?
a. Gb 20
b. Gb 41 „Wind im Wind"
c. 3E 5
d. Gb 31
e. Alle Antworten sind richtig.

**Frage 20:** Welcher Akupunkturpunkt stärkt besonders den oberen Erwärmer?
a. 3E 3
b. KG 17
c. KS 7
d. KG 12

**Frage 21:** Welche Aussage zum LG-Meridian ist zutreffend?
a. Flussrichtung von kaudal nach kranial
b. Dü 3 ist der Einschaltpunkt
c. Häufig bei Lumbalgien verwendet
d. Tonisiert das *Yang*
e. Alle oben genannten Punkte sind richtig.

**Frage 22:** Sie finden bei Ihrem Patienten eine Nieren-*Yin*-Schwäche. Welche Punktkombination bevorzugen Sie?
a. Bl 23, LG 4, He 7
b. Bl 13, Lu 7, Lu 5
c. Bl 15, He 7, KG 6
d. Ni 3, Ni 6, MP 6
e. Ni 7, MP 10, Bl 11

**Frage 23:** Welche Aussage zum Organsystem Lunge ist richtig?
a. Das gekoppelte Organ ist die Niere.
b. Zorn ist die korrespondierende emotionale Qualität.
c. Der gesamte Respirationstrakt (Nasen-Rachen-Raum, Trachea oder Bronchien) werden zum Organsystem Lunge gerechnet.
d. Bl 11 ist der zugehörige Zustimmungs-Punkt.
e. Sehnen und Bänder werden zum Funktionskreis der Lunge gerechnet.

**Frage 24:** Welche Aussage ist richtig?
a. Bl 10 ist ein wirksamer Punkt bei seitlichen Kopfschmerzen.
b. Gb 20 kann allgemein bei Kopfschmerz sowie zur Ausleitung von Wind verwendet werden.
c. Der Lungenmeridian ist ein *Yin*-Meridian und verläuft daher nur auf der linken Seite.
d. Ein *Cun* entspricht 2 Querfinger.
e. KS 6 ist ein wirksamer Punkt bei Übelkeit und Erbrechen, weil die Stimulation an diesem Punkt die *Qi*-Flussrichtung des Magens nach oben wiederherstellt.

**Frage 25:** Welche Aussage zum Milz-*Qi*-Mangel ist richtig?

a. Schreckhaftigkeit und Infertilität sind typische Kardinalsymptome eines Milz-*Qi*-Mangels.
b. Typischerweise geht ein Milz-*Qi*-Mangel mit einer muskulären Verspannungssymptomatik einher.
c. Ein blasser gedunsener Zungenkörper mit Zahneindrücken ist typisch für einen Milz-*Qi*-Mangel.
d. Ein Milz-*Qi*-Mangel führt typischerweise zu Senkungsbeschwerden wie z. B. Uterus prolaps.
e. Die Antworten C und D sind richtig.

**Frage 26:** Eine chronische Bronchitis geht mit starker Verschleimung und Hitzegefühl einher. Welche der folgenden Punktkombinationen halten Sie für wirkungsvoll?

a. Lu 2 – Ni 3 – Bl 11 – KG 6
b. Moxibustion an Di 11 – Di 4 – LG 20 – Bl 13
c. Di 4 – Ma 44 – Bl 23 – Di 20
d. Di 4 – KG 6 – Di 20
e. Ma 40 – Lu 7 – KG 17 – Bl 13

**Frage 27:** Welche der folgenden ätiologischen Faktoren können zu einer Schwächung der Nieren führen?

a. Emotionen (Furcht/Schrecken)
b. Chronische Grunderkrankung
c. Anhaltende physische Überlastung
d. Anhaltende psychische Überlastung
e. Alle Aussagen sind richtig.

**Frage 28:** Welche Indikationen halten Sie für den Punkt He 7 für richtig?

a. Angstzustände, Tachykardie, Einschlafstörungen
b. Trockene Augen, Neigung zu Wutausbrüchen, Taubheitsgefühl in den Beinen
c. Stoffwechselstörungen, leise Stimme, chronische Rhinitis
d. Apikaler Kopfschmerz, hypochondrialer Schmerz
e. Die Aussagen A, C und D sind richtig.

**Frage 29:** Es gibt Akupunkturpunkte mit spezifischer Wirkung. Welche Zuordnung ist **nicht** korrekt?

a. Singultus – KS 6
b. Kreislaufkollaps – LG 26
c. Analgesie – Di 4
d. Angst, Nervosität – He 7
e. Globusgefühl – Ni 1

**Frage 30:** Welche Aussage zum Akupunkturpunkt Le 3 ist falsch?

a. Le 3 liegt zwischen dem 1. und 2. Os metatarsale in einer Vertiefung.
b. Le 3 wirkt als Quellpunkt regulierend auf den Leber-*Qi*-Fluss.
c. Le 3 kann bei Migräne, Augenerkrankungen oder psychischen Erregungszuständen verwendet werden.
d. Le 3 ist ventraler *Mu*-Alarmpunkt bei Lebererkrankungen.
e. Le 3 dämpft Leber-Feuer.

## 10.4 Antworten „Verständnis der klassischen Akupunktur"

| | |
|---|---|
| **Antwort 1** | e |
| **Antwort 2** | e |
| **Antwort 3** | e |
| **Antwort 4** | b |
| **Antwort 5** | c |
| **Antwort 6** | c |
| **Antwort 7** | d |
| **Antwort 8** | b |
| **Antwort 9** | d |
| **Antwort 10** | d |
| **Antwort 11** | d |
| **Antwort 12** | b |
| **Antwort 13** | d |
| **Antwort 14** | e |
| **Antwort 15** | b |

| | |
|---|---|
| **Antwort 16** | b |
| **Antwort 17** | d |
| **Antwort 18** | d |
| **Antwort 19** | e |
| **Antwort 20** | b |
| **Antwort 21** | e |
| **Antwort 22** | d |
| **Antwort 23** | c |
| **Antwort 24** | b |
| **Antwort 25** | e |
| **Antwort 26** | e |
| **Antwort 27** | e |
| **Antwort 28** | a |
| **Antwort 29** | e |
| **Antwort 30** | d |

# Anhang

F. Bahr

# I. Der Energiemeridian des Armes

## Neue Erkenntnisse

Wenn man einen neuen Meridian entdeckt hat und publiziert, so wird dies zunächst wohl Erstaunen auslösen, denn es ist über 1.750 Jahre her, dass zum letzten Mal in einem grundlegenden Werk „neue" Akupunkturpunkte und Meridiane veröffentlicht wurden. Damit meine ich das Werk „Systematische Klassifizierung der Akupunktur-Moxibustions-Therapie" (Zhen jiu Jiayijing) von Huangfu Mi (215 – 282), das im Jahr 256 unserer Zeitrechnung erschienen ist. Darin waren zum ersten Mal die außerordentlichen Gefäße bzw. deren Punkte aufgeführt. Ich erwähne dies, da der neue Energiemeridian am besten insgesamt als ein außerordentliches Gefäß bezeichnet werden kann. Ähnlich wie die anderen im vorliegenden Buch im Kapitel „Außerordentliche Meridiane und Kardinalpunkte" beschriebenen Meridiane nimmt auch dieser Energiemeridian Punkte von „normalen" Meridianen auf (z. B. so wichtige Punkte wie 3E 5, 3E 8, Lu 3, LG 19/20) und verbindet sie energetisch.

Als ich die indischen Energiezentren, die Chakren, untersuchte und feststellen konnte, dass für diese zugehörige Akupunktur-Resonanzpunkte im Bereich des Os metacarpale 3 nachweisbar waren, wusste ich, dass ich auf eine wichtige Linie von Akupunkturpunkten gestoßen war, vor allem nachdem die Punkte für einen Verdacht auf Krebs von mir schon früher am Mittelfinger gefunden wurden.

Schließlich wurden die letzten Jahre die Punkte des Energiemeridians in unseren Expertenkursen und wiederholt auch in China vorgestellt (➤ Tafel 1). Dort trafen sie auf großes Interesse, weil dadurch die Energetik uralter indischer Medizin in ein System überführt werden konnte, das durch seine Meridianstruktur auf chinesischen Grundlagen basiert. Beim Internationalen Kongress über Traditionelle Chinesische Medizin in China 2008 wurden die indischen Hauptenergiepunkte (Chakren) mit ihren Resonanzpunkten an der Hand in der weltgrößten TCM-Universität in Nanjing vorgestellt, weitere Vorträge folgten bei Tagungen in Beijing, Shanghai und Wien.

Durch weitere Forschungen ist nun der vollständige Energiemeridianverlauf bis hin zum Punkt En-Max bekannt und die Punkte können gerade in der heutigen Zeit, in der so viel vom Burn-out die Rede ist, hervorragend zur energetischen Stärkung eingesetzt werden.

Verlauf der Energiepunkte von minus 4 En bis En 27, dem Kardinalpunkt M-Qi und dem Endpunkt En-Max.

**Allgemeiner Hinweis:** Die Punkte von minus 4 En bis En 12 liegen alle auf der dominanten Hand- bzw. Unterarmseite (➤ Tafel 1). Die angegebenen Resonanzfrequenzen (in Hertz) erleichtern die Punktsuche mit der sogenannten pulsreflexkontrollierten Akupunkturtechnik. Die Lokalisationsangaben beziehen sich – soweit möglich – auf die Nähe zu klassischen Akupunkturpunkten und sind mit einem Bindestrich nach der Punktangabe bezeichnet. Die Meridianpunkte von minus 4 En bis En 12 werden üblicherweise auf der dominanten Körperseite tonisiert.

**Der Punkt minus 4 En: „negatives Qi"**
Lokalisation: Der Punkt minus 4 En liegt exakt dem Punkt minus 2 En auf der Innenseite des Mittelfingers im mittleren Glied gegenüber.
Kurzinfo: „übergeordnetes" negatives Qi, also nicht nur bei Störherden, auch bei anders gearteten negativen Schwingungen (363 Hz).

**Der Punkt minus 3 En: „Die negative Seite des Über-Omega-Punktes"**
Lokalisation: an der Fingerbeere des Mittelfingers, entspricht dem Extrapunkt EX-UE 11 „zerstreuender Punkt".
Kurzinfo: tiefgreifende Störung, oft bei gravierenden konsumierenden Erkrankungen (3.858 Hz).

**Der Punkt minus 2 En: „Carcinom-Hinweispunkt"**
Lokalisation: in der Mitte des mittleren Gliedes des Mittelfingers auf der dorsalen Seite.
Kurzinfo: Hinweispunkt, häufig bei Karzinom-Patienten nachweisbar (3.854 Hz).

**Der Punkt minus 1 En: „Carcinom-Prädisposition"**
Lokalisation: in der Mitte des proximalen Gliedes des Mittelfingers auf der dorsalen Seite.
Kurzinfo: Der Punkt kann je nach Fall auf die Disposition für ein Karzinom oder auf eines in der Heilungsphase hinweisen (3.850 Hz).

**Der Punkt En 0: „Wende-Chakra", auch ph-Hinweispunkt**
Lokalisation: knapp proximal der Mitte des Mittelfingerknöchels.
Kurzinfo: ein wichtiger Hinweispunkt für die Übersäuerung – auch auf psychischer Grundlage! Durch die Behandlung wird die negative Entwicklung aufgehoben, die aufgrund der Übersäuerung zu einer „falschen" Energierichtung geführt hatte (3.790 Hz). Hinweis: Die folgenden Punkte En 1 bis En 7 entsprechen resonanzmäßig den traditionellen indischen Chakren.

**Der Punkt En 1: „Wurzelchakra", „Basisplexus", „Muladhara-Chakra"**
Lokalisation: ca. 1 cm proximal der Mitte des Mittelfingerknöchels.

2008 Nanjing International Forum on Traditional Chinese Medicine
2008 南京国际中医药论坛 论文集

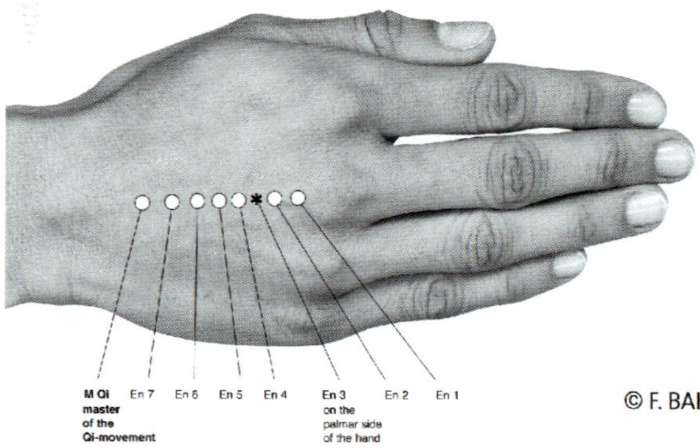


© F. BAHR

handacupuncture-points of the 7 chakras (En 1 to En 7) and the masterpoint of qi

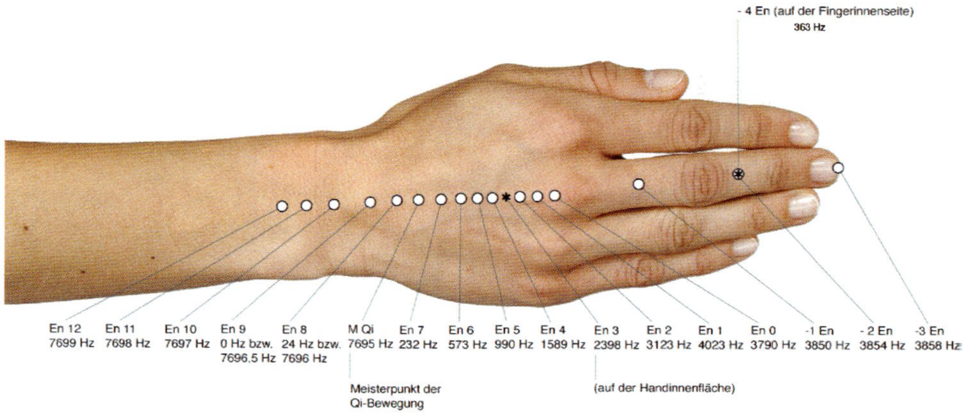


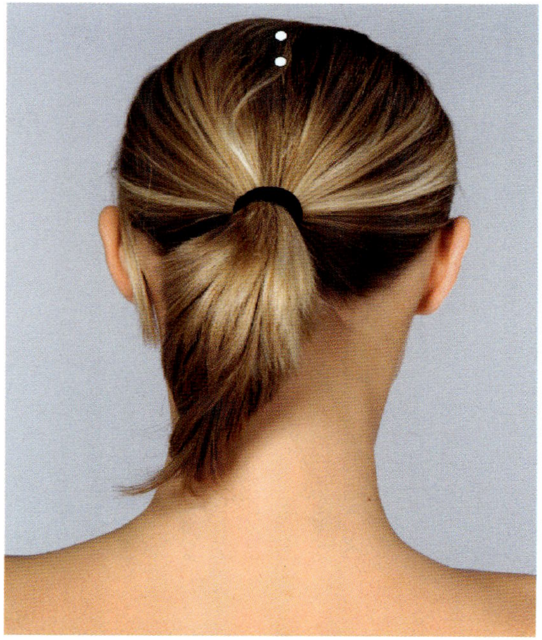

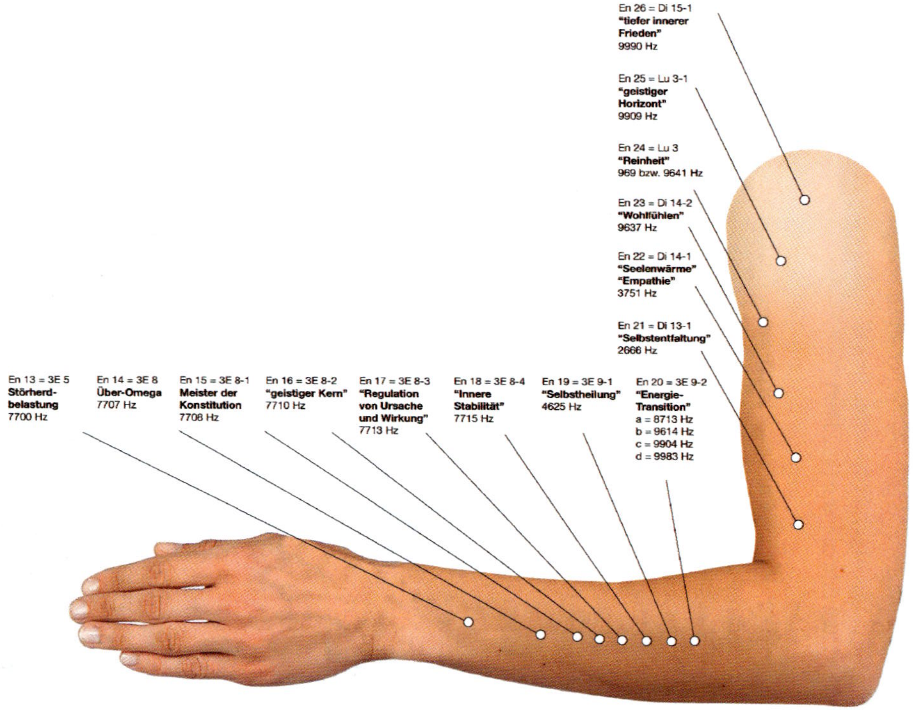

Kurzinfo: Indisch – Grundfundament der sogenannten Kundalinienergie, allg. – bei einer Energiebasis-Schwäche, die zu Ärger, Frustration, Gewalt und sexuellem Fehlverhalten führen kann (4023 Hz).

**Der Punkt En 2: „Nieren- und Sexualchakra" = Svadishthana-Chakra**
Lokalisation: ca. 1,5 cm proximal der Mitte des Mittelfingerknöchels.
Kurzinfo: Indisch – „Wohnsitz des Selbst", allg. – Auflösung von Blockaden im Fluss der Nieren- oder Sexualenergie, der Ur-Lebensenergie (3.123 Hz).

**Der Punkt En 3: „Nabelchakra" = Manipura-Chakra**
Lokalisation: ca. in der Mitte der Handinnenfläche, an der tiefsten Stelle, wenn man die Hand in leichte Greifstellung bringt.
Kurzinfo: Indisch – „volles Feuer", allg. – für innere Zufriedenheit, Unabhängigkeit, Stabilität und Liebe für sich selbst, fördert Abbau von Ängsten (2.398 Hz).

**Der Punkt En 4: „ Herzchakra" = Anahata-Chakra**
Lokalisation: ca. 4 cm proximal der Mitte des Mittelfingerknöchels, etwa in der Mitte der Handrückenseite.
Kurzinfo: Indisch – „Loslösung", allg. – für das Gleichgewicht im Körper, besonders für das Herz, auch große psychische Bedeutung, speziell für den Schlaf (1.589 Hz).

**Der Punkt En 5: „Halschakra" = Vishuddha-Chakra**
Lokalisation: ca. 4,8 cm bis 5 cm proximal der Mitte des Mittelfingerknöchels.
Kurzinfo: Indisch – „ makellos", lokal – für die Sprache und den Hals, allg. – fördert das Gefühl für Gemeinschaft und Gerechtigkeit (990 Hz).

**Der Punkt En 6: „3. Augen-Chakra" = Ajna-Chakra**
Lokalisation: ca. 6 cm proximal der Mitte des Mittelfingerknöchels.
Kurzinfo: Indisch – „schenkt innere Kraft und Einsicht", lokal – für die Augen (573 Hz).

**Der Punkt En 7: „Kronenchakra"= Sahasrara-Chakra = Shunya-Chakra**
Lokalisation: ca. 7 cm proximal der Mitte des Mittelfingerknöchels.
Kurzinfo: Indisch – „tausendblättriger Lotus" für Bewusstsein, lokal – für Konzentrationsstörungen (232 Hz).

**Der Punkt M-Qi: „Meisterpunkt der Qi-Bewegung", 1. Kardinalpunkt des Energiemeridians**
Lokalisation: ca. 7,5 bis 8 cm proximal der Mitte des Mittelfingerknöchels.
Kurzinfo: wirkt als Kardinalpunkt auf den gesamten Energiemeridian, löst Stauungen des Qi auf und ist daher adjuvant auch bei Schmerzen und sogar bei Durchblutungsstörungen einzusetzen (7.695 Hz).

**Der Punkt En 8: „Wiraocha" („Quell des Heiligen")**
Lokalisation: ca. 8,5 cm proximal der Mitte des Mittelfingerknöchels.
Kurzinfo: unterstützt unser „wirkliches Selbst", wirkt auf das extrakorporale 8. Chakra der Schamanen etwa eine Handbreit oberhalb des Kopfes (24 Hz bzw. 7.696 Hz).

**Der Punkt En 9: „Kosmos, Universum, Spirit"**
Lokalisation: noch am Handrücken knapp vor der tiefsten dorsalen Handgelenksfalte.
Kurzinfo: hilft durch Stärkung der inneren Kraft niemals aufzugeben, wirkt auf das extrakorporale 9. Chakra der Schamanen, welches sich vom Kopf aus nach oben ausbreitet (0 Hz bzw. 7.696,5 Hz).

**Der Punkt En 10: „1. Schutzchakra"**
Lokalisation: an der tiefsten dorsalen Handgelenksfalte in der Mitte.
Kurzinfo: beruhigt, stärkt und gibt Stabilität in Konfrontationen und Auseinandersetzungen (7.697 Hz).

**Der Punkt En 11:**
Lokalisation: ca. 1 cm proximal der tiefsten dorsalen Handgelenksfalte in der Mitte.
Kurzinfo: Hinweispunkt für Pockenbelastung, allg. – fördert Selbstbewusstsein und positive Kreativität, gegen Hautkrankheiten (7.698 Hz).

**Der Punkt En 12:**
Lokalisation: ca. 2 cm proximal der tiefsten dorsalen Handgelenksfalte in der Mitte.
Kurzinfo: Hinweispunkt für Pestbelastung, allg. – stärkt Mut, innere Kraft und Entschlossenheit, gegen Hauterkrankungen (7.699 Hz). Wichtig: Die Punkte von En 13 bis En 26 liegen alle auf der nicht-dominanten Unter- bzw. Oberarm-Seite und werden bei Bedarf tonisiert. Die Meridianpunkte von En 13 bis En 26 werden üblicherweise auf der nichtdominanten Körperseite tonisiert.

**Der Punkt En 13: (= Punkt 3E 5)**
Lokalisation: ca. 3 Querfinger = 2 cun proximal des Handgelenks.
Kurzinfo: der Störherdhinweispunkt darf nach Behandlung eines Störherdes nicht mehr nachweisbar sein, allgemein: Steigerung der Vitalität und energetische Stärkung, die gegen ein erneutes Auftreten eines Störherdes hilft (7.700 Hz).

**Der Punkt En 14:**
Er entspricht dem Punkt 3E 8 „Über-Omega" – die positive Seite – Meisterpunkt aller Omega (RNS) Informationen. Lokalisation: ca. 4 cun proximal des Handgelenks.
Kurzinfo: deutet auf die Notwendigkeit des Verzeihens und bringt den Menschen aus der Negativität heraus (7.707 Hz).

**Der Punkt En 15:**
Er entspricht dem Punkt 3E 8-1 „Meister der Konstitution". Lokalisation: ca. 5 cun proximal des Handgelenks.
Kurzinfo: Meisterpunkt der Homöopathie, allgemein: für innere Freiheit und Wohlbefinden auf körperlicher, geistiger und emotionaler Ebene (7.708 Hz).

**Der Punkt En 16:**
Er entspricht dem Punkt 3E 8-2 „geistiger Kern", 2. Schutzchakra. Lokalisation: ca. 5,7 bis 6 cun proximal des Handgelenks.
Kurzinfo: beschützt und umsorgt im geistigen und seelischen Bereich vor allem in Krisen, man beachte den Namen „Engelwurz – Angelica" für die zugehörige kalifornische Blütenessenz; es wurde wiederholt festgestellt, dass Wasser aus Lourdes ebenfalls eine positive Wirkung auf En 16 hat (7.710 Hz).

**Der Punkt En 17:**
Er entspricht dem Punkt 3E 8-3 „Lösung von Belastungen". Lokalisation: ca. 6,5 bis 7 cun proximal des Handgelenks. Kurzinfo: schenkt innere Balance, soll auch gegen karmische Belastungen Hilfe bringen (7.713 Hz).

**Der Punkt En 18:**
Er entspricht dem Punkt 3E 8-4 „Innere Stabilität", „Lebensordnung". Lokalisation: ca. 7,3 bis 7,6 cun proximal des Handgelenks.
Kurzinfo: unterstützt die höhere Lebensordnung und führt dadurch zu tiefer innerer Zufriedenheit, zum Urgrund aller Gesetzlichkeit (Dharma), dies unabhängig von der jeweiligen Glaubensrichtung wie Christentum, Judentum, Buddhismus, Hinduismus u. a. (7.715 Hz).

**Der Punkt En 19:**
Er entspricht dem Punkt 3E 9-1 „Selbstheilung". Lokalisation: ca. 8 bis 8,2 cun proximal des Handgelenks.
Kurzinfo: Der Punkt der Selbstheilung (er entspricht dem bekannten Ohrpunkt „Meister der Regeneration") hat eine optimale Wirkung, wenn man die Blütenessenz Selfheal zusätzlich zur Akupunktur verabreicht; über die Anregung der Selbstheilungskräfte hinausgehend: Unterstützung von Selbstachtung, Selbstliebe, Selbstannahme, um in eine gute schwingende Resonanz zwischen Seele und Körper zu gelangen. Der Selbstheilungspunkt ist natürlich ein Goldpunkt, der „Gegen"-Punkt in Silber ist genauso wichtig, nämlich um die Blockierung der Selbstheilung zu finden (4.625 Hz).

**Die Punkte En 20 a, b, c, d:**
Sie entsprechen einem Areal 3E 9-2 „Energie-Transition". Lokalisation: Die Punkte En 20 a, b, c und d erscheinen als ein großer Punkt ca. 9 cun proximal des Handgelenks.
Kurzinfo: En 20 a unterstützt die Erschließung des tiefen inneren Zentrums, das Ganzheit und Stabilität garantiert und dabei hilft, sich auf das Wesentliche zu konzentrieren (8.713 Hz).
Kurzinfo: En 20 b nimmt uns die realen oder virtuell empfundenen Ängste, Befürchtungen und Bedrohungen, schenkt Ruhe, Geborgenheit und Vertrauen in uns und die Welt (9.614 Hz).
Kurzinfo: En 20 c fördert Offenheit und Toleranz, die uns entspannt auf neue Situationen zugehen lässt, ohne am Alten festzuhalten (9.904 Hz).
Kurzinfo: En 20 d erweitert den eigenen Horizont, zeigt selbstlose Perspektiven und Sichtweisen auf und ermöglicht, ohne Egoismus und Egozentrik die Schönheit und Lebensfreude eines Tages zu genießen (9.983 Hz).

**Der Punkt En 21:**
Er entspricht dem Punkt Di 13-1 „Selbstentfaltung". Lokalisation: Der Punkt liegt in der Nähe des Punktes Di 13, nur nicht so hoch wie dieser, also nur ca. 2 cun proximal von Di 11.
Kurzinfo: hilft den Herzen der anderen zu begegnen, man wird zur Kommunikation und zum Austausch inspiriert und durchbricht so Isolation und Einsamkeit (2.666 Hz).

**Der Punkt En 22:**
Er entspricht dem Punkt Di 13-2 „Seelenwärme", „Empathie". Lokalisation: Der Punkt En 22 liegt ca. 1 bis 1,5 cun über dem En 21, also nahe zum Punkt Di 13 aber etwas höher und anterior.
Kurzinfo: Anti-Egoismus-Wirkung, „veredelt" dadurch das Seelenleben des Menschen und führt zu einer Verfeinerung von Empfindsamkeit und Bewusstheit; er hilft Beziehungen zu heilen und wird daher auch „Punkt der Liebe" genannt (3.751 Hz).

**Der Punkt En 23:**
Er entspricht dem Punkt Di 14-1 „Wohlfühlen". Lokalisation: liegt als Punkt 14-1 etwas unterhalb und anterior zum Punkt Di 14, also 1 bis 1,5 cun proximal des En 22.
Kurzinfo: Punkt mit Resonanz zu Serotonin, dem Neurotransmitter des „Glücksgefühls", und Oxytocin, dem „Wohlfühlhormon" (9.637 Hz).

**Der Punkt En 24:**
Er entspricht dem Punkt Lu 3 „Reinheit". Lokalisation: 3 cun unterhalb/seitlich der vorderen Achselfalte in der kleinen Vertiefung zwischen M. biceps und M. deltoideus. Originell: Patient seine Nasenspitze an den Bizeps drücken lassen → deutet genau auf den Punkt.
Kurzinfo: Der Punkt Lu 3 führt den Namen „Himmelspalast" (tianfu), er ist einer der „Himmelsfenster-Punkte" und wird durch den Zusatz „Palast" besonders hervorgehoben. Nach der Tradition hilft er gegen eine „Blockade des Geistes" (969 Hz für den Entgiftungsanteil, für den psychischen Anteil 9.641 Hz).

**Der Punkt En 25:**
Er entspricht dem Punkt Lu 3-1 „geistiger Horizont". Lokalisation: ca. 1 bs 1,5 cun oberhalb des Punktes Lu 3 etwas dorsal.
Kurzinfo: Der Vorpunkt En 24 hilft nach der Tradition gegen eine „Blockade des Geistes", der En 25 geht noch darüber hinaus, da er für eine Erweiterung des geistigen Horizonts – im Idealfall für Weisheit und Wahrhaftigkeit – steht (9.909 Hertz).

**Der Punkt En 26:**
Er entspricht dem Punkt Di 15-1 „tiefer innerer Frieden“. Lokalisation: 1 bis 1,5 cun unterhalb des Punktes Di 15.
Kurzinfo: Punkt des „tiefen inneren Friedens“ (9.990 Hertz).

**Der Punkt En 27:**
Er entspricht dem Punkt Di 16, einem Reunionspunkt mit dem aufsteigenden *Yang*-Gefäß (*Yangqiaomai* zu LG 14 und weiter zu Ma 12). Der Sage nach ist dort der einzige verwundbare Schulterpunkt des „unbesiegbaren“ Siegfrieds, der durch das Drachenblut nicht geschützt wurde. Lokalisation: in der Vertiefung zwischen dem akromialen Ende der Klavikula und dem obersten Anteil der Spina scapulae.
Kurzinfo: Punkt der Unbesiegbarkeit, der Stärke.

**Der Punkt En-MAX:**
Er entspricht dem Areal LG 19/LG 20 „Punkt der hohen Energie“, „OM-Punkt“. Lokalisation: Das Resonanzareal für den Punkt liegt im Bereich von LG 19 (Schnittpunkt der Lambda- und Pfeilnaht) und geht bis zum LG 20 (1,5 cun frontal von LG 19).
Kurzinfo: Der Punkt LG 19 hat eine gewisse Bedeutung für verschiedene Religionen, z.B. im Christentum (Punkt der Ausgießung des Heiligen Geistes zu Pfingsten, Areal der Tonsur der Mönche) und im Judentum (Position der Kippa), im Hinduismus (Areal für das höchste Mantra OM) und im taoistischen China gilt der Punkt LG 20 als Meisterpunkt des Geistes (136,1 Hz – die OM-Frequenz).

Weitere Angaben zum Energiemeridian finden Sie unter www.energiemeridian.de

# II. Der Energiemeridian des Beines

## Neue Erkenntnisse

Drei Jahre nach der Feststellung des Energiemeridians des Armes, der von den Fingern zum höchsten Chakra (= Chakra 7 Kronenchakra) zieht, konnte ich den Energiemeridian des Beines mit dem neu entdeckten Erdchakra zum Chakra 1 (= Wurzelchakra) erkunden. Er beginnt mit dem Punkt En-a in der Mitte der Fußsohle (2 cun dorsal vom chinesischen Akupunkturpunkt Ni 1), geht dann zum Punkt En-b, identisch zum Punkt MP 6 (Reunionspunkt der 3 *Yin*-Meridiane des Beines und Gruppen-*Luo*-Punkt). Es zieht weiter zum Punkt En-c, identisch zum Punkt Ni 10 (*He*-Punkt) und kommt zum Punkt En-d, dem wichtigsten Punkt des Meridians: Dieser hat wegen der enormen energetischen Wirkung den Beinamen „Kardinalpunkt der Kardinalpunkte“ und ist erstaunlicherweise kein klassischer chinesischer Punkt, sondern ein Spezialpunkt von Master Tung (MT 88.13), dessen Bedeutung von Dr. Suwanda entdeckt wurde. Von hier aus führt der Meridian direkt zum Wurzelchakra.

Wichtig: Alle Punkte dieses unteren Energiemeridians sind üblicherweise auf der linken Seite deutlich druckempfindlicher. Sie haben genauso wie alle Punkte des oberen Energiemeridians eine eindeutige Resonanz zu 136,10 Hertz – der OM-Frequenz. Dies kann man gut mit der dynamischen Pulstastung (RAC) verifizieren – kein anderer klassischer chinesischer Meridian zeigt dieses Resonanzverhalten.

Weitere Angaben zum oberen und unteren Energiemeridian finden Sie unter www. akupunktur.eu oder bei www. blum-akupunktur.de unter „Der Bahr-Meridian der Energie“ und „Vom Erdchakra bis zu den höheren Zentren“.

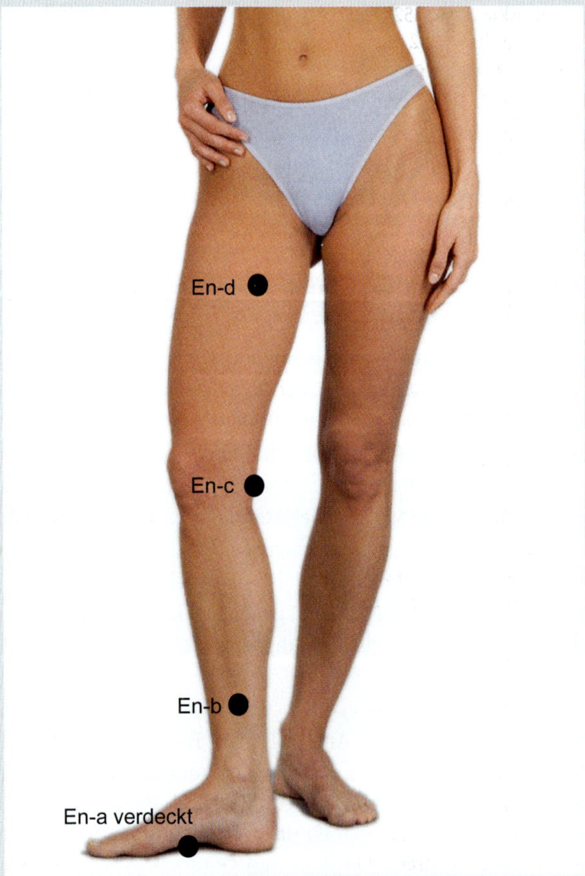


**Tafel 2**

# Sachregister

## G



## H

# Akupunkturpunkte (numerisch)

## Akupunkturpunkte (Pinyin-Bezeichnung)

Raum für Notizen

Raum für Notizen

Raum für Notizen

Raum für Notizen

Raum für Notizen

Raum für Notizen

Raum für Notizen

Raum für Notizen

Raum für Notizen